Nickel / Schummer / Seiferle
Lehrbuch der Anatomie der Haustiere · Band V
2. Auflage

Lehrbuch der Anatomie der Haustiere

Von

DR. R. NICKEL †
o. Professor
ehem. Direktor des Anatomischen Instituts der Tierärztlichen Hochschule Hannover

DR. A. SCHUMMER †
o. Professor
ehem. Direktor des Veterinär-Anatomischen Instituts der Justus-Liebig-Universität Gießen

DR. E. SEIFERLE †
o. Professor
ehem. Direktor des Veterinär-Anatomischen Instituts der Universität Zürich

Band V

Zweite Auflage

Verlag Paul Parey · Berlin und Hamburg

Anatomie der Vögel

Von

DR. A. SCHUMMER †

Zweite, völlig neubearbeitete und erweiterte Auflage

Von

DR. B. VOLLMERHAUS
Univ.-Professor
Vorstand des Instituts für Tieranatomie
der Ludwig-Maximilians-Universität München

Unter Mitarbeit von

DR. DR. F. SINOWATZ
Univ.-Professor
Vorstand des Instituts für Tieranatomie
der Ludwig-Maximilians-Universität München

DR. J. FREWEIN
o. Professor
Direktor des Veterinär-Anatomischen Instituts
der Universität Zürich

DR. H. WAIBL
apl. Professor
am Institut für Tieranatomie
der Ludwig-Maximilians-Universität München

295 Abbildungen mit 480 Einzeldarstellungen, davon 54 mehrfarbig,
13 Tabellen

1992

Verlag Paul Parey · Berlin und Hamburg

1. Auflage 1973
ISBN 3-489-72116-0

Die Deutsche Bibliothek — CIP-Einheitsaufnahme

Lehrbuch der Anatomie der Haustiere / von R. Nickel ; A. Schummer ; E. Seiferle. – Berlin ; Hamburg : Parey.
  Engl. Ausg. u.d.T.: The anatomy of the domestic animals
NE: Nickel, Richard; Schummer, August; Seiferle, Eugen

Bd. 5. Anatomie der Vögel. — 2., völlig neubearb. und erw. Aufl. / von B. Vollmerhaus. Unter Mitarb. v. F. Sinowatz ... — 1992

Anatomie der Vögel / von A. Schummer. — 2., völlig neubearb. und erw. Aufl. / von B. Vollmerhaus. Unter Mitarb. von F. Sinowatz ... – Berlin ; Hamburg : Parey, 1992
  (Lehrbuch der Anatomie der Haustiere ; Bd. 5)
  ISBN 3-489-57616-0
NE: Schummer, August [Begr.]; Vollmerhaus, Bernd

Einbandentwurf: Atelier Karl-Christian Lege, Berlin

Das Werk ist urheberrechtlich geschützt. Die dadurch begründeten Rechte, insbesondere die der Übersetzung, des Nachdrucks, des Vortrags, der Entnahme von Abbildungen, der Funksendung, der Mikroverfilmung oder der Vervielfältigung auf anderen Wegen und der Speicherung in Datenverarbeitungsanlagen, bleiben, auch bei nur auszugsweiser Verwertung, vorbehalten. Eine Vervielfältigung dieses Werkes oder von Teilen dieses Werkes ist auch im Einzelfall nur in den Grenzen der gesetzlichen Bestimmungen des Urheberrechtsgesetzes der Bundesrepublik Deutschland vom 9. September 1965 in der Fassung vom 24. Juni 1985 zulässig. Sie ist grundsätzlich vergütungspflichtig. Zuwiderhandlungen unterliegen den Strafbestimmungen des Urheberrechtsgesetzes.

© Verlag Paul Parey, Berlin und Hamburg, 1992. Anschriften: Seelbuschring 9–17, D-1000 Berlin 42; Spitalerstraße 12, D-2000 Hamburg 1. Printed in Germany by Saladruck Steinkopf & Sohn GmbH & Co. KG, D-1000 Berlin 36. Lithographien: Carl Schütte & C. Behling, D-1000 Berlin 42. Buchbinderei: Lüderitz & Bauer, D-1000 Berlin 61.

ISBN 3-489-57616-0

August Schummer
zum Gedächtnis

August Schummer (1902–1977), Professor für Veterinäranatomie, -histologie und -embryologie von 1954 bis 1971 in Gießen, Rektor der Universität im Amtsjahr 1960/61

Das Gesamtwerk gliedert sich wie folgt:

Band I
Bewegungsapparat

Band II
Eingeweide

Band III
Kreislaufsystem
Haut und Hautorgane

Band IV
Nervensystem, Sinnesorgane, Endokrine Drüsen

Band V
Anatomie der Vögel

※

In englischer Sprache liegen vor:

Band I
The Locomotor System of the Domestic Mammals

Band II
The Viscera of the Domestic Mammals

Band III
The Circulatory System, the Skin, and the Cutaneous
Organs of the Domestic Mammals

Band V
Anatomy of the Domestic Birds

Vorwort zur zweiten Auflage

Als die 1. Auflage dieses V. Bandes im Jahr 1973 erschien, hatte mein verehrter Lehrer, Professor AUGUST SCHUMMER, der Mitbegründer und unermüdliche Mentor dieses Lehrbuchs, gemäß der damaligen wirtschaftlichen Bedeutung die Anatomie des Haushuhns in den Mittelpunkt seiner Darstellung gestellt. Inzwischen hat sich in der Veterinärmedizin eine nahezu eigenständige „Vogel-Medizin" etabliert, und die Anforderungen an das Grundlagenfach Anatomie haben sich entsprechend erweitert. Aus diesem Grund wurde mit dem Verleger und Mitinhaber der Verlagsbuchhandlung Paul Parey, Herrn Dr. h. c. Dr. h. c. FRIEDRICH GEORGI, festgelegt und ausdrücklich befürwortet, in der 2. Auflage den Kreis der abzuhandelnden Vogelarten zu erweitern. Darüber hinaus sollte die mikroskopische Anatomie der Vögel als ein wichtiger Eckpfeiler zum Verständnis funktioneller Zusammenhänge in die Beschreibung einbezogen werden. Für die Bewältigung der letztgenannten Aufgabe konnte Professor Dr. Dr. FRED SINOWATZ, München, gewonnen werden. Weiterhin wurde mit Zustimmung des Verlags das Autorenkollektiv vergrößert durch Professor Dr. JOSEF FREWEIN, Zürich, der die Bearbeitung der Kapitel Inkretorische Drüsen, Nervensystem und Sinnesorgane besorgte, und durch Professor Dr. HELMUT WAIBL, München, der die Kapitel Harn- und Geschlechtsapparat, Kreislaufapparat und Lymphatisches System übernahm. Auch zu diesen Kapiteln hat Professor SINOWATZ die mikroskopische Darstellung beigesteuert.

Die so in gemeinsamer Arbeit entstandene 2. Auflage des stark erweiterten V. Bandes entspricht in seinem Umfang den übrigen vier Bänden und in seiner Detailaussage deren vergleichenden Abschnitten. Wie dort, so muß auch hier aus der Fülle der Informationen der jeweilige Hochschullehrer, der dieses Lehrbuch für seinen Unterricht empfiehlt, auswählen, was er als notwendiges Grundwissen im anatomischen Unterricht für bedeutsam hält. Daß darüber hinaus jene Lernenden, die sich der „Vogel-Medizin" besonders zuwenden wollen, weiterlesen und sich angesichts der für eine Spezialisierung nicht ausreichenden Stundenzahl weiter in die Materie vertiefen, damit sie den Anforderungen an eine Geflügelpraxis jedenfalls aus der Sicht der Anatomie gewachsen sind, würde der Konzeption des Lehrbuchs entsprechen.

Es steht außer Zweifel, daß eine international vereinbarte Terminologie (NOMINA ANATOMICA) in der deskriptiven Anatomie Klarheit schafft. Das beweisen die NOMINA ANATOMICA (NA) in der Humananatomie und die NOMINA ANATOMICA VETERINARIA (NAV) in der Veterinäranatomie. Wird jedoch die Vergleichbarkeit verschiedener Wirbeltierklassen berührt, ergeben sich nach wie vor Schwierigkeiten: Die Fragen einer Homologisierung vergleichbarer Strukturen sind noch nicht hinreichend geklärt. Das wird leider auch in diesem vorliegenden Band deutlich. Der Studierende der Tiermedizin ist daran gewöhnt, in der Haussäugetieranatomie mit den NAV umzugehen. Für die Geflügelanatomie gibt es eigenständige NOMINA ANATOMICA AVIUM (NAA). Sie wurden 1979 publiziert (BAUMEL et al., Hrsg.) und haben internationale Anerkennung gefunden, so daß sie auch im anatomischen Unterricht angewendet werden sollten. Leider stimmen beide Nomenklaturen (NAV und NAA) nicht durchgehend überein. Die geringsten Schwierigkeiten bereiten Neuschöpfungen von Begriffen in den NAA, die in den NAV nicht vorkommen, oder Definitionsunterschiede eines Begriffes in beiden Nomenklaturen; sie werden an entsprechender Stelle im Text oder als Fußnote geklärt. Bedeutsamer ist die große Zahl von verwendeten Synonyma und Diminutiva sowie die unterschiedliche Handhabung der Adjectiva und Genitivi partitivi in den NAA gegenüber den NAV. Deshalb hat sich die Internationale Nomenklaturkommission für die nähere Zukunft die Aufgabe gestellt, beide Listen aufeinander abzustimmen. Schon jetzt ist bekannt, daß dort, wo eine Vereinheitlichung nicht erzielbar ist, Alternativbezeichnungen [in eckige Klammern gesetzt] zugelassen werden. Ohne das Ergebnis dieser Bemühungen im einzelnen zu kennen, wird im folgenden gleichsinnig verfahren, einerseits, um dem Studierenden zu helfen, mit ihm bisher vertrauten Termini arbeiten zu können, andererseits, um dem internationalen wissenschaftlichen Standard gerecht zu werden.

Lediglich bei der Darstellung der Skelettmuskulatur würde ein solches Vorgehen eher verwirren als klären, denn auf diesem Gebiet sind in der Vergangenheit so viele Homologisierungsversuche unbefriedigend verlaufen, daß ich mich entschlossen habe, ausschließlich die Muskelnamen der NAA zu verwenden. Meine Doktorandinnen Frau Dr. DOROTHEE HAEGE, Frau Dr. GABRIELE SAILER und Frau Dr. DAGMAR-INGRID WICHT haben alle Skelettmuskeln von Huhn, Ente und Taube erneut durchpräpariert und in Einklang mit den NAA gebracht. Auf ihre Arbeiten stützt sich im wesentlichen die Einzelbeschreibung der Muskeln.

Zur Illustration der 2. Auflage konnte der größte Teil der von SCHUMMER in der 1. Auflage eingesetzten Abbildungen übernommen werden. Die neu eingefügten Halbtonzeichnungen wurden in bewährter und gekonnter Weise von Frau BARBARA RUPPEL, München, und von Fräulein JEANNE PETER, Zürich, angefertigt; ihnen gilt unser herzlicher Dank. Neben diesen von künstlerischer Fertigkeit getragenen Abbildungen stehen neue einfache Strichzeichnungen textbegleitender Art, die die Autoren der entsprechenden Kapitel selbst skizziert haben.

Besonderen Anteil an der Fertigstellung des Bandes hat Frau Priv.-Doz. Dr. HEIDE ROOS; sie hat die Ergänzung des Literaturverzeichnisses besorgt und das Sachverzeichnis erstellt, sowie unermüdlich Korrektur gelesen. Am Korrekturlesen haben sich Frau KARIN HEGNER und Frau Dr. INES TOTZAUER mit großer Ausdauer beteiligt. Dank schulden wir für die Schreibarbeiten Frau PAULINE MÄHLERT, München, und Frau MARLIES BALUSHEV, Zürich. Wie den Genannten, so sei auch allen nicht genannten Institutsangehörigen in München und Zürich, die durch Rat und Tat unser Bemühen gefördert haben, unser bester Dank ausgesprochen.

Es ist mir ein Bedürfnis, dem Verlag Paul Parey für die hervorragende Betreuung dieser zweiten Auflage des fünften Bandes zu danken. In erster Linie gilt dieser aufrichtige Dank Herrn Dr. h.c. Dr. h.c. FRIEDRICH GEORGI für seine nie erlahmende Geduld und Förderung dieses Bandes, aber auch für sein reges Interesse am Zustandekommen und der ständigen Erneuerung des Gesamtwerks. Auch allen Mitarbeitern des Verlags, in deren Händen die Fertigstellung des Buches lag, insbesondere Frau HELGA LIESE, sei herzlich für ihre verständnisvolle Zusammenarbeit, unermüdliche Hilfestellung und technische Beratung gedankt; ohne ihr Können wäre das vorliegende ausgezeichnete Druckergebnis nicht erreicht worden.

Möge diese zweite Auflage der Anatomie der Vögel wie ihre Vorgängerin einen guten Dienst im anatomischen Unterricht und als praxisbegleitender Ratgeber leisten.

München, im Wintersemester 1990/91   BERND VOLLMERHAUS

Vorwort zur ersten Auflage

Alle mit der Geflügelzucht und -haltung in Zusammenhang stehenden Wissensgebiete und damit auch eines der Grundlagenfächer der Veterinärmedizin, die Anatomie der Hausvögel, haben in den letzten Jahrzehnten zunehmend an Bedeutung gewonnen. Der Grund hierfür war und ist die enorme Ausweitung dieses Zweiges der Haustierhaltung, eine der wichtigen Quellen zur Bereicherung der menschlichen Nahrung mit unentbehrlichem Eiweiß tierischer Herkunft.

Aus der großen Bedeutung, die damit der Geflügelzucht zukommt, ergibt sich für die Studierenden der Veterinärmedizin, für Tierärzte wie auch für alle sonstigen Fachkräfte, die auf diesem Gebiet tätig sind, die Notwendigkeit, sich mit dem für eine erfolgreiche Geflügelhaltung erforderlichen Wissen zu rüsten.

Hierzu gehören u. a. gründliche Kenntnisse über den Bau des Vogelkörpers, einschließlich der daraus ableitbaren, für den Vogel spezifischen Funktionen der verschiedenen Organsysteme. Um hierfür die notwendigen Voraussetzungen zu schaffen, entschlossen wir uns, der Anatomie der Hausvögel im Rahmen des Gesamtwerkes „Lehrbuch der Anatomie der Haustiere" einen in seiner Konzeption eigenständigen Band einzuräumen. Damit war es auch möglich, durch systematische Darstellung der Morphologie des Vogelkörpers in ihrem makroskopischen und soweit erforderlich auch mikroskopischen Bereich sowie durch entsprechende Hinweise auf artspezifische Funktionsabläufe, die Sonderstellung der Vögel in ihrer Gesamtkonstruktion und Lebensweise deutlich zu machen.

Da einerseits eine *gleichmäßige* und zugleich auch ausführliche Darstellung der Anatomie aller Hausvögel im Rahmen eines Lehrbuches undurchführbar ist und andererseits die wirtschaftliche Bedeutung des Haushuhnes die der übrigen Spezies bei weitem übertrifft, steht die Morphologie des Huhnes im Mittelpunkt der Darstellung. Bei allen Arten wurden jedoch morphologische Besonderheiten bzw. durch unterschiedliche Lebensweise bedingte Abweichungen und solche, die artdiagnostischen Wert besitzen, entsprechend berücksichtigt.

Um jenen Lesern, die sich ausführlicher über spezielle Fragen der hier dargestellten Materie informieren wollen, den Zugang zu der umfangreichen Speziallteratur, deren Ergebnisse mit der notwendigen Beschränkung auch in diesem Buch Eingang gefunden haben, zu erleichtern, wurde dem Buch ein nach Organsystemen geordnetes ausführliches Literaturverzeichnis beigegeben.

Wie im Band I und II unseres Lehrbuches waren wir bestrebt, dem Leser instruktives Bildmaterial zum besseren Verständnis des Textes zur Verfügung zu stellen. Die mit künstlerischem Einfühlungsvermögen in die Materie und großem Können in mühevoller Arbeit erstellten 141 Abbildungen verdanken wir auch diesmal wieder der wissenschaftlichen Zeichnerin am Veterinär-Anatomischen Institut der Universität Gießen, Frau VALERIE GUBE.

Besonderen Dank schulde ich Herrn Professor Dr. BERTRAM SCHNORR für die wertvolle Hilfe bei der Erstellung der Abbildungshinweise und der dazugehörigen Legenden, ebenso auch Herrn Akademischen Rat Dr. KARL-HEINZ WILLE für die kritische Durchsicht und Redaktion des Textes sowie die sorgfältig durchgeführten Korrekturen der Fahnenabzüge.

Der Sekretärin des Institutes, Fräulein HELGA SEIPP, danke ich für die mit großer Sorgfalt durchgeführten Schreibarbeiten. Mein aufrichtiger Dank gilt nicht zuletzt dem Verlag Paul

Parey und insbesondere seinem Mitinhaber, Herrn Dr. h. c. FRIEDRICH GEORGI, der mit gleichbleibendem Interesse an dem Fortgang der Arbeiten teilgenommen hat und auch diesmal wieder um die sorgfältige Ausgestaltung und Ausstattung des vorliegenden Bandes des „Lehrbuches der Anatomie der Haustiere" besorgt war.

Gießen, im Sommer 1973　　　　　　　　　　　　　　　　　　　　　　AUGUST SCHUMMER

Inhaltsverzeichnis

Einführung (B. Vollmerhaus) 1
   Stammesgeschichte und Charakteristika der Vögel 1
   Abstammung des Nutzgeflügels 5
      Galliformes 6
      Anseriformes 8
      Columbiformes 9
   Liebhabervögel 10
   Zur Jagd abgerichtete Vögel (Beizvögel) 11
   Lage- und Richtungsbezeichnungen am Vogelkörper 12
   Einteilung des Vogelkörpers und die Körperregionen 12

Haut und Hautgebilde (B. Vollmerhaus und F. Sinowatz) 16
   Integumentum proprium 17
   Hautverdickungen, Hautdrüsen, Hautanhänge 20
      Spezielle Hautverdickungen 20
      Hautdrüsen 20
      Besondere Hautanhänge 22
   Horngebilde der Haut 25
      Schuppen 25
      Spann- und Schwimmhäute 26
      Ballen 27
      Krallen 28
      Sporn 29
   Federn 29
      Federgenerationen 29
      Struktur der Vogelfeder 30
      Struktur des Federfollikels 35
      Federentwicklung 35
      Federarten 37
      Federfluren, Federraine, Befiederung 42
      Federwechsel (Mauser) 45
      Färbung von Haut und Federn 45
      Blutgefäße und Nerven der Haut 47

Allgemeine Anatomie des Bewegungsapparats (F. Sinowatz) 50
   Allgemeine Osteologie 50
      Knochenbau 50
      Ossifikation 50
      Medullärer Knochen 51
      Steuerung der Bildung medullären Knochens 51
   Allgemeine Myologie 51
      Skelettmuskel als Organ 51
      Muskelfasertypen 52

Spezielle Anatomie des Bewegungsapparats (B. Vollmerhaus) 54
   Bewegungsapparat des Kopfes 54
      Kopfskelett, Schädel 54
         Einzelbeschreibung der Ossa cranii 55
         Der Hirnschädel als Ganzes 59
         Einzelbeschreibung der Ossa faciei 62

Knochenverbindungen des Kopfes und der Kiefer-Gaumen-Apparat	66
Muskeln des Kopfes	70
Einzelbeschreibung der Kiefermuskeln	71
Bewegungsapparat des Stammes	72
Knochen des Stammes	73
Wirbelsäule	73
Rippen	79
Brustbein	80
Cavum thoracis	81
Gelenke der Wirbelsäule und der Rippen	81
Muskeln des Stammes	85
Halsmuskeln	85
Rumpfmuskeln	90
Schwanzmuskeln	93
Bewegungsapparat des Flügels	96
Knochen des Schultergürtels	96
Knochen des Flügels	99
Oberarmbein	99
Knochen des Unterarms	100
Handknochen	101
Knochenverbindungen im Schultergürtel	103
Gelenke des Flügels	104
Schultergelenk	104
Ellbogengelenk	105
Verbindungen zwischen Radius und Ulna	106
Handwurzelgelenk	106
Fingergelenke	107
Besondere Faszien des Flügels und Bänder der Federn	108
Muskulatur des Schultergürtels und des Flügels	109
Innervation der Flügelmuskulatur	110
Einzelbeschreibung der Muskeln	111
Anatomische Anmerkungen zum Vogelflug	121
Bewegungsapparat der Beckengliedmaße	123
Knochen des Beckengürtels	123
Knochen der Beckengliedmaße	127
Oberschenkelbein	127
Knochen des Unterschenkels	128
Fußskelett	129
Knochenverbindungen im Bereich des Beckengürtels	132
Gelenke der Beckengliedmaße	132
Hüftgelenk	132
Kniegelenk	133
Verbindungen zwischen Tibiotarsus und Fibula	134
Intertarsalgelenk	134
Verbindungen der Metatarsalknochen untereinander	135
Zehengelenke	136
Muskulatur der Beckengliedmaße	137
Innervation der Muskulatur der Beckengliedmaße	137
Einzelbeschreibung der Muskeln	138
Anmerkungen zum Stehen, Laufen und Schwimmen	153
Körperhöhlen (B. Vollmerhaus)	155
Septierung	155
Unterteilung der Rumpfzölomhöhle	157
Luftsäcke	158

Atmungsapparat (B. Vollmerhaus und F. Sinowatz) 159
   Nasenhöhle 159
      Nasenloch 159
      Nasenmuscheln 160
      Nasengänge 161
      Sinus infraorbitalis 161
      Nasendrüse 162
   Kehlkopf 162
      Kehlkopfknorpel 162
      Kehlkopfmuskeln 163
   Luftröhre 164
   Stimmkopf 165
   Lunge 166
      Hauptbronchien 167
      Der Palaeopulmo und seine Sekundärbronchien 168
      Der Neopulmo und seine Bronchien 170
      Lungenpfeifen 170
   Luftsäcke 172
      Atembewegungen 175

Verdauungsapparat (B. Vollmerhaus und F. Sinowatz) 176
   Mundhöhle und Schlundkopf 176
      Schnabel 176
      Organe der Mundhöhle und des Schlundkopfs 179
         Dach der Mundhöhle 180
         Dach des Schlundkopfs 181
         Boden der Mundhöhle und Zunge 181
         Boden der Schlundkopfhöhle 187
   Canalis alimentarius 188
      Speiseröhre 189
      Kropf 191
      Magen 192
         Drüsenmagen 193
         Muskelmagen 196
      Darm 200
         Dünndarm 203
         Dickdarm 209
      Kloake 210
   Bauchspeicheldrüse 213
      Feinbau der Bauchspeicheldrüse 214
   Leber 217
      Leberpforte und Blutgefäße 218
      Feinbau der Leber 220
      Gallengänge und Gallenblase 221

Harn- und Geschlechtsapparat (H. Waibl und F. Sinowatz) 224
   Harnorgane 224
      Niere 224
         Organisation der Niere 226
         Feinbau der Niere 228
      Harnleiter 234
         Feinbau des Harnleiters 234
   Männliche Geschlechtsorgane 234
      Hoden 235
         Feinbau des Hodens und die Spermiogenese 236
      Nebenhoden 244
         Feinbau des Nebenhodens 245
      Samenleiter 245

   Feinbau des Samenleiters 245
  Kopulationsorgan und Hilfsorgane 246
 Weibliche Geschlechtsorgane 248
  Eierstock 248
   Bildung und Reifung der Eizelle, Oogenese 251
  Eileiter 253
   Bau der Eileiterwand 257
   Das Vogelei 261

Endokrine Drüsen (F. Sinowatz und J. Frewein) 265
 Allgemeines 265
 Hypophyse 265
  Feinbau der Adenohypophyse 267
  Feinbau der Neurohypophyse 269
 Zirbeldrüse 269
  Feinbau der Zirbeldrüse 270
 Schilddrüse 271
  Feinbau der Schilddrüse 272
 Epithelkörperchen 274
  Feinbau des Epithelkörperchens 275
 Ultimobranchialer Körper 275
  Feinbau des ultimobranchialen Körpers 276
 Nebenniere 276
  Feinbau der Nebenniere 277
 Pankreasinseln 279

Kreislaufapparat und Lymphatisches System (H. Waibl und F. Sinowatz) 283
 Blut 283
  Blutzellen 283
 Blutgefäßsystem 288
  Herz 288
   Herzbeutel 289
   Bau des Herzens 290
   Herzeigene Blutgefäße 293
   Reizbildungs- und Erregungsleitungssystem des Herzens 295
  Blutgefäße 296
   Lungenkreislauf 296
   Arterien des Körperkreislaufs 298
   Venen des Körperkreislaufs 314
 Lymphatisches System 321
  Allgemeines 321
  Zentrale Lymphorgane 322
   Thymus 322
   Bursa cloacalis 323
  Periphere Lymphgewebe 324
   Lymphknoten 325
   Milz 326
  Lymphgefäße 328

Nervensystem (J. Frewein) 331
 Zentralnervensystem 331
  Rückenmark 331
  Gehirn 336
   Verlängertes Mark 336
   Kleinhirn 339
   Mittelhirn 341
   Zwischenhirn 342
   Endhirn 342

Hirnventrikel	343
Hirn- und Rückenmarkshäute	347
Peripheres Nervensystem	348
Gehirnnerven	348
Rückenmarksnerven	356
Armgeflecht	357
Lenden-, Kreuz- und Schamgeflecht	359
Autonomes Nervensystem	361
Allgemeines	361
Sympathikus	362
Parasympathikus	364

Sinnesorgane (J. Frewein und F. Sinowatz) 365
    Allgemeines 365
  Organe der Oberflächen- und Tiefensensibilität 365
  Geschmacksorgan 366
  Geruchsorgan 367
  Gleichgewichts- und Gehörorgan 368
  Sehorgan 374
    Augapfel 374
    Schutz- und Hilfseinrichtungen 384

Einstieg in die Erforschungsgeschichte der Vögel (B. Vollmerhaus) 387
  Ornithologie 387
  Beize und Vogelfang 390
  Flugbiologie 391
  Anatomische Forschung an Vögeln 393

Literaturverzeichnis 395

Sachverzeichnis 437

Nomenklatur

Die Terminologie richtet sich nach den NOMINA ANATOMICA VETERINARIA (3. Auflage, 1983) und/oder nach den NOMINA ANATOMICA AVIUM (1979). Alternativbezeichnungen sind in [eckige] Klammern gesetzt.

Abkürzungen

werden nur noch verwendet für

A.	Arteria	Aa.	Arteriae
M.	Musculus	Mm.	Musculi
N.	Nervus	Nn.	Nervi
R.	Ramus	Rr.	Rami
V.	Vena	Vv.	Venae

Abbildungshinweise im Text

Die Abbildungshinweise im laufenden Text sind eingeklammert. Hinweise auf Teile innerhalb der Abbildungen erfolgen in *Kursivschrift* und sind durch einen Schrägstrich von der normalen Ziffer, die die Abbildung selbst betrifft, getrennt (z.B.: 19/*1*). Wird eine Abbildung fortlaufend mehrfach im gleichen Absatz genannt, dann wird ausschließlich der *Kursivhinweis* nach dem Schrägstrich verwendet (z.B.: —/*b*). Bezieht sich ein *Kursivhinweis* zugleich auf mehrere Abbildungen, so sind jene dem Schrägstrich vorausgehenden, die Abbildung selbst betreffenden Ziffern durch Kommata voneinander getrennt (z.B.: 16, 17, 19/*b*).

Hinweise auf entnommene Abbildungen

finden sich in den Bildlegenden. Die Quellen sind im Literaturverzeichnis unter dem entsprechenden Kapitel bibliographiert.

Einführung

Im Rahmen des „Lehrbuchs der Anatomie der Haustiere" ist dieser Band V der „Anatomie der Vögel" gewidmet. Der Bezug des Bandtitels zum Titel des Gesamtwerks läßt einerseits erwarten, daß den domestizierten Vögeln, die gemeinhin auch als Hausvögel oder N u t z g e - f l ü g e l bezeichnet werden, eine gebührende Breite der Darstellung eingeräumt wird. Andererseits hat sich der Tierarzt in der Gefügelpraxis mit einer großen Zahl von Zier- und Zoovogelarten zu befassen, und es erscheint deshalb sinnvoll, den Kreis der erwähnten Vogelarten, die in der sich immer stärker etablierenden „Vogel-Medizin" als L i e b h a b e r - t i e r e behandelt werden, bewußt einzubeziehen.

Die rezente Vogelfauna zählt rund 8700 Arten*); ihre Einordnung in ein natürliches System macht deshalb Schwierigkeiten, weil sich die Vertreter der einzelnen Gruppen, ganz im Gegensatz zu den Säugetieren, relativ einheitlich in ihrem Körperbau zeigen. Diese relative Einheitlichkeit des Vogeltypus erleichtert eine breiter gefaßte Darstellungsweise und erlaubt, auf einige Grundprobleme auch entfernterer Vogelarten (im Kleindruck) einzugehen. Daß trotzdem die gesamte Avifauna auch nicht annähernd dargestellt ist, macht ein Blick auf die beigefügte Übersicht (siehe S. 2) über das System der Vögel deutlich.

Stammesgeschichte und Charakteristika der Vögel

Die V ö g e l, *Aves,* stammen von progressiven Archosauriern ab, und sie entwickelten sich vor über 100 Millionen Jahren in der Jurazeit. Archosaurier waren eine weitgefächerte Unterklasse der Stammreptilien, die im Mesozoikum ihre große Blütezeit hatten. Viele Reptiliengruppen sind im Tertiär verschwunden. Die rezenten Reptilien haben mit rezenten Vögeln einige Baueigentümlichkeiten gemein. Insbesondere die Fortpflanzung über das Amniotenei und die damit zusammenhängenden Entwicklungsvorgänge sind so weitgehend identisch, daß beide Wirbeltierklassen als S a u r o p s i d e n zusammengefaßt werden.

Der U r v o g e l, *Archaeopteryx,* weist sowohl Reptilien- als auch Vogel-Merkmale auf. Seine bisher bekanntgewordenen sechs Exemplare stammen alle aus der Plattenkalkregion im Altmühltal (Bayern); die Fossilfunde gehören einer Schicht an, die ein geologisches Alter von rund 150 Millionen Jahren aufweist.

Auffallend an den Skelettfunden ist das Nebeneinander von archaischen und progressiven Kennzeichen (1). Der Kiefer ist mit Zähnen besetzt, die Schädelhöhle für das Cerebellum klein, das Schwanzskelett lang und beidseitig mit Federn besetzt, die Rippen einfach, ohne Hakenfortsätze und nicht mit dem flachen Sternum verbunden. Die Vordergliedmaße trägt drei Finger, von denen der erste aus 2, der zweite aus 3 und der dritte aus 4 Fingergliedern besteht; das letzte Glied ist ein Krallenbein. Der Beckengürtel ist über das Os pubis ventral symphysisch geschlossen. Von den Zehen ist die erste rückwärtsgerichtet und hochgesetzt.

Die beiden Claviculae sind bereits zur Furcula vereint. Der Urvogel war etwa krähengroß. Er wird als ein überwiegend schnell und biped laufender, aber nicht ausschließlich terrestrisch, sondern auch arborikol lebender Fluganfänger (Flatterer) eingestuft. Der Urvogel war befiedert; der erste Fund des Abdrucks einer

---

*) Der Artbegriff ist biologisch zu definieren: Zur gleichen Art gehören solche Vögel, die eine Fortpflanzungsgemeinschaft bilden, aus der fruchtbare Nachkommen hervorgehen (Näheres siehe MAYR, E.: Artbegriff und Evolution. Verlag Paul Parey, Hamburg und Berlin, 1967).

Übersicht über die Klassifizierung der Vögel
(Mit Ausnahme des Urvogels sind fossile Arten nicht berücksichtigt)

Classis: AVES
  Subclassis: ARCHAEORNITHES
    (Urvögel)
    Archaeopteryx †
  Subclassis: NEORNITHES (Neuvögel)
    Ordo: Struthioniformes
      (Laufvögel)
      Kiwivögel, Kasuare, Emus, Strauße, Nandus
    Ordo: Tinamiformes (Steißhühner)
    Ordo: Podicipediformes (Lappentaucher)
    Ordo: Gaviiformes (Seetaucher)
    Ordo: Sphenisciformes (Pinguine)
    Ordo: Porcellariiformes (Röhrennasen)
      Albatrosse, Sturmvögel, Sturmschwalben, Tauchsturmvögel
    Ordo: Pelicaniformes (Ruderfüßer)
      Pelikane, Kormorane, Schlangenhalsvögel, Tölpel, Fregattvögel, Topikvögel
    Ordo: Ciconiiformes (Stelzvögel)
      Reiher, Schuhschnäbel, Störche, Ibisvögel
    Ordo: Phoenicopteriformes (Flamingos)
    Ordo: Anseriformes (Gänsevögel)
      Wehrvögel, Enten, Gänse
    Ordo: Falconiformes (Greifvögel)
      Falken, Habichte, Adler, Geier, Sekretäre
    Ordo: Galliformes (Hühnervögel)
      Großfußhühner, Hokkos, Hühner, Fasanen, Wachteln, Rauhfußhühner, Truthühner, Hoatzins
    Ordo: Grusiformes (Kranichvögel)
      Rallen und Bleßhühner, Stelzenrallen, Kagus, Binsenhühner, Kraniche, Trappen, Trompetenvögel, Seriemas, Kampfwachteln, Rallenkraniche
    Ordo: Charadriiformes (Wat- und Möwenvögel)
      Blatthühnchen, Schnepfen, Säbelschnäbel, Regenpfeifer, Austernfischer, Rennvögel, Brachschwalben, Triele, Möwen, Seeschwalben
    Ordo: Alciformes (Alkenvögel)
      Alken, Lummen
    Ordo: Columbiformes (Taubenvögel)
      Tauben, Flughühner
    Ordo: Psittaciformes (Papageien)
    Ordo: Cuculiformes (Kuckucksvögel)
      Turakos, Kuckucke
    Ordo: Strigiformes (Eulen)
    Ordo: Caprimulgiformes (Nachtschwalben)
      Schwalme, Tagschläfer, Ziegenmelker
    Ordo: Apodiformes (Seglervögel)
      Segler, Kolibris
    Ordo: Trogoniformes (Trogons)
    Ordo: Coliiformes (Mausvögel)
    Ordo: Coraciformes (Rackenvögel)
      Eisvögel, Todis, Sägeracken, Bienenfresser, Racken, Nashornvögel, Hopfe
    Ordo: Piciformes (Spechtvögel)
      Glanzvögel, Faulvögel, Bartvögel, Honiganzeiger, Tukane, Spechte
    Ordo: Passeriformes (Sperlingsvögel)
      Breitrachen, Schreivögel, Leierschwänze sowie Singvögel (Oscines) mit rund 4000 Arten in 45 Familien

Abb. 1. Skelettrekonstruktion eines Urvogels *Archaeopteryx* (nach Kuhn, 1977, aus Kremer, 1986).

Der Archaeopteryx ist als bekanntester Fossilfund ein wichtiges Ableitungsmodell der Vögel. Ob die rezenten Vögel in direkter Linie vom Urvogel abstammen, ist jedoch nach heutiger Ansicht eher zu bezweifeln.

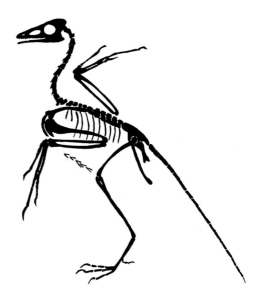

Tab. 1. Fund, Beschreibung und Verbleib der Archaeopteryx-Skelette.

Skelett	Fundstätte	Fundjahr	Erstbeschreibung	Aufbewahrungsort
I	Langenaltheim	1861	Owen (1864)	London
II	Eichstätt	1877	Dames (1884)	Berlin
III	Langenaltheim	1956	Heller (1959)	(Maxberg) heute Privatbesitz
IV	Riedenburg	1855	Ostrom (1970)	Haarlem/Niederlande
V	Workerszell	1951	Mayr (1973) Wellnhofer (1974)	Eichstätt/Bayern
VI	Solnhofen	1988	Wellnhofer (1988)	Solnhofen/Bayern

6 cm langen Archaeopteryxfeder datiert aus dem Jahr 1860. Sie stammt aus dem Solnhofener Plattenkalk und wurde 1861 von v. Meyer beschrieben. Platte und dazugehörige Gegenplatte befinden sich in Berlin und München.

Der Erwerb des Federkleides ist in erster Linie mit dem Auftreten der Homoiothermie (Warmblütigkeit) zu erklären. Das Federkleid begünstigt jedoch die neue Art eines aktiven Fluges. Die rezenten Vögel sind durch diese gewonnene Flugfähigkeit entscheidend geprägt: Das Federkleid, der Leichtbau des Skeletts, der Verlust der Zähne, die Vergrößerung des Kleinhirns und des Auges, die Umwandlung des Atmungsapparats, des Harnapparats, der Haut, des Blutkreislaufs und vieles mehr.

Dem Konstruktionsplan liegt 1. die Verminderung des spezifischen Gewichts und die zentrale Lage des Schwerpunkts zugrunde. Alle schweren Organe werden in das Zentrum des eiförmigen Rumpfes gelegt, die Peripherie entlastet. Das führt dazu, daß innere Organe die Funktion peripherer Organe übernehmen: Der Muskelmagen ersetzt die Zähne, deren Verlust auch die Kaumuskeln entbehrlich macht, und beides reduziert die Größe der Kieferknochen; zudem sind die Kopfknochen pneumatisiert. Das spezifische Gewicht wird durch das leichte, aber voluminöse Federkleid herabgesetzt, und auch die Sonderentwicklung der Luftsäcke als atemtechnisch wichtiges Anhangsgebilde der Lunge trägt zur Verminderung des spezifischen Gewichts bei. Die Abgabe des konzentrierten Harns direkt mit dem Darminhalt macht die Harnblase entbehrlich, und die Fortpflanzung durch Eier verlegt die Entwicklung des Embryos extrakorporal. Als 2. entscheidende Vorbedingung zum Fliegen ist die Umwandlung der Extremitäten zu nennen. Die Schultergliedmaße wird als Lauf- und Kletterorgan aufgegeben und zum Flügel umgestaltet. Auch der Schultergürtel erfährt in diesem Zusammenhang tiefgreifende Veränderungen. Schließlich wird das Brustbein mit großen Ansatzflächen für die Flugmuskulatur ausgestattet, die zudem nahe dem Körperzentrum konzentriert sind. Die Schultergliedmaße wird als ehemaliges Greiforgan vom Schnabel abgelöst, dessen großer Aktionsradius durch die Länge des Halses vorgegeben sein muß. Von dieser eigentümlich großen Beweglichkeit des Kopfes profitieren auch die Augen, deren Größenzunahme einerseits zur Orientierung im Flug notwendig ist, andererseits die Eigenbeweglichkeit einschränkt. Kopf und Hals können zudem im Flug und beim Starten und Landen das Gleichgewicht korrigieren. Der Schwanz ist stark verkürzt und als Federgebilde zum Steuerorgan umfunktioniert. Schließlich haben die Beckengliedmaßen die alleinige Aufgabe der terrestrischen, bipeden Fortbewegung übernommen; sie sind zudem in spezialisierter Form Greif-, Schwimm- und Kletterorgan. Der Fuß ist halbaufgerichtet; bei digitigrader Fußung liegt der Körperschwerpunkt lotrecht über der Fußungsfläche. Der Beckengürtel dient als Ansatzfläche für die zur terrestrischen und aquatilen Fortbewegung benötigte Muskulatur und ist zudem wegen der Größe der nicht kompressiblen Eier ventral offen.

Diese geschilderten Charakteristika der Vögel machen verständlich, warum diese Wirbeltierklasse einen verhältnismäßig einheitlichen Körpertypus präsentiert. Deshalb ist die Unterteilung der Klasse Aves in Ordnungen nur unvollkommen und auffassungsabhängig.

Darüber hinaus wird heute angenommen, daß eine erste stammesgeschichtliche Entfaltung (erste Radiation) aus der Stammform innerhalb eines kurzen geologischen Zeitabschnitts explosionsartig erfolgte, und fast alle heutigen Ordnungen sind im Eozän nachweisbar. Nur die Sperlingsvögel (Passeriformes) haben im Miozän eine zweite Radiation erlebt, woraus ihr großer Formenreichtum — allein rund 5000 Arten — resultiert.

Aus dem bisher Gesagten ergibt sich die Tatsache, daß der Körperbau der verschiedenen Vogelarten stets dem Konstruktionsprinzip der Flugfähigkeit folgt und damit in z e n t r a l e n B e r e i c h e n keine großen Variationen erlaubt. Die Fortbewegungsart des Fliegens hat den Vögeln nahezu alle Lebensräume der Erde erschlossen. Deshalb sind in p e r i p h e r e n D e t a i l s eine Palette von Anpassungen erfolgt, die dem jeweiligen Standort und der Lebensgewohnheit entsprechen. Das heißt auch, daß die Vogelwelt aus der Sicht der Anatomie weniger vielfältig erscheint als aus der der Ornithologie. Zwar ist die geographische Verbreitung der einzelnen Vogelarten und ihre Gesamtzahl gut bekannt. Sie jedoch zu Verwandtschaftsgruppen (derzeit rund 30 Ordnungen) zusammenzufassen ist schwierig, weil die Unterscheidungsmerkmale nicht einheitlich bewertet werden. Lediglich die Abgrenzung der R a t i t e n, flugunfähige straußenartige Flachbrust-Vögel mit einem flachen, kiellosen Brustbein, von den K a r i n a t e n, Arten mit hohem Brustbeinkiel (Carina), Kielbrust-Vögel, wird relativ einheitlich gehandhabt. Jedoch ist hinsichtlich der Ratiten immer noch strittig, ob sie das Flugvermögen nie erlangt oder wieder verloren haben. Diese Frage schließt auch die nach der Einheitlichkeit der rezenten Ratiten ein. Auf dieses Problem und viele andere Probleme der Taxonomie (Einordnung in ein natürliches, biologisches System) wird in den Werken der Zoologie bzw. Ornithologie eingegangen.

Abstammung des Nutzgeflügels

Obwohl die Systematik der Vögel rund 30 Ordnungen*) unterscheidet, ist nur aus drei von ihnen das Nutzgeflügel hervorgegangen: aus den Galliformes, den Anseriformes und den Columbiformes. Für alle Hausgeflügelarten gilt, daß sie von je einer Wildart (Species) abstammen; sie sind dieser als Unterart (forma domestica) zugeordnet und nicht mit einem eigenen wissenschaftlichen Namen belegt; dieser steht nur der Wildart zu. Unter den Domestikationsbedingungen haben sich die Hausgeflügelarten nach Körperform und Leistung stark aufgespalten und zeigen zum Teil erhebliche Unterschiede in der Ausbildung ihrer Attribute (z. B. Kopfanhänge und Schmuckfedern). Diese Gruppen werden in der Tierzucht als Rassen bezeichnet und mit einem Vulgärnamen belegt. Anerkennung und Musterbe-

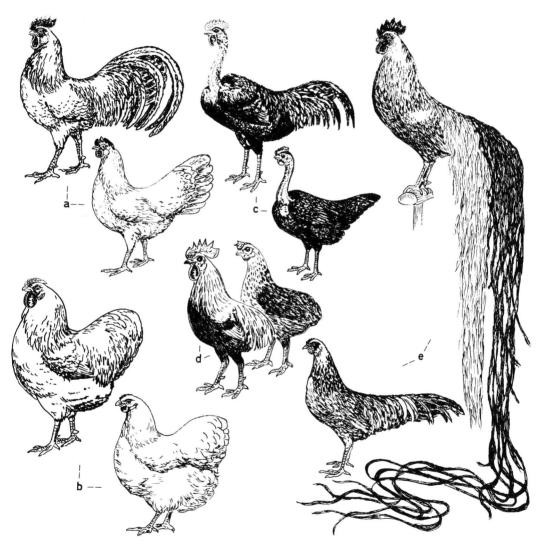

Abb. 2. Haushühnerrassen: jeweils Hahn und Henne (aus Deutscher Rassegeflügel-Standard, 1984, umgezeichnet).

a Leghorn; *b* Wyandotten; *c* Nackthalshuhn; *d* Kaulhuhn; *e* Phönix-Onagadori

*) Die Zählweise schwankt derzeit bei den maßgeblichen Autoren zwischen 26 und 31 Ordnungen rezenter Vögel.

schreibung der Rassen liegt in den Händen der Rassezüchterverbände. Innerhalb der Rassen differenzieren sich aufgrund von Farbunterschieden des Federkleids sogenannte S c h l ä g e. Größenunterschiede des Körpers führen einerseits zu Zwergformen und andererseits zu wirtschaftlich erwünschter Vergrößerung des Körpervolumens.

Galliformes

Abstammung und Rassenbildung der Haushühner

Die Haushühner stammen von dem in fünf Unterarten in Südostasien beheimateten kammtragenden B a n k i v a h u h n *Gallus gallus* (L., 1758) ab. Seine Domestikation liegt in vorgeschichtlicher Zeit. In mehreren Etappen breitete sich das Haushuhn über die ganze Welt aus. Aufgrund seiner Bedeutung für den Menschen unter kultischen Gesichtspunkten und für den Sport (Hahnenkampf), als Fleisch- und Eierlieferant bildeten sich besondere Rassenkreise: Kämpfertyp, Asiatentyp, Bankivatyp. Die bereits bei den Unterarten der Wildform bekannten Variationen gestatteten es dem Menschen, immer mehr Eigenschaften körperlicher und produktiver Art herauszuzüchten: Unterschiede in Größe, Gewicht, Form, Gefiederbildung, Farbe und Merkmale (Kämme, Ohrscheibe, Beinfarbe). Zusätzlich konnten teils alte Mutationen wie Hauben- und Bartbildung, befiederte Läufe, Mehrzehigkeit, Schwanzlosigkeit, Nackthalsigkeit, Kurzbeinigkeit, Seidengefieder u. a. die Rassenbildung beeinflussen. Aus der Vielzahl der anerkannten Rassen sind in Abb. 2 lediglich fünf Paare abgebildet: aus dem Kreis der langfiedrigen M i t t e l m e e r r a s s e n das Leghorn (a), aus den kurzfiedrigen Rassen des a s i a t i s c h e n T y p s die Wyandotten (b), als Vertreter der Z w i s c h e n t y p - R a s s e n das Nackthalshuhn (c), als eine der N o r d w e s t e u r o p ä i s c h e n R a s s e n das schwanzlose Kaulhuhn (d) und als eine den K ä m p f e r n verwandte Rasse die Phönix-Onagadori (e). Vertreter der H a u b e n h ü h n e r als sechste Gruppe sind in Abb. 18 *g–l* dargestellt.

Neue wirtschaftlich orientierte Züchtungsmethoden arbeiten mit reinen oder Inzuchtlinien und einem daraus abgeleiteten Kreuzungsprodukt; das Ergebnis sind ertragreiche Legehybriden sowie schnell wachsende Schlachttiere (Broiler). Als Liebhaberzüchtungen können u. a. viele Zwergrassen und Phönix-Hühner gelten. Näheres ist den Standardwerken der Rassegeflügelzucht zu entnehmen.

Abstammung des Hausperlhuhns

Die Wildform des Hausperlhuhns (3) ist als H e l m p e r l h u h n *Numida meleagris* in zahlreichen Unterarten in Afrika beheimatet. Die bekannteste Unterart ist das G u i n e a - P e r l h u h n *Numida meleagris galeata* (PALLAS, 1767). Sie gilt als Stammform der vorwiegend im Mittelmeerraum gehaltenen Perlhühner. Obwohl bereits im Altertum bekannt, brachten portugiesische Seefahrer erneut im 15. Jahrhundert Perlhühner nach Europa. Die noch immer verhältnismäßig wilde Lebensart und die gegenüber der Wildform kaum veränderte Körperform deuten darauf hin, daß dem Tier kein besonderes züchterisches Interesse galt. Die auffallende Per-

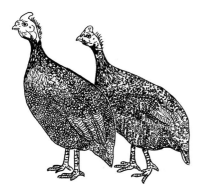

Abb. 3. H a u s p e r l h u h n : Hahn und Henne (aus Deutscher Rassegeflügel-Standard, 1984, umgezeichnet)

lung des Gefieders hat der Vogelart den Namen verliehen, doch kommt, offenbar durch Mutation hervorgerufen, weißes Gefieder vor. Erst in diesem Jahrhundert sind durch Züchtung weitere Farbvariationen entstanden.

Abstammung des Haustruthuhns

Die Wildform *Meleagris gallopavo* lebt im südlichen Nordamerika. Die mexikanische Unterart *Meleagris gallopavo gallopavo* (L., 1758) hatten bereits die indianischen Ureinwohner domestiziert, bevor die Konquistadoren im 16. Jahrhundert das Reich der Azteken eroberten. Die Spanier brachten das Truthuhn nach Europa; später wurden andere nordamerikanische Unterarten, insbesondere *Meleagris gallopavo sylvestris* (VIEILLOT, 1817), eingekreuzt. Das Haustruthuhn (4) ist heute über die ganze Erde verbreitet. Durch Auslese wurde das Körpervolumen vergrößert, sonst gleichen sie weitgehend der Wildform. Farbschläge reichen von weiß bis rot, braunrot, kupferfarben, blau und schwarz. Neuerdings erfuhr der Körper bei Beltsvilleputen eine Verkleinerung.

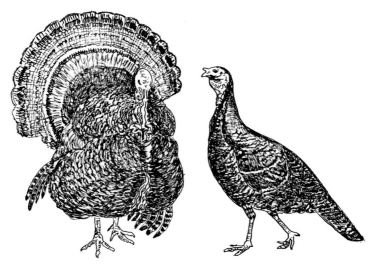

Abb. 4. Haustruthuhn: Hahn und Henne (aus Deutscher Rassegeflügel-Standard, 1984, umgezeichnet)

Abstammung der Zuchtwachtel

Aus dem Kreis der Wachteln *Coturnix coturnix* (L., 1758) ist die in Japan und Sibirien lebende Unterart *Coturnix coturnix japonica* (TEMMINCK & SCHLEGEL, 1849) domestiziert worden. Wegen ihres melodischen Schlages zunächst als Käfigvogel gehalten, hat die japanische Zuchtwachtel (5) heute eine wirtschaftliche Bedeutung als Eier- und Fleischlieferant. Ihr außerordentlich schnelles Wachstum und ihre große Legeleistung sind beachtlich: In 30 Tagen ist sie fast ausgewachsen; mit 6 Wochen beginnt die Legeperiode, und eine Wachtelhenne legt dann „uhrwerkartig" rund ein Jahr lang alle sechzehn bis vierundzwanzig Stunden ein Ei. In jüngerer Zeit wird die Japanische Wachtel u. a. zu Fütterungsversuchen in der Forschung verwendet.

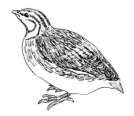

Abb. 5. Zuchtwachtel

Anseriformes

Abstammung der Hausgans und der Höckergans

Die Hausgans (6/*links*) stammt von der Wild- oder Graugans *Anser anser* (L., 1758) ab. Sie hat ihre Brutgebiete in Nord- und Osteuropa, in Südwest-, Zentral- und Ostasien; Winterquartier bezieht sie in Westeuropa, im weiteren Mittelmeerraum und in Südasien. Ihre Domestikation gelang vor 3000–4000 Jahren. Bis vor 200 Jahren glich die domestizierte Form weitgehend der Wildform; seither wurde sie durch Züchtung in Gestalt (Wannenbildung) und Gewicht sowie in der Farbe des Federkleids verändert. Neben helleren und dunkleren Tönungen sowie Scheckenbildung sind auch rein weißes Gefieder und bei Lockengänsen lange Lockenfedern an beiden Seiten des Rumpfes als Rassemerkmale bekannt.

Bemerkenswert ist, daß im Osten Asiens etwa zur gleichen Zeit nicht die Graugans, sondern die im gleichen Gebiet lebende Schwanengans *Anser cygnoides* (L., 1758) zum Haustier wurde. Diese domestizierte Form heißt Höckergans (6/*rechts*) und unterscheidet sich gegenüber der Wildform durch den Schnabelhöcker, den längeren Hals, die aufrechte Ganghaltung und das höhere Gewicht.

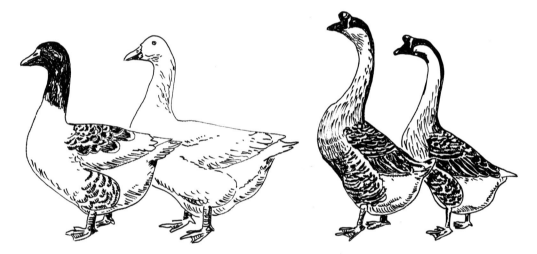

Abb. 6. Hausgans und Höckergans: Pommernganter und -gans; Höckerganter und -gans (aus Deutscher Rassegeflügel-Standard, 1984, umgezeichnet)

Abstammung der Hausente und der Haus-Moschusente

Die Hausente stammt von der Stockente *Anas platyrhynchos* (L., 1758) ab, deren weites Verbreitungsgebiet ganz Eurasien, Nordamerika und das nördliche Afrika umfaßt. Sie gilt als Stand-, Strich- und Zugvogel; ihre Brutgebiete liegen in der größeren nördlichen Hälfte; das Winterquartier beziehen die Zugtiere in der kleineren südlichen Hälfte des angegebenen Lebensraums. Die Domestikation setzte in Europa in der Antike ein, doch bei den Griechen und Römern behielten die Hausenten einen halbwilden Zustand. Der sogenannte westliche Typus der Hausente (7/*a*) zeichnete sich durch eine waagerechte Körperhaltung aus. Wahrscheinlich schon früher liegt die Domestikation der Hausente aus der gleichen Wildform in Asien, vor allem in China. Dieser sogen. östliche (asiatische) Typus hatte eine aufrechte Körperhaltung und wurde deshalb als Pinguinente bezeichnet. Aus ihr gingen die Pekingente, die Japanische Ente und die Laufente (7/*e*) hervor. Im 19. Jahrhundert kam dieser

Ententypus nach Europa und aus beiden Züchtungsformen entwickelten sich Zwischentypenrassen wie die Campbell- (7/d), Streicher- und Orpingtonenten. Körperform und -haltung sind bei den Hausentenrassen somit sehr variabel. Durch Rückkreuzung der domestizierten Landente mit der Stockente entstand neuerdings die Hochbrutflugente (7/b), die ihrem Namen gemäß die Flugfähigkeit beibehalten hat und hochgelegene Nistgelegenheiten bevorzugt; sie ist für die Freihaltung besonders geeignet.

Die domestizierte Moschus- oder Warzenente (7/f) geht auf eine andere Wildentenart zurück, nämlich auf die in Mittelamerika und im nördlichen Südamerika lebende Moschus-Ente *Cairina moschata* (PHILLIPS, 1922). Sie wird auch als Warzen-, Türken- oder Flugente bezeichnet. Ihre andere Artenzugehörigkeit zeigt sich auch darin, daß Bastarde von Warzen- und Hausenten unfruchtbar sind. Als die Spanier Südamerika eroberten, fanden sie die domestizierte Form bereits vor und brachten sie nach Europa. Die domestizierte Form wurde im Gewicht gesteigert; doch sind wie bei der Wildform die Männchen etwa doppelt so schwer wie die Weibchen. Die Warzenbildung ist bei den Haustieren verstärkt. Außer der Wildfärbung gibt es inzwischen weitere Farbschläge bis hin zum rein weißen Gefieder.

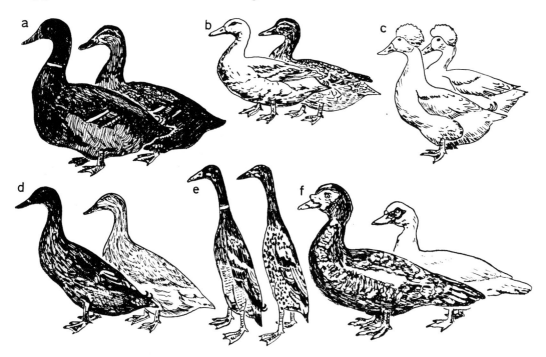

Abb. 7. Hausenten und Warzenente: jeweils Erpel und Ente (aus Deutscher Rassegeflügel-Standard, 1984, umgezeichnet).
a Rouenente; *b* Hochbrutflugente; *c* Haubenente; *d* Campbellente; *e* Laufente, *f* Moschus- oder Warzenente

Columbiformes

Abstammung und Rassenbildung der Haustaube

Es ist unbestritten, daß die Haustaube von der Felsentaube *Columba livia* (GMELIN, 1789) abstammt. Deren Verbreitungsgebiet reicht von West-, Süd- und Osteuropa bis Zentral- und Südasien, die Sinaihalbinsel und Nordafrika. Weil die Felsentaube ein Standvogel ist und die Populationen häufig voneinander isoliert leben, haben sich zahlreiche Unterarten

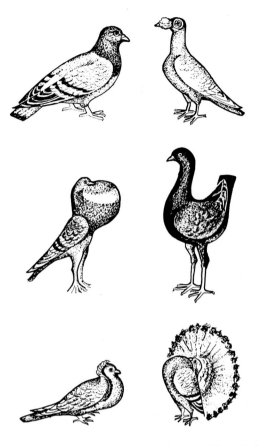

Abb. 8. Haustauben (aus HERRE/RÖHRS, 1983); *obere Reihe* Felsentaube und Warzentaube; *mittlere Reihe* Kropftaube und Malteser Huhntaube; *untere Reihe* Perückentaube und Pfautaube

gebildet, die sich in Größe, Flügellänge, Färbung und Zeichnung unterscheiden, — ein Umstand, der für die Rassenbildung innerhalb der späteren Domestikation bedeutsam wurde. Der Beginn der Haustierwerdung wird auf etwa 4000 Jahre vor unserer Zeitrechnung geschätzt. Als Opfer- und Symboltier hatte die Taube hohes Ansehen. Später kam ihre Verwendung als Nachrichtenüberbringer hinzu. Die heutigen rund 140 Haustaubenrassen sind nach Körperform, Farbe, Zeichnung und sonstigen Merkmalen sehr verschiedenartig (8). Ihre Einteilung in größere Rassengruppen sei kurz skizziert: a) zu den Formentauben gehören Reise- und Schautauben. Sie sind in verschiedenen Farbschlägen vertreten und haben als edle, kräftige Flieger große Bedeutung als Sporttiere bekommen. Ihre Flugleistung beträgt bis zu 1000 km am Tag; Reisetauben werden auch als „Rennpferd des kleinen Mannes" apostrophiert. b) Tümmler (Purzler) und Hochflugtauben zeichnen sich durch extreme Flugeigenschaften aus. Aus den Hochflugtauben sind die Reise- (Brief-)tauben gezüchtet. c) Warzentauben (Bagetten) tragen über dem kräftigen Schnabel einen großen warzenförmigen Schild und warzenbesetzte Augenringe. d) Kropftauben (auch Kröpfer oder Bläser genannt) sind in der Lage, ihren Kropf ungewöhnlich weit mit Luft aufzublasen. Einige Kröpferrassen besitzen befiederte Läufe und Zehen (Latschen), andere sind plattläufig. e) Strukturtauben sind durch besondere Merkmale des Federkleids (Perücken-, Locken-, Pfautauben) gekennzeichnet. Die Rasse der Mövchen fällt durch den extrem kurzen Schnabel auf, so daß für die Fütterung der Jungen „Ammen" aus anderen Rassen verwendet werden. f) Trommeltauben lassen neben dem üblichen Rucksen (Gurren) eine trommelnde bzw. wirbelnde Stimme erschallen. g) Riesen-Huhntauben wie Römer, Florentiner, Malteser, sind großwüchsig und meistens fluguntüchtig. Nur die kleinste Rasse der Modeneser fliegt und feldert.

Die vielerorts überhandnehmenden sogen. Stadttauben rekrutieren sich aus ehemals verwilderten Haustauben. Ihre ungeregelte Vermehrung stellt betroffene Kommunen vor beträchtliche Probleme.

Liebhabervögel

Erstaunlich groß ist die Anzahl der Vogelarten, die in Käfigen oder Volieren gehalten und somit bisweilen dem Geflügeltierarzt vorgestellt werden. Ihre Aufzählung würde den Rahmen dieser Einführung sprengen. Als domestiziert können einige **Finkenarten** gelten, so der

Kanarienvogel *Serinus canaria* (L., 1758), der Zebrafink *Taeniopygia guttata* (VIEILLOTT, 1817) und der Reisfink *Padda oryzivora* (L., 1758). Von den **Kleinpapageien** gehören der Wellensittich, *Melopsittacus undulatus* (SHAW, 1800), und der Nymphensittich *Nymphicus hollandicus* (KERR, 1792) zu den domestizierten Liebhabervögeln.

Nur auf zwei der genannten Arten sei im folgenden stellvertretend eingegangen, weil sie als bekannteste gelten können: Kanarienvogel und Wellensittich.

Zur Finkenfamilie (Fringillidae) gehört der Kanarienvogel *Serinus canaria*, der Ende des 15. Jahrhunderts durch die Spanier von den Kanarischen Inseln nach Europa gebracht wurde. Er ist zu einem beliebten, weil sangesfreudigen Stubenvogel geworden. Der bekannteste ist der leuchtendgelbe Hauskanarienvogel, doch gibt es mittlerweile andere Rassen und Farbschläge. So ist der rote Kanarienvogel durch Einkreuzung des Kapuzinerzeisigs *Carduelis cucullata* (SWAINSON, 1820) entstanden. Neben glattköpfigen gibt es gehaubte und geschopfte Formen und besonders begabte Sänger, von denen vor allem der „Harzer Roller" bekannt geworden ist. Der Hauskanarienvogel ist aus der Gruppe der Sperlingsvögel der erste, der zu einem echten und weitverbreiteten Haustier geworden ist.

Ein zu den Plattschweifsittichen (Platycerini) gehörender Papagei aus der australischen Grassteppe ist der Mitte des 19. Jahrhunderts eingeführte Wellensittich *Melopsittacus undulatus*. Als Käfigvogel wurde er in Mengen gezüchtet und dabei die grüne Befiederung variiert. Durch Unterdrückung des schwarzen Pigments wird gelbes Gefieder, bei Ausfall des gelben Pigments blaues Gefieder, bei Ausfall beider Pigmente weißes Gefieder erzielt. Zwischenstufen und Kombinationen gelten als besonders wertvoll. Farbvarianten kommen auch bei wild lebenden Wellensittichen vor; doch haben sie wegen des Fehlens der Tarnfarbe keine Überlebenschancen. Wellensittiche sind gesellige Tiere, deshalb sollten wenigstens zwei Tiere gehalten werden!

Zur Jagd abgerichtete Vögel (Beizvögel)

Die Jagd auf Feder- und kleines Haarwild mittels abgerichteter Greifvögel hat auch hierzulande Anhänger. Deshalb werden dem Tierarzt gelegentlich Beizvögel vorgestellt; zu ihnen gehören **Falken, Habichte** und **Sperber**.

Die Beizfalken gehören zur Gattung der eigentlichen Falken (Falconinae), wobei der Gerfalke *Falco rusticolus* (L., 1758) als edelster und wertvollster Beizvogel angesehen wird. Er kommt in dunkler und heller Form vor; der Gerfalke des Hohen Nordens ist wegen seines schneeweißen Gefieders besonders begehrt. Der schnelle und wendige Würgfalke *Falco cherrug* (J. E. GRAY, 1834), von den Falknern „Saker" genannt, ist etwas kleiner, vermag aber größere Tiere wie Wildgänse und Hasen zu schlagen. Die Falkenjagd auf Trappen hat im Orient zu einer besorgniserregenden Reduzierung bestimmter Trappenarten geführt. Der Wanderfalke *Falco peregrinus* (TUNSTALL, 1771) ist ein typischer Vogeljäger und der Langstreckenflugjagd angepaßt. Bei uns ist der Mitteleuropäische Wanderfalke *Falco peregrinus germanicus* (ERLANDER, 1903) beheimatet.

Unter den Habichten ist der Europäische Habicht *Accipiter gentilis gallinarum* (C. L. BEHM, 1832) der Beizhabicht schlechthin. Der etwas kleinere Habicht-Terzel kann Beute bis zur Größe von Kaninchen und Fasanen schlagen. Das größere und schwerere Weibchen, auch Habichin genannt, ist in der Lage, einen Hasen zu halten.

Als kleinerer Vetter des Habichts ist der Sperber *Accipiter nisus* (L., 1758) anzusehen. Er wird unter anderem zur Wachteljagd eingesetzt. Der männliche Sperber, von den Falknern Sprinz genannt, ist deutlich kleiner als das Weibchen.

Kurz sei auf die Kormoranfischerei hingewiesen, die sich in weiten Teilen Afrikas und Asiens entwickelt hat. Die in Käfigen gehaltenen **Kormorane** der Gattung Phalacrocorax werden von den Fischern mit einem Halsring aus Hanf oder weichem Leder ausgestattet und ins Wasser geschickt. Sie tauchen bis zu drei Meter Tiefe und bleiben bis 45 Sekunden unter Wasser. Sie fangen geschickt, werden jedoch am Verschlucken der Beute durch den Ring gehindert und liefern so gezwungenermaßen die Beute ab.

Lage- und Richtungsbezeichnungen am Vogelkörper

Grundsätzlich sind jene aus der Säugetieranatomie bekannten Kunstausdrücke anwendbar, um auch am Vogelkörper eindeutig die Lage und Richtung zu beschreiben. So werden am **Rumpf** die Ausdrücke *dorsal* für rückenwärts, *ventral* für bauchwärts, *kranial* für kopfwärts und *kaudal* für schwanzwärts verwendet. Am **Kopf** gilt *rostral* für schnabelwärts und *kaudal* für nackenwärts. Ausdrücke wie *anterior* für vorne und *posterior* für hinten werden lediglich am Auge, *superior* und *inferior* für die Augenlider verwendet. An den Gliedmaßen sind die Ausdrücke *proximal* für körpernah und *distal* für körperfern üblich; diese Bezeichnungen sind auch als Richtungsangabe an Darmabschnitten und an den Federn anwendbar.

Die weiteren Richtungsbezeichnungen an den Gliedmaßen bedürfen einer besonderen Erwähnung. Die Grundposition der zum Flügel umgewandelten **Schultergliedmaße** wird als maximal gestreckt und abduziert, also zum Gleitflug ausgebreitet, angenommen. Somit gibt es eine obere Flügelfläche, die *dorsal*, eine untere Flügelfläche, die *ventral* orientiert ist. Die vordere Flügelkante liegt somit *kranial*, die hintere Kante *kaudal*. Die **Beckengliedmaße** wird in der aufrechten Standphase beurteilt. Die Flächenbezeichnungen *lateral* und *medial* gelten für die gesamte Gliedmaße. Die Vorder- und Hinterfläche wird dagegen abschnittsweise benannt: proximal des Intertarsalgelenks gelten die Ausdrücke *kranial* und *kaudal*, distal des Intertarsalgelenks, also am Fuß, verwenden wir *dorsal* und *plantar*.

Besondere Aufmerksamkeit verlangen die deutschen Bezeichnungen Vorderzehen und Hinterzehen. Während hierunter bekanntlich beim Säugetier die Zehen der Vorder- bzw. Hintergliedmaße verstanden werden, meint beim Vogel der Begriff Vorderzehe die nach vorn gerichtete Zehe, der Begriff Hinterzehe die nach hinten gerichtete Zehe jeweils der Beckengliedmaße. Danach ist beim am häufigsten vorkommenden anisodaktylen Vogelfuß die 1. Zehe eine Hinterzehe, die 2. bis 4. Zehe sind Vorderzehen.

Beim Vogel unterscheiden wir folgende **Achsenrichtungen**: Die *Axis rostrocaudalis* verläuft von der Schnabelspitze sagittal durch den Körper bis zur Schwanzspitze. Die *Axis proximodistalis* bildet die Gliedmaßenachse. Sie reicht entweder vom Zentrum der Schulter bis zum längsten Finger bzw. vom Zentrum des Hüftgelenks bis zur Kralle der dritten Zehe.

Einteilung des Vogelkörpers und die Körperregionen

Der Vogelkörper wird eingeteilt in Kopf, Hals, Rumpf, Schwanz, Schultergliedmaße oder Flügel und Beckengliedmaße. Zum Zwecke der topographischen Gliederung und der Oberflächenbeschreibung bedienen wir uns des folgenden Vokabulariums:

Am **Kopf**, *Caput*, wird der Gehirnteil, *Cranium*, äußerlich durch die *Regio frontalis* (9/1) repräsentiert. In ihr dominiert, soweit es sich nicht um flachköpfige Arten handelt, eine *Crista*. Sie ist als Kamm (Huhn) bzw. Zapfen (Truthuhn) fleischig, *Crista carnosa* (9/a), oder als Horn bzw. Helm (Perlhuhn) knöchern, *Crista ossea*, oder als Haube bzw. Schopf (einige Hühner-, Tauben- und Entenrassen) fedrig, *Crista pennarum*. Als Unterge-

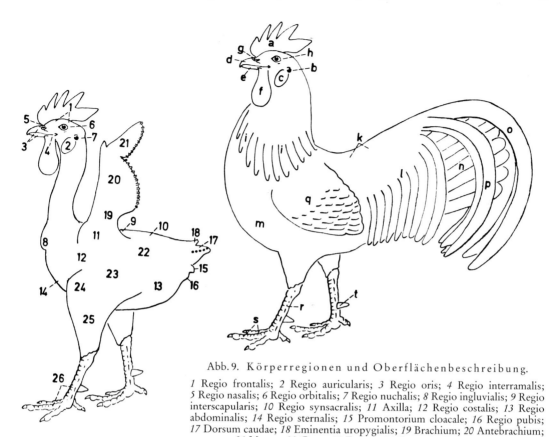

Abb. 9. Körperregionen und Oberflächenbeschreibung.

1 Regio frontalis; *2* Regio auricularis; *3* Regio oris; *4* Regio interramalis; *5* Regio nasalis; *6* Regio orbitalis; *7* Regio nuchalis; *8* Regio ingluvialis; *9* Regio interscapularis; *10* Regio synsacralis; *11* Axilla; *12* Regio costalis; *13* Regio abdominalis; *14* Regio sternalis; *15* Promontorium cloacale; *16* Regio pubis; *17* Dorsum caudae; *18* Eminentia uropygialis; *19* Brachium; *20* Antebrachium; *21* Manus; *22* Coxa; *23* Femur; *24* Genu; *25* Crus; *26* Pes

a Kamm; *b* äußerer Gehörgang; *c* Ohrlappen; *d* Oberschnabel; *e* Unterschnabel; *f* Kehllappen; *g* Nasenöffnung; *h* Auge; *i* Halsbehang; *k* Sattel; *l* Sattelbehang; *m* Brust; *n* Steuerfedern; *o* Große Sichelfeder; *p* Kleine Sichelfeder; *q* Flügeldreieck; *r* Lauf; *s* Zehen; *t* Sporn

gend sei die *Regio auricularis* (9/2) genannt, in der die Öffnung des äußeren Gehörgangs (9/*b*) und beim H u h n die Ohrscheibe oder der Ohrlappen, *Lobus auricularis* (9/*c*), liegen. Der Angesichtsteil, *Facies,* besitzt in der *Regio oris* [oralis] (9/3) den artenspezifischen Schnabel, *Rostrum,* mit Oberschnabel, First, (9/*d*) und Unterschnabel, Dille (9/*e*). Im vorderen Abschnitt des Kehlgangs, *Regio interramalis* (9/4) finden sich beim Huhn die paarigen Kehl- oder Kinnlappen, *Palea* (9/*f*); im hinteren Kehlgangsabschnitt, *Regio submalaris,* entwickelt sich beim T r u t h u h n eine unpaare Kehlfalte, *Palear.* In der *Regio nasalis* (9/5) finden wir die Nasenöffnung, *Naris* (9/*g*). In der *Regio orbitalis* (9/6) wird das Auge, *Oculus* (9/*h*), von drei Augenlidern, *Palpebra superior [dorsalis], Palpebra inferior [ventralis], Palpebra tertia,* geschützt. Der **Hals,** *Collum,* besitzt in seiner *Pars cranialis* den dorsal gelegenen Nacken, *Nucha* (9/7), und beim T r u t h u h n die ventral vorspringende unpaare Kehlfalte, *Palear.* Die *Pars intermedia* des Halses ist gleichmäßig schlank oder durch den konischen Halsbehang (9/*i*) geprägt und sehr beweglich. An der *Pars caudalis* sind die ventral gelegene Kropfgegend, *Regio ingluvialis* (9/8), und beim T r u t h a h n der Halsbart oder „Haarbüschel", *Barba cervicalis,* beachtenswert. Auf den Kranialrand des Flügels tritt vom Hals her ein dreieckiges Hautareal als Flughaut, *Patagium cervicale,* über.

Der **Rumpf** des Vogels ist nur unvollkommen in die drei Abschnitte Brust, Bauch und Becken unterteilbar. Der Brustkorb, *Thorax,* ist durch das Notarium, die Rippen und das Brustbein definiert und enthält neben den klassischen Brustorganen Herz, Lunge und

Brustteil der Speiseröhre, auch Leber, Milz und Drüsenmagen. Die Abgrenzung zwischen Bauch, Abdomen, und Becken, Pelvis, ist nicht eindeutig bestimmbar, weil u. a. das knöcherne Becken bei den meisten Vögeln ventral offen ist.

Am Rumpf, *Truncus*, lassen sich der Rücken, zwei Seiten- und eine Unterfläche unterscheiden. Am Rücken, *Dorsum trunci* (9/9, 10), wird die kraniale Hälfte, d. h. die Gegend in Höhe der beidseitigen Schulterblattgegenden, *Regiones scapulares*, als *Regio interscapularis* (9/9) bezeichnet. Die kaudale Hälfte des *Dorsum trunci* wird Sattel (9/k) genannt; der Terminus technicus heißt *Regio synsacralis* (9/10). Die Rumpfseite, *Latus trunci* (9/11–13), ist kranial durch den Ansatz des Flügels in der Achsel, *Axilla* (9/11) bedeckt. Es schließen sich die Rippengegend, *Regio costalis* (9/12), und der seitliche Teil der Bauchgegend, *Regio abdominalis* (9/13), die vom Seitengefieder und vom Sattelbehang bedeckt ist, an. Die Unterfläche, *Ventrum trunci*, findet Anschluß an die oben erwähnte Regio ingluvialis. Sie teilt sich auf in eine *Regio sternalis* (9/14) mit dem medianen Brustbeinkamm, *Carina*, sowie in den Bauchdeckenteil, *Regio abdominalis* (9/13). Der Übergang bis zur Kloakenöffnung, *Ventus*, die auf dem *Promontorium cloacale* (9/15) gelegen ist, wird durch die *Regio pubica* (9/16) mit dem tastbaren Ende des Sitzbeins, *Apex pubis*, und durch die Leiste, *Inguen*, bestimmt.

Der **Schwanz**, *Cauda*, ist stummelförmig. Er trägt an seiner Spitze die Steuerfedern (9/m). Zu ihnen gehört auch die große Sichelfeder (9/o) des H a h n e s. Die Steuerfedern werden von den großen und kleinen Schwanzoberdecken und den Schwanzunterdecken bedeckt. Zur Schwanzoberdecke gehören die kleinen Sichelfedern (9/p) des H a h n e s. Am *Dorsum caudae* (9/17) bildet die Bürzeldrüse einen deutlichen Zapfen, die *Eminentia uropygialis* (9/18).

Die **Schultergliedmaße**, *Membrum thoracicum*, wird beim Vogel, auch wenn er flugunfähig ist, als Flügel, *Ala*, bezeichnet. An ihm fallen besonders die als Flughäute, *Patagia*, definierten Hautduplikationen auf. An der Vorderkante des Flügels, *Margo cranialis alae*, sind der Reihe nach ausgespannt: das bereits erwähnte, vom Halsende zur Schulter überspringende *Patagium cervicale* (10/1), die zwischen Schulter und Handwurzel ausgebreitete vordere Flughaut, *Propatagium* (10/2), und die vom vorderen zum langen Finger reichende Eckflughaut, *Patagium alulare* (10/3).

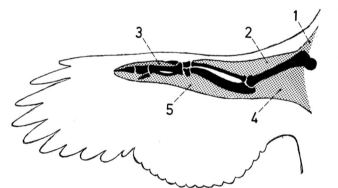

Abb. 10. Flughäute (Patagien).
1 Patagium cervicale; *2* Propatagium; *3* Patagium alulare; *4* Metapatagium; *5* Postpatagium

Die Rückkante des Flügels, *Margo caudalis alae*, wird durch eine Falte, die von der seitlichen Rumpfwand bis zum Ellbogengelenk zieht und als mittlere Flughaut, *Metapatagium* (10/4), bezeichnet wird, sowie durch die hintere Flughaut, *Postpatagium* (10/5), die zwischen Ellbogen und Hand verkehrt, gebildet. Im übrigen gliedert sich der Flügel von proximal nach distal in Schulter, *Omus**), Achsel, *Axilla* (9/11), Oberarm, *Brachium* (9/19), Ellbogen, *Cubitus*, Unterarm, *Antebrachium* (9/20), und Hand, *Manus* (9/21). An der Hand sind die Handwurzel, *Carpus*, die Mittelhand, *Metacarpus*, und die drei Finger, *Digiti*, in ihrer knöchernen Grundlage reduziert und so zur Flügelspitze spezialisiert. Die kleinen Flügeldek-

---

*) *Omus*, latinisiert aus gr. (ho omos) – die Schulter.

ken (Schulterfittich) bedecken die Schulter- und Oberarmgegend. Die großen Schwungfedern entspringen am Unterarm als Armschwingen, an der Hand als Handschwingen. Sie sind von den großen Flügelfedern bedeckt. Bei zusammengelegtem Flügel bilden die Armschwingen (bei abweichender Färbung) das Flügeldreieck (9/*q*). Dem Digitus alulae ist der Eckfittich angefügt.

Die **Beckengliedmaße**, *Membrum pelvicum*, beginnt mit der Hüfte, *Coxa* (9/22), unterteilt in eine *Regio ilii praeacetabularis* und eine *Regio ilii postacetabularis*. Es schließen sich von proximal nach distal an: der Oberschenkel, *Femur* (9/23), das Knie, *Genu* (9/24), mit einer Kniescheibengegend, *Regio patellaris,* und einer Kniekehlgegend, *Regio poplitea,* der Unterschenkel, *Crus* (9/25), und schließlich der Fuß, *Pes* (9/26), der auch Ständer genannt wird. An ihm sind die Fußwurzelgegend, *Regio tarsalis,* der Lauf (9/*r*), *Tarsometatarsus,* und die meistens vier Zehen, *Digiti pedis* (9/*s*), zu unterscheiden. Der H a h n trägt den mediokaudal gerichteten Sporn (9/*t*).

Haut und Hautgebilde

Die Haut, *Integumentum commune*, des Vogels bildet und trägt das für diese Wirbeltierklasse charakteristische Federkleid oder Gefieder. Es verleiht dem Vogel das Flugvermögen und dient dem Wärmeschutz. Über das Fliegen wird später ausführlich zu berichten sein. Hinsichtlich des Wärmeschutzes sei ausgeführt, daß das Federkleid fast den gesamten Körper — die Akren ausgenommen — bedeckt und ihn deshalb wirksam gegen Abkühlung schützt. Das ist wichtig, weil beim Vogel der Stoffwechsel auf einem höheren Temperaturniveau stattfindet. Die normale Körpertemperatur liegt beim erwachsenen Huhn bei 40,5 bis 42,5 °C. Erst bei einer Außentemperatur von +5 °C und darunter muß zusätzlich zum passiven Wärmeschutz auch Energie zur Wärmeerzeugung bereitgestellt werden.

Demzufolge unterscheiden wir unter funktionellen Gesichtspunkten an der Haut des Vogels mit Recht die befiederten und die unbefiederten Regionen. Unter der Befiederung ist die Haut dünn und auf einer gut entwickelten Subkutis leicht verschieblich. In den nicht befiederten Regionen ist sie dagegen von dicker, widerstandsfähiger Beschaffenheit. Die Haut ist an prominenten Stellen zu besonderen Bildungen differenziert, die einer eigenen Darstellung bedürfen (s. später). Zuvor sei das Allgemeine der Vogelhaut dargestellt:

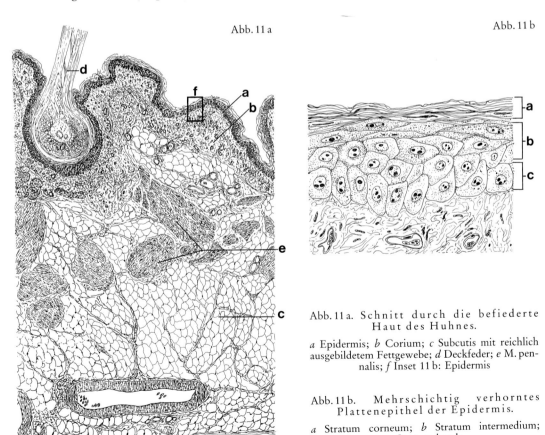

Abb. 11a. **Schnitt durch die befiederte Haut des Huhnes.**

a Epidermis; *b* Corium; *c* Subcutis mit reichlich ausgebildetem Fettgewebe; *d* Deckfeder; *e* M. pennalis; *f* Inset 11b: Epidermis

Abb. 11b. **Mehrschichtig verhorntes Plattenepithel der Epidermis.**

a Stratum corneum; *b* Stratum intermedium; *c* Stratum basale

Integumentum proprium

Die eigentliche Haut, *Integumentum proprium*, des Vogels besteht aus der epithelialen Oberhaut, *Epidermis*, und der bindegewebigen Lederhaut, *Korium*. Sie überdeckt die durch Faszien begrenzte, locker gefügte Unterhaut, *Subkutis*.

Die **Epidermis** ist in befiederten Körperregionen nur wenige Schichten stark. Der Basalmembran sitzt eine Reihe von Basalzellen *(Stratum basale)* auf, der sich zwei bis vier Zellreihen als *Stratum intermedium* anschließen. Darüber leiten in dünner Schicht die vakuolisierten Zellen des *Stratum transitivum* zum *Stratum corneum* über. Die Hornzellen sind in mehreren Lagen geschichtet und schuppen lagenweise ab.

In den unbefiederten Körperregionen ist insbesondere das *Stratum corneum* zum Teil wesentlich dicker. Die Härte des gebildeten Horns ist unterschiedlich. Hartes Horn findet sich auf den Schuppen, am Sporn, auf dem Krallenrücken und an den Schnabelkanten; weiches Horn ist zwischen den Schuppen, am Schnabelgrund und auf der Plantarfläche der Krallen zu finden. Auch die Federn bestehen nach dieser Definition aus hartem Horn.

Das **Korium** [Dermis] ist deutlich in ein locker gefügtes *Stratum superficiale* und ein fest durchflochtenes *Stratum profundum* geschieden. Die oberflächliche Schicht läßt nur an wenigen, umschriebenen Arealen einen deutlichen Papillarkörper erkennen, so zum Beispiel an den Zehenballen. Im übrigen aber besteht eine Leisten- und Faltenbildung, die sich zur Oberflächenform der Epidermis kongruent verhält.

In der tiefen Schicht des Koriums breiten sich die aus glatter Muskulatur gebildeten „echten" Haut- oder Federmuskeln, *Mm. nonstriati dermatis*, aus. Wir unterscheiden zwei Arten von **echten Hautmuskeln**: *Mm. pennales* und *Mm. apteriales*. Innerhalb der Federfluren verbinden die *Mm. pennales* benachbarte Federbälge. Grundsätzlich treten vier Muskelzüge über Zwischenschaltung einer relativ dicken, elastischen Endsehne, *Tendo elasticus*, an jeden einzelnen Federbalg heran. Dadurch entsteht bei Betrachtung aller Mm. pennales ein

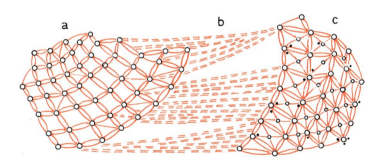

Abb. 12. Schema vom Verlauf der „echten" Haut- oder Federmuskeln, Mm. nonstriati dermatis.
a Mm. pennales bilden ein Netzwerk zwischen den Federbälgen der Konturfedern, bei *c* auch unter Einschluß der Dunen; *b* Mm. apteriales durchziehen fischschwarmähnlich die Federraine

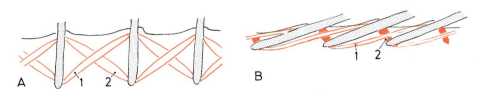

Abb. 13. Schema vom Wirkungsmechanismus der Mm. pennales (in Anlehnung an Lucas/Stettenheim, 1972).
a Einzelfedern sind gesträubt; *b* Einzelfedern liegen der Haut fest an
1 aufrichtender Muskelzug; *2* niederziehender Muskelzug

oberflächenparalleles Netzwerk aus quadratischen, rechteckigen oder rhombischen, kurz parallelogrammartigen Maschen, in deren Knotenpunkten die Federbälge liegen (12/a, c). Jede Einzelfeder kann somit gehoben, seitlich verschoben und gedreht werden (13). Dies kann zur Regulierung des Wärmeschutzes, des Luftwiderstands im Flug oder auch unter Affekten geschehen. Die Steuerung dieser Federbewegung unterliegt deshalb dem vegetativen Nervensystem.

Die unter den Federrainen gelegenen *Mm. apteriales* bestehen aus glatten Muskelzellen. Ihre Anordnung gleicht mehr dem Zug von Fischschwärmen (12/b). Dabei sind sie teils dichter, teils weniger dicht nebeneinander gefügt oder können auch fleckenweise fehlen. Sie spannen die Haut in den Federrainen und vervollständigen das Gesamtsystem der glatten Muskelzüge im Korium (Ausführliches bei MOSER, 1906; STETTENHEIM, 1972; LUCAS/STETTENHEIM, 1972).

Die **Subkutis**, *Tela subcutanea*, ist mit Ausnahme weniger Areale gut ausgebildet. Sie spielt als Verschiebeschicht der Kutis und insbesondere des Federkleids eine wichtige Rolle. Gegenüber der Kutis ist sie durch die *Fascia superficialis*, gegenüber der Muskulatur durch die *Fascia profunda* mehr oder weniger deutlich begrenzt. In der Subkutis kommt ein bei G a n s und E n t e reichlich entwickeltes gelbliches Fettgewebslager, *Panniculus adiposus*, vor. An einigen Körperstellen kommt ihm mechanische Bedeutung zu, so daß es unabhängig vom Ernährungszustand hier stets anzutreffen ist. Als solche speziellen **Fettkörper**, *Corpora adiposa*, sind zu nennen: 1. *Corpora adiposa plantaria superficiale et profundum* an den Fuß- und Zehenballen, 2. *Corpora adiposa femorale craniale et caudale* um das Hüftgelenk und 3. *Corpus adiposum subalare* unter dem Flügelansatz. Der rundlich gestaltete subalare Fettkörper ist gut tastbar und zeigt u. a. den Ausmästungsgrad bei Gänsen an. (Weitere Fettkörper siehe bei LUCAS/STETTENHEIM, 1972.)

Am Aufbau des Fettgewebes der Vögel sind zwei Fettzellarten beteiligt: *Lipocytus univesicularis* und *Lipocytus multivesicularis* (CLARA, 1929).

In der Subkutis verlaufen nahe der Grenze zum Korium quergestreifte, „unechte" **Hautmuskeln**, *Mm. subcutanei* (Unterhautmuskeln). Sie stellen teils bandartige, teils breitflächige Gebilde dar und nehmen ihren Ursprung entweder als selbständige Muskeln direkt vom Skelett oder sind Abspaltungen von Skelettmuskeln. Sie spannen oder falten die Haut einschließlich der Flughäute, *Patagien*, und bewirken das Sträuben der Federn.

Aus der Reihe der im folgenden zu beschreibenden Muskeln sind vier selbständig, nämlich der *M. constrictor colli*, *M. cucullaris capitis*, *M. cucullaris cervicis* und der glatte *M. expansor secundariorum*. Die Skelettmuskelabspaltungen kommen von den *Mm. serratus superficialis, latissimus dorsi, pectoralis* und *biceps brachii*.

Die selbständigen Muskeln der Unterhaut sind:

M. constrictor colli (14/a).
Die dünne, breite Muskelschicht liegt dicht unter der Haut, von dieser nur schwer zu trennen. Am Meatus acusticus externus beginnend, werden ca. zwei Drittel des Halses zirkulär umfaßt. H u h n und E n t e besitzen zudem eine kräftige *Pars intermandibularis*, die am Proc. retroarticularis der Mandibula entspringt und unter Einschaltung einer medianen, sehnigen Naht den hinteren Teil des Kehlgangs umgurtet. Der T a u b e fehlt die Pars intermandibularis.

M. cucullaris capitis (14/b)
Der Ursprung des 10 mm breiten Muskelbandes liegt beim H u h n am Os squamosum. Der Muskel verläuft bogenförmig kaudal, wobei er sich mit dem der Gegenseite auf der Dorsalseite des Halses vom 2. bis 7. Halswirbel, eine Kapuze bildend, berührt. Dann teilt sich der Muskel in drei Züge. Die *Pars interscapularis* strahlt in die Haut vor dem Schultergelenk ein. Die *Pars propatagialis* besteht aus wenigen Fasern, die das Propatagium erreichen. Die *Pars clavicularis* zieht ventral über den Kropf, spannt sich als dünnes, dreieckiges Muskelblatt zwischen der Furcula aus und erreicht mit einer Endsehne das Rostrum sterni. Der Ursprung liegt

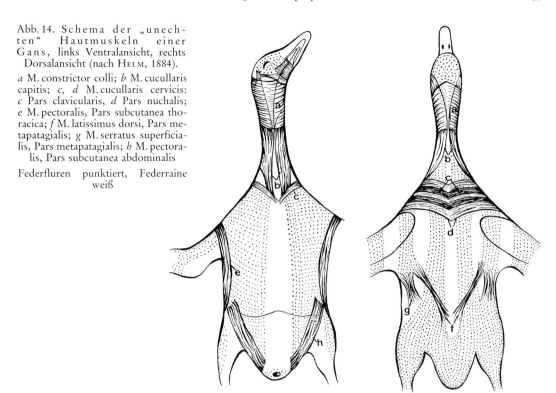

Abb. 14. Schema der „unechten" Hautmuskeln einer Gans, links Ventralansicht, rechts Dorsalansicht (nach HELM, 1884).

a M. constrictor colli; *b* M. cucullaris capitis; *c, d* M. cucullaris cervicis: *c* Pars clavicularis, *d* Pars nuchalis; *e* M. pectoralis, Pars subcutanea thoracica; *f* M. latissimus dorsi, Pars metapatagialis; *g* M. serratus superficialis, Pars metapatagialis; *h* M. pectoralis, Pars subcutanea abdominalis

Federfluren punktiert, Federraine weiß

bei der Taube am Kaudalrand der Orbita. Die Ente besitzt keine Pars propatagialis. Sonst sind die Verhältnisse mit denen beim Huhn vergleichbar.

Der *Pars clavicularis* wird als besondere Funktion das periodische Entleeren des Kropfes zugeschrieben.

M. cucullaris cervicis (14/c, d)

Der etwas schräg von der Transversalebene abweichende Muskel umspannt den kaudalen Halsansatz und läßt sich bei Huhn und Ente in eine *Pars clavicularis* und eine *Pars nuchalis* unterteilen.

Die *Pars clavicularis* (14/c) entspringt bei Huhn, Ente und Taube am oberen Drittel der Klavikula und verläuft als Muskelband vor dem Schultergelenk dorsal bis zum Halsrücken in Höhe der letzten Halswirbel. Dort inseriert sie nahe der Medianen in der Haut.

Die *Pars nuchalis* (14/d), die der Taube fehlt, besteht aus mehreren Muskelbändern. Beim Huhn sind es 4, bei der Ente 7 Bänder, die seitlich am Hals aus den segmentgleichen Mm. intertransversarii und vom Rand des M. longus colli entspringen. Die Muskelbänder erreichen bei leicht schräg kaudodorsalem Verlauf die Mediane über dem 5. bzw. 6. Halswirbel und den folgenden, und sie treffen hier mit den Bändern der Gegenseite in einer Naht zusammen.

M. expansor secundariorum

Dieser Muskel nimmt unter den Hautmuskeln eine Sonderstellung ein. Er besteht aus glatten Muskelfasern und inseriert als einziger Unterhautmuskel an Federbälgen. Deshalb ist er früher bei den echten Hautmuskeln eingeordnet worden. Seinem Namen entsprechend inseriert er an den Remiges secundarii, den Armschwingen, in Ellbogengelenksnähe.

Seine Ursprungssehne kommt bei Huhn und Taube vom M. subcoracoideus oder M. scapulohumeralis caudalis, bei der Ente aus einer Faszie, die die Trachea an ihrer Bifurkation dorsal abdeckt. Erst im unteren Teil des Oberarms beginnen die Muskelzüge, die sich am Ellbogen fächerartig ausbreiten und an den Federbälgen der proximalen sechs (Huhn) bzw. vier (Ente, Taube) Schwungfedern des Armfittichs inserieren.

Abspaltungen an die Haut liefern folgende Skelettmuskeln:

M. serratus superficialis (14/g)

Der M. serratus superficialis kommt mit seinen beiden Teilen von den distalen Enden der Costae vertebrales und tritt an die Skapula. Er ist als Schultergürtelmuskel S. 113 beschrieben. Aus ihm stammt ein Muskelstreifen, die *Pars metapatagialis*, der beim Huhn von der 6. Rippe kranialwärts in das Metapatagium, etwa in der Mitte des Oberarms, einstrahlt. Bei der Ente entspringt er mit 2 Sehnen an der 6. und 7. Rippe. Beide Teile vereinigen sich zu einem Muskelbauch, der das Metapatagium erreicht. Bei der Taube ist der Muskelstreifen besonders kräftig, kommt mit 3 Zacken von der 3., 4. und 5. Rippe oder mit 2 Zacken von der 4. und 5. Rippe und strahlt, sich verjüngend, ins Metapatagium.

M. latissimus dorsi (14/f)
Die beiden Anteile des M. latissimus dorsi verbinden die Wirbelsäule mit dem Humerus. Der Muskel ist S. 114 beschrieben. Aus ihm können zwei Abspaltungen an die Haut hervorgehen. Die *Pars interscapularis* fehlt der Ente und Taube. Beim Huhn entspringt sie an der Crista dorsalis des Notariums und zieht paramedian kranialwärts bis unter die Fasern des M. cucullaris cervicis. Die *Pars metapatagialis* (14/f) zieht von der Crista dorsalis des Notariums in die hintere Flughaut, Metapatagium. Sein Ursprung variiert insofern, als er beim Huhn in Höhe des 6., bei der Ente des 7. und bei der Taube des 3./4. Brustwirbels liegt.

M. pectoralis (14/h, e).
Dieser kräftige Flugmuskel kommt von der Carina sterni und inseriert an der Crista pectoralis des Humerus; er ist S. 115 beschrieben. Aus seiner Oberfläche isolieren sich drei Muskelabspaltungen an die Haut. Die *Pars subcutanea thoracica* (14/e) entspringt beim Huhn mit zwei Köpfen, bei Ente und Taube mit einem Kopf breit aus dem Dorsalrand des M. pectoralis und zieht zur Haut über der Mitte der seitlichen Thoraxwand. Die *Pars subcutanea abdominalis* (14/h) hat am Os pubis einen festen Skelettursprung. Sie zieht kranial bis zur Einpflanzung der Pars subcutanea thoracica in die Haut der seitlichen Brustwand. Bei der Ente kommt es nicht zur Berührung der beiden Muskelstreifen im Hautansatz. Die *Pars propatagialis* löst sich aus der Mitte des oberflächlichen Sehnenspiegels und nimmt sehnig Verbindung mit dem M. tensor propatagialis auf.

M. biceps brachii
Dieser kräftige Muskel verbindet das Korakoid und den Humerus mit Ulna und Radius. Er ist S. 119 beschrieben. Aus seinem proximalen Anteil geht ein Muskelstreifen, die *Pars propatagialis*, an die Flughaut. Beim Huhn inseriert der Muskelstreifen an der Medialfläche des Propatagiums. Bei der Ente geht zusätzlich aus der Endsehne eine sehnige Verbindung zum M. tensor propatagialis. Bei der Taube ist der Muskelzug besonders dick und dreieckig. Eine Ecke nimmt die Ursprungssehne auf, die zweite Ecke entläßt eine Sehne zur Pars propatagialis des M. pectoralis und die dritte Ecke verbindet sich sehnig mit dem Tendo longus des M. tensor propatagialis und reicht so bis zur Handwurzel.

Hautverdickungen, Hautdrüsen, Hautanhänge

Spezielle Hautverdickungen

Im Bereich der Brust kann bei vielen Vogelarten während der Brutzeit unter Hormoneinfluß eine starke durchblutete Verdickung der Lederhaut auftreten. Ein derartig gestaltetes, umschriebenes Hautareal wird **Brutfleck**, *Area incubationis*, genannt. Unter Verlust von Federn in diesem Bereich kommt die Wärme dieser modifizierten Haut in direkten Kontakt mit dem Gelege. Bei manchen Sperlingsvogelarten entwickeln sich auch bei den am Brutgeschäft beteiligten Männchen solche Brutflecke. Bei Hühnervögeln bildet sich in der Subkutis über dem Brustbeinkiel in direkter Nachbarschaft zur tiefen Faszie ein synovialer Beutel, die *Bursa sterni*. Sie kann unter ungünstigen Bedingungen bei Junghühnern und Jungputen, die zur Mast gestellt werden, zu fibrösen Wucherungen oder zystenähnlichen Bildungen, *Brustblasen*, führen. Solche pathologischen Formen stellen in der Broilerproduktion einen Qualitätsmangel dar.

Hautdrüsen, Glandulae cutaneae

Schweißdrüsen kommen bei Vögeln nicht vor. Die Talgdrüsen sind auf drei Stellen des Körpers konzentriert: *Glandula uropygialis*, *Glandulae auriculares* und *Glandulae venti*.

Die **Bürzeldrüse**, *Glandula uropygialis* (15), liegt in der Haut über den freien Schwanzwirbeln. Sie ist bei Wasservögeln, Gans und Ente, besonders groß, bei der Taube klein. Bei einigen Tauben- und Papageienarten, dem Emu, Kasuar und der großen Trappe fehlen sie. Beim Haushuhn besteht sie aus zwei bilateral symmetrischen Lappen,

Abb. 15. Bürzeldrüse, Glandula uropygialis, einer Ente, schräg angeschnitten.
1 Lobus glandulae uropygialis; *2* Ductus glandulae uropygialis; *3* Porus ductus uropygialis; *4* Papilla uropygialis; *5* Circulus uropygialis; *6* Septum interlobare; *7* M. levator caudae, Querschnitt

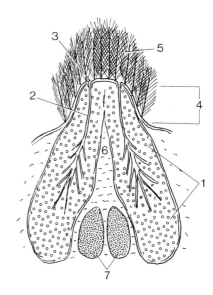

Lobi glandulae uropygialis, mit je einem Ausführungsgang, *Ductus glandulae uropygialis.* Schwanzlose Hühnerrassen (Kaulhühner, Araucana) besitzen keine Bürzeldrüse. Bei anderen Vogelarten können mehrere Ausführungsgänge (bis zu 18) vorkommen.

Die Bürzeldrüse entsteht aus einer paarigen Invagination des dorsalen Ektoderms aufgrund des spezifischen Einflusses des dortigen Mesoderms.

Der Drüsenkörper (—/1) ist von einer festen Bindegewebskapsel, *Capsula glandulae uropygialis,* umschlossen und durch ein *Septum interlobare* (—/6) in zwei gleichgroße Hälften geteilt. Das Parenchym des Drüsenkörpers besteht aus einzelnen Tubuli, von denen primäre und sekundäre Ausführungsgänge in einen Sammelraum münden. Die Bürzeldrüse erhebt sich als unpaare Bürzelzitze, *Papilla uropygialis* (—/4), über das Niveau der Haut, von den umstehenden Konturfedern jedoch verborgen. Auf der Papille münden die *Ductus* (—/2) mit dem *Porus ductus uropygialis* (—/3). Einige spezialisierte Dunen oder kleine Federn auf der Bürzelzitze bilden den Bürzeldocht, *Circulus uropygialis* (—/5). Das holokrin gebildete, ölige Sekret der Bürzeldrüse wird mit dem Schnabel vom Bürzeldocht abgenommen und über das Federkleid verteilt. Allgemein gilt die Meinung, daß das Sekret beim Glätten und Säubern des Gefieders bedeutsam ist und dessen wasserabstoßende Eigenschaft mitbewirkt. Diskutiert wird, ob die Bürzeldrüse auch als Speicherorgan für das Vitamin D, das vom Vogel beim Putzen mit dem Sekret aufgenommen würde, dient.

Die Bürzeldrüsensekrete sind mehrheitlich Esterwachse, die sich aus Fettsäuren und Alkoholen zusammensetzen. Die Lipidkomponenten können sich in ihrer Kettenlänge, der Varianz des Verzweigungsgrades, durch unterschiedliche Substituenten und durch eine unterschiedliche Position der Substituenten unterscheiden. Daraus resultieren Tausende von Strukturvarianten, deren Zahl durch verschiedene Kombination der Einzelkomponenten noch um ein Vielfaches erhöht wird. Die Bürzeldrüsensekrete weisen innerhalb der Klasse der Vögel große Unterschiede auf. Bei eng umschriebenen Verwandtschaftsgruppen aber ist ihre Zusammensetzung recht ähnlich oder sogar identisch.

Der Vergleich der chemischen Strukturen der Bürzeldrüsensekrete hat für verschiedene Fragen der Vogelsystematik wichtige Entscheidungshilfen erbracht. So wurde z. B. die Sonderstellung der Schleiereulen (Tytonidae) innerhalb der Eulen (Strigiformes) durch die chemische Charakterisierung des Bürzeldrüsensekrets bestätigt. Untersuchungen der Bürzeldrüsenwachse des Kondors *(Vultur gryphus)* ergaben, daß er nicht, wie ursprünglich angenommen, in die Nähe der Greifvögel (Falconiformes) zu stellen ist, sondern daß er eher in die Nähe der Störche einzuordnen ist. Diese chemischen Befunde wurden durch DNA/DNA-Hybridisierungsexperimente und durch Verhaltensbeobachtungen untermauert.

Die im **äußeren Gehörgang** vorkommenden *Glandulae auriculares* sind holokrin sezernierende Drüsen. Mehrere zusammengefaßte Komplexe von Schlauchdrüsen münden jeweils in einem Sammelraum, von dem ein wachsartiges, viele Zellfragmente enthaltendes Sekret abgegeben wird.

Die in den **Kloakenlippen** vorkommenden *Glandulae venti* münden als *Glandulae exter-*

nae labii venti in federlose Areale nach außen, als *Glandulae internae labii venti* in der kutanen Schleimhaut des Proctodaeums. Sie sezernieren ein mukoides Sekret. Glandulae venti fehlen einigen Vogelarten.

Besondere Hautanhänge, Appendices integumenti

Kopfanhänge der Hühner

Haushühner besitzen als vorstehenden Kopfanhang einen „fleischigen" **Kamm**, *Crista carnosa*. Die verschiedenen Kammformen sind für einzelne Hühnerrassen typisch. Die häufigste Form ist der Einfachkamm oder Stehkamm (16/*1*). Er ist regelmäßig gezahnt und besteht aus einem Kammblatt (das ist der untere, zackenlose Teil des Stehkamms), der *Kammstütze* (das ist die vertikale Verdickung an der vorderen Kante des Kammblatts), den *Kammzacken* (die auf dem Kammblatt sitzenden Spitzen) und der *Kammfahne* (das ist der hintere, freie oder aufliegende Teil des Kammblatts). Der Kamm ist bei schweren Rassen in der Regel kleiner als bei leichten. Der Hennenkamm (17/*1*) kann (in kleiner Form) aufrechtstehen oder (in größerer Form) umliegen; er ist in der Legeperiode größer als in der Legepause oder Mauser, während der Kamm des Hahnes seine einmal erreichte Größe konstant beibehält. Die nächsthäufige Kammform ist der Rosenkamm (18/*a, b*). Bei ihm sitzt die „Fleisch"-Masse breit und fest dem Kopf auf und seine Oberfläche ist gleichmäßig mit Perlen besetzt. Der Kamm läuft nach kaudal in einen mehr oder weniger langen Dorn aus. Der Erbsenkamm (18/*c*) ist ein niedriger Kamm mit drei geperlten Reihen, deren mittlere die höchste ist. Der Wulstkamm (18/*d*) hat länglich-runde Form ohne Zacken und Perlen. Andere Kammformen wie Hörner- oder Geweihkamm (18/*e, g, h, k*), Becher-

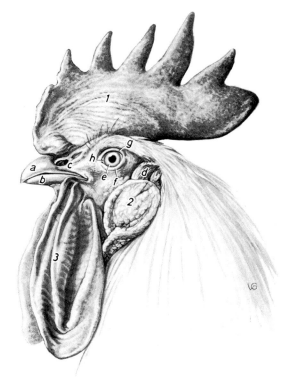

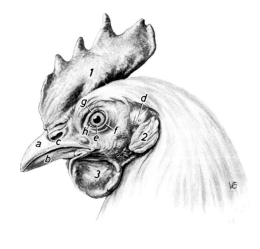

Abb. 16 und 17. Kopf des Haushuhns. Abb. 16 Hahn, Abb. 17 Henne.

1 Kamm (Einfachkamm oder Stehkamm); *2* Ohrlappen; *3* Kehllappen

a Oberschnabel; *b* Unterschnabel; *c* Nasenöffnung; *d* Öffnung zum äußeren Gehörgang, von Federn verdeckt; *e* Auge; *f* unteres Augenlid; *g* oberes Augenlid; *h* drittes Augenlid

kamm (18/*f*), Schmetterlingskamm (18/*i*) und Napfkamm zeigen durch ihre Namensgebung die Form an. Als Kammißbildungen gelten Gabelzacken, Doppelzacken, Nebenzacken u.a.; sie gelten bei Rassehühnern als Ausschlußfehler. (Näheres siehe Werke über die Rassegeflügelstandards.)

Interessant ist, daß der Kamm der Hühner auch die Potenz zur Federbildung haben kann. Deshalb finden wir Hühnerrassen mit einer aus Federn gebildeten Haube, *Crista pennarum*. Die zum Teil langen Haubenfedern stehen aufrecht (Spitzen- und Helmhaube (18/*g, h*) oder hängen seitlich herab und umschließen den Kopf (18/*i, k, l*). Die Haube kann mit einem Geweihkamm kombiniert sein, oder der Kammansatz ist gänzlich unerwünscht, um die prächtige Haubenbildung nicht zu beeinflussen.

Zum **Bau** des Kammes: Die Mittelschicht des Kammblatts besteht aus Fettgewebe, das allerdings auf den basalen Teil beschränkt bleibt und jederseits von einer dünnen Schicht des *Stratum laxum* flankiert wird. Daran schließt sich eine charakteristische, breite Intermediärschicht aus fibromukoidem Gewebe an. Sie ist von einem stark durchbluteten Korium und der Epidermis überzogen.

Das Besondere der Intermediärschicht besteht darin, daß von einem elastischen Maschenwerk, das aus Fibrillen und Fibrillenbündeln besteht, sogenannte Schleimsubstanzen eingebunden werden. Beide Elemente zusammen verleihen dem Kamm die elastische Festigkeit.

Hühner tragen hinter dem Unterschnabel einen paarigen **Kehl-** oder **Kinnlappen**, *Palea* (16, 17/3). Bei Hühnerrassen mit Federbart (18/*d, e*) ist er verdeckt oder zurückgebildet. Der Kehllappen ist bei Hähnen stärker ausgebildet. Er steht, wie der Kamm, unter hormonellem Einfluß. Beim Seidenhuhn findet sich zwischen beiden Kehllappen noch eine mediane Hautfalte, die sich bis in den oberen Abschnitt des Halses erstreckt. Grundsätzlich ist der Bau des Kehllappens mit dem des Kammes zu vergleichen.

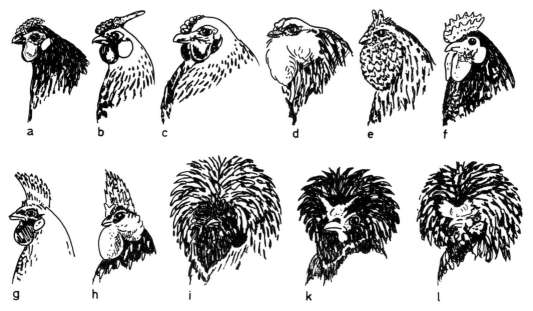

Abb. 18. Spezielle Kämme und Hauben verschiedener Hühnerrassen (jeweils Hähne dargestellt). (In Anlehnung an Deutscher Rassegeflügel-Standard, 1984).

a Rosenkamm mit kurzem Dorn (Rheinländer); *b* Rosenkamm mit langem Dorn (Hamburger); *c* Erbsenkamm, fest aufsitzend (Brahma); *d* Wulstkamm (Orloff); *e* Hörnerkamm (Eulenbärte); *f* Becherkamm (Augsburger); *g* Spitzenhaube mit kleinem Hörnerkamm (Appenzeller Spitzenhauben); *h* Helmhaube mit Geweihkamm (Brabanter); *i* Vollhaube ohne Kamm (Paduaner); *k* Vollhaube mit Geweihkamm (Crève-Cœur); *l* Rundhaube mit Schmetterlingskamm (Houdan)

Der **Wangen-** oder **Ohrlappen**, *Lobus auricularis* (16, 17/2), ist als federloses, meist rotes Hautareal ventral des äußeren Gehörgangs gelegen. Bei größerer Ausdehnung und rundlicher Form wird er auch O h r s c h e i b e genannt und ist weiß; bei weißen Ohrscheiben fehlen die subepithelialen Kapillarsinusoide, während sie bei den roten Ohrlappen reichlich auftreten. Im übrigen ähnelt der histologische Aufbau dem des Kammes und Kehllappens. Anstelle eines Ohrlappens kann ein fedriger Backenbart (18/*d, h*) auftreten.

Hautanhänge des Truthuhns

Die besonderen Hautanhänge des Kopfes und Halses des T r u t h u h n s unterscheiden sich deutlich von den Kopfanhängen der Hühner. Sie besitzen keine Intermediärschicht, sondern bestehen aus einer oberflächlichen Schicht, einer Muskelschicht und einer Gefäßschicht. Deshalb sind die Hautanhänge auch nicht derb, sondern können sich, wahrscheinlich durch Blutfüllung, stark vergrößern und verfärben. Im einzelnen sind ausgebildet: Ein unpaarer S t i r n z a p f e n , *Processus frontalis*, zahlreiche K a r u n k e l n , *Carunculae cutaneae*, und der B a r t , *Barba cervicalis*.

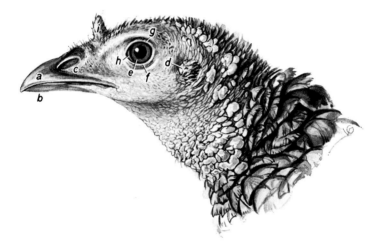

Abb. 19. K o p f e i n e s T r u t - h u h n s (Henne).

a Oberschnabel; *b* Unterschnabel; *c* Nasenöffnung; *d* Öffnung zum äußeren Gehörgang, von Federn verdeckt; *e* Auge; *f* unteres Augenlid; *g* oberes Augenlid; *h* drittes Augenlid; *i* Stirnzapfen

Der **Stirnzapfen** (19/*i*) sitzt über dem Oberschnabel. Beim T r u t h a h n verlängert er sich in der Erregung stärker als bei der H e n n e .

Die Haut des Kopfes ist blau bis himmelblau, dicht mit roten **Karunkeln** („Fleischwarzen") besetzt. Zudem ist die Kopfhaut des T r u t h a h n s nackt, während die der T r u t - h e n n e eine spärliche Befiederung über dem Scheitel aufweist. Dieses Merkmal wird auch bei Jungtieren zur Geschlechtsunterscheidung genutzt.

An der Vorbrust und am Übergang zum Halsansatz tragen ausgewachsene T r u t h ä h n e ein „roßhaarähnliches" Büschel von harten, dunklen Borsten, den **Bart**. An ihrer Basis sind diese kantigen Hornfäden, *Filamenta barbae*, mit Karunkeln, *Papillae barbae*, vergesellschaftet. Bei J u n g h ä h n e n ist der Bart unter den Federn verborgen. Bei alten T r u t h e n n e n kommt ein schwächerer Bart gelegentlich vor.

Kopfanhänge des Perlhuhns

P e r l h ü h n e r tragen auf dem Scheitel des Kopfes ein helmartiges, bräunliches Gebilde in Dreiecksform.

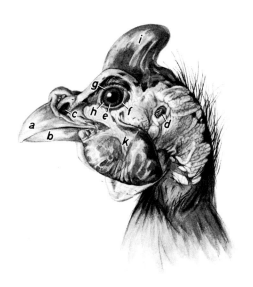

Abb. 20. **Kopf eines Perlhuhns** (Hahn).
a Oberschnabel; *b* Unterschnabel; *c* Nasenöffnung; *d* Öffnung des äußeren Gehörgangs; *e* Auge; *f* unteres Augenlid; *g* oberes Augenlid; *h* drittes Augenlid; *i* Stirnhorn (Helm); *k* Kehllappen

Der **Helm**, *Crista ossea,* ist bei der Henne abgestumpft, beim Hahn (20/*i*) nach hinten ausgezogen und breiter angesetzt. Grundlage des Helms ist ein spongiöser Knochenzapfen, der von der Lederhaut und der stark verhornten Epidermis überzogen ist.

Zudem besitzen Perlhühner den paarigen **Kehllappen** (20/*k*), der leuchtend weiß bis teilweise hellblau schimmert. Er ist bei Hähnen größer als bei Hennen, sehr straff und kann anschwellen.

Kopfanhang bei Moschusenten

Moschus- oder Warzenenten stammen von *Cairina moschata* ab und sind auch im Aussehen verschieden von Hausenten. Auf dem ziemlich großen Kopf mit gewölbtem Scheitel, aber flacher Stirn, stehen verlängerte und sträubbare Scheitelfedern. Die Umgebung des Auges und der Zügelstreif (auch Augenstrich genannt, ein allgemein bei Enten vom Schnabel über das Auge hinausgehender heller Strich) sind nackt und mit roten **Warzen** besetzt. Beim Erpel reicht der Warzenbesatz als Halbring über den Oberschnabelansatz auf die Gegenseite hinüber.

Horngebilde der Haut

An umgrenzten Stellen ist die stark verhornte Epidermis unter Mitbeteiligung des Koriums zu besonderen Bildungen differenziert. Diese Gebilde sind der Schnabel, *Rostrum,* — über ihn wird beim Verdauungsapparat berichtet — die Schuppen, die Ballen, der Sporn und die Krallen. Auch die Feder gehört dazu — sie wird zum Abschluß dieses Kapitels jedoch ausführlicher dargestellt.

Schuppen, Scuta, Scutella

Die unbefiederte Haut des Laufes und der Zehen, die *Podotheca,* wird von verhornten Hartgebilden, den Schuppen geschützt. Epidermis und Lederhaut sind durch fleischiges Wachstum zu folgenden Schuppenarten differenziert: Quertafeln, *Scuta* (große rechteckige Gebilde auf dem Lauf und den Zehen), wenn sie die Seitenteile des Laufes mit umfassen, werden sie Gürteltafeln genannt, sowie Schildchen, *Scutella,* (meist sechseckige Gebilde) und Körner (oder körnerartige Schildchen, wenn die Ecken abgerundet sind). Beim Huhn (21) sind auf der Dorsalseite des Laufes, sowie auf dem Rücken der Zehen die

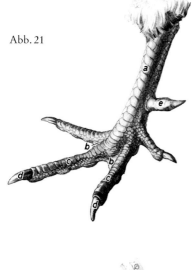
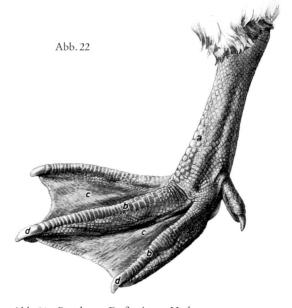
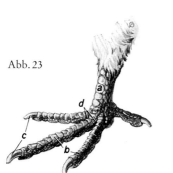

Abb. 21. **Rechter Fuß eines Hahnes.**
a Schuppen am Lauf; *b* Spannhäute; *c* Schuppen an den Zehen; *d* Krallen; *e* Sporn

Abb. 22. **Rechter Fuß einer Gans.**
a Schuppen am Lauf; *b* Schuppen auf den Zehen; *c* Schwimmhäute; *d* Krallen

Abb. 23. **Rechter Fuß einer Taube.**
a Schuppen am Lauf; *b* Schuppen auf den Zehen; *c* Krallen; *d* Spannhäute

Quertafeln und auf der Plantarseite des Laufes die Gürteltafeln dachziegelartig übereinander geschoben. Die Seitenflächen des Laufes und der Zehen sind durch bienenwabenähnliche Schildchen bedeckt. Auf den Ballen (siehe unten) und der Unterseite der Zehen stehen die Körner dicht beieinander. Bei Gans (22) und Ente überlappen sich die Schuppen nicht, sondern stoßen parkettartig aneinander. Bei der Taube (23) findet sich auf der Dorsalseite eine einzige Reihe von Quertafeln, die Rückseite ist mit Schildchen versehen.

Der Übergang von der befiederten zur beschuppten Haut an der Hintergliedmaße ist vogelartspezifisch unterschiedlich. Bei lang gestelzten Watvögeln reicht die schuppenbedeckte Haut bis zum Unterschenkel hinaus. Bei federfüßigen (rauhfüßigen) Hühner- und Taubenrassen, auch bei verschiedenen Eulenarten, Strigiformes, und beim Adler, Aquila, ausgenommen die Seeadler, ist dagegen auch der Lauf befiedert. Seltener sind auch die Zehenrücken, bei Schneehuhn, Lagopus, und Schnee-Eule, *Nyctea scandiaca*, sogar die Unterfläche der Zehen mit Federn bedeckt, die gleichsam als „Schneeschuhe" fungieren. Es wird berichtet, daß vereinzelt an der Grenze von befiederter zur beschuppten Haut Schuppen vorkommen, deren freier Rand eine kleine Feder entläßt.

Spann- und Schwimmhäute, Telae interdigitales

Zwischen der 2. bis 4. Zehe verkehren bei Hühnern andeutungsweise, bei Tauben deutlicher ausgebildete Spannhäute. Bei Gans (22/6) und Ente (24/a) sind sie zu Schwimmhäuten ausgezogen. Die *Tela interdigitalis intermedia* spannt sich zwischen der 2. und 3. Zehe, die *Tela interdigitalis lateralis* zwischen der 3. und 4. Zehe aus.

Bei Ruderfüßern, Pelecaniformes (24/b), ist auch die Schwimmhaut zwischen der 1. (nach vorn zeigenden) und 2. Zehe als *Tela interdigitalis medialis* ausgebildet. Lappentaucher, Podicipediformes (24/c), tragen seitlich an der 2. bis 4. Zehe Hautlappen, die bei Rallenvögeln, Rallidae (24/d), unterteilt sein können.

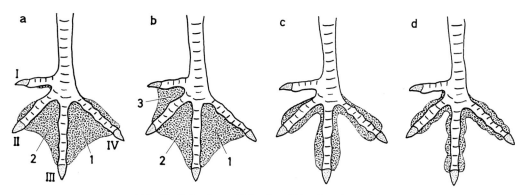

Abb. 24. Schwimmfüße der Vögel, schematisiert.
a Entenvogel; *b* Ruderfüßer; *c* Lappentaucher; *d* Rallenvogel
I, II, III, IV gleichzählige Zehenstrahlen
1 Tela interdigitalis lateralis; *2* Tela interdigitalis intermedia; *3* Tela interdigitalis medialis

Ballen, Pulvini

Die Zehengelenke sind vom Sohlen- und den Zehenballen unterlagert und gepolstert. Unter dem Zehengrundgelenk der 2. bis 4. Zehe liegt der Sohlenballen, *Pulvinus metatarsalis* (25/c), der in drei unterschiedlich große Fettgewebskörper unterteilt ist. Der Sohlenballen wird bei der Fußung belastet.

Die Zehen- oder Digitalballen, *Pulvini digitales* (25/d), sind je Zehe in der Anzahl unterschiedlich. An der 1. Zehe kommt nur ein Zehenballen unter dem Krallengelenk vor. Von der zweiten bis vierten Zehe ist es jeweils ein Zehenballen mehr. Zwischen den Zehenballen sind nichtgepolsterte Zwischenräume, *Areae interpulvinares*, gelegen; nur die drei proximalen Zehenballen der 4. Zehe folgen ohne Zwischenraum dicht aufeinander. Durch die Untergliederung können sich die Zehenballen auch in gebeugtem Zustand fest der Unterfläche, einem Ast oder der Sitzstange, anpassen.

Auch die Zehenballen besitzen als Grundstock einen abgekapselten Fettgewebskörper. Im übrigen sind alle Ballen von einer mit einem ausgeprägten Papillarkörper versehenen Lederhaut straff überzogen, über der fest verbunden die stark verhornte Epidermis liegt, die zu Körnern (körnerartigen Schildchen) ausgeformt ist.

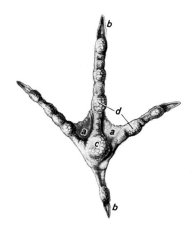

Abb. 25. Rechter Fuß eines Huhnes, Sohlenfläche.
a Spannhäute; *b* Krallen; *c* Sohlenballen; *d* Zehenballen

Krallen, Ungues
(21; 22/d; 23/c)

Jede Zehe der Hintergliedmaße endet mit einer voll entwickelten Kralle, *Unguis digiti pedis*. Sie sitzt als modifizierte Haut dem Krallenbein tütenartig auf und besteht aus einer Krallenplatte, *Scutum dorsale*, und einer Krallensohle, *Scutum plantare*. Die Krallenplatte ist zweifach, nämlich in proximodistaler Richtung und von medial nach lateral gebogen und besteht aus hartem, lamellärem Horn. Ihre plantar sichtbare Längskante umfaßt die Krallensohle, deren Horn weicher ist. Die Krallentüte sitzt einer glatten Lederhaut auf, die das Krallenbett liefert. Am Übergang zur beschuppten Zehenhaut schiebt sich der proximale Krallenrand in die Krallentasche ein; sie wird dorsal von einer Hautfalte, dem Krallenwall, und plantar vom Zehenballen umfaßt.

Die Krallenplatte ist proximal dünn, bis zur Krallenspitze nimmt sie an Dicke zu. Sie unterliegt einem kontinuierlichen Wachstum und muß durch den natürlichen Gebrauch kurz gehalten werden. Bei Käfighaltung ist die natürliche Abnutzung mehr oder weniger eingeschränkt, deshalb müssen die Krallen dieser Vögel von Zeit zu Zeit behutsam gekürzt werden.

Die Form der Kralle läßt Rückschlüsse auf ihren Gebrauch zu. So ist die Kralle der Hühner als Scharrfüßer stumpf. Bei Vögeln, die auf Ästen und Stangen sitzen, sind sie länger. Im besonderen Fall der Greifvögel ist die Kralle lang, stark gebogen und scharf; sie stellt ein ausgezeichnetes Greifwerkzeug dar. Der Falkner nennt die Füße „Fänge" und die Krallen „Klauen" und unterscheidet zwei Leistungsgruppen: Grifftöter und Griffhalter (26). Beim Grifftöter (die meisten Habichtarten, Accipitridae) tragen die 1. Zehe (Fangklaue) und die 2. Zehe (Atzklaue) besonders lange Krallen, während die Krallen der 3. und 4. Zehe deutlich schwächer sind. Beim Griffhalter (Zwergfalken, Microhierax, und echte Falken, Falconinae) findet sich dieser deutliche Unterschied in der Krallenlänge nicht. Eine besondere Spezialisierung je einer Kralle am Fuß zeigen Tölpel, Sulidae, Rohrdommel, Botaurus, und einige Eulen, Strigidae; sie ist zu einem kammartigen Gebilde geformt, mit dem sie sich frisieren. Bei der Moschusente legt sich die zweite Zehe beim Fußen seitlich um, so daß die Kralle scharf bleibt. Sie kann bei Kämpfen der Erpel untereinander, aber auch zur Verteidigung eingesetzt werden. Beim Umgang mit Moschusenten ist entsprechend Vorsicht geboten.

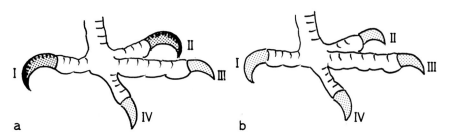

Abb. 26. Rechter Fuß eines Habichts und eines Falken, schematisiert.
a Habicht (Grifftöter); *b* Falke (Griffhalter)
I, II, III, IV gleichzählige Zehenstrahlen

Über Krallen an den Flügeln ist bereits beim Urvogel berichtet worden. Doch auch einige wenige rezente Vögel tragen sie im Bereich der reduzierten Finger, *Ungues digitorum manus*. Gelegentlich treten sie auch als Anomalien auf, so auch bei Haushuhn und Hausgans. Grundsätzlich wird die Kralle am Eckfittich als *Unguis digiti alularis* und die an der Flügelspitze als *Unguis digiti majoris* bezeichnet.

Bei Ratiten treten flügelständige Krallen gehäuft auf, unter den Karinaten beim Truthahngeier *(Cathartes aura)* und Sekretär *(Sagittarius serpentarius)*. Als Jungvogel besitzt das Schopfhuhn *(Opisthocomus hoatzin)* große Krallen am 1. und 2. Finger; mit ihnen ist ein Festhalten und Klettern am Nest möglich.

Sporn, Calcar metatarsale
(21/e)

Haushuhn und Truthuhn besitzen etwa unter halber Höhe des Laufs einen medioplantar gerichteten Sporn. Bei Hähnen ist er meist spitzkonisch, bei Hennen stumpfhöckerig. Seine Basis wird beim Hahn stets von einem starken, pyramidenförmigen Knochenfortsatz, *Processus calcaris*, getragen (27). Bei der Henne fehlt ein Knochenzapfen in den meisten Fällen, kann jedoch ein- oder beidseitig auftreten. Über der papillentragenden Lederhaut wird die verhornte Epidermis nachgeschoben; die Hornstruktur ist lamellär. Mit zunehmendem Alter wird der Sporn länger, beim Hahn pro Jahr rund 10 mm. Zudem krümmt er sich ab dem 2. Lebensjahr aufwärts. Länge und Form des Sporns können daher zur Altersbestimmung genutzt werden (HABERMEHL, 1975). Bei kastrierten Hähnen sistiert das Wachstum, auch rauhfüßige Hühnerrassen besitzen kürzere Sporne. Beim Fasan bilden sich an der Basis des Sporns sogenannte Spornringe (KELLER, 1954), etwa den Jahresringen am Horn von Kühen vergleichbar.

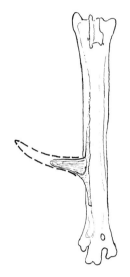

Abb. 27. Rechter Laufknochen (Tarsometatarsus) eines Hahnes, Kaudalansicht, mit Processus calcaris und Umriß des Sporns

Wehrvögel (Anhimidae) tragen am „Flügelbug" zwei scharfe, spornartige Auswüchse der völlig miteinander verwachsenen Mittelhandknochen, die mit Hornscheiden überzogen sind. Beim Regenpfeifer (Charadriidae) und Blatthühnchen (Zacanidae) findet sich an gleicher Stelle ein Sporn. Diese spornartigen Bildungen sollen der Abwehr dienen.

Federn, Pennae

Es wurde schon darauf hingewiesen, daß Federn das Charakteristikum der Vögel sind. Die Vogelfeder wird als Abkömmling der Reptilschuppe angesehen.

Federgenerationen

Vor dem Schlupf sind beim Nestflüchter (z.B. *Hühner, Gänse, Enten*) bereits die *Erstlingsdunen* angelegt. Die Nesthocker (z.B. *Tauben*) schlüpfen dagegen nahezu nackt; sie bekommen die ersten Federn nach wenigen Tagen. Die Nestdunen sind eine selbständige Federgeneration, **Neoptile**. Bei weißen Hühnerrassen sind die Erstlingsdunen durch Karotinoide aus dem Dotter gelblich gefärbt. Mit dem Trockenwerden des Kükens nach dem Schlupf platzen die sogenannten Dunenhüllen jeder Feder und die Federäste werden frei. Sie strahlen radial-symmetrisch aus, sind locker, weich und nicht untereinander verhakt. Sie dienen alleine der Wärmeregulierung.

Die erste Federgeneration wird bei den einzelnen Vogelarten mehr oder weniger schnell durch das Jugendgefieder ersetzt. Der Wechsel geht von bestimmten Zentren aus. In einer festgelegten, zeitlichen Reihenfolge gehen insbesondere die Federn des Flügels und des Schwanzes (Schwung- und Steuerfedern) voraus; die Jungvögel werden damit flugfähig und beginnen mit den Flugübungen. Anschließend bilden sich die übrigen Körperdeckfedern. Ab der zweiten Federgeneration spricht man vom **Teleoptile**.

Das Jugendgefieder kann eine besondere Färbung aufweisen. Als Beispiel sei der Junghabicht genannt, dessen Jugendkleid wegen des rötlichen Farbtons als Rotkleid und er selbst als Rothabicht bezeichnet werden.

Durch erneuten Federwechsel (siehe auch Mauser, S. 45) erlangt der Vogel das Altersgefieder. Bei ihm unterscheidet man zwischen einem Schlicht- oder Ruhekleid und einem Prachtkleid. Insbesondere männliche Altvögel tragen im Frühjahr und Sommer das auffällige, bunte Prachtkleid. Beim jeweiligen Federwechsel kann derselbe Federfollikel verschiedenartige Federn hervorbringen.

Struktur der Vogelfeder

Der größere und feinere Aufbau einer Vogelfeder soll nachfolgend am Beispiel einer bis in alle Details differenzierten Schwungfeder (28) beschrieben werden: Als kräftige, durchgehende Achse fungiert der Federkiel, *Scapus* (28/*a, a'*). Er läßt sich funktionell einteilen in den freien, distalen Abschnitt, den Federschaft, *Rhachis* [Rachis] (—/*a*), und in den mehr oder weniger tief in der Haut steckenden proximalen Abschnitt, die Federspule, *Calamus* (—/*a'*). Der Federschaft verjüngt sich spitzenwärts; er ist auf seiner Oberseite glatt, entläßt seitlich die Federfahnen, *Vexilla*, und zeigt auf der Unterseite eine seichte Rinne, *Sulcus ventralis*. Sie endet am Übergang zur Spule mit dem oberen Nabel, *Umbilicus distalis* (—/*d*). Hier entspringt die Afterfeder (siehe unten). Die Federspule bildet einen Hohlzylinder, ist im Querschnitt oval und rundum glatt. Ihr stumpfes, proximales Ende trägt eine kleine kreisrunde Öffnung, den unteren Nabel, *Umbilicus proximalis* (—/*c*); in ihn ragt die Lederhautpapille hinein. Federschaft und Federspule bestehen aus einer Hornwand, *Cortex*, und dem

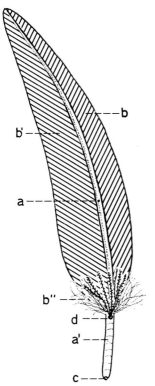

Abb. 28. Schwungfeder, Unterseite, schematisiert.
a, a' Federkiel: *a* Federschaft, *a'* Federspule; *b–b''* Federfahne: *b* Oberfahne, *b'* Unterfahne, *b''* Dunenteil; *c* unterer Nabel; *d* oberer Nabel mit Afterfeder

Abb. 29. Drei Schwungfedern, Oberseite, schematisiert.
a, a' Federkiel: *a* Federschaft, *a'* Federspule; *b–b''* Federfahne: *b* Oberfahne, *b'* Unterfahne, *b''* Dunenteil; *c* Überlappungszone. In die Fahnen der rechten Schwungfeder sind die Seitenäste 1. Ordnung (Federäste) schematisiert eingezeichnet. Eingerahmter Ausschnitt zeigt die Lage der Abb. 30

Abb. 30. Aufbau einer Vogelfeder, Ausschnitt, schematisiert.
a Federschaft; *1* Federast, *1'* Petiolus; *2, 3* Federstrahlen: *2* Hakenstrahl, *3* Bogenstrahl.
Man beachte den Abgangswinkel der Federstrahlen vom Federast (Radialwinkel), der etwa 45° beträgt

Abb. 31. Feinerer Bau der Federstrahlen (nach LÜDICKE, 1969, aus STARCK, 1982, leicht ergänzt und neu eingerichtet).

1 Federast; *2* Rinde; *3* Mark; *4, 5* Federstrahlen: *4* Bogenstrahl, *5* Hakenstrahl; *6* Basis; *7* Griffelfortsatz, Pennula; *8* dorsale Krempe, Arcus dorsalis; *9* ventraler Zahn, Dens ventralis; *10* Arretierungszähnchen, Stili dorsales; *11* Häkchen, Hamuli; *12* Spiculum, in die dorsale Krempe einhakend; *13* ventrale Zilien, Cilia ventralia

Federn

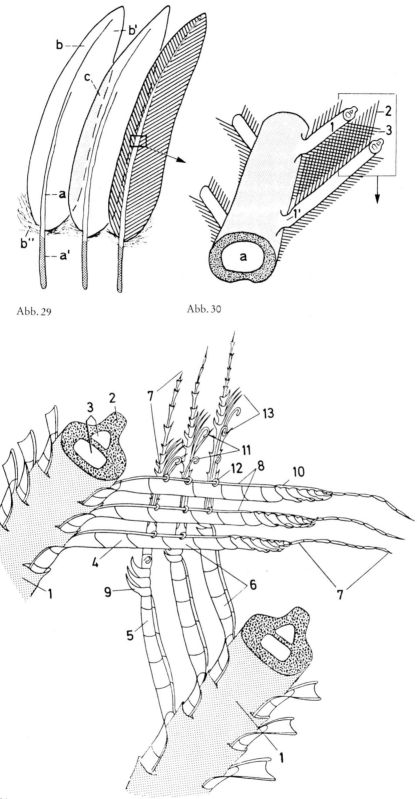

Abb. 29

Abb. 30

Abb. 31

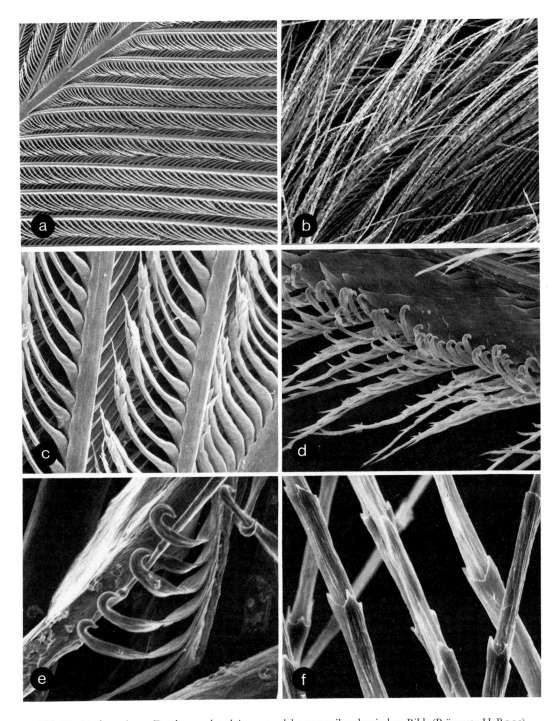

Abb. 32. Feder einer Zuchtwachtel im rasterelektronenmikroskopischen Bild. (Präparate H. Roos).

a Pars pennacea (Ausschnitt); *b* Pars plumacea (Ausschnitt); *c* Haken- und Bogenstrahlen zweier benachbarter Federäste; *d* Hakenstrahlen, Basis dunkel, Griffelfortsätze heller; *e* Häkchen in eine dorsale Krempe einhakend, beachte die Arretierungsfortsätze; *f* gezähnte Knötchen an den Federstrahlen des Dunenteils

Vergrößerungen *a* und *b* ca. 100fach, *c* ca. 500fach, *d* ca. 800fach, *e* und *f* ca. 1000fach

Mark, *Medulla*. Die ursprünglich im Mark gelegene Pulpa zieht sich während der Ausreifung der Feder zurück. Sie läßt die in der durchscheinenden Spule sichtbare „Federseele" zurück, d. h. einzelne Luftkammern, die durch transversale Markkappen, *Galeri pulposi*, abgeteilt sind.

Die vom Federschaft entspringenden Federfahnen, *Vexilla* (−/b, b′), sind bei einigen Federarten symmetrisch, bei anderen asymmetrisch ausgebildet. Sehr auffällig ist die Asymmetrie an den Federn des Hand- und Armfittichs. Darüber hinaus überlappen sich diese Federn in einer streifenförmigen Zone (29/c), so daß nur eine Fahne voll sichtbar, die andere verdeckt ist. Deshalb sind zu unterscheiden eine Oberfahne, *Vexillum externum* (28, 29/b), die überwiegend sichtbar bleibt, und eine Unterfahne, *Vexillum internum* (−/b′), die stets mehr oder weniger verdeckt getragen wird.

Jede Federfahne besteht aus Seitenästen 1. und 2. Ordnung, den Federästen und den Federstrahlen. Im proximalen Teil sind diese locker und dunenartig angeordnet und so wird dieser Teil der Feder als Dunenteil, *Pars plumacea* (28/b″), bezeichnet. Im distalen Teil sind die Federstrahlen miteinander verhakt und sorgen so für den geschlossenen Verband der Fahne; dieser Teil wird *Pars pennacea* (28/b, b′), genannt.

Die **Federäste**, *Rami* oder *Barbae* (30, 31/1), bestehen aus Rinde und Mark (31/2, 3); sie entspringen in regelmäßiger Folge und parallel zueinander zu beiden Seiten aus dem Schaft. In ihrem Ursprungsteil sind sie zum *Petiolus* (30/1′) leicht verjüngt und in Grenzen beweglich. Der fortlaufende Federast strebt in einem Winkel von etwa 45° distalwärts und gleicht nun einem im Querschnitt hochovalen Träger. Seine Kanten, die *Crista dorsalis* und die *Crista ventralis*, sind abgerundet, wobei letztere bei einigen Wasservögeln zu einer distal weisenden Platte, *Tegmen*, ausgezogen ist, deren Endkante mit kleinen Zöttchen, *Villi*, besetzt sein kann. Die distale Seitenfläche des Federasts trägt Grübchen, aus denen die distalen Federstrahlen hervorgehen. Die proximale Seitenfläche trägt in gleicher Weise Grübchen, aus denen die proximalen Federstrahlen entlassen werden.

Die **Federstrahlen**, *Radii* oder *Barbulae* (30/2, 3; 31/4, 5), bestehen aus aneinandergereihten Hornzellen und sind von höchst variabler Gestalt. Die einfachsten Federstrahlen finden sich in der Pars plumacea der Feder. Teilweise sind es fadenförmige Gebilde, teilweise auch Hornfäden, deren Zellen mit Ringen, *Anuli*, Knoten, *Noduli*, oder mit zähnchentragenden Knoten, *Dentes nodosi*, ausgestattet sind, und mit glatten Strecken, *Internodi*, abwechseln (32/b, f).

In differenzierter Form finden sich die Federstrahlen in der Pars pennacea der Feder. Hier bilden sie Fahnen 2. Ordnung, *Vexilla barbae*, an den Federästen. Dabei überlagert jeweils das *Vexillum barbae distale* (30/2) eines Federasts das *Vexillum barbae proximale* (30/3) des nächstfolgenden. Jeder Federstrahl in der Pars pennacea besteht aus einer bandförmigen Platte, *Basis* (31/6), und einem Griffelfortsatz, *Pennula* (−/7). Die Basis entspringt vom Federast in einem Winkel von 20–60°. Gewöhnlich beträgt dieser Radialwinkel 45°. Die Basis ist an ihrem Ursprung flexibel und um ihre Längsachse in begrenztem Umfang verdeckt. Die bandförmige Platte besitzt eine dorsale Krempe, *Arcus dorsalis* (31/8), und eine ventrale Kante. Letztere läuft im ventralen Zahn, *Dens ventralis* (−/9), aus; er sorgt dafür, daß die Äste einen gleichmäßigen Abstand einhalten. Die Pennula (Mehrzahl: Pennulae) ist mit diversen Fortsätzen, *Processus barbulae*, ausgestattet. Ihre Besonderheiten und die Ausgestaltung des Arcus dorsalis gestatten es, zwei Subtypen von Federstrahlen zu unterscheiden: Bogenstrahlen, *Barbulae proximales*, und Hakenstrahlen, *Barbulae distales*.

Die Bogenstrahlen stehen rechtwinklig zum Schaft: Sie besitzen eine relativ lange Basis (31/6) mit einer gut ausgebildeten dorsalen Krempe, *Arcus dorsalis*, deren Ende durch Arretierungszähnchen, *Stili dorsales* (31/10), bewehrt ist. Die ventralen Zähne, *Dentes ventrales*, sind eher klein. Die Pennula biegt in einem distal gerichteten Bogen um und trägt gewöhnlich einzelne, kleine Knoten oder ventrale Zilien. Bei Wasservögeln ist die Pennula besonders lang, zur *Flexura* umgebogen und trägt an manchen Federn auch dorsale Zilien.

Die Hakenstrahlen (31/5) sind parallel zum Schaft ausgerichtet. Sie besitzen eine wesentlich kürzere Basis, deren dorsale Krempe schwächer ist oder fehlt. Der ventrale Zahn, *Dens ventralis* (31/9), ist sehr vielgestaltig und stark. Er kann bei entsprechender Belastung gegen die Krempe des nächstfolgenden Bogenstrahls anstoßen. Die Pennula läuft kontinuierlich in Richtung der Basis weiter. Ihre Fortsätze sind besonders charakteristisch. Ventrale Zilien sind einerseits in Form von 2 bis 4 (bei der Ente bis 8) kräftigen Häkchen, *Hamuli* seu *Radioli* (31/11), ausgebildet. Ihre abgekrümmte Spitze, *Spiculum*, greift in die Kehle der dorsalen Krempe der Bogenstrahlen ein (−/12) und hält sie auch unter Luftdruck fest. Die Häkchen können bei Belastung der Feder an der Krempe entlanggleiten, bis sie hinter einem *Stilus dorsalis* des Bogenstrahls arretieren. Die nächstfolgenden ventralen Zilien, *Cilia ventralia* (−/13), gehen allmählich in einfache Zellauswüchse ohne Häkchen über. Bedeutsam ist auch, daß manche Hakenstrahlen dorsale Zilien, *Cilia dorsalia*, besitzen, die den Bogenstrahlen stets fehlen. Diese Fortsätze machen die Hakenstrahlen auch zu Reibungsradien (OEHME, 1963), die insbesondere dann funktionell wichtig sind, wenn Teile der Unterfahne, die mit diesen dorsalen Zilien in der sogenannten Reibungszone, *Zona impendens* (30/c), ausgestattet sind, gegen die sie bedeckende Oberfahne der nächstfolgenden Schwungfeder reiben und so zur Stabilisierung des Fittichs beitragen.

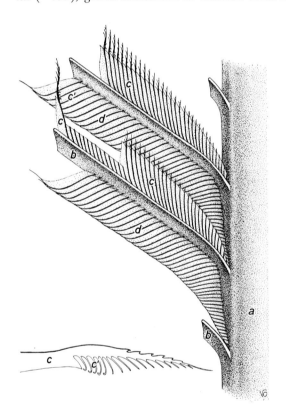

Abb. 33. Schematische Darstellung des Klettmechanismus der Federfahne.

a Federschaft; *b* Federast; *c* Hakenstrahl mit Häkchen, das Vexillum barbae distale (Fahne 2. Ordnung) bildend; *d* Bogenstrahlen, das Vexillum barbae proximale bildend

Links unten: Hakenstrahl vergrößert in Seitenansicht

Zur Funktion sei festgehalten, daß die Federstrahlen der Pars pennacea jenes bedeutsame Element sind, dessen im Detail so komplizierter (32) in der Wirkung so einfacher Mechanismus die Federfahne zusammenhält (33). Hakenstrahlen und Bogenstrahlen benachbarter Äste überkreuzen sich etwa rechtwinklig; dabei greifen die einen mit ihren Häkchen in die dorsalen Krempen der anderen ein und sorgen dafür, daß auch bei Belastung während des Fluges die Federfahne, vornehmlich der Schwung- und Steuerfedern, eine geschlossene, elastische Fläche bildet, die Tragflächenfunktion erfüllt. Kommt dieser Mechanismus in Unordnung, dann kann der Vogel anläßlich der Pflege seines Federkleids ausgehakte Strahlen wieder zum Einhaken bringen.

In besonderen Fällen fehlt den Konturfedern dieser Verhakungsmechanismus. So sind beispielsweise bei Paradiesvögeln (Paradisaea) die Schwanz- und seitlichen Brustfedern bandartig umgeformt und beim Strauß *(Struthio camelus)* sind die Schwung- und Steuerfedern zu bauschigen Schmuckfedern geworden.

Afterfeder, Hypopenna

Aus der Öffnung des distalen Nabels wird eine kleine After- oder Nebenfeder entlassen (28/d). Sie ist in ihrer Gestalt sehr variabel und kann sowohl aus einem Büschel von Ästen, *Barbae umbilicales*, als auch hoch organisiert sein wie eine Konturfeder, d. h. sie besteht dann aus einem Afterschaft, *Hyporhachis*, einer Afterfahne, *Hypovexillum*, und ist in ihrer feineren Struktur der Hauptfeder ähnlich.

Afterbüschel bzw. Afterfedern können bei einigen Vogelarten auch fehlen. Demgegenüber sind bei Emu und Kasuar Haupt- und Afterfeder gleich lang. Es wird diskutiert, ob diese Doppelfedern die ursprüngliche Form der Befiederung sei. Danach würde die Afterfeder zugunsten der Funktion der Hauptfeder nach dem Ökonomieprinzip reduziert sein (ZISWILER, 1962).

Struktur des Federfollikels

Der Federbalg oder -follikel, *Folliculus*, wird durch eine zylindrische Einsenkung der Haut gebildet. Er entspricht in seiner Größe der von ihm beherbergten Spule. Zugleich ist er je nach Größe und Funktion seiner Feder mehr oder weniger tief, evtl. sogar bis in die Nachbarschaft des Skeletts (Ulna!), in die Haut und Unterhaut eingesenkt. Der Follikel besteht aus Korium und Epidermis. In dem unteren Nabel ragt das Korium als kleine Papille vor. Im übrigen umschließt die Lederhaut als wohlorganisierter Strumpf in Form der äußeren Follikelscheide die differenzierte Epidermis. An der äußeren Follikelscheide setzen die Mm. pennales an. Die Spule wird von der epidermalen inneren Follikelscheide eng umschlossen. Am Grunde der Follikelhöhle ist die Epidermis zu einem Epidermalkragen verdickt; aus ihm haben sich während der Federentwicklung die epidermalen Anteile der Feder rekrutiert und er wird auch bei einer Mauser (Federwechsel) erneut reaktiviert. Das bindegewebige Element der sich entwickelnden Feder wird von der oben genannten Lederhautpapille geliefert und ist während dieser Zeit stark vaskularisiert.

Wird eine reife Feder ausgerupft, so reißen der Epidermiskragen und die Lederhautpapille ab. Es kommt zu einer Blutung in den leeren Federfollikel. Ist die ausgereifte Feder noch in der Entwicklung, dann kann die gesamte epidermale Wandauskleidung ausgelöst, umgestülpt und vorgezogen werden. Auch hier reißt schließlich die Feder am unteren Nabel ab und der umgestülpte Federfollikel ragt aus der Haut hervor.

Federentwicklung
(34)

Die Feder entsteht aus dem Zusammenwirken von Korium (Dermis) und Epidermis (im Gegensatz dazu ist das Säugetierhaar eine reine Epidermalbildung). Im frühen Stadium der Federentwicklung verdickt sich das Epithel über einer primären Koriumverdichtung (Papille). Beide Komponenten wachsen als Ausstülpung der Haut zu einer zapfenförmigen Federanlage (34/A) heran. Zugleich senkt sich die Basis dieser Anlage schlauchartig schräg in die Haut ein. Nun entsteht die Anlage aus einem bindegewebigen, vaskularisierten Mark (—/5), einer vielschichtigen Epithelbedeckung (—/2, 3), die auch als doppelwandiger Schlauch sich in die Haut einsenkt, und einer dünnen Schicht verhornender Epithelzellen, der Feder-

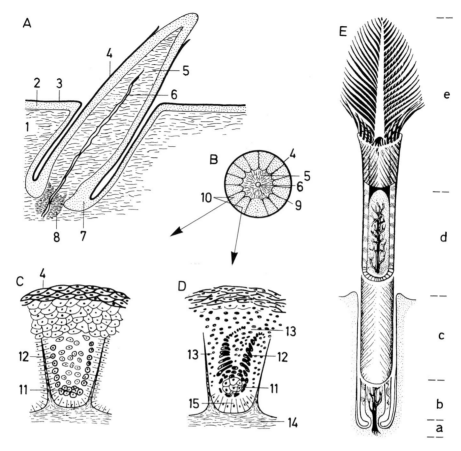

Abb. 34. Entwicklung einer Konturfeder, schematisiert (A–D nach STARCK, 1982; E nach PORTMANN/ DURRER aus STARCK, 1982, leicht modifiziert).

A Längsschnitt; *B* Querschnitt durch den freien Teil der Federanlage in einem frühen Entwicklungsstadium; *C, D* Ramogensäulen in zwei unterschiedlichen Entwicklungsstadien bei stärkerer Vergrößerung; *E* Federkeim als Ganzes in einem späten Entwicklungsstadium

1 Korium; *2, 3* Epidermis: *2* vollsaftige Epidermiszellen, *3* verhornte Epidermiszellen; *4* Federscheide; *5* Mark; *6* Zentralgefäß; *7* Ringwulst; *8* Lederhautpapille; *9* Marksepten; *10* Epithelleisten; *11* Ramogensäulen; *12* Radiogenstränge; *13* Interradiogenplatten; *14* Markrest; *15* innenständiger Epithelrest

a Wachstumszone (Blutkielbereich); *b* Differenzierungszone (Abgliederung der Leisten); *c* Ausgestaltungszone (Bildung der Federäste und -strahlen); *d* Verhornungszone; *e* Entfaltungszone (Platzen der Federscheide)

scheide (34/4). In der Tiefe der Epitheleinsenkung, dem späteren Federfollikel, bildet das Epithel eine ringförmige Matrixzone (Ringwulst) (−/7), von dem aus ein vielschichtiges Epithelrohr distal abgeschoben wird. Im Innern dieses Rohres liegt das Koriummark (−/5) und das Zentralgefäß (−/6). Das Koriummark formt im distalen, freien Teil der Federanlage radiär Septen (−/9), die zwischen die Epithelzellen des Rohres vordringen und es so in Leisten (−/10) zerlegen. Bei Erstlingsdunen sind diese Leisten weitgehend gleichwertig und radiärsymmetrisch, so daß aus ihnen Büschel von Ästen entstehen. Bei Konturfederanlagen überwiegen im proximalen Abschnitt zwei, im distalen eine Längsleiste an Größe; aus ihnen gehen Rhachis und Hyporhachis hervor. Die übrigen Leisten sind bilateralsymmetrisch und spiralig angeordnet und heißen Ramogensäulen (34/C, D), weil aus ihnen die Äste, *Rami* (34/11), hervorgehen. Sie werden weiter zerlegt zu Radiogensträngen, den Vorläufern der Strahlen, *Radii* (−/12). Das zwischen den Strängen gelegene Epithel, die Interradiogenplatten (−/13), zerfällt zu Puder. Die Ramogensäulen und Radiogenstränge verhornen. Das bindegewebige Mark (−/14) und ein innenständiger Rest von Epithelzellen (−/15) ziehen sich zurück. Unter der verhornten Federscheide ist die Feder vorgefertigt; nun platzt die Federscheide, an der Federspitze beginnend, auf (34/Ee) und die Hauptfeder, schließlich auch die Afterfeder, können sich nach und nach entfalten bis hin zum oberen Nabel. Nur im Bereich der Spule bleibt das Epithelrohr drehrund; die bindegewebige Matrix und das restliche Pulpaepithel bilden bei ihrem Rückzug aus diesem Teil des Federkiels einzelne querstehende Hornwände, die Markkappen, die zur definitiven Form der luftgefüllten Kammern und somit zur „Federseele" der Spule führen.

Federarten

Im bleibenden Gefieder sind nach Gestalt und Funktion verschiedene Federarten ausgebildet. Äußerlich sichtbar sind die K o n t u r f e d e r n, die sich in das *Kleingefieder* (Deckfedern) und in das *Großgefieder* (Schwung- und Steuerfedern, bei H ü h n e r n auch die Behangfedern) einteilen lassen. Erst nach Anheben der Konturfedern werden die D u n e n oder Flaumfedern sichtbar. Dazu kommen die äußerlich kaum sichtbaren F a d e n f e d e r n, die am Kopf konzentrierten B o r s t e n f e d e r n und die P u d e r f e d e r n mit jeweils sehr spezifischer Funktion.

Konturfedern

Konturfedern, *Pennae conturae*, bestimmen das äußere Erscheinungsbild des Vogels. Sie sind mit einer flachen, geschlossenen und festgefügten Fahne ausgestattet, obwohl ihr basaler Teil variabel dunenartig sein kann. In bezug auf ihre Größe sind Konturfedern sehr unterschiedlich. Besonders lang und kräftig sind die S c h w u n g f e d e r n (35) an den Flügeln. Ebenfalls besonders groß sind die S t e u e r f e d e r n (36) am Schwanz. Diese beiden genannten Konturfederarten werden unter dem Begriff F l u g f e d e r n zusammengefaßt; für sie sind auch besondere Benennungen im Gebrauch. Die weitaus größere Gruppe der Konturfedern bedecken den Körper direkt und werden deshalb als D e c k f e d e r n (37) bezeichnet. Im einzelnen unterscheiden sich die drei Haupttypen der Konturfedern wie folgt:

a) Die **Deckfedern**, *Tectrices* (Einzahl: *Tectrix*), sind je nach Lage unterschiedlich in ihrer Größe und wie Dachschieferplatten übereinander gelegt, so daß Wind und Regen weitgehend abgeleitet werden. Sie sind deutlich in eine sichtbare *Pars pennacea* und eine verdeckte *Pars plumacea* geschieden. Dieser recht beträchtliche Dunenteil wird in seiner Gesamtheit auch als U n t e r g e f i e d e r bezeichnet und dient neben den Dunen vorzüglich dem Wärmeschutz. Der freie Federteil kann symmetrisch oder unsymmetrisch hinsichtlich der Ausgestaltung von Ober- und Unterfahne sein. Die Spitze der Feder kann abgerundet sein oder spitz auslaufen oder gerade enden. Als auffällige Beispiele für die in Form und Größe recht unterschiedlichen Deckfedern seien genannt: die langen, schlanken Hals- und Sattelbehangfedern sowie die langen, asymmetrischen Nebensicheln des Schwanzes des *Hahnes*, die kürzeren, runden Schwanzdeckfedern der *Henne* oder die großen, mittleren und kleinen Flügeldeckfedern.

b) Die **Schwungfedern**, *Remiges* (Einzahl: *Remex*), sind an der Kaudalseite des Flügels in einer für die Vogelart typischen Anzahl angebracht. Sie stellen kräftige, asymmetrische Federn mit schmaler, sichtbarer Oberfahne und breiter, verdeckter Unterfahne dar. Ihre Pars pennacea ist besonders festgefügt, während die Pars plumacea nur angedeutet ist. Von der Höhe des Karpalgelenks ausgehend, wo sich die deutlich kürzere K a r p a l- oder A x i a l f e d e r, *Remex carpalis*, findet, zählen wir flügelspitzenwärts die H a n d s c h w i n g e n (beim H u h n meist 10), *Remiges primarii* 1–10, und ellbogenwärts die A r m s c h w i n g e n (beim *Huhn* meist 18), *Remiges secundarii* 1–18. Am Digitus alulae sind die E c k- oder A f t e rschwingen (beim Huhn 4), *Remiges alulares* 1–4, angeheftet. Die Gesamtheit dieser Remiges primarii, secundarii et alulares bilden den Handfittich, den Armfittich und den Eckfittich. Die Schwungfedern stehen in einer Reihe und werden von ihrer Basis auf beiden Seiten, d. h. von der Ober- und Unterseite des Flügels durch ihnen zugeordnete Deckfedern bedeckt.

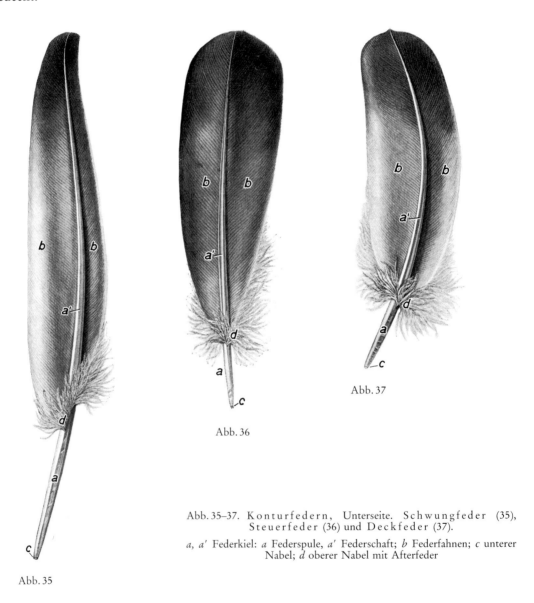

Abb. 35–37. Konturfedern, Unterseite. Schwungfeder (35), Steuerfeder (36) und Deckfeder (37).
a, a' Federkiel: *a* Federspule, *a'* Federschaft; *b* Federfahnen; *c* unterer Nabel; *d* oberer Nabel mit Afterfeder

c) Die **Steuerfedern,** *Rectrices* (Einzahl: *Rectrix*), sind in einer querstehenden Reihe am zurückgebildeten Schwanzskelett befestigt. Ihre Anzahl ist vogelartlich festgelegt und beträgt beim Huhn jederseits 7. Die Rectrices stellen kräftige, meistens symmetrische Federn dar, deren Pars pennacea fest gefügt ist. Die Basis der Steuerfedern ist durch Reihen spezieller Deckfedern, sogenannten Ober- und Unterdecken, bedeckt. Die erste Steuerfeder des Hahnes, Rectrix I, ist zur großen oder Hauptsichelfeder umgestaltet. Die kleinen oder Nebensicheln gehören, wie auch die Schmuckfedern am Schwanz vieler anderer Vogelarten, zu den Schwanzoberdecken. Das Schwanzgefieder wird in der Jägersprache als Stoß bezeichnet.

Dunen

Die Dunen, *Plumae* (38), auch Daunen oder Flaumfedern genannt, sind mit einer komplett flaumigen, lockeren Fahne ausgestattet. Die Äste und Strahlen sind nicht miteinander verhakt. Der Schaft ist kürzer als die Äste. Die besondere Form der Erstlingsdunen, *Neoptile*, mit besonders kurzem Schaft, wurde bereits erwähnt. Auch im definitiven Federkleid, *Teleoptile*, finden sich als besondere Isolierschicht zwischen Konturfedern und Körperhaut Dauerdunen, die von einem kurzen Schaft längere Äste mit nicht verhakenden Strahlen entlassen. Als häufige Form finden sich auch komplett dunige Federn, deren Schaft länger ist als ihre längsten Äste: Wir sprechen von **Halbdunen**, *Semiplumae*. Im Federfachhandel wird der Qualität der Dunen und Halbdunen (auch vom Preis her) große Bedeutung beigemessen.

Die Anordnung der Dunen ist vogelartlich variabel. Bei Wasservögeln sind sie reichlich vorhanden und gleichmäßig über den Körper verteilt. Sie können spärlich und ungleichmäßig auf Federfluren und Federraine verteilt oder auf Fluren bzw. Raine begrenzt sein; gelegentlich fehlen sie gänzlich (z. B. Ratiten). In einem wiederkehrenden Muster sind sie lediglich unter den Decken des Flügels, des Schwanzes und an der Kloakenöffnung organisiert und auch benannt: *Plumae alae (Plumae antebrachii, manus, alulae)*, *Plumae caudae* (mit *Circulus uropygialis*, Bürzeldocht) und *Circulus venti*.

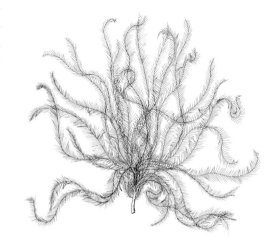

Abb. 38. Dunenfeder aus der Brustflur einer Hausente

Puderfedern

Schon bei der Federentwicklung wurde erwähnt, daß nicht für die Struktur verwendete Epithelzellen zu Keratinpuder zerfallen sind. Dieser Vorgang wird in geringem Maße auch noch bei fertigen Konturfedern beobachtet. Besondere Dunen sind jedoch mit einer dauernden Puderproduktion betraut. Diese speziellen Puderdunenfedern, *Pulviplumae*, sind z. B. bei Tauben und Reihern reichlich vorhanden und produzieren einen feinkörnigen, wachsartigen Hautpuder, der die Eigenschaften des Federkleids als Körperschutz unter anderem gegen Wasser verbessert.

Fadenfedern

Die Fadenfedern, *Filiplumae*, bestehen aus einem mehr oder weniger langen, fast nackten Schaft, an dessen Ende eine kleine Fahne stehen kann. Fadenfedern haben stets einen eigenen Federfollikel, der jedoch nicht mit Hautmuskeln in Beziehung tritt. Die Fadenfedern sind einzeln oder gruppenweise den Konturfedern zugeordnet und melden mit Hilfe einer reichlichen Innervation ihrer Follikel Störungen bzw. Unordnung in der Lage der Konturfedern.

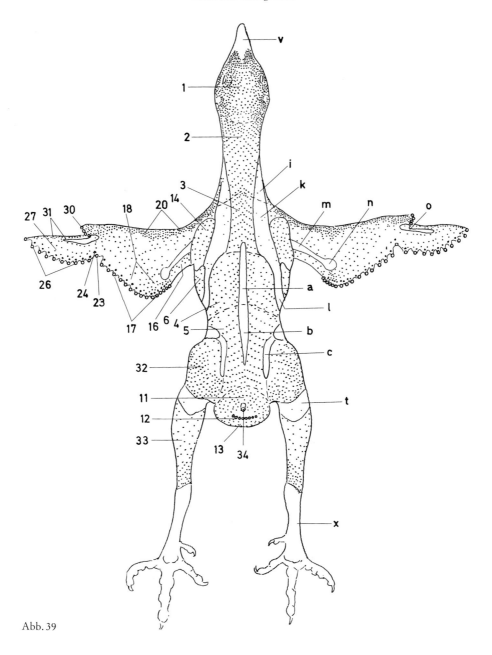

Abb. 39 und 40. Federfluren (Pterylae) und Federraine (Apteria) einer Zuchtwachtel, Dorsalansicht (39) und Ventralansicht (40); (nach LUCAS/STETTENHEIM, 1972, umgezeichnet).

1 Pterylae capitis [capitales] (siehe auch Abb. 41); *2–5* Pterylae dorsales [spinales]: *2* Pteryla cervicalis dorsalis, *3* Pteryla interscapularis, *4* Pteryla dorsalis, *5* Pteryla pelvis [pelvica]; *6* Pteryla trunci lateralis; *7–10* Pterylae ventrales: *7* Pteryla cervicalis ventralis, *8* Pteryla pectoris [pectoralis], *9* Pteryla sternalis, *10* Pteryla abdominalis; *11–13* Pterylae caudae: *11* Pteryla dorsalis caudae (mit Tectrices majores, intermediae et minores), *12* Rectrices, *13* Pteryla ventralis caudae (mit Tectrices majores, intermediae et minores); *14–31* Pterylae alae: *14–16* Pterylae brachiales: *14* Pteryla humeralis, *15* Pteryla subhumeralis, *16* Pteryla caudohumeralis; *17–19* Pterylae antebrachiales: *17* Remiges secundarii 1–15, *18* Tectrices secundariae dorsales majores, intermediae et minores, *19* Tectrices secundariae ventrales majores, intermediae et minores; *20–22* Tectrices propatagii: *20* Tectrices marginales dorsales propatagii, *21* Tectrices marginales ventrales propatagii, *22* Pteryla antebrachialis ventralis; *23–25* Pterylae carpales: *23* Remex carpalis, *24* Tectrix carpalis dorsalis, *25* Tectrix carpalis ventralis; *26–31* Pterylae

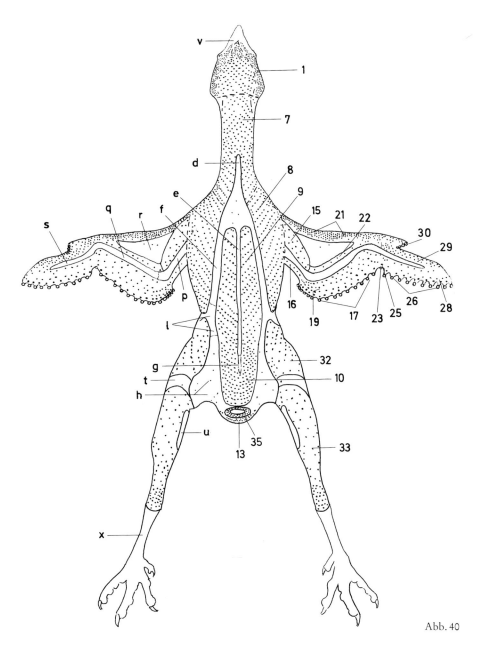

Abb. 40

manus [manuales]: *26* Remiges primariae I–X, *27* Tectrices primarii dorsales majores, intermediae et minores, *28* Tectrices primariae ventrales majores, intermediae et minores, *29* Pteryla manus [manualis] ventralis, *30* Remiges alulares, *31* Tectrices marginales manus [manuales]; *32–33* P t e r y l a e m e m b r i p e l v i n i [pelvici]: *32* Pteryla femoralis, *33* Pteryla cruralis; *34* Circulus uropygialis; *35* Circulus venti

A p t e r i a c a p i t i s (siehe Abb. 41); *a–c* A p t e r i a d o r s a l i a [spinalia]: *a* Apterium dorsale, *b* Apterium pelvicum medianum, *c* Apterium pelvicum laterale; *d–h* A p t e r i a v e n t r a l i a: *d* Apterium cervicale ventrale, *e* Apterium sternale, *f* Apterium pectorale, *g* Apterium abdominale medianum, *h* Apterium abdominale laterale; *i–l* A p t e r i a l a t e r a l i a: *i* Apterium cervicale laterale, *k* Apterium scapulare, *l* Apterium trunci [truncale] laterale; *m–s* A p t e r i a a l a e: *m–o* Apteria alaria dorsalia: *m* Apterium humerale, *n* Apterium cubitale, *o* Apterium manus [manuale]; *p–s* Apteria alaria ventralia: *p* Apterium subhumerale, *q* Apterium antebrachiale, *r* Apterium propatagiale, *s* Apterium manus [manuale]; *t–u* A p t e r i a m e m b r i p e l v i n i [pelvici]: *t* Apterium crurale, *u* Apterium intracrurale; *v* Rhamphotheca; *x* Podotheca

Borstenfedern

Borstenfedern, *Setae*, kommen in verschiedenen Formen am Kopf vor. Allgemein sind sie mit einem steifen Schaft ausgestattet, der, außer an der Spitze, mit einer Fahne ausgestattet sein kann. *Semisetae* besitzen spitz zulaufende Äste am ganzen oder großen Teil des Schaftes. *Setae* kommt die Aufgabe von Wimpern oder Vibrissen zu. Über den Augenlidern stehen sie als *Cilia [Setae] palpebrarum*, und um den Naseneingang als *Setae nariales*.

Federfluren, Federraine, Befiederung

Die Konturfedern sind nur bei wenigen Vogelarten über den ganzen Körper, die Füße ausgenommen, relativ gleichmäßig verteilt. Zu diesen Arten gehören die Ratiten (*Kiwi, Kasuar, Emu, Rhea* und *Strauß*) und aus der Gruppe der *Carinaten* die *Pinguine*. Bei den übrigen Vogelarten stehen die Konturfedern zu Gruppen in einzelnen Fluren, die durch federlose Raine voneinander getrennt sind. Das Muster dieser Fluren und Raine ist von Vogelart zu Vogelart verschieden.

Federfluren, *Pterylae*, (Einzahl: *Pteryla*), sind durch eine abgeschlossene Gruppe von Konturfedern bestimmt, die äußerlich als Teil des Gefieders sichtbar sind. Zwischen ihnen können Dunen vorkommen. Am gerupften Vogelkörper fallen einige Fluren besonders deutlich auf, weil die Federbälge besonders groß sind und dicht beieinander stehen; sie sind durch scharfe Grenzen gekennzeichnet. Sie werden als starke Fluren bezeichnet. Im Gegensatz dazu besitzen einige Fluren vorwiegend kleine Federn und ebensolche Federbälge, die zum Teil weiter voneinander entfernt stehen. Die Begrenzung der Flur ist schwer zu definieren. Solche Fluren werden schwache Fluren genannt. Eine Flur kann jedoch auch zu einem Teil stark und zu einem Teil schwach sein. Alle bei einer Vogelart zu definierenden Federfluren sind benannt; wir verweisen auf das in Abb. 39–41 dargestellte Beispiel bei einer Wachtel.

Federraine, *Apteria* (Einzahl: *Apterium*), sind konturfederlose Zwischenräume, die zumeist jedoch mit Dunen und Halbdunen ausgestattet sind.

Nur bei Steißhühnern (Tinamiformes) sind die Federraine vollkommen federfrei. Die Benennung der Federraine wird am Beispiel der *Wachtel* in Abb. 39–41 dargestellt.

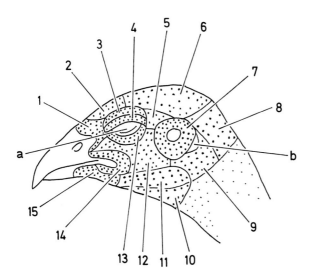

Abb. 41. Federfluren (Pterylae) und Federraine (Apteria) am Kopf einer Zuchtwachtel, Lateralansicht (in Anlehnung an LUCAS/STETTENHEIM, 1972).

Mangels ausgedehnter Federraine sind die Grenzen der Federfluren nach Regionen und Federformen gezogen

1–15 Pterylae capitis [capitales]: *1* Pteryla loralis; *2* Pteryla frontalis; *3* Pteryla superciliaris; *4* Pteryla palpebralis; *5* Pteryla temporalis, *6* Pteryla coronalis; *7* Pteryla auricularis; *8* Pteryla occipitalis; *9* Pteryla caudoauricularis; *10* Pteryla submalaris; *11* Pteryla malaris; *12* Pteryla buccalis; *13* Pteryla suborbitalis; *14* Pteryla rictalis; *15* Pteryla interramalis

a, b Apteria capitis [capitales]: *a* Apterium palpebrale; *b* Apterium caudoauriculare

Die **Befiederung** einzelner Körperteile berücksichtigt sowohl die Anordnung der Federn in Fluren *(Pterylosis)* als auch die Gestalt der Einzelfedern *(Ptilosis)*. Aus diesem weiten Wissensgebiet seien nur einige Besonderheiten zusammengestellt:

Die **Pterylose des Kopfes** (41) wird durch viele, dichtstehende kleine Federn bewirkt, soweit nicht federlose Hautanhänge hervorstechen. Federraine sind klein oder fehlen ganz. Um die Augen stehen Borstenfedern. Der äußere Gehörgang ist von einem dichten Kranz von Federn verdeckt; bei W a l d o h r e u l e *(Asio otus)* und U h u *(Bubo bubo)* bilden sie hochstehende, rückwärts gerichtete Schallfänger. Auf dem Scheitel tragen viele Vogelarten besondere Schmuckfedern, einige H ü h n e r - und T a u b e n r a s s e n die bereits erwähnten Hauben. Beim P u t e r und G e i e r ist der Kopf insgesamt federlos.

Pterylose des Halses. Der Hals ist mit vielen kleinen Deckfedern besetzt, die beim H a h n lang und schlank werden und einen Halsbehang bilden. Nackt oder scheinbar nackt ist der Hals bei T r u t h a h n , G e i e r und N a c k t h a l s h ü h n e r n ; dieses Charakteristikum fällt deshalb besonders auf, weil es allgemein atypisch für Vögel ist. Für die N e u - und A l t w e l t - G e i e r (Cathartidae, Aegypiinae) wird postuliert, daß ihr federloser Hals sie in ihrer Arbeit als Aasfresser am Kadaver bevorteilt.

Pterylose des Rumpfes. Große Federfluren am Rücken und im Brust-Bauch-Bereich werden durch längliche Raine unterteilt. Am Rücken des H a h n e s fallen die langen Federn des Sattelbehangs auf. Bei E n t e n ist eine Wanne aus Deckfedern (Tragfedern) an der Brust und am Bauch ausgebildet, hinter die der zusammengelegte Flügel eingesteckt wird, um ihn vor Nässe zu schützen. Die besonders poröse Oberflächenstruktur des Brust- und Bauchgefieders bildet mehrere, hintereinander liegende Wassersperren.

Pterylose des Schwanzes. Die Steuerfedern, *Rectrices,* stehen in einer querorientierten Reihe. Beim langschwänzigen Urvogel waren sie noch serial angeordnet. Bei Vogelfeten kann gelegentlich eine solche segmentale Anordnung der Federanlagen vorübergehend beobachtet werden (Archaeopteryx-Schwanz). Die Steuerfedern werden an ihrer Basis durch Deckfedern bedeckt. Daraus entstehen die Schwanzoberdecke und die Schwanzunterdecke. Vornehmlich die Konturfedern der Oberdecke können zu herrlichen Schmuckfedern differenzieren (Augenfedern des P f a u e s). Beim T r u t h a h n werden die Schwanzfedern im Affekt aufgerichtet und fächerförmig ausgebreitet. Auch die T r u t h e n n e kann die Schwanzfedern in der Erregung spreizen. Beim E n t e n e r p e l sind einige Federn der Oberdecke charakteristisch zur sogenannten *Locke* gekrümmt. M o s c h u s e n t e n e r p e l besitzen keine Locken. Der H a u s h a h n differenziert die erste Steuerfeder zur Hauptsichel, während die Nebensicheln aus der Oberdecke stammen. Außergewöhnlich lange Sattel- und Schwanzfedern besitzt der H a h n der japanischen Rasse Phönix-Onagadori (7 bis 9 m). Diese Federn werden nicht gewechselt, sondern wachsen bis ins hohe Alter weiter. Auch die Schwanzfedern der P a r a d i e s v ö g e l (Paradisea) sind bandartig und sehr lang.

Pterylose des Flügels. Die Befiederung des Flügels wird durch die Schwungfedern (42; 43) sowie zahlreiche Reihen von Deckfedern (43) gebildet. Die vier *Remiges alulares* (42/*a*) setzen am Digitus alularis an und bilden mit ihren Deckfedern den Eckflügel, auch Nebenfittich oder *Alula* genannt (43/*d*), dessen Wirkung sich beim Bremsflug zeigt. Am Digitus major und den Mittelhandknochen setzen die (beim H u h n zehn) Handschwingen, *Remiges primarii* (42/*b*; 43/*a*), an. Da sie nur in einer Reihe stehen, zeigt zwangsläufig ihre konvexe Fläche zur Flügeloberseite und ihre konkave Fläche zur Flügelunterseite. Ihre basalen Abschnitte werden auf der Flügeloberseite von je einer Reihe großer, mittlerer sowie mehreren Reihen kleiner Handdeckfedern, *Tectrices primariae dorsales majores, mediae et minores,* bedeckt (43/*c*). Auf der Flügelunterseite heißen die in je einer Reihe stehenden großen und mittleren Deckfedern *Tectrices primariae ventrales majores et mediae;* das Auffallende ist hier, daß diese beiden Federreihen im Gegensatz zu allen übrigen Deckfedern gleichsam um 180° gedreht sind, so daß ihre konkave Fläche zur Flügelunterseite schaut und somit das konkave Profil dieser Flügelfläche ausmachen. Die zwei vertierten Reihen von Deckfedern können bei manchen Vogelarten auf eine reduziert sein, weil bei ihnen die Tectrices primariae ventrales mediae fehlen. Die kleinen Deckfedern der Flügelunterseite, *Tectrices primariae ventrales minores*, sind wieder in mehreren Reihen vorhanden. In Höhe des Karpalgelenks sitzt die kürzere Axialfeder, *Remex carpalis* (42/c), mit ihren Deckfedern. An der Ulna setzen die (beim Huhn achtzehn) Armschwingen, *Remiges secundarii* (42/d; 43/b), an. Auch ihnen werden auf der Flügelober- und -unterseite Deckfedern zugeordnet: *Tectrices secundariae dorsales majores mediae et minores* (43/c) und *Tectrices secundariae ventrales majores, mediae et minores*. Für die Anordnung der ventralen großen und mittleren Armdeckfedern gilt sinngemäß das gleiche wie für die Handdeckfedern (siehe oben). Der Flügelbug und die Vorderkante des Flügels werden von den Randdecken, *Tectrices marginales dorsales et ventrales propatagii*, bedeckt. Den Übergang des Flügels zum Rumpf bilden die Deckfedern des Schulterfittichs (43/e).

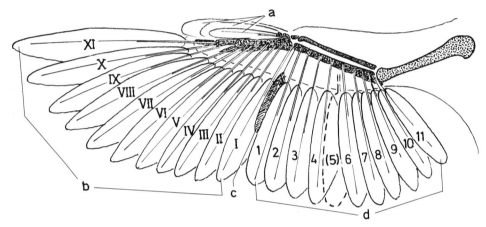

Abb. 42. Schwungfedern des linken Flügels, schematisiert.
a Remiges alulares; *b* Remiges primarii; *c* Remex carpalis; *d* Remiges secundarii
Ordnungszahlen der Hand- und Armschwingen zählen von der Axialfeder (*c*) aus. Die 5. Armschwinge kann fehlen (Diastataxie)

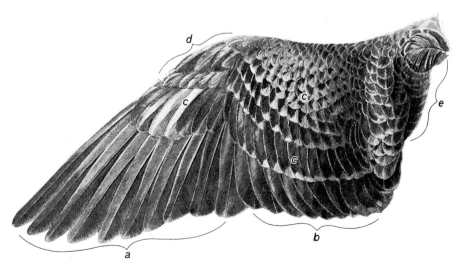

Abb. 43. Linker Flügel einer Taube, Dorsalseite.
a Handfittich; *b* Armfittich; *c* obere Deckfedern; *d* Eckfittich; *e* Schulterfittich

Bei vielen Vogelarten fehlt die fünfte Armschwinge *(Aquintocubitalismus)*, obwohl die zugehörige Deckfeder vorhanden ist. Dieser Zustand wird als *Diastataxie* bezeichnet (42/[5]). Ist dagegen die fünfte Armschwinge vorhanden, liegt *Eutaxie* vor. Diskutiert wird, welcher der beiden Zustände primär bestand und welche Bedeutung der Änderung beizumessen ist. Offenbar hat sich die Meinung durchgesetzt, daß bei diastataktischen Vögeln der Flügel stärker zusammengelegt werden muß und deshalb eine Feder fehlt.

Pterylose der Hintergliedmaße. Ober- und Unterschenkel sind relativ gleichmäßig mit Deckfedern bedeckt. Die Grenze zur schuppentragenden Haut des Laufes und der Zehen liegt in Höhe des Intertarsalgelenks. Über Besonderheiten dieser Grenze bei Watvögeln einerseits und bei rauhfüßigen Vogelarten und -rassen andererseits sowie über die Beschuppung wurde bereits berichtet.

Federwechsel (Mauser)

Zum Abwurf der alten Federn, der M a u s e r oder *Ekdysis*, kommt es durch einen Anstoß zu neuer Epithelzell- bzw. Hornproduktion unter dem Einfluß vermehrter Hormonausschüttung der Schilddrüse. Anlaß dazu können viele, meist periodisch wiederkehrende Faktoren sein: Wachstum, Sexualzyklus, Brutpflegemechanismus, Zugverhalten. Die Mauser kann bei gleichzeitigem Abwurf aller Federn eine T o t a l m a u s e r sein, wie bei der Ente, die dann flugunfähig ist, oder sie kann als T e i l m a u s e r ablaufen. In diesem Fall werden die Schwungfedern in einer für die Vogelart typischen Reihenfolge gewechselt, so daß der Vogel flugfähig bleibt (Einzelheiten bei STRESEMANN/STRESEMANN, 1966).

Im allgemeinen wechseln die A l t v ö g e l einmal im Jahr, das H a u s h u h n in unseren Breiten etwa im Spätsommer oder Herbst. Vogelarten, die ein dem jahreszeitlichen Wechsel des Biotops angepaßtes Schutzkleid anlegen (z. B. S c h n e e h ü h n e r, Lagopus), wechseln zwei- bis dreimal pro Jahr. Bei A d l e r und K r a n i c h findet der Federwechsel nur alle zwei Jahre statt. Bei J u n g v ö g e l n ist in Abhängigkeit zum Wachstum ein schnellerer Federwechsel typisch, beim H a u s h u h n z. B. im ersten Lebenshalbjahr bis zu dreimal, wobei der dritte Wechsel begrenzt ist und sich vor allem auf die Halsbefiederung beschränkt; die Ursache für diese „Halsmauser" ist nicht bekannt.

Die neue Feder bildet sich auf dem Boden der Regenerationszellen der alten Feder. Sowohl die Lederhautpapille als auch der Epidermalkragen am Grunde des Federfollikels proliferieren. Die Entstehung der neuen Feder folgt dann den bei der Federentwicklung beschriebenen weiteren Schritten.

Als S c h r e c k m a u s e r wird der spontane Abwurf begrenzter Federpartien bei Vögeln bezeichnet, die dem Geschlagenwerden durch einen Greifvogel oder Raubsäuger knapp entkommen sind. Eine Z w a n g s m a u s e r kann ausgelöst werden, wenn an den Organismus zusätzlich Anforderungen gestellt werden (Näheres dazu in den Lehrbüchern der Physiologie).

Von medizinischem Interesse ist, daß in der Zeitspanne des Federwechsels der Organismus des Vogels weniger widerstandsfähig und damit stärker infektionsgefährdet ist.

Färbung von Haut und Federn

Der zum Teil sehr intensiven Färbung von Haut und Federn bei Vögeln wird vor allem in der Ornithologie (Kunstwort von *Ornis* [gr.[= die Vogelwelt) große Beachtung geschenkt. Sie beruht auf zwei Faktoren, nämlich den P i g m e n t f a r b e n und den besonderen S t r u k t u r v e r h ä l t n i s s e n der Federn, die in ihrer Wirkung auch kombiniert sein können.

Als **Pigmentfarben** kommen hauptsächlich in der Vogelhaut und -feder *Melanine* und *Lipochrome* vor; sie stellen chemische Verbindungen dar, die bestimmte Wellenlängen des Lichtes absorbieren. So erscheinen die verschiedenen Typen von *Melaninen* häufig (als Eumelanin) schwarz bis dunkelbraun oder (als Phaeomelanin) hellbraun bis rötlichbraun und gelb, oder (als dem Trichosiderin verwandt) in rotbraun bis purpurrot oder schließlich (als Erythromelanin) kastanienbraun. Das Pigment ist an eine Proteinkomponente gebunden, die die Basis von Granula darstellt. Diese Melaningranula können von stark verzweigten Zellen, den Melanozyten, synthetisiert und dann an Epithelzellen transferiert werden. Die Färbung der Federn ist abhängig vom Pigment und von der Dichte der Granula. Die Federzellen übernehmen die Pigmentgranula aus den Fortsätzen der Melanozyten kurz vor dem Zeitpunkt der Verhornung. Melanineinlagerungen machen Federn widerstandsfähig gegen mechanische Einflüsse.

Beim Seidenhuhn sind Melaningranula nicht nur in die Haut und eventuell in die Federn — es gibt auch weißfedrige Schläge —, sondern auch in die Organe, Gewebe und besonders intensiv in die Knochenhaut eingelagert.

Die von der Neuralleiste in der Embryonalentwicklung abwandernden Melanozytenvorläufer, die Melanoblasten, müssen sich nicht gleichmäßig verteilen. Ungleichmäßige Wanderbewegungen führen dazu, daß ein art- oder rassetypisches Muster der Federfärbung eintritt, weil nicht alle Federkeime gleichmäßig stark mit Melanozyten bestückt sind.

Rhythmische Farbmuster in einer Einzelfeder, sogenannte Sperberung oder Querstreifenbildung, entsteht dadurch, daß die Abgabe von Melaningranula an die Hornzellen durch rhythmisch auftretende, hemmende Stoffwechselprodukte behindert wird. Dadurch treten in den sich differenzierenden Federn nichtpigmentierte Hemmzonen auf.

Lipochrome, die zu den Karotinoiden zählen, werden mit dem Futter aufgenommen und an Fettstoffe gebunden. Bei der Verhornung der Epidermiszellen schwinden die Fettstoffe und die Pigmente verbleiben im Keratin.

Lipochrome sind bei der Färbung der Federn des Hausgeflügels bedeutungslos. In den Erstlingsdunen weißer Hühnerrassen soll jedoch die Gelbfärbung auf Karotinoide aus dem Dotter zurückzuführen sein. Bei *Flamingos (Phoenicopteridae)* beruht beispielsweise die Rotfärbung der Federn auf der sehr spezifischen Aufnahme des roten Salinenkrebses *(Artemia salina)* mit dem Futter.

Für die **Färbung des Schnabels und der Schuppen** an Lauf und Zehen (Ständern) sind sowohl Melanine als auch Lipochrome zuständig, die entweder in der Epidermis oder in der Unterhaut oder in beiden oder keinem von beiden vorkommen. Bei Hühnern sind die Füße bei Pigmentlosigkeit in beiden Schichten weißlich-rosafarben, bei Lipochromgehalt der Epidermis gelb, bei Lipochrom in der Epidermis und Melanin in der Unterhaut grün, bei Melanin in der Unterhaut blau, bei Melanin in Epidermis und Unterhaut schwarz. Die Füße der Gänse sind stets orangerot. Bei Enten richtet sich die Färbung von Schnabel und Füßen nach der Pigmentstärke im Gefieder und kann von blaßrosa bzw. orangegelb bis schwarz schwanken.

Strukturfarben: Die Federfarben Weiß und Blau sowie das Schillern der Federn je nach Sichtwinkel in Grün, Violett und Purpur geht auf die feinen Strukturen der Federn zurück. Aus der Lehre von der Optik sind die Grundlagen dieser Erscheinungen geläufig. Weiß kommt als häufige Federfarbe beim Hausgeflügel vor. Es beruht nicht auf einem weißen Pigment, sondern das Licht wird an den Oberflächen der zahllosen pigmentfreien und transparenten Hornzellen der Federstrahlen zurückgeworfen (Reflexion) und gebrochen (Refraktion). Auch an den inneren Strukturen der Federäste und des Federschafts ist der gleiche Vorgang zu beobachten, während die Spule, in der die feine Porosität der Markzellen fehlt und durch größere Kammern (Federseele) ersetzt ist, auch die Weißfärbung vermissen läßt und durchscheinend hell hornfarbig erscheint. Auch bei nichtpigmentierten Schnäbeln und Krallen ist die Hornfarbigkeit vorherrschend. Blau gibt es gleichfalls nicht als Federpigment. Die morphologische Grundlage sind die sogenannten Kästchenzellen, das sind lufthaltige Markzellen mit verdickten Wänden, die in den Federästen liegen. Diese Hornstruktur, die eigentlich das Licht weiß reflektieren müßte, liegt jedoch als „trübes Medium" über einer schwarzen Pigmenttapete der darunterliegenden Zellen. Dadurch kommt die nichtschillernde Blaufärbung zustande, die bei Einlagerung von gelbem Pigment in den über den Kästchenzellen liegenden Rindenschichten auch in nichtschillerndes Grün abgewandelt werden kann. Diese von TYNDALL zuerst beschriebene Art der Blaufärbung ist auch an nicht befiederten Stellen des Kopfes und des Halses bei Puten und Perlhühnern zu beobachten, wobei das „trübe Medium" über der Melanintapete von der relativ dünnen, farblosen Epidermis und wässrigen Substanzen geliefert wird.

Schillerfarben kommen durch die Blättchenstruktur der Federstrahlen zustande. Dabei gibt es besonders geformte und gestellte Strahlen, die sehr breit und flach sind, abgerundete Kanten haben, denen auch Häkchen und Wimpern fehlen, die zudem so gedreht sind, daß ihre breite Fläche parallel zur Oberseite steht und deren Kanten sich wie die Lamellen einer Jalousie überlappen. Diese dünnen Blättchen haben einen anderen Brechungsindex als ihre Umgebung und verursachen die schillernden Interferenzfarben, die je nach Sichtwinkel grün, violett und purpur erscheinen wie verwittertes, irisierendes Glas alter Kirchenfenster. Geringe Dickenunterschiede der schillernden Federstrahlen bewirken beim Pfau die variierenden Färbungseffekte. Bei mechanischer Zerstörung der Struktur erlischt die Farbe; Bleichmittel entfernen sie dagegen nicht. Bei Smaragdenten z. B. ist die Glanzstruktur umschriebener Federbezirke durch Selektion auf fast das ganze Federkleid verbreitet worden, das dieser Rasse den starken, metallischen Grünglanz verleiht.

Blutgefäße und Nerven der Haut

Die *Hautarterien* entstammen gebietsweise den Gefäßen, die für oberflächlich gelegene Skelettmuskeln zuständig sind. Die Arterien bilden in der Subkutis, an der Grenze zum Korium und im Korium Netze, die untereinander in Verbindung stehen. Vom letztgenannten Netz werden die subepithelialen Kapillaren, aber auch die Federbälge versorgt. Bei der wachsenden Feder dringen über die reich vaskularisierte Federpapille Blutgefäße auch in die bindegewebige Matrix des Federkiels vor (deshalb Blutkiel). Die *Hautvenen* bilden gleichfalls an der Grenze von Kutis zu Subkutis und tief in der Subkutis Netze. Hervorgehoben sei, daß unter den Schuppen und Schildchen der Läufe, Zehen und Ballen arteriovenöse Anastomosen vorkommen.

Die *Hautnerven* versorgen die echten Hautmuskeln und bedienen die Federbälge, insbesondere reichlich die Fadenfedern. Zudem finden sich zahlreiche Nervenendapparate in der Haut. Die somatosensorischen Rezeptoren in der Haut der Vögel reagieren auf mechanische, chemische und thermische Stimuli aus der Umwelt. Sie wandeln diese Reize in neuronale Signale um, die sie über die afferenten Nervenfasern dem ZNS zuleiten. Die somatosensorischen Rezeptoren bauen sich aus mehreren verschiedenen Elementen auf, die zusammen eine funktionsfähige Einheit bilden. Als wesentliche Komponenten sind dabei zu nennen: a) eine sensible Nervenendigung, der eine spezifische Transducer-Funktion zukommt, b) eine afferente Nervenfaser, welche die Aktionspotentiale weiterleitet und c) unterschiedlich aufgebaute, nicht-nervöse Strukturen, die die Nervenendigung umgeben.

Mechanorezeptoren

Zu den am besten bekannten Mechanorezeptoren in der Haut der Vögel zählen die Herbstschen Körperchen, die den etwas größeren Vater-Pacinischen Körperchen der Säuger sehr ähnlich sehen. In der befiederten Haut liegen sie bevorzugt an der Basis der Federfollikel. Besonders zahlreich sind die Herbstschen Körperchen im Bereich des Schnabels. Ihre Zahl und Anordnung hängt dabei von der jeweiligen Art der Nahrungsaufnahme ab. So weist der distale Anteil des Schnabels bei Gänsen zahlreiche kleine Lakunen auf, in der Herbstsche Körperchen dicht gepackt liegen. Zusätzlich kommen zahlreiche mechanorezeptorische Nervenendkörperchen im Schnabelspitzenorgan und in der Dermis der Ramphotheca vor (44).

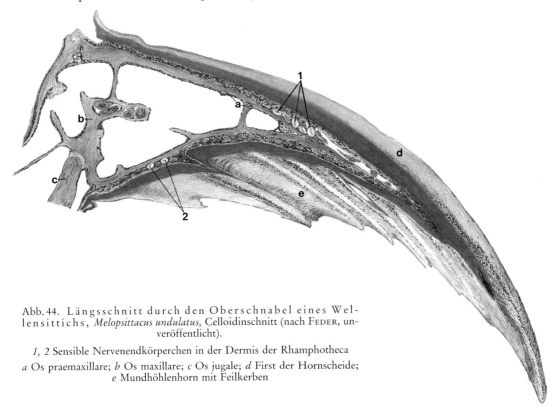

Abb. 44. Längsschnitt durch den Oberschnabel eines Wellensittichs, *Melopsittacus undulatus*, Celloidinschnitt (nach FEDER, unveröffentlicht).
1, 2 Sensible Nervenendkörperchen in der Dermis der Rhamphotheca
a Os praemaxillare; *b* Os maxillare; *c* Os jugale; *d* First der Hornscheide;
e Mundhöhlenhorn mit Feilkerben

Bei verschiedenen Finken (Fringillidae), die ihren Schnabel zum Öffnen von Samen benutzen, liegen Herbstsche Körperchen genau an jenen Bereichen des Schnabels, die bei den jeweiligen Öffnungsprozeduren mechanisch besonders beansprucht werden. Weiter kommen Herbstsche Körperchen noch in Sehnen, Muskeln, Gelenkkapseln und entlang der großen Blutgefäße vor. Sie sprechen auf Vibrationsreize mit einer Frequenz zwischen 50 und 2000 Hz an. Trotz der teilweise erheblichen Unterschiede in Größe und Form, die bei Herbstschen Körperchen aus verschiedenen Körperregionen gefunden werden, läßt sich doch immer eine charakteristische Anordnung von nervösen und nicht-nervösen Komponenten erkennen. Dabei wird die sensible Nervenendigung, die im Zentrum des Körperchens verläuft, von zahlreichen Lamellen umgeben. An diesem komplexen Lamellensystem kann eine innere und eine äußere Zone unterschieden werden. Die Lamellen der inneren Zone werden von speziellen Schwannschen Zellen gebildet. Die Lamellen der äußeren Zone leiten sich von endoneuralen Fibrozyten ab. Das gesamte Lamellensystem des Herbstschen Körperchens wird außen von einem breiten

Spalt umzogen, der seinerseits durch eine gut ausgebildete Kapsel aus zirkulär verlaufenden kollagenen Fasern begrenzt wird. Die Zahl, Dicke und der Abstand zwischen den einzelnen Lamellen variiert bei den einzelnen Vogelarten. Die Ausbildung des Lamellensystems zeigt weiter eine deutliche Abhängigkeit vom Alter der Vögel. So wurde nachgewiesen, daß bei frisch geschlüpften G ä n s e n die innere Zone größer ist, die einzelnen Lamellen dicker und die Abstände zwischen den Lamellen weiter als bei erwachsenen Tieren sind.

Zu den Mechanorezeptoren in der befiederten Haut, die besonders auf die Geschwindigkeitsänderung des auslösenden Reizes reagieren, zählen die Grandryschen Körperchen und damit verwandte und nicht näher klassifizierte Endkörperchen. Bei W a s s e r v ö g e l n ließen sich Grandrysche Körperchen lichtmikroskopisch auch im Bereich der Dermis des Schnabels nachweisen. Sie liegen dabei normalerweise ziemlich dicht unter dem Epithel. Ein typisches Grandry-Körperchen besteht aus einem Stapel von spezialisierten Zellen (Grandry-Zellen), zwischen denen die scheibenartig ausgebildeten Endigungen der afferenten Nervenfasern eingebettet liegen. Der ganze Komplex wird von Schwannschen Zellen umhüllt und gegen die Umgebung durch mehr oder weniger deutlich ausgebildetes, kapselartig angeordnetes Bindegewebe abgegrenzt. In der Dermis der Ramphotheca sind die Grandry-Zellen und die Nervenendigungen ziemlich parallel zur Oberfläche der angrenzenden Epidermis angeordnet.

Kutane Thermorezeptoren

Wie bei den Säugetieren kommt auch bei den Vögeln der Haut eine wichtige Rolle in der Thermoregulation zu. Sie enthält daher wahrscheinlich gleichfalls Rezeptoren, die auf Temperaturänderungen ansprechen. Dabei handelt es sich nach neueren Untersuchungen um spezifisch temperatursensible afferente Nervenfasern von kleinem Durchmesser, die teilweise eine Myelinscheide aufweisen, teilweise sicher auch marklos sind. Sie kommen sowohl in der Dermis als auch in der Epidermis der Vogelhaut vor. Elektronenmikroskopisch sind die thermosensitiven Nervenendigungen durch ihren Reichtum an Mitochondrien und durch die feinkörnige Struktur ihres Axoplasmas charakterisiert. Im Unterschied zum Säugetier ist es beim Vogel bisher noch nicht gelungen, genau die Größe des rezeptiven Feldes für die einzelnen thermo-sensitiven Fasern zu bestimmen. Die meisten der bisher in physiologischen Untersuchungen nachgewiesenen thermosensitiven Fasern sprachen auf Kältereize an, d. h. sie antworteten bei rascher Abkühlung mit einer deutlichen Erhöhung ihrer Entladungsfrequenz. Nervenfasern, die spezifisch auf Wärmereize ansprechen, wurden bisher nur bei der Taube nachgewiesen. Bei ihnen nimmt die Entladungsfrequenz der axonalen Membranen bei steigender Temperatur zu. Die meisten dieser Fasern verhalten sich als „threshold detectors", d. h. bei Überschreiten einer bestimmten Temperatur nimmt die Zahl der Aktionspotentiale sprunghaft zu, bleibt aber dann auch bei weiterer Temperaturerhöhung auf diesem Niveau konstant.

Schmerzrezeptoren (Nozizeptoren) der Haut

Den adäquaten Reiz für die Schmerzempfindung (Nozizeption) können grundsätzlich alle mechanischen, thermischen, chemischen und elektrischen Einwirkungen bilden, wenn sie eine bestimmte Stärke überschreiten und eine Gewebsschädigung oder Störung des Gewebsstoffwechsels verursachen. Nozizeptoren konnten sowohl in der befiederten Haut als auch im Bereich des Schnabels mit physiologischen Methoden nachgewiesen werden. Die Morphologie der Nozizeptoren ist allerdings noch nicht bekannt. Man vermutet, daß wie bei den Säugetieren einem Teil der freien Nervendigungen in der Epidermis und Dermis Funktionen bei der Schmerzrezeption zukommt.

Allgemeine Anatomie des Bewegungsapparats
Allgemeine Osteologie

Der passive Bewegungsapparat, das Skelettsystem, besteht, wie bei allen höheren Wirbeltieren, so auch bei den Vögeln aus vielgestaltigen, in ihrer Form von der Funktion geprägten Einzelknochen, die zudem artspezifische Merkmale aufweisen.

Knochenbau

Das Knochengewebe der Vögel setzt sich wie das der Säuger aus Zellen (Osteozyten, Osteoblasten und Osteoklasten) und einer mineralisierten Interzellularsubstanz (Knochengrundsubstanz) zusammen. Die Knochengrundsubstanz besteht etwa zur Hälfte aus Mineralien und etwa je zu einem Viertel aus organischen Verbindungen und Wasser. Unter den organischen Substanzen überwiegt das Kollagen (90 bis 95 %) bei weitem. Der Rest wird im wesentlichen von Glycosaminoglycanen (Chondroitin-4-sulfat; Chondroitin-6-sulfat; Keratansulfat) und Proteoglycanen gebildet. Das anorganische Material liegt zum weit überwiegenden Teil in Form von Hydroxylapatitkristallen vor und besteht vor allem aus Calciumphosphat (85 %) und Calciumcarbonat (10 %); der Rest verteilt sich auf Nitrat, Natrium, Magnesium, Fluor und Spurenstoffe.

Der Knochen wird an seiner äußeren und inneren Oberfläche von Bindegewebe, dem Periost bzw. Endost, bedeckt. An den Gelenkflächen der Knochen fehlt das Periost. Während der Knochenbildung lassen sich am Periost deutlich zwei Schichten unterscheiden: eine äußere, sehr faserreiche Schicht, *Stratum fibrosum*, die vorwiegend mechanische Aufgaben erfüllt, und eine innere, dem Knochen unmittelbar anliegende Schicht, das *Stratum osteogenicum* (Kambiumschicht). Sie ist zellreich und enthält viele Gefäße und Nerven. Nach dem Abschluß des Knochenwachstums ist diese Zweiteilung nur mehr undeutlich erkennbar. Sie lebt aber wieder auf, wenn z. B. nach einer Fraktur auch vom Periost aus die Kallusbildung einsetzt. Das Endost besteht aus einer dünnen Schicht von flachen Bindegewebszellen. Es liegt dem Knochen eng an und grenzt ihn von der Markhöhle *(Cavum medullare)* ab. Wie das Periost ist auch das Endost durch Kallusbildung an der Frakturheilung beteiligt.

Ossifikation

Wie bei Säugetieren lassen sich bei der Knochenbildung der Vögel eine desmale (primäre) und eine chondrale (sekundäre) Ossifikation unterscheiden. Der größte Teil des Vogelskeletts ist knorpelig vorgebildet. Es vergrößert sich zunächst durch Zellteilungen im Knorpelgewebe. Anschließend wird das Knorpelmodell allmählich über perichondrale und enchondrale Ossifikation durch Knochengewebe ersetzt. Das Längenwachstum der Röhrenknochen erfolgt durch Zellteilungen der Knorpelzellen in den breiten Wachstumszonen der Epiphysenfugen. Diese Zonen erscheinen beim Vogel weniger deutlich gegen das Knochengewebe abgegrenzt als die Epiphysenfugen der Säugetiere. Während die Epiphysenfugen der Säugetiere gefäßfrei sind, werden sie beim Vogel von einigen Gefäßen durchzogen.

Medullärer Knochen

Ca. 10 bis 14 Tage vor Beginn der Legeperiode beginnen weibliche Vögel vom Endost der langen Röhrenknochen aus ein spezielles Knochengewebe, das medulläre Knochengewebe, auszubilden. Es besteht aus kleinen Knochenbälkchen, die miteinander verbunden sind und gewöhnlichem Ersatzknochen ähneln. Osteone werden nicht ausgebildet. Das medulläre Knochengewebe dient als Calcium-Speicher. Mechanische Funktionen besitzt es nicht. Die Räume zwischen den Knochenbälkchen sind von Blutsinus gefüllt. Beim Haushuhn wachsen die Knochenbälkchen während der gesamten Legeperiode. Sie dringen gegen die Markhöhle vor, füllen sie aber nur selten ganz aus.

Steuerung der Bildung medullären Knochens

Die Bildung von medullärem Knochen kommt nur bei weiblichen Vögeln während der Reproduktionsphase vor und wird durch Geschlechtshormone gesteuert. Sie kann aber experimentell auch bei noch nicht geschlechtsreifen oder kastrierten Tieren beiderlei Geschlechts durch Verabreichung einer Kombination von Östrogenen und Androgenen induziert werden. Diese Hormone bewirken eine erhöhte Resorption von Kalzium und Phosphor aus dem Darmtrakt, die zur Bildung von medullärem Knochen herangezogen werden. Im Verlauf des Eizyklus wechseln Phasen der Anbildung und des Abbaus von medullärem Knochen. Während der Bildung der Kalkschale wird ein Teil des medullären Knochens resorbiert. Die Knochenbälkchen werden kleiner und schmäler. Untersuchungen der letzten Jahre haben ergeben, daß Kalzium aus dem medullären Knochengewebe erst dann mobilisiert wird, wenn die Aufnahme von Kalzium über den Darmtrakt für eine normale Schalenbildung nicht ausreichend ist. Das medulläre Knochengewebe ist als Mineralstoffspeicher zu betrachten. Es ermöglicht, Schwankungen der durch die Nahrung aufgenommenen Kalziummenge auszugleichen.

Allgemeine Myologie

Skelettmuskel als Organ

Jeder quergestreifte Muskel besteht aus einem Gefüge von Skelettmuskelfasern und Bindegewebe. Verglichen mit der Muskulatur der Säugetiere zeichnen sich die Muskeln der Vögel im allgemeinen durch größere Faserdichte und festere Fügung der Muskeln aus. Die äußere Hülle der Muskeln wird von einem dichten Bindegewebe, dem *Epimysium*, gebildet, von dem dünne Bindegewebssepten *(Perimysium)* in das Muskelinnere vordringen. Als *Perimysium externum* umfaßt es die Sekundärbündel, die aus Gruppen von Primärbündel zusammengesetzt sind. Als *Perimysium internum* umhüllt es Primärbündel. Jede einzelne Muskelfaser wird schließlich von einem zarten Bindegewebe, dem *Endomysium*, umfaßt, das sich vorwiegend aus retikulären Fasern zusammensetzt. Das Bindegewebe der Skelettmuskulatur dient dem Zusammenhalt der Muskelfasern. Weiter fungiert es als Leitstruktur für Gefäße und Nerven und ermöglicht die Verschiebung der einzelnen Muskelfasern gegeneinander und des Muskels als Ganzem gegenüber seiner Umgebung. Ferner überträgt das Bindegewebe die während der Muskelkontraktion entstandenen Kräfte auf die Umgebung. Dabei wird die von dem mit seiner Ursprungssehne an einem Knochen fixierten Muskel erzeugte Kraft durch die Endsehnen auf den jeweiligen Knochen übertragen und so in Bewegung umgesetzt. Im Unterschied zum Säugetier erscheint das intermuskuläre Bindegewebe spärlicher entwickelt. Es enthält vor allem bei jungen Vögeln auch weniger Fett als beim Haussäugetier, so daß Geflügelfleisch eiweißreicher und fettärmer als das Fleisch von Säugetieren ist.

Der histologische und ultrastrukturelle **Aufbau der Skelettmuskelfasern** gleicht weitgehend dem der Säugetiere, wobei allerdings das Muskelgewebe der Vögel häufig feiner gefasert erscheint. Längsgeschnittene Muskelfasern zeigen lichtmikroskopisch Querstreifen, die aus hellen und dunklen Banden bestehen. Die dunklen Streifen werden A-Streifen (anisotrop, d. h. im polarisierten Licht doppelbrechend), die helleren I-Streifen (isotrop, einfachbrechend) genannt. Die I-Streifen werden durch eine dunkle Querlinie, die Z-Bande (Zwischenstreifen) in zwei Hälften unterteilt. Der A-Streifen weist in seiner Mitte den helleren H-Streifen (Hensenscher Streifen) auf, der selbst von dem feinen dunklen M-Streifen (Mesophragma) durchzogen wird.

Die Querstreifung wird durch den charakteristischen Aufbau der Myofibrillen, den kontraktilen Elementen der Skelettmuskulatur, bedingt. Myofibrillen haben zylindrische Form und verlaufen parallel in Längsrichtung durch die Muskelfasern. Die Dicke der Myofibrillen ist in den verschiedenen Muskeln unterschiedlich und liegt zwischen 0,5 bis 5 µm. Die kleinste, sich vielfach wiederholende Einheit der Myofibrillen wird als Sarkomer bezeichnet und reicht jeweils von einem Z-Streifen bis zum nächsten. Elektronenmikroskopisch lassen sich in den Myofibrillen zwei Arten von Proteinfilamenten nachweisen. Die etwa 1,5 µm langen und 15 bis 16 nm dicken Mysosinfilamente finden sich, parallel nebeneinander liegend, nur in den A-Streifen. Von den Myosinfilamenten gehen kurze seitliche Fortsätze ab, die mit den Aktinfilamenten in Verbindung treten. Die rund 1 µm langen und 5 bis 6 nm dicken Aktinfilamente sind nicht nur in den I-Streifen vorhanden, sondern in hexagonaler Anordnung auch zwischen die Myosinfilamente hineingeschoben. Sie fehlen bei nicht kontrahiertem Muskel im Bereich des M-Streifens, der dadurch heller erscheint. Die Aktinfilamente sind im elektronendichten amorphen Material des Z-Streifens verankert. Bei der Kontraktion des Muskels werden die Aktinfilamente dann weiter zwischen die Myosinfilamente hineingezogen, wodurch die I- und H-Streifen verschwinden. Außer Myofibrillen enthält das Sarkoplasma der quergestreiften Skelettmuskelfaser zahlreiche für die Aufrechterhaltung ihrer Funktion erforderliche Zellorganellen, insbesondere glattes endoplasmatisches Retikulum und Mitochondrien. Weniger reichlich ist das rauhe endoplasmatische Retikulum ausgebildet. Der Golgi-Apparat ist klein. In größerer Menge kommt im Sarkoplasma Glykogen vor, das als Energiedepot dient und während der Muskelarbeit mobilisiert werden kann. Schließlich enthält das Sarkoplasma noch Myoglobin, das für die Sauerstoffbindung in der Muskelzelle verantwortlich ist.

Muskelfasertypen

Nach dem Gehalt an Myoglobin lassen sich auch beim Geflügel rote und weiße Muskelfasern unterscheiden. Die roten Muskelfasern enthalten viel Myoglobin und Cytochrom. Sie enthalten viele Mitochondrien, die in Reihenstellung zwischen den Myofibrillen liegen. Die Energiegewinnung erfolgt hauptsächlich durch oxidative Phosphorylierung. Die roten Muskelfasern kontrahieren sich langsamer als die weißen, sind aber zu langdauernden und kräftigen Kontraktionen befähigt. Die weißen Muskelfasern haben weniger Myoglobin und

Cytochrom. Sie besitzen auch weniger Mitochondrien, sind aber myofibrillenreicher als die roten Muskelfasern. Sie kontrahieren sich schneller und gewinnen ihre Energie hauptsächlich durch anaerobe Glykolyse. Die meisten Muskeln der Vögel enthalten sowohl rote als auch weiße Muskelfasern. Die Farbe der einzelnen Muskeln ist Ausdruck des jeweiligen Anteils an weißen und roten Muskelfasern. So überwiegen in den Brustmuskeln des Huhnes die weißen Fasern, während die Gliedmaßenmuskeln reicher an roten Fasern sind. Mit histochemischen Methoden (Nachweis von ATPase, Phosphorylase, etc.) konnten die roten und weißen Muskelfasern des Huhnes noch weiter unterteilt werden (Untergliederung der weißen Muskelfasern („Twitch fibres") in Typ I, II A und II B; Unterteilung der roten Muskelfasern („Tonic fibres") in Typ III A und III B). Andere Vogelarten zeigen ein davon abweichendes Verteilungsmuster, das durch die Leistungsart bestimmt wird. So dominieren in der Brustmuskulatur ausdauernder Flieger, wie der Taube, die roten Muskelfasern. Beim Kolibri bilden sie sogar den gesamten Brustmuskel. Die Muskulatur der Tauchvögel ist generell durch einen hohen Gehalt an Myoglobin gekennzeichnet und deshalb von tiefroter Farbe. Während des Tauchens kann der an Myoglobin gebundene Sauerstoff freigesetzt und für den aeroben Stoffwechsel der Muskulatur herangezogen werden.

Spezielle Anatomie des Bewegungsapparats

Die nachfolgende spezielle Darstellung der Elemente des Bewegungsapparats gliedert sich vornehmlich nach funktionellen Gesichtspunkten in die Abschnitte Kopf, Rumpf, Flügel und Beckengliedmaße. Bei dieser Gliederung darf jedoch nicht übersehen werden, den Bindegliedern zwischen den genannten Körperabschnitten, nämlich dem Hals, Schultergürtel und Beckengürtel, eine gebührende Aufmerksamkeit zu widmen, weil bestimmte Funktionsabläufe übergreifenden Charakter haben; darauf wird an entsprechender Stelle hingewiesen.

Bewegungsapparat des Kopfes

Die Funktionen der Skelett- und Muskelemente im Kopfbereich lassen sich wie folgt zusammenfassen: a) Aufnahme und Schutz des Gehirns in einer festen Schädelkapsel, b) Aufnahme und Schutz der großen Augäpfel in geräumigen Augenhöhlen, c) Erweiterung des Gesichtskreises durch Drehen und Wenden des Kopfes, dies in Verbindung mit dem beweglichen Hals und dem speziellen Drehvermögen des ersten Kopfgelenks, d) Sitz des Gleichgewichts- und Hörorgans in den Ossa otica, e) Luftzufuhr durch die Nasenkapsel, deren Muscheln knorpelig sind und das (im allgemeinen wenig leistungsfähige) Geruchsorgan beherbergen, f) Nahrungserwerb unter Beteiligung des Kiefer-Gaumen-Apparats und der Kiefermuskulatur, g) weitere Greiffunktionen des Schnabels in Verbindung mit dem beweglichen Hals, h) in dieser Verbindung auch Auspendeln des Gleichgewichts im Stand, beim Laufen, im Flug, beim Starten und Landen und anderes mehr.

Kopfskelett, Schädel

Der Schädel der Vögel ist gegenüber dem Reptilienschädel durch die starke Vergrößerung von Gehirn und Auge bei gleichzeitiger Reduktion von Gebiß und Nase bestimmt. Weitere Konstruktionsmerkmale sind im Zusammenhang mit dem Erwerb der Flugfähigkeit zu sehen: So sind die meisten Hirnschädelknochen als sehr dünne Platten ausgebildet, die teils als Ersatz-, teils als Deckknochen entstehen und zudem frühzeitig untereinander fest verschmelzen. Die in der Kinetik des Kiefer-Gaumen-Apparats bedeutsamen Knochenteile sind zu zarten, teils elastischen, miteinander durch Gelenke verbundenen Spangen reduziert. Insgesamt ist der Schädel weitgehend pneumatisiert. Das Gehirn und die Augen benötigen zu ihrem Schutz eine relativ feste Knochenummantelung. Die Hirnkapsel, *Cranium*, ist kugelförmig gewölbt, nur von vorn-seitlich ist sie durch die

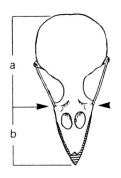

Abb. 45. Schädel eines Kanarienvogels, Dorsalansicht.
a Hirnkapsel, Cranium; *b* Gesichtsschädel, Facies; Pfeile geben die Lage der Abgliederungsebene an; sie entspricht der Beugungsregion

großen Augenhöhlen eingedellt. Die Größe und Stellung der Augen kann die Lage des Gehirns beeinflussen. Die Abgliederung des Hirnschädels gegenüber dem Oberkieferschädel liegt **vor** den Augenhöhlen (45).

Der aus Knochenplatten und -spangen gebildete Gesichtsschädel, *Facies*, umgibt die Nasenhöhle und stellt die knöcherne Grundlage für Ober- und Unterschnabel dar. Deren Form und Größe steht in unmittelbarer Beziehung zum Nahrungserwerb und ist deshalb sehr variabel.

Einzelbeschreibung der Ossa cranii

Das **Os basioccipitale** (46/*a*) ist der unpaare Anteil des Hinterhauptsbeins. Es liegt unter dem *Foramen magnum* (—/1). Auf seiner planen Außenfläche, *Facies externa*, erhebt sich der unpaare, jedoch oftmals eingekerbte, kopfförmige *Condylus occipitalis* (—/2) als Gelenkerhebung für das erste Kopfgelenk. Unter ihm findet sich die *Fossa subcondylaris* (—/3). Die muldenförmige Innenfläche, *Facies medullaris*, ist zur hinteren Schädelgrube, *Fossa cranii caudalis*, gestaltet. Die hintere Schädelgrube wird von Zugängen zu Nervenkanälen für die Nn. hypoglossus, vagus und glossopharyngeus flankiert.

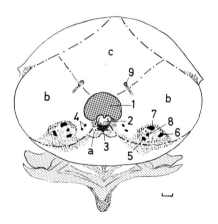

Abb. 46. Schädel einer Zuchtwachtel, Kaudalansicht.

a Os basioccipitale; *b* Ossa exoccipitalia; *c* Os supraoccipitale; die Begrenzung der Schädelknochen ist schematisch eingezeichnet und am adulten Schädel nicht sichtbar

1 Foramen magnum; *2* Condylus occipitalis; *3* Fossa subcondylaris; *4* Canalis nervi hypoglossi; *5–8* in der Fossa parabasalis gelegen: *5* Foramen nervi vagi, *6* Ostium canalis ophthalmici externi, *7* Ostium canalis carotici, *8* Foramen nervi glossopharyngealis; *9* Foramen venae occipitalis externae

Das paarige **Os exoccipitale** (46/*b*) begrenzt seitlich das Foramen magnum. Sein lateraler Ausläufer bildet als *Ala tympanica* die hintere Wand des vor ihr gelegenen äußeren Gehörgangs. Seitlich vom Condylus occipitalis, dessen Basis zum geringen Teil auch vom Exoccipitale gebildet wird, finden sich kleine Austrittsöffnungen des *Canalis nervi hypoglossi* (—/4). An seiner unteren Begrenzung liegt die *Fossa parabasalis* mit zwei Gefäß- und zwei Nervenöffnungen: Dies sind das *Foramen nervi vagi* (—/5), das *Ostium canalis ophthalmici externi* (—/6), das *Ostium caudale* des *Canalis caroticus* (—/7) und das *Foramen nervi glossopharyngealis* (—/8). Die Innenfläche des Os exoccipitale, *Facies cerebralis*, wird teilweise von den Ossa otica abgedeckt.

Das aus zwei bis vier Deckknochen entstandene **Os supraoccipitale** (46/*c*) ist auf seiner Außenfläche, *Facies nuchalis*, gewölbt und besitzt einen Venendurchlaß, *Foramen venae occipitalis externae* (—/9), der sich als Rinne auf das Os exoccipitale fortsetzt.

Bei Gans und Ente finden sich beidseitig dorsolateral des Foramen magnum eine größere Fontanelle, *Fonticulus occipitalis*, die den Zusammenfluß der Vena occipitalis dorsomediana mit dem Sinus occipitalis erlaubt.

Das **Os basisphenoidale** schließt sich rostral dem Os basioccipitale an und ist nur von der Schädelhöhle her sichtbar (47). Es beherbergt die mittlere Schädelgrube, *Fossa cranii media*.

Zentral ist die tiefe *Fossa hypophysialis* (—/b) gelegen, die nicht nur die Hypophyse aufnimmt, sondern auch Gefäßzugänge besitzt. So tritt von kaudal der *Canalis caroticus* ein; das *Ostium craniale canalis carotici* (—/2) kann paarig oder unpaar ausgebildet sein. In der Tiefe der Hypophysengrube öffnet sich eventuell der unregelmäßig persistierende *Canalis craniopharyngealis*. Rostral tritt in das *Foramen ophthalmicum internum* (—/3) das gleichnamige Gefäßpaar ein, das mit der Orbita in Verbindung steht. Kaudal der Fossa hypophysialis erhebt sich das *Dorsum sellae* (—/b') als Abschluß der *Sella turcica*. Unter dem Dorsum sellae an der Grenze zum Os basioccipitale liegt der Zugang zum *Canalis nervi abducentis*, das *Ostium caudale nervi abducentis* (—/4).

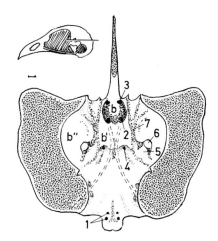

Abb. 47. Horizontalschnitt durch den Hirnschädel eines Huhnes.

a Fossa cranii caudalis; *b–b"* Fossa cranii media mit *b* Fossa hypophysialis, *b'* Dorsum sellae und *b"* Fossa tecti mesencephali

1 Canalis nervi hypoglossi; *2* Ostium craniale canalis carotici (der Verlauf des Canalis caroticus ist einstrichliert); *3* Foramen ophthalmicum internum; *4* Ostium caudale nervi abducentis; *5* Fossa ganglii trigemini; *6* Foramen nervi maxillomandibularis; *7* Sulcus nervi ophthalmici

Das **Os orbitosphenoidale** schließt flügelartig lateral ans Os basisphenoidale an. Auf seiner zur konvexen *Fossa* geformten *Facies tecti mesencephali* (—/b") sind Abdrücke von Nerven und Ganglien zu finden: von der *Fossa ganglii trigemini* (—/5) leitet sein gemeinsamer kraniolateral gerichteter Durchlaß, der *Canalis nervi maxillomandibularis* (—/6), zwei Trigeminusäste aus der Schädelhöhle ab, während der N. ophthalmicus eine teilweise zum Kanal geschlossene Rinne, *Sulcus nervi ophthalmici* (—/7), in kraniomedialer Richtung passiert. Das Os orbitosphenoidale verbreitert sich bis zum weit ausladenden *Processus postorbitalis*. Mit ihm tritt eine knöcherne Scheidewand zwischen Augenhöhle und äußeren Gehörgang. Seine Vorderfläche, die *Facies orbitalis*, formt einen Teil der *Paries caudalis orbitae* und seine Kaudalfläche, *Facies temporalis*, bildet den rostralen Abschnitt des Cavum tympani. Durch die Facies orbitalis treten der Augennerv und die Augenmuskelnerven in die Orbita ein. Im unteren Drittel ist eine *Area muscularis aspera* für den Ansatz der geraden Augenmuskeln ausgestaltet. Über die Orbita wird später genauer berichtet. Die Facies temporalis wird nach rostral von den Nervi maxillaris und mandibularis durchstoßen mittels des einfachen bzw. zwei- oder dreifach unterteilten *Foramen nervi maxillomandibularis*.

Das **Os parasphenoidale** (48/*a–a"*) entwickelt sich aus einem Deckknochen. Es legt sich von unten dem Os basisphenoidale an, so daß in der Ontogenese ein *Canalis parabasalis* entsteht, aus dem der oben bereits erwähnte *Canalis caroticus* hervorgeht. Er zieht somit zwischen den beiden Knochenplatten von der Fossa parabasalis zur Fossa hypophysialis. Im definitiven Zustand ist das Os parasphenoidale an der Schädelbasis von ventral als großer, dreieckiger Knochen zu erkennen. Paarig sind die breiten *Laminae basiparasphenoidales* (—/*a*) ausgebildet, denen sich das unpaare *Rostrum sphenoidale* (—/*a"*) schiffschnabelartig rostral anfügt. Die Lamina basiparasphenoidalis ist kaudal gegen die Fossa parabasalis durch die *Crista fossae parabasalis* (—/1) abgegrenzt und endet rostral in einer zarten Leiste, der *Crista basilaris transversa* (—/2). Seitlich ist sie flügelartig zur *Ala tympanica* (—/

a') ausgezogen. Diese bildet die Ventralwand, ihre freie Kante die ventrale Berandung des äußeren Gehörgangs.

Das Rostrum sphenoidale springt als spitz auslaufender Knochensteg rostral vor. Auf seiner Dorsalfläche geht es in das *Septum interorbitale* des Os mesethmoidale über. Seine freie Ventralseite bietet Artikulationsflächen für die Ossa pterygoidea (−/c) und die Ossa palati (−/d) sowie eine Auflage für den Vomer (−/e).

Im Winkel zwischen Lamina basiparasphenoidalis und Rostrum sphenoidale (−/3) treten der *Canalis orbitalis*, ein Abzweig des Canalis caroticus, sowie die *Tuba pharyngotympanica* [auditiva] *communis*, ein knöcherner Kanal, der beide Mittelohren mit der Schlundkopfhöhle verbindet, aus. Ein Praesphenoid ist bei Vögeln nicht ausgebildet.

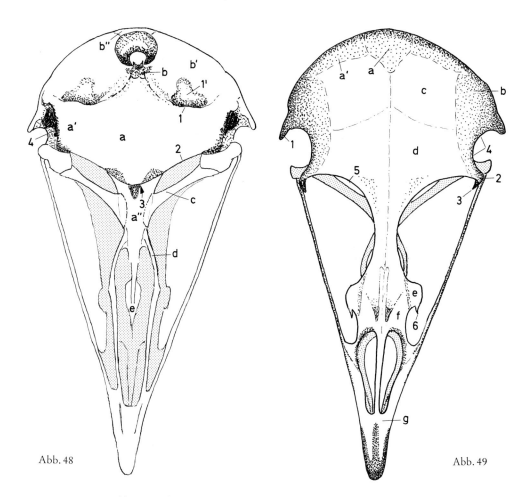

Abb. 48. Oberschädel einer Zuchtwachtel, Basalansicht.

a–a" Os parasphenoidale: *a* Lamina parasphenoidalis, *a'* Ala tympanica, *a"* Rostrum sphenoidale; *b* Os basioccipitale, *b'* Os exoccipitale, *b"* Os supraoccipitale; *c* Os pterygoideum; *d* Os palatinum; *e* Vomer

1 Crista fossae parabasalis, *1'* Fossa parabasalis; *2* Crista basalis transversa; *3* Pfeil deutet auf Öffnungen des Canalis orbitalis und der Tuba pharyngotympanica communis; *4* äußerer Gehörgang

Abb. 49. Oberschädel einer Zuchtwachtel, Dorsalansicht.

a Os supraoccipitale, *a'* Os exoccipitale; *b* Os squamosum; *c* Os parietale; *d* Os frontale; *e* Os praefrontale; *f* Os nasale; *g* Os praemaxillare; die Begrenzung der Schädelknochen ist schematisch eingezeichnet und am adulten Schädel nicht sichtbar

1 Processus suprameaticus; *2* Processus postorbitalis; *3* Processus zygomaticus; *4* Fossa temporalis; *5* Margo supraorbitalis; *6* Processus orbitalis

Das **Os squamosum** [Os temporale] (49/*b*) liegt dorsal über dem äußeren Gehörgang. Es entläßt bis zu dessen freiem dorsalen Rand die *Ala tympanica* sowie spitz vorspringend den *Processus suprameaticus* (—/*1*). Rostroventral davor setzt das Quadratbein gelenkig an. Auch die Basis des *Processus postorbitalis* (—/*2*) wird vom Os squamosum gestellt. Aus diesem Basisteil wird zudem der spitze *Processus zygomaticus* (—/*3*) entlassen. Zwischen beiden Fortsätzen ist die *Fossa temporalis* (—/*4*) gelegen. Diese Strukturen sind als Ursprungsstellen der Kaumuskulatur und von Bändern bedeutsam. Das Os squamosum beteiligt sich auch mit seiner *Facies cerebralis* an der Ausformung der Schädelhöhle; sie trägt einen Abschnitt der *Crista tentorialis*.

Die **Ossa otica** sind frühzeitig aus zwei oder drei ontogenetisch selbständigen Anteilen (*Prooticum, Opistoticum*, eventuell *Epioticum*) zur Labyrinthkapsel zusammengefügt. Dieser Komplex enthält die S c h n e c k e, *Cochlea*, und die B o g e n g ä n g e, *Canales circulares ossei*, sowie den Vorhof, *Vestibulum*. (Näheres hierzu sowie zum einzigen G e h ö r k n ö c h e l - c h e n, der *Columella*, siehe beim Hörorgan.) Auf der hirnseitigen Fläche in der *Fossa auriculae cerebelli* (—/*5*) ist der innere Gehörgang, *Meatus acusticus internus (Fossa acustica interna)* gelegen. Auf seinem Grund finden sich mehrere Öffnungen: rostral für den Durchtritt des N. facialis, zentral für den Eintritt des N. cochlearis und dorsal vier Öffnungen für den N. ampullaris.

Das **Os parietale** (49/*c*) ist als gewölbte Knochentafel an der Bildung der Schädeldecke beteiligt. Es schiebt sich zwischen Os supraoccipitale und Os frontale ein, und beide Ossa parietalia stoßen in der Medianen aneinander. Ein Os interparietale fehlt den Vögeln. Die Außenfläche, *Facies externa*, ist glatt; die Innenfläche, *Facies interna*, gestaltet einen Abschnitt der *Crista tentorialis*.

Das **Os frontale** (49/*d*) bildet den rostralen Teil der Schädeldecke und die Dorsalwand der Orbita. Die konvexe Außenfläche, *Facies dorsalis*, ist bei Seevögeln durch die Nasendrüse zum *Sulcus glandulae nasalis* eingedellt, sonst glatt bis zum scharfen oberen Augenhöhlenrand, *Margo supraorbitalis* (—/*5*). Die Innenfläche, *Facies cerebralis*, ist der glatten Oberfläche des Telencephalon angepaßt. Mit dem der Gegenseite bildet das Os frontale in der Mittellinie des Schädelgewölbes eine Rinne, *Sulcus sagittalis internus*, für die Aufnahme des Sinus sagittalis dorsalis; einige Vögel besitzen eine scharfe Knochenleiste, *Crista frontalis interna*, die sich zwischen die Großhirnhemisphären absenkt.

Das **Os mesethmoidale** besteht aus einer kurzen Querplatte und einer sagittal gestellten Scheidewand. Die kurze Q u e r p l a t t e, *Lamina dorsalis*, schließt ans Os frontale an. Ihre der Orbita zugekehrte Fläche leitet in einer Längsrinne oder einem Kanal den einheitlichen N. olfactorius: *Sulcus seu canalis olfactorius*. Das Os mesethmoidale bildet mit einer sagittal gestellten S c h e i d e w a n d einen wesentlichen Teil des *Septum interorbitale*, d. h. die unpaare Trennwand zwischen beiden Augenhöhlen. In einigen Fällen kann die knöcherne Trennwand großlumig perforiert sein; dann ist eine bindegewebige Membran stellvertretend eingespannt.

Das **Os ectethmoidale** [seu Os lateroethmoidale] tritt als unvollständige Trennwand zwischen Orbita und Nasenhöhle; dadurch besitzt es eine *Facies orbitalis* und eine *Facies nasalis*. Diese Platte ist jedoch nicht siebförmig wie bei Säugern durchbrochen, sondern der N. olfactorius tritt ungeteilt in die Nasenhöhle ein. Das Os ectethmoidale kann fehlen.

Das **Os praefrontale** [seu Os lacrimale] (49/*e*) begrenzt rostral die Augenhöhle und setzt sich dorsal in einem flachen und ventral in einem spitzen Fortsatz, der bei G ä n s e v ö g e l n besonders kräftig ist, zur Berandung der Orbita fort: *Processus supraorbitalis* und *orbitalis* (—/*6*). Der *Processus supraorbitalis* ist bei G r e i f v ö g e l n besonders lang ausgezogen (50/*1*), so daß eine den oberen Orbitalrand scharf markierende Leiste durch die Haut sichtbar wird. Das Os praefrontale verbindet sich in der *Facies [articularis] frontonasalis* mit Stirn- und Nasenbein.

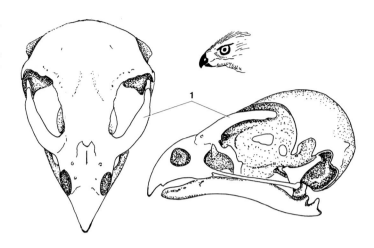

Abb. 50. Schädel eines Würgfalken, Dorsal- und Seitenansicht.
1 Processus supraorbitalis; Insert zeigt Supraorbitalfalte beim Greifvogel

Der Hirnschädel als Ganzes

Die Hirnkapsel umschließt das Gehirn, in sie ist das Gleichgewichts- und Hörorgan eingebaut, und sie bildet zur Aufnahme der großen Augen die Orbita.

Das Gehirn wird von der Schädeldecke, *Calvaria*, bedeckt und ruht auf der Schädelbasis, *Basis cranii* (51). Das Schädeldach ist auf der Außenfläche relativ glatt. Die Ossa parietalia, squamosa und frontalia sind schon früh nach dem Schlupf aufeinander zu gewachsen und zeigen beim adulten Vogel kaum Leisten, Vorsprünge oder Reste von Nähten. Im Bereich der Stirn, *Frons*, werden die Ossa frontalia schmäler, beranden die Orbita und sind in der Medianen zu einer flachen Grube, *Depressio frontalis*, eingedellt; die Lamina dorsalis des Os mesethmoidale wird in diese Bildung einbezogen. Die Nackenfläche bzw. das Hinterhaupt, *Occiput*, wird durch eine Leiste gegenüber der Dorsalfläche begrenzt: *Linea [Crista] nuchalis transversa*. Von ihr zieht sich eventuell eine *Linea [Crista] nuchalis sagittalis* bis zum Foramen magnum. Auffällige Bildungen des Hinterhaupts sind der *Condylus occipitalis*, die darunterliegende *Fossa subcondylaris* und die beidseitigen *Fossae parabasales*. Gegenüber der Basis des Schädels wird das Occiput durch die *Crista fossae parabasalis* begrenzt.

Die schüsselförmige *Basis cranii externa* ist durch die Form der *Laminae basiparasphenoidales* bestimmt. Ihr lagert sich das *Rostrum sphenoideum* schiffsschnabelartig vor; und mit beiden sind die spangenförmigen Knochen des Kiefer-Gaumen-Apparats verbunden.

Die Seitenflächen der Hirnkapsel sind durch den *Meatus acusticus externus* und die Orbita geprägt (siehe später). Zwischen beiden ist die relativ kleine *Fossa temporalis* gelegen, die von zwei Fortsätzen, dem *Processus zygomaticus* und dem *Processus postorbitalis*, flankiert ist.

Zur Darstellung der Innenansicht der Hirnkapsel seien ein Sagittalschnitt in der Medianen (51) und ein Horizontalschnitt durch die Mitte des Foramen magnum parallel zur Schädelbasis (52) angelegt. Der Horizontalschnitt tangiert den oberen Rand der Orbita. Die durchtrennten Knochen sind von je einer dünnen Knochenkortikalis, *Lamina externa* und *Lamina interna*, begrenzt, zwischen denen die schwammartige Knochensubstanz, *Diploe*, ausgebildet ist. Deshalb ist der dem Gehirn zur Verfügung stehende Raum, *Cavum cranii* [*Cavitas cranialis*], wesentlich kleiner als von außen zu vermuten.

Die Innenfläche des Schädeldachs ist durch zwei Gruben geprägt: rostral die große *Fossa cerebri* (51, 52/*a*), caudal die kleinere *Fossa cerebelli* (—/*b*). Die Fossa cerebri ist durch die *Crista frontalis interna* (52/1) zweigeteilt; jede der beiden Hälften ist mehr oder weniger birnenförmig. Die Grube geht am spitzen, rostralen Pol in die *Fossa bulbi olfactorii* (—/*c'*) über. Seitlich wird sie durch die *Crista tentorialis* (—/2) von der *Fossa tecti mesence-*

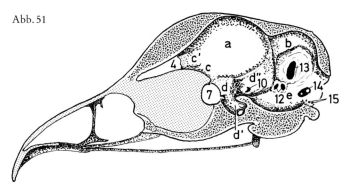

Abb. 51 und 52. Schädelhöhlen eines Huhnes
Abb. 51. Medianschnitt, Abb. 52. Horizontalschnitt durch den Oberschädel eines Huhnes, Schädeldach umgeklappt.

a Fossa cerebri; *b* Fossa cerebelli; *c* Fossa cranii rostralis, *c'* Fossa bulbi olfactorii; *d* Fossa cranii media, *d'* Fossa hypophysialis, *d''* Fossa tecti mesencephali; *e* Fossa cranii caudalis.

1 Crista frontalis interna; *2* Crista tentorialis; *3* Crista marginalis; *4* Foramen nervi olfactorii; *5* Foramen ethmoidale; *6* Fonticulus orbitalis; *7* Foramen opticum mit Einkerbungen für den N. oculomotorius und N. trochlearis; *8* Sulcus nervi ophthalmici; *9* Fossa ganglii trigemini; *10* Foramen nervi maxillomandibularis; *11* Foramen caudale nervi abducentis; *12* Fossa acustica interna; *13* Fossa auriculae cerebelli; *14* Fossa ganglii vagoglossopharyngea; *15* Canalis nervi hypoglossi

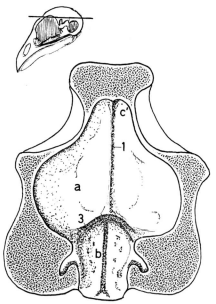
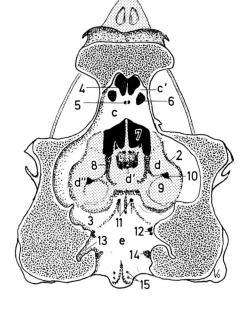

phali (—/*d''*) getrennt. Kaudal erhebt sich halbbogenförmig die *Crista marginalis* (—/*3*) als Grenzleiste gegenüber der Fossa cerebelli (—/*b*). Diese besitzt blasenförmige Gestalt; dorsal zeigt sie eine sagittale Furche, die als Abdruck des Sinus occipitalis erscheint.

Auf der Schädelbasis sind drei Gruben hintereinander gelegen. Die rostrale Grube, *Fossa cranii rostralis* (51, 52/*c*), liegt am höchsten. Sie beginnt mit dem Abdruck der Riechkolben in Form der bereits erwähnten *Fossa bulbi olfactorii* (—/*c'*). In ihrer Verlängerung verläßt der Riechnerv die Schädelhöhle rostral durch das relativ große *Foramen nervi olfactorii* (52/*4*). Wenig kaudal davon ist paarig das kleine *Foramen ethmoidale* (—/*5*) gelegen, das ein gleichnamiges Gefäßpaar in die Orbita passieren läßt.

Die mittlere Schädelgrube, *Fossa cranii media* (51, 52/*d*), beherbergt das Diencephalon und das Chiasma opticum. Die zentral gelegene *Fossa hypophysialis* (—/*d'*) sowie ihre Öffnungen sind beim Os basisphenoidale beschrieben. Die vom Chiasma opticum abstrahlenden Nervi optici beider Seiten treten jeweils durch das große *Foramen opticum* (52/*7*) aus der Schädelhöhle in die Orbita über, begleitet von zwei Augenmuskelnerven, für die durch zum Teil feine Spangenbildung der Knochen eigene Durchlässe gebildet werden: *Foramen nervi trochlearis* und *Foramen nervi oculomotorii*. Zu beiden Seiten schließt sich die *Fossa tecti mesencephali* (−/*d″*) an, die als schüsselförmiger Abdruck das Tectum mesencephali trägt und gegen die Fossa cerebri durch die längsverlaufende *Crista tentorialis* (−/*2*) begrenzt wird. An der tiefsten Stelle der Schüssel liegt eine Einsenkung für das Ganglion trigeminale, die *Fossa ganglii trigemini* (−/*9*). Von hier aus verlassen die drei Trigeminusäste durch das *Foramen nervi maxillomandibulare* (−/*10*) lateralwärts und das *Foramen nervi ophthalmici* rostralwärts (−/*8*) die Schädelhöhle.

Hinter dem Dorsum sellae turcicae beginnt die *Fossa cranii caudalis* (51, 52/*e*). Sie erstreckt sich bis zum Foramen magnum und nimmt die Medulla oblongata auf. An Austrittsöffnungen für Hirnnerven finden sich von rostral nach kaudal: das *Foramen nervi abducentis* (52/*11*), die *Fovea ganglii vagoglossopharyngea* (51/*6*) und aus dieser weiterführend die getrennten Nervenkanäle sowie die meistens jederseits in der Zweizahl vorkommenden *Canales nervi hypoglossi*. Die Fossa cranii caudalis wird seitlich vom *Meatus acusticus internus* (51/*5*) flankiert, in deren Tiefe die sechs bei den Ossa otica beschriebenen Nervenöffnungen liegen. Darüber findet sich eine tiefe, längliche Einbuchtung, die *Fossa auriculae cerebelli* (51/*4*), die von einem bogenförmigen Wulst umrandet und gegen die Fossa cerebelli abgegrenzt wird. In die Fossa auriculae cerebelli ist die Auricula cerebelli (früher auch Flocculus cerebelli) als seitliches Anhängsel des Kleinhirns eingepaßt.

Cavum tympani [Cavitas tympanica]

Das Cavum tympani (53/*1–10*) stellt eine seichte, große Grube der seitlichen Schädelwand dar. Bei Berücksichtigung der Lage des Trommelfells zählt nur der dorsorostrale Teil der großen Knochengrube als *Cavum tympani*, während der kaudoventrale als *Meatus acusticus externus* zu bezeichnen ist.

Beschreibt man die vielgestaltigen Strukturen dieser Grube, dann findet sich dorsorostral ein *Foramen pneumaticum dorsale* (−/*1*), von dem u. a. das Os squamosum pneumatisiert wird. Darunter liegt ein sagittaler Knochenpfeiler, *Pila prootica* (−/*2*), der rostral mit einer Gelenkfacette endet, *Facies articularis quadratica* (−/*3*), um mit dem Quadratbein zu artikulieren. In halber Höhe des Cavum tympani liegen nun hintereinander 1. die rostrale

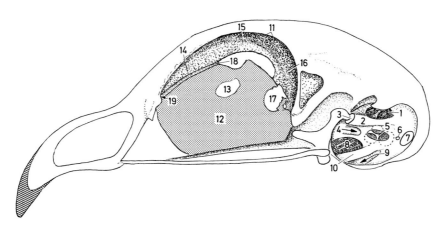

Abb. 53. Oberschädel einer Zuchtwachtel, Lateralansicht.

1–10 C a v u m t y m p a n i : *1* Foramen pneumaticum dorsale, *2* Pila prootica, *3* Facies articularis quadratica, *4* Canalis ophthalmicus externus, *5* Recessus antevestibularis mit Fenestra vestibularis, Fenestra cochlearis und Foramen pneumaticum caudale, *6* Foramen musculi columellae, *7* Hiatus tympanicus, *8* Foramen pneumaticum rostrale, *9* Ostium tympanicum, *10* Außenwand des Canalis caroticus; *11–19* O r b i t a : *11* Margo supraorbitalis, *12* Septum intraorbitale, *13* Fonticuli orbitales, *14* Paries rostralis, *15* Paries dorsalis, *16* Paries caudalis, *17* Foramen opticum, *18* Sulcus olfactorius, *19* Pfeil deutet auf Foramina orbitonasalia laterale et mediale

Öffnung des *Canalis ophthalmicus externus* (−/4), der in der Fossa parabasalis beginnt und hier die gleichnamige Arterie und Vene weiterziehen läßt, 2. als tiefes, gut berandetes langovales Grübchen der *Recessus antevestibularis* (−/5), in dessen Tiefe die *Fenestra vestibularis* und *Fenestra cochlearis* sowie das *Foramen pneumaticum caudale* vorkommen, 3. eine kleine, kreisrunde Öffnung, durch die der Musculus columellae an das einzige Gehörknöchelchen findet, *Foramen musculi columellae* (−/6), und schließlich 4. eine etwas größere Öffnung, die auch als Einschnitt auftreten kann, der *Hiatus tympanicus* (−/7), zwischen Ala tympanica des Os exoccipitale und der Ala tympanica des Os parasphenoidale gelegen. Im unteren, vorderen Teil des Cavum tympani findet sich ein drittes *Foramen pneumaticum rostrale* (−/8), sowie der Beginn der Tuba auditiva, *Ostium tympanicum* (−/9), die an der Wurzel des Rostrum sphenoidale ihr Ende findet. Zudem ist als schräg von kaudolateral nach rostromedial gerichteter, geschlossener Knochenkanal der *Canalis caroticus* (−/10) zu erkennen.

Augenhöhle, Orbita

Die knöcherne Augenhöhle (53/*11–19*) wird von den Knochen des Hirnschädels gebildet. Sie ist ventral weit offen. Ihre äußere Berandung erfolgt durch den *Margo supraorbitalis* (−/11), der vom Os frontale, in kleinen kaudalen Anteilen auch vom Os squamosum und Os orbitosphenoidale gebildet wird. Die beiden letztgenannten Knochen sind, bei den einzelnen Vogelarten in wechselnder Weise, an der Bildung eines *Processus postorbitalis* beteiligt. Ein unterer Augenbogen tritt nur bei Papageien und bei der Herbstente *(Dendrocyna autumnalis)* auf. Sonst wird der untere Abschluß durch ein *Ligamentum suborbitale* dargestellt. Das faszienartige Band verkehrt zwischen dem Processus postorbitalis und dem Os praefrontale. Die beiden Augenhöhlen werden vom *Septum interorbitale* (−/12), einer medianen Scheidewand, die zur Hauptsache vom Os mesethmoidale gestellt wird, geteilt. Kleinere Defekte werden *Fonticuli orbitales* (−/13) genannt und sind durch eine Membran geschlossen. Zwischen dem Septum und dem oberen Augenbogen vermittelt eine mehr oder weniger transversale Knochenplatte, deren Abschnitte ihrer Lage entsprechend als *Paries rostralis, Paries dorsalis* und *Paries caudalis* (−/14–16) zu bezeichnen sind. An der Grenze zwischen Paries caudalis und Septum interorbitale findet sich das große *Foramen opticum* (−/17), durch das der N. opticus eintritt, begleitet von Augenmuskelnerven. An der Grenze zwischen Paries dorsalis und Septum liegt der *Sulcus [seu Canalis] olfactorius* (−/18), in dem der N. olfactorius vom Foramen nervi olfactorii zur Nasenhöhle verläuft. Der Paries rostralis trennt die Orbita vom Nasengrund. Hier sind vogelartlich variabel ein oder zwei Öffnungen vorhanden (−/19): Das *Foramen orbitonasale mediale* läßt den N. olfactorius eintreten, das *Foramen orbitonasale laterale* nimmt den Ductus glandulae nasalis auf. Der N. ophthalmicus teilt sich vor dieser Stelle, und seine Rami lateralis und medialis finden jeweils durch die laterale bzw. mediale Öffnung in die Nasenhöhle. Tritt nur eine Öffnung im Paries rostralis auf, verteilen sich in ihr die oben genannten Nerven und Ductus entsprechend an den lateralen bzw. medialen Rand.

Einzelbeschreibung der Ossa faciei

Das **Os nasale** (54–57/*h*) ist paarig und bildet das Dach der Nasenhöhle. Der platte Knochen hat Stimmgabelform. Sein breiter *Processus frontalis* verbindet sich mit dem Stirnbein. Der Knochen ist sehr dünn und biegsam, was für die Kinetik des Oberschnabels von großer Bedeutung ist (siehe später). Die beiden schmalen, rostral gerichteten Fortsätze, *Processus*

Bewegungsapparat des Kopfes 63

maxillaris und *praemaxillaris*, beranden von kaudal die *Apertura nasi ossea* und stoßen ans Maxillare bzw. Praemaxillare.

Das **Os praemaxillare** wird paarig angelegt; es verwächst frühzeitig in der Medianen zu einem einheitlichen Träger des Oberschnabels. Der rostrale, kompakte Abschnitt heißt *Corpus ossis praemaxillare* und ist in seiner Form ein Abbild der Oberschnabelspitze; bei

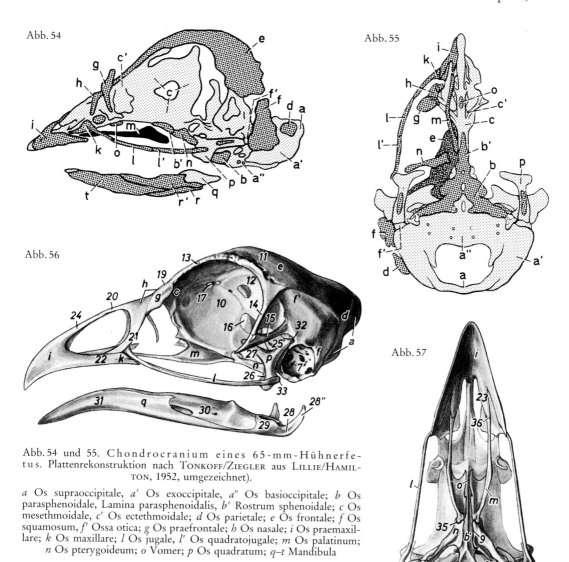

Abb. 54 und 55. Chondrocranium eines 65-mm-Hühnerfetus. Plattenrekonstruktion nach Tonkoff/Ziegler aus Lillie/Hamilton, 1952, umgezeichnet).

a Os supraoccipitale, *a'* Os exoccipitale, *a''* Os basioccipitale; *b* Os parasphenoidale, Lamina parasphenoidalis, *b'* Rostrum sphenoidale; *c* Os mesethmoidale, *c'* Os ectethmoidale; *d* Os parietale; *e* Os frontale; *f* Os squamosum, *f'* Ossa otica; *g* Os praefrontale; *h* Os nasale; *i* Os praemaxillare; *k* Os maxillare; *l* Os jugale; *l'* Os quadratojugale; *m* Os palatinum; *n* Os pterygoideum; *o* Vomer; *p* Os quadratum; *q–t* Mandibula

Abb. 56 und 57. Schädel eines Huhnes, Seiten- und Basalansicht.

a–q siehe Legende zu Abb. 54 und 55

1 Foramen magnum; *2* Condylus occipitalis; *3* Canalis nervi hypoglossi; *4* Foramen nervi vagi et nervi glossopharyngealis; *5* Ostium canalis carotici; *6* Foramen nervi maxillomandibularis; *7* Meatus acusticus externus und Cavum tympani; *8* Tuba pharyngotympanica communis; *9* Articulatio pterygorostralis; *10* Septum interorbitale; *11* Facies dorsalis des Os frontale; *12* Fonticulus orbitalis; *13* Margo supraorbitalis; *14* Processus postorbitalis; *15* Processus suprameaticus; *16* Foramen opticum; *17* Foramen nervi olfactorii; *19* Processus frontalis, *20* Processus praemaxillaris und *21* Processus maxillaris des Os nasale; *22* Processus maxillaris, *23* Processus palatinus und *24* Processus frontalis des Os praemaxillare; *25* Processus oticus; *26* Processus mandibularis und *27* Processus orbitalis des Quadratum; *28* Os angulare mit *28''* Processus retroarticularis; *29* Os articulare; *30* Os supraarticulare; *31* Os dentale; *32* Articulatio quadrato-squamoso-otica; *33* Articulatio quadrato-quadratojugalis; *34* Articulatio quadrato-pterygoidea; *35* Articulatio pterygopalatina; *36* Sutura palatomaxillaris

Gans und Ente breit löffelförmig, bei den Hühnervögeln spitz und leicht bogenförmig ausgezogen, bei Greifvögeln einen kräftigen Reißhaken bildend. *Das Corpus ossis praemaxillare* zeigt auf der Außen- und Schnabelhöhlenseite zahlreiche kleine Öffnungen, *Foramina neurovascularia*, in denen Äste des N. ophthalmicus und Blutgefäße verlaufen. Bei verschiedenen Vogelarten, so bei Gans und Ente, sind Abdrücke von Sinneskörperchen, *Foveae corpusculorum nervosorum*, auf der Außenseite des Os praemaxillare vorhanden. Vom Corpus strahlen drei paarige Fortsätze nach kaudal: 1. Der lange *Processus frontalis* begrenzt das Nasenloch von medial und verbindet sich als biegsame Knochenspange mit dem Stirnbein, 2. der *Processus palatinus* stellt den vorderen Abschnitt des Gaumendachs und 3. der *Processus maxillaris* bildet mit seiner scharfen Leiste, *Crista tomialis*, die Grundlage des Oberschnabelrands.

Das **Os palatinum** bildet als paarige Knochenspange oder -platte das Gaumendach. Es zieht paramedian vom Os praemaxillare zum Rostrum sphenoidale. Der mit dem Rostrum und mit dem Os pterygoideum artikulierende kaudale Anteil des Os palatinum ist entwicklungsgeschichtlich ein rostraler Teil, *Pars palatina*, des Pterygoids (deshalb kann das Os palatinum auch Os pterygopalatinum genannt sein). Das Os palatinum flankiert im hinteren Anteil die Choanenöffnung.

Das kleine **Os maxillare** [Maxilla] schließt als paariger, pyramidenförmiger Knochen ans Os praemaxillare an und bildet den hinteren Teil des freien Oberschnabels. Seine rostral gerichtete Spitze ist mit dem Praemaxillare verbunden. Zwei kurze kaudale Fortsätze, *Processus palatinus* und *nasalis*, beteiligen sich an der Bildung des Gaumendachs. Ein langer kaudaler Fortsatz, *Processus jugalis*, strebt an der lateroventralen Kante des Oberkieferschädels in Richtung auf das Quadratbein, ohne es jedoch selbst zu erreichen.

Deshalb sind zwei weitere spangenförmige Knochen, nämlich das **Os jugale** und das **Os quadratojugale**, angefügt. Sie zusammen formen den sogenannten Jochbogen. Das Os jugale ist ein stabförmiger, langer, leicht lateral geschwungener Knochen. Das Os quadratojugale ist gleichfalls stabförmig, endet jedoch mit einem zum *Condylus quadraticus* abgerundeten Ende; durch ihn artikuliert der Jochbogen mit dem Quadratbein.

Der **Vomer** ist als senkrechte Platte zwischen Processus palatinus des Os maxillare und Rostrum sphenoidale eingepaßt. Bei Huhn und Taube ist es rudimentär. Es vervollständigt bei Gans und Ente die Nasenscheidewand und teilt die Choanenöffnung.

Vor der Basis des Hirnschädels liegt das paarige **Os pterygoideum**. Es verkehrt als kräftige Spange zwischen Rostrum sphenoidale und Quadratum und gelenkt mit beiden, stößt aber auch rostral ans Os palatinum. Ein rostraler Anteil des Os pterygoideum ist, wie bereits erwähnt, als *Pars palatina* abgeteilt und dem Os palatinum zugeschlagen worden. Deshalb entsteht an dieser neuen Grenze eine Gelenkstelle des sogenannten Gaumenbogens, der in seiner gesamten Länge somit aus Gaumen- und Flügelbein besteht.

Das **Os quadratum** [Quadratum] ist ein wichtiger Knochen in der Kinetik des Kiefer-Gaumen-Apparats. Er nimmt an der Bildung von vier Gelenken teil. Sein Mittelstück ist das *Corpus quadrati*, das über ein *Foramen pneumaticum* belüftet wird. Ein kräftiger Fortsatz, *Processus oticus*, geht kaudolateral ab und seine zwei Gelenkfacetten artikulieren mit dem Os squamosum und der Ohrkapsel. Ein breiter, ventral gerichteter Fortsatz, *Processus mandibularis*, besitzt drei Artikulationsbereiche. Ein freier, aus zwei bis drei Condylen zusammengesetzter Facettenkomplex artikuliert mit der Mandibula. Daneben sind lateral eine Gelenkungsfläche mit dem Jochbogen und medial eine solche mit dem Gaumenbogen vorhanden. Schließlich erstreckt sich rostromedial ein feiner, spitz auslaufender Fortsatz, *Processus orbitalis quadrati*, der dem Ansatz von Muskeln dient.

Unterkiefer, Mandibula

Die Mandibula (58–60) ist ein langer, schlanker V-förmiger Knochen, der mit dem Quadratbein im primären Kiefergelenk artikuliert. Sie stellt in ihren vorderen Abschnitten die knöcherne Grundlage des Unterschnabels und zeigt daher in ihrer Form mannigfache Anpassungsmerkmale. Die Mandibula ist aus dem Meckelschen Knorpel, der als **Articulare** verknöchert, entstanden; zusätzlich legen sich im allgemeinen fünf paarige Deckknochen zu einem Knochenstab zusammen: Von rostral nach kaudal sind dies das **Dentale, Spleniale, Angulare, Supraangulare,** und **Praearticulare.** Dabei können vor und hinter dem Supraangulare Fensterungen bestehenbleiben: *Fenestrae mandibulae rostralis et caudalis.* Die Dentalia beider Seiten verknöchern in der *Symphysis mandibularis.* In dieser Pars symphysialis der Mandibula treten dorsal und ventral *Foramina neurovascularia* auf, die mit dem *Canalis neurovascularis* in Verbindung stehen; dessen paarige Mündungsöffnungen liegen kaudal der Symphyse. Der hochkant gestellte Schenkel der Mandibula ist in seiner Pars intermedia

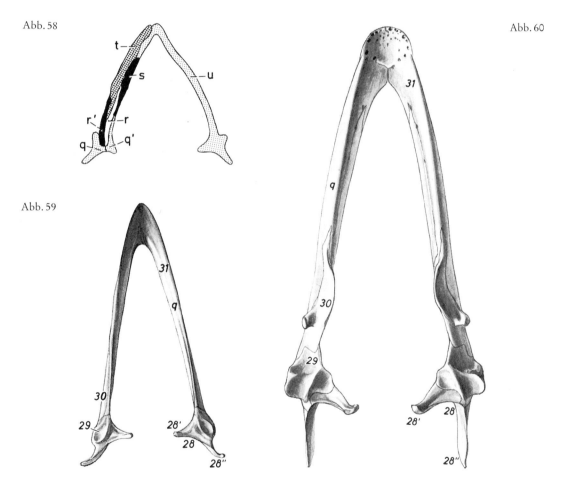

Abb. 58. Mandibula eines 65-mm-Hühnerfetus. Plattenrekonstruktion nach TONKOFF/ZIEGLER aus LILLIE/HAMILTON, 1952, umgezeichnet). Nur linksseitig die Deckknochen dargestellt.

q Os articulare, *q'* Os praearticulare; *r* Os angulare; *r'* Os supraangulare; *s* Os spleniale; *t* Os dentale; *u* Meckelscher Knorpel

Abb. 59 und 60. Mandibula eines Huhnes (links) und einer Gans (rechts).

28–30 Pars caudalis: 28 Fossa caudalis, 28' Processus medialis mandibulae, 28'' Processus retroarticularis; 29 Fossa articularis quadratica; 30 Processus coronoideus; 31 Pars symphysialis; q Pars intermedia

von einem *Canalis mandibularis* durchzogen, dessen Zu- und Ausgang auf der medialen Seite, *Facies medialis*, liegen und von Beginn und Ende des Spleniale, das ihn von medial bedeckt, bestimmt sind. Auf der *Facies lateralis* sind namentlich im vorderen Abschnitt bei Gans und Ente kleine Gruben für Tastkörperchen, *Foveae corpusculorum nervosorum*, abgebildet. Die Pars caudalis der Mandibula trägt eine aus zwei bis drei Facetten bestehende *Fossa articularis quadratica*, in der das Quadratbein schleift. Wenig vor der Artikulationsfläche trägt der Dorsalrand der Mandibula den *Processus coronoideus*. Nach medial ragt ein kräftiger *Processus medialis mandibulae* hervor; ihm gegenüber ist gelegentlich ein schwacher *Processus lateralis mandibulae* vorhanden. Auffällig ist der kaudal abgehende und nach dorsal umbiegende *Processus retroarticularis* gestaltet. Zwischen ihm und dem medialen Fortsatz liegt eine flache *Fossa caudalis*, während bei Gans und Ente hier ein tiefer *Recessus conicalis* ausgebildet ist.

Das **Zungenbein**, *Hyoideum*, wird im Zusammenhang mit den Zungen- und Zungenbeinmuskeln beim „Verdauungsapparat" (S. 184) dargestellt.

Knochenverbindungen des Kopfes, Juncturae capitis, und der Kiefer-Gaumen-Apparat

Für den Schädel der Vögel ist charakteristisch, daß seine Einzelknochen frühzeitig in einem hohen Grad zusammenwachsen. Die Nähte, *Suturae et Synchondroses cranii*, sind nur einige Zeit nach dem Schlupf durch Binde- und Knorpelgewebe erhalten. Daraus entstehen beim adulten Vogel durchweg Synostosen; die Grenzen der Einzelknochen werden weitgehend verwischt.

Jedoch sind für die Bewegung des Schnabels zwei besondere Strukturen verantwortlich: 1. elastische Zonen und 2. echte Gelenke. Sie seien im folgenden näher dargestellt.

1. Zonae elasticae ossium faciei. Aus dem bisher Gesagten geht hervor, daß das Skelett des Oberschnabels, auch insgesamt *Maxilla* genannt, gegenüber der festen Kapsel für Hirn und Orbita, *Cranium*, eine gewisse Selbständigkeit behält. Die Maxilla wird in erster Linie von den Ossa praemaxillare, nasale und maxillare gebildet. Jochbogen und Gaumenbogen stützen von unten ab. Dorsal greifen die Processus frontales des Os praemaxillare und des Os nasale auf die Stirn über. An dieser Stelle sind die Knochenspangen dünn und biegsam über eine bei den verschiedenen Vogelarten kürzere oder längere Strecke. Wir nennen diese Stelle der Knochen die Beugungsregion oder *Zona elastica craniofacialis*.

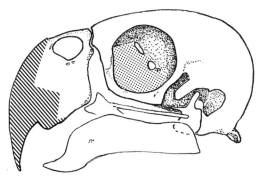

Abb. 61. Schädel einer Blaustirnamazone *(Amazona aestiva)*. Man beachte den Ginglymus craniofacialis und den geschlossenen Augenbogen

Bei Gans, Ente und Kormoran, vor allem aber bei vielen Papageien kann an dieser Stelle eine völlige Abgliederung des Oberschnabelskeletts vom Hirnschädel erfolgen. Dabei wird als Neubildung eine Bandhaft (Syndesmose) oder ein echtes Gelenk (Diarthrose) geschaffen (Weiteres zum Formenreichtum dieser Region siehe Spezialliteratur).

2. **Articulationes faciei.** Im Bewegungsablauf des Kiefer-Gaumen-Apparats nimmt das Os quadratum eine entscheidende Schlüsselstellung ein. Es ist an der Bildung von vier echten Gelenken beteiligt. Zur Ohrkapsel und zum Os squamosum hin bildet sein Processus oticus zwei Gelenkflächen, die von einer gemeinsamen Gelenkkapsel umschlossen werden und in ihrer Kompromißachse von hinten nach vorn schwingen. Das Gelenk heißt *Articulatio quadrato-*

Abb. 62

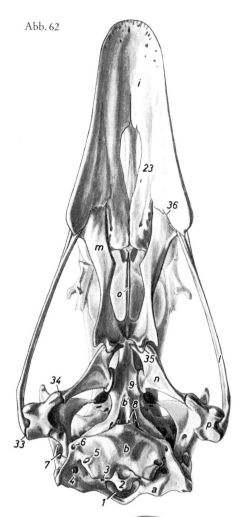

Abb. 62 und 63. Schädel einer Gans, Basal- und Seitenansicht.

a Ossa occipitalia; *b* Lamina parasphenoidalis, *b'* Rostrum sphenoidale; *c* Ossa ethmoidalia; *d* Os parietale; *e* Os frontale; *f* Ossa otica, *f'* Os squamosum; *g* Os praefrontale; *h* Os nasale mit Beugungsbereich; *i* Os praemaxillare; *k* Os maxillare; *l* Jochbogen aus Os jugale und Os quadratojugale; *m, n* Gaumenbogen aus *m* Os palatinum und *n* Os pterygoideum; *o* Vomer; *p* Os quadratum; *q* Mandibula

1 Foramen magnum; *2* Condylus occipitalis; *3* Canalis nervi hypoglossi; *4* Foramen nervi vagi et nervi glossopharyngealis; *5* Ostium canalis carotici; *6* Foramen nervi maxillomandibularis; *7* Meatus acusticus externus und Cavum tympani; *8* Tuba pharyngotympanica communis; *9* Articulatio pterygorostralis; *10* Septum interorbitale; *11* Facies dorsalis des Os frontale; *12* Fonticulus orbitalis; *13* Margo supraorbitalis; *14* Processus postorbitalis; *16* Foramen opticum; *17* Foramen nervi olfactorii; *18* Processus orbitalis des Os praefrontale; *19* Processus frontalis, *20* Processus praemaxillaris und *21* Processus maxillaris des Os nasale; *22* Processus maxillaris, *23* Processus palatinus und *24* Processus frontalis des Os praemaxillare; *25* Processus oticus, *26* Processus mandibularis und *27* Processus orbitalis des Quadratum; *28* Os angulare mit *28''* Processus retroarticularis; *29* Os articulare; *30* Os supraarticulare; *31* Os dentale; *32–36* Articulationes faciei: *32* Articulatio quadrato-squamoso-otica, *33* Articulatio quadrato-quadratojugalis, *34* Articulatio quadrato-pterygoidea, *35* Articulatio pterygopalatina, *36* Articulatio palatomaxillaris

Abb. 63

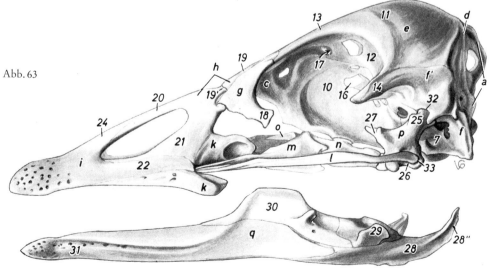

squamoso-otica. Mit ihm wird seitlich vor der Hirnschädelbasis ein Fixpunkt für die Bewegung des Schnabels geschaffen.

Am ventralen Ende des Quadratbeins sind drei Gelenke gelegen. 1. Eine synoviale Gelenkung mit dem Ende des Gaumenbogens; hier gelenkt zunächst das Quadratbein mit dem Os pterygoideum in der *Articulatio quadrato-pterygoidea*. Im Verlauf des Gaumenbogens schleift dann das rostrale Ende des Os pterygoideum auf dem Rostrum sphenoideum und schiebt dabei auch das Os palatinum vor sich her. Dieses artikuliert rostral mit dem Praemaxillare. 2. Die zweite ventrale Gelenkung (Syndesmose) geschieht mit dem Ende des Jochbogens; hierzu ist das Os quadratojugale der Gelenkpartner des Quadratum; sie bilden die *Articulatio quadrato-quadratojugalis*. Diese Spange ist rostral mit dem Os jugale starr und dieses wiederum mit dem Maxillare gelenkig verbunden. 3. Die dritte und größere synoviale Gelenkbildung am ventralen Ende des Quadratbeins betrifft das (primäre) Kiefergelenk, *Articulatio quadrato-mandibularis*. Einerseits sind zwei bis drei Gelenkfacetten, je eine laterale, mediale und meistens auch kaudale, ausgebildet, andererseits kommt bei einigen Vogelarten (Gans, Ente) im kaudalen Teil des Gelenks ein *Meniscus articularis* vor.

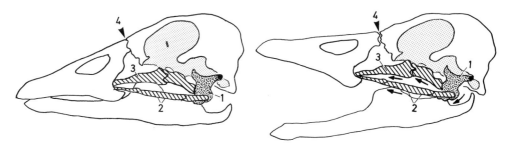

Abb. 64. Kinetik des Kiefer-Gaumen-Apparats einer Gans. Links geschlossene, rechts geöffnete Schnabelhöhle.

1 Quadratbein; *2* Jochbogen, aus Jugale und Quadratojugale bestehend; *3* Gaumenbogen, aus Palatinum und Pterygoid bestehend; *4* Zona elastica craniofacialis

Betrachten wir zunächst das **funktionelle System Quadratbein-Jochbogen-Gaumenbogen**. Über dem Jochbogen (Quadratojugale und Jugale) ist das Quadratum außen, über dem Gaumenbogen (Pterygoid und Palatinum) ist es innen mit dem hinteren Ende des Oberschnabels verbunden. Wird das Quadratum nach vorn bewegt, dann wirkt sich der Druck über die beiden Längsbalken auf den Oberschnabel aus und dieser wird aufwärts gedrückt. Dieses System ist eine funktionelle Einheit: Eine Kraft, die an irgendeiner Stelle des Systems angreift, bewegt die gesamte Einheit.

Das **Kiefergelenk** ist ein Roll-Gleitgelenk, durch das der Unterschnabel geöffnet werden kann. Dabei ergibt sich aus der Stellung des Quadratbeins, ob Ober- und Unterschnabel gleichzeitig sich öffnen (gekoppelte Kinetik) — dies ist in der Regel der Fall —, oder ob es zu einem isolierten Bewegungsablauf von Oberschnabel oder Unterschnabel kommt (ungekoppelte Kinetik).

Zum besseren Verständnis einer möglichen Koppelung des Senkens des Unterschnabels und Hebens des Oberschnabels ist die Kenntnis des **Bandapparates** am Vogelkopf notwendig. Weil dieser jedoch vogelartlich stark variiert, seien nur wenige Strukturen berücksichtigt.

1. Das *Ligamentum suborbitale* wurde bereits bei der Darstellung der Orbita berücksichtigt. Es zieht vom Processus orbitalis des Praefrontale zum Processus postorbitalis des Orbitosphenoidale und steht an seinen Ansatzstellen mit den unter 2. und 3. genannten Bändern in Verbindung. Es bildet den unteren Augenbogen.

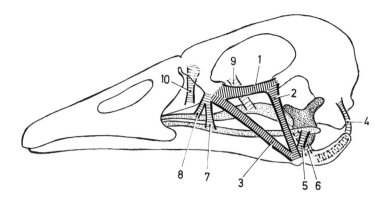

Abb. 65. Bandapparat am Kopf einer Gans.

1 Ligamentum suborbitale; *2* Ligamentum postorbitale; *3* Ligamentum praefrontomandibulare; *4* Ligamentum occipitomandibulare; *5* Ligamentum jugomandibulare laterale; *6* Ligamentum jugomandibulare mediale; *7* Ligamentum jugopraefrontale; *8* Ligamentum palatopraefrontale; *9* Ligamentum mesethmopalatinum; *10* Ligamentum mesethmovomerale

2. Das *Ligamentum postorbitale* entspringt am Processus postorbitalis des Orbitosphenoidale, zieht über das Ende des Jochbogens hinweg und inseriert am Processus lateralis mandibulae.

3. Das *Ligamentum praefrontomandibulare* entspringt am Processus orbitalis des Praefrontale und zieht kaudoventral zum Processus lateralis mandibulae. Es unterstützt die Funktion von 2. Die drei bisher genannten Bänder bilden ein Dreieck, das bei Entenvögeln insgesamt als Faserplatte existiert.

4. Das *Ligamentum occipitomandibulare* kommt von der Ala tympanica des Exoccipitale und inseriert am Processus medialis mandibulae. Es begrenzt den Bewegungsausschlag des Kiefergelenks und vervollständigt den Meatus acusticus exernus.

5. Das *Ligamentum jugomandibulare laterale* und

6. das *Ligamentum jugomandibulare mediale* entspringen am hinteren Ende des Jochbogens und inserieren am Processus lateralis bzw. medialis der Mandibula.

7. Das *Ligamentum jugopraefrontale* kommt vom Processus orbitalis des Praefrontale und zieht zur vorderen Hälfte des Jochbogens; es kommt bei der Gans vor.

8. Das *Ligamentum palatopraefrontale* zieht bei gleichem Ursprung wie das Vorige zum Gaumenbogen.

9. Das *Ligamentum mesethmopalatinum* und

10. das *Ligamentum mesethmovomerale* entspringen am Septum orbitale und ziehen zum rostralen Teil des Gaumenbogens bzw. zum Vomer.

Der geschilderte Bandapparat sorgt dafür, daß beim Senken des Unterschnabels die Mandibula zwangsweise nach vorn geführt wird und gleichzeitig das Quadratbein rostral dreht. Damit können Jochbogen und Gaumenbogen den Oberschnabel heben. Das isolierte Heben des Oberschnabels ist möglich, wenn diejenigen Bänder, die am Unterkiefer ansetzen, erschlaffen. Daraus ergibt sich auch, daß der gesenkte Unterschnabel gehoben werden kann, ohne daß der gehobene Oberschnabel gesenkt wird; andererseits kann der Oberschnabel nur gesenkt werden, wenn gleichzeitig der gesenkte Unterschnabel gehoben wird.

Bei verschiedenen Vogelarten kann durch zusätzliche Gelenkungsstellen oder zusätzliche elastische Zonen auch am Unterkiefer eine Verbreiterung des Schnabels zum besseren Beutefang u. ä. erreicht werden; die Darstellung muß der Speziallitteratur vorbehalten bleiben.

Helm- und Höckerbildung am Vogelschädel

Bei verschiedenen Vogelarten, unter den Hausvögeln beim Perlhuhn, und bei der Höckergans, kommen Kopfzierden vor, deren Grundlage durch eine knöcherne Protuberanz gebildet wird. Sie ist gelegentlich geschlechtsgebunden. Wichtig im Zusammenhang mit der geschilderten Kinetik des Gesichtsschädels ist, daß diese Bildungen die Beugungsregion freilassen oder die Bewegung in der Zona elastica durch Sonderbildung gestatten.

Deshalb sind in der Regel diese Bildungen rostral der Beugungsregion, z. B. beim Hokkohuhn *(Mitu mitu)* oder kaudal davon, z. B. Perlhuhn *(Numida meleagris)*, Höckerschwan *(Cygnus olor)* u. v. a., gelegen. Beim Nashornvogel (Anthracoceros) zum Beispiel kann der Höcker die Beugungsregion kaudalwärts überwuchern; dann sorgt eine weitmaschige Spongiosa für federnde Elastizität zwischen Höcker und Schädeldach.

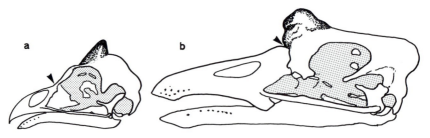

Abb. 66. Helm- und Höckerbildung am Vogelschädel.
a Perlhuhn; *b* Höckergans. Pfeil deutet auf die Lage der Beugungszone

Muskeln des Kopfes

Einige Muskelgruppen des Kopfes gehören zur viszeralen Muskulatur, und diese werden detailliert bei den entsprechenden Organen besprochen (Zungen-, Luftröhren, Kehlkopf-, Augenmuskeln, Mittelohrmuskel). Somit bleibt an dieser Stelle über sieben Muskeln zu berichten, die den Schnabel bewegen.

Diese **Kiefermuskeln**, *Mm. mandibulae*, sind auf einen engen Raum konzentriert, der zwischen Hirnkapsel, Orbita und Nasenkapsel gelegen ist. Bei Vogelarten mit gestrecktem Schädel kann das Ursprungsareal der Adduktoren des Unterkiefers sich auch lateral und dorsal auf das Schädeldach ausweiten; sonst bleibt es auf die enge Fossa temporalis beschränkt.

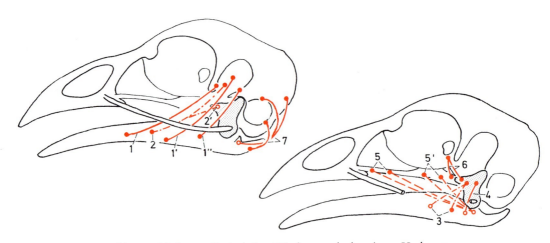

Abb. 67. Wirkungslinien der Kiefermuskeln eines Huhnes.
1, 1', 1'' M. adductor mandibulae externus: *1* Pars rostralis, *1'* Pars ventralis, *1''* Pars caudalis; *2, 2'* M. pseudotemporalis superficialis, *2'* sogenannter Quadratkopf; *3* M. pseudotemporalis profundus; *4* M. adductor mandibulae caudalis; *5, 5'* M. pterygoideus: *5* Mm. pterygoidei ventrales, *5'* Mm. pterygoidei dorsales; *6* M. protractor pterygoidei et quadrati; *7* M. depressor mandibulae

1. Als Adduktoren (Heber) des Unterkiefers gelten der *M. adductor mandibulae externus* (67/1) und der *M. pseudotemporalis superficialis* (—/2).

2. Muskeln, die sowohl den Unterkiefer heben als auch den Oberkiefer senken, also den Schnabel schließen, sind der *M. pterygoideus* (—/5), der *M. pseudotemporalis profundus* (—/3) und der *M. adductor mandibulae caudalis* (—/4).

3. Als ausschließlicher Heber des Oberkiefers fungiert der *M. protractor pterygoidei et quadrati* (—/6).

4. Der Unterkiefer wird niedergezogen vom *M. depressor mandibularis* (—/7); dieser Muskel schiebt bei vielen Vogelarten gleichzeitig den Unterkiefer vor und sorgt über den damit verbundenen Vorschub des Quadratbeinapparats indirekt für das Heben des Oberkiefers.

Alle unter 1–3 genannten Muskelgruppen werden vom N. mandibularis, der M. depressor mandibularis vom N. facialis innerviert.

Einzelbeschreibung der Kiefermuskeln, Musculi mandibulae

Der **M. adductor mandibulae externus** (67/1, 1', 1''; 68/1) ist ein in mehrere hintereinanderliegende Teile gegliederter Muskelkomplex, der am Processus postorbitalis, Proc. zygomaticus, Proc. oticus quadrati und in der Fossa temporalis entspringt und an der Außenfläche der Mandibula vom Proc. lateralis bis zum Schnabelwinkel inseriert. Sein Faserverlauf ist rostralventral gerichtet. Die drei Teile *(Partes rostralis, ventralis, caudalis)* sind beim Huhn gut voneinander zu trennen. Bei der Taube sind alle Teile schmäler und der Muskel erreicht den Schnabelwinkel nicht. Bei der Ente ist der Muskel insgesamt sehr kräftig und kompliziert unterteilt.

Der **M. pseudotemporalis superficialis** (67/2, 2') entspringt in der Fossa temporalis und zieht bei rostroventralem Verlauf an die Mitte der Mandibula, von der Pars rostralis des M. adductor mandibulae

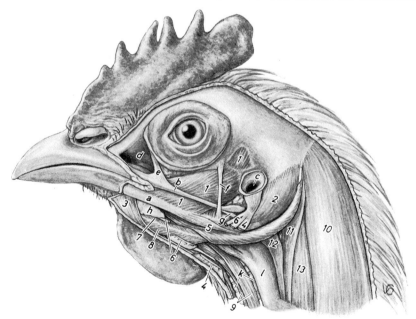

Abb. 68. Muskeln am Kopf eines Huhnes.

1 M. adductor mandibulae externus; *2* M. depressor mandibulae; *3* M. intermandibularis ventralis; *4* M. constrictor colli intermandibularis; *5* M. branchiomandibularis; *6* M. serpihyoideus; *7* M. ceratoglossus; *8* M. interceratobranchialis; *9* M. sternohyoideus; *10* M. complexus; *11* M. rectus capitis lateralis; *12* M. rectus capitis ventralis; *13* M. longus colli

a Mandibula; *b* Jochbogen; *c* Meatus acusticus externus; *d* Sinus infraorbitalis; *e* Ligamentum jugopraefrontale; *f* Ligamentum postorbitale; *g* Ligamentum jugomandibulare; *h* Glandula mandibularis intermedia; *k* Trachea; *l* Oesophagus

externus bedeckt. Beim Huhn gibt es einen zweiten Ursprung, der als „Quadratkopf" (67/2') vom Proc. orbitalis quadrati kommt, rostral spitz ausläuft und gemeinsam mit der Hauptportion inseriert. Bei der Taube wird die Ursprungsaponeurose der Hauptportion durch den Durchtritt des N. mandibularis in zwei Sehnen gespalten. Bei der Ente ist der Muskel kräftig, verhält sich ähnlich wie beim Huhn, doch fehlt, wie bei der Taube, ein Quadratkopf.

Der **M. pseudotemporalis profundus** (67/3) entspringt am Proc. orbitalis quadrati. Der über ihn hinwegziehende N. pterygoideus unterteilt ihn beim Huhn in zwei Bäuche, die bei rostroventralem Verlauf an der Medialfläche des Unterkiefers, anschließend an den Ansatz des M. pseudotemporalis superficialis und an der Lateralfläche der Mandibula, kaudal von ihrem Proc. lateralis, inserieren. Bei der Taube bleibt der Muskel ungeteilt, ist kräftig und zieht rostral bis zum Schnabelwinkel. Bei der Ente sind zwei Bäuche zu erkennen, die in ihrer Stärke stark variieren.

Der **M. adductor mandibulae caudalis** (67/4) schließt kaudal an den vorigen an. Er entspringt am Corpus quadrati und der Basis des Proc. oticus quadrati, zieht rostroventral an die Lateralfläche der Mandibula kurz vor dem Kiefergelenk. Bei der Taube tritt er in gleicher Höhe an den dorsomedialen Rand der Mandibula. Bei der Ente entspringt der dreieckige Muskel mit einer schlanken Sehne am Quadratbein, setzt aber breit an der Pars caudalis der Mandibula an.

Der **M. pterygoideus** (67/5,5') stellt einen reich gegliederten Muskelkomplex dar, der mit zwei ventralen Bäuchen, *Mm. pterygoidei ventrales,* vom Os palatinum und mit zwei dorsalen Bäuchen, *Mm. pterygoidei dorsales,* vom Os pterygoideum entspringt. Bei kaudoventral gerichtetem Verlauf inserieren die Muskeln am Proc. medialis mandibulae und in seiner unmittelbaren Nachbarschaft. Bei der Ente ist ein sehniger Ansatz schon am kaudalen Ende des Os maxillare vorhanden, sonst gleichen die Verhältnisse, wie auch die der Taube, denen des Huhnes.

Der **M. protractor pterygoidei et quadrati** (67/6) entspringt bei Huhn und Taube am Septum interorbitale, unterhalb des Foramen opticum. Sein kranialer Anteil zieht zum Kaudalende des Os pterygoideum, sein kaudaler Anteil setzt am Corpus quadrati und Proc. orbitalis quadrati an. Bei der Ente sind beide Teile kräftig, das Ursprungsareal erstreckt sich einerseits bis in die rostrale Hälfte des Septum interorbitale und andererseits bis zur Fossa temporalis. Der Ansatz entspricht dem oben Gesagten.

Der **M. depressor mandibulae** (67/7; 68/2) besteht beim Huhn aus zwei, bei der Taube aus drei Anteilen. Bei der Ente sind die drei Partes benannt (*Pars grandis pyramidalis, Pars triangularis, Pars cuboides*) und kräftig. Der Ursprung des Muskelkomplexes befindet sich am Os exoccipitale, an der Ala tympanica des Os squamosum und am Os basioccipitale. Der Muskel schlägt sich kaudorostral um das Kiefergelenk herum und inseriert am Proc. retroarticularis, am Proc. medialis mandibulae und am kaudoventralen Ende der Mandibula.

Abschließend sei zusammengefaßt, daß die Funktion der Kiefermuskulatur in direktem Zusammenhang mit dem bereits geschilderten Mechanismus und der Konstruktion des Kiefer-Gaumen-Apparats steht. Der Schnabel steht nicht nur im Zentrum des Nahrungserwerbs, sondern er bekommt durch die Umwandlung der Vordergliedmaße zum Flügel die Funktion eines Greiforgans, das u. a. zum Nestbau und zur Federkleidpflege dient und selbst als Werkzeug eingesetzt wird. Die Vielseitigkeit des Schnabeleinsatzes hat jedoch auch eine erhebliche Beweglichkeit des Vogelhalses zur Voraussetzung, worauf an entsprechender Stelle einzugehen ist.

Bewegungsapparat des Stammes

Der Skelett- und Muskelapparat des Stammes erfüllt bei Vögeln folgende spezifische Funktionen: a) Die lange Halswirbelsäule, ihre Gelenke und die komplizierte Halsmuskulatur helfen durch ihren hohen Beweglichkeitsgrad dem Schnabel, seine vielfältigen Leistungen als Greiforgan zu erfüllen. b) Die Festigkeit des Brustkorbs einschließlich der versteiften Brustwirbelsäule dient als Fixpunkt für die Flugbewegungen; in diese Funktion ist die besondere Konstruktion des Schultergürtels einbezogen. c) Das durch Verschmelzung von Einzelwirbeln versteifte Synsakrum und seine Verschmelzung mit den Beckenknochen liefern den für das bipede Laufen notwendigen Kraftüberträger. d) Brustkorb und Bauchwand formen zur Aufnahme der Eingeweide eine eiförmige Leibeshöhle. e) In diesem Bereich spielt die Atmungsmechanik eine beherrschende Rolle. f) Die reduzierte Schwanzwirbelsäule und die Schwanzmuskeln stehen zusammen mit den Steuerfedern im Dienst des Fliegens.

Insgesamt lassen sich diese Funktionen an zahlreichen Anpassungserscheinungen der Elemente des Bewegungsapparats, wie im folgenden beschrieben, ablesen.

Knochen des Stammes
(69)

Wirbelsäule

Die **Wirbelsäule,** *Columna vertebralis,* der Vögel ist in ihren einzelnen Abschnitten hochspezialisiert. Die Halswirbelsäule ist relativ lang und der Schnabel als Greiforgan erhält dadurch große Bewegungsfreiheit. Im Rumpfbereich ist die Wirbelsäule durch Ver-

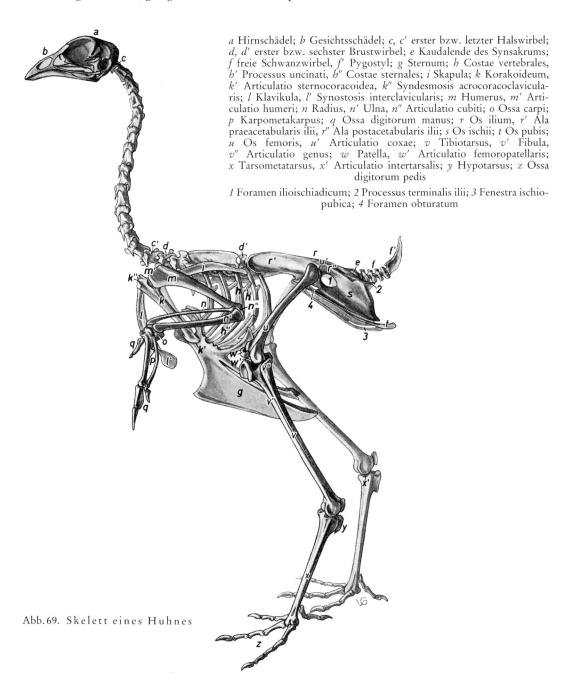

a Hirnschädel; *b* Gesichtsschädel; *c, c'* erster bzw. letzter Halswirbel; *d, d'* erster bzw. sechster Brustwirbel; *e* Kaudalende des Synsakrums; *f* freie Schwanzwirbel, *f'* Pygostyl; *g* Sternum; *h* Costae vertebrales, *h'* Processus uncinati, *h''* Costae sternales; *i* Skapula; *k* Korakoideum, *k'* Articulatio sternocoracoidea, *k''* Syndesmosis acrocoracoclavicularis; *l* Klavikula, *l'* Synostosis interclavicularis; *m* Humerus, *m'* Articulatio humeri; *n* Radius, *n'* Ulna, *n''* Articulatio cubiti; *o* Ossa carpi; *p* Karpometakarpus; *q* Ossa digitorum manus; *r* Os ilium, *r'* Ala praeacetabularis ilii, *r''* Ala postacetabularis ilii; *s* Os ischii; *t* Os pubis; *u* Os femoris, *u'* Articulatio coxae; *v* Tibiotarsus, *v'* Fibula, *v''* Articulatio genus; *w* Patella, *w'* Articulatio femoropatellaris; *x* Tarsometatarsus, *x'* Articulatio intertarsalis; *y* Hypotarsus; *z* Ossa digitorum pedis

1 Foramen ilioischiadicum; *2* Processus terminalis ilii; *3* Fenestra ischiopubica; *4* Foramen obturatum

Abb. 69. Skelett eines Huhnes

schmelzung zahlreicher Einzelwirbel (Notarium, Synsacrum) verfestigt als Anpassung an die Bedingungen des Fliegens und der Bipedie. Die Schwanzwirbelsäule wird reduziert und die letzten Wirbel sind als Grundlage für die Steuerfedern zum Pygostyl verschmolzen. Die Gesamtzahl der ursprünglichen Wirbelelemente beträgt zwischen 39 und 64.

Die Unterteilung der Wirbelsäule in Abschnitte bedarf einer Vorbemerkung: Die Grenze zwischen Hals- und Brustwirbeln wird durch die Lage der freien Rippen künstlich definiert: Leider sind zwei unterschiedliche Definitionen im Gebrauch: Der erste Brustwirbel ist nach der einen durch die Lage der ersten freien Rippe, nach der anderen durch die Lage der ersten vollständigen, d.h. mit dem Brustbein verbundenen Rippe gekennzeichnet. Beide Definitionen haben ihre Begründung; wir schließen uns im folgenden der ersteren an, weil bei funktioneller Betrachtung die ersten Rippen in den Bewegungsmechanismus der Atmung einbezogen sind.

Ein ontogenetischer Gesichtspunkt führt zur Gliederung des Synsakrums. Primär findet im Sakralbereich eine Vereinigung der Wirbelsäule mit dem Beckengürtel statt. In diesem primären Verschmelzungsbereich befinden sich die eigentlichen Sakralwirbel. In einem späteren Stadium kommt es nach kranial und kaudal durch weitere, sogen. sekundäre Verschmelzungen mit den Lendenwirbeln sowie einzelnen Brust- und Schwanzwirbeln zur Bildung des gesamten Synsakrums [Os lumbosacrale].

Im einzelnen sind deshalb im folgenden zu beschreiben: die Halswirbel, die Brustwirbel, das Synsakrum und die restlichen Schwanzwirbel.

Die Anzahl der **Halswirbel**, *Vertebrae cervicales*, ist relativ hoch (11 bis 24). Sie beträgt bei Huhn und Ente 14, bei Gans 17 und Taube 12.

Der erste Halswirbel, **Atlas** (70), ist schmal und ringförmig. Sein ventraler Anteil, *Corpus atlantis*, trägt eine kranial gerichtete halbmondförmige *Fossa condyloidea* zur Gelenkung mit dem Kondylus des Hinterhauptbeins.

Zur Artikulation mit dem Axis sind zwei Gelenkflächen angelegt: Kaudal gerichtet die konvexe *Facies articularis axis* und dorsal auf dem Körper die muldenartige *Facies articularis dentalis*, in der der Zahn des Axis schleift. Der dorsale, bogenförmige Anteil des Atlas, *Arcus atlantis*, überspannt das *Foramen vertebrale*. Erwähnenswert ist, daß ein dorsolateral prominierender *Processus articularis caudalis* mit dem Axis gelenkt. Eine *Incisura intervertebralis [arcus] caudalis* läßt den 2. Halsnerven durchtreten.

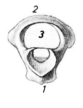
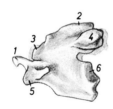

Abb. 70. Atlas eines Huhnes, Kranialansicht.
1 Corpus atlantis mit Fossa condyloidea; *2* Arcus atlantis; *3* Foramen vertebrale

Abb. 71. Axis eines Huhnes, Lateralansicht.
1 Dens axis; *2* Processus spinosus; *3* Processus articularis cranialis; *4* Processus articularis caudalis; *5* Corpus axis mit Facies articularis atlantica; *6* Facies articularis caudalis

Abb. 70 Abb. 71

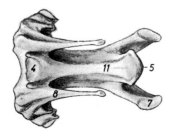
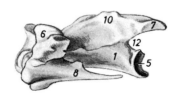
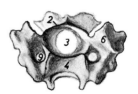

Abb. 72. Siebenter Halswirbel eines Huhnes, Ventral-, Lateral- und Kranialansicht.
1 Corpus vertebrae; *2* Arcus vertebrae; *3* Foramen vertebrale; *4* Facies articularis cranialis; *5* Facies articularis caudalis; *6* Processus articularis cranialis; *7* Processus articularis caudalis; *8* Processus costalis; *9* Foramen transversarium; *10* Processus spinosus; *11* Facies ventralis; *12* Incisura intervertebralis caudalis

Der 2. Halswirbel, *Axis* (71), besitzt einen langen Körper, *Corpus axis*, dessen kraniale Gelenkfläche, *Facies articularis atlantica*, muldenförmig gestaltet ist und von einem zapfenförmigen Fortsatz, dem *Dens axis*, überragt wird. Dieser trägt auf seiner Ventralfläche die gleichfalls auf dem Atlas schleifende *Facies articularis atlantica*. Die kaudale Gelenkfläche des Axis, *Facies articularis caudalis*, ist sattelförmig gestaltet: in latero-lateraler Richtung konvex, in dorso-ventraler Richtung konkav. Nach ventral wird in der Medianen die kielförmige *Crista* [Processus] *ventralis* entlassen. Über das Foramen vertebrale spannt sich der *Arcus axis* aus, der an der Basis der *Incisurae intervertebrales* [arcus] *cranialis* und *caudalis*, darüber die *Processus articularis cranialis* und *caudalis* und in der Medianen den plattenförmigen *Processus spinosus* [dorsalis] trägt.

Die nachfolgenden Halswirbel (dritter bis letzter) sind annähernd gleichartig gestaltet (72). Ihre Körper nehmen von kranial nach kaudal an Länge leicht ab und an Stärke zu. Die Gelenkflächen sind stets sattelförmig gestaltet, die *Facies articularis cranialis* in laterolateraler Richtung konkav und in dorsoventraler Richtung konvex, die *Facies articularis caudalis* zeigt umgekehrte Verhältnisse. Eine *Crista* [Processus] *ventralis* findet sich nur an den ersten und letzten Halswirbeln.

Im mittleren Halsabschnitt werden paarige *Processus carotici* abgezweigt, zwischen denen ein *Sulcus caroticus* die beidseitigen Aa. caroticae internae führt; die Processus carotici können sich bei einigen Vogelarten zu einem Bogen schließen. Der deutliche *Processus transversus* überbrückt an seiner Basis ein weites *Foramen transversarium;* die Aneinanderreihung aller Foramina transversaria der Halswirbel ergibt den *Canalis transversarius*, der die A. und V. vertebralis und einen Zweig des N. sympathicus führt. Der Processus transversus entläßt kaudalwärts den spitzen *Processus costalis*, der ihm bei Jungvögeln nur ligamentös angefügt ist. Die *Processus articulares cranialis et caudalis* sind kräftig entwickelt und der *Arcus vertebrae* zeigt an allen Halswirbeln tiefe *Incisurae intervertebrales* [arcus] *craniales* et *caudales* sowie an den ersten und letzten Halswirbeln *Processus spinosi* [dorsales].

<small>Vergleichend-anatomisch ist erwähnenswert, daß bei Vogelarten, die durch das plötzliche Vorstoßen des Schnabels ihre Beute fangen (Schleudermechanismus), ein Einzelwirbel am Übergang vom oberen zum mittleren Drittel des Halses verlängert ist. An ihm setzen besonders differenzierte Muskeln an und die stoßartige Streckung des Halses erfolgt an dieser einen Stelle.</small>

Die **Brustwirbel**, *Vertebrae thoracicae* (73), sind durch ihre Verbindung mit den Rippen definiert (auf die abweichende Definition einiger Autoren, wonach der erste Brustwirbel mit der ersten „kompletten" Rippe artikulieren soll, wurde hingewiesen). Die Anzahl der Wirbel beträgt bei Huhn und Taube 7, bei Gans und Ente 9. Von diesen sind bei einigen

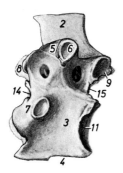
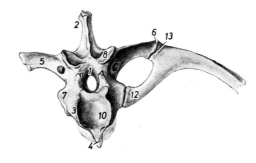

Abb. 73. Zweiter Brustwirbel einer Gans, Lateral- und Kranialansicht.

1 Arcus vertebrae; *2* Processus spinosus; *3* Corpus vertebrae; *4* Crista ventralis; *5* Processus transversus; *6* Fovea costalis für das Tuberculum costae; *7* Fovea costalis für das Caput costae; *8* Processus articularis cranialis; *9* Processus articularis caudalis; *10* Facies articularis cranialis; *11* Facies articularis caudalis; *12* Caput costae; *13* Tuberculum costae; *14* Incisura intervertebralis cranialis; *15* Incisura intervertebralis caudalis

Vogelarten durch Ankylose (Versteifung) zwei bis fünf Wirbel zu einem starren System verschmolzen. Man nennt diesen Abschnitt *Notarium* oder *Os dorsale* (74/2). Unter unseren Hausvögeln kommt ein Notarium bei Hühnervögeln (Huhn, Truthuhn, Wachtel) und bei Tauben vor, und es umfaßt den 2. bis 5. Brustwirbel. Bei diesen Vogelarten sind der 1. und der 6. Brustwirbel selbständig, während der 7. bereits mit dem Synsakrum verschmolzen ist. Bei anderen Vogelarten findet sich in dieser Region die Tendenz zur Verknöcherung von Bändern und Sehnen.

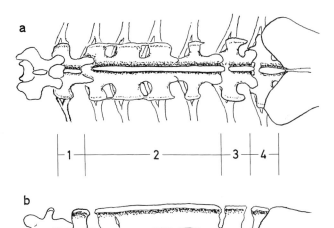

Abb. 74. Brustwirbel einer Zuchtwachtel, Dorsal- (*a*) und Lateralansicht (*b*).

1 Erster Brustwirbel; *2* Notarium; *3* sechster Brustwirbel; *4* siebenter Brustwirbel als Teil des Synsakrums

Abgesehen vom Verschmelzungsbereich tragen die Wirbelkörper sattelförmige Gelenkflächen und deutliche *Cristae* [Processus] *ventrales*. Diese sind im Abschnitt des Notariums zu einer durchgehenden, jedoch mit großen Perforationen versehenen Platte vereinigt. Der Wirbelkörper besitzt jederseits eine *Fovea costalis* zur Artikulation mit dem Rippenkopf. Auf dem breiten *Processus transversus* findet sich eine Gelenkfläche für den Rippenhöcker. Die Dornfortsätze sind relativ hoch und am Notarium zu einer *Crista dorsalis* zusammengeflossen. Am Notarium treten zudem *Foramina intervertebralia* für den Austritt der Spinalnerven

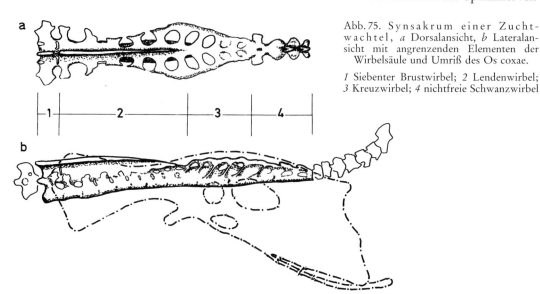

Abb. 75. Synsakrum einer Zuchtwachtel, *a* Dorsalansicht, *b* Lateralansicht mit angrenzenden Elementen der Wirbelsäule und Umriß des Os coxae.

1 Siebenter Brustwirbel; *2* Lendenwirbel; *3* Kreuzwirbel; *4* nichtfreie Schwanzwirbel

Abb. 76 bis 78. Kaudalabschnitt der Wirbelsäule und Ossa coxae von Huhn (76), Gans (77) und Taube (78), Ventralansicht.

1 Zweiter Brustwirbel (Huhn); *2* fünfter Brustwirbel; *3* sechster Brustwirbel; *4* siebenter Brustwirbel; *5* achter und neunter Brustwirbel (Gans); *6* Lendenwirbel; *7* Sulcus ventralis synsacri; *8* Kreuzwirbel; *9* nichtfreie Schwanzwirbel *10* freie Schwanzwirbel; *11* Pygostyl

A, A' Os ilium mit *A* Ala praeacetabularis und *A'* Ala postacetabularis; *B* Os ischii; *C* Os pubis

a Fossa renalis; *b* Processus antitrochantericus (Huhn, Taube); *c* Foramen ilioischiadicum; *d* Processus terminalis ilii; *e* Processus terminalis ischii; *f* Fenestra puboischiadica; *g* Foramen obturatum; *h* Tuberculum praeacetabulare; *i* Acetabulum; + Zugänge zum Canalis iliosynsacralis

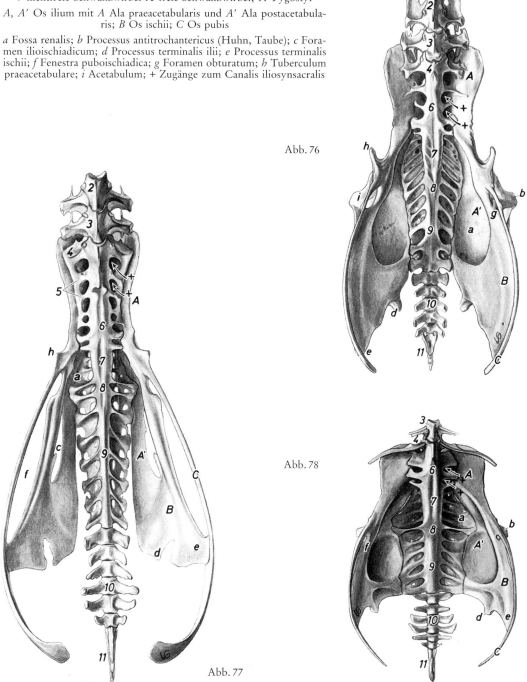

Abb. 76

Abb. 78

Abb. 77

auf, und auch die zu einer Platte zusammengeflossenen *Processus transversi* besitzen *Foramina intertransversaria*, um die Dorsaläste der Spinalnerven passieren zu lassen. Der *Canalis vertebralis* wird im Abschnitt des Notariums zum *Canalis notarii*.

Das **Synsacrum** *[Os lumbosacrale]* (75–78), ein starrer Wirbelsäulenabschnitt, der das Dach des Beckens bildet, ist bei den verschiedenen Vogelarten aus 9–22 Einzelwirbeln entstanden. Zunächst sind nur die primären 2 bis 3 Kreuzwirbel als Kraftüberträger von der Beckengliedmaße auf den Rumpf zuständig gewesen. Sekundär hat sich der Verschmelzungsprozeß nach kranial und kaudal ausgeweitet. Deshalb zeigt das Synsakrum abschnittsweise sehr unterschiedliche Eigentümlichkeiten. Die Körper der Einzelwirbel sind unterschiedlich kräftig, jedoch beim adulten Vogel kaum voneinander durch Querleisten getrennt. Die *Extremitas cranialis* und die *Extremitas caudalis* begrenzen das Synsakrum von den benachbarten freien Wirbeln. Auf der *Facies ventralis* ist eine *Crista ventralis* nur im kranialen und kaudalen Abschnitt angedeutet, im breiten mittleren Abschnitt ist ein *Sulcus ventralis synsacri* gebildet. Dieser bezeichnet etwa den Abschnitt, in dem der *Canalis vertebralis [synsacri]* erweitert ist, um die Intumescentia lumbosacralis aufzunehmen. Seitlich verlassen in regelmäßigen Abständen die *Foramina intervertebralia*, meist in Form kleinerer Doppelöffnungen, den Wirbelkanal; sie deuten die Grenzlinien der ehemaligen Einzelwirbel an. Dazwischen sind vereinzelt Knochenspangen als *Processus costales*, im vorderen Bereich auch ein oder zwei echte Rippen angelagert.

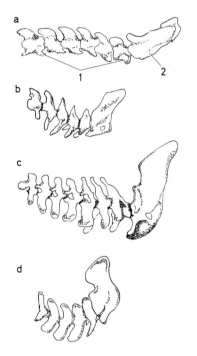

Abb. 79. Schwanzskelett mit unterschiedlicher Stellung des Pygostyls, Lateralansicht.

a Zuchtwachtel; *b* Blaustirnamazone (*Amazona aestiva*); *c* Würgfalke (*Falco cherrug*); *d* Haustaube

1 freie Schwanzwirbel; *2* Pygostyl

Die *Processus transversi* formen eine mehr oder weniger durchlaufende Spange, die mit dem Ilium in Verbindung tritt und verschmilzt. Die *Processus dorsales* sind meistens im kranialen Abschnitt des Synsakrums kräftig, bei manchen Vogelarten als Platte, *Crista dorsalis*, ausgebildet und mit der Ala praeacetabularis ilii beider Seiten zur *Crista iliosynsacralis* vereint. Dadurch entsteht zu beiden Seiten der Crista dorsalis ein im Querschnitt dreiseitiger Kanal, der *Canalis iliosynsacralis*.

Die **Schwanzwirbel**, *Vertebrae caudales*, sind zum Teil frei, bei den Hausvögeln etwa 6 bis 7 in der Zahl. Ihre Querfortsätze sind deutlich ausgebildet. Das Ende der Wirbelsäule wird durch das Zusammenfließen von mehreren (4 bis 6) Anlagen zum *Pygostyl [Coccyx]* dargestellt. Bei schwanzlosen Hühnerrassen (Kaulhühner) ist die Anzahl der Schwanzwirbel reduziert und das Pygostyl fehlt vollständig. Das pflugscharähnliche Pygostyl trägt an seiner *Basis pygostyli* die *Facies articularis cranialis* und endet spitz mit dem *Apex pygostyli*. Die Stellung des Pygostyls im Verhältnis zur Sagittalebene ist recht variabel (79). Im Gegensatz zu den Säugern durchzieht der Canalis vertebralis die gesamte Wirbelsäule, und somit findet sich auch im Pygostyl ein Anteil des *Canalis vertebralis [pygostyli]*.

Rippen

Die **Rippen**, *Costae* (80), der Vögel kommen grundsätzlich in zwei Formen vor. In k o m -
p l e t t e r F o r m sind sie zweigliedrig und bestehen aus einem vertebralen Anteil, *Costa vertebralis,* und einem sternalen Anteil, *Costa sternalis,* und sie erreichen direkt oder indirekt den Margo costalis sterni. Als n i c h t k o m p l e t t e (asternale) R i p p e n gelten dagegen solche, die nur aus dem vertebralen Anteil, *Costa vertebralis,* bestehen. Sie enden frei in der Körperwand. In der Regel (81) sind die erste und zweite Rippe, seltener noch die dritte,

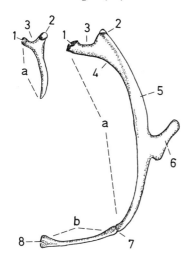

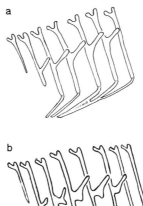

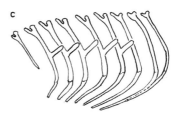

Abb. 80. E r s t e (eingliedrige) u n d v i e r t e (zweigliedrige)
Rippe einer Gans.

a Costa vertebralis; *b* Costa sternalis

1 Caput costae; *2* Tuberculum costae; *3* Incisura capitulotubercularis; *4* Angulus costae; *5* Corpus costae; *6* Processus uncinatus; *7* Synchondrosis intercostalis; *8* Facies articularis sternalis

Abb. 81. R i p p e n e i n e r K ö r p e r s e i t e, schematisiert.

a Zuchtwachtel; *b* Papagei *(Amazona aestiva); c* Hausente

inkomplett, die letzte Rippe kann ebenfalls inkomplett sein, doch in den meisten Fällen ist der sternale Anteil zwar ausgebildet, endet aber nicht am Sternum direkt, sondern an der vor ihr liegenden Costa sternalis. Die letzte und eventuell vorletzte Rippe kann vom Synsakrum stammen und sich auch mit der Ala praeacetabularis ilii verbinden. Unter den Nutzvögeln besitzen H u h n und T a u b e 7, G a n s und E n t e 9 Rippenpaare. Die *Costa vertebralis* beginnt proximal mit einem *Caput [Capitulum] costae* und einem *Tuberculum costae,* die beide weit voneinander durch die *Incisura capitulotubercularis* getrennt sind. Mit entsprechenden Gelenkflächen artikuliert jede Rippe zweifach, nämlich am Körper und am Querfortsatz des gleichzähligen Brustwirbels. Mittels eines *Angulus costae* knickt die Rippe in das *Corpus costae* ab. Dieses trägt, mit Ausnahme meistens der ersten Rippe und der zwei (Huhn, Taube) bzw. drei (Gans, Ente) letzten Rippen, einen *Processus uncinatus,* der als kaudodorsal gerichteter Fortsatz sich der Lateralfläche der nächstfolgenden Rippe anlegt und zur Festigung des Brustkorbes beiträgt. Mit einander zugekehrten Kontaktflächen stoßen *Costa vertebralis* und *Costa sternalis* in einem kranial offenen Winkel in der *Synchondrosis intercostalis* zusammen.

Die *Costa sternalis* endet mit einer (oder zwei) Gelenkfacette(n), *Facies articularis sternalis,* auf dem Margo costalis sterni.

Brustbein

Das **Brustbein**, *Sternum*, ist bei Vögeln ein großer, platter Knochen, der ausgedehnte Abschnitte der ventralen Rumpfwand stützt. In seiner Form weist er große vogelartliche Variabilität und eine Anpassung an das Flugvermögen auf.

Obwohl das Brustbein der adulten Vögel ein einheitliches Skelettstück darstellt, läßt es sich zur Deskription in drei Abschnitte gliedern: der horizontal liegende Körper, *Corpus sterni*, der kraniomedian vorragende Schnabel, *Rostrum sterni*, und der nach ventral ausgezogene Kiel, *Carina sterni*.

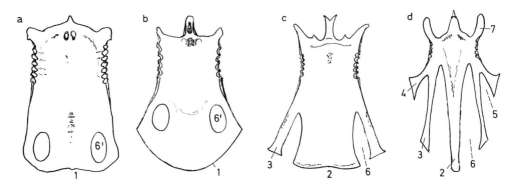

Abb. 82. Brustbeine verschiedener Vogelarten, auf gleiche Größe gebracht, Facies visceralis sterni.
a Würgfalke *(Falco cherrug)*; *b* Wellensittich *(Melopsittacus undulatus)*; *c* Kanarienvogel *(Serinus canaria)*; *d* Zuchtwachtel
1 Margo caudalis (ungeteilt); *2* Trabecula mediana; *3* Trabecula intermedia; *4* Trabecula lateralis; *5* Incisura lateralis; *6* Incisura medialis, *6'* Fenestra medialis; *7* Processus craniolateralis

Das *Corpus sterni* trägt an seinem kranialen Rand, *Margo cranialis*, eine beidseitige Gelenkrinne, *Sulcus articularis coracoideus*, zur Artikulation mit dem Rabenschnabelbein. Der Lateralrand, *Margo costalis* [lateralis], dient dem Ansatz der Costae sternales und ist dazu mit querverlaufenden Leisten, *Processus costales*, und Rinnen, *Incisurae intercostales*, ausgestattet. Zwischen Margo cranialis und Margo costalis strebt ein kräftiger Knochenstab, *Processus craniolateralis*, vor und beteiligt sich an der Begrenzung des vorderen Brustkorbzugangs. Der *Margo caudalis* (82) des Corpus sterni ist sehr variabel gestaltet. Er ist entweder glatt, querlaufend bei vielen Greifvögeln, bogenförmig bei Papageien, oder er trägt einen oder zwei Fortsätze, die durch tiefe Inzisuren oder Fensterung getrennt sind. Bei Hühnervögeln ist diese Unterteilung stark. Eine unpaare, kaudal ausgezogene *Trabecula mediana* wird von der parallel laufenden *Trabecula intermedia* durch die sehr tiefe *Incisura medialis* getrennt. Von der Basis der Trabecula intermedia strebt lateral die *Trabecula lateralis s. Processus thoracicus* ab; zwischen beiden schneidet die *Incisura lateralis* ein. Bei der Taube und anderen sind Trabecula mediana und Trabecula intermedia nur durch eine ovale *Fenestra medialis* getrennt, während die Trabecula lateralis wie beim Huhn sich den Rippen lateral anlegt. Gans und Ente besitzen keine Trabecula lateralis. Die Abtrennung von Trabecula mediana und Trabecula intermedia erfolgt durch eine bei der Ente spitz, bei der Gans stumpf endende *Incisura medialis*, die sich bei älteren Gänsen schließen kann und so zur *Fenestra medialis* wird. Inzisuren und Fensterungen werden durch Membranen geschlossen. Die Innenfläche des Corpus sterni, *Facies visceralis sterni*, bildet die Auflage für Herz und Leber, so daß sie in eine *Pars cardiaca* und *Pars hepatica* zu unterteilen ist. In der Pars cardiaca findet sich als grubige Vertiefung ein *Foramen pneumaticum*, seitlich davon sind weitere *Pori*

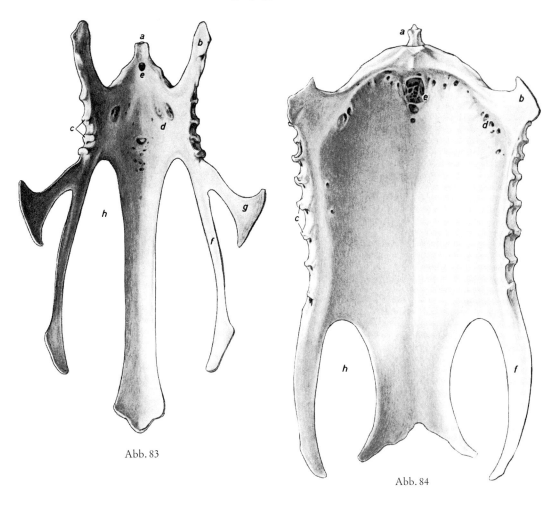

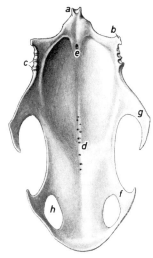

Abb. 83 bis 85. **Brustbeine eines Huhnes (83), einer Gans (84) und einer Taube (85)**, Facies visceralis.

a Rostrum sterni; *b* Processus craniolateralis; *c* Margo costalis; *d* Pori pneumatici; *e* Foramen pneumaticum; *f* Trabecula intermedia; *g* Trabecula lateralis (Huhn, Taube); *h* Incisura (Huhn, Gans) bzw. Fenestra (Taube) medialis

pneumatici gelegen. Sie alle lassen Divertikel des klavikulären Luftsacks in den vorderen, somit pneumatisierten Teil des Corpus sterni eintreten; bei Greifvögeln ist auch der hintere Teil des Sternums pneumatisiert. Die Außenfläche des Corpus sterni dient als Ansatzfläche für die Flugmuskulatur und wird deshalb *Facies muscularis sterni* genannt.

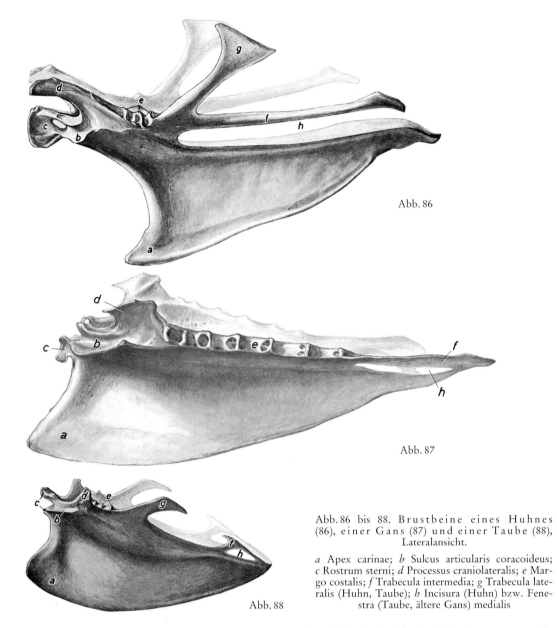

Abb. 86 bis 88. Brustbeine eines Huhnes (86), einer Gans (87) und einer Taube (88), Lateralansicht.

a Apex carinae; *b* Sulcus articularis coracoideus; *c* Rostrum sterni; *d* Processus craniolateralis; *e* Margo costalis; *f* Trabecula intermedia; *g* Trabecula lateralis (Huhn, Taube); *h* Incisura (Huhn) bzw. Fenestra (Taube, ältere Gans) medialis

In der Mitte des Margo cranialis sterni erhebt sich schiffschnabelähnlich das *Rostrum sterni*. Es entspringt entweder in ein oder zwei Stegen: *Spina interna* und *Spina externa*. Stoßen, wie bei Hühnern, beide Spinae kranial zusammen, dann umfassen sie ein querverlaufendes *Foramen rostri*. Gans, Ente und viele andere besitzen nur eine Spina externa.

Auf der Außenfläche des Sternumkörpers, Facies muscularis sterni, erhebt sich als schiffskielförmige sagittale Leiste die *Carina sterni* (früher Crista sterni). Sie dient als Flächenvergrößerung für den Ansatz des M. pectoralis. Bei den großen Laufvögeln (89) fehlt die Carina. Deshalb werden sie und andere als Flachbrustvögel, Ratiten, bezeichnet. Sie nehmen unter den Vogelarten eine Sonderstellung ein (Näheres siehe Lehrbücher der Zoologie). Ihnen werden die Kielbrustvögel, Karinaten, gegenübergestellt. Die Carina sterni ist durch den freien *Margo cranialis* und *Margo ventralis*, die in dem *Apex carinae* zusammenstoßen, berandet. Die Seitenfläche, *Facies lateralis carinae*, bietet dem M. pectoralis und M. supracoracoideus Ursprung.

Abb. 89. Brustbeine in Relation zum Skelett bei (a) einem Ratiten (Strauß, Struthio camelus) und (b) einem Karinaten (Haustaube)

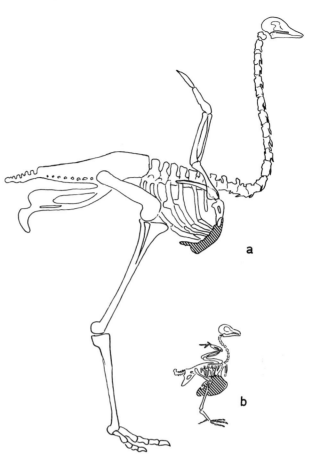

Vergleichend ist erwähnenswert, daß bei einigen Kranichvögeln die stark verlängerte Luftröhre schlingenförmig in die Carina eindringt. Beim Schopfhuhn *(Opisthocomus cristatus)* wird wegen der unförmigen Erweiterung des Reibekropfs die Carina im kranialen Bereich zurückgebildet.

Cavum thoracis [Cavitas thoracica]

(90)

Aus dem bisher Gesagten ergibt sich, daß die Brustwirbelsäule, die Rippen und das Brustbein, einen Raum umschließen, der Herz, Lunge, Leber, Teile des Verdauungskanals und Luftsackdivertikel enthält. Sein Eingang, die *Apertura thoracis [thoracica] cranialis,* wird von den Rabenschnabelbeinen und dem Gabelbein sowie dem ersten Rippenpaar, dem ersten Brustwirbel, dem Margo cranialis und Rostrum sterni und den Processus craniolaterales flankiert. Die *Apertura thoracis [thoracica] caudalis* wird vom letzten Brustwirbel, somit dem vorderen Anteil des Synsakrums, vom letzten Rippenpaar und dem mehr oder weniger stark unterteilten Margo caudalis sterni umrahmt. Durch die Abwinkelung der zweigeteilten Rippen, das Übergreifen der Processus uncinati und eventuell die Trabecula lateralis sterni ist eine gewisse Stabilität des Brustkorbes erreicht, der jedoch unter der Atembewegung (siehe dort) eine Kippbewegung auszuführen in der Lage ist.

Gelenke der Wirbelsäule und der Rippen, Juncturae columnae vertebralis et costarum

Das erste Kopfgelenk, die **Articulatio atlantooccipitalis,** ist bei Vögeln das vornehmliche Drehgelenk des Kopfes. Hier artikuliert der knopfartige Condylus occipitalis in der bei manchen Arten napfförmigen, bei anderen halbmondförmigen Fossa condyloidea des Atlas. Zur Vervollständigung einer Grube wird dem Atlaskörper die *Fibrocartilago atlantis* zugefügt. Die *Membrana atlantooccipitalis* verstärkt die Gelenkkapsel.

Das zweite Kopfgelenk besteht bei den meisten Vögeln aus zwei getrennten Gelenken, **Articulationes atlantoaxiales.** Einerseits artikuliert der Körper des Axis mit dem des Atlas; andererseits schleift der Zahn des Axis auf der Facies articularis dentalis des Atlas. Ein

Quer- und Längsband fixieren den Zahn auf dem Atlas. Zudem schränken zwei Kollateralbänder und zwei Gelenke zwischen den Gelenkfortsätzen von Atlas und Axis die Beweglichkeit im zweiten Kopfgelenk deutlich ein; bei einigen Vogelarten findet in diesem Gelenk gar keine Bewegung statt.

Die weiteren **Articulationes intervertebrales** *[intercorporae]* sind Sattelgelenke. Zwischen den Körpern der Halswirbel bestehen s y n o v i a l e Gelenke, die durch *Menisci intervertebrales* unvollständig geteilt sind. Inmitten des Meniscus intervertebralis findet sich eine Perforation, *Fenestra centralis*. Die Fenestra wird durch ein zwischen den benachbarten Wirbelkörpern in sagittaler Richtung verlaufendes *Lig. suspensorium* passiert. Im Brustwirbelbereich bestehen, von den freien Wirbeln abgesehen, Ankylosen. Bei Vogelarten, die kein Notarium besitzen, sind die Wirbel verzahnt und ihre Bänder neigen zur Ossifikation. Im Bereich des Synsakrums und des Pygostyls besteht eine totale Ankylosierung. Dagegen sind die freien Schwanzwirbel durch Disci intervertebrales s p a l t f r e i verbunden; synoviale Gelenkhöhlen fehlen.

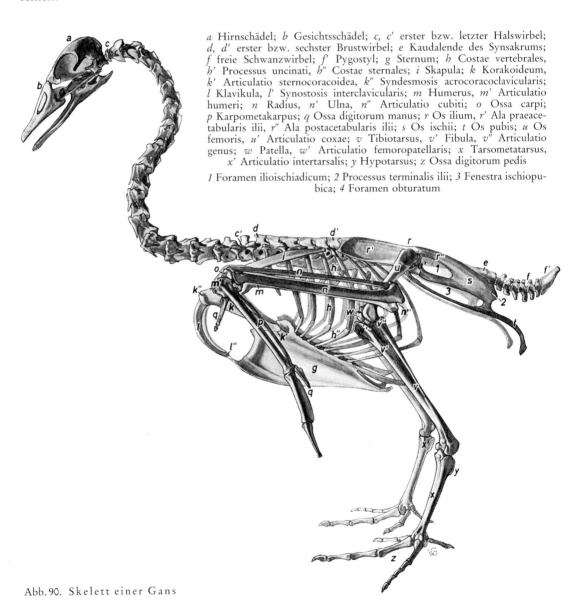

a Hirnschädel; *b* Gesichtsschädel; *c, c'* erster bzw. letzter Halswirbel; *d, d'* erster bzw. sechster Brustwirbel; *e* Kaudalende des Synsakrums; *f* freie Schwanzwirbel; *f'* Pygostyl; *g* Sternum; *h* Costae vertebrales, *h'* Processus uncinati, *h''* Costae sternales; *i* Skapula; *k* Korakoideum, *k'* Articulatio sternocoracoidea, *k''* Syndesmosis acrocoracoclavicularis; *l* Klavikula, *l'* Synostosis interclavicularis; *m* Humerus, *m'* Articulatio humeri; *n* Radius, *n'* Ulna, *n''* Articulatio cubiti; *o* Ossa carpi; *p* Karpometakarpus; *q* Ossa digitorum manus; *r* Os ilium, *r'* Ala praeacetabularis ilii, *r''* Ala postacetabularis ilii; *s* Os ischii; *t* Os pubis; *u* Os femoris, *u'* Articulatio coxae; *v* Tibiotarsus, *v'* Fibula, *v''* Articulatio genus; *w* Patella, *w'* Articulatio femoropatellaris; *x* Tarsometatarsus, *x'* Articulatio intertarsalis; *y* Hypotarsus; *z* Ossa digitorum pedis

1 Foramen ilioischiadicum; *2* Processus terminalis ilii; *3* Fenestra ischiopubica; *4* Foramen obturatum

Abb. 90. S k e l e t t e i n e r G a n s

Des weiteren sind die Processus articulares benachbarter freier Wirbel über synoviale Gelenke [Articulationes zygapophysiales] verbunden.

Der **Bandapparat der Wirbelsäule** besteht aus kurzen Längs-, Quer- und Schrägbändern, die überwiegend elastischer Natur sind; über sie berichten Spezialarbeiten.

Die Rippen sind teils durch Bandhafte, teils durch echte Gelenke mit dem Brustwirbel und dem Sternum verbunden. S y n d e s m o s e n bestehen a) am Caput costae (Syndesmosis capitis costae) und b) zwischen dem vertebralen und sternalen Anteil der Rippe (Syndesmosis intercostalis). E c h t e G e l e n k e, die von einer engen Gelenkkapsel umgeben sind, finden sich a) zwischen Tuberculum costae und Processus transversus (Articulatio costotransversaria) und b) zwischen Facies articularis sternalis der Costa sternalis und der Facies articularis costalis auf dem Margo costalis sterni (Articulatio sternocostalis).

Der Processus uncinatus kann mit der nächstfolgenden Rippe durch ein *Ligamentum triangulare*, in einigen Fällen auch knöchern verbunden sein.

Muskeln des Stammes

Halsmuskeln, Mm. colli

Die Halsmuskulatur der Vögel (91, 92) erscheint kompliziert gegliedert, weil neben kurzen, einzelne Segmente überbrückenden Muskelelementen auch lange, sich in viele Bäuche oder Endsehnen aufspaltende Muskelgruppen bestehen. Diese Art der Muskelanordnung erlaubt jedoch, die fein abgestimmten Bewegungen des Halses auszuführen. Nach t o p o g r a p h i s c h e n Gesichtspunkten können eine dorsale und eine ventrale Muskelgruppe, laterale Halsmuskeln und die postkranialen Halsmuskeln unterschieden werden. Zu den p o s t k r a n i a l e n M u s k e l n (91) gehören der *M. complexus* (—/1), der *M. splenius capitis* (—/2), der *M. rectus capitis dorsalis* (—/3), der *M. rectus capitis lateralis* (—/4) und der *M. rectus capitis ventralis* (—/5). Auch der *M. biventer cervicis* (—/6) greift auf den Kopf über. Diese Muskeln sorgen für die Bewegung im ersten Kopfgelenk und der vorderen Halswirbel untereinander.

Zur d o r s a l e n M u s k e l g r u p p e gehören der *M. biventer cervicis* (—/6), der *M. longus colli dorsalis* (—/7–7‴) in seinen vier Teilen und die *Mm. intercristales* (—/8″) als Strecker und Dorsalbeuger der Halswirbelsäule. Zur l a t e r a l e n H a l s m u s k u l a t u r sind die *Mm. intertransversarii* (—/8) und *Mm. inclusi* (—/8′) sowie als kraniale Vertreter des langen

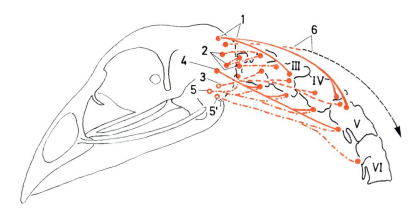

Abb. 91. W i r k u n g s l i n i e n d e r p o s t k r a n i a l e n H a l s m u s k e l n d e s H u h n e s.

1 M. complexus; *2* M. splenius capitis; *3* M. rectus capitis dorsalis; *4* M. rectus capitis lateralis; *5, 5′* M. rectus capitis ventralis: *5* Pars medialis, *5′* Pars lateralis; *6* kranialer Bauch des M. biventer cervicis

III, IV, V, VI entsprechende Halswirbel

Rückenstreckers, *Mm. iliocostalis et longissimus dorsi* (—/11), seine auf den Hals übergreifenden Teile, nämlich der *M. cervicalis ascendens* (—/11") und der *M. thoracicus ascendens* (—/11') zu zählen. Diese Muskeln sorgen für Seitwärtsbewegungen des Halses und können ihn teilweise drehen. Die ventrale Muskelgruppe ist durch den *M. longus colli ventralis* (—/9) sowie den *M. flexor colli lateralis* und *M. flexor colli medialis* (—/10) vertreten. Ihnen fällt die Aufgabe zu, den Hals zu beugen und zu strecken.

Nach funktionellen Gesichtspunkten läßt sich der Hals, der in seiner Ausgangsstellung als S-förmig gekrümmt anzusehen sei, in drei Abschnitte einteilen: Der erste Abschnitt umfaßt die ersten 4 bis 5 Halswirbel; er ist bereits ventral gekrümmt und kann eine weitere starke Ventralflexion, aber keine über die Geradstreckung hinausreichende Dorsalbiegung ausführen. Der zweite Abschnitt reicht bis etwa zum 10. Halswirbel und ist relativ gerade; in ihm ist eine starke Dorsalflexion möglich. Der dritte Abschnitt umfaßt die letzten 3 bis 4 Halswirbel und ist in der Ausgangslage dorsal gekrümmt; in ihm ist wieder eine Ventralflexion vorherrschend, doch können auch in geringerem Maße eine weiterreichende Dorsalflexion und beträchtliche Seitwärtsbewegungen ausgeführt werden.

Die Innervation der Halsmuskulatur erfolgt durch die zervikalen Spinalnerven. Nur der erwähnte *M. iliocostalis et longissimus dorsi* wird durch thorakale Spinalnerven versorgt.

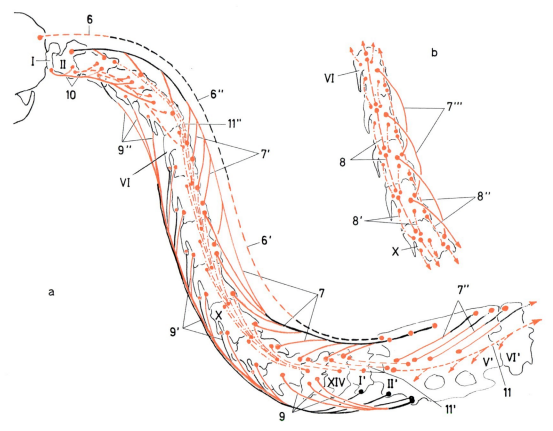

Abb. 92. Wirkungslinien der Halsmuskeln des Huhnes.

a oberflächliche, *b* tiefe Lage

6–6" M. biventer cervicis: *6* kranialer Bauch, *6'* kaudaler Bauch, *6"* Zwischensehne; *7–7'''* M. longus colli dorsalis: *7* Pars caudalis, *7'* Pars cranialis, *7"* Pars thoracica, *7'''* Pars profunda; *8* Mm. intertransversarii, *8'* Mm. inclusi, *8"* Mm. intercristales; *9–9"* M. longus colli ventralis: *9* kaudale Portion, *9'* mittlere Portion, *9"* kraniale Portion; *10* M. flexor colli lateralis und M. flexor colli medialis; *11* M. iliocostalis et longissimus dorsi, *11'* M. thoracis ascendens, *11"* M. cervicalis ascendens

I, II, VI, X, XIV entsprechende Halswirbel; *I', II', V', VI'* entsprechende Brustwirbel

Einzelbeschreibung der Halsmuskeln

Der **M. complexus** (91/1; 96/4) entspringt als kräftiger, platter Muskel beim Huhn am Processus articularis caudalis des 4. und am Processus articularis cranialis des 5. Halswirbels. Zusätzlich kommt eine Muskelzacke von der Seitenfläche des 3. Halswirbels hinzu. Mit dem gleichnamigen Muskel der anderen Körperseite trifft er sich schon vor seinem Ansatz am Os supraoccipitale in der Medianen. Er bedeckt den kranialen Bauch des M. biventer cervicis zum Teil oder vollständig. Bei der Taube kommt der Muskel vom 3. und 4. Halswirbel, bei der Ente vom 3. bis 5. Halswirbel. Der Ansatz neben der Medianen am Os supraoccipitale erstreckt sich bei der Ente entlang der Crista nuchalis transversa kaudolateral und ist hier vom M. depressor mandibulae bedeckt.

▶ Funktion: Bei einseitiger Kontraktion bewirkt der Muskel eine Seitwärtsdrehung des Kopfes, bei beidseitiger Kontraktion erfolgt ein Heben und Strecken des Kopfes. Besondere Beachtung hat der Muskel beim schlupffreien Küken erlangt. In der angloamerikanischen Literatur wird er als „hatching muscle" bezeichnet, weil er offensichtlich eine besondere Rolle beim Schlupf spielt. Tatsächlich schwillt der M. complexus wie auch das benachbarte Gewebe ein paar Tage vor dem Schlupf an. Am Tage des Schlupfes hat er seine größte Ausdehnung (mehr als das 4fache) erreicht, wenige Tage danach ist er auf seine Normalgröße zurückgeschrumpft. Zur Bedeutung des Phänomens existieren mehrere Hypothesen, auf die hier nicht eingegangen werden kann. Tatsache ist, daß der Eizahn (wie ein Diamant) die Kappe der Eischale herausschneidet, wobei eine nach links gerichtete Drehbewegung des Körpers um die eigene Achse ausgeführt wird. Die Körperdrehung erfolgt unter abwechselnder Streckung der Gliedmaßen. Das Andrücken des Schnabels an die Kalkschale obliegt dem kopfstreckenden M. complexus, in dem neben größten Mengen an Phosphor und Lipid auch 2 Varianten des Myosins gefunden wurden, neonatales und adultes Myosin. Das letztere beträgt zum Zeitpunkt des Schlupfes das Mehrfache der Myosinmenge in der übrigen Skelettmuskulatur (FEHÉR, 1988).

Der **M. splenius capitis** (91/2) liegt als kräftiger Muskel unter dem M. biventer cervicis und M. complexus. Er entspringt beim Huhn mit einem Bauch am Processus dorsalis axis. Unter fächerartiger Ausbreitung in eine laterale und mediale Portion inseriert er breit am Os supraoccipitale. Ein zweiter Bauch entspringt am Arcus atlantis; er inseriert gemeinsam mit der lateralen Portion des vorigen am Os supraoccipitale. Ein dritter Bauch kommt vom Processus dorsalis des 3. Halswirbels, zieht über den Processus articularis caudalis axis und inseriert sehnig lateral am Atlas. Bei der Taube verhält sich der Muskel ähnlich. Bei der Ente ist die Unterteilung in Einzelbäuche noch deutlicher. Zudem kann auch der 4. Halswirbel als Ursprung dienen.

▶ Funktion: Der Muskel hebt und streckt den Kopf, bei einseitiger Kontraktion dreht er ihn.

Der **M. rectus capitis dorsalis** (91/3) entspringt bei Huhn und Ente mit Muskelzacken am Processus articularis cranialis des 5. Halswirbels, an der Lateralfläche des 4. und des 3. Halswirbels, am Processus articularis caudalis axis und mit wenigen Fasern noch am Atlas. Alle Zacken vereinigen sich und ziehen in einer kräftigen Sehne, die dorsal des M. rectus capitis ventralis zu liegen kommt, an die Lamina basiparasphenoidalis. Bei der Taube fehlt die Zacke vom 5. Halswirbel, sonst ähnelt er dem Muskel des Huhnes.

▶ Funktion: Er beugt den Kopf.

Der plattenförmige **M. rectus capitis lateralis** (91/4; 96/5) entspringt beim Huhn mit kurzen Sehnen an der Ventralfläche des 5. bis 2. Halswirbels. Er inseriert am Os exoccipitale. Bei der Taube erstreckt sich der Ursprung vom 4. bis 1. Halswirbel, bei der Ente vom 4. oder 5. bis 2. Halswirbel.

▶ Funktion: Der Muskel dreht und hebt den Kopf und streckt den ersten Abschnitt der Halswirbelsäule.

Der **M. rectus capitis ventralis** (91/5,5′; 96/6) kommt beim Huhn an der Teilungsstelle des M. longus colli ventralis zum Vorschein und wird durch die A. carotis in eine Pars medialis und lateralis zerlegt. Die *Pars medialis* (−/5) entspringt an der Ventralfläche des 4. bis 1. Halswirbels und inseriert breitflächig an der Lamina basiparasphenoidalis. Die *Pars lateralis* (−/5′) kommt fächerartig als Muskelblatt von der Facies ventralis des 6. und 5. Halswirbels und inseriert mit einer schmalen Sehne lateral und kaudal der Insertionsfläche der Pars medialis gleichfalls an der Lamina basiparasphenoidalis. Bei der Taube sind beide Teile schlanke Muskelbäuche, deren medialer vom 3. bis 1. Halswirbel, deren lateraler vom 4. und 3. Halswirbel entspringen. Bei der Ente gleichen die Verhältnisse denen des Huhnes.

▶ Funktion: Der Muskel ist Abwärts- und Seitwärtsbeuger des Kopfes und des ersten Abschnitts der Halswirbelsäule.

Der **M. biventer cervicis** (91, 92/6,6′, 6″; 96/3) besteht, wie der Name es sagt, aus zwei durch eine lange Zwischensehne getrennten Bäuchen. Der Ursprung liegt beim Huhn am Processus dorsalis des 2. Brustwirbels und ist hier mit der Ursprungssehne der Pars caudalis des M. longus colli dorsalis eng verbunden. Über dem 11. Halswirbel trennen sich beide Sehnen, und der kaudale Muskelbauch des M. biventer cervicis zieht bis etwa zur Mitte des Halses, um in die Zwischensehne überzugehen. In Höhe der drei ersten Halswirbel liegt der kraniale Muskelbauch, vom M. complexus ganz oder teilweise verdeckt. Die Insertion erfolgt am Os supraoccipitale nahe der Medianen, so daß sich die beidseitigen Muskeln berühren. Der M. biventer cervicis der T a u b e kommt vom 1. Brustwirbel. Sonst sind die Verhältnisse, ähnlich auch die der E n t e, so wie für das Huhn geschildert.

▶ Funktion: Der Muskel hebt den Kopf. Der Hals wird im ersten Abschnitt gestreckt, im zweiten und dritten Abschnitt erfolgt eine Dorsalflexion.

Unter dem **M. longus colli dorsalis** (92/7–7'''; 96/1, 2) wird ein Komplex von Muskeln zusammengefaßt, der sich zunächst in vier Anteilen (Partes caudalis, cranialis, thoracica, profunda) präsentiert, die ihrerseits in mehrere Zacken unterteilt sind und auch Varianten, die hier jedoch nicht berücksichtigt werden können, aufweisen.

Die *Pars caudalis* des M. longus colli dorsalis (92/7) entspringt beim H u h n mit einer kräftigen Sehne an der Lateralfläche der Processus dorsales des 2., 3. und 4. Brustwirbels. Sie läuft, mit der Ursprungssehne des M. biventer cervicis vereint, bis zur Höhe etwa des 11. Halswirbels und trennt sich dann von ihr. Aus der Sehne geht ungefähr in Höhe des 10. oder 9. Halswirbels ein flacher Muskelstamm hervor, der kopfwärts strebt. Am 6. oder 5. Halswirbel geht er in eine Endsehne über, die lateral am Axis inseriert. Von der Ursprungssehne gehen Muskelzacken ab, die mit kranioventralem Verlauf an die Seitenflächen der Processus dorsales des 14. bis 7. Halswirbels treten. Die kranialen Zacken sind leichter zu isolieren. Darüber hinaus zieht ein separater Muskelstrang, vom vorigen System bedeckt, vom Dornfortsatz des 1. Brustwirbels bis zum 9. Halswirbel mit Abspaltungen an den 10., 11. und 12. Halswirbel. Bei der T a u b e entsteht die Ursprungssehne am 1. und 2. Brustwirbel und entläßt einzelne Muskelzacken an den 5. und alle folgenden Halswirbel. Der Muskelstamm setzt mit einer kurzen Sehne am Axis an. Ein tiefer, separater Muskelzug kommt nicht regelmäßig vor; er zieht dann vom letzten zum 8. und 9. Halswirbel.

Bei der E n t e kommt der Muskel grundsätzlich vom 2. bis 4. Brustwirbel. Der Muskelstrang ist in zwei Portionen, eine dorsolaterale und eine ventromediale, trennbar. Die ventromediale Portion hat eine selbständige, vom 1. Brustwirbel kommende Ursprungssehne. Die Muskelzacken und der separate Strang verhalten sich etwa so wie beim Huhn. Die Endsehne zieht zum Axis, doch kann eine schwache Sehne auch an den 3. Halswirbel treten.

Die *Pars cranialis* des M. longus colli dorsalis (92/7') wird beim H u h n durch eine Reihe von Muskelzakken dargestellt, die in der kranialen Hälfte des Halses mit kraniodorsalem Faserverlauf auftreten. Sie entspringen bei Abnahme ihrer Länge und Zunahme der Stärke von den Processus dorsales des 8. bis 3. Halswirbels und heften sich an der Endsehne der Pars caudalis des M. longus colli dorsalis an. Die Muskelzacken vom 7. und 6. oder 6. und 5. Halswirbel sind zweigeteilt. Bei der T a u b e kommen nur drei Muskelzacken vor, die am 5., 4. und 3. Halswirbel entspringen. Bei der E n t e sind die Muskelzacken variationsreich, gelegentlich in zwei Teile zerlegt und ziehen vom 9. bis 5. oder 4. Halswirbel auch noch von den Processus articulares craniales des 9. und 10. oder 10. und 11. Halswirbels. Sie verschmelzen alle mit der Endsehne der Pars caudalis des M. longus colli dorsalis, können aber auch asymmetrisch auftreten oder fehlen.

Die *Pars thoracica* (92/7'') des M. longus colli dorsalis schließt kaudal an die Ursprungssehne der Pars caudalis an und füllt den Raum zwischen Crista dorsalis und Crista lateralis des Notariums aus. Die Ursprungssehnen entspringen in Streifen an der Crista dorsalis, der kaudalste an der Crista iliosynsacralis. Bei kranioventralem Verlauf endet der Muskel an den Processus transversi, die kranialste Zacke an dem des 2. Brustwirbels. Während beim H u h n die Ursprungssehnen dicht beieinander liegen und mehr eine einheitliche Platte zu bilden scheinen, sind sie bei T a u b e und E n t e streifenförmig ausgebildet.

Die *Pars profunda* (–/7''') des M. longus colli dorsalis besteht beim H u h n aus vier Muskelbündeln, die jeweils zwei Halswirbelsegmente überspringen und vom Processus dorsalis ausgehend, laterokranial zur Seitenfläche des entsprechenden Fortsatzes des übernächsten vorzähligen Halswirbels ziehen; d. h. sie verlaufen vom 11. zum 9., vom 10. zum 8., vom 9. zum 7. und vom 8. zum 6. Halswirbel und liegen dabei mehr oder weniger dachziegelartig hintereinander.

Bei der T a u b e besteht der Muskel aus drei, bei der E n t e aus drei bis vier Muskelbündeln, die sich nicht so regelmäßig wie beim Huhn verhalten und in der hinteren Halshälfte jeweils zwei bis drei Wirbel überspringen.

▶ Funktion: Der stark gegliederte M. longus colli dorsalis streckt oder hebt die Halswirbelsäule. Die *Pars cranialis* sorgt im ersten Halsabschnitt für eine Streckung und Seitwärtsbewegung, im zweiten für eine Dorsalflexion, die *Pars caudalis* für eine Dorsalflexion und Drehbewegung im zweiten Halsabschnitt, die *Pars profunda* streckt und dreht den zweiten Halsabschnitt, die *Pars thoracica* stabilisiert die Brustwirbelsäule und ist indirekt beim Heben der Halsbasis beteiligt.

Die **Mm. intercristales, Mm. intertransversarii** und **Mm. inclusi** springen, unmittelbar der Halswirbelsäule aufliegend, als kleine Muskelzüge von einem zum anderen Wirbel über. Die einzelnen Muskelindividuen sind in ihrer Stärke unterschiedlich ausgebildet, verhalten sich aber im Grunde bei H u h n, T a u b e und E n t e ähnlich. Die *Mm. intercristales* (92/8″) verkehren im vorderen Halsbereich zwischen den Processus dorsales, am Arcus atlantis beginnend, und ziehen im hinteren Halsbereich zwischen den Processus articulares caudales benachbarter Wirbel bis zum 1. Brustwirbel. Die *Mm. intertransversarii* (92/8) breiten sich zwischen den Processus transversi benachbarter Wirbel aus und bilden so ein Muskelband, das vom Axis bis zum letzten Halswirbel reicht.

Die *Mm. inclusi* (92/8′) liegen dorsal und ventral der Mm. intertransversarii, zum Teil von ihnen verdeckt. Die dorsale Portion entspringt jeweils an der Dorsalfläche des Querfortsatzes und zieht zum Wirbelbogen, die ventrale Portion entspringt jeweils an der Ventralfläche des Querfortsatzes und zieht zum Wirbelkörper des vorhergehenden Wirbels.

▶ Funktion: Die kurzen Muskeln regeln die Feinbewegung des Halses. Die Mm. intercristales sind für Streckung und Dorsalflexion zuständig, die Mm. intertransversarii für Seitwärtsbewegung, die Mm. inclusi für Drehbewegungen. Zusammen und mit denen der anderen Körperseite strecken und stabilisieren sie die Halswirbelsäule.

Der **M. longus colli ventralis** (92/9, 9′, 9″; 96/7) ist wiederum stark segmentiert. Er bedeckt vom Notarium bis zum 3. Halswirbel die Ventralseite der Wirbelsäule. Mit den Muskelbäuchen der anderen Körperhälfte verdeckt er in der Medianen die Aa. carotides internae. Beim H u h n entspringt eine kaudale Portion (92/9) von drei Muskelbäuchen mit einer kräftigen Sehne an der Crista ventralis des 3. Brustwirbels. Die Sehne entläßt einen Muskelbauch an den Processus transversus des 12. Halswirbels und zwei getrennte an die Seitenfläche des 13. Halswirbels. Die mittlere, der Halswirbelsäule anliegende Muskelportion (—/9′), erhält einen selbständigen Sehnenursprung von der Crista ventralis des 1., 2. und 3. Brustwirbels. Die flache, breite Sehne liegt ventral der Muskelmasse und zieht kranial. Aus ihr werden die Muskelbäuche an die Ventralfläche der Halswirbel entlassen. Aus dem Muskelkomplex gehen zunächst sechs schlanke Sehnen hervor, die kraniodorsal streben und an den Processus costales des 11. bis 6. Halswirbels inserieren. Schließlich endet der Muskel kranial (—/9″) mit drei Muskelzacken, die mit kurzen Sehnen am 5. und 4. und einer längeren Sehne am 3. Halswirbelkörper inserieren.

Bei der T a u b e liegt der Ursprung am 3. und 2. Brustwirbel. Der Muskel spaltet sich in eine mediale und laterale Portion, die beide am 10. und 11. Halswirbel inserieren. Nur aus der lateralen Portion setzt sich der Muskel kranialwärts fort und inseriert mit einzelnen Sehnen am 9. bis 4. Halswirbel; er endet am 3. Halswirbel. Bei der E n t e entpringt der Muskel an den Processus ventrales des 3. bis 5. Brustwirbels. Die weitere Segmentierung und Insertion ähnelt weitgehend der des Huhnes.

▶ Funktion: Der M. longus colli ventralis beugt den Hals ganz oder in Teilen und ist Spanner des mittleren Halsabschnitts.

Der **M. flexor colli lateralis** und der **M. flexor colli medialis** (92/10) sind zwei Muskelzüge, die sich auf den vorderen Halsabschnitt beschränken. Der laterale Muskel besteht beim H u h n aus mehreren Zügen, die von der Lateralfläche des 5., 4., 3. und 2. Halswirbels entspringen und mit einer gemeinsamen Sehne an die Ventralfläche des Atlas ziehen. Der mediale Muskel wird weitgehend vom vorigen bedeckt, und er entspringt an der Lamina lateralis arcus des 6., 5., 4. und 3. Halswirbels. Eine gemeinsame Sehne, die aus Muskelzügen vom 6.–4. Halswirbel stammen, inseriert am Processus costalis des 3. Halswirbels, die anderen Züge enden sehnig an der Crista ventralis des Axis. Bei der T a u b e reicht der Ursprung um einen Wirbel weniger weit nach kaudal, bei der E n t e beginnt er dagegen 1 bis 2 Wirbel weiter kaudal. Zudem ist bei der E n t e die Aufteilung der Bäuche des M. flexor colli medialis deutlicher und die Insertion reicht vom 5. bis 3. Halswirbel.

▶ Funktion: Beide Muskeln beugen den vorderen Halswirbelsäulenabschnitt.

Der **M. iliocostalis et longissimus dorsi**, beim Säuger noch in zwei parallel zur Wirbelsäule verlaufenden Strängen ausgebildet, ist beim Vogel **ein** System. Er stellt sich dar als ein zusammengesetzter, langer Muskel, dessen longitudinaler Verlauf nicht nur vom Margo cranialis der Ala praeacetabularis ilii bis zum Querfortsatz des 1. Brustwirbels reicht, sondern der sich auch im M. thoracicus ascendens und M. cervicalis ascendens auf die Halswirbelsäule fortsetzt.

Der M. iliocostalis et longissimus dorsi (92/11) im engeren Sinne besitzt beim H u h n eine Sanduhrform, indem seine vor dem Ursprung am Margo cranialis der Ala praeacetabularis ilii gelegenen Muskelmasse breit ist, sich über dem Proximalende der 6. und 5. Rippe stark einschnürt, um über der 4. und 3. Rippe wieder breiter zu werden. Er endet am Processus transversus des ersten Brustwirbels. Unterwegs tritt er an die Brustwirbelquerfortsätze bzw. der Crista lateralis notarii und an die Proximalenden der Rippen.

Bei der T a u b e ist der Muskel schwach. Bei der E n t e ist er gleichbleibend breit und verjüngt sich erst vor seinem Ende am Querfortsatz des 1. Brustwirbels.

▶ Funktion: Der Muskel streckt die Brustwirbelsäule und stellt sie fest, soweit sie nicht durch die Bildung des Notariums bereits versteift ist. Er fixiert darüber hinaus die Rippen.

Der **M. thoracicus ascendens** (92/*11'*) liegt lateral vom M. longus colli dorsalis und besteht aus einzelnen Muskelzügen, die beim Huhn vom 1., 2. und 3. Brustwirbelfortsatz entspringen. Sie inserieren, aufgefächert kraniomedial verlaufend, vom Processus dorsalis des 11. Hals- bis 2. Brustwirbels. Bei der Taube bestehen nur 2 Muskelzacken, die vom 1. und 2. Brustwirbel zu den beiden letzten Hals- und dem 1. Brustwirbel ziehen. Bei der Ente hat er drei Teile, die die vorderen Brustwirbel mit den hinteren Halswirbel verbinden.

▶ Funktion: Der Muskel hebt die Halsbasis und kann sie drehen.

Der **M. cervicalis ascendens** (92/*11"*) stellt die kraniale Fortsetzung des Vorigen dar und besteht aus einem Komplex von einzelnen Portionen, die beim Huhn am Processus articularis cranialis des 13. bis 7. Halswirbels entspringen. Jede Portion teilt sich in zwei Äste, wobei der längere Ast immer am Processus dorsalis des drittnächsten Wirbels, der kürzere Ast am Processus articularis cranialis des zweitnächsten Wirbels inseriert. Die kranialste Insertion erfolgt am Processus articularis caudalis des 3. Halswirbels.

Bei der Taube verhält sich der Muskel ähnlich dem des Huhnes. Dagegen ist er bei der Ente komplizierter und auch variationsreicher. Dabei kann eine Portion sogar in 3 oder 4 Äste mit unterschiedlicher Insertion geteilt sein; im Grundsätzlichen besteht jedoch Übereinstimmung. Die kranialste Insertion erfolgt am 4. Halswirbel.

▶ Funktion: Der Muskel hebt bzw. streckt den ersten Halsabschnitt und sorgt für eine Dorsalflexion des zweiten Halsabschnitts. Zudem kann er den Hals seitwärts führen.

Rumpfmuskeln, Mm. trunci

Die Muskeln des Rumpfes sind vorrangig Respirationsmuskeln. Sie umschließen die Leibeshöhle allseitig. Die Lunge erfährt während der Atembewegung keine Volumenveränderung. Die Luftsäcke, die ventral und kaudal der Lunge liegen, wirken wie Blasebälge; sie werden unter der Wirkung der Rumpfmuskeln erweitert und komprimiert (93). Dazu schwenken die Rippen etwa in der Ebene der Thoraxwand, und sie nehmen das Sternum mit. Das Sternum vollführt eine Winkelbewegung um eine Drehachse, die durch die vom Korakoideum gestützten Schultergelenke geht. In der Inspirationsphase werden die Rippen nach vorne und das Sternum nach ventral geführt. Daran sind die *Mm. levatores costarum* (94/*1*), die *Mm. intercostales externi* (—/*5*), der *M. scalenus* (—/*2, 2'*) sowie die *Pars major* des *M. costosternalis* (—/*6*) beteiligt. Der Exspiration dienen nicht nur die *Mm. intercostales interni* (—/*5*) sowie die *Pars minor* des *M. costosternalis* (—/*6'*), sondern auch sämtliche Bauchmuskeln (—/*3, 4, 8, 9*) und der *M. costoseptalis*, der in das Septum horizontale einstrahlt.

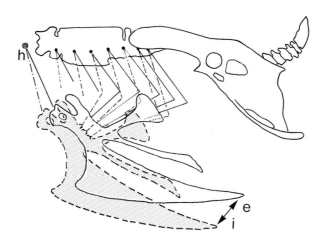

Abb. 93. Atmungsmechanik beim Vogel, schematisiert.
e Exspirationsphase, ausgezogene Linien; *h* Drehachse durch das Schultergelenk; *i* Inspirationsphase, strichlierte Linien

Die **Innervation** erfolgt für den M. scalenus durch die Ventraläste der letzten zervikalen Spinalnerven, für alle übrigen durch die Interkostalnerven. Dazu kommen für die Bauchmuskeln neben den Interkostalnerven die Ventraläste der ersten Lumbalnerven.

Im einzelnen zeigt sich folgendes Bild:

Die **Mm. levatores costarum** (94/1) ziehen beim Huhn als vier Muskelindividuen von den Processus transversi des 2. bis 5. Brustwirbels an die Lateralfläche der Extremitas proximalis der 3. bis 6. Rippe. Bei der Taube kommen fünf Muskeln vor. Bei der Ente entspringen sechs Muskeln vom 2. bis 7. Brustwirbel und inserieren an der 3. bis 8., der letzte Muskel auch an der 9. Rippe.

▶ Funktion: Inspirator.

Der **M. scalenus** (94/2, 2′) besteht beim Huhn aus zwei Teilen. Die *Pars cranialis* entspringt am Processus transversus des letzten Halswirbels und inseriert am Kranialrand der 1. Rippe. Die *Pars caudalis* kommt vom Processus transversus des 1. Brustwirbels und zieht sowohl zum Corpus costae als auch zum Processus uncinatus der 2. Rippe. Bei Taube und Ente verhält sich der M. scalenus entsprechend.

▶ Funktion: Inspirator.

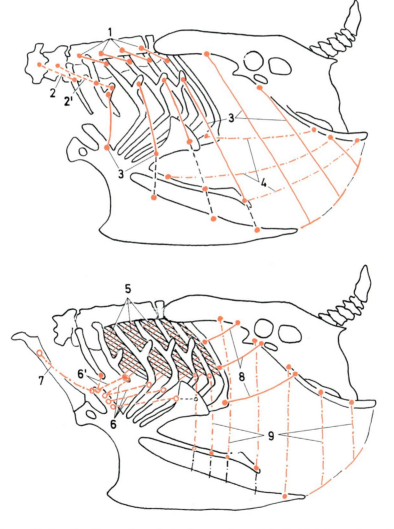

Abb. 94. Wirkungslinien der Rumpfmuskeln des Huhnes. Oberflächliche Lage oben, tiefe Lage unten.
1 Mm. levatores costarum; *2, 2′* M. scalenus: *2* Pars cranialis, *2′* Pars caudalis; *3* M. obliquus externus abdominis; *4* M. rectus abdominis; *5* Mm. intercostales externi et interni; *6, 6′* M. costosternalis: *6* Pars major, *6′* Pars minor; *7* M. sternocoracoideus; *8* M. obliquus internus abdominis; *9* M. transversus abdominis

Die **Mm. intercostales externi** (94/5, schwarze Linien) entspringen beim Huhn am Kaudalrand und den Processus uncinati der 2. bis 6. Rippe. Mit kaudoventral gerichtetem Faserverlauf setzen sie am Kranialrand der nächstfolgenden Rippe an; sie bleiben proximal der Synchondroses intercostales. Die Muskeln nehmen von kranial nach kaudal an Stärke ab. Bei der Taube sind alle Mm. intercostales externi etwa gleich stark. Bei der Ente sind sie im 2. Interkostalraum rein muskulös, dann nimmt der sehnige Anteil immer mehr zu. Im 7. Interkostalraum sind sie rein sehnig, im 8. Raum ist eine ganz dünne Aponeurose vorhanden.

▶ Funktion: Inspirator.

Die **Mm. intercostales interni** (94/5, rote Linien) liegen unter den Mm. intercostales externi. Sie ziehen vom Kranialrand der 3. bis 7. Rippe mit kranioventralem Faserverlauf an den Kaudalrand der vorhergehenden Rippe; sie bleiben proximal der Synchondroses intercostales. Beim Huhn sind sie im 7. Interkostalraum rein muskulös, im 2. Interkostalraum dagegen rein sehnig. Der Übergang von einem zum anderen Zustand erfolgt allmählich. Bei der Taube sind die Muskeln in allen Interkostalräumen vollständig muskulös. Bei der Ente verhalten sie sich wie beim Huhn, doch kommen sie auch muskulös im 8. Interkostalraum vor.

▶ Funktion: Exspirator.

Beim **M. costosternalis** werden zwei Teile unterschieden. Die *Pars major* (94/6) überspannt beim Huhn distal der Sychondroses intercostales die Interkostalräume auf der medialen Seite. Vier Muskelstreifen ziehen vom Kaudalrand des Processus craniolateralis des Sternums an die 2., 3., 4. und 5. sowie sehnig an die 6. Rippe. Die *Pars minor* (—/6') zieht in Form zweier Streifen von der Spitze des Processus craniolateralis ans Ende der 1. und 2. Rippe. Bei der Taube besteht die Pars major aus drei Muskeln, die an die 3. bis 5. Rippe ziehen, bei der Ente sind es Muskeln, die zur 2. bis 8. Rippe reichen. Die Pars minor kommt unregelmäßig vor.

▶ Funktion: Die *Pars major* ist Inspirator, die *Pars minor* Exspirator.

Der **M. costoseptalis** zieht, beim Huhn von den Synchondroses intercostales der 3., 4. und 5. Rippe ausgehend, in das Septum horizontale ein. Bei der Taube ist der Muskel kräftiger und kommt von der 3. bis 6. Rippe, bei der Ente entspringt er an der 4. bis 6. Rippe. Der Muskel spannt das Septum horizontale, das der Ventralfläche (Facies septalis) der Lunge fest aufliegt.

▶ Funktion: Exspirator.

Der kräftige, gefiederte **M. sternocoracoideus** (94/7) entspringt beim Huhn, Taube und Ente an der Medialfläche des Processus craniolateralis des Sternums und inseriert an der Extremitas omalis des Os coracoideum.

▶ Funktion: Inspirator.

Wie die Säuger, so besitzen auch die Vögel vier Bauchmuskeln, doch werden weder eine Rektusscheide noch ein Leistenspalt betont.

Der **M. obliquus externus abdominis** (94/3; 96/8) entspringt beim Huhn mit vier bis sechs Zacken an den Processus uncinati der Rippen, sowie aponeurotisch vom Os ilium und Os pubis. Aus den Zacken entsteht eine durchgehende Muskelschicht, die mit kaudoventralem Faserverlauf bis zum Processus craniolateralis, zur Trabecula lateralis und Trabecula intermedia des Sternums zieht. Die Incisura lateralis und Incisura medialis werden aponeurotisch überspannt. Kaudal des Sternums verbinden sich die Muskeln beider Körperhälften in der medianen Mittelnaht.

Bei der Taube und Ente setzen die Ursprungszacken an den Rippen teils oberhalb, teils unterhalb der Processus uncinati an. Sonst gibt es kaum Unterschiede zum Huhn.

▶ Funktion: Exspirator.

Der **M. obliquus internus abdominis** (94/8) entspringt bei Huhn und Ente in der kaudalen Hälfte des Ventralrandes der Ala praeacetabularis ilii und in der proximalen Hälfte des Scapus pubis. Er zieht als flacher Muskel mit kranioventralem Faserverlauf an die letzte Rippe.

Bei der Taube besteht der Muskel aus zwei Teilen. Der kleinere Teil kommt vom Os ilium, der größere vom Os pubis. Beide Muskelteile sind am Ursprung durch eine Aponeurose getrennt. Der Ansatz beider Teile an der letzten Rippe kann zusammenfließen.

▶ Funktion: Exspirator.

Der **M. rectus abdominis** (94/4) entspringt beim Huhn an der Trabecula intermedia und am Kaudalrand der letzten Costa sternalis. Er inseriert am distalen Drittel des Os pubis. Der Faserverlauf ist annähernd sagittal. In der Medianen stößt er mit dem Muskel der Gegenseite aneinander. Er verschmilzt in seinen

aponeurotischen Teilen mit dem M. obliquus externus abdominis. Bei Taube und Ente gibt es keine wesentlichen Unterschiede zum Huhn.
▶ Funktion: Exspirator.

Der **M. transversus abdominis** (94/9) ist beim Huhn durchgehend sehr dünn. Er entspringt am Os ilium und Os pubis sowie an der Medialfläche der drei letzten Rippen. Bei transversalem Faserverlauf wird das Abdomen ventral bis zur Kloake umschlossen. Bei der Taube fehlt der Ursprung an den Rippen. Bei der Ente ist der Ursprung auch proximal der Synchondroses intercostales der beiden letzten Rippen zu finden.
▶ Funktion: Exspirator.

Schwanzmuskeln, Mm. caudae

Die Schwanzmuskeln nehmen Einfluß auf Stellung und Bewegung des Schwanzrudiments und der Steuerfedern. Aus topographischen Gründen werden auch die Kloakenmuskeln in der Gruppe der Schwanzmuskeln geführt; sie sind jedoch im Zusammenhang mit der Kloake (S. 211) beschrieben.

Die Schwanzmuskeln im engeren Sinn (95, 96) lassen sich einteilen in 1) Axialmuskeln, die an der Wirbelsäule entspringen und zu den Schwanzwirbeln und den Spulen der Steuerfedern ziehen: Dazu gehören der *M. levator caudae* (95/1–1"), der *M. lateralis caudae* (–/2, 2') und der *M. depressor caudae* (–/3), auch die *Mm. interspinales* (–/8). 2) Muskeln, die vom Becken kommen und an die Steuerfedern treten sind der *M. pubocaudalis externus* (–/4) und *M. pubocaudalis internus* (–/5) sowie der *M. caudofemoralis* (–/9). 3) Schließlich verkehren zwischen den Steuerfedern, die auch Rectrices genannt werden, zwei Binnenmuskeln: *M. bulbi rectricium* (–/6) und *M. adductor rectricium* (–/7).

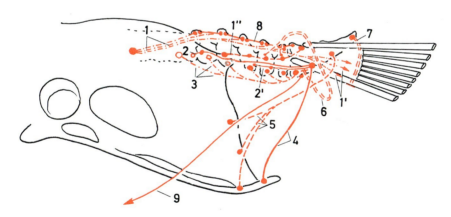

Abb. 95. Wirkungslinien der Schwanzmuskeln des Huhnes.
1–1" M. levator caudae: *1* kraniale Portion, *1'* seine Fasern an die Steuerfedern, *1"* kaudale Portion; *2, 2'* M. lateralis caudae: *2* kranialer Kopf, *2'* kaudaler Kopf; *3* M. depressor caudae; *4* M. pubocaudalis externus; *5* M. pubocaudalis internus; *6* M. bulbi rectricium; *7* M. adductor rectricium; *8* Mm. interspinales; *9* Pars caudofemoralis des M. caudoiliofemoralis

Für die Dorsalflexion (Heben) des Schwanzes und der Steuerfedern sind der M. levator caudae und der M. lateralis caudae zuständig. Eine Ventralflexion (Senken) des Schwanzes und der Steuerfedern bewirken der M. depressor caudae sowie die Mm. pubocaudales internus und externus und der M. caudofemoralis. Die drei letztgenannten können auch als Seitwärtszieher funktionieren. Die Steuerfedern selbst können durch den M. adductor rectricium zusammengelegt werden und durch den M. bulbi rectricium zu einer einheitlichen Bewegung wie Heben, Senken, Spreizen und Seitwärtsstellen veranlaßt werden. Diese Bewegungen dienen nicht nur der Flugsteuerung, sondern haben auch ihre Bedeutung bei der Kopulation, Defäkation und Biokommunikation (Näheres siehe BAUMEL, 1988).

Die Innervation erfolgt für den M. levator caudae durch Dorsaläste der kaudalen Spinalnerven, für den M. bulbi rectricium vom Plexus caudalis, für den M. depressor caudae vom Plexus pudendus und Plexus caudalis. Alle übrigen genannten Muskeln werden vom Plexus pudendus innerviert. Der M. caudofemoralis und seine Innervation werden bei der Beckengliedmaße S. 144 dargestellt.

Im einzelnen verhalten sich die Schwanzmuskeln wie folgt:

Der **M. levator caudae** (95/*1–1″*) besteht beim Huhn aus zwei Teilen. Die vordere Portion (−/*1*) liegt oberflächlich und entspringt an der Ala postacetabularis ilii. Sie inseriert an den Processus dorsales aller Schwanzwirbel bis einschließlich dem 5. freien Wirbel. Zuvor entläßt sie eine Sehne, die Muskelfasern bekommt und an die drei lateralen Steuerfedern (−/*1′*) tritt. Die hintere Portion (−/*1″*) liegt tiefer und entspringt am Margo caudalis des Os ilium sowie an der Dorsalfläche der Processus transversi der freien Schwanzwirbel. Diese Portion inseriert am Margo dorsalis des Pygostyls.

Bei der Taube entspringt die vordere Portion am Synsakrum in Höhe des Azetabulums. Durch die kurzen, kräftigen Endsehnen, die an die Dornfortsätze der freien Schwanzwirbel treten, erhält der Muskel eine auffällige Zeichnung. Die hintere Portion tritt nicht nur ans Pygostyl, sondern sie entläßt auch Sehnen an die Steuerfedern mit Ausnahme der zwei lateralen. Bei der Ente herrschen grundsätzlich ähnliche Verhältnisse wie bei der Taube vor.

▶ Funktion: Heber des Schwanzes und der lateralen Steuerfedern.

Der **M. lateralis caudae** (95/*2, 2′*) entspringt beim Huhn mit einem Kopf am Margo caudalis des Os ilium sowie am Processus transversus des 1. oder 2. freien Schwanzwirbels. Ein zweiter Ursprungskopf (95/*2′*) kommt vom Processus transversus des 2., 3. und 4. freien Schwanzwirbels. Beide Muskeln inserieren an der lateralen Steuerfeder.

Bei der Taube ist der Muskel einheitlich und kräftig. Er kommt vom 1. und 2. Schwanzwirbel und zieht an die beiden lateralen Steuerfedern. Bei der Ente besitzt der Muskel meist zwei Köpfe und verhält sich wie beim Huhn.

▶ Funktion: Seitwärtsführer der Steuerfedern.

Der **M. depressor caudae** (95/*3*) ist ein kräftiger Muskel, der beim Huhn an der Extremitas caudalis synsacri und an der Ventralfläche sämtlicher freier Schwanzwirbel entspringt. Der Muskel zieht dicht benachbart mit dem der Körpergegenseite und von einem gemeinsamen Sehnenblatt überzogen, an die Facies ventralis der Basis pygostyli. Bei der Taube tritt er, fächerförmig sich verbreiternd, an sämtliche Steuerfedern. Bei der Ente inseriert er am Apex pygostyli und liegt somit bei seinem Verlauf dorthin den Federbälgen sämtlicher Steuerfedern von ventral auf.

▶ Funktion: Niederzieher des Schwanzes bzw. bei der Taube der Steuerfedern.

Der **M. caudofemoralis** (95/*9*) ist ein Teil (*Pars caudofemoralis*) des *M. caudoiliofemoralis*; er wird deshalb bei der Beckengliedmaße beschrieben. Für sich allein betrachtet wirkt er als Nieder- und Seitwärtszieher des Schwanzes. Er kommt bei Huhn, Taube und Ente von der Ventralfläche des Pygostyls und zieht an den proximalen Teil bzw. die Mitte des Oberschenkelbeins.

Der **M. pubocaudalis externus** (95/*4*) nimmt beim Huhn seinen Ursprung breit am distalen Abschnitt des Os pubis, verjüngt sich kontinuierlich bis zum Ansatz und inseriert am Federbalg der lateralen Steuerfeder. Bei der Taube verhält er sich grundsätzlich ähnlich, während er bei der Ente eine gleichbleibende Breite beibehält und an die drei lateralen Steuerfedern tritt.

▶ Funktion: Nieder- und Seitwärtszieher der Steuerfedern.

Der **M. pubocaudalis internus** (95/*5*) entspringt beim Huhn fächerartig am Kaudalrand des Os ischii und am distalen Teil des Scapus pubis, den Apex freilassend. Die Muskelfasern sammeln sich zu einem kräftigen Muskelbauch, der den M. pubocaudalis externus innen kreuzt. Die Insertion erfolgt ventral an der Basis pygostyli. Gelegentlich kann sich aus dem Bauch ein Muskelzug abspalten, der in die dorsale Kloakenlippe einstrahlt.

Bei der Taube reicht der Ursprung bis zum Apex pubis, bei der Ente ist seine Insertion breiter, sonst herrschen ähnliche Verhältnisse wie beim Huhn.

▶ Funktion: Nieder- und Seitwärtszieher des Schwanzes.

Der **M. bulbi rectricium** (95/6) bildet ein wenige Millimeter breites Muskelband, das den Schwanz in Höhe der Federspulen der Steuerfedern umspannt. Beim H u h n entspringt das Muskelband an der Lateralfläche der Basis pygostyli, zieht an der Ventralfläche des Schwanzes lateralwärts, schlägt sich seitlich um die laterale Steuerfederspule auf die Dorsalfläche des Schwanzes und zieht mit der Endsehne an den Processus transversus des letzten und eventuell vorletzten freien Schwanzwirbels. Bei der T a u b e besitzt der Muskel keine

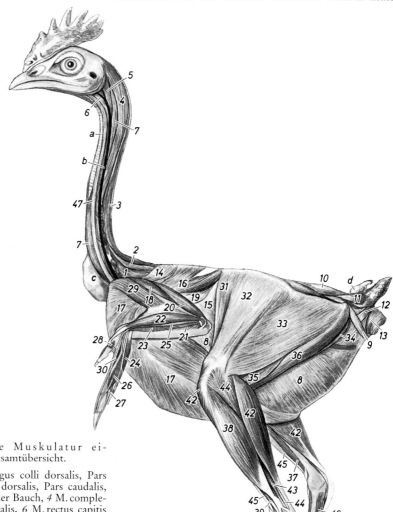

Abb. 96. Oberflächliche Muskulatur eines Huhnes, Gesamtübersicht.

1–7 M m . c o l l i : *1* M. longus colli dorsalis, Pars thoracica, *2* M. longus colli dorsalis, Pars caudalis, *3* M. biventer cervicis, kaudaler Bauch, *4* M. complexus, *5* M. rectus capitis lateralis, *6* M. rectus capitis ventralis, *7* M. longus colli ventralis; *8* M m . t r u n c i* : M. obliquus externus abdominis; *9–13* M m . c a u d a e : *9* M. transversus cloacae, *10* M. levator caudae, *11* M. lateralis caudae. *12* M. pubocaudalis externus, *13* M. sphincter cloacae; *14–30* M m . a l a e : *14* M. rhomboideus superficialis, *15* M. serratus superficialis, Pars caudalis, *16* M. latissimus dorsi cranialis et caudalis, *17* M. pectoralis, *18* M. deltoideus major, *19* M. scapulohumeralis caudalis, *20* M. triceps brachii, *21* M. ectepicondylo-ulnaris, *22* M. extensor metacarpi radialis, *23* M. extensor metacarpi ulnaris, *24* M. ulnometacarpalis dorsalis, *25* M. extensor digitorum communis, *26* M. interosseus dorsalis, *27* M. interosseus ventralis, *28* M. extensor brevis alulae, *29* M. tensor propatagialis, *30* M. abductor digiti majoris; *31–46* M m . m e m b r i p e l v i c i : *31* M. iliotibialis cranialis, *32, 33* M. iliotibialis lateralis, *32* Pars praeacetabularis, *33* Pars postacetabularis, *34* M. caudoiliofemoralis, *35* M. iliofibularis, *36* M. flexor cruris lateralis, Pars pelvica, *37* M. extensor digitorum longus, *38* M. fibularis longus, *39* M. fibularis brevis, *40* M. extensor hallucis longus, *41* Mm. extensores breves, *42* M. gastrocnemius, *43* Mm. flexores perforati, *44* Mm. flexores perforantes et perforati, *45* M. tibialis cranialis, *46* M. flexor hallucis brevis; *47* M. sternohyoideus

Befestigung am Schwanzskelett. Er umschließt einen erbsen- bis bohnengroßen paarigen Fettkörper von Bulbusform, in den die Bälge der Steuerfedern eingebettet sind. Bei der Ente wurde der Muskel nicht gefunden.

▶ Funktion: Der Muskel regelt beim Huhn in Abhängigkeit vom Schwanzskelett die Stellung der Steuerfedern, bei der Taube im Zusammenwirken mit einem ausgeprägten Aponeurosensystem die Vielfalt der Bewegungen des Schwanzes als Tragfläche mit dominierender Funktion der Flugsteuerung (BAUMEL, 1988).

Der **M. adductor rectricium** (95/7) verläuft beim Huhn als schmales Muskelband vom Apex pygostyli bogenförmig über die Ventralseite der Bälge sämtlicher Steuerfedern. Er ist im Fettgewebe verborgen und nicht sogleich nach Abtragen der Haut sichtbar. Bei der Taube tritt ein vergleichbarer Muskel nicht auf. Bei der Ente treten auf der Dorsalseite des Schwanzes Muskelzüge auf, die je zwei Federbälge miteinander verbinden. An die am weitesten lateral gelegene Steuerfeder ziehen keine Fasern. Die Glandula uropygii verdeckt den Muskel.

▶ Funktion: Zusammenziehen der Steuerfedern, beim Huhn in dachfirstartiger Gestalt.

Mm. interspinales (95/8) verbinden bei Huhn, Taube und Ente die Processus dorsales der Schwanzwirbel und des Pygostyls.

▶ Funktion: Heben des Schwanzes.

Bewegungsapparat des Flügels

Schultergürtel und Schultergliedmaße der Vögel stehen ganz im Dienst des Fliegens. Tiefgreifende Umkonstruktionen haben das Skelett, die Gelenke und die Muskulatur betroffen. Auffällig ist, daß der Schultergürtel in die Kontur des Rumpfes einbezogen ist und dadurch günstige Voraussetzungen für einen geringen Luftwiderstand geschaffen wurden. Auch die kräftigen Flugmuskeln sind zentral gelagert. Somit ist die freie Gliedmaße ab dem sehr beweglichen Schultergelenk als Flügel, *Ala*, zu bezeichnen. Das Skelett, Ossa membri thoracici, wird zu den spezifischen *Ossa alae*, und die Muskeln der Schultergliedmaße, Musculi membri thoracici, werden *Musculi alae* genannt.

Andere Funktionen, die der Flügel ausführen kann, sind schnell aufgezählt: Ausbreiten als Schutz des Geleges bzw. der Jungvögel, Spreizen und Schlagen im Balzspiel oder im Streit als Imponiergehabe bzw. Drohgebärde, Wedeln beim Staubbad und schließlich Schutzdecke für den Kopf in Schlafstellung.

Hervorgehoben sei, daß der Flügel auch der flugunfähigen Laufvögel (Ratitae) alle Umkonstruktionen zum Fliegen zeigt, so daß die Ratiten zweifellos von flugfähigen Vorfahren abstammen, die jedoch im Zusammenhang mit zunehmender Körpergröße ihr Flugvermögen verloren und in der Folge Rückbildungen bzw. Vereinfachungen im Flügelskelett und den Flugmuskeln sowie an den Schwung- und Steuerfedern erfahren haben. Im Balzspiel und zum Schutz der Jungvögel vor zu starker Sonneneinwirkung weiß jedoch z. B. ein Strauß seine Flügel effektvoll einzusetzen.

Knochen des Schultergürtels, Ossa cinguli membri thoracici

Durch die Spezialisierung der Vordergliedmaße zum Flügel und den Erwerb des Flugvermögens hat auch das Skelett des Schultergürtels besondere Umkonstruktionen erfahren (97). Schulterblatt und Rabenschnabelbein sind lange, aufeinander zulaufende Knochen, die eine Gelenkgrube (−/2) für den Oberarm bilden und unter Einbeziehung der Schlüsselbeine die stabile Lage des Schultergelenks kranial und dorsolateral über dem Schwerpunkt des fliegenden Körpers garantieren. Zudem lassen sie zwischen ihren Kontaktflächen einen Knochenkanal entstehen, durch den die Sehne des M. supracoracoideus hindurchzieht: den *Canalis triosseus seu supracoracoideus* (−/1).

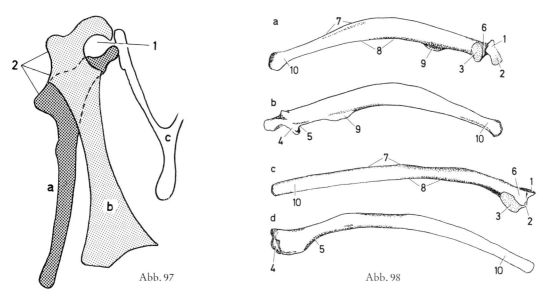

Abb. 97. **Knochen des Schultergürtels.**
a Schulterblatt; *b* Rabenschnabelbein; *c* Gabelbein
1 Canalis triosseus; *2* Cavitas glenoidalis, Gelenkpfanne des Schultergelenks

Abb. 98. **Rechtes Schulterblatt, Scapula, einer Zuchtwachtel (*a*, *b*) und einer jungen Haus-Moschusente (*c*, *d*).**

a, c Facies lateralis; *b, d* Facies costalis

1–6 Extremitas cranialis: *1* Caput scapulae, *2* Acromion mit Facies articularis clavicularis, *3* Facies articularis humeralis, *4* Tuberculum coracoideum, *5* Collum scapulae, *6* Sulcus musculi supracoracoidei; *7, 8* Corpus scapulae: *7* Margo dorsalis, *8* Margo ventralis; *9* Tuberculum scapulae (Wachtel); *10* Extremitas caudalis scapulae

Das **Schulterblatt**, *Scapula* (98), liegt als langer, säbelartiger Knochen mit dem Corpus scapulae den vertebralen Rippen auf und verläuft dabei etwa parallel zur Wirbelsäule. Die *Extremitas caudalis scapulae* reicht bis nahe an den kranialen Darmbeinrand. Die *Extremitas cranialis scapulae* ist deutlich verbreitert und durch ein seichtes *Collum scapulae* vom Körper abgesetzt. Am weitesten kranial ragt das *Acromion* vor, das über eine kleinere *Facies articularis clavicularis* das Schlüsselbein berührt. Darunter befindet sich der *Sulcus musculi supracoracoidei*, durch den die Sehne des gleichnamigen Muskels zieht; er bildet mit den anderen Schultergürtelknochen den *Canalis triosseus*. Der mächtigere, leicht nach ventral abgebogene Kopf, *Caput scapulae*, trägt die lateral schauende *Facies articularis humeralis*, die den kleineren Teil der Gelenkpfanne des Schultergelenks bildet. Nach medial strebt das *Tuberculum coracoideum*, das für eine feste Verbindung mit dem Rabenschnabelbein sorgt.

Das **Rabenschnabelbein**, *Coracoideum* (99), ist der kräftigste Knochen des Schultergürtels. Sein oberes Ende, *Extremitas omalis**) *coracoidei*, ist reich strukturiert. Ein kraniomedial gerichteter hakenförmiger Fortsatz, der *Processus acrocoracoideus*, umgreift die Sehne des M. supracoracoideus. Mit dem Fortsatz verbindet sich auch über eine schmale *Facies articularis clavicularis* das Schlüsselbein. Unter dem Processus acrocoracoideus weitet sich der glatte *Sulcus musculi supracoracoidei* aus, der an der Bildung des *Canalis triosseus* beteiligt ist. Darunter ragt der *Processus procoracoideus* kaudal und medial vor. Auf seiner rauhen Kaudalfläche liegt die *Cotyla scapularis*, über die das Rabenschnabelbein bindegewebig mit dem Tuberculum coracoideum des Schulterblatts verankert ist. Lateral findet sich die konkave

---

*) *omalis* adj. von *Omus* (gr.) Schulter.

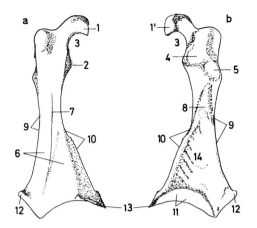

Abb. 99. Rechtes Rabenschnabelbein, Coracoideum, einer Zuchtwachtel.

a Facies externa [ventralis]; *b* Facies interna [dorsalis]

1–5 Extremitas omalis coracoidei: *1* Processus acrocoracoideus, *1'* Facies articularis clavicularis, *2* Processus procoracoideus, *3* Sulcus musculi supracoracoidei, *4* Facies articularis humeralis, *5* Facies articularis [Cotyla] scapularis; *6–10* Corpus coracoidei: *6* Facies ventralis, *7* Linea intermuscularis ventralis, *8* Facies dorsalis, *9* Margo lateralis, *10* Margo medialis; *11–14* Extremitas sternalis coracoidei: *11* Facies articularis sternalis, *12* Angulus lateralis, *13* Angulus medialis, *14* Impressio musculi sternocoracoidei

Facies articularis humeri, die den größeren Teil der Gelenkpfanne für das Schultergelenk bildet. Das anschließende längere Mittelstück, das *Corpus coracoidei*, ist zunächst noch dreikantig, wird ventral flacher und läuft in das breite ventrale Ende, die *Extremitas sternalis coracoidei*, aus. Der schmale, abgerundete Grat der schaufelförmigen Extremitas sternalis ist als Gelenkfläche, *Facies articularis sternalis*, gestaltet und fügt sich in den quergestellten Sulcus articularis coracoideus des Sternums ein. Die ausgekehlte Kaudalfläche der Extremitas sternalis weist bei vielen Vogelarten ein größeres *Foramen pneumaticum* auf: der untere Anteil des Rabenschnabelbeins ist pneumatisiert.

Das **Schlüsselbein**, *Clavicula*, ist mit seinem Antimer (Gegenstück) zum **Gabelbein**, *Furcula*, vereint (100). Die Gestalt des Gabelbeins ist vogelartlich variabel: V-förmig bei *Hühnervögeln* und *Tauben* und rundbogenartig bei *Gans* und *Ente*. Das ventrale Ende des Schlüsselbeins, die *Extremitas sternalis claviculae*, entläßt beim *Huhn* an der Verschmelzungsstelle eine sagittal gestellte Knochenplatte, das *Hypocleideum* oder die *Apophysis furculae*. Von ihr entspringt die Membrana cristoclavicularis, die an den Apex carinae zieht. Die von der Apophysis furculae divergierend dorsal strebenden, schlanken Körper sind (siehe oben) vogelartlich nicht nur mehr oder weniger stark gebogen, sondern auch unterschiedlich stark. Ihre Stabilität ist dem Druck angepaßt, der beim Flug die beiden Schultergelenke aufeinander zu oder voneinander wegführt. Jedes *Corpus seu Scapus claviculae* verbreitert sich dorsal zur *Extremitas omalis claviculae (Epicleideum)*. Von einem kleinen Knochendorn getrennt, treten zwei Gelenkflächen auf: kraniodorsal die *Facies articularis acrocoracoidea*, die mit dem Processus acrocoracoideus des Rabenschnabelbeins gelenkt, und kaudodorsal, eventuell auf

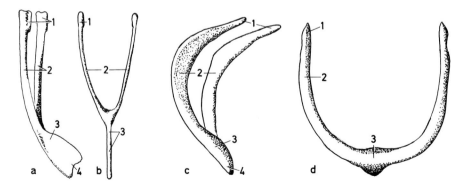

Abb. 100. Gabelbein, Furcula, einer Zuchtwachtel (*a, b*) und einer Haus-Moschusente (*c, d*).
a, c Lateralansicht; *b, d* Kranialansicht

1 Extremitas omalis claviculae; *2* Scapus [Corpus] claviculae; *3* Extremitas sternalis claviculae; *4* Apophysis furculae

einem *Processus acromialis* liegend, die *Facies articularis acromialis*, die mit dem Acromion des Schulterblatts Verbindung aufnimmt.

Vergleichend sei erwähnt, daß bei P i n g u i n e n (Spheneisciformes) die Skapula blattförmig verbreitert ist. Bei einigen P a p a g e i e n - und T a u b e n a r t e n (Psittaci, Columbae) kann die Klavikula getrennt bleiben, anderen Papageienarten fehlt das Schlüsselbein völlig. Bei den flugunfähigen R a t i t e n ist eine Rückbildung des Schultergürtels mit Fehlen des Schlüsselbeins und Zerlegung des Rabenschnabelbeins in zwei die *Fenestra coracoidea* einschließende Balken zu beobachten.

Knochen des Flügels [der Schultergliedmaße], Ossa alae [membri thoracici]

Die Ausgestaltung der Vordergliedmaße zum Flügel hat eine weitgehende Umgestaltung gegenüber dem Ausgangstyp (Archosaurier) notwendig gemacht.

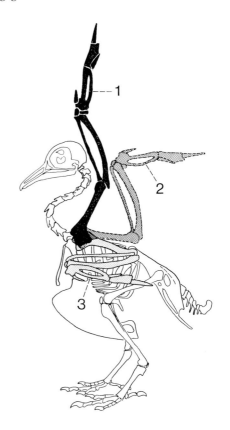

Abb. 101. S k e l e t t   e i n e r   H a u s t a u b e.
Flügelskelett bei *1* in abduzierter, gestreckter Haltung, bei *2* in angewinkelter und bei *3* in angelegter Stellung

Oberarmbein

Das **Oberarmbein**, Humerus (102), ist ein kräftiger, außer bei Ratiten pneumatisierter, schwach S-förmig geschwungener Knochen. Seine *Extremitas proximalis* trägt das ellipsoide *Caput humeri*, das gegen die Achse des Schaftes leicht abgebogen ist. Flankiert wird der Kopf durch zwei Tubercula. Das schwächere *Tuberculum dorsale [minus]* läuft in eine gratförmige *Crista pectoralis [tuberculi dorsalis]* aus. Das kräftigere *Tuberculum ventrale [majus]* entläßt die *Crista bicipitalis [tuberculi ventralis]* und besitzt auf seiner Kaudalfläche die zweigeteilte grubige Vertiefung, *Fossa pneumotricipitalis*, mit Zugang zum *Foramen pneumaticum*. Der relativ schlanke Schaft, *Corpus humeri*, besitzt ovalen Querschnitt und geht in die *Extremitas distalis* über. Diese gleicht einer quergestellten Walze und trägt zwei Gelenkkörper, *Condylus dorsalis* und *Condylus ventralis*, die durch eine *Incisura intercondylaris* getrennt sind. Der dorsale Gelenkkörper artikuliert mit dem Radius und der Ulna, der ventrale mit der Ulna. Zu beiden Seiten sind Muskelhöcker angesiedelt, der *Epicondylus dorsalis [Ectepicondylus]* und der *Epicondylus ventralis [Entepicondylus]*.

Der Humerus ist so lang, daß er bei angelegtem Flügel, wenn er fast horizontal der seitlichen Brustwand anliegt, mit seiner Extremitas distalis bei H u h n und T a u b e das Kranialende des Darmbeins, bei E n t e und G a n s sogar das Hüftgelenk erreicht.

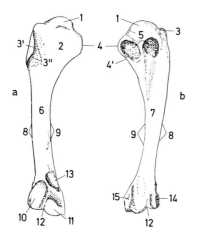

Abb. 102. Rechtes Oberarmbein, Humerus, einer Zuchtwachtel.

a Kranialansicht, *b* Kaudalansicht

1–5 Extremitas proximalis humeri: *1* Caput humeri, *2* Facies bicipitalis, *3* Tuberculum dorsale [minus], *3'* Crista pectoralis [tuberculi dorsalis], *3''* Impressio musculi pectoralis, *4* Tuberculum ventrale [majus], *4'* Crista bicipitalis [tuberculi ventralis], *5* Fossa pneumotricipitalis; *6–9* Corpus humeri: *6* Facies cranialis, *7* Facies caudalis, *8* Margo dorsalis, *9* Margo ventralis; *10–15* Extremitas distalis humeri: *10* Condylus dorsalis, *11* Condylus ventralis, *12* Incisura intercondylaris, *13* Fossa musculi brachialis, *14* Epicondylus dorsalis [Ectepicondylus], *15* Epicondylus ventralis [Entepicondylus]

Knochen des Unterarms

Die **Unterarmknochen**, *Ossa [Skeleton] antebrachii*, sind bei angelegtem Flügel parallel übereinander gelagert. Ventral liegt die kräftigere Ulna und dorsal der schwächere Radius. Sie sind bei der Taube etwas länger, beim Huhn gleichlang und bei Gans und Ente wenig kürzer als der Humerus.

Die **Elle**, *Ulna* (103), ist leicht gebogen. Ihre *Extremitas proximalis* trägt als höchste Erhebung das vergleichsweise niedrige *Olecranon*. Zudem ist das proximale Ende der Ulna

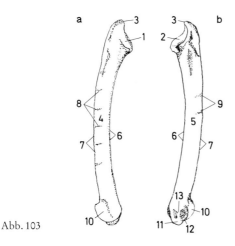
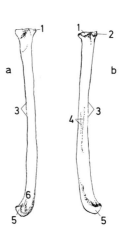

Abb. 103. Rechte Elle, Ulna, einer Zuchtwachtel.

a Dorsalansicht, *b* Ventralansicht

1–3 Extremitas proximalis ulnae: *1* Facies articularis [Cotyla] dorsalis, *2* Facies articularis [Cotyla] ventralis, *3* Olecranon; *4–9* Corpus ulnae: *4* Facies dorsalis, *5* Facies ventralis, *6* Margo cranialis [interosseus], *7* Margo caudalis, *8* Papillae remigiales dorsales, *9* Papillae remigiales ventrales; *10–13* Extremitas distalis ulnae: *10* Condylus dorsalis, *11* Condylus ventralis, *12* Sulcus intertubercularis, *13* Sulcus tendineus

Abb. 104. Rechte Speiche, Radius, einer Zuchtwachtel.

a Dorsalansicht, *b* Ventralansicht

1, 2 Extremitas proximalis radii: *1* Caput radii, *2* Facies articularis ulnaris; *3, 4* Corpus radii: *3* Margo caudalis [interosseus], *4* Lineae intermusculares; *5, 6* Extremitas distalis radii: *5* Facies articularis radiocarpalis, *6* Sulcus tendineus

verbreitet und trägt zwei Gelenkgruben, die kleinere *Facies articularis [Cotyla*)] dorsalis* zur Gelenkung mit einem Teil des Condylus dorsalis humeri, und die größere *Facies articularis [Cotyla] ventralis,* in der der Condylus ventralis humeri gleiten kann. Dorsal anschließend markiert eine rauhe, mehr oder weniger dreieckige Fläche die *Incisura radialis* zur Gelenkung mit dem Radiuskopf.

Der ventral durchgebogene Schaft, *Corpus ulnae*, hat drei ungleiche Flächen. Die muskelfreie kaudodorsale Fläche ist durch fühl- und sichtbare Querwellung geprägt, die durch das Auflagern der Federfollikel der Armschwingen hervorgerufen ist. Die zwischen den Wellentälern, *Impressiones remigales*, in gleichmäßigen Abständen prominierenden kleinen Wellenkämme sind an den Kanten besonders deutlich und heißen *Papillae remigales*. Die *Extremitas distalis ulnae* ist zur Gelenkwalze, *Trochlea carpalis*, verbreitet. Auf ihr sind zwei durch den *Sulcus intercondylaris* getrennte Gelenkerhöhungen vorhanden. Der *Condylus dorsalis* hat den größeren Durchmesser und läuft in einen lippenförmigen, freien Rand, das *Labrum condyli*, aus; er artikuliert mit beiden Karpalknochen. Der Condylus ventralis hat den kleineren Durchmesser, und er gelenkt mit dem Os carpi radiale. Unter dem Condylus ventralis erhebt sich das deutliche *Tuberculum carpale*.

Die **Speiche**, *Radius* (104), ist ein relativ gerader Knochen. Seine *Extremitas proximalis* ist zum *Caput radii* verdickt. Auf der Proximalfläche liegt eine Gelenkgrube, *Facies articularis [Cotyla] humeralis*, zur Artikulation mit dem Condylus dorsalis humeri. Seitlich ist die *Facies articularis ulnaris* zur Gelenkung mit der Incisura radialis der Ulna angebracht. Der Schaft, *Corpus radii*, ist in der proximalen Hälfte drehrund und flacht sich in der distalen Hälfte zunehmend kraniokaudal ab. Dadurch wird die *Extremitas distalis* spachtelförmig verbreitet und ausgekehlt. Sie trägt am distalen Grat die *Facies articularis radiocarpalis* zur Gelenkung mit dem Os carpi radiale, daneben eine Sehnenrinne, *Sulcus tendineus*, die die Sehne des M. extensor metacarpi radialis aufnimmt. Die dorsale Kante und anschließende Fläche dienen als *Facies articularis ulnaris* zur Syndesmose mit dem Ulnaende.

Handknochen, Ossa [Skeleton] manus

Die stärkste Umkonstruktion hat das Handskelett erfahren. Von den Handwurzelknochen sind nur zwei Elemente der proximalen Reihe ausgebildet: *Os carpi radiale* und *Os carpi ulnare*. Die weiteren Karpalknochen sind zusammen mit drei Mittelhandknochen zu einem Komplex, dem *Carpometacarpus*, vereint. Schließlich sind die Finger so weit reduziert, daß nur Reste von drei Fingern übrigbleiben. Noch heute besteht keine einheitliche Meinung, welchen Fingern die drei Strahlen der Vogelhand entsprechen. Embryologische Untersuchungen (STEINER, 1922 a, b, 1934, 1935) machen wahrscheinlich, daß der 1., 2. und 3. Strahl erhalten bleiben. Trotzdem setzt die Nomenklatur neutrale Begriffe ein, wenn sie vom *Digitus alulae, Digitus major* und *Digitus minor* spricht.

Die definitiven **Karpalknochen**, *Ossa carpi* (105), sind mit den primären Karpalknochen nicht identisch. Ihrer Topographie wegen werden sie (siehe oben) als *Os carpi radiale* (−/*cr*), das mit seiner Facies articularis radialis mit dem Radius gelenkt, und als *Os carpi ulnare* (−/*cu*), das mit der Facies articularis ulnaris auf der Ulna gleitet, benannt. Während der radiale Knochen kompakt ist, wird der ulnare Knochen durch die Incisura metacarpalis tief eingeschnitten.

Das Skelett der **Mittelhand,** der *Carpometacarpus* (105/*mcm*), besitzt in seinem proximalen Endstück, *Extremitas proximalis carpometacarpi*, einen Zusammenschluß von distalen und

---

*) *Cotyla, ae* Schüssel, gebraucht in NAA für eine schüsselförmige Gelenkfläche.

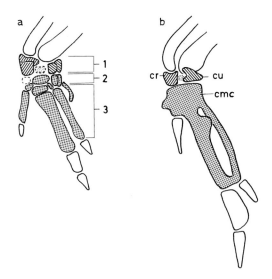

Abb. 105. Schema zur Entstehung des Handskeletts des Vogels.

a Fetus ca. 8 Tage alt (stark vergrößert); *b* definitiver Zustand

1 Anlagen der proximalen Karpalknochenreihe; *2* der zentralen und distalen Karpalknochenreihen und *3* der Mittelhandknochen; *cr* Os carpi radiale, *cu* Os carpi ulnare, *cmc* Carpometacarpus

zentralen Karpalknochen mit den proximalen Enden von drei Metakarpalknochen. Von diesen ist der den ersten Finger tragende Knochenvorsprung als das nicht selbständige *Os metacarpale alulare* deutlich zu bestimmen. Die *Extremitas proximalis* besitzt des weiteren eine *Trochlea carpalis*, auf der zwei Gelenkflächen, die den beiden Karpalknochen zugewendet sind, vorkommen, nämlich die *Facies articularis radiocarpalis* und die *Facies articularis ulnocarpalis*. Das Mittelstück des Carpometacarpus besteht aus zwei Knochenstegen, von denen der stärkere als *Os metacarpale majus* und der schwächere, deutlich geschwungene als *Os metacarpale minus* bezeichnet werden. Der zwischen ihnen liegende Spalt wird *Spatium intermetacarpale* genannt. Das distale Endstück, *Extremitas distalis carpometacarpalis*, trägt zwei Gelenkflächen, *Facies articularis digitalis major* und *Facies articularis digitalis minor*, zur Gelenkung mit den gleichnamigen Fingern.

Ossa digitorum manus. Die Grundformel lautet, daß der Digitus alularis und der Digitus minor je eine Phalanx besitzen, während dem Digitus major zwei Phalangen eigen sind. Davon kann es vogelartliche und individuelle Ausnahmen geben. Gelegentlich tragen die distalen Phalangen auch bleibend oder vorübergehend Krallen (siehe S. 28).

Die *Phalanx proximalis digiti majoris* stellt einen platt ausgezogenen Knochen dar, dessen kraniale Kante, *Pila cranialis*, säulchenförmig verdickt ist. Die Phalanx proximalis besitzt zwei einander gegenüberliegende Gelenkenden, nämlich die *Facies articularis metacarpalis* zur Artikulation mit dem Os metacarpale majus, und eine *Facies articularis phalangealis*.

Mit dieser gelenkt die *Phalanx distalis digiti majoris*, ein spitz zulaufender Knochen von beinahe gleicher Länge wie die Phalanx digiti alulae.

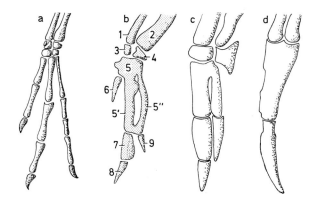

Abb. 106. Handskelett, Ossa digitorum manus, bei *a* dem Urvogel, *b* rezenten Vögeln, *c* spezialisierte Form beim Pinguin, *d* reduzierte Form beim Strauß.

1 Radius; *2* Ulna; *3* Os carpi radiale; *4* Os carpi ulnare; *5* Carpometacarpus, *5'* Os metacarpale majus, *5"* Os metacarpale minus; *6* Phalanx digiti alulae; *7* Phalanx proximalis und *8* Phalanx distalis digiti majoris; *9* Phalanx digiti minoris

Halb so lang ist dagegen die *Phalanx digiti minoris*. Sie gelenkt mit dem Os metacarpale minus und endet spitz.

Vergleichend sei erwähnt, daß bei *Pinguinen*, die ihre Flügel zum Schwimmen einsetzen, das Flügelskelett aus gedrungenen und breiten Knochen besteht und das Os metacarpale alulare sowie der Digitus alulae fehlen (106/c). Bei *Ratiten*, die ihr Flugvermögen eingebüßt haben, kommt es zu weiterer Verschmelzung auch der beiden Karpalknochen mit dem sehr uniformen Karpometakarpus, der nur noch einen eingliedrigen Finger trägt (106/d).

Knochenverbindungen im Schultergürtel, Juncturae cinguli membri thoracici

Zwischen der inneren Kante der Klavikula, der medioventralen Kante des Korakoids und der vorderen Kante des Brustbeins oberhalb der Carina sterni ist eine breite *Membrana sternocoracoclavicularis* (107/6) ausgespannt. Sie ist durch eine Reihe von Verstärkungszügen zwischen allen Schultergürtelknochen gekennzeichnet, von denen die zwischen der Apophysis furculae und dem Apex carinae verkehrende Abspaltung, die *Membrana cristoclavicularis* (früher Lig. sternoclaviculare), besonders hervorgehoben sei. Sie wird vom M. supracoracoideus und M. pectoralis bedeckt.

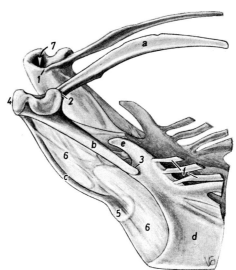

Abb. 107. Gelenke und Bänder des Schultergürtels eines Huhnes.

a Schulterblatt; *b* Rabenschnabelbein; *c* Gabelbein; *d, e* Brustbein: *d* Carina sterni, *e* Processus craniolateralis; *f* Costae sternales
1 Syndesmosis acromioclavicularis; *2* Symphysis coracoscapularis; *3* Syndesmosis acrocoracoclavicularis; *4* Articulatio sternocoracoidea; *5* Apophysis clavicularis (Synostosis interclavicularis); *6* Membrana sternocoracoclavicularis; *7* Canalis triosseus

Als Scharniergelenk ist die **Articulatio sternocoracoidea** zwischen der Facies articularis sternalis des Korakoids und dem Sulcus articularis coracoideus des Sternums ausgebildet. Die *Capsula articularis* wird von zwei Kollateralbändern flankiert. Weitere Gelenkbänder sind als Verstärkungszüge in die *Membrana sternocoracoclavicularis* eingebaut.

In Form der **Symphysis coracoscapularis** sind Skapula und Korakoid fest miteinander durch ein *Ligamentum interosseum* und drei *Ligamenta coracoscapularia (dorsale, ventrale, internum)* verbunden. Sie formen gemeinsam die Gelenkpfanne, *Cavitas glenoidalis*, für das Schultergelenk; die Pfanne ist durch ein randständiges *Labrum* überhöht.

Die Extremitas omalis der Klavikula ist durch einen B a n d a p p a r a t an den Nachbarknochen fixiert. Die Einzelbänder ziehen von der Klavikula zum Processus acrocoracoideus und zum Processus procoracoideus des Korakoids sowie zum Acromion der Skapula.

Bemerkenswert ist das starke *Ligamentum acrocoracoacromiale*, das, wie der Name sagt, zwischen dem Processus acrocoracoideus des Korakoids und dem Acromion der Skapula verkehrt; es formt das fibröse Dach über dem Canalis triosseus.

Gelenke des Flügels, Articulationes [Juncturae] alae

Schultergelenk, Articulatio humeri
[humeralis seu coracoscapulo-humeralis]

Das Schultergelenk ist ein sogenanntes freies Gelenk. Seine Gelenkpfanne, *Cavitas glenoidalis*, wird, wie bereits angegeben, zum größeren Teil vom Rabenschnabelbein und zum kleineren Teil vom Schulterblatt gestellt und durch ein *Labrum articulare* vergrößert. Der Gelenkkopf, das Caput humeri, ist ellipsoid geformt und erlaubt Bewegungen um viele Achsen. Deshalb ist die *Capsula articularis* weit; in ihrer Dorsalwand findet sich eine *Fibrocartilago humerocapsularis* unter dem M. deltoideus major. Neben den extrakapsulären Bändern, die die beteiligten Knochenenden untereinander verbinden, kommen zwei *Ligamenta intercapsularia* vor, die vom Pfannenrand zum Rand des Humeruskopfs ziehen und von Synovialisfalten, *Plicae synoviales*, umfaßt werden.

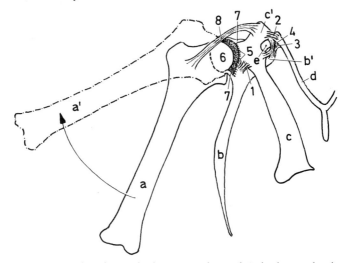

Abb. 108. Bänder des Schultergürtels und Schultergelenks.

a Humerus, adduziert, *a'* Humerus, abduziert; *b* Scapula, *b'* Acromion; *c* Coracoideum, *c'* Processus acrocoracoideus; *d* Clavicula; *e* Canalis triosseus

1 Symphysis coracoscapularis mit Ligamentum coracoscapulare ventrale; *2–4* Bandapparat über dem Canalis triosseus: *2* Ligamentum acrocoracoclaviculare, *3* Ligamentum acromioclaviculare, *4* Ligamentum acrocoracoproco-racoideum und Ligamentum acrocoracoacromiale; *5–8* Articulatio humeri: *5* Cavitas glenoidalis, *6* Caput humeri, *7* intrakapsuläre Bänder, *8* extrakapsuläre Bänder (Ligamentum acrocoracohumerale)

Bewegungsmöglichkeiten im Schultergelenk. In Ruhe liegt der Oberarm dem Körper seitlich an (Adduktionsstellung). Durch die Strecker des Schultergelenks wird der Oberarm soweit nach vorne gezogen, bis der Flügel einen Winkel von 90° mit der Körperlängsachse bildet (Abduktionsstellung). Diese Stellung nimmt der Arm beim Segel- oder Gleitflug ein. Aus dieser Grundstellung als Ausgang für die weitere Beschreibung der Flügelbewegung kann der Arm gehoben werden, bis sich die Ellbogen über dem Rücken des Vogels berühren. Der Oberarm kann nur eingeschränkt gesenkt werden, weil sich der Brustkorb als Begrenzung dieser Bewegung zwischen den Flügeln befindet. Auch eine weitere Bewegung nach vorn ist mechanisch behindert. Die Hauptbewegung findet etwa um die lange Achse der elliptisch gestalteten Gelenkkörper von vorn-oben nach hinten-unten statt. Eine Rotation um die Längsachse des Humerus ist bei angelegtem Oberarm besser möglich als bei abduzierter Haltung. Hier behindert die elliptische Gestalt des Oberarmkopfs ausgiebige

Rotationen. Bei Kreiselung nach hinten wird der vordere Flügelrand gesenkt; wir nennen diese Bewegung *Supination*. Die Kreiselung nach vorn wird entsprechend *Pronation* genannt. Supination und Pronation im Schultergelenk ändern den sogenannten A n s t e l l w i n k e l des Flügels. Die Absicherung gegen zu starke Rotationen findet nicht nur durch die Muskeln (Supinatoren und Pronatoren des Schultergelenks), sondern vor allem durch die extrakapsulären Gelenkbänder statt.

Ellbogengelenk, Articulatio cubiti [Juncturae cubiti]

Das Ellbogengelenk läßt sich in drei Einzelgelenke gliedern.

1. In der **Articulatio humeroulnaris** artikuliert der Condylus ventralis humeri vornehmlich mit der Facies articularis [Cotyla] ventralis, im gestreckten Zustand auch mit der Facies articularis [Cotyla] dorsalis ulnae.

2. In der **Articulatio humeroradialis** gleiten der Condylus dorsalis humeri und die Facies articularis [Cotyla] humeralis radii aufeinander.

3. Schließlich stehen in der **Articulatio radioulnaris proximalis** die Incisura radialis ulnae mit der Facies articularis radii in Verbindung.

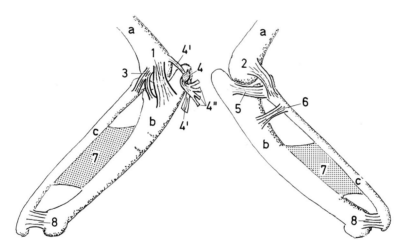

Abb. 109. B ä n d e r d e s E l l b o g e n g e l e n k s u n d V e r b i n d u n g d e r U n t e r a r m k n o c h e n u n t e r e i n a n d e r, links Ventralansicht, rechts Dorsalansicht.

a Humerus; *b* Ulna; *c* Radius

1 Ligamentum collaterale ventrale; *2* Ligamentum collaterale dorsale; *3* Ligamentum cubiti craniale; *4* Pars tendinea des Haltebandes zur *4'* Ursprungssehne des M. flexor carpi ulnaris, *4"* Pars pennacea des Bandes zum M. expansor secundariorum; *5* Meniscus radioulnaris; *6* Ligamentum transversum radioulnare; *7* Membrana interossea antebrachii; *8* Ligamentum interosseum radioulnare

Die Bewegungen werden von zwei Kollateralbändern, *Ligg. collateralia dorsale et ventrale*, geführt, denen sich noch ein elastisches Band, *Lig. cubiti craniale*, auf der Beugeseite in die Gelenkkapsel eingebaut, zugesellt. Eine weitere, jedoch individuelle Bandhaft besteht zwischen Humerus und Ulna über ein starkes Sehnenhalteband [NAA (irreführend): Trochlea humeroulnaris], das vom Olekranon entspringt und sich als Pars tendinea spiralig um die Ursprungssehne des M. flexor carpi ulnaris legt, der vom Epicondylus ventralis humeri kommt; als *Pars pennata* ziehen Bandzüge des Sehnenhaltebandes an die Federbälge der ellbogengelenksnahen Remiges secundarii; sie treten mit Schlingen des (glatten) M. expansor secundariorum, einem Antagonisten des M. flexor carpi ulnaris, in Beziehung. Somit wird bei

Kontraktion des Ellbogengelenkbeugers auch ein Übereinanderschieben der Armschwingen eingeleitet.

Die Bewegungen im Ellbogengelenk sind komplex. Hauptsächlich finden Beugung und Streckung statt. Die Streckung ist nicht vollständig, sondern erreicht einen kranial offenen Winkel, der z. B. bei der Taube 140° beträgt. Am Bänderpräparat wird deutlich, daß in der zweiten Phase des Streckvorgangs auch das Handgelenk mitgestreckt wird. Das beruht auf einer *Längsverschiebung* der beiden Unterarmknochen zueinander. Diese zwangsläufige Bewegung hat ihre Ursache in der Gestalt der Gelenkkörper des Ellbogengelenks und des Bandapparats. Zugleich rotiert die Ulna in der zweiten Streckphase etwa 30° um die Längsachse, weil das Olekranon an den Epicondylus ventralis humeri anstößt und abgeleitet wird. Der Radius wird bei dieser Rotation mitgenommen (*Längsverdrehung* der beiden Unterarmknochen zueinander).

Verbindungen zwischen Radius und Ulna

Neben dem beschriebenen proximalen Radioulnargelenk sorgen vier Bandstrukturen für den Zusammenhalt der Unterarmknochen. 1. Der *Meniscus radioulnaris* ist mit Radius und Ulna verbunden; seine dünne Kante schiebt sich zwischen den Condylus dorsalis humeri und die Ulna ein und verhindert einen direkten Kontakt zwischen beiden. Die dickere dorsale Kante ist nicht mit der Gelenkkapsel verschmolzen. 2. Das *Ligamentum transversum radioulnare* verbindet die proximalen Endstücke der Unterarmknochen auf der dorsalen Seite. 3. Die *Membrana interossea antebrachii* verkehrt in ganzer Länge des Spatium interosseum zwischen den Körpern der Unterarmknochen. 4. Das *Ligamentum interosseum radioulnare* verbindet die distalen Endstücke von Radius und Ulna; es begrenzt vornehmlich das Ausmaß der Längsverschiebung der beiden Unterarmknochen gegeneinander. Ein distales Radioulnargelenk existiert somit nicht, sondern das Band formt eine *Syndesmosis radioulnaris distalis*.

Handwurzelgelenk, Articulationes carpi [Juncturae carpi]

An der Bewegung im Handwurzelgelenk sind fünf Knochen beteiligt, Radius und Ulna, die beiden Karpalknochen und der Karpometakarpus. Funktionell sind zwei Gelenketagen zu unterscheiden: In der proximalen Ebene artikulieren die Unterarmknochen, ohne selbst unter sich synovial verbunden zu sein, mit je einem der Ossa carpi (radiale und ulnare). In der distalen Etage bilden die beiden Karpalknochen eine gemeinsame Gelenkpfanne für den Karpometakarpus.

In der **Articulatio radiocarpalis** sind Radius und Os carpi radiale relativ eng miteinander verbunden. Der Radius holt bei der Streckung das Os carpi radiale nach proximal, bei der Beugung schiebt er es distal.

In der **Articulatio ulnocarpalis** rollt die Ulna über die Gelenkfläche des Os carpi ulnare. Zwischen den beiden Karpalknochen, die in der **Articulatio intercarpalis** aneinander vorbeigleiten, ist ein *Meniscus intercarpalis* eingeschoben.

In der **Articulatio carpo-carpometacarpalis** stellen die distalen Gelenkflächen der beiden Karpalknochen eine gemeinsame Gelenkpfanne, in der die abgerundete proximale Gelenkfacette des Karpometakarpus sich strecken und beugen kann. In der letzten Phase der Streckung wird die Mittelhand leicht proniert, so daß die ersten Handschwingen fest von unten gegen die ersten Armschwingen gedrückt werden. Der aufwendige Bandapparat im Handwurzelgelenk zeigt, daß Einzelbänder zwischen allen beteiligten Knochen verkehren; ihre Darstellung muß der Spezialliteratur vorbehalten bleiben.

Darüber hinaus wird eine tiefe Faszie *[Aponeurosis ventralis]* vom distalen Ende des Radius auf die Ventralseite des Karpus und Metakarpus entlassen, die in ihrem proximalen Abschnitt eine Haltevorrichtung für die Beugemuskeln bzw. ihre Sehnen liefert *[Retinaculum flexorum]* und in ihrem distalen Abschnitt zweiblättrig wird, am Os carpi ulnare und Os metacarpale manus ansetzt *[Aponeurosis ulnocarporemigialis]* und dabei Abzweigungen *[Digitationes remigiales]* an die Federfollikel der proximalen Handschwingen entläßt.

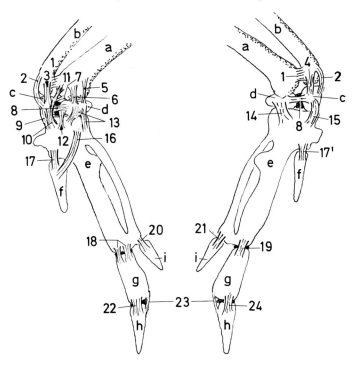

Abb. 110. **Bänder des Karpalgelenks und der Fingergelenke**, links Ventralansicht, rechts Dorsalansicht.

a Ulna; *b* Radius; *c* Os carpi radiale; *d* Os carpi ulnare; *e* Carpometacarpus; *f* Phalanx digiti alulae; *g* Phalanx proximalis und *h* Phalanx distalis digiti majoris; *i* Phalanx digiti minoris

1 Ligamentum interosseum radioulnare; *2–4* Bänder der Articulatio radiocarpalis: *2* Ligamentum radioradiocarpale craniale, *3* Ligamentum radioradiocarpale ventrale, *4* Ligamentum radioradiocarpale dorsale; *5–7* Articulatio ulnocarpalis: *5* Ligamentum ulnoulnocarpale proximale, *6* Ligamentum ulnoulnocarpale distale, *7* Ligamentum ulnoradiocarpale; *8* Articulatio intercarpalis mit Meniscus intercarpalis; *9–15* Articulatio carpocarpometacarpalis: *9* Ligamentum radiocarpo-metacarpale craniale, *10* Ligamentum radiocarpo-metacarpale ventrale, *11* Ligamentum ulnometacarpale ventrale, *12* Ligamentum meniscometacarpale, *13* Ligamentum ulnocarpo-metacarpale ventrale, *14* Ligamentum ulnocarpo-metacarpale dorsale, *15* Ligamentum radiocarpo-metacarpale dorsale; *16–17* Articulatio metacarpophalangealis alulae mit *16* Ligamentum obliquum alulae, *17* Ligamentum collaterale ventrale, *17'* Ligamentum collaterale dorsale; *18–19* Articulatio metacarpophalangealis digiti majoris mit *18* Ligamentum collaterale ventrale, *19* Ligamentum collaterale dorsale; *20–21* Articulatio metacarpophalangealis digiti minoris mit *20* Ligamentum collaterale ventrale, *21* Ligamentum collaterale dorsale; *22–24* Articulatio interphalangealis digiti majoris mit Meniscus articularis und *22* Ligamentum collaterale ventrale, *23* Ligamentum caudale und *24* Ligamentum craniale

Fingergelenke, Articulationes metacarpophalangeales et interphalangeales manus

Zwischen dem Karpometakarpus einerseits und den Digiti alulae, majoris et minoris, sind F i n g e r g r u n d g e l e n k e, zwischen den beiden Phalangen des Digitus major ein F i n g e r z w i s c h e n g e l e n k ausgebildet; kommen an einem Finger mehr Fingerglieder vor als nach der Grundformel vorgegeben, dann erhöht sich die Zahl der Fingerzwischengelenke entsprechend. Die Gelenke sind mit einer Anzahl längsverlaufender Bänder ausgestattet. Ihre Beweglichkeit ist am Digitus alularis in drei Richtungen, am großen und kleinen Finger vornehmlich auf Streckung und Beugung ausgerichtet.

Besondere Faszien des Flügels und Bänder der Federn

Am Flügel verkehren besondere Bänder, *Ligamenta pennarum*, in kollagener Form von den Faszien und Knochen zu bestimmten Federfollikeln sowie in elastischer Form zwischen den Follikeln der Hand- und Armschwingen.

Am Unterarm überzieht eine dorsale und ventrale Faszie *[Aponeurosis antebrachialis dorsalis, Aponeurosis antebrachialis ventralis]* breitflächig die Muskulatur. Die kaudalen Kanten beider Faszien entlassen in regelmäßigen Abständen Endzacken, *Digitationes remigiales*, die an die Follikel der Armschwingen treten.

In vergleichbarer Weise entsendet das *Septum humerocarpale*, eine tiefe Faszie, die vom Epicondylus ventralis humeri zum Karpus zieht, solche *Digitationes remigiales* an die Federfollikel der Armschwingen. Kurze Bänder, die von den Papillae remigiales (dorsales) des Ulnaschafts ausgehen und die Follikel der Armschwingen erreichen, sind die *Ligamenta cubiti*. Erwähnenswert ist, daß der M. flexor carpi ulnaris, ein Beuger des Karpalgelenks, aus seinem Kaudalrand ein *Ligamentum elasticum* hervorgehen läßt, das von ventral an den Follikeln der Armschwingen inseriert, die Armschwingen stabilisiert und beim Zusammenlegen des Flügels die Federn dreht.

An der Hand wird die Ventralfläche von einer divergierenden Faszie *[Aponeurosis ventralis]* abgedeckt, die vom distalen Ende des Radius entspringt, im proximalen Abschnitt die Beugemuskeln umfaßt *[Retinaculum flexorum]* und im breiter werdenden distalen Abschnitt an die Karpal- und Metakarpalknochen tritt *[Aponeurosis ulnocarporemigialis]*. Mit kräftigen Endzacken, *Digitationes remigiales*, erreicht sie die Follikel der Handschwingen, um sie insbesondere gegen Rotation zu sichern. In vergleichbarer Weise treten von einer den Digitus major abdeckenden Faszie sowie von den Gelenkbändern des langen Fingers Endzacken an die Follikel der distalen Handschwingen.

Ein gemeinsames, elastisches Band der Schwungfedern, *Ligamentum elasticum interremigiale* (111/4), findet sich am freien Rand des Postpatagiums und zieht von Follikel zu Follikel aller Arm- und Handschwingen. In Höhe eines jeden Follikels spaltet sich das

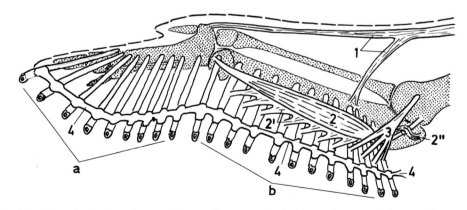

Abb. 111. Elastische Bänder und besondere Muskeln der Schwungfedern, schematisiert.
a Spulen der Handschwingen, Remiges primarii; *b* Spulen der Armschwingen, Remiges secundarii
1 M. tensor propatagialis; *2* M. flexor carpi ulnaris, *2'* sein Ligamentum elasticum, *2"* Sehnenhalteband: Trochlea humeroulnaris; *3* M. expansor secundariorum; *4* Ligamentum elasticum interremigiale

Randband auf und zieht mit je einem Schenkel dorsal und ventral um die Federspule herum. Das Band tritt ohne Unterbrechung von den Remiges secundarii auf die Remiges primarii, hier jedoch stärker werdend, über. Bei einigen Vogelarten ist der ventrale Zug des Randbandes breiter oder stärker als der dorsale. Das Randband hat die Aufgabe, den Abstand zwischen den Schwungfedern zu regeln, für eine gleichmäßige Belastung der Einzelfedern zu sorgen und die Geschlossenheit der Flügelfläche zu sichern.

Auch die kaudale Reihe der karpalgelenksnahen großen, ventralen Deckfedern werden durch ein elastisches Follikelband gehalten, das entsprechend *Ligamentum elasticum intertectriciale (carpale)* heißt.

Die Gemeinsamkeit aller die Armschwingen haltenden Bänder wird als *Ligamenta remigum secundariorum*, die der Handschwingen als *Ligamenta remigum primariorum* zusammengefaßt. Sie stabilisieren die Flugfedern des Flügels; es läßt sich jedoch aus dem Unterschied in bezug auf die Festigkeit der stärkeren Handschwingenhaltebänder gegenüber den etwas schwächeren Armschwingenhaltebändern schließen, daß die Handschwingen dem Luftdruck beim Fliegen stärker, vor allem auch gegen Rotation, ausgesetzt sind.

Muskulatur des Schultergürtels und des Flügels

Der Schultergürtel der Vögel ist fest in die Kontur des Rumpfes einbezogen. Deshalb sind die Muskeln, die das Schultergürtelskelett mit dem Stamm verbinden, relativ schwach und vornehmlich der Stabilisierung nützlich.

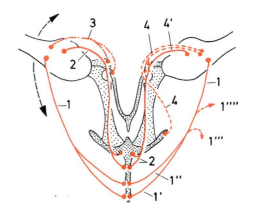

Abb. 112. Wirkungslinien der Flugmuskeln im engeren Sinne, Heber und Niederzieher des Flügels.

1 M. pectoralis, *1'* Pars thoracica superficialis, *1''* Pars thoracica profunda, *1'''* Pars abdominalis (Hautmuskel für Brust- und Bauchregion), *1''''* Pars propatagialis (Flughautspanner); *2* M. supracoracoideus; *3* M. deltoideus major; *4, 4'* M. deltoideus minor: *4* Caput ventrale, *4'* Caput dorsale; *3* und *4* wegen der besseren Übersichtlichkeit nur jeweils einseitig dargestellt

Demgegenüber sind jene Muskeln, die den Flügel als Ganzes bewegen, die eigentlichen Flugmuskeln also, besonders mächtig ausgebildet. Der *M. pectoralis* (112/1), der den Flügel abwärts schlägt, ist der stärkste Muskel des Körpers. Er sorgt mit seiner Konstruktion für den Auftrieb und Vortrieb des Vogelkörpers im Flug. Der sehr viel schwächere *M. supracoracoideus* (—/2) hebt den Flügel. Dabei wird er von den *Mm. deltoidei major et minor* (—/3, 4) unterstützt. Das Gewicht des flügelsenkenden M. pectoralis ist um ein Mehrfaches höher als das der Flügelheber, die in ihrer Funktion während des Fluges auch noch durch die Schwerkraft begünstigt werden.

Die an der freien Gliedmaße befindlichen Muskeln sind wesentlich schwächer als die eigentlichen Flugmuskeln, weil ihnen nur die Einstellung der Gelenke, insbesondere die gekoppelte Ellenbogen- und Karpalgelenksbewegung, obliegt. Dabei überwiegt die Kraft der Strecker die der Beuger, weil die Streckmuskeln auch die Flughäute spannen und den Flügel vor dem Einknicken bewahren.

An der Flügelspitze sind die speziellen Muskeln für die Finger bemerkenswert, weil deren Beweglichkeit sowohl für das Steuern mit dem Flügel als auch im Bremsflug große Wirkung zeigt.

Eine Übersicht über die Flügelmuskulatur und ihre Innervation gibt die nachstehende Tabelle.

Innervation der Flügelmuskulatur

Muskeln (siehe Abb. 114 und 115)　　　　　　　　　Nerven (siehe Abb. 113)

Stabilisatoren des Schultergürtels

Muskel	Nerv	
Mm. rhomboidei superficialis et profundus (−/1, 2)	} *Plexus brachialis accessorius*	
Mm. serrati superficialis et profundus (−/3, 4)		
M. subcoracoideus (−/5)	*N. subcoracoscapularis*	
M. subscapularis (−/6)	} *N. subscapularis*	} *Fasciculus dorsalis*
Mm. scapulohumerales cranialis et caudalis (−/7, 8)		
M. latissimus dorsi (−/9)	*N. mi. latissimi dorsi*	
M. coracobrachialis cranialis (−/10)	Ast aus *N. medianoulnaris*	
M. coracobrachialis caudalis (−/11)	Ast aus *N. pectoralis*	

Flugmuskeln

M. pectoralis (−/12)	*Nn. pectorales*
M. supracoracoideus (−/13)	*N. supracoracoideus*
Mm. deltoidei major et minor (−/14, 15)	*N. axillaris*

Spanner der Flughaut und der Schwungfedern

M. tensor propatagialis (−/16)	*N. cutaneus axillaris*
M. expansor secundariorum (−/17)	*N. anconealis*

Strecker und Supinatoren des Flügels

Muskel	Nerv	
M. triceps brachii, Pars scapularis (−/18)	*N. mi. scapulotricipitis*	} aus *N. radialis*
M. triceps brachii, Pars humeralis (−/18′)	*N. mi. humerotricipitis*	
M. extensor metacarpi radialis (−/19)	} *N. radialis*	
M. supinator (−/20)		
M. extensor digitorum communis (−/21)	} *Ramus superficialis des N. radialis*	
M. extensor metacarpi ulnaris (−/22)		
M. ectepicondylo-ulnaris (−/23)		
M. extensor longus alulae (−/24)	} *Ramus profundus des N. radialis*	
M. extensor longus digiti majoris (−/25)		
M. extensor brevis alulae (−/26)		
M. adductor alulae (−/27)		
M. ulnometacarpalis dorsalis (−/28)		
M. interosseus dorsalis (−/29)		
M. extensor brevis digiti majoris (/30)		

Beuger und Pronatoren des Flügels

M. biceps brachii (−/31)	*N. bicipitalis*
M. brachialis (−/32)	} *N. medianus*
Mm. pronatores superficialis et profundus (−/33, 34)	
M. flexor digitorum superficialis (−/35)	} *Ramus superficialis des N. medianus*
M. flexor digitorum profundus (−/36)	

M. ulnometacarpalis ventralis (−/37)	} *Ramus profundus des*
M. abductor alulae (−/38)	*N. medianus*
M. flexor alulae (−/39)	
M. abductor digiti majoris (−/40)	
M. flexor carpi ulnaris (−/41)	} *N. ulnaris*
M. entepicondylo-ulnaris (−/42)	
M. interosseus ventralis (−/43)	} *Ramus cranialis des*
M. flexor digiti minoris (−/44)	*N. ulnaris*

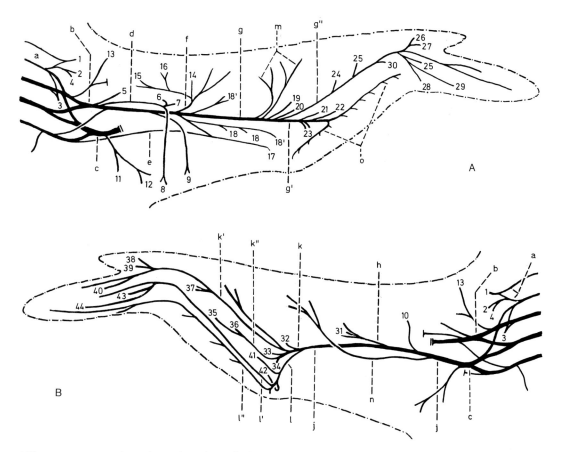

Abb. 113. Innervation der Flügelmuskulatur (in Anlehnung an OHMORI/WATANABE/FUJIOKA, 1982, ergänzt und umgezeichnet).

A Dorsalansicht; B Ventralansicht

a Plexus brachialis accessorius; *b–o* Äste des Plexus brachialis: *b* Funiculus dorsalis, *c* Funiculus ventralis, *d* N. subscapularis, *e* N. anconealis, *f* N. axillaris, *g* N. radialis, *g'* Ramus superficialis, *g"* Ramus profundus, *h* N. bicipitalis, *j* N. medioulnaris, *k* N. medianus, *k'* Ramus superficialis, *k"* Ramus profundus, *l* N. ulnaris, *l'* Ramus cranialis, *l"* Ramus caudalis, *m* N. cutaneus antebrachii dorsalis und Rami propatagiales, *n* N. cutaneus antebrachii ventralis, *o* Rami postpatagiales

1–44 Bezeichnung der Einzelmuskeln wie in der vorstehenden Tabelle und in Abb. 114 und 115

Einzelbeschreibung der Muskeln

Die Einzelbeschreibung der Muskeln erfolgt in der Reihenfolge der vorstehenden Tabelle.

Muskeln des Schultergürtels

Die **Mm. rhomboidei** (114/*1, 2*) sind dünne, flächige Muskeln, die von den Dornfortsätzen der Hals- und Brustwirbel zur Skapula ziehen. Sie kommen in zwei Lagen vor.

Der *M. rhomboideus superficialis* (114a/*1*) entspringt beim H u h n an den Processus spinosi der letzten Hals- und ersten Brustwirbel und tritt mit kranioventralem Faserverlauf an den Dorsalrand und die Innenfläche der Skapula, das letzte Viertel auslassend.

Der *M. rhomboideus profundus* (114b/*2*) kommt von den Brustwirbeln, hat entgegengesetzten, also kaudoventralen Faserverlauf und tritt an die kaudale Hälfte der Skapula.

Bei der T a u b e kommt der M. rhomboideus superficialis auch noch von der Ala praeacetabularis ilii. Der M. rhomboideus profundus ist völlig vom vorigen bedeckt und besitzt transversalen Faserverlauf.

Die E n t e zeigt bei beiden Muskeln kaudoventralen Verlauf, zudem hat der oberflächliche Muskel einen zusätzlichen Ursprung an der Extremitas omalis der Klavikula.

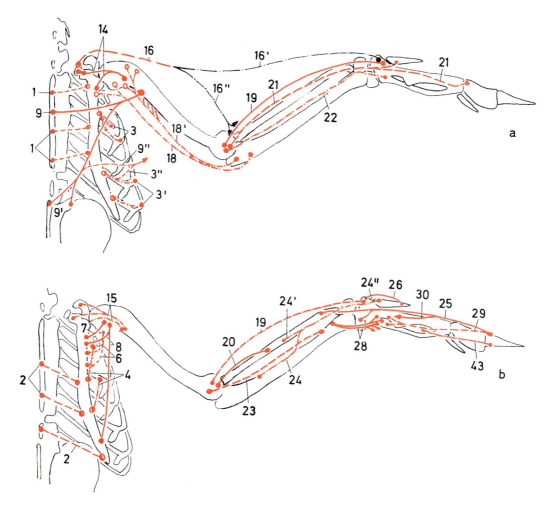

Abb. 114. Wirkungslinien der Muskeln des Flügels, Dorsalansicht.
a oberflächliche und *b* tiefe Schicht

1 M. rhomboideus superficialis; *2* M. rhomboideus profundus; *3* M. serratus superficialis, Pars cranialis, *3'* Pars caudalis, *3''* Pars metapatagialis; *4* M. serratus profundus; *6* M. subscapularis; *7* M. scapulohumeralis cranialis; *8* M. scapulohumeralis caudalis; *9* M. latissimus dorsi, Pars cranialis, *9'* Pars caudalis, *9''* Pars metapatagialis; *14* M. deltoideus major; *15* M. deltoideus minor; *16* M. tensor propatagialis, *16'* Tendo longus, *16''* Tendo brevis; *18* M. triceps brachii, Pars scapularis, *18'* Pars humeralis; *19* M. extensor metacarpi radialis; *20* M. supinator; *21* M. extensor digitorum communis; *22* M. extensor metacarpi ulnaris; *23* M. ectepicondylo-ulnaris; *24* M. extensor longus alulae, Caput proximale, *24'* Caput distale, *24''* Endsehne; *25* M. extensor longus digiti majoris; *26* M. extensor brevis alulae; *28* M. ulnometacarpalis dorsalis; *29* M. interosseus dorsalis; *30* M. extensor brevis digiti majoris; *43* M. interosseus ventralis

▶ Funktion: Der Muskel fixiert mit beiden Lagen die Skapula, im Flug ist eine beidseitige Verspannung über die Körpermediane hinweg mit geringer Verlagerung der Schultergelenke, je nach Faserverlauf aufwärts oder abwärts, gegeben.

Die **Mm. serrati** (114/3, 4) verspannen die Skapula mit der seitlichen Brustwand. Beim Huhn gibt es eine oberflächliche Lage mit zwei Teilen, eine tiefe Lage und einen Hautast. Die *Pars cranialis* des M. serratus superficialis (114 a/3) kommt von den distalen Enden der ersten Costae vertebrales und zieht bei konvergierendem, kraniodorsal gerichtetem Faserverlauf an das vordere Drittel der Skapula. Die *Pars cranialis* (—/3′) geht von den hinteren Costae vertebrales aus, bleibt aber gleich breit und erreicht bei kraniodorsalem Faserverlauf das kaudale Skapulaviertel.

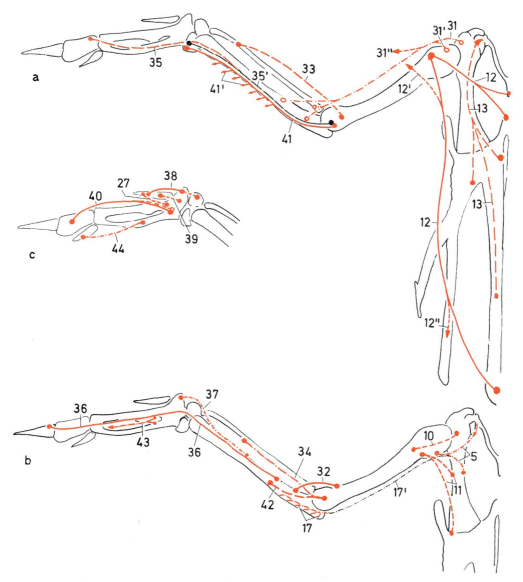

Abb. 115. Wirkungslinien der Muskeln des Flügels, Ventralansicht.
a oberflächliche, *b* tiefe Schicht, *c* Flügelspitze

5 M. subcoracoideus; *10* M. coracobrachialis cranialis; *11* M. coracobrachialis caudalis; *12* M. pectoralis, *12′* Pars propatagialis, *12″* Pars abdominalis; *13* M. supracoracoideus; *17* M. expansor secundariorum; *27* M. adductor alulae; *31* M. biceps brachii, Caput coracoideum, *31′* Caput humerale, *31″* Pars propatagialis; *32* M. brachialis; *33* M. pronator superficialis; *34* M. pronator profundus; *35* M. flexor digitorum superficialis, *35′* Karpohumeralband; *36* M. flexor digitorum profundus; *37* M. ulnometacarpalis ventralis; *38* M. abductor alulae; *39* M. flexor alulae; *40* M. abductor digiti majoris; *41* M. flexor carpi ulnaris, *41′* Zacken des Ligamentum elasticum an die Bälge der Armschwingen; *42* M. entepicondylo-ulnaris; *43* M. interosseus ventralis; *44* M. flexor digiti minoris

Der *M. serratus profundus* (114 b/4) entspringt mit Zacken an den ersten Costae vertebrales. Mit kaudodorsalem Faserverlauf zieht der flächige Muskel in die Mitte und an das dritte Viertel der Skapula.

Schließlich wird vom oberen Rand des M. serratus superficialis, Pars caudalis, ein Hautast, Pars metapatagialis (114a/3″) an die mittlere Flughaut abgegeben, die sich mit einem entsprechenden Ast aus dem M. latissimus dorsi vereinigt.

Bei der Taube entspringt der kraniale Teile des M. serratus superficialis zweiköpfig von der 2. und 3. Rippe, bei der Ente einköpfig nur von der 1. Rippe. Sonst verhalten sich die Muskeln wie beim Huhn.

▶ Funktion: Die Mm. serrati sind Gegenspieler der Mm. rhomboidei. Auch sie stellen die Skapula fest und sie vermögen die Lage des Schultergelenks in geringem Umfang zu ändern. Diskutiert wird, ob sie als Hilfsinspiratoren im Flug eine Rolle spielen können. Die Pars metapatagialis spannt die mittlere Flughaut.

Der **M. subcoracoideus** (115 b/5) liegt medial des Korakoids. Deshalb ist er von lateral nur teilweise zu sehen. Er entspringt mit zwei Köpfen. Das *Caput ventrale* kommt beim Huhn breitflächig von der Facies medialis des Korakoids, das *Caput dorsale* ist schwach und entspringt an der Extremitas cranialis der Skapula und der Extremitas omalis der Klavikula. Es verwächst mit der Membrana sternocoracoclavicularis. Der Muskel strebt in kraniodorsaler Richtung auf den Humerus zu und inseriert mit einer gemeinsamen Sehne zusammen mit der Endsehne des M. subscapularis am Tuberculum ventrale humeri.

Bei der Taube entspringt das Caput ventrale nicht am Korakoid, sondern am Sternum und an der Membrana sternocoracoclavicularis, von der sich der Muskelbauch jedoch, anders bei den anderen beiden Vogelarten, sofort löst. Sonst herrschen ähnliche Verhältnisse wie beim Huhn, was grundsätzlich auch für die Ente gilt.

▶ Funktion: Adduktor und Supinator des Oberarms.

Der **M. subscapularis** (114 b/6) entspringt beim Huhn mit zwei Köpfen, die von der Endsehne des M. serratus superficialis, Pars cranialis, getrennt sind, lateral und medial am Margo ventralis scapulae, kurz hinter dem Schultergelenk. Beide Köpfe vereinigen sich zu einer gemeinsamen Sehne, die am Tuberculum ventrale des Humerus, distal neben dem Ansatz des M. coracobrachialis caudalis inseriert.

Bei Taube und Ente existieren grundsätzlich gleiche Verhältnisse.

▶ Funktion: Der Muskel zieht den Oberarm an den Körper und proniert ihn.

Der **M. scapulohumeralis** (114 b/7, 8) tritt bei Huhn und Ente mit zwei Teilen auf. Der schwächere *M. scapulohumeralis cranialis* (—/7) zieht vom kranialen Abschnitt des Skapulakörpers zum Proximalende des Humerus und setzt hier in Nachbarschaft zum Foramen pneumaticum an. Der *M. scapulohumeralis caudalis* (—/8) ist kräftiger und breiter. Er entspringt an der ganzen Länge des Skapulakörpers und erreicht bei konvergierendem Faserverlauf, der dem doppelt gefiederten Muskelbauch Dreiecksform verleiht, mit einer kräftigen, runden Sehne das Tuberculum ventrale des Humerus. Der Endteil des Muskels läßt sich präparatorisch in einen dorsalen und einen ventralen Anteil trennen, wobei der dorsale den ventralen haubenartig bedeckt. Bei der Taube fehlt der kraniale Muskel. Der M. scapulohumeralis caudalis ist relativ kräftiger und doppelt gefiedert.

▶ Funktion: Der Muskel hebt den Oberarm und zieht ihn zurück, so daß sich Oberarm und Skapula einander nähern, bis sie parallel zueinander liegen. In der Bewegung liegt eine pronatorische Komponente für den Oberarm.

Der **M. latissimus dorsi** (114 a/9) besteht beim Huhn aus zwei flachen Muskelbändern, die von der Wirbelsäule kommen und vor Erreichen des Oberarms zusammenfließen. Dabei hat die *Pars cranialis* ihren Ursprung aus dem Dornfortsatz des 2. und folgenden Brustwirbels und zieht zur Hinterfläche des Humerus etwa am Ende dessen ersten Drittels. Die *Pars caudalis* kommt von den Dornfortsätzen der letzten Brustwirbel und von der Ala praeacetabularis ilii, zieht steiler kraniolateral und fließt mit der kurzen Endsehne in die Pars cranialis ein. Aus dem Muskel entwickelt sich ein Hautast, Pars metapatagialis (—/9″), der zusammen mit dem gleichnamigen Ast aus dem M. serratus in die Flughaut einstrahlt.

Bei der Taube existiert nur die Pars cranialis, sie entspringt bereits am letzten Hals- und an den ersten Brustwirbeln. Die Ente besitzt zwei Teile, die zwar untereinander Fasern austauschen, aber selbständig ansetzen. Dabei besitzt die Pars caudalis als Ansatz eine Sehnenplatte, die die Pars scapularis musculi tricipitis mit dem Humerus verbindet und in die auch der M. deltoideus major einstrahlt. Bei der Ente besteht eine dem Huhn vergleichbare Pars metapatagialis.

▶ Funktion: Der Muskel adduziert den Oberarm und kann ihn leicht supinieren. Bei der Ente funktionieren beide Teile gleichsinnig, aber selbständig.

Der **M. coracobrachialis** (115 b/10, 11) verkehrt mit zwei selbständigen Muskelindividuen zwischen Korakoid und Humerus. Der *M. coracobrachialis cranialis* (—/10) kommt beim Huhn von der Extremitas omalis coracoidei und zieht, bedeckt vom M. pectoralis, an den kranioventralen Rand der oberen Hälfte des

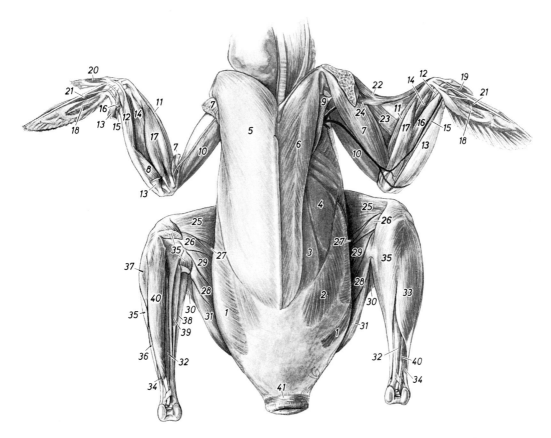

Abb. 116. Oberflächliche und mittlere Muskelschicht eines Huhnes, Ventralansicht.
1–4 Mm. trunci: *1* M. obliquus externus abdominis, *2* M. obliquus internus abdominis, *3* M. rectus abdominis, *4* M. rectus abdominis; *5–24* Mm. alae: *5* M. pectoralis, *6* M. supracoracoideus, *7* M. biceps brachii, *8* M. brachialis, *9* M. coracobrachialis cranialis, *10* M. triceps brachii, *11* M. extensor metacarpi radialis, *12* M. ulnometacarpalis ventralis, *13* M. flexor carpi ulnaris, *14* M. extensor longus digiti majoris, *15* M. flexor digitorum superficialis, *16* M. flexor digitorum profundus, *17* M. pronator superficialis et profundus, *18* M. interosseus ventralis, *19* M. adductor alulae, *20* M. abductor alulae, *21* M. abductor digiti majoris, *22* M. tensor propatagialis, Tendo longus, *23* Tendo brevis, *24* M. biceps, Pars propatagialis; *25–40* Mm. membri pelvici: *25* M. iliotibialis cranialis, *26* M. femorotibialis medius, *27* M. ambiens, *28* M. flexor cruris medialis, *29* M. puboischiofemoralis medialis, *30* Pars intermedia des M. gastrocnemius aus Endsehne des M. flexor cruris lateralis, *31* Pars pelvica des M. flexor cruris lateralis, *32* M. extensor digitorum longus, *33* M. fibularis longus, *34* M. fibularis brevis, *35* M. gastrocnemius, *36* Mm. flexores perforati, *37* Mm. flexores perforantes et perforati, *38* M. flexor digitorum longus, *39* M. plantaris, *40* M. tibialis cranialis; *41* M. sphincter cloacae

Humerusschafts. Der *M. coracobrachialis caudalis* (−/11) nimmt an der lateralen Kante des Korakoids Ursprung und einige Fasern kommen nur beim Huhn vom Margo cranialis des Sternums. Der Muskel ist auf seiner Oberfläche von einem Sehnenblatt überzogen. Daraus entwickelt sich die Endsehne, die am Tuberculum ventrale humeri endet. Bei der Taube greift der Ursprung des kaudalen Muskels auch auf die dorsomediale Fläche des Korakoids über. Bei der Ente hat der kraniale Muskel einen zusätzlichen Ursprung am Margo dorsalis scapulae.

▶ Funktion: Der M. coracobrachialis cranialis besitzt keine große Muskelmasse. Er zieht den Oberarm vor und hält ihn fest. Der M. coracobrachialis caudalis ist kräftiger. Er zieht den Oberarm zurück und proniert ihn.

Flugmuskeln im engeren Sinn

Der **M. pectoralis** (115 a/12) ist ein besonders starker, doppelt gefiederter Flugmuskel, der die Kontur der Brust bildet. Mit einer Pars thoracica entspringt er beim Huhn am Margo ventralis carinae oberflächlich (*Pars thoracica superficialis*) und tiefer aus einem breiten Streifen der Facies lateralis carinae (*Pars thoracica profunda*). Beide Teile fließen, in kraniodorsale Richtung ziehend, zusammen und erhalten noch Zuschuß von

Fasern, die an der Membrana sternoclavicularis und der Extremitas sternalis claviculae Ursprung nehmen. Sich leicht verjüngend zieht der Muskel an die Crista pectoralis des Humerus. Aus der Oberfläche des Muskels werden zwei Hautäste abgezweigt, deren einer, Pars propatagialis, (—/12'), in die vordere Flughaut, der andere, Pars abdominalis (—/12''), in die Haut der seitlichen Brust- und Bauchwand ziehen. Bei der Taube ist die Pars thoracica einheitlich. Der Ansatz am Humerus erfolgt mit einer breiten Sehne an der Crista pectoralis, aber auch mit einer kürzeren Sehne am Tuberculum ventrale.

Bei der Ente ist die Pars thoracica gleichfalls einheitlich und bei gemästeten Tieren von einer charakteristischen Schicht von Fettgewebe überzogen. Die Hautäste entsprechen bei Taube und Ente grundsätzlich den Verhältnissen beim Huhn.

▶ Funktion: Der Muskel besitzt bei allen genannten Vogelarten die größte Muskelmasse und ist stets doppelt gefiedert. Mit dieser Kraft senkt er den Flügel. Er proniert den Flügel gleichzeitig und sorgt somit nicht nur für den Auftrieb, sondern auch für den Vortrieb im Flug.

Der **M. supracoracoideus** (115 a/*13*) liegt unter dem M. pectoralis (deshalb früher als M. pectoralis profundus bezeichnet). Er entspringt beim Huhn an der Facies lateralis carinae und Facies muscularis sterni sowie an der Membrana sternoclavicularis. Der Muskel ist doppelt gefiedert. Er entläßt eine Endsehne, die vor dem Korakoid aufwärts strebt und durch den Canalis triosseus auf die Dorsalfläche des Flügels gelangt. Unmittelbar distal des Tuberculum dorsale des Humerus findet sich der vom M. deltoideus major verdeckte Ansatz. Bei der Taube ist der kräftige Muskel schiffsrumpfartig geformt. Er gibt einen kurzen, spindelförmigen Muskelast an die Clavicula ab. Seine kräftige Endsehne zieht durch den Canalis triosseus an das Tuberculum dorsale. Bei der Ente reicht die Ursprungsfläche bis an den Margo ventralis carinae heran. Er entspringt auch an der Kaudalfläche des Korakoids. Sein Verlauf durch den Canalis triosseus und Ansatz am Tuberculum dorsale entspricht dem bei Huhn und Taube Gesagten.

▶ Funktion: Der besondere Verlauf der Endsehne durch den Canalis triosseus verleiht dem Muskel einen neuen Drehpunkt. Obwohl gleichsinnig mit dem M. pectoralis am Brustbein entspringend, gelangt er, vom Korakoid abgestützt, auf die Dorsalseite des Humerus und wird zum Heber und Supinator des Flügels.

Der kräftige **M. deltoideus major** (114 a/*14*) entspringt beim Huhn am Acromion und Collum scapulae und der Extremitas omalis claviculae, zieht dorsal über das Schultergelenk, verjüngt sich und inseriert auf der Crista pectoralis des Humerus. Bei der Ente fehlt der Ursprung am Acromion der Skapula, sonst gleichen die Verhältnisse, wie auch die der Taube, dem Huhn.

▶ Funktion: Der Muskel hebt und supiniert den Flügel, ist somit Synergist des M. supracoracoideus.

Der **M. deltoideus minor** (114 b/*15*) ist insgesamt schwächer als der vorgenannte Muskel. Beim Huhn hat er zwei Köpfe, die auch bis zur Insertion an der Crista pectoralis getrennt bleiben. Der stärkere ventrale Kopf, *Caput ventrale,* entspringt an der Facies muscularis sterni, auch ventromedial am Korakoid und aus der Membrana sternocoracoclavicularis. Mit seiner langen, runden Sehne zieht er unter dem schultergelenksnahen Ende des Korakoids hindurch nach medial und kaudal auf die dorsale Seite des Schultergelenks und inseriert, vom M. deltoideus major verdeckt an der Crista pectoralis humeri. Der dorsale Kopf, *Caput dorsale,* ist schwächer. Er hat seinen Ursprung am Acromion scapulae und der Extremitas omalis coracoidei und seine Sehne inseriert selbständig an der Crista pectoralis. Bei der Taube existiert nur der dorsale Kopf. Die Ente besitzt dagegen zwei Muskelköpfe, doch fehlt der Ursprung am Sternum. Beide Köpfe verschmelzen und inserieren mit einer Sehne an der Crista pectoralis.

▶ Funktion: Heber des Oberarms.

Spanner der Flughäute und der Armschwungfedern

Neben den subkutanen Muskeln, die als Abkömmlinge einiger vorstehend beschriebener Skelettmuskeln in die Flughäute einstrahlen, wird die vordere Flughaut, das Propatagium, durch einen eigenen Muskel in Spannung gehalten: Der **M. tensor propatagialis** (114 a/*16*) entspringt beim Huhn medial von der Extremitas omalis claviculae. Der flächige Muskelbauch entläßt eine lange elastische und eine kurze kollagene Sehne. Die lange Sehne, *Tendo longus,* liegt in der Kranialkante der vorderen Flughaut und inseriert am Processus extensorius des Os metacarpale alulare. Die kurze Sehne, *Tendo brevis,* inseriert am proximalen Ende des M. extensor metacarpi radialis und in der Fascia antebrachialis.

Bei der Taube findet sich ein zweiter Ursprung am Arcomion scapulae, bei der Ente neben den bei Huhn und Taube erwähnten ein dritter Kopf, dessen Urprungssehne gemeinsam mit denen des M. triceps brachii und M. deltoideus major an der Skapula entspringt. Die Aufteilung in einen Tendo longus und einen Tendo brevis sowie deren Insertion verhalten sich bei Taube und Ente so wie beim Huhn.

▶ Funktion: Der Muskel spannt das Propatagium. Der Tendo longus beugt zudem das Ellbogengelenk und streckt das Karpalgelenk nach Maßgabe elastischer Sehnen federnd. Der Tendo brevis stabilisiert die Flughaut.

Der **M. expansor secundariorum** (115/*17*) ist ein aus glatten Muskelzellen gebildeter Hautmuskel. Er inseriert an den Bälgen der proximalen Schwungfedern des Armfittichs. Er ist im Kapitel über die Hautmuskeln beschrieben (siehe S. 19).

Strecker und Supinatoren des Flügels

Der **M. triceps brachii** (114 a/*18, 18'*) besitzt beim H u h n zwei Teile, Pars scapularis und Pars humeralis, von denen die letztgenannte mit zwei Köpfen, Caput dorsale und Caput ventrale, ausgestattet ist.
Die *Pars scapularis* (−/*18*) entspringt am Collum scapulae, auch mit einer Abspaltung der Ursprungssehne am Humerus. Der lange, massige Muskel endet mit einer kräftigen Sehne distal vom Olekranon an der Facies caudalis ulnae. Die Köpfe der *Pars humeralis* (−/*18'*) werden durch die Endsehne des M. scapulohumeralis caudalis getrennt. Das *Caput dorsale* kommt wenig ventral vom Tuberculum dorsale humeri. Das *Caput ventrale* entspringt zweifach, nämlich proximal und distal vom Tuberculum ventrale humeri. Die beiden Köpfe der Pars humeralis vereinigen sich bald nach ihrem Ursprung und inserieren am Processus olecrani. Bemerkenswert ist, daß die Pars humeralis im proximalen Teil mit der kaudoventralen Fläche des Humerus verbunden ist und daß Pars scapularis und Pars humeralis im letzten Drittel Fasern austauschen. Bei der T a u b e fehlt der Pars scapularis die Abspaltung der Ursprungssehne zum Humerus. Zudem ist der dorsale Kopf der Pars humeralis zweigeteilt, der ventrale dagegen nicht. Der Ansatz entspricht dem des Huhnes.
Bei der E n t e entspringt die Pars scapularis teils sehnig, teils muskulös an der Skapula und muskulös an der Klavikula. Sie ist zudem mit dem Ligamentum coracohumerale dorsale verbunden. Im übrigen herrschen gleiche Verhältnisse wie beim Huhn.
▶ Funktion: Der M. triceps brachii ist ein Strecker des Ellbogengelenks.

Der **M. extensor digitorum communis** (114 a/*21*) verläuft parallel zum vorigen, den Unterarmknochen näher liegend, vom Humerus bis zum Digitus alularis und Digitus major. Er entspringt am Epicondylus lange Muskelbauch geht vor Erreichen des Karpalgelenks in eine kräftige, breite Endsehne über, die in die Endsehne des M. extensor longus alulae einfließt und mit ihr gemeinsam kranial am Os metacarpale alulare inseriert.
Bei der T a u b e ist die Endsehne länger und wird durch einen Sulcus tendineus am distalen Ende des Radius geführt. Sie endet kappenartig am Os metacarpale alulare. Bei der E n t e existieren bei gleichem Ursprung zwei Muskelbäuche, die je eine Endsehne entlassen. Die schwächere Sehne des dorsalen Bauches geht in die stärkere des ventralen Bauches über. Beide inserieren gemeinsam am Os metacarpale alulare.
▶ Funktion: Strecker des Handwurzelgelenks, Hilfsbeuger des Ellbogengelenks.

Der **M. supinator** (114 b/*20*) entspringt gemeinsam mit dem M. extensor digitorum communis am Epicondylus dorsalis humeri. Sein Ansatz an der Facies cranialis des Radius liegt in dessen proximaler Hälfte. Bei H u h n, T a u b e und E n t e bestehen keine grundsätzlichen Unterschiede.
▶ Funktion: Beuger des Ellbogengelenks und Supinator des Unterarms.

Der **M. extensor digitorum communis** (114 a/*21*) verläuft parallel zum vorigen, den Unterarmknochen näher liegend, vom Humerus bis zum Digitus alularis und Digitus major. Er entspringt am Epicondylus dorsalis humeri gemeinsam mit dem M. supinator. Der Muskelbauch geht im letzten Drittel des Unterarms in die Endsehne über. Sie wird über der Streckseite des Karpalgelenks durch die Fascia carpea gehalten. In Höhe des Os metacarpale alulare teilt sich die Sehne in einen kürzeren Schenkel zur Pila caudalis am Proximalende der Phalanx digiti alulae, und in einen längeren Schenkel. Dieser unterstützt die Endsehne des M. extensor longus digiti majoris, ändert, durch ein Band gehalten, kurz vor dem Ansatz die Richtung und inseriert kranial am Proximalende der Phalanx proximalis digiti majoris.
Der Muskel verhält sich bei H u h n, T a u b e und E n t e gleich.
▶ Funktion: Der Muskel streckt den Digitus major und legt den Digitus alulae an. Zugleich ist er Strecker des Handwurzelgelenks.

Der **M. extensor metacarpi ulnaris** (114 a/*22*) liegt zwischen dem M. extensor digitorum communis und dem M. ectepicondylo-ulnaris und verläuft parallel zu den Unterarmknochen. Er entspringt beim H u h n am Epicondylus dorsalis humeri, etwas proximal des Letztgenannten. Am Handwurzelgelenk wird die Sehne durch die Fascia carpea gehalten. Sie inseriert kaudodorsal an der Extremitas proximalis des Karpometakarpus (Os metacarpale majus): Bei der T a u b e vereinigt sich die Endsehne mit der des M. ulnometacarpalis dorsalis und endet damit weiter distal. Bei der E n t e gleicht der Muskel dem des H u h n e s.
▶ Funktion: Strecker des Handwurzelgelenks bei gestrecktem Ellbogengelenk oder Beuger des Ellbogengelenks bei sich beugendem Handwurzelgelenk.

Der relativ lange **M. ectepicondylo-ulnaris** (114 b/*23*) entspringt bei H u h n und E n t e mit einer kräftigen Sehne am Epicondylus dorsalis humeri (Ectepicondylus) und zieht an die dorsokraniale Seite der Ulna. Diese begleitet er fast parallel und setzt an deren Margo dorsalis an.

Bei der T a u b e geht die Ursprungssehne aus der des M. extensor metacarpi ulnaris hervor. Sein Ansatz entspricht dem des Huhnes.

▶ Funktion: Beuger des Ellbogengelenks und Supinator des Unterarms.

Der **M. extensor longus alulae** (114 b/*24, 24'*) liegt dorsal zwischen den Unterarmknochen. Er entspringt beim H u h n zweiköpfig. Mit dem *Caput proximale* (—/*24*) kommt er vom oberen Drittel des Margo cranialis ulnae, mit dem *Caput distale* (—/*24'*) fächerförmig von den distalen zwei Dritteln des Margo caudalis radii. Der gemeinsame Muskelbauch entläßt über dem Karpalgelenk die Endsehne (—/*24"*), die dessen Streckseite passiert und am Kranialrand der Phalanx digiti alulae inseriert. Bei der T a u b e entspringt das Caput distale sehr weit proximal am Radius. Bei der E n t e inseriert die Endsehne nicht selbständig, sondern verschmilzt mit der Endsehne des M. extensor metacarpi radialis.

▶ Funktion: Strecker des Handwurzelgelenks und bei H u h n und T a u b e Strecker des Digitus alulae.

Der **M. extensor longus digiti majoris** (114 b/*25*) ist beim H u h n ein zweiköpfiger Muskel. Der proximale Kopf kommt vom distalen Drittel des Radius. Der Muskelbauch tritt unter dem M. extensor longus alulae hervor und geht in eine lange Endsehne über. Der distale Kopf entspringt am Os carpi ulnare und vereinigt sich mit der Endsehne des Caput proximale. Die Endsehne zieht über die Dorsalseite des Karpalgelenks und unterkreuzt hier die Sehne des M. extensor digitorum communis. Auf dem weiteren Weg überkreuzt die Endsehne den gleichen Muskel, ist mit der Kapsel des Grundgelenks des Digitus major verwachsen und inseriert am Kranialrand der Phalanx distalis digiti majoris. Bei der T a u b e ist der Muskel einköpfig, wobei ihm der distale Kopf fehlt, jedoch zweischwänzig. Die Endsehne spaltet einen kurzen Sehnenast ab, der an der Phalanx proximalis digiti majoris inseriert, während sich die fortlaufende Endsehne wie beim Huhn verhält. Bei der E n t e herrschen gleiche Verhältnisse wie beim Huhn.

▶ Funktion: Strecker des Digitus major.

Der **M. extensor brevis alulae** (114 b/*26*) liegt dorsal am Grunde des Digitus alulae. Sein Ursprung liegt beim H u h n auf dem Os metacarpale alulare neben der Insertion des M. extensor metacarpi radialis. Er inseriert an der Extremitas distalis der Phalanx digiti alulae. Bei T a u b e und E n t e besitzt der Muskel Dreiecksform, weil er nicht nur auf dem Os metacarpale alulare, sondern auch proximal am Os metacarpale majus entspringt. Der Ansatz gleicht dem beim Huhn.

▶ Funktion: Strecker des Digitus alulae.

Der **M. adductor alulae** (115 c/*27*) entspringt proximal am Kranialrand des Os metacarpale majus und endet an der Pila caudalis im distalen Drittel der Phalanx digiti alulae. H u h n, T a u b e und E n t e zeigen bezüglich dieses Muskels keine Unterschiede.

▶ Funktion: Adduktor des Eckfittichs.

Der **M. ulnometacarpalis dorsalis** (114 b/*28*) ist ein kurzer Muskel auf der Beugeseite des Karpalgelenks. Er entspringt beim H u h n dorsal auf der Extremitas distalis ulnae und tritt mit zwei Portionen auf den Karpometakarpus über. Die längere Sehne inseriert dorsal auf dem Os metacarpale minus, mit einigen Fasern auch am Os metacarpale majus, die kürzere Portion inseriert kaudal am Os metacarpale minus. Diese Portion entsendet einige Züge an die Bälge der ersten oder an weitere Handschwingen.

Bei der T a u b e entspringt der Muskel zweiköpfig. Neben dem ulnaren Kopf kommt eine Ursprungssehne vom Os carpi ulnare. Bei der E n t e sind gleichfalls zwei Köpfe vorhanden, von denen der am Os carpi ulnare entspringende muskulös ist.

▶ Funktion: Der Muskel ist Beuger des Handwurzelgelenks.

Der **M. interosseus dorsalis** (114 b/*29*) liegt dorsal dem Spatium interosseum des Karpometakarpus auf. Er entspringt bei H u h n und E n t e am proximalen Teil der Ossa metacarpalia majus und minus. Sein doppelt gefiederter Muskelbauch entläßt eine kräftige Endsehne an den kranialen Rand der Phalanx distalis digiti majoris. Bei der T a u b e liegt der Ursprung etwas weiter proximal am Karpometakarpus. Der Ansatz entspricht dem für Huhn und Ente Gesagten.

▶ Funktion: Strecker des Digitus major.

Der **M. extensor brevis digiti majoris** (114 b/*30*) ist klein, schwer auffindbar und kommt bei manchen Vogelarten nicht vor. Er entspringt aus Aponeurosen und vom Skelett der dorsalen Karpalregion und strahlt in die Endsehne des M. extensor longus digiti majoris ein.

▶ Funktion: Er unterstützt den M. extensor longus digiti majoris.

Beuger und Pronatoren des Flügels

Der **M. biceps brachii** (115 a/*31, 31'*) liegt vor dem Humerus. Seine beiden Köpfe stammen beim Huhn von der Facies m. bicipitis des Korakoids und der Impressio m. bicipitis des Humerus. Der kräftige, spindelförmige Muskel liegt vor dem Humerusschaft und geht über die Beugeseite des Ellbogengelenks. Hier entsteht eine kräftige Endsehne, die sich teilt. Der kürzere Schenkel zieht an das proximale Ende des Margo caudalis radii und des Margo cranialis ulnae. Der längere Schenkel inseriert im proximalen Drittel des kranioventralen Randes der Ulna. Zudem entläßt der M. biceps brachii aus dem Proximalteil eine Pars propatagialis (—/*31''*). Dieser Hautast tritt in die vordere Flügelhaut ein.

Bei der Taube entspricht der Ursprung dem des Huhnes, während die Endsehne mit zwei nicht weiter unterteilten Schenkeln an Radius und Ulna zieht. Die Ente besitzt nur den Ursprung am Korakoid, der Humeruskopf fehlt. In der Endsehnenaufspaltung bleibt der kurze Schenkel ungespalten, während der lange Schenkel an Radius und Ulna zieht.

▶ Funktion: Der M. biceps brachii ist Beuger des Ellbogengelenks.

Der **M. brachialis** (115 b/*32*) ist ein kürzerer, auffallend roter Muskel, der auf der Beugeseite des Ellbogengelenks verkehrt. Er entspringt beim Huhn in der Fossa musculi brachialis des Humerus und inseriert am Margo cranialis der Extremitas proximalis ulnae.

Bei der Taube und Ente sind die Verhältnisse grundsätzlich gleichartig.

▶ Funktion: Beuger des Ellbogengelenks.

Der **M. pronator superficialis** (115 a/*33*) geht beim Huhn als flach- und spindelförmiger Muskel etwas oberhalb des Epicondylus ventralis vom Humerus aus, überspannt die Beugeseite des Ellbogengelenks und inseriert an der Facies ventralis des Radius in dessen distalem Viertel. Bei Taube und Ente herrschen grundsätzlich gleiche Verhältnisse.

▶ Funktion: Beuger des Ellbogengelenks und Pronator des Unterarms.

Der **M. pronator profundus** (115 b/*34*) entspringt gemeinsam mit dem M. entepicondylo-ulnaris am Epicondylus ventralis humeri. Er ist vom M. pronator superficialis weitgehend verdeckt und inseriert an der Facies caudalis des Radius in dessen distalem Drittel. Der Muskel verhält sich bei Huhn, Taube und Ente gleich.

▶ Funktion: Beuger des Ellbogengelenks und Pronator des Unterarms.

Der **M. flexor digitorum superficialis** (115 a/*35*) ist, wie berichtet, mit dem vorigen von einem gemeinsamen sehnigen Blatt umhüllt. Der Muskel entspringt beim Huhn aus dem Karpohumeralband, das seinerseits den Epicondylus ventralis humeri mit dem Os carpi ulnare verbindet. Am distalen Ende dieses Bandes wird der Muskelbauch des M. flexor digitorum superficialis sichtbar. Seine Endsehne zieht kranial um das Os carpi ulnare herum und tritt in die gemeinschaftliche Sehnenscheide mit dem M. flexor digitorum profundus ein. Sie inseriert am Margo cranialis der Phalanx proximalis digiti majoris.

Bei der Taube entläßt die Endsehne in Höhe des Karpalgelenks einen elastischen Ast, der sich in kleine Zweige auffächert und in der Tiefe der Handwurzel inseriert.

Bei der Ente verhält sich der Muskel wie beim Huhn.

▶ Funktion: Beuger des Digitus major.

Der **M. flexor digitorum profundus** (115 b/*36*) wird vom M. flexor carpi ulnaris und M. flexor digitorum superficialis verdeckt. Er entspringt im proximalen Drittel des Corpus ulnare zwischen dem Ansatz des M. brachialis und dem Ursprung des M. ulnometacarpalis ventralis. Aus dem spindelförmigen Muskelbauch entwickelt sich eine kräftige Sehne, die den Sulcus tendineus des Os carpi radiale passiert und auf die Hand übertritt. Sie zieht distalwärts über den M. abductor digiti majoris, liegt mit dem oberflächlichen Fingerbeuger in einer gemeinsamen Sehnenscheide und inseriert kranial an der Basis der Phalanx distalis digiti majoris.

Der Muskel verhält sich bei Huhn, Taube und Ente gleich.

▶ Funktion: Beuger der Flügelspitze.

Der **M. ulnometacarpalis ventralis** (115 b/*37*) liegt in der Tiefe auf der Ventralseite des Flügels. Er entspringt beim Huhn an der Ventralfläche der Ulna im oberen Drittel des Unterarms. Die Endsehne tritt oberhalb des Karpalgelenks zwischen dem M. extensor longus digiti majoris und dem M. flexor digitorum profundus an die Oberfläche. Sie tritt in einer Rinne über die kraniale Kontur des Os carpi radiale auf die Flügeloberfläche und inseriert auf der Dorsalseite des Karpometakarpus (Os metacarpale alulare). Ihre Endsehne unterkreuzt die Endsehnen des M. extensor longus alulae und des M. extensor metacarpalis radialis.

Bei der Taube ist der Muskel zweiköpfig. Der eine Kopf entspringt an der Facies ventralis ulnae, der andere Kopf am kraniodorsalen Rand des Ulnaschafts.

Bei der Ente bestehen keine grundsätzlichen Unterschiede zum Huhn.

▶ Funktion: Die Flügelspitze wird proniert.

Der **M. abductor alulae** (115 c/*38*) ist beim Huhn einköpfig. Seine Ursprungssehne kommt vom Os carpi radiale oder kranial vom Os metacarpale alulare. Der Muskelbauch liegt kranioventral dem Digitus alulae auf. Die Insertion erfolgt auf der Ventralfläche im distalen Drittel der Phalanx digiti alulae.

Bei der Taube und Ente besitzt der Muskel einen zweiten Kopf, der aus der Endsehne des M. extensor metacarpi radialis hervorgeht. Beide vereinen sich zu einem Muskelbauch, dessen Endsehne bei der Ente in der proximalen Hälfte, bei der Taube im distalen Drittel der Phalanx digiti alulae inseriert.

▶ Funktion: Der Muskel abduziert (spreizt) den Eckfittich.

Der **M. flexor alulae** (115 c/*39*) liegt ventral dem Grunde des Digitus alulae an. Er entspringt auf der Ventralfläche des Os metacarpale alulare und zieht beim Huhn ans proximale Ende, bei der Ente in die Mitte und bei der Taube ans distale Ende der Facies ventralis phalangis digiti alulae.

▶ Funktion: Beuger des Digitus alularis.

Der **M. abductor digiti majoris** (115 c/*40*) kommt beim Huhn zweiköpfig von der dorsalen und der ventralen Fläche der Extremitas proximalis carpometacarpi. Der gemeinsame Muskelbauch wird von den Sehnen der Mm. flexores digitorum profundus und superficialis überzogen. Die Endsehne inseriert an der Facies ventralis der Phalanx proximalis digiti majoris.

Bei der Taube kommt der dorsale Kopf vom Os carpometacarpus und von der Phalanx digiti alulae, der ventrale Kopf vom Os carpi radiale. Der Ansatz liegt wie beim Huhn ventral an der Phalanx proximalis digiti majoris.

Bei der Ente gleicht der Muskel grundsätzlich dem des Huhnes.

▶ Funktion: Der Muskel spreizt den Digitus major ab.

Der **M. flexor carpi ulnaris** (115 a/*41*) liegt auf der ventralen Flügelseite. Er steckt mit dem M. flexor digitorum superficialis (siehe oben) in einer gemeinsamen sehnigen Umhüllung. Erst nach deren Spaltung treten beide Muskeln als selbständige Individuen zutage. An der Umhüllung beteiligt sich auch das Karpohumeralband.

Der M. flexor carpi ulnaris entspringt sehnig am Epicondylus ventralis humeri. Sein der Ulna anliegender Bauch ist doppelt gefiedert. Besonders auffällig ist, daß aus dem Kaudalrand des Muskels ein gezähntes, elastisches Band, Ligamentum elasticum, entlassen wird, das an die Federbälge der Remiges secundarii tritt. Der Muskel selbst endet, konisch werdend, fleischig am Os carpi ulnare.

Der Muskel verhält sich bei Huhn, Taube und Ente gleich.

▶ Funktion: Beuger des Ellbogengelenks und des Karpalgelenks. Zugleich Rotator der Armschwungfedern beim Zusammenlegen des Armfittichs.

Der **M. entepicondylo-ulnaris** (115 b/*42*) kommt nur bei Huhn und Ente vor. Bei beiden Arten entspringt der Muskel gemeinsam mit dem M. pronator profundus am Epicondylus ventralis humeri (Entepicondylus). Nach kurzem gemeinsamen Verlauf trennen sich beide Muskeln und der M. entepicondylo-ulnaris inseriert an der Facies ventralis der Ulna in deren proximaler Hälfte.

▶ Funktion: Beuger des Ellbogengelenks.

Der **M. interosseus ventralis** (114 b, 115 b/*43*) liegt ventral des Spatium interosseum des Karpometakarpus. Der doppelt gefiederte Muskel ist mit den Ossa metacarpalia majus et minus verwachsen. Die Endsehne zieht distal durch das Spatium interosseum auf die Dorsalseite des Flügels. Sie inseriert am kaudalen Rand der Phalanx distalis digiti majoris. Der Muskel zeigt bei Huhn, Taube und Ente gleiche Verhältnisse.

▶ Funktion: Beuger des Digitus major.

Der **M. flexor digiti minoris** (115 c/*44*) liegt als kleiner Muskel dem Kaudalrand der Flügelspitze an. Er entspringt beim Huhn am Kaudalrand des Os metacarpale minus und inseriert distal am Kaudalrand der Phalanx digiti minoris. Bei der Taube ist der Muskel unscheinbar. Bei der Ente entspringt er zweiköpfig dorsal und ventral des Os metacarpale minus. Sein einheitlicher Bauch und eine Endsehne verhalten sich wie beim Huhn.

▶ Funktion: Beugen (Abspreizen) des Digitus minor.

Anatomische Anmerkungen zum Vogelflug

Der Flugapparat der Vögel ist durch mannigfache Anpassungen an die geforderte Flugleistung gekennzeichnet. Diese Flugleistungen sind in der Spezialliteratur ausführlich dargestellt. Hier können nur die Flugarten zusammengefaßt werden:

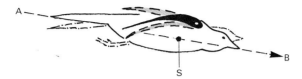

Abb. 117. Gleitflug eines Vogels, schematisiert.
A–B Gleitbahn; S Schwerpunkt des Körpers

Man beachte den variablen Anstellwinkel des Flügels, dargestellt in den drei Grundpositionen: negativ, neutral und positiv. Kopf, Schwanz und Hintergliedmaßen können durch Verlagerung (einstrichliert) die Richtung des Fluges beeinflussen

Der **Gleitflug** ist die einfachste Form des Fluges (117). In ihm gleitet der Vogel ohne arbeitsleistende Bewegung auf einer schrägen Bahn abwärts. Die Bahn A–B des Schwerpunkts S bildet mit dem Flügel einen nach kranial offenen Winkel (positiver Anstellwinkel). Richtungs- und Geschwindigkeitsänderungen und Abbremsen zur Landung werden im wesentlichen durch Änderung des Anstellwinkels der Flügel sowie durch Bewegungen des Kopfes, des Schwanzes und der Hintergliedmaßen bewirkt. Während beim Gleitflug der Luftstrom passiv, d. h. durch das Sinken des Körpers auf einer schiefen Ebene, erzeugt wird, werden beim **Segelflug** aufsteigende oder anblasende Luftmassen ausgenützt. Von Landseglern werden thermische Aufwinde und Hangaufwinde umgesetzt; ihre Flügel sind gewöhnlich sehr breit. Die Hochseesegler sind auf die stärkeren und böigen Winde über der See eingestellt; ihre Flügel sind sehr schmal und mit stark gekrümmtem Profil ausgestattet. Das kommt sowohl der Geschwindigkeit des Fluges als auch der Festigkeit des Flügels zustatten. Zudem ist der Anstellwinkel viel rascher zu ändern. Beide Seglerarten können stundenlang ohne einen einzigen Flügelschlag fliegen.

Wesentlich für das Gleiten und Segeln ist das Profil der Tragflächen: auf der konvexen Oberseite des Flügels fließt der Luftstrom schneller und es entsteht ein Sog; auf der konkaven Flügelunterseite wird durch den Luftstrom ein Überdruck erzeugt. Beide zusammen ergeben die hebende Luftkraft, den sogenannten Auftrieb. Dem Vogelschwanz kommt bei einigen Vogelarten geringe, bei anderen große Bedeutung im Flugapparat zu. Bei der Taube ist er sehr entfaltungsfähig, und ihm wird von BAUMEL (1988) die Wirkung eines dritten Flügels beigemessen (siehe a. a. O.).

Beim **Schwebeflug** gleitet ein Vogel zwar ohne Verlust an Höhe, aber an Geschwindigkeit eine begrenzte Strecke dahin. Werden die Geschwindigkeit und damit der Auftrieb zu gering, muß der Vogel abwärts gleiten oder Flügelschläge einlegen. Bei größeren Vögeln ist zu beobachten, daß sie zwischen Phasen des Ruderflugs solche des Schwebeflugs einlegen, um Kräfte zu sparen.

Beim **Ruderflug**, der auch Schlagflug genannt wird, werden die Flügel ohne Unterbrechung geschlagen. Die Ausnutzung exogener Kräfte unterbleibt. Vielmehr müssen die Flugmuskeln im engeren Sinn den Flügel in einer mehr oder weniger elliptischen Bahn bewegen, wobei die Hauptachse von vorn-oben nach hinten-unten gerichtet ist. Dadurch wohnt dem Auftrieb auch eine vorwärtstreibende Komponente inne. Der Handfittich vollführt die ausgiebigste Bewegung, und er proniert beim Niederschlagen am meisten, was zum Vorschub entscheidend beiträgt. Der Armfittich bewegt sich weniger ausgiebig und bleibt als tragendes Element wirksam. Manche Vogelarten (z. B. E n t e n) können weder gleiten noch segeln, sondern sie fliegen ausschließlich im Ruderflug.

Viele Kleinvögel zeigen gewöhnlich einen **Wellenflug**. Die Flugbahn zeigt Höhen und Täler. Mit schnellem Flügelschlag wird eine relativ hohe Flugebene erreicht, dann legen die Tiere die Flügel an den Rumpf an und schnellen in dieser Phase als geschoßartiges Flugobjekt, an Flughöhe verlierend, weiter. Im „Wellental" angelangt, beginnt wieder die Phase des schnellen Flügelschlags, die die Flugbahn aufwärts führt usw. Die Flügelbewegung kleiner Vögel kommt dem einheitlichen Flügelschlag der Insekten nahe (DEMOLL, 1930), während demgegenüber bei größeren Vögeln der Bewegungsunterschied zwischen Hand- und Armfittich ausgeprägt ist.

Beim **Rüttelflug** verharrt der fliegende Vogel auf der Stelle. Allerdings ist streng zu unterscheiden, ob beim Rütteln ein Gegenwind auftritt, der der Eigenbewegung entspricht, oder ob ohne oder bei geringem Gegenwind der Flügelschlag zum Auftrieb allein ausgeführt wird. Die zweite Art (ohne tragenden Gegenwind) wird bei angewinkeltem Arm, also verkleinerter Flügelfläche ausgeführt, und der Handfittich arbeitet als aufwärtstreibender Propeller. Bei durchhängendem Rumpf ist der Schwanz gefächert. Als extremes Rütteln gilt der **Schwirrflug** der Kolibris. Die Flügelspitze beschreibt eine senkrecht gestellte Achtertour. Beim Niederschlag wird der Flügel so gewunden, daß die Flügelunterseite nach oben blickt. Die Frequenz soll 30 bis 50 Schläge pro Sekunde betragen gegenüber 3 bis 12 bei anderen Vogelarten.

Beim S t a r t e n muß eine Anfangsgeschwindigkeit erzielt werden, indem sich Vögel von einem erhöhten Platz gleitend in die Tiefe stürzen oder sich gegen den Wind stellen und kräftig rütteln oder sich zugleich mit den Beinen vom Land bzw. der Wasseroberfläche abstoßen. Beim L a n d e n wird in den meisten Fällen die Geschwindigkeit des Fluges verringert, indem der Anstellwinkel des Flügels vergrößert, eventuell der Schwanzfittich gespreizt wird. Vor dem Durchsacken bewahrt der abgespreizte Eckfittich. Das S t e u e r n erfolgt sowohl mit dem Schwanzfittich als auch mit den Flügeln. Vögel mit kurzem Schwanzfittich regulieren die Steuerung auch mit den das Körperende überragenden Hintergliedmaßen. Im übrigen spielt bei der Steuerfunktion die Verlagerung des Körperschwerpunkts durch Vorstrecken und Einziehen von Kopf und Hals sowie der Beine eine bedeutsame Rolle.

Vergleichend sei erwähnt, daß P i n g u i n e (Sphenisciformes) ihre spezialisierten Flügel wie Flossen benützen und damit im Wasser dem Fliegen vergleichbare Bewegungen ausführen.

Schließlich sei erwähnt, daß sich der Tierarzt mit dem Wunsch von Besitzern von Zier- und Zoovögeln, die in Freigehegen und Parks gehalten werden, auseinandersetzen muß, um deren Flucht durch einen operativen Eingriff zur **Unterbindung der Flugfähigkeit** zu vereiteln. Dazu sind in der Vergangenheit mehrere Methoden ausprobiert worden. In den meisten Fällen (Nervendurchtrennung des N. radialis, Gelenkexartikulation des Karpus, Eckfittichexstirpation, einseitiges Stutzen der Handschwingen und anderes) blieb ein hängender oder beschädigter Flügel zurück oder die Federn wuchsen im Zuge der nächsten Mauser nach. Sicherer ist das Amputieren (gemäß Tierschutzgesetz nur in begründeten Einzelfällen erlaubt) von zwei Dritteln des Carpometacarpus bei Jungvögeln; der Eckfittich bleibt erhalten. Eine andere Methode ist die Resektion der Endsehne des M. supracoracoideus (WISSDORF et al., 1977), die u. a. bei S c h w ä n e n den gewünschten Erfolg bringt; der angelegte Flügel hängt nicht herab, weil die Mm. deltoidei ihn hochhalten. Dadurch bleibt jedoch bei manchen Vogelarten (K a k a d u, F a s a n e n, S t ö r c h e) auch das Flugvermögen erhalten, so daß in diesen Fällen die Methode der Sehnendurchtrennung ungeeignet ist (GYLSTORFF/GRIMM, 1987).

Bewegungsapparat der Beckengliedmaße

Weil die Schultergliedmaße der Vögel zum Flügel umgestaltet ist, muß für die terrestrische Fortbewegung die Beckengliedmaße allein sorgen. Darüber hinaus gehören die Sicherung des Gleichgewichts im Stand und bei bipeder Lokomotion sowie besondere Manipulationen zu den Aufgaben, die die Beckengliedmaße der Vögel übernimmt. Zu diesen speziellen Fertigkeiten gehören das Scharren, Klammern, Klettern, Greifen, Schwimmen, Tauchen und anderes mehr. Deshalb zeigt die Beckengliedmaße der Vögel neben einer grundsätzlich gleichartigen Konstruktion auch Besonderheiten insbesondere des Fußes; auf beides wird im folgenden einzugehen sein.

Knochen des Beckengürtels, Ossa cinguli membri pelvini [pelvici]

Die freien Hintergliedmaßen werden über den Beckengürtel mit der Wirbelsäule verbunden. Bei der obligatorischen Bipedie aller Vögel muß daher das knöcherne Becken den Anforderungen in bezug auf die Aufrechterhaltung des Gleichgewichts und die Fortbewegung zu Lande oder zu Wasser gerecht werden. Dazu sind die drei Beckengürtelknochen untereinander zum Os coxae und mit dem Antimer (Gegenstück) unter Zwischenschaltung des starren Synsakrums fest zu einer Einheit, dem *Os innominatum*, verbunden.

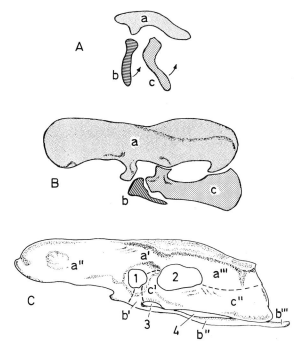

Abb. 118. Knochen des Beckengürtels in der Entwicklung.

A Vorknorpelstadium, stark vergrößert; *B* Jungpute; *C* ausgewachsener Truthahn

a Ilium, *a'* Corpus ilii, *a''* Ala praeacetabularis ilii, *a'''* Ala postacetabularis ilii; *b* Pubis, *b'* Corpus pubis, *b''* Scapus pubis, *b'''* Apex pubis; *c* Ischium, *c'* Corpus ischii, *c''* Ala ischii

1 Foramen acetabuli; *2* Foramen ilioischiadicum; *3* Foramen obturatum; *4* Fenestra ischiopubica

Das **Os coxae** entwickelt sich aus den drei Knochenanlagen: *Ilium, Ischium* und *Pubis*. In der Ontogenese wird ein reptilienähnlicher Zustand durchlaufen (118 A), der sich dadurch auszeichnet, daß Ischium und Pubis in einem rechten Winkel zur Iliumlängsachse stehen (LEBEDINSKY, 1913). Erst zu einem späteren Zeitpunkt schwenken Ischium und Pubis in eine parallel zur Iliumachse stehende Richtung um (118 B). Danach erfolgt die schrittweise Verschmelzung der drei platten Knochen, beginnend mit derjenigen zwischen Ischium und Pubis. An den Verschmelzungsgrenzen bleiben benannte Öffnungen bestehen (118 C): zwischen Ilium und Ischium das *Foramen ilioischiadicum* (—/2) und zwischen Ischium und Pubis das *Foramen obturatum* (—/3) sowie in vogelspezifischer Weise die *Fenestra ischiopubica* (—/4). Alle drei Knochen bilden gemeinsam das *Acetabulum*. In der Tiefe der Gelenkpfanne, *Fossa acetabuli*, findet sich das *Foramen acetabuli* (—/1), das durch eine *Membrana acetabuli* verschlossen wird. Die Gelenkpfanne ist durch ein *Labrum acetabulare* überhöht. An die *Facies articularis femoralis* des Azetabulums schließt kaudodorsal eine Gelenkfläche an, die dem *Antitrochanter*, einer Bildung von Ilium und Ischium, angeschliffen ist. Mit ihm artikuliert die Facies articularis des Collum femoris. Durch diese besondere Unterstützung wird das Caput femoris entlastet und die Biegebeanspruchung des Femurs herabgesetzt. Dabei wird in Kauf genommen, daß die Bewegungsfreiheit des Hüftgelenks eingeschränkt wird. Bei Ratiten wird der Antitrochanter als besonders kräftig beschrieben.

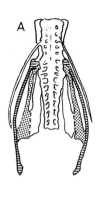
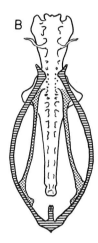
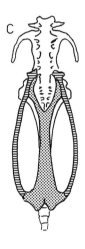

Abb. 119. Knöchernes Becken vergleichend, Ventralansicht.

A Gans; *B* Strauß; *C* Nandu

Weiß: Umrisse des Iliums und des Synsakrums; *strichliert:* Pubis; *punktiert:* Ischium

Man beachte, daß der Beckenboden bei A wie bei fast allen Vögeln offen ist, daß dagegen bei den großen Laufvögeln die beidseitigen Ossa coxae in der Medianen zusammenwachsen

Durch das oben beschriebene Einschwenken von Ischium und Pubis in eine zur Iliumlängsachse parallele Stellung bleibt der Beckenboden offen (119/A). Eine Beckensymphyse fehlt, von Strauß und Nandu abgesehen, vollständig. Dies wird mit der Anpassung an die Eigröße erklärt (STARCK, 1979). Die hierdurch verminderte Festigkeit des Beckengürtels wird durch die Versteifung des Beckendachs ausgeglichen. Jedoch ist mit zunehmendem Körpergewicht und wohl auch durch die besondere Fortbewegungsart des schnellen, bipeden Laufens bei Strauß und Nandu eine Beckensymphyse sekundär erworben worden. Während beim Strauß (—/B) das Pubis reifenförmig über außen nach innen schwingt und sich mit dem der Gegenseite in einer ventral der Eingeweide gelegenen Pubissymphyse vereinigt, treten beim Nandu (—/C) die schlanken Ossa ischii in nahezu ihrer ganzen Länge dorsal der Eingeweide zu einer Naht zusammen. Bei beiden Arten sind zudem Ischium und Pubis an ihren Enden synchondrotisch vereint.

Wie bereits angedeutet, muß das Dach des knöchernen Beckens besonders fest mit den Knochen des Beckengürtels zusammengefügt sein. Es wird vom Synsakrum gebildet, das, wie wir gesehen haben, aus einer größeren Anzahl von Einzelwirbeln zu einem unbeweglichen Knochenstab umgestaltet ist. Dieses starre Gebilde steht seinerseits mit den beiden Ossa ilii über Processus transversi et costarii in ankylotischer Verbindung. In der vorderen Hälfte des Synsakrums sind seine Processus dorsales zu einer hohen und durchlaufenden *Crista dorsalis* verbunden, die ihrerseits bei manchen Vogelarten mit der *Crista iliaca dorsalis* des praeazetabularen Teils des Iliums in Kontakt tritt und so bei Berührung der beidseitigen Ossa ilii zu einer *Crista iliosynsacralis* zusammenfließt, wodurch zusätzlich das Beckendach verfestigt wird.

Die drei Knochen des Beckengürtels haben im einzelnen folgende Gestalt:

Das **Ilium** *[Os ilium]* ist der größte und längste Knochen des Os coxae. Sein zentraler Anteil, das *Corpus [ossis] ilii,* bildet den vorderen und oberen Teil des Azetabulums und den

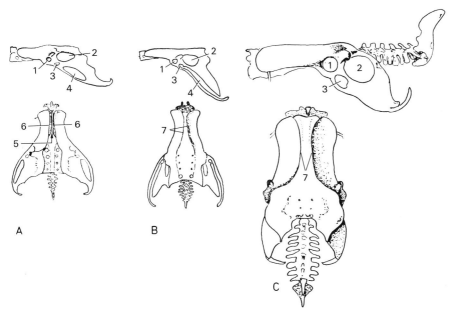

Abb. 120. Knöchernes Becken vergleichend, Lateralansicht (obere Reihe) und Dorsalansicht (untere Reihe).
A Kanarienvogel; *B* Wellensittich; *C* Würgfalke
1 Foramen acetabuli; *2* Foramen ilioischiadicum; *3* Foramen obturatum (bei *B* nicht abgetrennt); *4* Fenestra ischiopubica (bei *C* nicht mehr vorhanden); *5* Crista dorsalis; *6* Crista iliaca dorsalis; *7* Crista iliosynsacralis (bei *B* schmal, bei *C* breit)

dorsalen Anteil des Antitrochanters. Nach kranial wird die breite *Ala praeacetabularis* entlassen, deren *Margo cranialis* eventuell noch die letzten ein bis zwei Rippen überragt. Diese erhebliche Längenausdehnung trägt zur Versteifung des Rumpfskeletts bei und schafft breite Ansatzflächen für die Muskeln der Hintergliedmaße. Nach kaudal ragt die *Ala postacetabularis* vor. Sie besitzt zwei Flächen, eine *Facies dorsalis* und eine *Facies lateralis*, die durch die *Crista iliaca dorsolateralis* getrennt sind. Die Facies dorsalis schließt medial mit ihrem Rand, *Margo medialis s. vertebralis*, ans Synsakrum an, während die Facies lateralis fließend in die Ala ischii (siehe unten) übergeht. Die kaudale Begrenzung des Iliums, der *Margo caudalis*, trägt in Verlängerung der Crista dorsolateralis den tastbaren *Processus dorsolateralis*; der Einschnitt zwischen den beidseitigen Processus dorsolaterales wird *Incisura caudalis pelvis* genannt und ist vom ersten freien Schwanzwirbel besetzt.

Die Innenfläche des Iliums, *Facies renalis ilii*, ist als *Fossa renalis* zur Aufnahme der Nierenlappen ausgehöhlt, und der kaudale Lappen der Niere schiebt sich in einen von der Ala postacetabularis ilii gebildeten *Recessus iliacus*. Die beim Huhn tiefe Bucht enthält auch einen Teil des Ursprungs des M. obturatorius medialis, der im übrigen an der Innenseite aller drei Beckenknochen entspringt, die Fenestra ischiopubica und den kaudalen Teil des Foramen ilioischiadicum bedeckt und mit seiner Endsehne durch das Foramen obturatum zum Trochanter major zieht.

Das **Ischium** *[Os ischii]* gliedert sich in *Corpus* und *Ala [ossis] ischii*. Das *Corpus ischii* bildet den hinteren Teil des Azetabulums und den ventralen Abschnitt des Antitrochanters. Die *Ala ischii* steht hinter dem Foramen ilioischiadicum mit der Ala postacetabularis ohne sichtbare Grenze in breiter Verbindung. Ihr freier kaudaler und ventraler Rand treffen sich im relativ spitz auslaufenden *Processus terminalis ischii*. Außen- und Innenseite der Ala ischii stellen große Muskelansatzflächen dar.

Das **Pubis** *[Os pubis]* ist der kleinste Knochen des Os coxae. Sein *Corpus [ossis] pubis* bildet den ventralen Anteil am Azetabulum und kann (exkl. Taube u. a.) einen kranial gerichteten Muskelfortsatz, *Processus pectinealis [Processus praeacetabularis]*, vorbringen, der jedoch bei einigen Vogelarten ontogenetisch zum Ilium gehört.

Nach kaudal wird eine schmale stabförmige Knochenspange, *Scapus pubis,* entlassen, die in vogelartlich variabler Weise mit dem Margo ventralis des Ischiums verschmolzen ist und so das Foramen obturatorium und die Fenestra ischiopubica entstehen läßt, die jedoch auch miteinander in Verbindung stehen können. Das freie Ende des Pubis ragt als tastbarer *Apex pubis* über die kaudale Begrenzung von Ischium und Ilium hinaus. Der Apex ist abgerundet, bei der Gans plattenförmig verbreitert. Geflügelzüchter wollen aus dem möglichst breiten

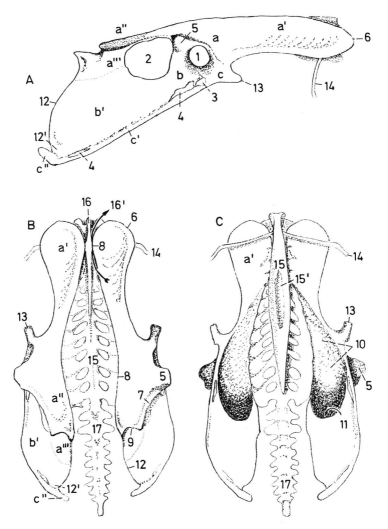

Abb. 121. Knöchernes Becken einer Zuchtwachtel.
A Rechte Seitenansicht; *B* Dorsalansicht; *C* Ventralansicht

a, a', a'' Ilium: *a* Corpus ilii, *a'* Ala praeacetabularis, *a'', a'''* Ala postacetabularis, *a''* Facies dorsalis, *a'''* Facies lateralis; *b, b'* Ischium: *b* Corpus ischii, *b'* Ala ischii; *c, c', c''* Pubis: *c* Corpus pubis, *c'* Scapus pubis, *c''* Apex pubis

1 Acetabulum mit Foramen acetabuli; *2* Foramen ilioischiadicum; *3* Foramen obturatum; *4* Fenestra ischiopubica; *5* Antitrochanter (Processus antitrochantericus); *6–11* am Ilium: *6* Margo cranialis, *7* Crista iliaca dorsolateralis, *8* Margo medialis s. vertebralis, *9* Margo caudalis, *10* Fossa renalis, *11* Recessus iliacus; *12, 12'* am Ischium: *12* Margo caudalis, *12'* Processus terminalis ischii; *13* Processus pectinealis; *14* letzte Rippe; *15* Synsacrum, *15'* Sulcus ventralis synsacri; *16* Crista dorsalis synsacri, *16'* Canalis iliosynsacralis; *17* Schwanzwirbel

Abstand beider Apices voneinander ein Indiz für eine gute Legeleistung sehen. Richtig ist, daß weibliche Vögel ein deutlich breiteres Becken als männliche haben.

Vergleichend anatomisch ist erwähnenswert, daß die vogelartlich variable Breite des Beckens durch den starren Abstand der beiden Hüftgelenke bestimmt wird und als Anpassung an die jeweilige Lokomotionsweise zu verstehen ist.

Bei einem weiten Abstand, der dem breiten Becken der meisten Entenarten sowie Gänsen und Möwen eigen ist, wird das Kentern auf dem Wasser vermieden. Andererseits ist dieser weite Abstand der Hüftgelenke hinderlich bei der Bewegung auf dem Land, so daß nur durch den typischen Watschelgang der Schwerpunkt des Körpers über die fußende Unterstützungsfläche gebracht werden kann. Bei engem Abstand der Hüftgelenke wird das Becken schmal und hoch. In extremem Maße zeigen diesen Zustand die Grätschtaucher unter den Enten (DABELOW, 1925), bei denen die Hinterextremitäten während der Grätschbewegung quer zur Medianebene stehen und synchron seitlich nach hinten gedrückt werden.

Auch die Unterteilung der erheblichen Längenausdehnung des Iliums in einen praeazetabulären und einen postazetabulären Anteil ist mit der Lokomotionsart korreliert, aber auch die Aufrechterhaltung des Gleichgewichts spielt eine Rolle. Prae- und postazetabuläre Anteile sind bei Hühnervögeln etwa gleich lang, dagegen sind die Proportionen zugunsten des praeazetabulären Anteils bei der Taube und zugunsten des postazetabulären Anteils bei Gans und Ente verschoben.

Knochen der Beckengliedmaße, Ossa membri pelvini [pelvici]

Die bereits mehrfach erwähnte obligatorische Bipedie der Vögel macht erforderlich, daß besondere Konstruktionen die Aufrechterhaltung des Gleichgewichts erleichtern. Sowohl beim Stehen und Landen als auch in der terrestrischen Lokomotion muß der Körperschwerpunkt kippsicher von der Unterstützungsfläche eines oder beider Beine getragen werden. Der Körper kann besser ausbalanciert werden, wenn sein Schwerpunkt relativ tief liegt, etwa in Höhe der Kniegelenke. Deshalb ist der Oberschenkel noch in die Rumpfkontur einbezogen und die Beckengliedmaße wird erst von Kniegelenkshöhe ab wirklich frei.

Oberschenkelbein, Os femoris

Das **Os femoris [Femur]** ist dem Rumpf seitlich angeschmiegt und schräg nach vorne und unten geneigt. Sein proximales Endstück fügt sich mit dem rundlichen, medial gerichteten *Caput [ossis] femoris*, das eine Bandgrube für das Ligamentum capitis, *Fovea ligamenti capitis*, und eine umlaufende Gelenkfläche, *Facies articularis acetabularis*, besitzt, in das Azetabulum ein. Es wird vom schmalen *Collum femoris* getragen, das am Übergang zum *Trochanter femoris* eine Gelenkfläche, *Facies articularis antitrochanterica*, aufweist, mit deren Hilfe der Antitrochanter des Os coxae artikuliert und so zur Sicherung der Biegebeanspruchung des Femurs und zum Abfedern des Körpers beim Landen beiträgt. Der Trochanter femoris wirkt als Muskelansatz und läuft gratförmig in der *Crista trochanteris* aus. Der drehrunde Körper,

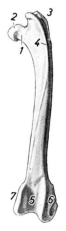

Abb. 122. Femur eines Huhnes, Kranialansicht.
1 Collum femoris; *2* Caput femoris; *3* Trochanter femoris; *4* Crista trochanteris; *5* Sulcus patellaris; *6* Condylus lateralis; *7* Condylus medialis

Corpus [ossis] femoris, trägt auf der Kranial- und Kaudalfläche Muskelleisten, *Lineae intermusculares cranialis et caudalis.* Am distalen Endstück ist kranial der breite *Sulcus patellaris* mit seiner Gelenkfläche, *Facies articularis patellaris,* zur Aufnahme der Patella, angelegt. Die beiden distalen Gelenkwalzen, *Condylus medialis* und *Condylus lateralis,* sind durch einen breiten *Sulcus intercondylaris* getrennt. Die beiden *Epicondyli lateralis et medialis* besitzen Bandgruben. Über ihnen sind Muskelhöcker und -leisten angebracht.

Die Kniescheibe, **Patella,** ist das Sehnenbein der Mm. femorotibiales. Sie ist eingedellt, bei manchen Vogelarten sogar durchlöchert von der Sehne des M. ambiens. Im übrigen gleitet sie mit der *Facies articularis femoralis* im Sulcus patellaris des Femurs.

Knochen des Unterschenkels, Ossa [Skeleton] cruris

Durch die Verschmelzung der Tibia mit der proximalen Reihe der Tarsalknochen ist der *Tibiotarsus* entstanden; er ist die alleinige Stütze des Unterschenkels. Die *Fibula* ist soweit reduziert, daß sie nur bis etwa zur Mitte des Unterschenkels reicht.

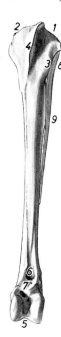

Der **Tibiotarsus** trägt zwei Gelenkflächen, die kleinere gewölbte *Facies articularis lateralis,* und die größere plane *Facies articularis medialis,* zur Gelenkung mit den Femurkondylen. Beide Flächen sind durch die *Area interarticularis* getrennt. Sodann prominieren zwei scharfe Muskelleisten am proximalen Endstück, die hohe schräg verlaufende *Crista tibialis [cnemialis]**) *cranialis* und die etwas kürzere *Crista tibialis [cnemialis] lateralis.* Zwischen beiden Leisten liegt der *Sulcus intercristalis.* Proximal über dem Ende der Leisten sind zwei grubige Vertiefungen auf der Proximalfläche des Tibiotarsus zu sehen, die *Fossae retrocristales.* Weitere Band- und Muskelgruben umgeben das reich gegliederte Proximalende des Tibiotarsus. Auffällig ist die kaudal der Crista tibialis lateralis anschließende *Incisura tibialis,* die sich bis zum Beginn der Crista fibularis hinzieht. Die *Crista fibularis* setzt sich distal auf das *Corpus tibiotarsi* fort und steht in bandhafter Verbindung mit der Fibula.

Abb. 123. Ossa cruris eines Huhnes, Kranialansicht.

1–7 Tibiotarsus: *1* Facies articularis lateralis, *2* Facies articularis medialis, *3* Crista tibialis [cnemialis] lateralis, *4* Crista tibialis [cnemialis] cranialis, *5* Sulcus intercondylaris, *6* Sulcus extensorius, *7* Pons supratendineus, darunter Canalis extensorius; *8, 9* Fibula: *8* Caput fibulae, *9* Corpus fibulae

Das *Corpus tibiotarsi* ist im proximalen Drittel eher dreiseitig, im mittleren Drittel rundlich und wird distal queroval. Seine Kranialfläche wird von einer deutlichen Längsrinne, *Sulcus extensorius,* eingedellt. Vor Übertritt auf das distale Endstück des Tibiotarsus ist der Sulcus extensorius durch einen Knochensteg, *Pons supratendineus,* quer überbrückt; dadurch entsteht ein *Canalis extensorius,* der die Sehnen der Zehenstrecker führt.

Am distalen Endstück des Tibiotarsus treten zwei Gelenkwalzen auf, *Condylus lateralis* und *Condylus medialis,* die vom *Sulcus intercondylaris* getrennt werden. Der Sulcus intercondylaris endet kranioproximal mit einer Rauhigkeit, der *Area intercondylaris.* Kaudal fließt er mit den Condylen in eine Gleitfläche zusammen, die *Trochlea tibialis* genannt wird. Sie stellt eine Gleitfläche für die *Cartilago tibialis,* eine Haltevorrichtung für die Sehnen des M. gastrocnemius und die Zehenbeuger dar. Bei manchen Vogelarten (u. a. Truthahn) kann ein Teil

---

*) *cnemialis:* Adjektiv von gr. *he knéme,* die Wade, das Schienbein.

dieser Cartilago tibialis postnatal zum *Os sesamoideum intertarsale* verknöchern. Seitliche Bandgruben und -höcker am Distalende des Tibiotarsus sind als *Epicondyli lateralis et medialis* zu bezeichnen.

Die **Fibula** besteht aus einem breiten Wadenbeinkopf und einem spitz auslaufenden, reduzierten Körper. Das *Caput fibulae* trägt zur Artikulation mit Femur und Tibiotarsus zwei entsprechende Gelenkflächen, *Facies articularis femoralis* und *Facies articularis tibialis*. Das *Corpus fibulae* endet in mittlerer Höhe des Tibiotarsus, manchmal bis zum distalen Drittel reichend, spitz mit der *Spina fibulae*.

Fußskelett, Ossa [Skeleton] pedis

Ossa tarsalia (tarsi) treten beim Vogel nicht als selbständige Knochen auf. Die proximalen Tarsalia verschmelzen untereinander und mit der Tibia, wie oben dargestellt, zum *Tibiotarsus*. Alle übrigen Tarsalknochen werden meist einheitlich angelegt und verschmelzen mit dem einheitlichen Mittelfußknochen zum *Tarsometatarsus*. Allerdings sind von den angelegten Mittelfußknochen nur die Ossa metatarsalia II bis IV im Tarsometatarsus aufgegangen, denn das *Os metatarsale I* bleibt als kleiner Knochen selbständig. Ihm ist die erste Zehe angefügt, während der Tarsometatarsus am distalen Ende drei Gelenkwalzen für die Zehen II bis IV frei hervorragen läßt.

Die Zehen sind bei der Mehrzahl der Vogelarten, so auch bei den Hausvögeln, anisodactyl angeordnet, d. h. die erste Zehe ist nach hinten, die 2. bis 4. Zehe sind nach vorn gerichtet. Im

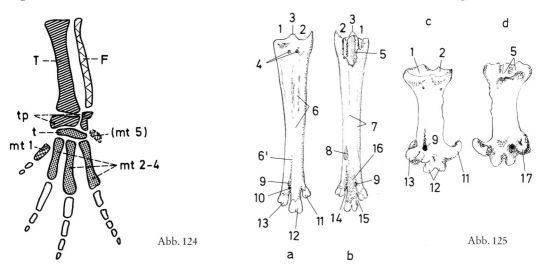

Abb. 124. Schema zur Entstehung des Tibiotarsus *(schraffiert)* und des Tarsometatarsus *(punktiert)*.

T Anlage der Tibia; *F* Anlage der Fibula; *tp* proximale Reihe der Tarsalknochenanlagen; *t* gemeinsame Anlage der übrigen Tarsalknochen; *mt 1* Metatarsale primum (bleibt selbständig); *mt 2–4* Metatarsalia II–IV; *(mt 5)* Anlage des sich rückbildenden Metatarsale V; *weiß*: Anlage der Zehenglieder

Abb. 125. Rechter Laufknochen, Tarsometatarsus, einer Zuchtwachtel *(a, b)* und einer Blaustirnamazone *(c, d)*.

a, c Dorsalansicht; *b, d* Plantaransicht

1 Facies articularis [Cotyla] lateralis; *2* Facies articularis [Cotyla] medialis; *3* Eminentia intercondylaris; *4* Foramina vascularia proximalia; *5* Hypotarsus; *6* Corpus tarsometatarsi; *6'* Sulcus extensorius; *7* Muskelleisten; *8* Fossa metatarsi I; *9* Foramen vasculare distale; *10* Canalis interosseus tendineus; *11* Trochlea metatarsi secundi; *12* Trochlea metatarsi tertii; *13* Trochlea metatarsi quarti; *14* Incisura intertrochlearis lateralis; *15* Incisura intertrochlearis medialis; *16* Fossa supratrochlearis plantaris; *17* Trochlea accessoria

deutschen Sprachgebrauch werden die erste Zehe deshalb Hinterzehe, die 2. bis 4. Zehe aber Vorderzehen genannt. Sie besitzen unterschiedlich viele Zehenglieder: die 1. Zehe deren zwei, die 2. drei, die 3. vier und die 4. fünf. Auf Abweichungen von dieser Grundform des Vogelfußes wird im vergleichenden Abschnitt einzugehen sein. Die Einzelknochen des Fußes haben folgende Eigenform:

Der **Tarsometatarsus** wird auch L a u f k n o c h e n genannt. Seine Länge bestimmt entscheidend die Länge der freien Gliedmaße. Er setzt sich aus der gemeinsamen Anlage der Ossa tarsi centralia et distalia sowie den Ossa metatarsalia II bis IV zusammen. Das proximale Endstück trägt zwei napfartige Gelenkflächen, *Facies articularis [Cotyla] lateralis* und *Facies articularis [Cotyla] medialis,* die durch eine *Eminentia intercondylaris* getrennt sind. Auf der Dorsalseite beginnen zwei Gefäßkanäle in Form der *Foramina vascularia proximalia;* sie sind bis auf die Kaudalfläche zu verfolgen und lassen die ursprüngliche Grenze zwischen den drei Mittelfußknochen erkennen. Auf der Kaudalseite des Metatarsale III erhebt sich als unregelmäßig geformter Knochenvorsprung der *Hypotarsus.* Seine drei Längsleisten, *Cristae hypotarsi,* begrenzen zwei Muskelrinnen, *Sulci hypotarsi,* von denen sich eine postnatal zu einem Kanal, *Canalis hypotarsi,* schließt. Mit ihrer Hilfe werden die Zehenbeugesehnen in der Lage gehalten. Der Schaft, *Corpus tarsometatarsi,* ist im Querschnitt queroval, trägt auf seiner Dorsalfläche einen breiten *Sulcus extensorius* und auf der Plantarfläche längsverlaufende Muskelleisten. Am Übergang vom mittleren zum distalen Drittel des Laufknochens strebt bei älteren männlichen H a u s h ü h n e r n und T r u t h ü h n e r n und beim F a s a n ein konischer Fortsatz medioplantar ab, der die knöcherne Grundlage des Sporns darstellt und deshalb *Processus calcaris* genannt wird. Mitunter kommt er, oft auch nur an einer Gliedmaße, bei älteren H e n n e n vor. Unterhalb dieser Stelle tritt bei allen Vögeln mit 1. Zehe eine längliche Knochenmulde auf, in die das proximale Ende des Os metatarsale I eingepaßt ist: *Fossa metatarsi I.*

Am distalen Endstück findet sich wieder ein Gefäßloch, *Foramen vasculare distale,* das, lateral verschoben, die Grenze zwischen Metatarsale III und IV anzeigt; es führt in einen bis zur Plantarseite durchgängigen Kanal. Ein entsprechendes Gefäßloch zwischen Metatarsale II und III kann, dann etwas kleiner, vorkommen. In unmittelbarer Nachbarschaft und mehr oder weniger mit ihm gemeinsam beginnt ein Sehnenkanal, *Canalis interosseus tendineus,* der distal zieht und die *Incisura intertrochlearis lateralis* erreicht; der Kanal nimmt die Sehne des M. extensor brevis digiti IV auf. Der Tarsometatarsus läuft in drei selbständigen Gelenkrollen aus: *Trochleae metatarsi secundi, tertii et quarti.* Zwischen ihnen bestehen tiefe Einschnitte, die *Incisura intertrochlearis lateralis* und die *Incisura intertrochlearis medialis.* Die Trochlea metatarsi tertii ist die größte und reicht am weitesten distal, die Trochlea metatarsi

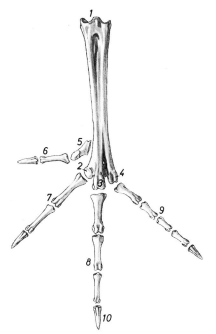

Abb. 126. F u ß s k e l e t t e i n e s H u h n e s, Dorsalansicht.

1 Extremitas proximalis tarsometatarsi; *2* Trochlea metatarsi secundi; *3* Trochlea metatarsi tertii; *4* Trochlea metatarsi quarti; *5* Os metatarsale I (hallucis); *6* zweigliedrige erste Zehe (Hallux); *7* dreigliedrige zweite Zehe; *8* viergliedrige dritte Zehe; *9* fünfgliedrige vierte Zehe; *10* Phalanx distalis (Krallenbein) der dritten Zehe

secundi ist die kleinste und nach medioplantar orientiert; der Trochlea metatarsi quarti kann bei einigen Vogelarten (Pici, Psittaci, Cuculidae) eine *Trochlea accessoria* angefügt sein, denn sie besitzen einen zygodactylen Fuß, indem ihre 4. Zehe nach hinten gerichtet ist.

Plantar über den Trochleae liegt als große grubige Vertiefung die *Fossa supratrochlearis plantaris.*

Das kleine, selbständige **Os metatarsale I (hallucis)** (Mittelfußknochen) fügt sich mit seinem *Processus articularis tarsometatarsalis* in die Mulde des Laufknochens, die als Fossa metatarsi I bezeichnet wurde, ein. Sein distales Ende ist walzenförmig und verdickt: *Trochlea metatarsi I (primi);* ihm ist die erste Zehe, auch *Hallux* genannt, angefügt.

Auf die Grundformel der Zehenknochen, **Ossa digitorum pedis,** wonach die Zehen I bis IV jeweils 2, 3, 4 und 5 Zehenglieder besitzen, wurde schon hingewiesen. In die Nomenklatur umgesetzt bedeutet dies, daß allen Zehen ein Grundglied, *Phalanx proximalis,* und ein Krallenbein, *Phalanx distalis s. ungularis* [unguicularis], eigen ist. Dazu ist die zweite Zehe mit einem Zwischenglied, *Phalanx intermedia,* die dritte Zehe mit deren 2 und die vierte Zehe mit deren 3 ausgestattet. Die Phalanges proximales et intermediae sind, abgesehen von ihrer unterschiedlichen Größe und Länge, sonst gestaltlich sehr ähnlich. Sie bestehen alle aus einer verbreiterten *Basis phalangis,* die eine zweigrubige, konkave Gelenkfläche, *Facies [Cotyla] articularis,* trägt, sowie mit einem dorsalen, schwachen *Tuberculum extensorium* und einem plantaren gratartigen *Tuberculum flexorium* ausgestattet ist. Das Mittelstück, *Corpus phalangis,* ist schlank. Das distale Endstück wird auch *Caput [Capitulum] phalangis* genannt und trägt eine zweigeteilte Gelenkwalze, *Trochlea articularis.* Sie wird von seitlichen Bandgruben flankiert. Das Krallenbein, *Phalanx distalis,* besteht aus *Basis* und *Apex.* Die Basis phalangis trägt eine sattelförmige *Facies* [Cotyla] *articularis,* ein deutliches *Tuberculum extensorium* und ein wulstartiges *Tuberculum flexorium.* Der *Apex phalangis* verjüngt sich zunehmend, endet sehr spitz und ist krallenartig gebogen. Seitlich sind je eine Gefäßrinne ausgebildet.

Betrachten wir rückblickend die relative Länge der Knochen der Hintergliedmaße bei Huhn (69), Taube (101), Gans (90) und Ente, so fällt auf, daß die Kürze des Femur durch einen bei Huhn und Taube eineinhalb mal so langen, bei Gans und Ente doppelt so langen Tibiotarsus ausgeglichen wird. Der Tarsometatarsus ist beim Huhn so lang wie der Femur, bei Gans, Ente und Taube etwas kürzer. Die dritte Zehe als längste ist beim

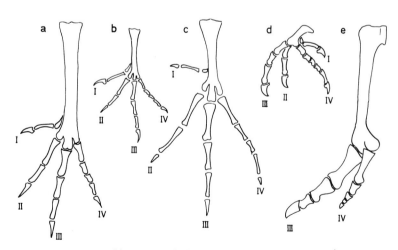

Abb. 127. Fußskelett vergleichend.

a, b, c anisodaktyler Fuß (häufigste Form) bei *a* Haushuhn, *b* Haustaube, *c* Hausente; *d* zygodactyler Fuß beim Papagei; *e* Verlust der ersten und zweiten Zehe beim Strauß
Römische Zahlen bezeichnen die Zehenstrahlen

Schwimmfuß von G a n s und E n t e um ein Drittel länger als der Femur, beim Scharrfuß des H u h n e s deutlich kürzer und beim Lauffuß der T a u b e so lang wie der Femur.

Die erste Zehe, der Hallux, spielt bei G a n s und E n t e eine geringere Rolle und ist deutlich kürzer als bei H u h n und T a u b e.

Vergleichend-anatomisch sei darauf hingewiesen, daß es bei Ratiten zur Zehenreduktion kommt. Kiwi *(Apterix)*, Nandu *(Rhea)*, Emu *(Dromaius)* und Kasuar *(Casuarius)* haben bei Verlust des Hallux drei vorwärts gerichtete Zehen, der Strauß *(Struthio)* ist zweizehig, wobei die besonders kräftige dritte und die vierte Zehe voll ausgebildet sind.

Knochenverbindungen im Bereich des Beckengürtels, Juncturae cinguli membri pelvini [pelvici]

Das Os coxae entsteht durch Koaleszenz (Verschmelzung) von Ilium, Ischium und Pubis. Die an ihren Grenzen übrigbleibenden Öffnungen werden weitgehend durch Membranen abgedeckt (128). So wird die Fenestra ischiopubica von der *Membrana ischiopubica* geschlossen. Gegenüber dem Durchtritt der Sehne des M. obturatorius medialis ist ein *Ligamentum ischiopubicum* ausgespannt, das bei vielen Vogelarten verknöchert und so das selbständige Foramen obturatorium schafft.

Die Fenestra ilioischiadica wird in den kaudalen Zweidritteln von der *Membrana ilioischiadica* geschlossen. Im vorderen Drittel treten Nerven und Gefäße durch. Die Membran dient dem Ansatz von Muskeln.

Das Foramen obturatorium wird von der *Membrana obturatoria* geschlossen. Im ventralen Bereich verschmilzt die Membran mit dem Ligamentum capitis femoris (siehe Articulatio coxae).

Darüber hinaus ist das Ilium mit dem Synsakrum in verschiedener Weise verbunden. Im praeazetabularen Abschnitt herrschen A n k y l o s i e r u n g e n *(Synostosis iliosynsacralis)* vor, die bei der Knochenbeschreibung erwähnt sind. Im azetabularen und postazetabularen Abschnitt verkehren zwischen den einander zugekehrten Knochenrändern die *Ligamenta iliosynsacralia*.

Gelenke der Beckengliedmaße, Articulationes [Juncturae] membri pelvini [pelvici]

Hüftgelenk

Im **Hüftgelenk, Articulatio coxae** (128), sind zwei Gelenke vereinigt. Zum einen paßt sich das Caput femoris in die durch ein *Labrum acetabulare* überhöhte Pfanne des Azetabulums ein, zum anderen gleitet der Antitrochanter des Os coxae auf dem dorsalen Rand des Collum femoris und an der medialen Fläche des Trochanter femoris. Beide Gelenke sind von einer gemeinsamen, weiten *Capsula articularis* umgeben. In die dünne Gelenkkapsel sind Längszüge zur Verstärkung eingebaut, die vom Ischium und Pubis zum Femur verlaufen: *Ligamenta ischiofemorale* und *pubofemorale*. Vom Ilium verläuft dagegen deutlich abgesetzt ein Längszug zum Femur, das *Ligamentum iliofemorale*. In der Tiefe des Azetabulums kommt ein weiteres Band vor, das *Ligamentum capitis femoris*. Es entspringt am Rand des Foramen acetabulare, ist teilweise mit der Membrana acetabuli verschmolzen und inseriert in der Fovea ligamenti capitis. Die allgemein große Bewegungsfreiheit des Hüftgelenks wird durch die zweite Gelenkkomponente (Antitrochanter) in der Abduktionsbewegung eingeschränkt. Lediglich bei Grätschtauchern (DABELOW, 1925) ist deshalb eine extreme Abduktion möglich, weil das Becken relativ schmal und die Hüftgelenkspfanne nach dorsal offen ist.

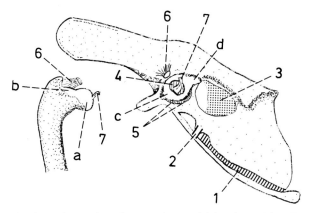

Abb. 128. Hüftgelenk und Bänder des Beckens, leicht schematisiert; Femur exartikuliert.

1 Membrana ischiopubica; *2* Ligamentum ischiopubicum; *3* Membrana ilioischiadica; *4* Membrana obturatoria; *5* Ligamenta ischiofemorale und pubofemorale als Verstärkung der Gelenkkapsel, durchgeschnitten; *6* Ligamentum iliofemorale, Stümpfe am Ilium und Femur; *7* Ligamentum capitis femoris, Stümpfe im Acetabulum und am Caput femoris

a Caput femoris mit Facies articularis acetabularis; *b* Collum femoris mit Facies articularis antitrochanterica; *c* Acetabulum mit Facies articularis femoralis; *d* Antitrochanter mit Facies articularis femoralis

Kniegelenk

Das **Kniegelenk**, *Articulatio [Junctura] genus*, ist ein zusammengesetztes Gelenk. Das Femur artikuliert mit dem Tibiotarsus, der Fibula und der Patella: *Articulationes femorotibialis, femorofibularis* und *femoropatellaris*. Zudem sind proximal der Tibiotarsus und die Fibula gelenkig verbunden: *Articulatio tibiofibularis*. Alle vier synovialen Gelenkräume stehen untereinander in Verbindung; sie werden von einer geräumigen *Capsula articularis* umschlossen. Zwischen die Kondylen des Femurs und die Unterschenkelknochen sind zwei Menisken eingeschoben. Der *Meniscus medialis* ist kranial und kaudal zu je einem Cornu aufgezogen und durch Meniskenhaltebänder befestigt *(Ligg. meniscotibiale caudale, meniscofemorale, transversum genus)*. Der *Meniscus lateralis* ist oval, schiebt sich zwischen den Condylus lateralis femoris und Tibiotarsus sowie die innere Kante des Caput fibulae. Der laterale

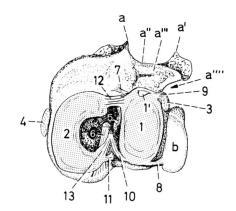

Abb. 129. Menisken und Bänder des Kniegelenks, Proximalansicht.

a Crista tibialis [cnemialis] cranialis, *a'* Crista tibialis [cnemialis] lateralis, *a''* Crista patellaris, *a'''* Fossa retrocristalis, *a''''* Incisura tibialis; *b* Caput fibulae

1 Meniscus lateralis, *1'* Durchlaß für die femorale Ursprungssehne des M. tibialis cranialis; *2* Meniscus medialis; *3* Ligamentum collaterale laterale; *4* Ligamentum collaterale mediale; *5* Ligamentum cruciatum craniale; *6* Ligamentum cruciatum caudale; *7–10* Haltebänder des lateralen Meniskus: *7* Ligamentum meniscotibiale craniale, *8* Ligamentum meniscofibulare caudale, *9* Ligamentum menisco-collaterale, *10* Ligamentum meniscofemorale laterale; *11–13* Haltebänder des medialen Meniskus: *11* Ligamentum meniscotibiale caudale, *12* Ligamentum transversum genus, *13* Ligamentum meniscofemorale mediale

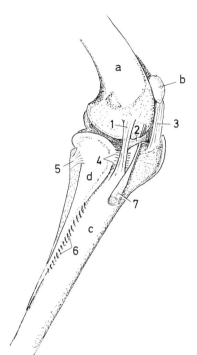

Abb. 130. Rechtes Kniegelenk und Bänder der Ossa cruris, Lateralansicht.

a Femur; *b* Patella; *c* Tibiotarsus; *d* Fibula

1 Ligamentum collaterale laterale; *2* Ligamentum menisco-collaterale; *3* Ligamentum patellae; *4* Ligamentum tibiofibulare craniale; *5* Ligamentum tibiofibulare caudale; *6* Ligamentum interosseum tibiofibulare; *7* femorale Ursprungssehne (Caput femorale) des M. tibialis cranialis

Meniskus ist durchbohrt oder eingedellt vom Caput femorale des M. tibialis cranialis. Seine Haltebänder (*Ligg. meniscotibiale craniale, meniscofibulare caudale, meniscocollaterale* und *meniscofemorale*) sichern die Lage. Das Kniegelenk wird zudem durch zwei Kollateralbänder, *Ligg. collateralia laterale et mediale*, geführt und durch zwei gekreuzte Bänder, *Ligg. cruciata craniale* und *caudale*, gehalten. Schließlich verkehrt das *Ligamentum patellae* vom distalen Rand der Patella zur Crista patellaris des Tibiotarsus, wobei es einen Teil der Kapselwand der Art. femorotibialis darstellt. Das Ligamentum patellae ist die Endsehne der Mm. femorotibiales. Die Roll-Gleit-Bewegungen im Kniegelenk sind beträchtlich; Hauptbewegungen sind Beugung und Streckung.

Verbindungen zwischen Tibiotarsus und Fibula, Ligamenta cruris

Neben einer echten Gelenkung in der proximal gelegenen Articulatio tibiofibularis, deren Bewegung durch zwei Querbänder, *Ligg. tibiofibularia craniale* und *caudale*, gebremst wird, kommt es im Bereich der Knochenkörper zu einer *Syndesmosis tibiofibularis*. Hieran sind ein *Ligg. obliquum* und ein *Ligamentum interosseum tibiofibulare* sowie eine *Membrana interossea cruris* beteiligt.

Intertarsalgelenk, Articulatio intertarsalis

Beim adulten Vogel sind im Sprunggelenk die Tarsalknochen nicht selbständig. Deshalb findet eine Artikulation zwischen den Kondylen des Tibiotarsus und den proximalen Gelenkflächen des Tarsometatarsus statt: das Gelenk wird deshalb auch Intertarsalgelenk genannt. Die Fibula ist nicht beteiligt; sie endet höher.

Zwei kräftige Kollateralbänder, *Ligamenta collateralia laterale et mediale*, führen die Bewegung und lassen nur Extension und Flexion zu. Der Beugewinkel des Gelenks ist kleiner als 180° und kranial gelegen.

Ein lateraler Meniskus, *Meniscus lateralis*, ist stets voll ausgebildet (exkl. Flamingo). Der mediale Meniskus, *Meniscus medialis*, fehlt gelegentlich oder ist schwächer (Hausvögel), lediglich beim Puter und bei Papageien jedoch gut ausgebildet. Die Meniskenhaltebänder verlaufen teils intra-, teils extrakapsulär (*Ligamenta meniscotibialia, Ligamentum intercondylare tibiometatarsale, Ligamenta meniscometatarsalia, Ligamentum intercondylare transversum*). Eine weite Gelenkkapsel umschließt die Gelenkhöhle. In die hintere Wand der

Kapsel ist die starke *Cartilago tibialis* eingebaut. Sie gleitet auf der *Trochlea* bzw. im *Sulcus cartilaginis tibialis* und wird durch zwei Bindegewebszüge in der Kapselwand, *Retinacula laterale et mediale*, befestigt. Ein lateraler Teil der Fibrocartilago kann zum *Os sesamoideum intertarsale* verknöchern. Über und durch die Cartilago tibialis treten die Sehne des M. gastrocnemius und die zahlreichen Sehnen der Zehenbeuger über die Streckseite (Gelenkscheitel) des Gelenks hinweg. Sie werden zusätzlich vom *Retinaculum flexorum* gehalten. Die oben genannten Sehnen ziehen weiter zum Hypotarsus.

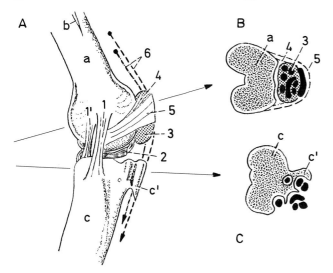

Abb. 131. **Linkes Intertarsalgelenk und Sehnenführung durch die Cartilago tibialis sowie den Hypotarsus eines Huhnes.**

A Lateralansicht; *B* Querschnitt durch die Cartilago tibialis und den Tibiotarsus; *C* Querschnitt durch den Tarsometatarsus in Höhe des Hypotarsus

a Tibiotarsus; *b* Fibula; *c* Tarsometatarsus, *c'* Hypotarsus

1, 1' Ligamentum collaterale laterale: *1* langer, *1'* kurzer Schenkel; *2* Meniscus lateralis mit Haltebändern; *3* Cartilago tibialis mit Os sesamoideum intertarsale; *4* Retinaculum laterale; *5* Retinaculum flexorum; *6* schematisch dargestellter Verlauf der Sehnen des M. gastrocnemius und der Zehenbeuger über bzw. durch die Cartilago tibialis und den Hypotarsus

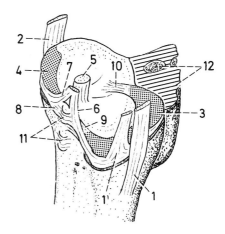

Abb. 132. **Bänder des Intertarsalgelenks eines Huhnes**: Proximolaterale Ansicht nach Entfernung des Tibiotarsus (nach FREWEIN, 1961, umgezeichnet).

1 Ligamentum collaterale laterale longum, *1'* Ligamentum collaterale laterale breve; *2* Ligamentum collaterale mediale; *3* Meniscus lateralis; *4* Meniscus medialis; *5* Ligamentum intercondylare tibiometatarsale; *6* Ligamentum meniscotibiale laterale; *7* Ligamentum meniscotibiale mediale; *8* Ligamentum intercondylare transversum; *9* Ligamentum meniscometatarsale craniale; *10* Ligamentum meniscometatarsale caudale; *11* Retinacula für den M. extensor digitorum communis; *12* Cartilago tibialis mit Gleitrinnen und Führungsröhren für die Sehnen der Zehenbeuger

Verbindungen der Metatarsalknochen untereinander

Die Metatarsalknochen II bis IV sind mit den distalen Tarsalknochen in der *Synostosis tarsometatarsalis* und untereinander in den *Synostoses intermetatarsales* beim Adulten zum L a u f k n o c h e n verschmolzen. Lediglich das selbständige Os metatarsale I ist bandartig dem Laufknochen in der *Syndesmosis intermetatarsalis hallucis* angefügt; ein synoviales Gelenk besteht hier nicht.

Im Zuge des funktionellen Gebrauchs der ersten Zehe (Hallux) ist auch der Bandapparat der **Syndesmosis intermetatarsalis hallucis** unterschiedlich stark. Ein kurzes Band, *Lig. interosseum*, hält den Knochen in der Fossa metatarsi I des mit dem Laufknochen verschmolzenen Os metatarsale II fest. Ein elastisches Band, *Lig. elasticum metatarsale I,* entspringt am distalen Ende des Os metatarsale I und läßt zu, die erste Zehe abzuspreizen, holt sie auch wieder heran. Ein *Lig. transversum metatarsale* läuft vom distalen Ende des Os metatarsale I quer nach lateral. Es überspannt dabei die Sehnen verschiedener Zehenbeuger und bildet so für sie den *Canalis flexorius plantaris.* Es endet am Epicondylus des Metatarsale IV.

Zehengelenke

Zehengrundgelenke, Articulationes metatarsophalangeales

An allen vier Zehen ist ein Grundgelenk ausgebildet. Dasjenige der ersten Zehe, **Articulatio metatarsophalangis I,** besitzt neben den üblichen Seitenbändern zusätzlich zwei Längsbänder. Das *Ligamentum rectum hallucis* entspringt medial an der Basis der Phalanx proximalis hallucis und zieht gerade distal zur 2. Zehe; das *Ligamentum obliquum hallucis* kommt lateral von der Basis der Phalanx proximalis hallucis und tritt bei querdistalem Verlauf an die 2. Zehe. Beide Bänder begrenzen die Streckung der 1. Zehe, die bei den meisten Vögeln nach hinten gerichtet ist.

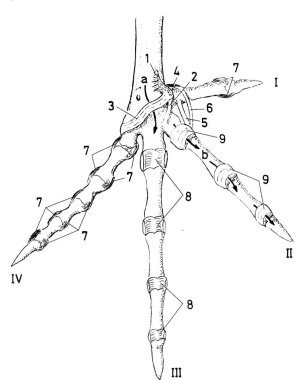

Abb. 133. Bänder der Zehengelenke, leicht schematisiert, Plantaransicht.

1–3 Syndesmosis intermetatarsalis hallucis: 1 Ligamentum interosseum, 2 Ligamentum elasticum metatarsale I, 3 Ligamentum transversum metatarsale; *4–6 an der Articulatio metatarsophalangis I:* 4 Ligamenta collateralia, 5 Ligamentum rectum hallucis, 6 Ligamentum obliquum hallucis; *7–9 an den Articulationes interphalangeales:* 7 Ligamenta collateralia (nur an der 1. und 4. Zehe dargestellt), 8 Ligamenta plantaria (nur an der 3. Zehe dargestellt), 9 Vaginae fibrosae (nur an der 2. Zehe dargestellt)

a Canalis flexorius plantaris; *b* Durchlaß für die Zehenbeugesehnen

I–VI entsprechende Zehenstrahlen

Die Zehengrundgelenke der 2. bis 4. Zehe werden bodenwärts von einem tiefen Fettpolster, *Corpus adiposum plantare profundum,* geschützt. Je zwei Kollateralbänder, *Ligamenta collateralia,* führen das Gelenk. In die plantare Wand der Gelenkkapseln sind als Fibrocartilago die *Ligamenta plantaria* eingefügt. Mit ihnen steht eine die Beugesehnen der Zehen umgreifende *Vagina fibrosa* in Verbindung.

Die Beweglichkeit im Zehengrundgelenk wird durch Beugung und Streckung sowie durch Abduktion und Adduktion ausgedrückt. Beim Spreizen der Zehen werden die Schwimmhäute bzw. Spannhäute ausgebreitet.

Zehenzwischen- und Krallengelenke, Articulationes interphalangeales

Diese Gelenke dienen der Streckung und Krümmung der Zehen. Neben Kollateralbändern sind Plantarbänder vorhanden; sie verhindern eine Überstreckung. Die Lage der Zehengelenke wird äußerlich durch die Anordnung der Zehenballen verdeutlicht.

Muskulatur der Beckengliedmaße

Weil das Becken mit der Wirbelsäule fest verbunden ist, sind Beckengürtelmuskeln nicht notwendig und bei Vögeln auch nicht existent. Lediglich zur Schwanzwirbelsäule reicht ein vom Oberschenkel entspringender langer M. caudofemoralis; er hat bei Vögeln aber keine Bedeutung als Rückzieher des Beines, sondern ist Niederzieher des Schwanzes. Dagegen entspringen am Becken große Muskelmassen, die als Extremitätenmuskeln das Hüftgelenk und das Kniegelenk bewegen. Sie sind in die Kontur des Rumpfes einbezogen. Aufgrund der Sagittalstellung der Extremitäten greifen im allgemeinen die Strecker des Hüftgelenks und die Beuger des Kniegelenks von kaudal am Oberschenkel an, während die Beuger des Hüftgelenks und die Strecker des Kniegelenks von kranial ansetzen. Am Unterschenkel gruppieren sich die Flexoren des Intertarsalgelenks und die Extensoren der Zehengelenke auf der Kranialseite, während die Strecker des Intertarsalgelenks und die Beuger der Zehen auf der Kaudalseite beieinanderliegen.

Die erhebliche Variabilität im Erscheinungsbild der Muskeln der Hintergliedmaße hat zur Vermutung geführt, eine Korrelation zu bestimmten Bewegungstypen ausfindig machen zu können. In diesem Zusammenhang wurde insbesondere dem M. ambiens eine hohe Bedeutung beigemessen. Der Endsehne des M. ambiens kommt entgegen einer verbreiteten Theorie keine Spezialfunktion für das Beugen der Zehen unter gleichzeitigem Beugen des Kniegelenks bei baumbewohnenden Vögeln in Schlafstellung zu. Die Verwendung dieses und anderer Muskeln der Beckengliedmaße als systematisches Merkmal (Garrod-Formel; Garrod 1873) wird heute abgelehnt.

Bemerkenswert ist, daß bei verschiedenen Hühnerarten, so auch beim Haushuhn und vor allem beim Truthuhn, die Sehnen im Bereich des Unterschenkels und insbesondere des Laufes mineralisieren und ossifizieren. Es entstehen *Tendines ossificantes* (Einzahl *Tendo ossificans*), verknöcherte Sehnen, die als Kraftüberträger fungieren. Seltener treten sie auch am Flügel auf.

Eine Übersicht über die Muskulatur der Beckengliedmaße und ihre Innervation gibt die nachfolgende Tabelle:

Innervation der Muskulatur der Beckengliedmaße

Muskeln (siehe Abb. 135–136)   Nerven (siehe Abb. 134)

Muskeln am Becken und Oberschenkel

Muskel	Nerv
M. iliotibialis cranialis (−/1)	Ast des *N. cutaneus femoralis lateralis*
M. iliotibialis lateralis, Pars postacetabularis (−/2′)	*Ast kranial aus Plexus sacralis*
M. iliotibialis lateralis, Pars praeacetabularis (−/2)	*Rami musculares des N. femoralis*
M. femorotibialis externus (−/3)	
M. femorotibialis medius (−/4)	
M. femorotibialis internus (−/5)	
M. ambiens (−/6)	
M. iliotrochantericus cranialis (−/7)	*N. coxalis cranialis*
M. iliotrochantericus medius (−/8)	
M. iliotrochantericus caudalis (−/9)	

M. obturator medialis (—/10)	N. obturatorius medialis
M. obturator lateralis (—/11)	} N. obturatorius lateralis
M. puboischiofemoralis (—/12, 12′)	
M. iliofemoralis internus (—/13)	Ast des N. cutaneus femoralis medialis
M. iliofemoralis externus (—/14)	} Rami musculares des
M. iliofibularis (—/15)	N. ischiadicus
M. ischiofemoralis (—/16)	Ast kaudal aus Plexus sacralis
M. caudoiliofemoralis (—/17, 17′)	} N. coxalis caudalis
M. flexor cruris medialis (—/18)	
M. flexor cruris lateralis, Pars pelvica (—/19)	
M. flexor cruris lateralis, Pars accessoria (—/19′)	N. tibialis

Strecker des Intertarsalgelenks und Beuger der Zehen

Mm. flexores perforantes et perforati (II, III) (—/20, 21)	} N. suralis lateralis aus
Mm. flexores perforati (IV, III, II) (—/22, 23, 24)	N. tibialis
M. gastrocnemius, Pars lateralis (—/25)	
M. gastrocnemius, Partes intermedia und medialis (—/25′, 25″)	} N. suralis medialis aus N. tibialis (N. plantaris medialis)
M. popliteus (—/26)	
M. plantaris (—/27)	
M. flexor hallucis longus (—/28)	
M. flexor digitorum longus (—/29)	
M. flexor hallucis brevis (—/30)	} N. parafibularis aus N. tibialis (N. plantaris lateralis)
M. adductor digiti II (—/31)	
M. abductor digiti IV (—/32)	
M. lumbricalis (—/33)	

Beuger des Intertarsalgelenks und Strecker der Zehen

M. tibialis cranialis (—/34)	} N. fibularis
M. extensor digitorum longus (—/35)	
M. fibularis longus (—/36)	
M. extensor brevis digiti III (—/37)	} Ramus superficialis des N. fibularis
M. extensor brevis digiti IV (—/38)	
M. fibularis brevis (—/39)	
M. extensor hallucis longus (—/40)	} Ramus profundus des N. fibularis
M. abductor digiti II (—/41)	

Einzelbeschreibung der Muskeln

Die **Einzelbeschreibung** der Muskeln findet in der Reihenfolge der vorstehenden Tabelle statt:

Muskeln am Becken und Oberschenkel

Der **M. iliotibialis cranialis** (135 a/*1*) ist ein bandartiger, zweigelenkiger Muskel, der die kraniale Begrenzung des Oberschenkels bildet. Sein Ursprung liegt beim Huhn am kraniodorsalen Rand der Ala praeacetabularis ilii. Der Muskelbauch schiebt sich in der distalen Hälfte zum großen Teil unter den Kranialrand des M. iliotibialis lateralis, mit dem er in der proximalen Hälfte fest verbunden ist. Er setzt kraniomedial am Kniescheibenband vor der Endsehne des M. femorotibialis internus mit kurzer Sehne an.

Bei der Taube erweitert sich sein Ursprung kranial bis zu den Processus transversi zweier Wirbel des Notariums. Der Bauch verschmilzt proximal und distal jeweils auf kurzer Strecke mit dem M. iliotibialis lateralis. Der Ansatz erfolgt am Ligamentum patellae. Bei der Ente entspringt er aponeurotisch, ist im oberen

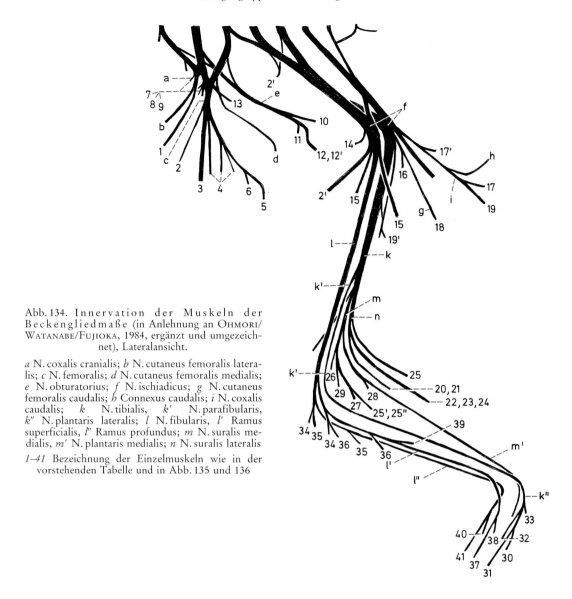

Abb. 134. Innervation der Muskeln der Beckengliedmaße (in Anlehnung an OHMORI/WATANABE/FUJIOKA, 1984, ergänzt und umgezeichnet), Lateralansicht.

a N. coxalis cranialis; *b* N. cutaneus femoralis lateralis; *c* N. femoralis; *d* N. cutaneus femoralis medialis; *e* N. obturatorius; *f* N. ischiadicus; *g* N. cutaneus femoralis caudalis; *h* Connexus caudalis; *i* N. coxalis caudalis; *k* N. tibialis, *k'* N. parafibularis, *k''* N. plantaris lateralis; *l* N. fibularis, *l'* Ramus superficialis, *l''* Ramus profundus; *m* N. suralis medialis, *m'* N. plantaris medialis; *n* N. suralis lateralis

1–41 Bezeichnung der Einzelmuskeln wie in der vorstehenden Tabelle und in Abb. 135 und 136

Viertel mit dem M. iliotibialis lateralis verbunden und inseriert nicht nur an der Patella, sondern auch an der Crista cnemialis cranialis.
▶ Funktion: Vorführer der Gliedmaße, Beuger des Hüftgelenks, Strecker des Kniegelenks.

Der **M. iliotibialis lateralis** (135 a/2, 2') ist ein großer, dreieckiger Muskel, der auf der lateralen Seite nahezu die ganze Oberschenkelmuskulatur bedeckt. Er läßt sich in zwei Teile, den praeazetabularen und den postazetabularen, gliedern. Beim Huhn entspringt die dünne *Pars praeacetabularis (—/2)* an der Crista dorsalis der Ala praeacetabularis ilii im Anschluß an den Ursprung des M. iliotibialis cranialis. Der Muskel ist an seiner Unterseite mit einer Faszienhülle für die Mm. iliotrochanterici verbunden. Der Muskelfaserverlauf weist nach distal. Die Endaponeurose beginnt in etwa halber Länge des Muskels.

Die *Pars postacetabularis (—/2')* entspringt an der Crista dorsolateralis des Os ilium bis zum Processus terminalis ilii. Die Ursprungsaponeurose ist mit dem unter ihr liegenden M. iliofibularis verbunden. Die Muskelfasern münden von kaudodorsal in die Endaponeurose ein. Der M. iliotibialis inseriert auf dem M. flexor perforans et perforatus digiti III und aponeurotisch lateral und kranial am Ligamentum patellae und somit indirekt am Tibiotarsus.

Bei der Taube herrschen nahezu gleiche Verhältnisse wie beim Huhn.

Bei der Ente besteht der relativ zum Huhn kleinere Muskel aus drei Teilen. Der kraniale Teil entspricht etwa dem praeazetabularen des Huhnes. Der mittlere Teil ist der kleinste und dreieckig. Der kaudale Teil kommt als bandförmiger Muskel vom postazetabularen Dorsalrand des Os ilium. Die Endaponeurose tritt von kraniolateral an Patella und Patellarband.

▶ Funktion: Die *Pars praeacetabularis* ist Beuger des Hüftgelenks und Strecker des Kniegelenks. Die *Pars postacetabularis* bzw. bei der Ente die mittlere und kaudale Portion strecken das Hüftgelenk, beugen das Kniegelenk und wirken als Abduktor des Oberschenkels.

Die **Mm. femorotibiales** (135/3, 4, 5) sind eine Gruppe von drei mehr oder weniger selbständigen Muskeln, die sich um das Oberschenkelbein gruppieren. Sie werden unterteilt in eine *Pars externa*, eine *Pars media* und eine *Pars interna*, die aber auch als M. femorotibialis externus, medius und internus bezeichnet sein können.

Der *M. femorotibialis externus* (135 b/3) setzt sich beim H u h n aus zwei Köpfen zusammen, einem zweigeteilten proximalen und einem distalen. Der proximale Kopf liegt mit seinem kranialen und lateralen Teil

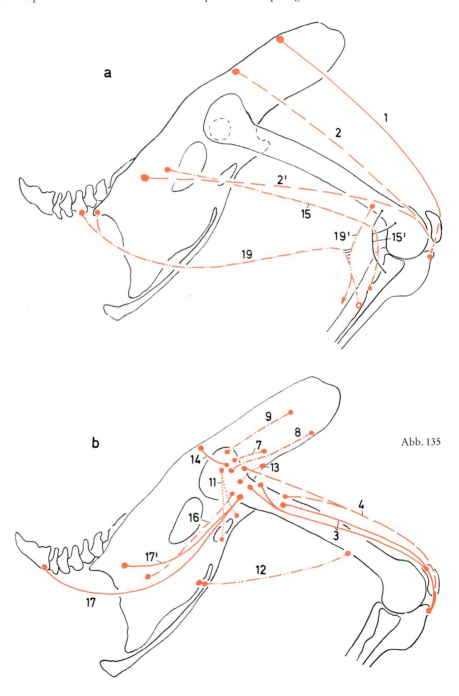

Abb. 135

am Femurschaft, den er nahezu in seiner gesamten Länge bedeckt. Seinen Ursprung nimmt er lateral am Femurschaft. Dabei bleibt der Platz für den distalen Kopf ausgespart. Die kräftige Endaponeurose ist an der Bildung des Ligamentum patellae beteiligt; er endet aber auch fleischig an der Kniescheibe. Der kleinere, distale Kopf entspringt an der distalen Hälfte des Femurschafts. Nach distal verjüngt er sich und läuft dort in einer kräftigen, breiten Endsehne aus, die die tiefe laterale Schicht des Ligamentum patellae bildet. Das Kniescheibenband setzt an der Crista cnemialis cranialis bzw. lateralis sowie der zwischen ihnen quer verlaufenden Crista patellaris des Tibiotarsus an.

Bei der T a u b e entspringt der proximale Kopf mit seinem kaudalen Teil aus der Endsehne des M. ischiofemoralis. Der distale Kopf ist länger und doppelt gefiedert. Bei der E n t e ist der distale Kopf schwächer als beim Huhn. Der proximale Kopf endet fleischig an der Patella und geht sehnig ins Ligamentum patellae über.

▶ Funktion: Strecker des Kniegelenks; das Caput distale ist zugleich schwacher Außenrotator.

Der *M. femorotibialis medius* (135 b/4) entspringt beim H u h n am kranialen Rand des Trochanter major und an der kranialen und kraniomedialen Fläche des Femurschafts, nahezu in seiner gesamten Länge. Er ist mit dem M. femorotibialis externus außer im proximalen Teil fest verbunden. Die Endsehne nimmt an der Bildung des Ligamentum patellae teil, während der fleischige Bauch an der Proximalfläche der Kniescheibe endet.

Bei der T a u b e bildet seine Endsehne wie beim Huhn den kraniomedialen Teil des Kniescheibenbands und er inseriert zusätzlich fleischig proximal auf der Kniescheibe. Bei der E n t e strahlt er nur ins Kniescheibenband ein.

▶ Funktion: Strecker des Kniegelenks.

Der *M. femorotibialis internus* (135 c/5) liegt medial am Oberschenkel zwischen dem M. femorotibialis medius und der Pars interna des M. puboischiofemoralis. Er wird kraniomedial teilweise vom M. ambiens bedeckt. Der beim H u h n federförmige, doppelt gefiederte Muskel entspringt, distal der Extremitas proximalis femoris beginnend, medial entlang des Femurschafts bis wenig oberhalb des Condylus medialis femoris. Die Endsehne inseriert an der Crista cnemialis cranialis des Tibiotarsus. Eine kleine eigenständige Muskelportion

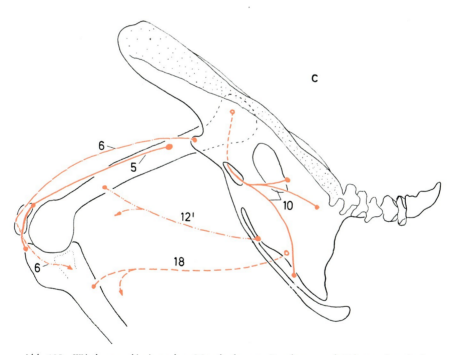

Abb. 135. Wirkungslinien der Muskeln am Becken und Oberschenkel.
a, b Lateralansicht, *a* oberflächliche, *b* tiefe Schicht; *c* Medialansicht

1 M. iliotibialis cranialis; *2, 2'* M. iliotibialis lateralis: *2* Pars praeacetabularis, *2'* Pars postacetabularis; *3* M. femorotibialis externus; *4* M. femorotibialis medius; *5* M. femorotibialis internus; *6* M. ambiens; *7* M. iliotrochantericus cranialis; *8* M. iliotrochantericus medius; *9* M. iliotrochantericus caudalis; *10* M. obturator medialis; *11* M. obturator lateralis; *12, 12'* M. puboischiofemoralis: *12* Pars lateralis, *12'* Pars medialis; *13* M. iliofemoralis internus; *14* M. iliofemoralis externus; *15* M. iliofibularis, *15'* Retinaculum [Ansa] musculi iliofibularis; *16* M. ischiofemoralis; *17, 17'* M. caudoiliofemoralis: *17* Pars caudofemoralis, *17'* Pars iliofemoralis; *18* M. flexor cruris medialis; *19, 19'* M. flexor cruris lateralis: *19* Pars pelvica, *19'* Pars accessoria

verbindet sich mit der Außenseite der Endsehne. Bei der T a u b e beginnt der Muskel etwas weiter distal, er ist einfach gefiedert. Bei der E n t e befindet sich der Ansatz auf der Crista cnemialis cranialis am proximalen Rand der Facies gastrocnemialis. Auch bei der Ente gibt es eine kleine selbständige Portion, die latero-kaudal am Spiegel der Endsehne ansetzt.

▶ Funktion: Strecker des Kniegelenks; geringe Innenrotation.

Der **M. ambiens** (135 c, 136 b/6) ist ein zweigelenkiger medialer Oberschenkelmuskel. Er entspringt beim H u h n am Processus pectinealis des Os ilium. Sein spindelförmiger Muskelbauch reicht bis in Höhe des Condylus medialis femoris. Dann beginnt die lange Endsehne. Sie zieht von medial zunächst in einer Einkerbung des M. femorotibialis medialis nach kranial, weiter im Sulcus musculi ambientis der Patella diagonal nach lateral und setzt den Weg fort über eine Rinne im proximalen Ende des Corpus fibulae. Dort verschmilzt sie mit den Aponeurosen der Köpfe der Mm. flexores perforati digiti II, III und IV. Die Sehne erhält Faserzuschüsse vom Fibulaschenkel der Ansa musculi iliofibularis. Bei der T a u b e ist der Muskel zart und entspringt, wegen Fehlens eines Processus pectinealis, an entsprechender Stelle des Os ilium. Bei der E n t e ist der Muskel kräftig und zweiköpfig; neben seinem Ursprung am Processus pectinealis kommt ein zweiter Kopf vom Ventralrand des Os pubis.

▶ Funktion: Strecker des Kniegelenks. Innenrotator des Unterschenkels. Der Muskel unterstützt die Beugung der Zehen, weil seine Endsehne mit der Aponeurose der Mm. flexores perforati digiti II, III, IV verbunden ist.

Der **M. iliotrochantericus cranialis** (135 b/7) ist eingelenkig und einfach gefiedert. Er liegt unter dem M. iliotrochantericus caudalis, ist schmaler als dieser und von länglich dreieckiger Form. Er entspringt beim H u h n am kranioventralen Rand der Ala praeacetabularis ilii. Er setzt knapp distal des M. iliotrochantericus caudalis an der kraniolateralen Fläche des Femurschafts an. Bei der E n t e ist sein Ansatz mit dem des M. iliotrochantericus medius vereint. Bei der T a u b e inseriert er zwischen den beiden Ursprungshälften der Pars proximalis musculi femorotibialis interni an der lateralen Fläche des Femurs.

▶ Funktion: Innenrotation des Oberschenkelbeins, bei der Taube am deutlichsten.

Der **M. iliotrochantericus medius** (135 b/8) ist der kleinste der Mm. iliotrochanterici. Er ist eingelenkig, einfach gefiedert und liegt zwischen dem M. iliotrochantericus cranialis und dem Azetabulum. Sein dreieckiger Bauch entspringt beim H u h n im kaudalen Viertel des Ventralrands der Ala praeacetabularis ilii. Seine flache Endsehne inseriert distal des Trochanter major femoris. Bei der E n t e setzt der Muskel, mit der Sehne des M. iliotrochantericus caudalis verwachsen, an. Bei der T a u b e endet er selbständig zwischen den Mm. iliotrochanterici cranialis und caudalis.

▶ Funktion: Schwacher Innenrotator des Oberschenkels.

Der **M. iliotrochantericus caudalis** (135 b/9) ist der größte unter den drei Mm. trochanterici. Der doppelt gefiederte Muskel entspringt breitflächig auf der Lateralfläche der Ala praeacetabularis ilii. Bei nahezu wirbelsäulenparallelem Verlauf inseriert die flache Endsehne beim H u h n kraniolateral am Trochanter major femoris.

Bei der T a u b e liegt der Ansatz dorsolateral am Trochanter major und damit oberhalb der Drehachse. Bei der E n t e entspricht der Ansatz dem des Huhnes.

▶ Funktion: Bei H u h n und E n t e Beuger des Hüftgelenks, bei der T a u b e Strecker des Hüftgelenks. Bei allen zugleich Innenrotator des Oberschenkels.

Der **M. obturatorius medialis** (135 c/10) liegt innen im Becken und bedeckt die Fenestra ischiopubica und den kaudalen Teil des Foramen ilioischiadicum. Er breitet sich beim H u h n, fächerförmig nach kaudal ziehend, bis zum Kaudalrand des Beckens aus. Eine kleine Portion erstreckt sich auf das kaudale Areal der Fossa renalis. Der einfach gefiederte Bauch endet in einer zunächst dreigeteilten, dann einheitlich werdenden dicken Sehne, die nach lateral durch das Foramen obturatum zieht und kaudolateral unter der Sehne des M. iliofemoralis externus auf dem Trochanter major ansetzt.

Bei der T a u b e ist der verhältnismäßig kleine Muskel länglich oval und entspringt in dem sehr deutlich ausgebildeten Sulcus musculi obturatorii. Der Muskel ist doppelt gefiedert. Bei der E n t e verhält sich der doppelt gefiederte Muskel wie bei der Taube.

▶ Funktion: Innenrotator des Os femoris.

Der **M. obturatorius lateralis** (135 b/11) ist außen am Becken gelegen und wird in eine *Pars dorsalis* und eine *Pars ventralis* untergliedert.

Die *Pars dorsalis* ist ein winziger, bandförmiger Muskel. Sie entspringt beim H u h n am kaudoventralen Rand des Foramen obturatum und zieht nach kranioproximal an den Trochanter major. Die *Pars ventralis* ist ein kleiner, fächerförmiger Muskel, der in der Incisura obturatoria zwischen Azetabulum und kranialem Rand des Foramen obturatum seinen Ursprung hat. Die Pars dorsalis liegt ihm lateral auf. Der Muskel zieht leicht divergierend kraniolateral ans Os femoris. Er inseriert distal der Impressio obturatoria, kaudolateral an der Extremitas proximalis femoris.

Bei der T a u b e inseriert die größere *Pars dorsalis* an der Endsehne des M. obturatorius medialis und am Trochanter major. Die *Pars ventralis* entspricht der des Huhnes.

Bei der E n t e erhält der Muskel Verstärkung durch einen dritten Teil, die *Pars ischiadica*, die dorsal der beiden anderen Teile gelegen ist und am Dorsalrand des Foramen obturatum entspringt. Der Ursprung der *Pars dorsalis* ist etwas nach kranial verschoben. Sie inseriert ausschließlich an der Sehne des M. obturatorius medialis. Die *Pars ventralis* ist kräftiger und dehnt ihren Ursprung bis zum kranialen Rand des Foramen obturatum aus.

▶ Funktion: Rotator des Os femoris.

Der **M. puboischiofemoralis** (135 b, c/*12, 12'*) ist ein großer, rechteckiger Muskel, der aus zwei Anteilen besteht, die sich kulissenartig hintereinander schieben. Die *Pars lateralis* (135 b/*12*) ist bandartig und liegt kaudal des Os femoris. Ihren Ursprung nimmt sie beim H u h n ventrolateral am Os ischii und Os pubis, am kaudalen Winkel des Foramen obturatum beginnend. Nach kranio-distal verlaufend, setzt sie an der medialen Linea intermuscularis caudalis des Femurschafts in dessen distalen zwei Dritteln an.

Die *Pars medialis* (135 c/*12'*) ist ebenfalls bandartig, aber breiter und kräftiger als die Pars lateralis. Sie bildet den mittleren Teil der Innenfläche des Oberschenkels. Ihr Ursprung am Os ischii reicht kranial entlang der ventralen Begrenzung des Foramen obturatum bis an deren vordere Ecke. Die Pars medialis setzt wie die Pars lateralis an der medialen Linea intermuscularis an; beide reichen bis zur kaudomedialen Fläche des Condylus medialis femoris und setzen mit einigen Fasern auch auf dem Bauch der Pars intermedia des M. gastrocnemius an. Bei der T a u b e sind die *Pars lateralis* und die *Pars medialis* fest miteinander verbunden. Die Pars lateralis entspringt im zweiten Drittel des Dorsalrands der Fenestra ischiopubica. Die Pars medialis entspringt entlang des gesamten oberen Randes der Fenestra ischiopubica. Der Muskel inseriert an der medialen Linea intermuscularis, am Condylus medialis und auf der Pars intermedia musculi gastrocnemii.

Auch bei der E n t e haften die *Pars lateralis* und *Pars medialis* in der kaudalen Hälfte untrennbar aneinander. Die Pars lateralis ist kleiner und entspringt in der kranialen Hälfte des Dorsalrandes der Fenestra ischiopubica.

Der Ansatz der Pars lateralis beschränkt sich auf die Extremitas distalis femoris. Die Pars medialis teilt sich distal in zwei sehnige Teile, die an der medialen Linea intermuscularis und am Condylus medialis femoris ansetzen.

▶ Funktion: Strecker des Hüftgelenks und Adduktor des Os femoris.

Der schmale **M. iliofemoralis internus** (135 b/*13*) liegt praeazetabular medial des M. iliotrochantericus medius und hat einen nach kaudoventral gerichteten Verlauf. Er entspringt am ventralen Rand des Os ilium und zieht distal an die kaudomediale Femurfläche, wo er unterhalb der Endsehne des M. obturatorius medialis ansetzt.

Der M. iliofemoralis internus ist beim H u h n etwas kürzer als bei T a u b e und E n t e.

▶ Funktion: Außenrotator des Os femoris; schwacher Beuger des Hüftgelenks.

Der **M. iliofemoralis externus** (135 b/*14*) ist ein kleiner, dreieckiger Muskel. Er verläuft vertikal und lateral über das Hüftgelenk. Er entspringt beim H u h n dorsal des Azetabulums am Rande des Os ilium und setzt mit flacher, schmaler Endsehne distal des Trochanters auf der lateralen Seite des Oberschenkelbeins an.

Bei der E n t e ist er verhältnismäßig größer als beim Huhn. Bei der T a u b e kommt dieser Muskel nicht vor.

▶ Funktion: Steuerung der Rotation des Hüftgelenks.

Der **M. iliofibularis** (135 a/*15*) ist zweigelenkig. Er wird in seinem proximalen Teil vom M. iliotibialis lateralis bedeckt und tritt distal unter ihm kaudal hervor. Der lange, doppelt gefiederte Muskel liegt kaudal des Oberschenkels. Er entspringt beim H u h n entlang der Crista iliaca dorsolateralis. Der Muskelbauch entläßt eine feste, runde Sehne, die durch das Retinaculum [Ansa] musculi iliofibularis in der Kniekehle gehalten wird. Diese bindegewebige Schlaufe entspringt mit zwei Schenkeln an der Extremitas distalis femoralis und mit einem Schenkel proximal an der Fibula; sie dient der Endsehne als Gleitlager. Die Insertion des M. iliofibularis erfolgt am Tuberculum musculi iliofibularis der Fibula. Auf dem Weg dorthin tritt die Sehne zwischen dem äußeren und mittleren Kopf des M. gastrocnemius hindurch.

Bei der T a u b e entspringt der Muskel zusätzlich an der Extremitas proximalis femoris. Bei der E n t e läuft das distale Ende des Muskels, sich ausbuchtend, auch in einen Sehnenzipfel aus, der mit der Pars externa gastrocnemii verbunden ist. Die Endsehne inseriert, wie bei Huhn und Taube, nachdem das Retinaculum [Ansa] musculi iliofibularis durchlaufen ist, am Tuberculum musculi iliofibularis fibulae.

▶ Funktion: Kräftiger Beuger des Kniegelenks, Strecker des Hüftgelenks.

Der **M. ischiofemoralis** (135 b/*16*) ist ein postazetabulär liegender ovaler Muskel, der annähernd sagittal verläuft. Er entspringt, an der kaudalen Begrenzung des Foramen ilioischiadicum beginnend, an der lateralen Fläche des Os ischii. Der Ursprung reicht beim H u h n bis zum kaudalen Rand des Os ischii. Er setzt mit einer kräftigen Sehne unter dem Trochanter major an der kaudolateralen Femurfläche zwischen dem Ansatz des M. iliotrochantericus medius und des M. iliotrochantericus cranialis an.

Bei der T a u b e entspringt der länglich-dreieckige Muskel an der lateralen Fläche des Os ischii und dorsal am Scapus pubis. Sein Ansatz wird vom proximalen Kopf des M. femorotibialis externus überdeckt.

Bei der E n t e ist er länglich-dreieckig und entspringt wie beim Huhn. Die Endsehne setzt etwas weiter proximal am Os femoris, unter der Sehne des M. iliofemoralis externus an.

▶ Funktion: Innenrotator und Strecker des Hüftgelenks.

Der **M. caudoiliofemoralis** (135 b/*17, 17'*) besteht aus zwei gut zu unterscheidenden Köpfen, einer bandartigen *Pars caudofemoralis* und einer rechteckigen *Pars iliofemoralis*.

Die *Pars caudofemoralis* (−/*17*) ist ein langer, schmaler Muskel mit fleischigem Bauch und sehr feiner Ursprungs- und Ansatzsehne. Sie entspringt beim H u h n ventral am Pygostyl. Der Muskelbauch zieht zwischen M. flexor cruris lateralis und M. iliofibularis einerseits und M. flexor cruris medialis und M. puboischiofemoralis andererseits hindurch an das Os femoris. Sie setzt, mit dem Ventralrand der Pars iliofemoralis verbunden, im proximalen Drittel kaudolateral am Oberschenkelbein an.

Bei der T a u b e entspringt die Pars caudofemoralis fleischig am Pygostyl und setzt am Übergang vom proximalen zum mittleren Drittel des Os femoris an. Bei der E n t e ist der Ursprung breit und aponeurös, der Ansatz in der Mitte des Oberschenkelbeins gelegen.

▶ Funktion: Bei festgestellter Hintergliedmaße Nieder- und Seitwärtszieher des Schwanzes.

Die *Pars iliofemoralis* (−/*17'*) ist beim H u h n flach, teils muskulös, teils sehnig. Sie liegt postazetabulär, hat einen nach kranioventral gerichteten Verlauf und entspringt unterhalb und auf der Crista iliaca dorsolateralis und entlang des Margo caudalis ilii. Sie zieht an die kaudale Femurfläche, kaudodistal der Insertionsstelle des M. iliofemoralis externus.

Bei der T a u b e ist die Pars iliofemoralis vorwiegend fleischig und entspringt, am Antitrochanter beginnend, an der Crista iliaca dorsolateralis. Bei der E n t e ist dieser Muskelteil kräftig und enspringt außer am Os ilium auch am Os ischii. Die Insertion entspricht bei Taube und Ente der des Huhnes.

▶ Funktion: Strecker des Hüftgelenks.

Der **M. flexor cruris medialis** (135 c/*18*) bildet die kaudomediale Begrenzung des Oberschenkels. Er ist schmaler als der M. flexor cruris lateralis. Sein Ursprung befindet sich beim H u h n lateral in der kaudalen Hälfte des distalen Randes des Os ischii. Der Muskel setzt zwischen der Pars intermedia und der Pars interna des M. gastrocnemius hindurchtretend gemeinsam mit der Endsehne des M. flexor cruris lateralis und dessen Pars accessoria, proximomedial am Tibiotarsus an. Ein fortlaufender Teil der Endsehne biegt nach distal ab und mündet in die gemeinsame Endsehne des mittleren und inneren Teils des M. gastrocnemius ein.

Bei der T a u b e und der E n t e setzt der M. flexor cruris medialis ausschließlich am Unterschenkelbein an.

▶ Funktion: Beuger des Kniegelenks. Beim Huhn unterstützt er die Funktion der Achillessehne.

Der **M. flexor cruris lateralis** (135 a/*19, 19'*) besteht beim Huhn und bei der Taube aus einer *Pars pelvica* und einer *Pars accessoria*, bei der E n t e fehlt die Pars accessoria.

Die zweigelenkige *Pars pelvica* (−/*19*) bildet die kaudale Kontur des Oberschenkels. Der bandartige Muskel entspringt beim H u h n mit einem fleischigen Anteil am Processus terminalis ilii und mit einem fleischig-aponeurotischen Anteil an zwei bis drei Schwanzwirbeln. Oberhalb des Kniegelenks stößt er auf die Pars accessoria des M. flexor cruris lateralis. Mit dieser zusammen bildet er eine Endsehne, die z. T. mit dem M. flexor cruris medialis proximomedial am Tibiotarsus ansetzt und z. T. mit der Endsehne des M. gastrocnemius intermedius nach distal zieht, wo sich die gemeinsame Sehne dann mit der des M. gastrocnemius internus verbindet.

Die quadratische, horizontal verlaufende *Pars accessoria* (−/*19'*) entspringt fleischig kaudolateral am Os femoris, proximal des Condylus lateralis. Sie biegt nach medial in die Fossa poplitea ab und verbindet sich über eine Rhaphe mit der Pars pelvica des M. flexor cruris lateralis.

Bei der T a u b e entspringt die Pars pelvica schon an der Crista iliaca dorsolateralis und am Processus terminalis ilii, zudem aus der Beckenfaszie. Die Pars accessoria besitzt keine Verbindung zur Pars intermedia des M. gastrocnemius. Der E n t e fehlt die Pars accessoria. Die Pars pelvica verhält sich so wie beim Huhn.

▶ Funktion: Beuger des Kniegelenks; bei Huhn und Taube durch die Pars accessoria auch Rückzieher des Oberschenkelbeins.

Strecker des Intertarsalgelenks und Beuger der Zehen

Die **Mm. flexores perforantes et perforati***) (136 a/*20, 21*) ziehen mit ihren Endsehnen zur 2. und 3. Zehe. Dort durchbohren diese Sehnen jeweils eine andere und werden anschließend selbst durchbohrt.

*) *perforatus, -a, -um* durchbohrt, durchlöchert; *perforans, perforantis* durchbohrend; (Partizipien von *perforare* durchlöchern).

Der **M. flexor perforans et perforatus digiti II** (136 a/*20*) befindet sich lateral am Unterschenkel und grenzt nach kranial an den M. flexor perforans et perforatus digiti III, mit dem er in der proximalen Hälfte fest verbunden ist. Er entspringt an der Trochlea fibularis des Os femoris. Der kleine, flache Muskel geht oberhalb der Mitte des Tibiotarsus in eine breite Endsehne über. Die Sehne überkreuzt die Sehne des M. flexor perforatus digiti IV und überquert das Sprunggelenk im medialen der zwei oberflächlichen Knorpelkanäle der Cartilago tibialis. Danach zieht sie durch die kaudal des Canalis hypotarsi gelegene knöcherne Rinne. In ihrem weiteren Verlauf über die plantare Seite des Tarsometatarsus bleibt sie medial. Sie liegt zunächst auf der Endsehne des M. flexor perforatus digiti II und wechselt dann über lateral unter diese. In Höhe des proximalen Zehengelenks zieht sie durch eine von der Endsehne des M. flexor perforatus digiti II gebildete Scheide. Am distalen Ende der Phalanx I spaltet sie sich in zwei Schenkel, die medial und lateral an der Basis phalangis II inserieren und ihrerseits der Endsehne des M. flexor digitorum longus Durchlaß gewähren.

Bei der Taube ist die Endsehne vor dem Ende zu einer Öse aufgeschlitzt und setzt nur mit einem Schenkel an.

Bei der Ente ist der Muskel besonders kräftig, hat zwei Köpfe und sein Bauch reicht weiter nach distal. Die Endsehne teilt sich in zwei Endschenkel.

▶ Funktion: Beuger der 2. Zehe. Strecker des Sprunggelenks.

Der **M. flexor perforans et perforatus digiti III** (136 a/*21*) liegt lateral am Unterschenkel kaudal des M. tibialis und kranial des M. flexor perforans et perforatus digiti II, mit dem er im proximalen Drittel fest verbunden ist. Er entspringt an der Crista cnemialis lateralis an der lateralen Seite des Kniescheibenbandes und der Ursprungsaponeurose der Fibulaköpfe der durchbohrten Zehenbeuger. Der Muskel ist in seiner oberen Hälfte relativ breit und verjüngt sich dann, um im mittleren Drittel des Tibiotarsus in eine breite Endsehne überzugehen. Die Endsehne verläuft medial, dann nach kaudal, überkreuzt etwas oberhalb des Sprunggelenks die Sehne des M. flexor perforatus digiti IV und überquert die Cartilago tibialis in einem oberflächlichen Kanal. Hierbei ist sie in eine Rinne der Endsehne des M. flexor perforatus digiti III eingebettet. Über den Hypotarsus zieht sie zwischen den Cristae intermediales hypotarsi. Bis ins distale Drittel des Hintermittelfußes bleibt die Sehne an der Oberfläche. Dort wechselt sie dann über lateral unter die Sehne des M. flexor perforatus digiti III. Die beiden Sehnen sind oberhalb der Trochlea metatarsi tertii durch ein Vinculum tendinum flexorum miteinander verbunden. Die Sehne des M. flexor perforans et perforatus digiti III durchbohrt jene des M. flexor perforatus digiti III in Höhe der Phalanx I der 3. Zehe und bildet selbst mittels zweier kurzer Schenkel, die lateral und medial an der Basis der Phalanx III ansetzen, einen Durchlaß für die Sehne des M. flexor digitorum longus.

Bei der Taube ist sein Ursprung auf den Tibiotarsus beschränkt.

Bei der Ente hat der Muskel drei Köpfe, die nach ihrem Ursprung als *Caput fibulare, Caput patellare* und *Caput femorale* bezeichnet werden. Das Caput femorale ist mittels seiner Aponeurose mit dem Fibulaschenkel des Retinaculum [Ansa] musculi iliofibularis verbunden.

▶ Funktion: Beuger der 3. Zehe. Strecker des Tarsalgelenks.

Die **Mm. flexores perforati** (die durchbohrten Muskeln) (136 b/*22, 23, 24*) ziehen zur 2. bis 4. Zehe.

Der **M. flexor perforatus digiti IV** (136 b/*22*) liegt unter den Mm. flexores perforantes et perforati kaudolateral am Unterschenkel. Er hat beim Huhn vier Köpfe, von kranial nach kaudal das *Caput fibulare,* das *Caput intermediale craniale,* das *Caput intermediale caudale* und das *Caput femorale,* welche in dieser Reihenfolge treppenförmig entspringen.

Das *Caput fibulare* erhält seinen Ursprung lateral an der Trochlea fibularis und nimmt die Endsehne des M. ambiens auf. Das *Caput intermediale craniale* entspringt, mit dem distalen Femurschenkel des Retinaculum [Ansa] musculi iliofibularis verbunden, laterokaudal an der Basis der Trochlea fibularis. Das *Caput intermediale caudale* kommt vom Umschlagrand des Retinaculum [Ansa] musculi iliofibularis. Der größte der vier Köpfe, das *Caput femorale,* entspringt zusammen mit dem Caput femorale des M. flexor perforatus digiti III in der Fossa poplitea und an der Basis des Condylus lateralis femoris. Der Muskelbauch verjüngt sich und geht im mittleren Drittel des Tibiotarsus in die Endsehne über. Die Endsehne überquert die Cartilago tibialis und den Hypotarsus. Dabei ist sie von der Sehne des M. flexor perforatus digiti III umscheidet und verläuft in einem Knorpelkanal bzw. am Hypotarsus in einer Rinne. Sie verbreitert sich an der Trochlea metatarsi quarti und teilt sich dann in Höhe der Phalanx proximalis digiti quarti in zwei laterale und einen medialen Ast, um die Sehne des M. flexor digitorum longus passieren zu lassen. Der oberflächliche laterale Ast inseriert an der

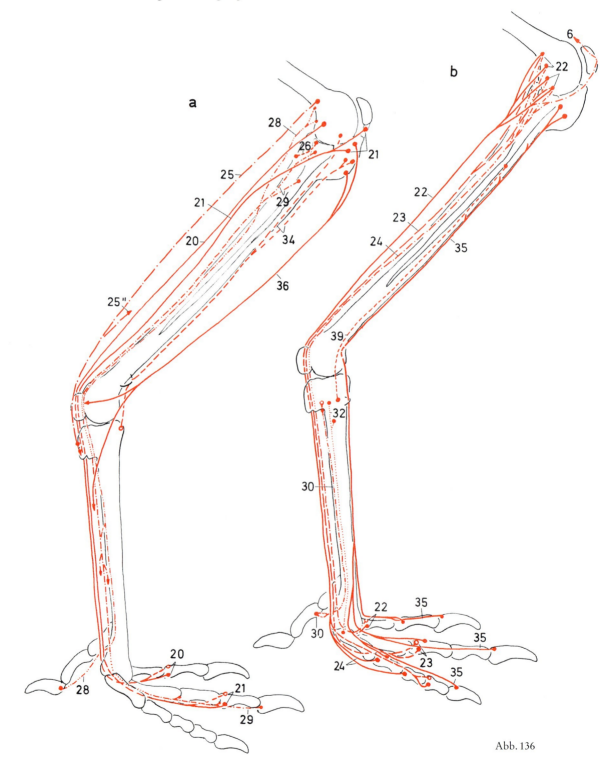

Abb. 136

Phalanx II, der tiefere an der Phalanx III und der mediale Ast mit zwei kurzen Schenkeln lateral bzw. medial an der Basis der Phalanx IV und der 4. Zehe.

Bei der Taube hat der Muskel nur ein Caput fibulare und ein Caput femorale. Das Caput fibulare beginnt im proximalen Drittel des Unterschenkels. Das Caput femorale entspringt in der Fossa poplitea. Die Endsehne spaltet sich in zwei kurze und zwei lange Schenkel auf. Die beiden kurzen inserieren lateral und medial an der Basis der Phalanx II, die beiden langen in gleicher Weise an der Phalanx III.

Auch bei der Ente besitzt der Muskel zwei Köpfe. Die Endsehne spaltet sich beim Huhn in zwei laterale und einen medialen Ast auf.

▶ Funktion: Beuger der 4. Zehe. Strecker des Sprunggelenks.

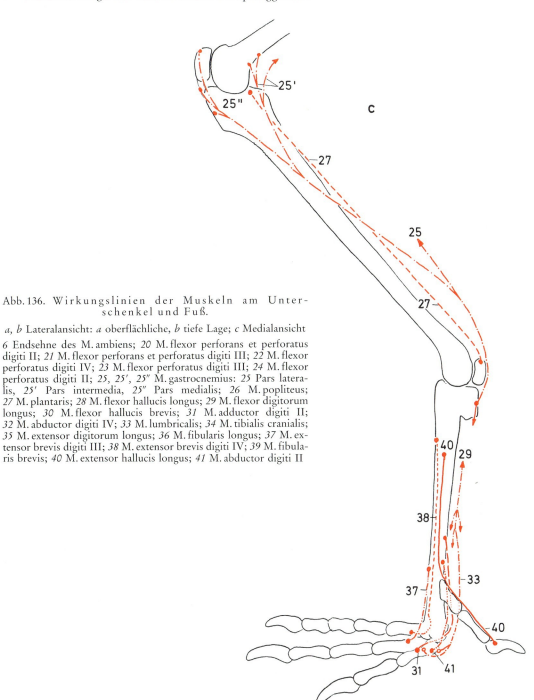

Abb. 136. Wirkungslinien der Muskeln am Unterschenkel und Fuß.

a, b Lateralansicht: *a* oberflächliche, *b* tiefe Lage; *c* Medialansicht

6 Endsehne des M. ambiens; *20* M. flexor perforans et perforatus digiti II; *21* M. flexor perforans et perforatus digiti III; *22* M. flexor perforatus digiti IV; *23* M. flexor perforatus digiti III; *24* M. flexor perforatus digiti II; *25, 25', 25"* M. gastrocnemius: *25* Pars lateralis, *25'* Pars intermedia, *25"* Pars medialis; *26* M. popliteus; *27* M. plantaris; *28* M. flexor hallucis longus; *29* M. flexor digitorum longus; *30* M. flexor hallucis brevis; *31* M. adductor digiti II; *32* M. abductor digiti IV; *33* M. lumbricalis; *34* M. tibialis cranialis; *35* M. extensor digitorum longus; *36* M. fibularis longus; *37* M. extensor brevis digiti III; *38* M. extensor brevis digiti IV; *39* M. fibularis brevis; *40* M. extensor hallucis longus; *41* M. abductor digiti II

Der **M. flexor perforatus digiti III** (136 b/*23*) befindet sich kaudolateral am Unterschenkel, wird selbst vom M. flexor perforatus digiti IV überdeckt und liegt über dem M. flexor perforatus digiti II. Er hat zwei spindelförmige Köpfe. Das *Caput fibulare*, in das die Endsehne des M. ambiens einmündet, entspringt in der unteren Hälfte des Unterschenkels. Das *Caput femorale* kommt aus der Fossa poplitea. Die beiden Köpfe vereinigen sich in der distalen Hälfte des Tibiotarsus. Die breite, über der Cartilago tibialis beginnende Endsehne überquert die Cartilago und den Hypotarsus. Am Tarsometatarsus verläuft sie unter der Sehne des M. flexor perforans et perforatus digiti III und nimmt die Endsehne des M. fibularis longus auf. Sie ist durch ein *Vinculum tendinum flexorum* mit der Endsehne des M. flexor perforans et perforatus digiti III verbunden. An der Trochlea metatarsi tertii spaltet sie sich dann in einen lateralen und einen medialen Schenkel auf, die lateral bzw. medial an der Basis der Phalanx II der 3. Zehe inserieren. Durch diese so entstandene Schlaufe tritt die Sehne des M. flexor perforans et perforatus digiti III. Die Verhältnisse gleichen sich grundsätzlich bei H u h n , T a u b e und E n t e .

▶ Funktion: Beuger der 3. Zehe. Strecker des Sprunggelenks.

Der **M. flexor perforatus digiti II** (136 b/*24*) ist der am tiefsten gelegene der drei durchbohrten Zehenbeuger. Er entspringt beim H u h n mit vier Köpfen. Diese vier Köpfe gleichen fingerförmigen Ausziehungen aus einem flachen, nahezu rechteckigen Muskelbauch. Das *Caput fibulare* entspringt aus der gemeinsamen Ursprungsaponeurose der Fibulaköpfe der drei Mm. flexores perforati. Das *Caput intermediale craniale* beginnt medial an der Ursprungsaponeurose des Caput intermediale craniale des M. flexor perforatus digiti IV. Das *Caput intermediale caudale* nimmt seinen Ursprung medial des entsprechenden Kopfes des M. flexor perforatus digiti IV. Das *Caput femorale* entspringt aus der gemeinsamen Aponeurose der Femurköpfe der drei Mm. flexores perforati. Der Muskelbauch geht im distalen Abschnitt des Unterschenkels in die Endsehne über. Sie zieht durch einen Knorpelkanal der Cartilago tibialis und in der knöchernen Rinne zwischen Cristae medialis et intermediae hypotarsi. Die Sehne verbreitert sich an der Trochlea metatarsi secundi und setzt mit einem medialen und einem lateralen Schenkel an der Basis phalangis primae der 2. Zehe an. Durch diese Schlaufe zieht die Endsehne des M. flexor perforans et perforatus digiti II.

Bei der T a u b e hat der M. flexor perforatus digiti II zwei relativ kurze Köpfe und einen relativ langen, dreieckigen Bauch. Die Endsehne verhält sich wie beim Huhn.

Bei der E n t e hat der Muskel zwei relativ zarte Köpfe, die getrennt in die Endsehne übergehen. Die Endsehne teilt sich am Ansatz nicht in zwei Schenkel, sondern inseriert nur lateral an der Phalanx I der 2. Zehe.

▶ Funktion: Beuger der 2. Zehe. Strecker des Tarsalgelenks.

Der **M. gastrocnemius** (136 a, c/*25, 25′, 25″*) ist der größte und kräftigste Muskel des Unterschenkels. Er setzt sich aus drei Köpfen zusammen, die als *Pars lateralis [externa]*, *Pars intermedia* und *Pars medialis [interna]* bezeichnet werden.

Die *Pars lateralis* (—/*25*) ist ein kräftiger, fleischiger Muskel, der kaudolateral am Unterschenkel liegt. Sie entspringt mit einer starken Sehne kaudolateral an der Basis des Condylus lateralis femoris, am Tuberculum musculi gastrocnemialis lateralis. Diese Sehne ist mit dem Retinaculum [Ansa] musculi iliofibularis einerseits und mit der Sehne des M. flexor perforans et perforatus digiti II andererseits verbunden. Der Muskelbauch ist einfach gefiedert. Die Endsehne mündet im distalen Ende des Tibiotarsus in die Achillessehne ein.

Bei der T a u b e mündet die Endsehne im distalen Drittel des Tibiotarsus in die Achillessehne ein.

Bei der E n t e ist die Ursprungssehne mit beiden Femurschenkeln des Retinaculum [Ansa] musculi iliofibularis und mit dem einzig bei ihr vorkommenden Sehnenfaserbündel des M. iliofibularis verbunden. Die Endsehne mündet kurz vor Erreichen der Cartilago tibialis in die gemeinsame Gastroknemiussehne.

Die *Pars intermedia* (—/*25′*) ist der kleinste Kopf des M. gastrocnemius. Ihr spindelförmiger Bauch ist mit dem distalen Rand der Pars accessoria des M. flexor cruris lateralis verbunden. Sie nimmt an der Basis des Condylus medialis femoris und in der Fossa poplitea ihren Ursprung. Die Endsehne verbindet sich im proximalen Drittel des Tibiotarsus mit der Pars medialis und bildet so den zentralen Teil der Achillessehne.

Die Pars intermedia ist bei der T a u b e ein kräftiger, spindelförmiger Muskel. Sie entspringt, von der Pars accessoria des M. flexor cruris lateralis getrennt, in der Fossa poplitea und kaudal am Condylus medialis femoris. Der Muskel mündet etwas proximal des Tibiotarsus in eine Sehne ein, die von Pars accessoria und Pars pelvica des M. flexor cruris lateralis und vom M. flexor cruris medialis gebildet wird. Dieser Sehnenstrang wird zum zentralen Teil der Achillessehne.

Bei der E n t e ist der Muskelbauch länger und schlanker. Die feine Endsehne mündet im distalen Drittel des Tibiotarsus in die Achillessehne ein.

Die kräftige *Pars medialis* (—/*25″*) ist kraniomedial am Unterschenkel zu finden, wo sie dessen proximale zwei Drittel bedeckt. Im distalen Drittel zieht er dann auf die kaudomediale Seite des Tibiotarsus. Die Pars medialis entspringt am proximalen Kniescheibenrand und am Ligamentum patellae sowie an der Facies gastrocnemialis des Unterschenkelbeins und an der Crista cnemialis cranialis. Sie grenzt mit ihrem Kranialrand proximal an den M. fibularis longus, mit ihrem Kaudalrand an die Endsehne des M. flexor cruris medialis und die Pars intermedia des M. gastrocnemius und verschmilzt mit ihnen. Die breite Endsehne nimmt im proximalen Drittel des Tibiotarsus diejenige der Pars intermedia auf und bildet den medialen Teil der Achillessehne.

Bei der Taube besitzt die Pars medialis nahezu rechteckige Form. Sie entspringt ausschließlich an der Facies gastrocnemialis.

Bei der Ente besitzt die Pars medialis drei Ursprünge: zwei am Kniescheibenband bzw. an der Kniescheibe und der dritte am Tibiotarsus. Alle drei vereinigen sich zu einem mächtigen muskulösen Bauch, der im distalen Drittel des Tibiotarsus in eine breite Endsehne übergeht.

Die gemeinsame Endsehne der drei Muskelteile des M. gastrocnemius zieht kaudal über die Cartilago tibialis, wo sie von einer Faszie in ihrer Lage gehalten wird. Am Hypotarsus setzt sie an der Crista medialis und lateralis hypotarsi an. Weiterhin inseriert die Sehne plantar am Corpus tarsometatarsi.

Die Endsehne zieht bei der Taube im Gegensatz zu der von Huhn und Ente nur über die mediale Hälfte der Cartilago tibialis.

▶ Funktion des M. gastrocnemius: Kraftvoller Strecker des Sprunggelenks.

Der **M. popliteus** (136 a/*26*) ist ein kleiner Muskel, der kaudolateral am Unterschenkel zwischen Extremitas proximalis fibulae und Tibiotarsus verkehrt. Er entspringt beim Huhn unterhalb des Fibulakopfs. Geringfügig divergierend endet er an der Tuberositas poplitea tibiotarsi.

Bei der Taube besitzt der Muskel die Größe und Form eines Reiskorns.

Der M. popliteus entspringt bei der Ente mit einer Sehne. Seine fleischige Insertion befindet sich an der Tuberositas poplitea.

▶ Funktion: Stabilisierung des Fibulakopfs.

Der **M. plantaris** (136 c/*27*) liegt beim Huhn an der kaudomedialen Seite des Unterschenkels an. Lateral wird er vom M. flexor digitorum longus flankiert. Er entspringt am kaudalen Rand der Facies articularis medialis und distal davon am Corpus tibiotarsi. Der Muskel reicht etwa bis zur Mitte des Unterschenkelbeins und geht in eine kräftige Sehne über, die an der Cartilago tibialis ansetzt.

Der Muskelbauch ist bei der Taube besonders kurz und die Endsehne bei der Ente besonders zart.

▶ Funktion: Strecker des Tarsalgelenks. Stabilisator der Cartilago tibialis.

Der **M. flexor hallucis longus** (136 a/*28*) befindet sich auf der kaudolateralen Seite des Os femoris zwischen M. flexor digitorum longus und den durchbohrten Zehenbeugern. Er besitzt zwei Köpfe. Das längere *Caput proximale* entspringt an der Basis des Condylus lateralis femoris. Das *Caput distale* kommt aus der Fossa intercondylaris. Beide Köpfe gehen Mitte des Tibiotarsus in die Endsehne über, und sie durchzieht die Cartilago tibialis in einem eigenen Knorpelkanal. Über den Hypotarsus gelangt sie in einer zwischen den Cristae lateralis et intermediae hypotarsi gelegenen Knochenrinne. In der Mitte des Tarsometatarsus gibt sie an die Sehne des M. flexor digitorum longus ein *Vinculum tendinum flexorum* ab. Die Endsehne zieht dann auf die plantare Seite der 1. Zehe, durchbohrt an der Basis der Phalanx I die Endsehne des M. flexor hallucis brevis und setzt am Tuberculum flexorium des Krallenbeins an.

Der Muskel bei der Taube hat nur einen Kopf. Dieser entspringt am Condylus lateralis femoris. Die Endsehne überquert die Cartilago tibialis und verschmilzt zum größten Teil mit der Sehne des M. flexor digitorum longus. An die 1. Zehe gibt sie einen relativ schwachen Ast ab, der die Endsehne des M. flexor hallucis brevis durchbohrt.

Bei der Ente ist der Muskel wie beim Huhn zweiköpfig. Die Endsehne ist mit den Sehnen des M. flexor hallucis longus und des M. flexor digitorum longus durch ein kräftiges *Vinculum tendinum flexorum* verbunden. Damit wird der Muskelzug vornehmlich an der 2. Zehe wirksam. Der Teil der Sehne des M. flexor hallucis longus, der an die 1. Zehe zieht, gibt einen kleinen Ast an die Trochlea metatarsi III ab.

▶ Funktion: Beuger der 1. Zehe. Je nach Stärke der Verbindung zur Endsehne des M. flexor digitorum longus auch ein mehr oder weniger effektiver Beuger der 2., 3. und 4. Zehe. Strecker des Tarsalgelenks.

Der **M. flexor digitorum longus** (136 a, c/*29*) liegt kaudolateral am Tibiotarsus. Er entspringt beim Huhn mit zwei Köpfen, die sich etwa in der Mitte des Tibiotarsus vereinigen. Das kleinere *Caput fibulare* kommt kaudal vom Fibulaschaft. Das *Caput tibiale* beginnt an der Extremitas proximalis fibulae. Der Muskelbauch reicht bis ins distale Drittel des Unterschenkels. Die Endsehne überquert in einem Knorpelkanal die Cartilago tibialis und zieht durch den knöchernen Canalis hypotarsi. Etwas unterhalb der sehnigen Verbindung zur Sehne des M. flexor hallucis longus teilt sie sich in drei Schenkel an die 2., 3. und 4. Zehe, die jeweils am Tuberculum flexorium der Phalanx distalis inserieren und an jedes interphalangeale Gelenk eine kleine Abspaltung abgeben. Von der knochennahen Seite der Sehne entspringt der M. lumbricalis.

Der M. flexor digitorum longus hat bei der Taube nur einen Kopf. Dieser entspringt an der Facies caudalis des Tibiotarsus und kaudal entlang des Fibulaschafts. Der Muskel ist bei der Taube doppelt gefiedert. Seine Sehne verläuft und gabelt sich wie beim Huhn.

Bei der Ente hat der M. flexor digitorum longus zwei Köpfe, die relativ kurz sind und sich schon frühzeitig zum Muskelbauch vereinigen. Die Endsehne durchzieht die Cartilago tibialis in einem Kanal und gleitet am Hypotarsus durch eine knöcherne Rinne, den Sulcus hypotarsi. Die Endaufteilung der Sehne gleicht dem Verhalten beim Huhn.

▶ Funktion: Beuger der 2., 3. und 4. Zehe. Strecker des Tarsalgelenks.

Der **M. flexor hallucis brevis** (136 b/*30*) ist bei Huhn und Taube der kräftigste der Muskeln des Hintermittelfußes. Er entspringt an der Fossa parahypotarsalis medialis und distal des Canalis hypotarsi im Sulcus flexorius. Im distalen Drittel des Tarsometatarsus geht der Muskelbauch in die Sehne über. Diese inseriert plantar an der Basis der Phalanx I der 1. Zehe, wobei sie die Sehne des M. flexor hallucis longus umscheidet.

Bei der Ente ist der M. flexor hallucis brevis auffallend zart und kurz.

▶ Funktion: Besonderer Strecker der 1. Zehe; bei der Ente schwach in der Wirkung.

Der kurze **M. adductor digiti II** (136 c/*31*) liegt plantomedial am Tarsometarsus. Er entspringt beim Huhn distal am Schaft und geht lateral der Basis der Trochlea metatarsi secundi in die Endsehne über, die zwischen den Gelenkrollen der 2. und 3. Zehe hindurchzieht und am proximalen Ende der Phalanx I der 2. Zehe ansetzt.

Bei der Taube ist der Muskel lang und schlank und kommt aus der Fossa parahypotarsalis lateralis. Er inseriert wie beim Huhn.

Bei der Ente entspringt der kräftige Muskel in der oberen Hälfte des Tarsometatarsus. Er inseriert wie beim Huhn.

▶ Funktion: Adduktor der 2. Zehe, beim Huhn relativ schwach in der Wirkung.

Der **M. flexor phalangis secundi digiti III** kommt bei Huhn und Taube nicht vor.

Bei der Ente entspringt er an der Trochlea metatarsi tertii mit einem winzigen Muskelbauch und geht am Rande der Trochlea in eine lange, dünne Sehne über, die kaudolateral am Sesambein zwischen Phalanx I und II inseriert.

▶ Funktion: Beuger des Zehengrundgelenks der 3. Zehe.

Der **M. abductor digiti IV** (136 b/*32*) ist bei Huhn und Taube von langer, schlanker Gestalt. Er liegt plantolateral am Hintermittelfuß und entspringt in der Fossa parahypotarsalis und am Schaft des Tarsometatarsus. Oberhalb der Basis der Trochlea metatarsi quarti geht er in die Endsehne über und inseriert an der Basis der Phalanx I der 4. Zehe.

Bei der Ente ist der M. abductor digiti IV besonders kräftig.

▶ Funktion: Abduktor der 4. Zehe.

Der bandförmige **M. lumbricalis** (136 c/*33*) ist bei Huhn und Ente proximal einheitlich und distal zweigeteilt. Er entspringt oberhalb der Aufspaltung der Sehne des M. flexor digitorum longus aus dieser und inseriert hauptsächlich am Ligamentum plantare des Grundgelenks der 3. Zehe, mit dem kleineren Schenkel auch lateral an dem der 2. Zehe.

Bei der Taube ist der Muskel massiger und fächert sich nach distal auf. Er inseriert an den Ligamenta plantaria der Trochleae metatarsi secundi et tertii und mit einigen Fasern auch an dem der Trochlea metatarsi quarti.

▶ Funktion: Der Muskel zieht im Augenblick der Kontraktion der langen Beugemuskeln die Ligamenta plantaria aufwärts. Dies verhindert, daß die Beugesehnen gequetscht werden. Er spannt die Beugesehnen.

Beuger des Intertarsalgelenks und Strecker der Zehen

Der **M. tibialis cranialis** (136 a/*34*) findet sich, vom M. fibularis longus bedeckt, an der kraniolateralen Fläche des Unterschenkels. Er hat zwei Köpfe, die sich etwa in der Mitte des Tibiotarsus zu einem nach distal spitz zulaufenden, runden Bauch vereinigen. Das oberflächlich und kranial liegende *Caput tibiale* entspringt lateral an der Crista cnemialis cranialis, an der Crista patellaris und an der Crista cnemialis lateralis. Proximal ist das Caput tibiale doppelt gefiedert. Das kleinere *Caput femorale*, das in der proximalen Hälfte vom M. flexor perforans et perforatus digiti III überdeckt wird, entspringt am Condylus lateralis femoris. Die Ursprungssehne zieht zwischen Crista cnemialis lateralis und Caput fibulae durch die Incisura tibialis. Der spindelförmige Kopf ist einfach gefiedert. In der Mitte des Tibiotarsus vereinen sich beide Köpfe. Die breite Endsehne verläuft kraniomedial am Tibiotarsus distal. An der Basis des Condylus medialis tibiotarsi wird sie vom Retinaculum extensorium tibiotarsi in ihrer Lage gehalten und überquert dann kranial das Sprunggelenk, um an der Tuberositas m. tibialis cranialis des Hintermittelfußbeins zu inserieren.

Bei der Taube vereinigen sich die beiden Köpfe im distalen Drittel des Tibiotarsus; sonst gleicht der Muskel dem des Huhnes. Bei der Ente sind beide Köpfe doppelt gefiedert. Die Endsehne ist relativ schwach.
▶ Funktion: Beuger des Tarsalgelenks.

Der **M. extensor digitorum longus** (136 b/35) ist der tiefste der kranialen Unterschenkelmuskeln und mehrgelenkig. Er entspringt an der lateralen Seite der Crista cnemialis cranialis, im Sulcus intercristalis und medial an der Crista cnemialis lateralis, außerdem in den proximalen zwei Dritteln der kranialen Tibiotarsusfläche fleischig. Der flache Muskelbauch ist beim Huhn proximal doppelt gefiedert. Die Endsehne zieht kraniodistal am Unterschenkelbein durch den Canalis extensorius, der unter dem Retinaculum extensorium tibiotarsi des M. tibialis cranialis liegt. Sie überquert, an die Oberfläche tretend, das Sprunggelenk und wird dorsomedial an der Extremitas proximalis des Tarsometatarsus durch das Retinaculum extensorium tarsometatarsi fixiert. Die ungeteilte Sehne reicht bis zum distalen Drittel des Corpus tarsometatarsi. Sie gibt hier einen Ast für die 2. Zehe ab und teilt sich dann in je eine Sehne für die 3. und 4. Zehe. Alle drei Sehnen spalten sich in Höhe der Gelenkwalze nochmals in einen lateralen und einen medialen Ast. Einer von ihnen reicht bis zur Kralle. Er gibt jeweils eine Abspaltung an jedes interphalangeale Gelenk ab. An der 2. Zehe überquert der laterale den medialen Ast und inseriert dorsomedial am Tuberculum extensorium der Phalanx II, der mediale endet dorsal auf dem Tuberculum extensorium der Kralle. An der 3. Zehe inseriert der mediale Ast mit zwei kleinen Schenkeln am Tuberculum extensorium der Phalanx II, und der laterale Ast reicht bis zum Krallenbein. An der 4. Zehe setzt der laterale dorsolateral am Tuberculum extensorium der Phalanx II an, und der mediale endet an der Phalanx distalis.

Bei der Taube reicht der Bauch des insgesamt schwächeren M. extensor digitorum longus nur bis zur Hälfte des Unterschenkelbeins. Er ist aber durchgehend doppelt gefiedert. Die Sehne spaltet sich ebenfalls in drei Sehnen an die 2., 3. und 4. Zehe auf. An der 3. Zehe gehen aber aus der Sehne drei Äste hervor, von denen zwei, nämlich der laterale und der mittlere, an der Phalanx distalis ansetzen, während der mediale bis zur Phalanx II reicht. Bei der Ente dehnt sich der Ursprung nach lateral bis zum Fibulaschaft hin aus. Der

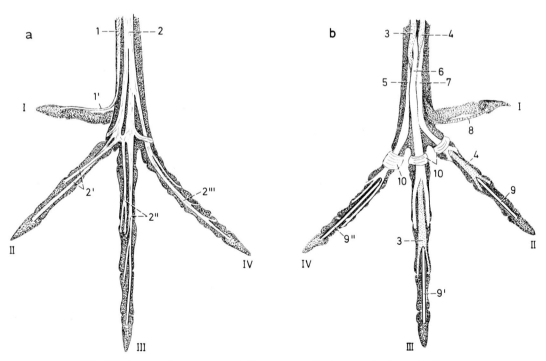

Abb. 137. **Lange Strecker und Beuger am linken Fuß eines Huhnes.**
a Dorsalansicht; *b* Plantaransicht

1 M. extensor hallucis longus, *1'* seine Endsehne; *2* M. extensor digitorum longus, *2', 2", 2'''* seine Endsehnen an die zweite, dritte und vierte Zehe; *3* M. flexor perforans et perforatus digiti III; *4* M. flexor perforans et perforatus digiti II; *5* M. flexor perforatus digiti IV; *6* M. flexor perforatus digiti III; *7* M. flexor perforatus digiti II; *8* M. flexor hallucis longus; *9, 9', 9"* Endsehnen des M. flexor digitorum longus an die zweite, dritte und vierte Zehe; *10* Vaginae fibrosae
I–IV entsprechende Zehenstrahlen

Muskelbauch ist durchgehend doppelt gefiedert, die Endsehne entsendet noch einen zweiten Ast bis an die Phalanx distalis der 3. Zehe und an die Phalanx IV der 4. Zehe.

▶ Funktion: Strecker der Zehe, Beuger des Sprunggelenks.

Der fleischige **M. fibularis longus** (136 a/*36*) bedeckt die proximalen zwei Drittel des Unterschenkels von kraniolateral. Seinen Ursprung nimmt der Muskel distal an der Crista cnemialis lateralis und aponeurotisch an der Crista patellaris, sowie an der Crista cnemialis cranialis und auch an der Linea extensoria des Unterschenkelbeins. Der M. fibularis longus ist mit dem M. flexor perforans et perforatus digiti II und mit der Pars medialis des M. gastrocnemius verbunden. Der Muskelbauch läuft in eine kräftige Endsehne aus. Sie entläßt in Höhe des Sprunggelenks eine breite, bandartige Abzweigung an die Cartilago tibialis. In ihrem weiteren Verlauf zieht die Endsehne kaudolateral, wo sie im proximalen Drittel des Hintermittelfußes in die Endsehne des M. flexor perforatus digiti III einmündet.

Der Muskel ist bei der Taube relativ schwach ausgebildet. Bei der Ente ist er kaudoproximal außer mit dem M. flexor perforans et perforatus digiti III auch mit dem M. flexor perforans et perforatus digiti II verbunden. Die Endsehne mündet schon frühzeitig in die Endsehne des M. flexor perforatus digiti III ein.

▶ Funktion: Aufgrund seiner Verspannung mit der Cartilago tibialis wirkt er als Strecker des Tarsalgelenks. Im übrigen unterstützt er die Wirkung des M. flexor perforatus digiti III.

Der **M. extensor brevis digiti III** (136 c/*37*) entspringt distal an der Facies dorsalis des Hintermittelfußes. Sein flammenförmiger Bauch geht an der Basis der Trochlea metatarsi tertii in die Endsehne über, die breitflächig am Tuberculum extensorium der Phalanx proximalis der 3. Zehe inseriert.

Abgesehen von der Gestalt und Stärke verhält sich der Muskel bei Huhn, Taube und Ente gleich.

▶ Funktion: Besonderer Strecker der 3. Zehe.

Der **M. extensor brevis digiti IV** (136 c/*38*) liegt dorsolateral am Tarsometatarsus. Sein Ursprung beginnt bei Huhn und Taube an der Extremitas proximalis tarsometatarsi. Er erstreckt sich bis zum Foramen vasculare distale. Der Muskel geht hier in die Endsehne über, die den *Canalis interosseus tendineus* durchläuft und medial an der Basis der Phalanx I der 4. Zehe ansetzt.

Bei der Ente beginnt der Ursprung des schlanken Muskels erst proximal am Corpus tarsometatarsi.

▶ Funktion: Adduktion und Strecker der 4. Zehe.

Der rundliche, relativ schwach entwickelte **M. fibularis brevis** (136 b/*39*) liegt kranial des Fibulaschafts. Er entspringt kranial vor der Fibula am Corpus tibiotarsi. Er reicht hier bis zur Basis des Condylus lateralis tibiotarsi. Mit einer runden Endsehne, die lateral an der Basis des Condylus lateralis im Sulcus m. fibularis durch das Retinaculum musculi fibularis festgehalten wird und unter der Endsehne des M. fibularis longus durchkreuzt, inseriert der M. fibularis brevis auf der Tuberositas musculi fibularis brevis des Tarsometatarsus.

Bei der Taube entspringt er distal des Tuberculum musculi iliofibularis am Tibiotarsus- und Fibulaschaft. Sein Ansatz liegt kranial der Endsehne des M. fibularis longus an der Tuberositas musculi fibularis brevis; er unterkreuzt diese Sehne nicht.

Bei der Ente verbreitert sich der Muskel distal. Er entspringt nur in den mittleren drei Fünfteln des Tibiotarsusschafts. Er ist durchgehend doppelt gefiedert. Die Insertion verhält sich wie beim Huhn.

▶ Funktion: Innenrotation im Tarsalgelenk.

Der lange und schlanke **M. extensor hallucis longus** (136 c/*40*) liegt beim Huhn dorsomedial am Tarsometatarsus und entspringt im Sulcus extensorius. Er verjüngt sich distal, die Endsehne tritt oberhalb des Os metatarsale I nach medial auf die Facies dorsalis über, wo sie durch ein Ligamentum transversum festgehalten wird. Ihr Ende findet sie am Tuberculum extensorium des Krallenbeins der 1. Zehe.

Der Muskel besteht bei der Taube aus zwei völlig eigenständigen Anteilen. Die längere *Pars proximalis* entspringt dorsomedial an der Extremitas proximalis tarsometatarsi. Die *Pars distalis* liegt unter ihr. Beide Anteile ziehen schräg über die Facies subcutanea medialis und gehen an der Basis des Os metatarsale primum in ihre Endsehnen über, die von einem feinen Ligamentum transversum festgehalten werden. Die Endsehne der Pars proximalis setzt am Tuberculum extensorium des Krallenbeins, diejenige der Pars distalis an der Basis der Phalanx I an. Der M. extensor hallucis longus ist bei der Ente zweiköpfig. Die *Pars proximalis* entsteht bei ihr im Sulcus extensorius und vereinigt sich im proximalen Drittel des Tarsometatarsus mit der medial entspringenden *Pars distalis*. Die gemeinsame Endsehne endet am Krallenbein der 1. Zehe.

▶ Funktion: Strecker der 1. Zehe. Pars distalis der Taube: Strecker des Zehengrundgelenks.

Der **M. abductor digiti II** (136 c/*41*) ist beim Huhn und bei der Taube relativ schlank, kurz und entspringt in der distalen Hälfte des Tarsometatarsus. Oberhalb der Phalanx I der 2. Zehe geht er in eine kurze Endsehne über, die an der Basis der Phalanx proximalis ansetzt.

Bei der Ente ist der Muskel kräftiger und gedrungener.

▶ Funktion: Abduktor der 2. Zehe.

Anmerkungen zum Stehen, Laufen und Schwimmen

Beim normalen **Stehen der Vögel auf zwei Beinen** (138) befinden sich der Körperschwerpunkt ($-/s$), die Kniegelenke ($-/k$) und die Mitte der durch die Zehen gebildeten Unterstützungsfläche (Pfeil) in einer Vertikalebene. Die Kniegelenke sind rechtwinkelig gebeugt. Der Körperschwerpunkt liegt bei den meisten Vögeln unterhalb der Kniegelenkshöhe. Liegt er darüber, dann befinden sich die Tiere im labilen Gleichgewicht, das durch Muskelleistung kompensiert wird. Bei Stelzvögeln schiebt sich das Intertarsalgelenk in die Vertikalebene des Körperschwerpunkts vor.

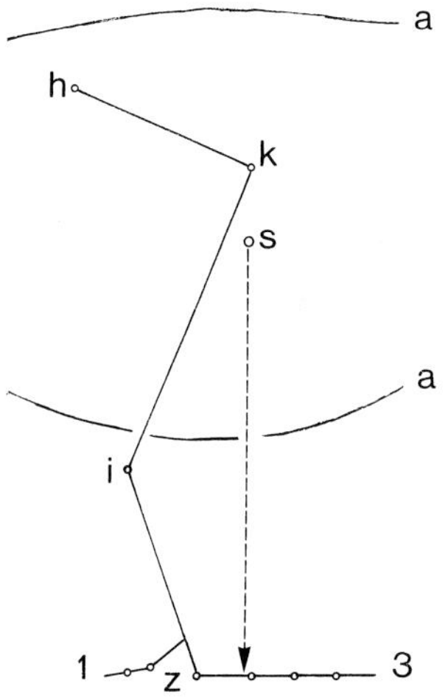

Abb. 138. Schema zum Gleichgewicht eines Vogels im Stehen.

a Körperkontur; *s* Lage des Körperschwerpunkts, das Lot fällt auf die Mitte der Unterstützungsfläche der Zehen; *h* Hüftgelenk; *k* Kniegelenk; *i* Intertarsalgelenk; *z* Zehengelenke; *1, 3* erste bzw. dritte Zehe

Beim **Stehen auf einem Bein** wird das Standbein schräg einwärts unter die Medianebene gebracht. Das Lot aus dem Körperschwerpunkt trifft die Mitte der Unterstützungsfläche der maximal gespreizten Zehen. Die Gelenke der Hintergliedmaße werden auf Scherung beansprucht, der die kräftigen Kollateralbänder entgegenwirken.

Bei den **Laufbewegungen** der Vögel (139) wechseln sich die rechte und die linke Hintergliedmaße als Stützbein und als Schwungbein fortlaufend ab. In der Stützbeinphase ($-/a$) wird der Körper getragen. Mit Vorwärtsverlagerung des Körperschwerpunkts wird das Abschwingen ($-/b$) eingeleitet. Durch Streckung der Zehen erfährt der Körper den Vortrieb. Anschließend schwingt das Bein unter Beugung in den großen Gelenken vorwärts ($-/c$), setzt auf ($-/d$) und übernimmt die volle Körperlast ($-/a'$). Diese Schrittfolge vollzieht sich an der zweiten Gliedmaße halbzeitig versetzt. Bei vorsichtigem, verhaltenem Gang werden Phasen des einbeinigen Stehens

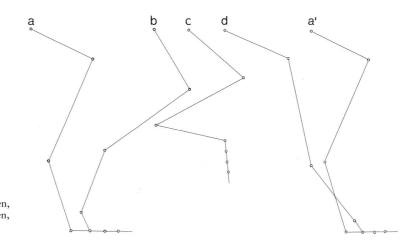

Abb. 139. Schema der Schrittfolge eines Vogels.

a Stützen, *b* Abstoßen, *c* Schwingen, *d* Auffußen, *a'* Stützen eingeschaltet. Bei schnellem Rennen und in der Flucht wird der Einzelschritt verlängert und zur Unterstützung der Laufbewegung der Flügelschlag eingesetzt.

Bei Wasservögeln ist die Winkelstellung in den Fußgelenken beim Landaufenthalt und im Wasser grundsätzlich verschieden: Zum **Schwimmen** (140) nimmt das Zehengrundgelenk keine Hyperextensionsstellung ein. Die 2. bis 4. Zehe werden unter dem Rudern beim Rückstoß gespreizt und gestreckt, beim Vorwärtsführen gebeugt und aneinander gelegt. Zum normalen Vorwärtsschwimmen wird der Fuß im Intertarsalgelenk bewegt; Ober- und Unterschenkel nehmen an der Bewegung nicht wesentlich teil. Dies geschieht erst bei stürmischer Schwimmbewegung. Im allgemeinen werden beide rudernden Füße alternierend bewegt. S c h w ä n e n ist ein gleichzeitiger Rückstoß beider Füße eigen. Wendemanöver werden durch einseitige Ruderbewegung eingeleitet. T a u c h e n t e n bewegen ihre Hintergliedmaßen zum **Tauchen** gleichzeitig, wobei die G r ä t s c h t a u c h e r ihre Beine seitlich in der Horizontalebene des Körpers rückführen (grätschen). Auf dem Land haben Wasservögel wegen des breiten, im Wasser kippsicheren Rumpfes einen eher unbeholfenen, watschelnden Gang. Besondere Bewegungs- und Aktionsformen der Hintergliedmaße bei verschiedenen Vogelgruppen können hier nicht erörtert werden und müssen der Speziallitteratur vorbehalten bleiben (STOLPE, 1932; BERNDT-MEISE, 1959; u. a.).

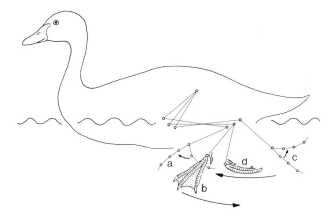

Abb. 140. S c h e m a   d e r   R u d e r b e w e g u n g   e i n e r   E n t e (ausgehend von einem Schema von STOLPE, 1932).
a Vorderste Stellung, die Zehen werden gestreckt und gespreizt; *b* Rückstoß bei gestrecktem und gespreiztem Fuß; *c* hinterste Stellung, die Zehen werden gebeugt und aneinandergelegt; *d* Vorführen des gebeugten und zusammengelegten Fußes

Körperhöhlen

Die Leibeshöhle, auch als Thorakoabdominalraum zu bezeichnen, ist bei Vögeln für die Aufnahme der Eingeweide auf qualitativ und entwicklungsgeschichtlich sehr unterschiedliche Weise gekammert.

1. Durch eine von den Reptilien abzuleitende Septierung *(Septum horizontale, Septum obliquum)* werden für die beiden Lungen je ein *Cavum pulmonale [Cavitas pleuralis]* und für die paarigen kranialen und kaudalen Brustluftsäcke jederseits ein *Cavum subpulmonale [Cavitas subpulmonalis]* geschaffen. Der große Rest der Leibeshöhle wurde bisher *Cavum cardioabdominale* genannt; diese Bezeichnung fehlt in der NAA.

2. Aus dem Rumpfzölom werden während der Ontogenese die *Perikardhöhle*, zwei vorübergehend auftretende *Pleuralhöhlen* und fünf *Peritonäalhöhlen*, davon vier Leberbauchfellsäcke und ein Eingeweidebauchfellsack, abgetrennt.

3. Aus jeder Lunge sprossen fünf bis sechs Luftsäcke aus und durchbrechen das Septum horizontale. Mit Ausnahme des Schlüsselbeinluftsacks bleiben sie paarig. Sie schieben sich zwischen die Septen und Serosahöhlen, die Bauchluftsäcke auch in den Eingeweidebauchfellsack ein und nehmen während der Atmung unterschiedliches Volumen in Anspruch.

Septierung

Die **Septierung** geht von dem bei Reptilien bekannten *subpulmonalen Septum* (141/1) aus, das sich unter und hinter der im dorsalen Thorakalraum befindlichen Lunge ausspannt. Mit Einsprossung der beiden Brustluftsäcke spaltet sich das subpulmonale Septum weitgehend in ein *Septum horizontale* (−/2) und ein *Septum obliquum* (−/3) auf. Beide Septen sind sehr dünne, aus straffen Kollagenfasern bestehende Häute, die mit der Facies septalis der Lunge einseitig und mit den Brustluftsäcken rundum verwachsen, so daß sie isoliert schwer zu demonstrieren sind. Das **horizontale Septum** spannt sich zwischen der Crista ventralis der Brustwirbel (bzw. des Notariums) und den Costae vertebrales aus. Der Ansatz beginnt an der ersten, freien Rippe, hat seinen tiefsten Punkt in Höhe des Lungenhilus unmittelbar über dem Interkostalgelenk einer mittleren Rippe und steigt dann relativ steil nach dorsal zur Wirbelsäule zurück. In seine rippenseitige Anheftung strahlen von allen kompletten Rippen die Muskelzacken der *Mm. costoseptales* (−/2′) ein, die das Septum in Spannung und das Cavum pulmonale volumenkonstant halten. Durch das horizontale Septum treten der Stammbronchus, die Lungengefäße und die Luftsackostien.

Das **schräge Septum** entspringt gleichfalls an der Crista ventralis der Brustwirbelsäule. Es zieht schräg abwärts zur seitlichen Brustwand und heftet sich in Höhe des Lateralrands des Brustbeins an. Die kraniale Ausdehnung des Septum obliquum reicht bis zur Basis des Perikards. Kaudal kann es bogenförmig ausgebuchtet sein. Dorsokaudal hinter der Lunge fließt es mit dem Septum horizontale zusammen, weil hier eine Spaltung des ehemaligen subpulmonalen Septums unterbleibt. Am wirbelseitigen Ursprung ist in das Septum obliquum der glattzellige *M. septi obliqui* (−/3′) eingelagert. Er breitet sich fächerförmig etwa über ein Drittel der Septumfläche aus. Der Muskel reguliert das Volumen der Brustluftsäcke, das bei forcierter Atmung zunimmt.

156   Körperhöhlen

Der Raum über dem horizontalen Septum ist durch die Crista ventralis der Brustwirbelsäule bzw. die Processus ventrales der Brustwirbel, die ligamentös miteinander verspannt sind, in zwei bilateralsymmetrische Hälften geteilt. In jeder von ihnen liegt eine Lunge. Der

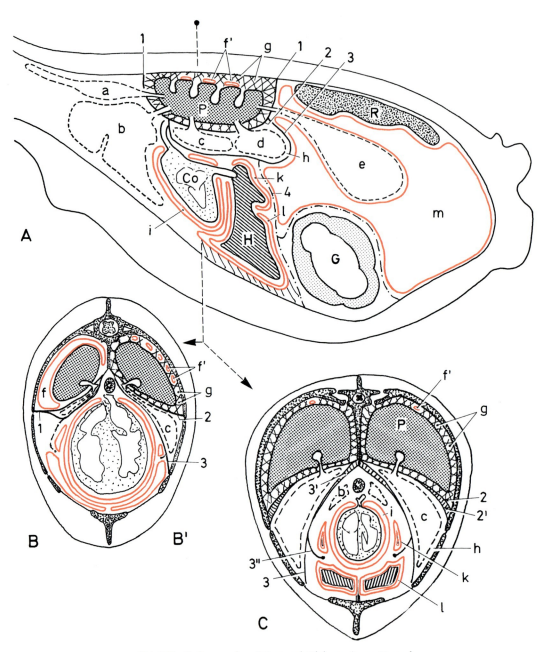

Abb. 141. Schema der Körperhöhlen eines Vogels.
A Paramedianer Längsschnitt; *B, B'* Querschnitt in einer früheren (*B*) und späteren (*B'*) Entwicklungsphase; *C* Querschnitt im definitiven Zustand

1 subpulmonales Septum; *2* Septum horizontale, *2'* Mm. costoseptales; *3* Septum obliquum, *3'* M. septi obliqui, *3"* Ligamenta hepatica dextrum et sinistrum; *4* Septum posthepaticum

a Halsluftsack; *b* Schlüsselbeinluftsack; *c* kranialer Brustluftsack; *d* kaudaler Brustluftsack; *e* Bauchluftsack; *f* Cavum pleurae, *f'* Rest der Pleura; *g* Cavum pulmonale; *h* Cavum subpulmonale; *i* Cavum pericardii; *k* Cava peritonaei hepatis dorsalia; *l* Cava peritonaei hepatis ventralia; *m* Cavum peritonaei intestinalis

Co Herz; *G* Muskelmagen; *H* Leber; *P* Lunge; *R* Niere

Raum war während der Ontogenese vorübergehend von *Pleura* (141/*B, B'*) ausgekleidet. Deshalb steht für diese Zeit der Ausdruck **Cava pleurae** *(dextrum et sinistrum)* [Cavitates pleurales] zu Recht. Bis zum Schlupf schwindet jedoch die Pleura ganz oder größtenteils (141/C). Beim Huhn bleiben funktionell unbedeutende Reste auf der dorsolateralen Seite der Lunge bestehen. Die Lunge verwächst demnach rundum mit der Thoraxwand und dem Septum horizontale. Diesem Zustand trägt der alte Name **Cavum pulmonale** (−/g) besser Rechnung, denn dadurch wird hervorgehoben, daß die durch das allseitige Verwachsen der Lunge geschaffenen Verhältnisse das Organ stets volumenkonstant halten und jedwedem Kollabieren entgegenstehen.

Zwischen dem Septum horizontale und dem Septum obliquum sind die Brustluftsäcke eingesproßt. Auch dieser Raum ist durch die Crista ventralis der Brustwirbelsäule zweigeteilt. Wir nennen ihn jederseits **Cavum subpulmonale** *[Cavitas subpulmonalis]* (−/h). Durch die Einlagerung des M. septi obliqui ins schräge Septum ist er in seiner Ausdehnung variabel.

Unterteilung der Rumpfzölomhöhle

Der kranioventrale Abschnitt der **Rumpfzölomhöhle** wird zum H e r z b e u t e l (141/*i*). Seine Schichtung wird im Kapitel über das Herz besprochen. Die Basis pericardii grenzt kraniodorsal an die Bifurkation der Trachea, den Brustteil des Oesophagus und an das horizontale Septum. Ventral liegt der Herzbeutel dem Brustbein auf und ist mit diesem sowie der ventralen Bauchwand durch das Ligamentum hepatopericardiacum, das zwischen den beiden Leberlappen hindurchtritt, verbunden. Die Seitenflächen des Herzbeutels werden von Divertikeln des Schlüsselbeinluftsacks flankiert. Mit der Spitze stößt der Herzbeutel an die Leber; wegen des Fehlens eines Zwerchfells ist eine tiefe Impressio cardiaca an der Facies parietalis der Leber vorhanden. Dorsal darüber verschmelzen im Umkreis der Vena cava caudalis Leber und Herzbeutel miteinander.

Über das Auftreten und Schwinden der C a v a p l e u r a e [Cavitates pleurales] (−/*f*) im kraniodorsalen Abschnitt des Rumpfzöloms wurde bereits berichtet.

Der p e r i t o n ä a l e A b s c h n i t t d e s R u m p f z ö l o m s wird, anders als beim Säugetier, weitergehend unterteilt. Hinter der Leber tritt das transversal gestellte *Septum posthepaticum* (−/4) als doppelte Serosalamelle auf, dessen linke Hälfte den Muskelmagen zwischen sich schließt. Die Leber besitzt ein dorsales und ein ventrales Mesenterium. Das ventrale Gekröse wird in der Literatur mit dem *Ligamentum falciforme* der Säugetiere verglichen. Zusätzlich treten zwei Lateralbänder, *Ligamenta hepatica dextrum et sinistrum* (−/3″), auf, die mit dem Septum obliquum verbunden sind. Dadurch entstehen vier L e b e r b a u c h f e l l s ä c k e, *Cava peritonaei hepatis* [Cavitates peritoneales hepaticae], deren zwei ventrale Abteilungen, *Cava peritonaei hepatis ventralia* (−/l), die bei weitem größten sind. Sie werden regelmäßig zu Beginn einer Sektion schon beim Hochklappen des Brustbeins geöffnet. Die dorsalen Abteilungen, *Cava peritonaei hepatis dorsalia* (−/k), sind wesentlich kleiner, und gelegentlich ist nur die rechte als geschlossene Höhle ausgebildet, während die linke mit dem Eingeweidebauchfellsack kommuniziert.

Hinter dem posthepatischen Septum existiert nur noch eine, jedoch die größte Peritonäalhöhle, der E i n g e w e i d e b a u c h f e l l s a c k, *Cavum peritonaei intestinalis* [Cavitas peritonealis intestinalis] (−/m). Der Darm besitzt nur ein dorsales Mesenterium, deshalb stehen die links und rechts dorsale Nische des Eingeweidebauchfellsacks ventral vom Darm miteinander in Verbindung. Der Eingeweideperitonäalsack enthält auch den Legedarm und den linken Eierstock. In den Eingeweidebauchfellsack stoßen die beiden Bauchluftsäcke vor, indem sie das ungeteilte subpulmonale Septum durchstoßen. Sie legen sich bei stets wechselndem Volumen zwischen die Darmschlingen und umgreifen auch die Hoden und die Nieren.

Luftsäcke

Die Funktion und Gestalt der **Luftsäcke** werden im anschließenden Kapitel Atmungsapparat eingehend dargestellt. Hier sei soviel zu ihrer Lage gesagt, daß sich im kranioventralen Abschnitt der Brusthöhle der paarige Halsluftsack (141/a) und der unpaar gewordene Schlüsselbeinluftsack (—/b) befinden, das Herz umfassen und die Gefäße, Nerven, Trachea einschließlich Stimmkopf und den Oesophagus umfließen. Diese Strukturen sind durch stehengebliebene Membranen mit der Brustwand verbunden. Lediglich der M. sternotrachealis zieht frei durch den Schlüsselbeinluftsack. Die beiden paarigen (kranialen und kaudalen) Brustluftsäcke (—/c, d) füllen das Cavum subpulmonale ihrer Körperseite vollkommen aus. Der paarige Bauchluftsack (—/e) und seine Beziehungen zu den Baucheingeweiden wurde bereits erwähnt. Daß mit Ausnahme der Brustluftsäcke alle anderen Luftsäcke auch Divertikel besitzen, die die Leibeshöhle verlassen, wird gleichfalls im anschließenden Kapitel dargestellt.

Atmungsapparat, Apparatus respiratorius [Systema respiratorium]

Der Atmungsapparat der Vögel unterscheidet sich gegenüber dem der anderen Wirbeltierklassen durch eine Anzahl typischer Merkmale, denn er ist so hoch entwickelt, daß sein physiologisches Leistungsvermögen in bezug auf den Gasaustausch die Fähigkeiten der Säugerlunge deutlich übertrifft. Dies macht sich in der makroskopischen und mikroskopischen Struktur der Luftwege, der volumenkonstanten Lungen und der Ausbildung von blasebalgartig wirkenden Luftsäcken bemerkbar. Darüber hinaus ist dem Atmungsapparat mit dem Stimmkopf, Syrinx, ein besonderes Organ der Stimmbildung eigen.

Nasenhöhle, Cavum nasi [Cavitas nasalis]

Die beiden Nasenhöhlen, *Cava nasi (dextrum et sinistrum)*, sind durch Knochenspangen der Ossa faciei unvollständig umkapselt. Durch den Vomer und eine knorpelig-knöcherne Nasenscheidewand, *Septum nasi* (142/a) [Septum nasale], wird die rechte von der linken Nasenhöhle getrennt. Bei Gans und Ente ist in Höhe der Nasenlöcher die Scheidewand durch eine getreidekorngroße, glattrandige Öffnung perforiert *(Nares perviae)*, während dies bei den meisten anderen Vogelarten nicht der Fall ist *(Nares imperviae)*.

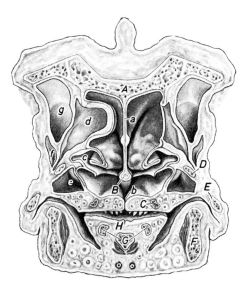

Abb. 142. Querschnitt durch den Kopf eines Huhnes rostral des nasalen Augenwinkels.

a Septum nasi; *b* Choana; *c* Concha nasalis media; *d* Concha nasalis caudalis; *e* Sinus infraorbitalis; *f* Ductus nasolacrimalis; *g* Fundus nasi

A–G Kopfknochen: *A* Frontale, *B* Vomer, *C* Palatinum, *D* Lacrimale, *E* Jugale, *F* Mandibula, *G* Hyoideum; *H* Zunge

Nasenloch, Naris

Die knöchernen Nasenhöhleneingänge werden durch Weichteile zu spaltförmigen Nasenlöchern, *Nares*, eingeengt. Schutzvorrichtungen sind Borstenfedern, Hautfalten oder Deckplatten, *Opercula*. Beim Huhn und Puter sind die Nasenlöcher von zwei Knorpelplatten eingefaßt, die sich im rostralen Winkel treffen. Die größere, obere Knorpelplatte ist als konvex vorspringendes *Operculum nasale* auf der Außenseite verhornt und auf der Innenseite von Schleimhaut überzogen. Von der unteren knorpeligen Nasenlochbegrenzung reicht eine Lamelle, *Lamella verticalis naris*, als dorsal offene conchenähnliche Falte in den Nasenvorhof hinein. Bei der Taube wird die obere Knorpelplatte von einem als *Schild* (143/a″) bezeichneten Hautwulst bedeckt. Die Schilder des rechten und linken Nasenlochs können über dem Nasenrücken zusammenstoßen und bei speziellen Rassen sehr hoch werden (Warzentauben). Bei Gans (144) und Ente wird die Knorpelplatte des Naseneingangs auf der Außenfläche von der Wachshaut überzogen.

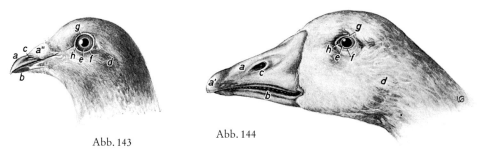

Abb. 143

Abb. 144

Abb. 143 und 144. Köpfe einer Taube und einer Gans.

a Oberschnabel, *a'* Nagel, *a″* Schild; *b* Unterschnabel; *c* Nasenloch; *d* Öffnung des äußeren Gehörgangs, von Federn verdeckt; *e* Auge; *f* unteres Augenlid; *g* oberes Augenlid; *h* drittes Augenlid

Vergleichend sei kurz erwähnt, daß beim Kiwi, der als kleinäugiger und nachtaktiver Laufvogel mit gutem Riechvermögen ausgestattet ist, die Nasenlöcher an der Schnabelspitze liegen. Gelegentlich können die Nasenlöcher zu röhrenartigen Gebilden umgestaltet (Sturmvögel) oder sehr eng sein (manche Fischfresser). Beim Tölpel als Stoßtaucher sind die Nasenlöcher völlig verwachsen; diese Vogelart ist auf Mundatmung angewiesen.

Nasenmuscheln, Conchae

Außer der oben erwähnten Vertikallamelle der Hühner besitzen die Vögel zwei bis drei Nasenmuscheln; ihre Homologisierung wird derzeit diskutiert. Sie liegen, insbesondere deutlich bei Vögeln mit langer Nasenhöhle, nicht wie bei Säugern dorso-ventral übereinander, sondern rostro-kaudal hintereinander. Deshalb werden sie sinnvoll als *Concha nasalis rostralis*, *Concha nasalis media* und *Concha nasalis caudalis* (145/1, 2, 3) unterschieden.

Die **rostrale Muschel** entspringt an der Lateralwand des Nasenvorhofs. Sie stellt einen im Querschnitt C-förmigen Konus dar, dessen Spitze rostral gerichtet ist. Die Knorpellamelle der rostralen Muschel ist von kutaner Schleimhaut bedeckt; einigen Vogelarten, so dem Tölpel, fehlt sie.

Die **mittlere Muschel** ist die größte und schneckenhausförmig ventral eingerollt. Beim Haushuhn ist die Zahl ihrer Windungen mit 1½, beim Wassergeflügel mit 2 bis 2½ anzugeben, bei der Taube findet sie sich als ventral gerichtete Lamelle ohne Einrollung. Die Knorpellamelle ist von respiratorischer Schleimhaut überzogen.

Die **kaudale Muschel** fehlt der Taube und einigen Taggreifvögeln. Bei den anderen Hausvogelarten ist sie kleiner als die mittlere Muschel, basiert auf dem Nasengrund und der Lateralwand und bildet eine rostral gerichtete, geschlossene Knorpelblase; beim Huhn mehr halbkugelförmig, bei Gans und Ente unregelmäßig geformt, trägt sie auf der nasalen

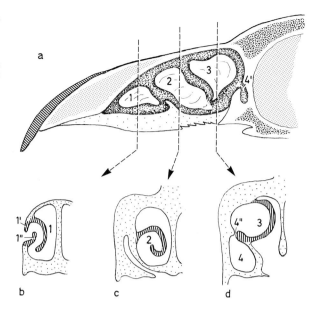

Abb. 145. Schema zur Lage und Form der Nasenmuscheln.

a Paramedianschnitt; *b–d* Transversalschnitte

1 Concha nasalis rostralis, *1'* Operculum, *1"* Vertikallamelle; *2* Concha nasalis media; *3* Concha nasalis caudalis; *4* Sinus infraorbitalis, *4'* Zugang zum Sinus infraorbitalis, *4"* Verbindung zwischen Concha nasalis caudalis und Sinus infraorbitalis

Oberfläche olfaktorische Schleimhaut. Ihr kaudolateral gelegener Zugang mündet in den Sinus infraorbitalis.

Aus dem bisher Gesagten geht hervor, daß die Nasenhöhle der Vögel sich aufgrund der Schleimhautauskleidung in je eine *Pars vestibularis* mit kutaner Schleimhaut, eine *Pars respiratoria*, die ein mehrreihiges Flimmerepithel mit Becherzellen trägt, und eine *Pars olfactoria* mit Sinnesepithel, einteilen läßt. Der Aufbau der Pars olfactoria wird bei der Besprechung der Sinnesorgane eingehend dargestellt.

Nasengänge, Meatus nasi

Die Nasengänge lassen sich nicht mit denen des Säugers homologisieren. Der weiteste der Nasengänge liegt offensichtlich vor und unter der mittleren Nasenmuschel. In ihm mündet der *Ductus nasolacrimalis*. Die *Apertura sinus infraorbitalis* liegt versteckt im Nasengrund unter der kaudalen Muschel.

Die Schädelknochen sind pneumatisiert; ihre kleinen Divertikel stehen zumeist mit den Nasengängen, aber auch mit der Paukenhöhle in Verbindung.

Aus den Nasenhöhlen gelangt die Atemluft über die beidseitigen Ausgänge, die vom Vomer und Septum nasi getrennt sind, in einen gemeinsamen, vom Gaumenbein flankierten Raum und dann durch die weite *Pars caudalis* der *Choana*, während die spaltförmig enge *Pars rostralis* der Choanenspalte bei der Atmung durch die Zunge abgedichtet werden kann.

Sinus infraorbitalis

Als bemerkenswerte Nasennebenhöhle fungiert der *Sinus infraorbitalis*. Der Versuch, sie mit dem Sinus maxillaris der Säuger zu vergleichen, ist unzutreffend. Zwar nimmt der Sinus mit der *Apertura sinus infraorbitalis* von der Nasenhöhle seinen Zugang, doch nur sein schnabelwärts gerichteter kleinerer Anteil schiebt sich zwischen das Os maxillare und Os nasale ein. Der größere Anteil erstreckt sich als häutiger Sack unter den Augapfel und kann bei älteren Tieren auch auf dessen Kaudalfläche gelangen. Damit ruht der Augapfel gleichsam auf einem

Luftkissen. Der Sinus kann rostroventral des Bulbus punktiert werden. In der Nähe des nasalen Augenwinkels steht der Sinus infraorbitalis (exkl. T a u b e) mit dem Hohlraum der kaudalen Muschelhöhle in Verbindung; der Verbindungsspalt ist bei G a n s und E n t e breit, beim H u h n klein.

Die besonderen Verhältnisse bei G r o ß p a p a g e i e n scheinen klinisch bedeutsam zu sein (häufiges Vorkommen von Sinusitis). Beim G r a u p a p a g e i ist die Apertura sinus infraorbitalis 2–3 mm groß, bei anderen Arten dagegen haarfein. Dagegen besitzen nur die A r a s, K a k a t o e s und A m a z o n e n halswärts gerichtete Aussackungen des Sinus infraorbitalis, *Diverticula cervices*, die bis zur Klavikula reichen sollen (POHLMEYER/KUMMERFELD, 1987).

Nasendrüse, Glandula nasalis

In einer Knochenvertiefung auf dem Stirnbein ist die (paarige) Nasendrüse gelegen, die der T a u b e fehlt. Im allgemeinen ist sie in einen *Lobus lateralis* und einen *Lobus medialis* zu unterteilen, die beide einen eigenen Ausführungsgang in den Nasenvorhof entlassen. Bei den H ü h n e r v ö g e l n kommt nur der mediale Lappen und mit ihm ein Ausführungsgang vor. G a n s und E n t e besitzen beide Lappen und somit zwei Ausführungsgänge.

Das Sekret soll, besonders während des Fluges, den Naseneingang und die Nasenhöhle vor dem Austrocknen schützen.

Bei den meisten S e e v ö g e l n ist die Nasendrüse ein großes, bilaterales, kompaktes Gebilde. Sie sezerniert eine konzentrierte Salzlösung (Salzdrüse) und ist somit für den Wasserhaushalt bedeutsam. Die Salzexkretion funktioniert ähnlich der Niere nach dem Gegenstromprinzip.

Kehlkopf, Larynx

Unter der Choanenspalte erhebt sich der Kehlkopf als auffälliger Wulst, *Mons laryngis* [laryngealis] (146/4). Sein kutaner, Drüsen enthaltender Schleimhautüberzug ist von kaudal gerichteten Papillen besetzt, die beim H u h n in Form zweier Rachenpapillenreihen, bei G a n s und E n t e mehr regellos in der hinteren Hälfte des Wulstes vorkommen. In der Mitte des Kehlkopfwulstes erscheint der sagittal gestellte, spaltenförmige Zugang zur Kehlkopfhöhle, *Glottis* (−/5). Die Spalte wird kaudalwärts als Furche, *Sulcus laryngis* [laryngealis] (−/5′) bei H u h n und E n t e weitergeführt.

Kehlkopfknorpel

Das Stützgerüst des Kehlkopfs wird von einem paarigen und zwei unpaaren *Kehlkopfknorpeln, Cartilagines laryngis* [laryngeales], dargestellt: Der unpaare Ringknorpel, *Cartilago cricoidea*, umfaßt mit einem langen, medianen, rinnenförmigen *Corpus* (147/1) und zwei, artspezifisch auch selbständigen, laterokaudal aufstrebenden *Alae* (−/1′) die Kehlkopfhöhle von ventral und lateral. Der Ringknorpel kann von einem medianen Grat, *Crista ventralis*, ausgehend verknöchern. Ihm schließen sich die Knorpelringe der Trachea an.

Der Ring wird dorsal durch die unpaare *Cartilago procricoidea* (147/2) vervollständigt, die einerseits mit den beiden Alae des Ringknorpels in den *Articulationes procricocricoideae* (148/a) und andererseits mit den beiden Stellknorpeln in je einer *Articulatio procricoarytenoidea* (−/b) gelenkt.

Der paarige Stellknorpel, *Cartilago arytenoidea*, flankiert die Glottis und besteht aus einem

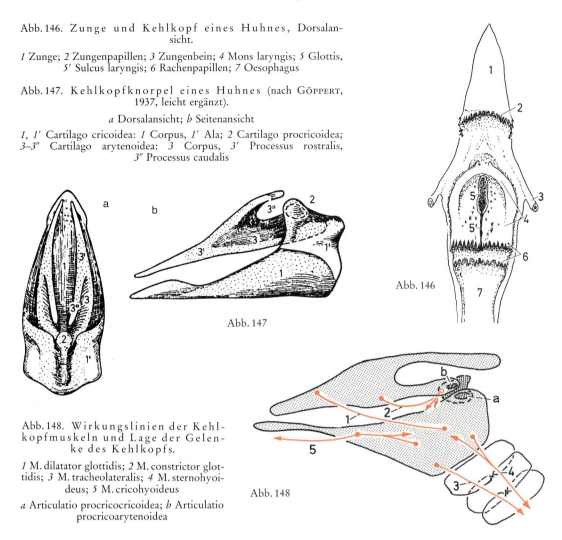

Abb. 146. Zunge und Kehlkopf eines Huhnes, Dorsalansicht.

1 Zunge; *2* Zungenpapillen; *3* Zungenbein; *4* Mons laryngis; *5* Glottis; *5'* Sulcus laryngis; *6* Rachenpapillen; *7* Oesophagus

Abb. 147. Kehlkopfknorpel eines Huhnes (nach GÖPPERT, 1937, leicht ergänzt).

a Dorsalansicht; *b* Seitenansicht

1, 1' Cartilago cricoidea: *1* Corpus, *1'* Ala; *2* Cartilago procricoidea; *3–3"* Cartilago arytenoidea: *3* Corpus, *3'* Processus rostralis, *3"* Processus caudalis

Abb. 148. Wirkungslinien der Kehlkopfmuskeln und Lage der Gelenke des Kehlkopfs.

1 M. dilatator glottidis; *2* M. constrictor glottidis; *3* M. tracheolateralis; *4* M. sternohyoideus; *5* M. cricohyoideus

a Articulatio procricocricoidea; *b* Articulatio procricoarytenoidea

meistens verknöchernden *Corpus* (147/3) sowie den knorpeligen Hörnern, *Processus rostralis* (—/3') und *Processus caudalis* (—/3").

Kehlkopfmuskeln

Der Stellknorpel wird durch zwei Muskeln, die nur am Kehlkopfgerüst inserieren, bewegt. Dadurch kann die Glottis weit oder eng gestellt werden: *M. dilatator glottidis* und *M. constrictor glottidis*. Sodann sind zwei Muskelkomplexe dafür zuständig, daß der Larynx gehoben bzw. gesenkt wird; dies sind der *M. cricohyoideus* und die *Mm. tracheales*. Durch sie wird auch die Lage des gesamten Kehlkopfs beim Abschlucken oder beim Füttern der Jungen mit rückgewürgter Nahrung verändert.

Die Trachealmuskeln werden bei der Trachea beschrieben, so daß an dieser Stelle nur die eigentlichen Kehlkopfmuskeln, *Mm. laryngeales*, darzustellen sind:

M. dilatator glottidis (148/1)
Der stark gewölbte Muskel liegt in Längsrichtung direkt unter der Schleimhaut des Kehlkopfwulstes. Er entspringt auf der Ala und der kaudalen Kante des Corpus der Cartilago cricoidea. Er inseriert kranial an der

dorsalen Kante der Cartilago arytenoidea. Bei Kontraktion zieht er den Aryknorpel zur Seite und stellt die Glottis weit.

M. constrictor glottidis (148/2)
Der Muskel umgibt die Glottis von kaudal hufeisenförmig. Seinen Ursprung findet er im wesentlichen in einer medianen Rhaphe über der Cartilago procricoidea. Mit drei Zügen erreicht er beim H u h n und anderen Arten lateralwärts die Ala und die kaudale Kante der Cartilago cricoidea, kraniolateral verlaufend das Corpus dieses Knorpels in größerer Ausdehnung und kranial in die Tiefe steigend das Corpus der Cartilago arytenoidea. Er ist fast völlig vom M. dilatator glottidis verdeckt. Bei Kontraktion führt er die Cartilagines arytenoidea und cricoidea einwärts und engt damit die Glottis ein.

M. cricohyoideus (148/5)
Er entspringt mit mehreren Köpfen am Corpus und an der Ala der Cartilago cricoidea; er geht außerdem aus den Trachealmuskeln hervor. Bei kranialem Faserverlauf flankiert er lateroventral den Kehlkopf und inseriert auf der Dorsalfläche des Os basibranchiale rostrale. Bei Kontraktion werden Zungengrund und Kehlkopf einander angenähert und hochgewölbt.

Der relativ einfache Aufbau des Kehlkopfs der Vögel und das völlige Fehlen besonderer Einrichtungen macht deutlich, daß dieses Organ allein dem Schutz der unteren Luftwege dient und im Gegensatz zu dem der Säuger nicht an der Lautbildung beteiligt ist.

Luftröhre, Trachea

Die Luftröhre ist entsprechend der Länge des Vogelhalses lang. Sie schließt an den Ringknorpel des Kehlkopfs an, verläuft mit dem Oesophagus unter der ventralen Haut des Halses bis zum Brusteingang und geht, zwischen dem Gabelbein durchstoßend, in den Syrinx über. Die Luftröhre folgt bei ihrem Verlauf weitgehend den Biegungen des Halses. Ihr Durchmesser nimmt kaudalwärts leicht ab.

Bei manchen Vogelarten (bestimmte S c h w ä n e , K r a n i c h e u. a.) zeigt die Luftröhre eigenwillige Schlingenbildung, *Ansae tracheales,* unter der Haut der Brustbeingegend oder im Brustbein selbst und ist dadurch stark verlängert. Auch eine Aussackung der Trachea, *Saccus trachealis* (E m u , S c h w a r z k o p f r u d e r e n t e) oder eine Erweiterung, *Bulbus trachealis* (S a m t e n t e) kommen als physiologische Erscheinungen vor. Der Grund für diese Anordnungsmuster ist nicht eindeutig bekannt.

Grundlage des Luftröhrenbaus sind die Trachealringe, *Cartilagines tracheales,* die als vollständig geschlossene Ringe dicht aneinandergefügt sind. Ihre Form gleicht der eines Siegelrings, wobei die breite Platte aufeinanderfolgender Ringe alternierend die rechte oder linke Ringhälfte bildet. Die breiteren Hälften überlappen die schmäleren Hälften benachbarter Ringe. Die Knorpelringe können teilweise verknöchern (exkl. T a u b e); bei G a n s und E n t e beginnt der Prozeß im jugendlichen Alter, und vor Ende des 1. Lebensjahrs ist die Trachea im kaudalen und mittleren Drittel nicht mehr eindrückbar: Altersbestimmungsmöglichkeit bei S c h l a c h t e n t e n und - g ä n s e n.

Die Anzahl der Knorpelringe schwankt individuell und auch nach Vogelart sehr. Beim H u h n sind es einschließlich der Cartilagines tracheales syringis 125 ± 15.

Die Trachea wird von einem mehrreihigen Flimmerepithel ausgekleidet, in dem sich drei Zelltypen unterscheiden lassen: Zilien tragende Hauptzellen, die den größten Teil der Epithelzellen darstellen, kleine Basalzellen und Schleim produzierende Becherzellen. Becherzellen kleiden als endoepitheliale Drüsen kryptenförmige Vertiefungen aus und werden daher auch als Schleimkrypten bezeichnet. In der Lamina propria liegen zahlreiche seromuköse Drüsen, kleine Lymphknötchen und diffuse Lymphozyteneinlagerungen.

Die Luftröhre wird durch Muskeln versteift, die bandförmig zu beiden Seiten verlaufen und die Halsbiegungen mitmachen. Im einzelnen finden sich folgende **Mm. tracheales,** die jedoch artspezifisch stark variieren oder fehlen können:

Der *M. tracheolateralis* reicht vom Syrinx rostralwärts, an der Seite eines jeden Luftröhrenrings ansetzend, bis zum Ringknorpel.

Der *M. sternohyoideus* kommt von der Carina sterni und setzt sowohl am Ringknorpel des Kehlkopfs als auch am Zungenbein an.

Der *M. sternotrachealis* entspringt am Processus craniolateralis sterni und inseriert lateral am kaudalen Abschnitt der Trachea. Er setzt sich funktionell im M. tracheolateralis fort.

Der *M. cleidotrachealis* kommt von der Klavikula und reicht weiter als der vorige kranialwärts an die Seitenfläche der Trachea. Auch er findet im M. tracheolateralis seine funktionelle Fortsetzung.

Stimmkopf, Syrinx

Der Stimmkopf, früher als kaudaler Kehlkopf bezeichnet, kommt nur bei Vögeln vor. Er liegt entweder am Ende der Trachea oder am Beginn der beiden Stammbronchien oder in beiden Bereichen. Der letztgenannte, tracheobronchiale Typus ist am häufigsten anzutreffen, und auch das Hausgeflügel besitzt den tracheobronchialen Syrinx (149). Er ist von intrathorakalen Divertikeln des Schlüsselbeinluftsacks umgeben. Die letzten (beim Huhn ca. 8) Trachealringe heißen *Cartilagines tracheales syringis,* sind mehr oder weniger trommelartig aufgetrieben, beim Huhn zugleich seitlich komprimiert. Die zarten, hinteren Knorpelringe sind durch einen sagittalen Knorpelsteg zu einer Einheit verbunden. Auch die ersten (beim Huhn etwa 3) Knorpelhalbringe beider Hauptbronchien, *Cartilagines bronchiales syringis,* bilden eine Einheit, in die ein Knorpelsteg, der *Pessulus,* von kaudal hineinragt und

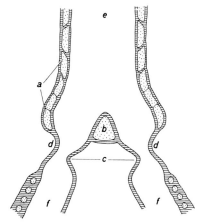

Abb. 149. **Schema des Stimmkopfs, Syrinx,** Horizontalschnitt.

a Tympanum; *b* Pessulus; *c* Membrana tympaniformis medialis; *d* Membrana tympaniformis lateralis; *e* Trachea; *f* extrapulmonaler Abschnitt des Bronchus primarius, Hauptbronchus

Abb. 150. **Stimmkopf eines Erpels.**

A Lateralansicht; *B* Ventralansicht; *C* Schema zur Funktion

a Trachea; *b* Bulla syringis, *b'* große Kammer, *b''* kleine Kammer; *c* Hauptbronchus; *d* M. sternotrachealis; *e* M. tracheolateralis

1 Pessulus; *2* Velum syringis, gestrichelt im lautgebenden Zustand; *3* Membrana tympaniformis medialis, einstrichliert im einengenden, lautgebenden Zustand; *4* Luftführung in die große Kammer; *5* Luftführung in die kleine Kammer; *6* Luftführung in die Trachea

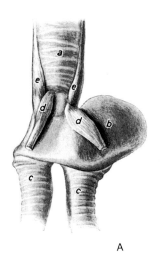
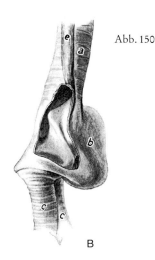
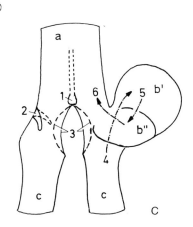

A B C

Abb. 150

durch eine Falte, *Membrana semilunaris,* ergänzt wird. Alle *Cartilagines syringeales,* die teilweise auch verknöchern, bilden so die Trommel, *Tympanum,* die die Stimmkopfhöhle, *Cavum syringis* [Cavitas syringealis], umschließt. Beim Erpel (150) ist die Trommel durch eine asymmetrische, meistens linksseitige Knochenblase, *Bulla syringis* [syringealis], erweitert. Die Blase, Pauke, ist in eine große und kleine Kammer (150/*b'*, *b''*) unterteilt; sie wird als Resonanzorgan zur Verstärkung der Lautbildung gedeutet. Allerdings haben Weibchen, die keine oder nur eine kleine Pauke besitzen, eine lautere und variablere Stimme als Erpel. An den Stützapparat der Trommel schließen sich lateral und medial Membranen an. Die laterale Membran, *Membrana tympaniformis lateralis,* findet Anschluß an den nächstfolgenden Bronchialhalbring. Die mediale Membran, *Membrana tympaniformis medialis,* kommt vom Pessulus und bildet die Medialwand des ersten Teilabschnitts des Hauptbronchus. Zwischen den beiden medialen Membranen spannt sich ein elastisches Band, *Ligamentum interbronchiale,* aus. Dadurch wird hinter der Bifurkation des Syrinx ein *Foramen interbronchiale* abgeteilt, durch das eine Aussackung des Klavikularluftsacks schlüpft. Die Membranen sind mit elastischen Polstern, den Labien, verbunden, die ins Lumen des Syrinx vorspringen. *Labium laterale* und *Labium mediale* wirken wie die Stimmlippen im Säugerkehlkopf, indem sie durch das Wechselspiel der Exspirationsluft mit den Druckveränderungen im klavikularen Luftsack in Schwingungen versetzt werden.

Der diese Art Stimmlippen in Spannung versetzende Muskelapparat ist bei Singvögeln zum Teil gut untersucht und besteht aus bis zu 7 Paaren kleiner Muskelindividuen (STRESEMANN, 1937; KING, 1989). Dem Hausgeflügel fehlen diese kleinen *Musculi syringeales.* Sie begnügen sich mit den vorbeiziehenden Trachealmuskeln. Die Bildung der Laute erfolgt unabhängig von der Syrinxmuskulatur, die lediglich für die Modulation des Tones verantwortlich ist (Näheres zur Physiologie des Vogelgesangs bei BRACKENBURY, 1989).

Lunge, Pulmo

Die beiden hellroten Lungen, **Pulmones,** sind ungelappt und auffallend klein. Sie liegen rechts und links der Wirbelsäule über dem *Septum horizontale* volumenkonstant und allseitig durch Bindegewebe mit dem ihnen zur Verfügung stehenden Raum, *Cavum pulmonale,* fest verbunden. Kleinste Pleuralspalten des ehemaligen *Cavum pleurae* können laterodorsal bestehenbleiben; sie haben funktionell keine Bedeutung. Ganz im Gegenteil ist das Schwinden der Pleura ursächlich dafür, daß die Lunge stets starr ausgedehnt bleibt und die dünnwandigen Bronchien und Luftkapillaren nicht kollabieren. Nur so bleiben auch die Parabronchien gestreckt und die strömungsdynamisch eingestellten Abgangswinkel der Sekundärbronchien erhalten.

Die rechte und linke Lunge, *Pulmo dexter* und *Pulmo sinister,* sind in ihrer Eigenform spiegelbildlich gleich. Jede Lunge besitzt drei Flächen. Ihre der Wirbelsäule zugekehrte Fläche, *Facies vertebralis,* ist die kleinste und von der oberen Kante aus durch die Rippen tief eingeschnitten, *Sulci costales.* Dazwischen erhebt sich das Lungenparenchym zu hügeligen, die Zwischenrippenräume ausfüllenden *Tori intercostales.* Dieses Oberflächenrelief setzt sich auch über den *Margo costovertebralis* hinweg auf die oberen zwei Drittel der Lateralfläche, *Facies costalis,* fort. Zum seitlichen Lungenrand, *Margo costoseptalis,* hin wird die Facies costalis wieder glatt. Der kraniale Rand, *Margo cranialis,* liegt in Höhe der ersten Costa vertebralis. Der kaudale Rand, *Margo caudalis,* reicht bis zur vorletzten Rippe oder leicht darüber hinaus. Dadurch bekommt die Facies costalis der Lunge des Huhnes eine mehr rechteckige Form, während die Lunge von Gans und Ente bei längerem Thorax mehr dreieckige Form besitzt.

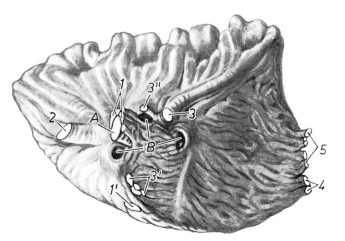

Abb. 151. Ausgußpräparat der rechten Lunge eines Huhnes. Facies septalis.

A Hauptbronchus; *B* Arteria und Vena pulmonalis

1–5 Ostien (d. h. direkte Verbindungen der Luftsäcke mit den Bronchien 1. und 2. Ordnung) und Saccobronchen (d. h. Verbindungen der Luftsäcke mit Parabronchien): *1, 1′* zum Schlüsselbeinluftsack, *2* zum Halsluftsack, *3, 3′* zum kranialen Brustluftsack, *3″* Verbindung zwischen Schlüsselbeinluftsack und kranialem Brustluftsack, *4* zum kaudalen Brustluftsack, *5* zum Bauchluftsack

Die Unterfläche der Lunge, *Facies septalis*, reicht vom Margo costoseptalis zum Margo costovertebralis, ist nahezu eben, leicht konkav gehalten und paßt sich dem Septum horizontale, mit dem sie verwachsen ist, an. Annähernd in der Mitte der Facies septalis liegt der *Hilus pulmonis* [pulmonalis]. Die in den Lungenhilus eintretenden Blutgefäße und der Hauptbronchus müssen deshalb das Septum horizontale genauso durchbohren, wie die austretenden Ostien, die eine Verbindung zu den Luftsäcken herstellen.

Hauptbronchien, Bronchus primarius

Der Hauptbronchus schließt mit einer kurzen *Pars extrapulmonalis* an den Syrinx an und tritt schräg in den Lungenhilus ein. Seine lange *Pars intrapulmonalis* zeigt zunächst kaudo-dorsolateralen Verlauf. In diesem Teilabschnitt des Hauptbronchus entspringt eine erste Serie von

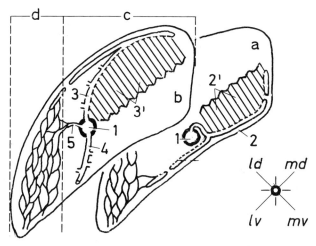

Abb. 152. Hauptbronchus (Bronchus primarius) und Abgang der Sekundärbronchien (Bronchi secundarii) in der Vogellunge, schematisiert.

a Querschnitt durch die kraniale Hälfte der Lunge; *b* Querschnitt durch die kaudale Hälfte der Lunge; *c* Palaeopulmo (Pulmo arcuiformis); *d* Neopulmo (Pulmo reteformis)

An der Richtungsrosette: *ld* dorsolateral, *md* dorsomedial, *lv* ventrolateral, *mv* ventromedial

1 Hauptbronchus; *2* Medioventrobronchus, *2′* Parabronchien, die vom Medioventrobronchus ausgehen und am Planum anastomoticum enden; *3* Mediodorsobronchus, *3′* Parabronchien, die vom Mediodorsobronchus ausgehen und am Planum anastomoticum enden; *4* Lateroventrobronchus; *5* Laterodorsobronchus

4 Sekundärbronchien, die *Bronchi medioventrales,* mit ovalen Öffnungen. Obwohl sie aus der dorsalen Wand des Hauptbronchus entspringen, wenden sie sich, wie ihr Name es besagt, zur Ventralfläche der Lunge (152/2).

Im weiteren Verlauf biegt dann der Hauptbronchus kaudal um und erreicht in einem dorsal leicht konvexen Bogen den Margo caudalis der Lunge. Dort durchstößt er das miteinander verlötete Septum horizontale und Septum obliquum und ergießt sich in den abdominalen Luftsack. Aus dem bogenförmigen Abschnitt des intrapulmonalen Hauptbronchus gehen, sich mit ihren Abgängen gegenüberliegend, zwei weitere Serien von Sekundärbronchien ab, die 7 bis 10 *Bronchi mediodorsales* (−/3) und die 4 bis 7 *Bronchi lateroventrales* (−/4). Das gemeinsame Charakteristikum dieser beiden Serien von Sekundärbronchien ist, daß ihre Öffnungen kaudal schauen und wegen der Bogenform des Hauptbronchus übereinander gestaffelt erscheinen. Dadurch strömt die Luft, die aus dem großen abdominalen und dem kaudalen thorakalen Luftsack zurückgeblasen wird, direkt in sie ein.

Aus der Lateralwand des hinteren Teils des intrapulmonalen Hauptbronchus wird noch eine vierte Serie von Sekundärbronchien abgegeben, die nach der neuen Nomenklatur *Bronchi laterodorsales* heißen. Sie stellen große Lungenpfeifen dar, die sich in dem sogenannten Neopulmo (siehe unten) verzweigen.

Der Wandbau des Hauptbronchus wird im extrapulmonalen Abschnitt durch Knorpelhalbringe charakterisiert. Diese setzen sich auch in jenem Teil des intrapulmonalen Abschnitts fort, der die Medioventralbronchien entläßt. Dabei treten die Knorpelhalbringe als Stege zwischen die Ostien und stützen sie. Im weiteren Verlauf des Hauptbronchus und in allen nachfolgenden Bronchien fehlen Knorpelelemente. Der Hauptbronchus wird von einem respiratorischen Epithel ausgekleidet. In der darunter gelegenen Lamina propria sind zahlreiche längsorientierte elastische Fasernetze, kleine Lymphfollikel und seromuköse Drüsen enthalten. Die elastischen Fasernetze sind von Kollagenfasern durchwirkt und stehen in direkter Verbindung mit der epithelialen Basalmembran. Die glatten Muskelzellen in der Lamina propria bilden eine zusammenhängende Muskelschicht, die ringförmig den gesamten Primärbronchus umschließt. Über eine elastische Fasern enthaltende Adventitia wird der Hauptbronchus in seine Umgebung eingebaut.

Der Palaeopulmo und seine Sekundärbronchien, Bronchi secundarii

Der größte und phylogenetisch wohl ursprüngliche Teil der Vogellunge wird **Palaeopulmo** genannt (DUNCKER, 1971). Er besteht aus dem vom Hilus zum Kaudalrand der Lunge ziehenden Hauptbronchus, aus den von ihm ausgehenden Sekundärbronchien, das sind die Bronchi medioventrales, mediodorsales und lateroventrales, aus den zu den Luftsäcken führenden Ostien und aus den Parabronchien. Dazu bilden die Sekundärbronchien auf der Ventralfläche und auf der Dorsolateralfläche der Lunge durch Verzweigungen unterschiedlichen Grades jeweils eine Tapete von Luftzuleitungsröhren, von dem aus die Parabronchien (siehe unten) als eigentliches Gasaustauschgewebe parallel aufeinander in leicht bogigem Verlauf zustreben. Deshalb wird der Palaeopulmo auch *Pulmo arcuiformis* genannt.

Im einzelnen verteilen sich die Sekundärbronchien des Palaeopulmo wie folgt (153):

Die 4 **Medioventrobronchien** erweitern sich direkt nach ihrem Ursprung aus dem vordersten, intrapulmonalen Abschnitt des Hauptbronchus um ein Mehrfaches ihres Querschnitts. Sie verzweigen sich fächerartig und in enger Nachbarschaft zum Septum horizontale auf der Ventralfläche der Lunge. Von ihrer dem Lungeninneren zugekehrten Wand entspringen die vielen Parabronchien. Darüber hinaus öffnet sich ein Ast aus dem 1. Medioventrobronchus durch das Septum horizontale hindurch in den Halsluftsack. Auch aus dem 3. Medioventrobronchus wird ein Ast abgegeben, der sich sofort teilt und, das Septum horizontale durchbohrend, nach vorne in den Schlüsselbeinluftsack und nach hinten in den kranialen Brustluftsack führt. Des weiteren gibt es an der tiefsten Stelle des Lateralrandes der Lunge blasig erweiterte Räume aus Ursprüngen der Parabronchien und Endäste des 1., 2. und 4. Medioventrobronchus. Über starr im Septum horizontale ausgespannte Ostien gewinnen sie Anschluß an den Schlüsselbein- und an den kranialen Brustluftsack.

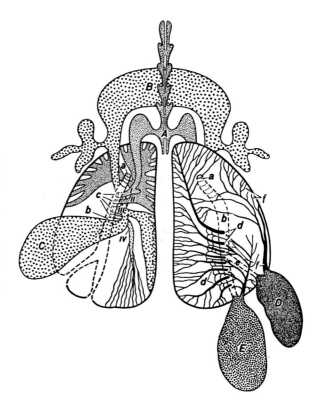

Abb. 153. Schematische Darstellung der Bronchien 1. und 2. Ordnung und der Luftsäcke (in Anlehnung an BRANDES, 1923).

A Halsluftsack; *B* Schlüsselbeinluftsack; *C* kranialer Brustluftsack; *D* kaudaler Brustluftsack; *E* Bauchluftsack

a Hilus der Lunge; *b* Hauptbronchus, Bronchus primarius; *c–f* Bronchien 2. Ordnung, Bronchi secundarii; *c* Medioventrobronchien I–IV, *d* Mediodorsobronchien, *e* Lateroventrobronchus, *f* Laterodorsobronchien mit Anschluß an die verzweigten Parabronchien des Neopulmo

Die 7 bis 10 **Mediodorsobronchien** haben, wie bereits angedeutet, jeweils kaudal orientierte Öffnungen. Sie erweitern sich danach auf das 2- bis 3fache und verteilen sich auf der Dorsolateralfläche. Die ersten Bronchien dieser Serie sind stark verzweigt, die nächstfolgenden haben immer weniger Äste und der letzte ist unverzweigt, so daß die versorgten Areale von kranial nach kaudal abnehmen. Aus der dem Lungeninneren zugekehrten Wandung der Mediodorsobronchien werden die Parabronchien dicht gedrängt entlassen. Anschlüsse an Luftsäcke bestehen nicht. Die Mediodorsobronchien werden in ihrer dorsalen Lage vom Neopulmo teilweise abgedeckt. Bei Huhn und Taube beginnt in ihrer Wandung bereits das Gasaustauschgewebe, wie es in den Parabronchien vorkommt.

Die 4 bis 7 **Lateroventrobronchien** sind kleiner als die vorigen. Lediglich der erste oder zweite, der sich direkt in den kaudalen Brustluftsack öffnet, ist, insbesondere bei Enten, relativ groß. Der große Lateroventrobronchus trägt bei Enten keine Parabronchienabgänge; er ist jedoch von glatter Muskulatur umringt. Die übrigen, kleineren Lateroventrobronchien entlassen ins Lungeninnere Parabronchien, die sich mit denen des 4. Medioventrobronchus treffen. Da die Öffnungen der Lateroventrobronchien im Hauptbronchus nach kaudal zeigen, wird die Exspirationsluft aus dem hinteren Brustluftsack in die Mediodorsobronchien geleitet, während die Luft aus dem Bauchluftsack sowohl in die Mediodorso- als auch in die Lateroventrobronchien geblasen wird.

Der Neopulmo und seine Bronchien

Daß bei höher entwickelten Vögeln ein **Neopulmo** auftritt, hat DUNCKER (1971, 1972) gezeigt. Darunter ist eine zusätzliche Masse von Lungengewebe zu verstehen, die eine Verbindung vom Hauptbronchus zu den hinteren Luftsäcken schafft. Dazu gehen aus der Lateralwand des Hauptbronchus, beginnend in Höhe des ersten Mediodorsobronchus, laufend Röhren 2. Ordnung ab, die wir *Bronchi laterodorsales* nennen. Sie verzweigen sich zu einem Netzwerk mit Parabronchuscharakter, deshalb auch *Pulmo reteformis* genannt. Aus diesem Netz gehen besondere Endstrecken von typischem Sekundärbronchienbau, sogenannte *Saccobronchi*, hervor, die über zusätzliche Ostien Anschluß an die hinteren Luftsäcke finden. Der Neopulmo ist bei allen Hausvögeln ausgebildet, doch ist seine Entwicklung bei der Ente am geringsten, bei den Hühnervögeln am weitesten fortgeschritten. Der Luftstrom vom Hauptbronchus durch den Neopulmo in die kaudalen Luftsäcke erfolgt im Gegensatz zu den Verhältnissen im Paläopulmo in wechselnder Richtung. In welcher Richtung die kranialen Luftsäcke vom Neopulmo belüftet werden, ist noch ungeklärt, obwohl es Verbindungen über Ostien und Äste aus den beiden ersten Medioventrobronchien gibt.

Lungenpfeife, Parabronchus

Die **Parabronchi**, Bronchien 3. Ordnung, entwickeln sich im Paläopulmo von den Medioventrobronchien einerseits und von den Mediodorso- und Lateroventrobronchien andererseits aufeinander zu. Sie treffen im Inneren der Lunge in einer Ebene aufeinander, die wir *Planum anastomoticum* (154/6) nennen. Hier anastomosieren die Parabronchien der ventralen Hälfte jeweils mit mehreren Parabronchien der dorsalen Hälfte und umgekehrt. Da die Parabronchien in hexagonaler Packung dicht nebeneinander und parallel zueinander verlaufen, werden sie auch Lungenpfeifen genannt.

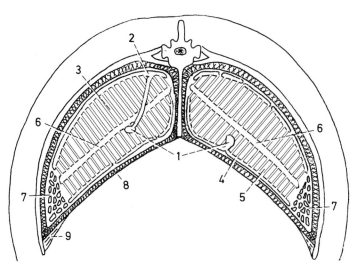

Abb. 154. Schematische Darstellung der Lage der Bronchien 3. Ordnung, Parabronchien. Idealisierter Querschnitt, der links einen Mediodorsobronchus und rechts einen Medioventrobronchus trifft.

1 Hauptbronchus; *2* Mediodorsobronchus; *3* von diesem belüftete Parabronchien; *4* Medioventrobronchus; *5* mit diesem kommunizierende Parabronchien; *6* Planum anastomoticum (stark verbreitert); *7* Parabronchiennetz des Neopulmo; *8* Septum horizontale; *9* Muskelzacke der Mm. costoseptales

Bau der Parabronchien

Parabronchien sind die funktionelle Grundeinheit der Vogellunge. Jeder Parabronchus stellt eine langgestreckte Röhre mit einem Durchmesser von 0,5 mm bei kleinen Vögeln und bis 2 mm bei großen Vögeln dar. Durch *Septa interbronchialia* werden die Parabronchien in hexagonale Areale unterteilt. Die Septen enthalten die interparabronchialen Arterien und Venen des Lungenkreislaufs. Bei verschiedenen Arten, besonders bei den kleinen Singvögeln, sind die Septen nur schwach ausgebildet oder fehlen teilweise ganz.

Das Lumen der Parabronchien wird von einem einschichtigen Plattenepithel ausgekleidet und einem Mantel aus respiratorischem Gewebe umgeben. Unter dem Epithel liegt ein Netz spiralig angeordneter glatter Muskelzellen. Sie umgeben auch die Öffnungen der zahlreichen taschenförmigen Hohlräume, die sich vom Lumen der Parabronchien ausbuchten und die als *Atria* bezeichnet werden. Ihre Wand wird von einem flachen bis kubischen Epithel gebildet, das zahlreiche osmiophile Körper enthält. Das darin gespeicherte Material wird an die Epitheloberfläche abgegeben und spielt möglicherweise bei der Herabsetzung der Oberflächenspannung (ähnlich dem Surfactant in der Säugerlunge) eine Rolle. Die schmalen bindegewebigen Septen zwischen den Atria enthalten zahlreiche elastische Fasern. Die Atria münden jeweils in mehrere trichterförmige *Infundibula*, die radiär in das Mantelgewebe vorstoßen. Sie verengen sich zu den Luftkapillaren, *Pneumocapillares*, die ein dreidimensionales Netzwerk bilden. Sie stoßen an die Grenzen benachbarter Parabronchien. Die Atrien können bei einigen sehr leistungsstarken Vögeln zugunsten einer Zunahme der Luftkapillaren schwinden, so etwa beim Wellensittich und einigen Singvögeln. Der Durchmesser der Luftkapillaren ist bei den einzelnen Vogelarten unterschiedlich groß. So beträgt er bei Pinguinen, Schwänen und Wasserhühnern ca. 10 µm, während er bei den Singvögeln im Durchschnitt nur 3 µm ausmacht. Der Durchmesser der Luftkapillaren ändert sich während des Respira-

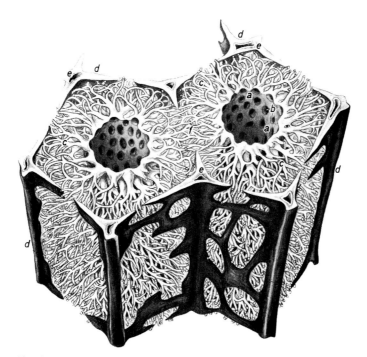

Abb. 155. Halbschematische Darstellung zweier Parabronchien (nach MARCUS, 1937).
a Lumen des Parabronchus; *b* Atria; *c* Übergang von den Infundibula zu den Pneumocapillares; *d* Septa interparabronchialia; *e* Blutgefäße in den Septen; *f* Verbindung von Luftkapillaren benachbarter Parabronchien

tionszyklus nur geringfügig. Die Oberflächenspannung von Röhren mit einem derartig kleinen Kaliber ist so hoch, daß allenfalls eine minimale Erweiterung in Frage kommt. An die Wände der Luftkapillaren lagern sich dicht gedrängt netzartig verzweigte Blutkapillaren an.

Beim Gasaustausch müssen wie bei der Säugerlunge folgende Schichten passiert werden: 1. das Endothel der Blutkapillaren, 2. die verschmolzene Basalmembran von Blut- und Luftkapillaren und 3. die Epithelauskleidung der Luftkapillaren. Die Diffusionsschranke ist wesentlich dünner als bei den Säugetieren ausgebildet. So beträgt sie beim Haushuhn durchschnittlich nur 0,3 µm. Auch die Größe der Oberfläche, die für den Gasaustausch zur Verfügung steht, ist beim Vogel relativ sehr viel größer als beim Säuger. So beträgt sie mit ca. 18 cm^2/g Körpergewicht beim Haushuhn etwa das Zehnfache des Wertes beim Menschen. Die Parabronchien des Neopulmo haben grundsätzlich den gleichen Aufbau wie die des Paläopulmo. Im Unterschied zur ziemlich konstanten Länge der Parabronchien des Paläopulmo besitzen aber die stark verzweigten Parabronchien des Neopulmo keine einheitliche Länge. Im Neopulmo können die kürzesten Verbindungen von einem Primärbronchus zu einem Luftsack weniger als 1 mm betragen, während die längsten 100mal so lang sind. Aufgrund der starken Verzweigung sind auch die Strecken mit voll ausgebildetem respiratorischen Mantel kürzer.

Das **Verhältnis von Paläopulmo zu Neopulmo** ist nicht bei allen Vögeln gleich. Bei Wasservögeln (Ente, Gans, Schwan) ist der Neopulmo schwächer, bei der Taube schon stärker und bei Hühnervögeln am weitesten entwickelt. Dadurch differiert bei diesen Arten die zusätzliche Verbindung zu den hinteren Luftsäcken, die über die Parabronchien des Neopulmo in beiden Richtungen ventiliert werden können. Allerdings geht mit dem Größerwerden des Neopulmo eine Verkleinerung bis hin zum Verschwinden des kaudalen Brustluftsacks einher. Beim Puter fehlt dieser Luftsack völlig, dafür ist sein Neopulmo besonders groß und steht allein mit dem Bauchluftsack in Verbindung.

Blutgefäße der Vogellunge

Über die A. pulmonalis, die kranial des Hauptbronchus in den Lungenhilus eintritt, wird der Lunge venöses Blut zugeleitet. Die Arterie teilt sich und zieht mit ihren Ästen auf kürzestem Weg zu den Parabronchien der Paläo- und Neopulmo. Jeder Parabronchus wird in unterschiedlichen Höhen von kleinen Arteriolen erreicht, die gleichzeitig und gleichmäßig sein Blutkapillarnetz speisen. In enger Verflechtung der Blut- und Luftkapillaren im Parenchymmantel des Parabronchus erfolgt der Gasaustausch. Nahe dem Lumen sammelt sich das arterialisierte Blut in Venulen, die zu immer größeren Venen zusammenfließen, um als V. pulmonalis kaudal des Hauptbronchus den Lungenhilus zu verlassen (ausführliche Darstellung bei ABDALLA, 1989).

Luftsäcke, Sacci pneumatici

Der Lunge sind blasebalgähnliche Anhangsorgane, die Luftsäcke, angeschlossen. Sie stellen passiv dehnbare, sehr dünnwandige Gebilde dar, die mit ihrer Umgebung, Organen und Muskeln, zum Teil bindegewebig verwachsen, zum Teil außen mit Serosa bedeckt, zum Teil aber auch zur Pneumatisation von Knochen als Divertikel in Skelettelemente eingedrungen sind. Ihre Wand wird aus Bindegewebe, das elastische Elemente und glatte Muskelfasern enthält, gebildet. Sie sind von einem einschichtigen Plattenepithel ausgekleidet. In der Umgebung der Verbindung zur Lunge wird das Epithel hochprismatisch. Gelegentlich werden dort auch Zilien beobachtet. Die Blutversorgung der Luftsackwand ist gering. Die Luftsäcke sind am Gasaustausch nicht beteiligt.

Die Lage und Benennung folgt bei allen Vögeln dem gleichen Schema: Paarig ausgebildet sind der **Halsluftsack**, *Saccus cervicalis*, der **vordere und hintere Brustluftsack**, *Saccus thoracicus cranialis* und *Saccus thoracicus caudalis*, sowie der **Bauchluftsack**, *Saccus abdominalis*. Zu einem unpaaren Sack ist bei den meisten Vogelarten der ursprünglich aus vier Komponenten entstandene **Schlüsselbeinluftsack**, *Saccus clavicularis*, fusioniert. Wegen funktioneller Zusammenhänge bezüglich der Ventilation gehören die genannten Luftsäcke zwei Gruppen an:

Die v o r d e r e L u f t s a c k g r u p p e, bestehend aus dem paarigen Halsluftsack, dem unpaaren Schlüsselbeinluftsack und dem paarigen kranialen Brustluftsack, ist den Medioventrobronchien angeschlossen: In der Inspirationsphase füllen sie sich mit Luft, die über die Mediodorso- und Lateroventrobronchien zu den gasaustauschenden Parabronchien geführt wurde und nun verbraucht durch die Medioventrobronchien in die vorderen Luftsäcke eingezogen wird; in der Exspirationsphase geben sie die verbrauchte Luft direkt über die Medioventrobronchien an den Hauptbronchus und damit via Luftröhre nach außen ab.

Die h i n t e r e L u f t s a c k g r u p p e besteht aus dem paarigen kaudalen Brustluftsack und dem paarigen Bauchluftsack. Sie sind dem Hauptbronchus bzw. dem größeren Lateroventrobronchus direkt angeschlossen. In der Inspirationsphase ziehen sie frische, unverbrauchte Luft ein; in der Exspirationsphase pressen sie diese Luft durch die Mediodorso- und Lateroventrobronchien in die Parabronchien hinein, von wo sie verbraucht über die Medioventrobronchien dem Hauptbronchus und der Trachea weitergeleitet wird.

Im einzelnen zeigen die **Sacci pneumatici** beim H u h n (Abb. 156) folgende Besonderheiten:

Die Halsluftsäcke, *Sacci cervicales* (156/*b'*–*b'''*), sind bilateral symmetrisch angeordnet und werden vom ersten Ventrobronchus über das Ostium cervicale belüftet. Sie bestehen aus je einem blasenförmigen, im Brustraum untergebrachten Teil und einem langgestreckten, schlauchförmigen Abschnitt, der die Wirbelsäule vom 3. bzw. 4. Brustwirbel bis zum 2. Halswirbel begleitet. Sein zentraler Teil liegt dem Schlüsselbeinluftsack auf und hat nachbarliche Beziehungen zum Kropf und der Speiseröhre bis zum Drüsenmagen. Jeder der beiden Halsluftsäcke entläßt den nach kraniodorsal aufsteigenden *Ductus intertransversarius*, der gemeinsam mit der A. und V. vertebralis durch den Canalis transversarius der Halswirbelsäule verlaufend, bis zum Atlas reicht. Dabei gibt er unterwegs die den Gelenkfortsätzen aufliegenden *Diverticula vertebralia* sowie die durch die Foramina intervertebralia in den Wirbelkanal eintretenden *Diverticula supramedullaria* ab. Diese besitzen kleinkalibrige Ausläufer, die sich mit dem im Wirbelkanal bis zum 1. Halswirbel reichenden *Ductus supramedullaris* verbinden. Von diesem vielfach gegliederten vertebralen Divertikelsystem werden auch die Halswirbel selbst pneumatisiert. Weitere Divertikel pneumatisieren die ersten Brustwirbel und die wirbelnahen Enden der entsprechenden Rippen.

Bei manchen Vogelarten treten *Diverticula intermuscularia* zwischen die Halsmuskeln und *Diverticula subcutanea* unter die Haut des Halses.

Der unpaare, bilateral symmetrische Schlüsselbeinluftsack, *Saccus clavicularis* (156/*a'*–*a^{VII}*), ist durch mediane Vereinigung selbständiger Säcke entstanden und steht infolgedessen über je ein Ostium claviculare mit dem dritten Ventrobronchus der rechten bzw. linken Lunge in Verbindung. Der Saccus clavicularis liegt kranial von Herz und Lunge und wird vom knöchernen Schultergürtel und Brustkorb eingeschlossen. An ihm lassen sich ein zentraler, ein rechter und linker kraniolateraler sowie ein kaudaler Abschnitt unterscheiden, denen zahlreiche Divertikel angeschlossen sind. Dieser Luftsack umschließt die ventral von ihm gelegenen Organe wie Trachea, Syrinx, Oesophagus, und die großen, aus dem Herzen kommenden Arterien und Venen. Sein kaudaler Abschnitt entsendet ein bilateral symmetrisches System von Divertikeln, die, ihrer Lage entsprechend als *Diverticulum supracordale* (—/*a^{III}*) und *Diverticulum subcordale* (—/*a^{IV}*) bezeichnet, das Herz umklammern, sowie solche, die das Sternum und das Korakoid pneumatisieren. Besondere Erwähnung verdienen das *Diverticulum axillare* mit seinem intra- (—/*a^{V}*) und extrathorakalen Teil (—/*a^{VI}*) sowie das *Diverticulum humerale* (—/*a^{VII}*). Der extrathorakale Abschnitt des Diverticulum axillare schiebt sich mit kleinen Buchten zwischen die Muskeln des Schultergürtels ein, während das Diverticulum humerale durch ein medial am Proximalende des Humerus befindliches Foramen pneumaticum diesen Knochen fast vollständig ausfüllt.

174 Atmungsapparat

Die kranialen Brustluftsäcke, *Sacci thoracales craniales* (156/c), stehen über das Ostium thoracale craniale mit einem Ast des dritten Ventrobronchus ihrer Seite in Verbindung. Sie sind in dem von dem horizontalen und dem schrägen Septum sowie von der Brust- und Bauchwand begrenzten Cavum subpulmonale ihrer Seite untergebracht. Divertikel können bei manchen Vogelarten in den sternalen Teil der Rippen entlassen werden.

Im subpulmonalen Raum befinden sich auch die rechten bzw. linken kaudalen Brustluftsäcke, *Sacci thoracales caudales* (156/d). Diese Säcke erhalten ihre Luft über den größten Lateroventrobronchus ihrer Seite.

Die Bauchluftsäcke, *Sacci abdominales* (156/e–e^{IV}), die über das Ostium abdominale mit dem Hauptbronchus ihrer Seite in Verbindung stehen, übertreffen die bisher beschriebenen Luftsäcke bei weitem an Größe, wobei der rechte voluminöser als der linke ist. Dorsal liegen sie den Nieren an und reichen vom Kaudalende der Lunge bis in das Becken hinein. Ihre Lateralfläche grenzt in großer Ausdehnung an das schräge Septum

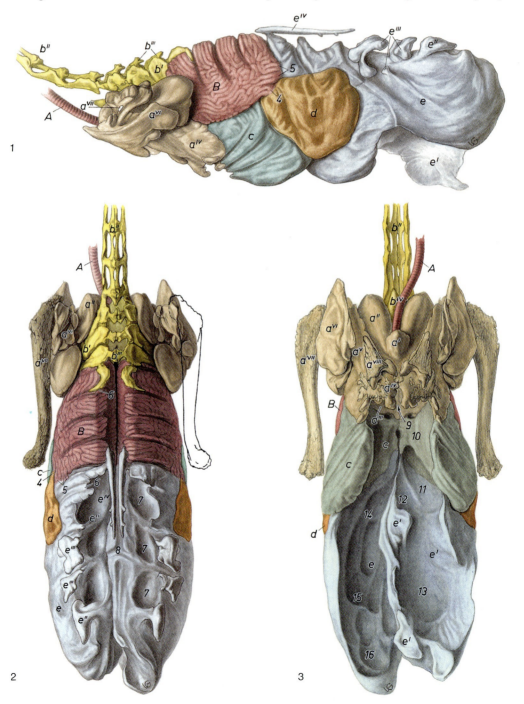

sowie an die Bauch- und Beckenwand, während sie mit ihren Medialflächen die Baucheingeweide umschließen. Damit passen sich die Bauchluftsäcke in Form und Ausdehnung weitgehend den im Eingeweidebauchfellsack eingeschlossenen Organen ($-/6-16$) in deren unterschiedlichen Funktionsstadien an. An der Dorsalwand des Bauchluftsacks finden sich den Nieren anliegende *Diverticula perirenalia* ($-/e''$), muldenförmige Impressionen der Nieren ($-/7$) und der dort verlaufenden Blutgefäße ($-/8$).

Besondere Divertikel umgeben als *Diverticula acetabularia* ($-/e^{III}$) das Hüftgelenk, während das paarige *Diverticulum iliosynsacrale* ($-/e^{IV}$), aus dem entsprechenden Bauchluftsack dorsal etwa in Höhe der 7. Rippe hervorgehend, in den Canalis iliosynsacralis eintritt. Es reicht bis etwa zur Höhe des Hüftgelenks und pneumatisiert auch das Synsakrum sowie die angrenzenden Teile des Os ilium.

Die Luftsäcke müssen bereits beim Schlupf in relativer Größe ausgebildet sein, damit sie die Lunge ventilieren können. Zuvor hatte die Chorioallantois den Gasaustausch besorgt. Mit dem Wachstum des Jungtieres nimmt auch die Größe der Luftsäcke zu. Erst mit Ende der Wachstumsphase bilden sich jene Divertikel, die einige Skelettknochen pneumatisieren. Diese Divertikel stehen nämlich nicht im Dienst der Ventilation, sondern sie nehmen den Platz des jugendlichen Knochenmarks ein und tragen zur Gewichtsverminderung des Körpers bei.

Daß die einzelnen Luftsäcke bei den verschiedenen Vogelarten, teils auch in Abhängigkeit zur Differenzierung des Neopulmo, unterschiedlich gestaltet sein können, wurde bereits kurz erwähnt. So kann der **kaudale Brustluftsack** klein sein oder beim Puter ganz fehlen. Der **Schlüsselbeinluftsack** kann bei der gleichen Vogelart mit einem ursprünglich paarigen Anteil auch paarig bleiben, während der zweite paarige Anteil, wie bei den meisten Arten alle vier Komponenten, konfluieren. KING (1966) berichtet über Vogelarten, bei denen alle vier Säcke auch im Adulten isoliert bleiben. Bemerkenswert ist auch, daß bei einigen Vogelarten *Diverticula femoralia* aus dem Bauchluftsack abzweigen und zwischen die Muskeln des Oberschenkels und in den Markraum des Oberschenkelbeins eintreten.

Atembewegungen

Wie bereits eingangs erwähnt, liegen die Lungen volumenkonstant extrem dorsal im Thorax und sind allseitig verwachsen. Für ihre Ventilation müssen die Luftsäcke sorgen, die wie Blasebälge wirken, indem die Exspirations- und Inspirationsmuskeln sie komprimieren und erweitern. Dazu wird das Sternum unter Führung der Rippen gegen die Wirbelsäule gehoben bzw. von ihr entfernt, wobei die gedachte Achse dieser Kippbewegung etwa durch die Schultergelenke läuft.

Damit wird verständlich, daß die kranialen Luftsäcke in schwächerem, die kaudalen Luftsäcke in stärkerem Ausmaß an der Ventilation beteiligt sind. Besonders augenfällig wird das Heben und Senken des Kaudalrandes des Brustbeins, aber auch die Bewegung der Rippen. An der Exspiration sind folgende Muskeln aktiv beteiligt: die Mm. intercostales interni sowie alle Bauchmuskeln, unterstützt von der Pars minor des M. costosternalis und vom M. costoseptalis. Als Inspirationsmuskeln wirken: Mm. levatores costarum, M. scalenus, Pars major des M. costosternalis und die Mm. intercostales externi (siehe auch Mm. trunci S. 90).

◀ Abb. 156. Lungen-Luftsacksystem eines Huhnes, nach Schummerschen Plastoid-Korrosionspräparaten gezeichnet (WIEK, 1963).

1 linke Seitenansicht; *2* Dorsalansicht; *3* Ventralansicht

A Trachea; *B* Lunge

a^I–a^{VIII} Schlüsselbeinluftsack: a^I zentraler Teil, a^{II} lateraler Teil des Brusteingangs, $a^{III, IV}$ Divertikel, die das Herz umfassen, a^{III} Diverticulum supracordale, a^{IV} Diverticulum subcordale, a^V, ^{VI} Diverticula axillaria, a^V intrathorakale Abteilung, a^{VI} extrathorakale Abteilung, a^{VII} Diverticulum humerale, a^{VIII} Diverticulum coracoideum; b^I–b^{IV} Halsluftsack: b^I Ursprung, b^{II} Divertikel in den Halswirbeln und um das Halsmark, b^{III} Divertikel in den Brustwirbeln, b^{IV} intrathorakaler Teil; *c* kranialer Brustluftsack; *d* kaudaler Brustluftsack; e–e^{IV} Bauchluftsack: e^I Divertikel, die die Mägen umfassen, e^{II} Divertikel, die den Nieren anliegen, e^{III} Divertikel um das Hüftgelenk, Diverticula acetabularia, e^{IV} Divertikel im Canalis iliosynsacralis

4 Ostien und Saccobronchien zum kaudalen Brustluftsack; *5* zum Bauchluftsack; *6–16* Impressionen, hervorgerufen durch *6* die Rippen, *7* die Nieren, *8* die Aorta abdominalis, *9* das Herz, *10* die Leber, *11* den Drüsenmagen, *12* die Milz, *13* den Muskelmagen, *14* den Eierstock, *15* den Eileiter, *16* die Kloake

Verdauungsapparat, Apparatus digestorius [Systema digestorium]

Auch die Verdauungsorgane des Vogels haben in ihrer Gestalt und Lage Anpassungen an das Flugvermögen, insbesondere die Gewichtsverteilung, hinnehmen müssen. Darauf wird neben ihrer Funktion im Dienste der Verdauung im einzelnen einzugehen sein.

Mundhöhle, Cavum oris [Cavitas oralis] und Schlundkopf, Pharynx

Die Mund- und Schlundkopfhöhle stehen ausschließlich zur Nahrungsaufnahme, zum Gleitfähigmachen und Abschlucken bereit. Eine Zerkleinerung der Nahrung findet nicht statt.

Mund- und Schlundkopfhöhle bilden beim Vogel einen einheitlichen Raum. Die Ontogenese zeigt, daß und wo eine Grenze zwischen beiden Abteilungen zu ziehen ist: dorsal zwischen der Choanenspalte einerseits und der Infundibularspalte andererseits, seitlich in Höhe des Schnabelwinkels und ventral zwischen Os entoglossum und Os basibranchiale rostrale; die letztgenannte Abgrenzung stimmt beim Huhn mit der Lage der Zungenpapillenreihe überein.

Die Mundhöhle kann auch Schnabelhöhle genannt werden. Lippen und Backen kommen bei Vögeln nicht vor, denn sie treten erst bei Säugern als vitales Konstruktionsmerkmal für den Saugakt auf.

Schnabel, Rostrum
(44; 157)

Die knöcherne Grundlage der Mund- und Schlundkopfhöhle wird durch den Komplex der Ossa maxillae et palati sowie der Ossa mandibulae gestellt. Maxilla und Mandibula sind mit stark verhornender Haut überzogen und bilden so den Schnabel, *Rostrum*. Der Schnabel der Vögel kann von sehr unterschiedlicher Gestalt sein. Er dient dem artspezifischen Erfassen der Nahrung und wird u. a. auch zum Nestbau, zur Pflege des Gefieders sowie als Waffe eingesetzt.

Die Hornscheide, *Rhamphotheca*, bildet am Oberschnabel, *Rostrum maxillare* (157/a), einen konvexen Rücken, First, *Culmen*, und an der Schnabelspitze bei Wasservögeln eine fingernagelförmige, harte Hornplatte, *Unguis maxillaris* (—/a'). Die scharfe Schnabelkante heißt *Tomium maxillare;* in ihr stoßen das außen gelegene Deckhorn und das innen gelegene Traghorn aneinander (158). Der Unterschnabel, *Rostrum mandibulare* (157/b), zeigt ein konkaves Profil, Dille oder „Kinn", *Gonys*, und seine Schnabelkante heißt *Tomium mandibulare*. An der Spitze des Unterschnabels besitzen Wasservögel eine Hornplatte, *Unguis mandibularis*. Der Unterschnabel ist enger als der Oberschnabel gehalten. Zwischen beiden befindet sich die Mundöffnung, *Apertura [Rima] oris*. Bei Hühnervögeln und der

Taube ist der „Pick"-Schnabel spitz, und die bei allen Körnerfressern besonders harte Hornscheide des Oberschnabels greift hakenförmig über jene des Unterschnabels. Bei Gans und Ente ist der Schnabel löffelförmig und fast ganz von einer weichen Haut (Wachshaut, *Ceroma*) überzogen. Die Schnabelkanten tragen bei diesen Arten und beim Flamingo transversal gestellte Hornlamellen, *Lamellae*, die wie Reusen wirken, wenn unter Schließen des Schnabels kleinste, beim Gründeln mit dem Wasser aufgenommene Nahrungspartikel hängenbleiben. Lamellae und Ceroma sind mit zahlreichen, dem Tastsinn dienenden, geformten Nervenendigungen versehen. Bei Hühnervögeln beschränkt sich die Wachshaut auf die Wurzel des Oberschnabels, bei der Taube befindet sich an gleicher Stelle eine deutlich abgesetzte, weiße wulstige Erhebung, der Schild. Der keilförmige Schnabel der Taube kann je nach Rasse kürzer oder länger sein; der Schild ist bei Bagdetten mit Warzen (deshalb Warzentaube) bedeckt.

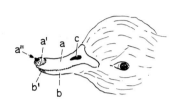
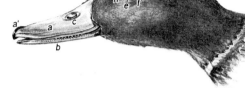

Abb. 157

Abb. 157. **Kopf einer Ente (rechts) und eines schlupfreifen Entenkükens (links).**

a Oberschnabel, *a'* Nagel (Unguis maxillaris), *a"* Eizahn; *b* Unterschnabel, *b'* Nagel (Unguis mandibularis); *c* Nasenloch; *d* äußerer Gehörgang, von Federn verdeckt; *e* Auge; *f* unteres Augenlid; *g* oberes Augenlid; *h* drittes Augenlid

Abb. 158. **Hornscheide des Oberschnabels eines Körnerfressers im Querschnitt** (nach LÜDICKE aus STARCK, 1982).

1 Schnabelrücken; *2* Deckhorn; *3* Schnabelkante; *4* Traghorn; *5* Schnabelhöhlenhorn

a Os praemaxillare; *b* Lederhaut, *b'* Lederhautleiste; *c* V. palatina lateralis; *d* A. palatina mediana

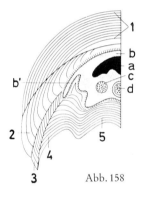

Abb. 158

Papageien haben einen sehr kräftigen und besonders beweglichen Schnabel, der außerordentlich tastempfindlich ist. Der weit nach vorne und unten übergreifende Oberschnabel ist auf seiner apikalen Unterseite mit Quergraten besetzt; sie werden auch „Feilkerben" genannt, weil mit ihrer Hilfe der Unterschnabelrand beim sogenannten Schnabelwetzen scharf gefeilt werden kann. Der Unterschnabel bleibt kurz und ist schaufelförmig. Der Papagei nutzt den Schnabel auch beim Klettern. Der zum „Reißhaken" abgebogene Oberschnabel der Taggreifvögel ist besonders für das Zerpflücken größerer und kleinerer Beutetiere geeignet. Von tiermedizinischem Interesse ist, daß die Rhamphotheca bei den meisten Vogelarten kontinuierlich wächst. Deshalb ist auch bei Heimvögeln für eine natürliche Abnutzung zu sorgen. Ist dies nicht der Fall oder kommen — häufig bei männlichen Wellensittichen — Deformationen der Hornscheide vor, dann sind ein behutsames Kürzen bzw. eine Korrektur angezeigt.

Beim schlupfreifen Küken findet sich auf der Kuppe des Oberschnabels eine kegelförmige, aus verhornten Epithelzellen bestehende Eischwiele, der Eizahn (im zoologischen Sinne handelt es sich um einen „falschen" Eizahn deshalb, weil bei bestimmten Reptilien ein aus Hartsubstanz bestehender „echter" Eizahn mit gleicher Funktion vorkommt). Bei Gans und Ente sitzt der Eizahn zentral auf dem Nagel des Oberschnabels (157/*a"*). Schlupfreife Jungtiere können mit seiner Hilfe die Kuppe der Eischale rundum aufraspeln. Der Eizahn verschwindet in den ersten Lebenstagen wieder.

Im Schnabelwinkel, *Angulus oris,* werden die Tomia durch eine dreieckige, fleischige Hautfalte, *Rictus,* verbunden. Tomia und Rictus zusammen übernehmen die Funktion von Lippen und Zähnen, die es bei Vögeln nicht gibt. Erwähnt sei jedoch, daß einige fossile Vogelarten und auch der *Urvogel* mit bezahnten Kiefern ausgestattet waren.

Struktur und Funktion des Schnabelspitzenorgans
(159)

Bei vielen Vogelarten liegt im Bereich der Schnabelspitze ein komplexes Organ des Tastsinns, das Schnabelspitzenorgan, dem eine große Bedeutung bei der Prüfung der aufgenommenen Nahrung und bei der Gefiederpflege zukommt. Es wurde zuerst beim Papagei und anschließend bei vielen anderen Vogelarten beschrieben. Nur bei einigen Arten, wie den Tauben oder Sperlingen, die ihren Schnabel hauptsächlich zum Körnerpicken verwenden, *fehlt* das Schnabelspitzenorgan. Bei anderen Arten, bei denen dem Schnabel kompliziertere Funktion im Rahmen der Nahrungsaufnahme und -selektion zukommt, wie z. B. bei Papageien oder beim Wassergeflügel, ist ein gut entwickeltes Schnabelspitzenorgan ausgebildet. Der allgemeine Aufbau ist bei all diesen Spezies sehr ähnlich. Bei Gänsen und Enten, bei denen das Schnabelspitzenorgan am besten untersucht ist, ergibt sich dabei folgender Aufbau: Im Bereich des Unguis maxillaris und des Unguis mandibularis liegen innerhalb der Hornsubstanz viele kleine zylindrische Tastpapillen. Sie stoßen von den tiefen Schichten der Dermis gegen den rostralen Rand des Schnabels vor. Dort erreichen ihre Spitzen dann die freie Oberfläche. Jede Tastpapille besteht aus einem bindegewebigen Kernbereich, der von der Dermis seinen Ausgang nimmt und außen von tubulär aufgebautem Horn überzogen wird. Diese Hornschicht ist relativ weich. Hinsichtlich Zahl, Größe und Form der einzelnen Tastpapillen bestehen zwischen den Vogelarten deutliche Unterschiede. Weiter weist in der Regel das Schnabelspitzenorgan im Unterschnabel mehr Tastpapillen auf als jenes des Oberschnabels. So kommen etwa bei der Gans im Oberschnabel ca. 100 Tastpapillen vor, während im Unterschnabel etwa 180 ausgebildet sind. Beim Huhn finden sich im Unterschnabel 20 Tastpapillen; im Oberschnabel lassen sich keine derartigen Sinnesrezeptoren nachweisen. Besonders gut entwickelt sind die Tastpapillen im Unterschnabel von Papageien. Genauere Angaben über ihre Zahl und Morphologie fehlen bei dieser Spezies noch.

Jede Tastpapille wird von ca. 30 bis 80 markhaltigen und auch einigen marklosen Nervenfasern versorgt. Bei 80 % dieser Axone ist der Durchmesser größer als 3 µm. Sie enden in verschiedenen Typen von nervösen Endkörperchen, die in den distalen zwei Dritteln der Papille liegen. In den tieferen Teilen der Papille werden vornehmlich Herbstsche Körperchen gefunden, während die distalen Anteile Grandrysche Körperchen aufweisen.

Da die einzelnen Tastpapillen durch das zwischenliegende Horn mechanisch hervorragend gegeneinander abgeschirmt sind, dürfte dem Schnabelspitzenorgan eine hohe Trennschärfe bei der Reizaufnahme zukommen. Weiter ist die hohe Rezeptorendichte in diesem komplexen Sinnesorgan bemerkenswert. Da z. B. im Schnabelspitzenorgan der Gans bis zu 25 Papillen pro mm² gezählt wurden und jede Papille mindestens 40 Endkörperchen aufweist, liegt bei dieser Art die Gesamtzahl der Rezeptoren sicher über 1000/mm². Die hohe Rezeptorendichte im Schnabelspitzenorgan findet ihren Ausdruck auch in der weit überproportionalen Repräsentation dieses Gebiets im Endhirn.

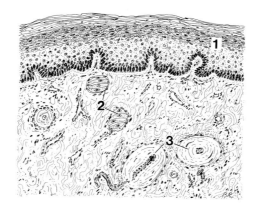
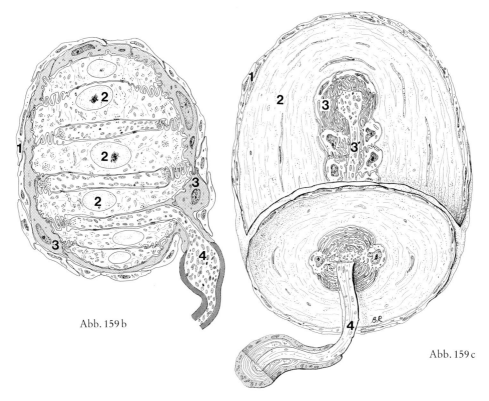

Abb. 159a. Tastkörperchen in der Schnabelhaut der Gans.
1 Epidermis; *2* Grandry-Körperchen; *3* Herbst-Körperchen

Abb. 159b. Schematische Darstellung eines Grandry-Körperchens.
1 Bindegewebskapsel; *2* Grandry-Zellen; *3* Schwann-Zellen; *4* afferente Nervenfaser

Abb. 159c. Schematische Rekonstruktion eines Herbst-Körperchens.
1 Bindegewebskapsel; *2* Außenzone mit Lamellen aus kollagenen Fasern; *3* Innenkolben mit Schwann-Zellen, die das Rezeptoraxon (*3'*) umhüllen; *4* afferente Nervenfaser

Organe der Mundhöhle und des Schlundkopfs

Die Mund- und Schlundkopfhöhle, *Cavum oris [Cavitas oralis]* und *Cavum pharyngis [Cavitas pharyngealis]*, werden einerseits vom Gaumen und Pharynxgewölbe, andererseits von der im Mund- und Schlundkopf gelegenen Zunge umgeben. Einen guten Einblick in die

Dach der Mundhöhle, Gaumen

Die Ontogenese des Munddachs der Vögel folgt anderen Gesetzmäßigkeiten als beim Säuger; insbesondere bleibt ein Zusammenschluß der beidseitigen Gaumenfortsätze in der Medianen aus. Dadurch erhält sich die Verbindung zwischen Nasen- und Mundhöhle in Form einer langgezogenen Choanenspalte, *Choana* (160/g). Sie ist im allgemeinen in ihrer *Pars rostralis* enger, in ihrer *Pars caudalis* breiter, und sie führt nasenhöhlenwärts in einen gemeinsamen Raum, von dem aus zwei Choanengänge in die rechte und linke Nasenhöhle führen. Ein Gaumensegel fehlt den Vögeln. Die kutane Schleimhaut des Gaumens, *Palatum*, ist mit längsverlaufenden Wülsten, *Rugae palatinae*, und Rinnen, *Sulci palatini*, sowie mit querorientierten Papillenreihen, *Papillae palatinae*, ausgestattet. Zwei an jeder Seite des Choanenspalts verlaufende Wülste, *Rugae palatinae laterales,* scheinen bei den meisten Vogelarten vorzukommen. Beim H u h n findet sich auch im rostralen Abschnitt des Gaumens eine *Ruga*

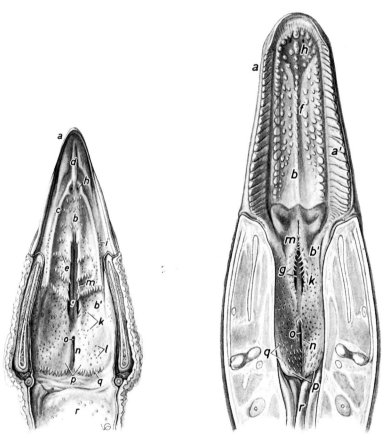

Abb. 160. D a c h d e r M u n d h ö h l e u n d d e s S c h l u n d k o p f s e i n e s H u h n e s (links) u n d e i n e r G a n s (rechts).

a Rostrum maxillare, *a'* Lamellae; *b, b'* Palatum: *b* vor bzw. *b'* seitlich der Choanenspalte; *c* Ruga palatina lateralis (Huhn); *d* Ruga palatina mediana (Huhn); *e, f* Papillae palatinae: *e* beim Huhn in Querreihen, *f* bei der Gans in Längsreihen angeordnet; *g* Choana; *h* Mündung der Glandula maxillaris; *i* Mündungen der Glandulae palatinae laterales und *k* der Glandulae palatinae mediales; *l* Mündungen der Glandulae sphenopterygoideae; *m* papillenbesetzter Rand der Choanenspalte; *n* Rima infundibuli; *o* Infundibulum pharyngotympanicum; *p* Ende des Pharynxdachs; *q* Papillae pharyngeales; *r* Oesophagus

palatina mediana. Bei anderen körnerfressenden Vögeln kommen zusätzlich intermediäre Längswülste vor; mit Hilfe solcher Längswülste können sie unter Gegendruck der Zunge Körner entspelzen.

Dem gleichen Zweck dienen auch Längsrinnen, die als *Sulci palatini laterales* zwischen den Rugae palatinae laterales und den Tomia sowie als *Sulcus palatinus medianus* im rostralen Teil des Gaumens angeordnet sind. Beim Wellensittich findet sich ein V-förmiger, mehr transversal orientierter *Sulcus palatinus.* Bei anderen Papageienarten ist im rostralen Gaumen ein stark vaskularisiertes Schleimhautpolster, *Torus palatinus,* ausgebildet. Diese Bildungen sorgen dafür, daß der Samen beim Entspelzen nicht zu früh distal gleitet.

Die vogelartlich sehr variabel vorkommenden *Papillae palatinae* haben rein mechanische Aufgaben beim Nahrungstransport. Bei Hühnern (160 links) und Tauben stehen die spitzen, rachenwärts gerichteten Papillen in mehreren Querreihen. Bei der Gans (160 rechts) ist der Gaumen mit stumpfkegelförmigen Papillen ausgestattet, die in einer medianen und zwei bis drei paramedianen Längsreihen angeordnet sind. Bei der Ente beschränkt sich die vergleichende Anordnung der Papillen auf den rostralen Teil des Gaumens, zudem kommt ein medianer Längswulst vor. Bei Gans und Ente sind die Ränder der Choanenspalte mit einer Reihe spitzkegelförmiger Papillen besetzt.

Dach des Schlundkopfs

Der Gaumen geht kontinuierlich in das Dach des Pharynx über. In seiner Medianen findet sich die Infundibularspalte, *Rima infundibuli.* Sie führt in den unpaaren, buchtigen Tubenrachenraum, *Infundibulum pharyngotympanicum.* In diesen mündet von kaudodorsal kommend das unpaare Ende, *Tuba pharyngotympanica communis,* der paarig beginnenden rechten und linken Ohrtrompete, *Tuba pharyngotympanica.* Seitlich des Infundibularspalts erheben sich einige Papillen; beim Huhn endet das Rachendach mit einer Rachenpapillenreihe. In die Rachenschleimhaut sind *Lymphonoduli aggregati,* auch unter dem Namen *Lymphonoduli seu Tonsillae pharyngeales* bekannt, eingelagert.

Boden der Mundhöhle und Zunge

Auf dem muldenförmigen Mundhöhlenboden liegt die Zunge, *Lingua.* Sie paßt sich in ihrer Form der des Unterschnabels an. Sie ist bei den Hühnervögeln (161 links) und vielen anderen Arten spitz, rachenwärts verbreitert. Bei Gans (161 rechts) und Ente verjüngt sie sich apikal nur unwesentlich. Die Wurzel, *Radix linguae,* und der Körper, *Corpus linguae,* sind bei Hühnervögeln deutlich durch eine Reihe von Papillen, *Papillae linguales,* voneinander abgegrenzt. An der Zungenspitze, *Apex linguae,* und auf dem Zungenrücken, *Dorsum linguae,* ist sie von einem stark verhornten Epithel überzogen und durch einen in der Medianen verlaufenden *Sulcus lingualis* gekennzeichnet. Bei Entenvögeln ist das kaudale Drittel des Zungenrückens wulstartig zum *Torus linguae* aufgeworfen. Am seitlichen *Margo linguae* ist das Epithel dünner. Auf der Ventralseite der Zungenspitze des Huhnes kommt eine stark verhornte Platte, die *Cuticula cornea lingualis,* vor. Die Zunge ist mit dem *Frenulum linguae* im rostralen Teil des Mundhöhlenbodens verankert.

Im Innern enthält die Zunge als Stütze das Os entoglossum (162/d). Dadurch wird sie versteift und ist in sich nicht verformbar. Sie kann nur im Ganzen durch den Apparatus hyobranchialis verschoben werden. Eine Binnenmuskulatur kommt, außer andeutungsweise bei Papageien (siehe unten), nicht vor. Die Zungenspitze besteht aus Binde- und Fettge-

Abb. 161. Boden der Mundhöhle und des Schlundkopfs eines Huhnes (links) und einer Gans (rechts).

a Rostrum mandibulare, *a'* mit Lamellae besetzt (Gans); *b* Mündungen der Glandulae mandibulares caudales (Huhn); *c* Zunge (Lingua); *d* Papillae linguales, *d'* bei der Gans auch am Zungenrand; *e* Mündungen der Glandulae linguales (Huhn); *f* Mons laryngis; *g* Glottis; *h* Oesophagus; *i* Papillae pharyngeales

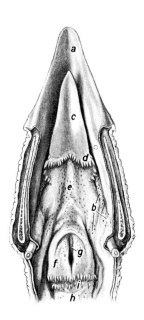
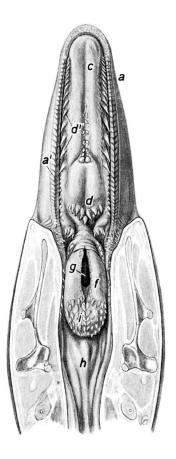

webe. In die Zungenwurzel und den Zungenkörper strahlen die extralingualen Zungenmuskeln ein. Die Funktion der Zunge beschränkt sich im wesentlichen auf den Transport der Nahrung zum Rachen hin. Die scheinbar fleischige Zunge der Entenvögel enthält viel Fettgewebe. Lediglich beim Papagei, dessen Zunge breit und weniger verhornt ist, kommt als zungeneigener Muskel ein Bündel von längsverlaufenden *Fibrae longitudinales* vor, die die Zungenspitze erreichen.

Besondere Anpassungen der Zunge an die vogelartspezifischen Ernährungsweisen finden wir z. B. bei Gans und Ente. Hier sind die Zungenränder mit in Reihe stehenden stachelförmigen Hornpapillen besetzt. Sie sind rachenwärts gerichtet und lassen Zwischenräume frei, die durch dicht beieinanderstehende fadenförmige Papillen geschlossen werden. So entsteht ein zweiter Reusenapparat, der den durch die Lamellae an den Schnabelkanten gebildeten ersten wirkungsvoll beim Aussieben der planktonischen Kleinorganismen unterstützt.

Bei den körnerfressenden Vogelarten haben wir schon besondere Einrichtungen am Gaumen kennengelernt. Aber auch die Zunge selbst als druckerzeugendes Widerlager kann z. B. bei Finken einerseits durch eine gewisse seitliche Beweglichkeit der Zungenspitze zum Entspelzen des Samens beitragen und andererseits mit verschiedenen Versteifungseinrichtungen (kavernöse Schwellkörper oder Fettgewebe und Blutsinus oder zusätzliche Knochenbildung) ausgestattet sein.

Auf die bei Spechtvögeln vorkommende Harpunenzunge und bei Nektarvögeln und Kolibris hochspezialisierte, zur Rinne bzw. Röhre verformbare Zunge kann nur andeutungsweise eingegangen werden. Gemeinsam ist beiden Zungenformen, daß sie mit Hilfe des Zungenbeinapparats auf das Mehrfache der Schnabellänge verlängert werden können. Auch die Tatsache, daß bei vielen fischfressenden Vögeln die Zunge stark zurückgebildet ist und die Beute durch eine Wurfbewegung des Kopfes in eine schluckgerechte Lage gebracht wird, sei nur am Rande erwähnt.

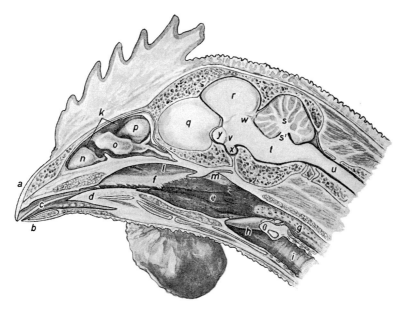

Abb. 162. Paramedianschnitt durch den Kopf eines Haushuhns.

a Rostrum maxillare; *b* Rostrum mandibulare; *c* Cavum oris; *d* Zunge (Lingua) mit Os entoglossum; *e* Cavum pharyngis; *f* Choana; *g* Oesophagus; *h* Larynx; *i* Trachea; *k* Cavum nasi; *l* unpaarer Teil des Nasenausgangs; *m* Infundibulum pharyngotympanicum; *n* Concha nasalis rostralis; *o* Concha nasalis media; *p* Concha nasalis caudalis; *q* Septum interorbitale; *r–y* Zentralnervensystem: *r* Telencephalon, *s* Cerebellum mit *s'* Pedunculi cerebelli, *t* Medulla oblongata, *u* Medulla spinalis, *v* Diencephalon, *w* Mesencephalon, *x* Hypophysis, *y* Chiasma opticum

Geschmacksknospen, Gemmae gustatoriae, und Geschmackssinn

Neue experimentelle Untersuchungen weisen darauf hin, daß die meisten Vögel einen gut ausgeprägten Geschmackssinn aufweisen, dem eine wichtige Rolle bei der Nahrungsaufnahme, vor allem bei der Unterscheidung von eßbaren und toxischen oder schädlichen Nahrungsbestandteilen zukommt. Wie bei anderen Vertebraten stellen die Geschmacksknospen die Rezeptoren des Geschmackssinns dar. Eine Geschmacksknospe, *Gemma gustatoria*, wird aus einer Gruppe von flaschen- oder spindelförmigen Zellen aufgebaut, die sich morphologisch deutlich von den angrenzenden Epithelzellen unterscheiden. Verglichen mit anderen Vertebraten wurden bei den Vögeln Geschmacksknospen erst verhältnismäßig spät nachgewiesen. Die Zahl der Geschmacksknospen, die bei verschiedenen Vogelarten nachgewiesen wurden, erscheint immer gering. Dabei ist allerdings zu berücksichtigen, daß die Geschmacksknospen des Vogels bei routinemäßigen lichtmikroskopischen Techniken eher unauffällig sind und daß sich die meisten Untersuchungen auf die Zunge konzentrierten und anderen möglichen Lokalisationen von Geschmacksknospen kaum die notwendige Aufmerksamkeit schenkten. So konnten mit dem Rasterelektronenmikroskop bei verschiedenen Vogelarten außer in der Zunge auch unmittelbar hinter dem Schnabelspitzenorgan und um die Mündungen der Speicheldrüse eine größere Zahl von Geschmacksknospen beobachtet werden. Beim Huhn findet sich z.B. eine größere Zahl von Geschmacksknospen um die Einmündung der Glandula maxillaris und der seitlichen Gaumendrüsen.

Aufgrund ihrer Form und inneren Struktur können bei den Vögeln drei Typen von Geschmacksknospen unterschieden werden (BATH, 1906). Beim ovoiden Typ I, der bei den Vögeln am häufigsten auftritt und unter anderem bei Huhn und Taube vorkommt, wird ein zentraler Bereich, der Sinneszellen, Stützzellen und Basalzellen enthält, von mehreren Lagen peripher darum angeordneten follikulären Zellen umgeben. Die Sinneszellen der

Geschmacksknospen weisen an ihrer Spitze einen großen mikrovillären Fortsatz auf, der ca. 3 × 1,5 μm mißt. Glattes endoplasmatisches Retikulum kommt besonders im apikalen Teil der Geschmackszellen vor. Die Stützzellen besitzen ein elektronendichteres Zytoplasma und weisen im apikalen Anteil sekretorische Granula auf. Die Basalzellen enthalten einen großen Kern. In ihrem Zytoplasma finden sich mehrere kleine Mitochondrien, ein unauffälliger Golgi-Apparat sowie glattes und rauhes endoplasmatisches Retikulum. Typ II ist von schmaler und mehr länglicher Form. Sein Vorkommen beschränkt sich auf einige Arten wie E n t e n und F l a m i n g o s. In seiner zellulären Zusammensetzung entspricht er dem Typ I. Typ III ähnelt stark den Geschmacksknospen der Säugetiere. Ihm fehlen die follikulären Zellen. Er wird nur bei P a p a g e i e n angetroffen. Während die Geschmacksknospen der Zunge vom *N. glossopharyngeus* innerviert werden, ist an der Versorgung der Geschmacksknospen, die wie erwähnt in anderer Lokalisation vorkommen, auch der *N. palatinus* des *N. facialis* sowie Anteile des *N. trigeminus* beteiligt.

Bewegungsapparat der Zunge

Das **Zungenbein** der Vögel, **Apparatus hyobranchialis** *[hyoideus]* (163), besteht aus einem unpaaren rostralen *Os entoglossum* und den aus dem Hyalbogen entstandenen Elementen.

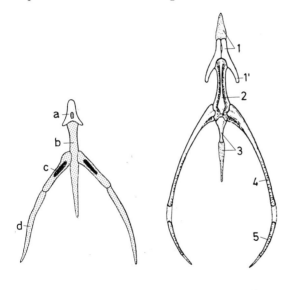

Abb. 163. Zungenbein eines 65-mm-Hühnerfetus (links) und eines jungen Huhnes (rechts). (Linke Teilzeichnung nach TONKOFF/ZIEGLER aus LILLIE/HAMILTON, 1952.)

a Anlage des Entoglossum; *b–d* Hyalbogen: *b* Anlage des Basihyale, *c* des Ceratobranchiale, *d* des Epibranchiale

1 Os entoglossum mit knorpeliger Spitze und *1'* Cornua; *2* und *3* aus dem unpaaren Element des Hyalbogens sind entstanden: *2* Os basibranchiale rostrale und *3* Os basibronchiale caudale, letzteres mit einem knorpeligen Ende; *4* Os ceratobranchiale; *5* Os epibranchiale; *4* und *5* bilden gemeinsam das Cornu branchiale

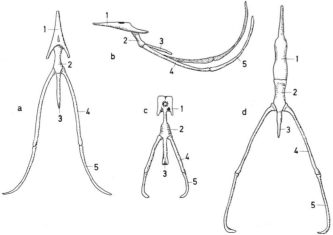

Abb. 164. Zungenbeine der Vögel, vergleichend.

a, b Zuchtwachtel: *a* in Dorsalansicht, *b* in Seitenansicht; *c* Edelpapagei; *d* Hausente. Verschiedene Vergrößerungsmaßstäbe

1–5 wie in Abb. 163

Auch das Os entoglossum ist paarig entstanden, weshalb es oftmals durchbohrt sein kann. Beim Wellensittich bleibt es paarig. Meistens ist es pfeilartig spitz mit zwei kaudal gerichteten Hörnern, Cornua, bei der Ente stabförmig, bei Papageien blattartig mit Fenestration. Das in der Vertikalebene abgewinkelte unpaare Element des Hyalbogens ist das zweigliedrige Basibranchiale. Dem *Os basibranchiale rostrale* sind die beiden zweigliedrigen Cornua branchialia angefügt, während das *Os basibranchiale caudale* spitz endet. Bei adulten Vögeln sind beide Basibranchialia fusioniert. Beim Wellensittich (u.a.) erhebt sich über dem Basibranchiale rostrale ein *Arcus parahyalis*.

Die beiden Cornua sind stark gebogen und unterteilt in ein *Os ceratobranchiale* und ein *Os epibranchiale*. Sie sind nicht mit den Schädelknochen vereint, sondern umlaufen die Nackenfläche der Hirnkapsel seitlich. Bei Vögeln, die ihre Zunge weit vorstrecken müssen (Kolibris, Spechte), bilden die Cornua eine große Schlinge um die Nackenfläche des Schädels bis zur Stirn; diese Schlinge weitet sich auch in die Halsgegend aus und wird im Augenblick der Zungenaktion gestreckt.

Als **Zungenmuskeln**, *Musculi apparatus hyobranchialis*, wird eine Gruppe von Muskeln zusammengefaßt, die den Zungenbeinapparat und damit die Zunge als Ganzes bewegen können. Sie stammen ontogenetisch teils von mandibularen, hyomandibularen und branchialen Muskelplatten ab und lassen sich teils auch auf okzipitale Myotome zurückführen.

Demzufolge haben einige ihren Ursprung und Ansatz am Zungenbein (*M. hypoglossus rostralis, M. hypoglossus obliquus, M. ceratoglossus* und *M. interceratobranchialis*). Andere ziehen von der Mandibula an den Zungenbeinapparat (*M. serpihyoideus, M. stylohyoideus, M. branchiomandibularis, M. genioglossus*) oder an eine mediane Raphe im Kehlgang (*M. intermandibularis ventralis, M. intermandibularis dorsalis*). So wird verständlich, daß mehrere Gehirnnerven für die Mobilität der Zunge als Ganzes zuständig sind (Nn. trigeminus, facialis, glossopharyngeus, hypoglossus). Im Folgenden seien die Zungenmuskeln des Hausgeflügels beschrieben:

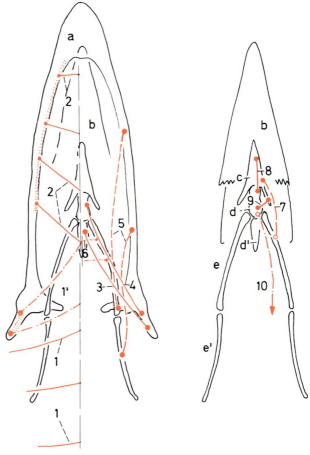

Abb. 165. Wirkungslinien der Halshaut- und der Zungenmuskeln eines Huhnes; von links nach rechts: oberflächliche, mittlere und tiefe Lage.

a Mandibula; *b* Zunge; *c* Os entoglossum; *d* Os basibranchiale rostrale, *d'* Os basibranchiale caudale; *e, e'* Cornu branchiale: *e* Os ceratobranchiale, *e'* Os epibranchiale

1 M. constrictor colli, *1'* seine Pars intermandibularis; *2* M. intermandibularis ventralis; *3* M. serpihyoideus; *4* M. stylohyoideus; *5* M. branchiomandibularis; *6* M. interceratobranchialis; *7* M. ceratoglossus; *8* M. hypoglossus rostralis; *9* M. hypoglossus obliquus; *10* M. cricohyoideus

M. intermandibularis ventralis (165/2)
Das dünne, breite Muskelband liegt unmittelbar unter der Haut des Kehlgangs und umspannt den Zungenkörper von ventral. Es entspringt an der Medialfläche des Os dentale und vereinigt sich nach vorwiegend transversalem Faserverlauf mit dem Muskel der Gegenseite in einer medianen Rhaphe. Bei Huhn und Taube reicht die Muskelplatte von der Pars symphysialis mandibulae bis an den M. constrictor colli (Huhn) (−/1, 1′) bzw. an den M. serpihyoideus (Taube), also fast über den ganzen Kehlgang hinweg. Bei Gans und Ente bleibt der Muskel bandförmig und beschränkt sich auf die Höhe des Schnabelwinkels. Der Muskel drückt die Zunge gegen den Gaumen.

M. intermandibularis dorsalis
Dieser Muskel fehlt bei Huhn und Taube. Bei Gans und Ente liegt das kräftige querverlaufende Muskelband dem M. intermandibularis ventralis zum Teil auf, reicht aber weiter nach kaudal. Es entspringt an der Medialfläche des Os supraangulare und endet in einer medianen Rhaphe, die der rostralen Hälfte des Os basibranchiale caudale ventral anliegt. Bei Kontraktion des Muskelbandes wird der Torus linguae gegen den Gaumen gedrückt.

M. serpihyoideus (165/3)
Vom Proc. retroarticularis mandibulae entspringt ein langes Muskelband, das sich mit der Gegenseite in einer medianen Rhaphe an der Ventralfläche des Os basibranchiale caudale trifft. Beim Huhn wird es an seiner Außenfläche von der Pars intermandibularis des M. constrictor colli bedeckt, bei der Ente und Taube liegt es direkt unter der Haut. Bei der Ente ist anstelle einer medianen Rhaphe eine rautenförmige Sehnenplatte vorhanden. Seine Kontraktion bewirkt vornehmlich, daß die Kehlkopfkrone gegen das Mund- und Schlundkopfdach gehoben, teils auch die Zunge zurückgezogen wird.

M. stylohyoideus (165/4)
Das Muskelband entspringt beim Huhn am Proc. retroarticularis wenig vor dem M. serpihyoideus. Er inseriert am Os basibranchiale rostrale. Bei der Taube inseriert der Muskel in Höhe des Gelenks zwischen Basibranchiale und Ceratobranchiale. Bei der Ente ist der Muskel besonders kräftig und inseriert am rostralen Ende des Os ceratobranchiale. Der Muskel ist der wesentliche Rückzieher der Zunge und damit für den Nahrungstransport in der Mundhöhle bedeutsam.

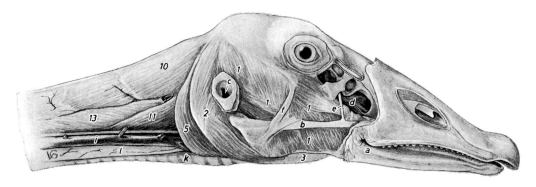

Abb. 166. Muskeln am Kopf einer Gans.

1 M. adductor mandibulae externus; *2* M. depressor mandibulae; *3* M. intermandibularis ventralis; *5* M. branchiomandibularis; *10* M. complexus; *11* M. rectus capitis lateralis; *13* M. longus colli

a Mandibula; *b* Jochbogen; *c* Meatus acusticus externus; *d* Sinus infraorbitalis; *e* Ligamentum jugopraefrontale; *f* Ligamentum postorbitale; *i* V. jugularis; *k* Trachea; *l* Oesophagus

M. branchiomandibularis (165, 166/5)
Er ist der kräftigste Muskel des Zungenapparats. Bei Huhn und Taube entspringt er mit zwei Köpfen. Ein Kopf kommt von der Medialfläche des Os dentale, der andere vom Ventralrand des Os angulare. Beide Teile inserieren am Zungenbeinast. Bei der Ente entspringt der einheitlich erscheinende Muskel am Proc. coronoideus und heftet sich an den Zungenbeinast, wobei jedoch am Ansatz drei Portionen unterscheidbar werden. Der Muskel kann den Zungenbeinapparat und damit die Zunge vorstrecken. Bei Spechtvögeln und Kolibris bietet insbesondere dieser Muskel und ein stark verlängerter Zungenbeinast die Voraussetzung für das Vorstrecken der Zunge.

M. interceratobranchialis (165/6)
Dieser Muskel bildet eine flache Platte, indem er am Os ceratobranchiale entspringt und sich bei transversalem Faserverlauf mit dem Muskel der Gegenseite in einer medianen Rhaphe verbindet. Er bedeckt die Ventralflä-

che des Os basibranchiale caudale. Bei Kontraktion werden die Zungenbeinäste einander genähert und damit Mund- und Schlundkopfboden gehoben und rostral vorgeschoben.

M. ceratoglossus (165/7)
Dieser schmale, bandförmige Muskel entspringt bei Huhn und Taube auf der gesamten Dorsolateralfläche des Os ceratobranchiale. Er geht in Höhe des Os basibranchiale rostrale in eine Sehne über, die ventral am Os entoglossum inseriert. Bei der Ente entspringt er bereits im kranialen Bereich des Os epibranchiale und am Os ceratobranchiale und ist deutlich stärker. Der Muskel zieht die Zunge zurück. Eine einseitige Kontraktion bewirkt ein Seitwärtsziehen der Zunge.

M. hypoglossus rostralis (165/8)
Er ist der kleinste und am weitesten rostral gelegene Muskel des Zungenapparats. Sein Ursprung liegt bei Huhn und Taube am rostralen Ende der Ventralfläche des Os basibranchiale rostrale. Der kleine paramedian gelegene Muskelbauch geht beim Huhn in eine Sehne über, die an der Ventralseite der Spitze des Os entoglossum inseriert. Bei der Taube setzt er dort fleischig an. Bei der Ente liegt der Ursprung am Os entoglossum, und aus den beidseitigen Muskeln entwickelt sich eine Sehnenplatte, aus der mehrere Fasern seitlich ins Zungengewebe eindringen sowie als medianer Strang in die Zungenspitze ziehen. Der Muskel senkt die Zungenspitze.

M. hypoglossus obliquus (165/9)
Der Muskel entspringt lateroventral am Os basibranchiale rostrale und inseriert nach kraniolateralem Faserverlauf am Cornu des Os entoglossum. Bei der Ente entwickelt sich der Muskel aus einer rautenförmigen Sehnenplatte, die in Höhe der Gelenke zwischen der Zungenbeinbasis und den Zungenbeinästen liegt. Der Muskel ist von dem der Gegenseite durch einen Sehnenstreifen getrennt, der aus der oben genannten Sehnenplatte rostral hervorgeht. Die Insertion erfolgt ventrolateral am Os entoglossum. Der Muskel kann offenbar den Zungenrücken bzw. Torus linguae hochwölben und beim Verschlingen von Nahrungsteilen behilflich sein.

M. genioglossus
Dieser Muskel fehlt dem Huhn. Bei der Taube und Ente, aus wenigen Fasern bestehend, entspringt er unpaar an der Pars symphysialis mandibulae und teilt sich in zwei kaudolateral laufende Züge, die seitlich des Os entoglossum ins Zungengewebe ausstrahlen. Er ist ein schwacher Vorführer des Zungenkörpers.

Boden der Schlundkopfhöhle

Der an die Zunge anschließende Boden des Schlundkopfs wird durch den mächtigen Kehlkopfwulst, *Mons laryngealis*, beherrscht. Er trägt als Zugang zur Kehlkopfhöhle die schlitzförmige *Glottis*. Seine Schleimhaut ist mit zahlreichen, kaudal gerichteten Papillen, *Papillae pharyngeales*, besetzt. Insbesondere sein kaudaler Rand zeigt bei vielen Vogelarten eine Reihe besonders markanter Papillen. Auch die Seitenränder des Kehlkopfeingangs sind allgemein durch ähnliche Papillen flankiert. Beim Huhn ist die rostrale Schleimhaut des Kehlkopfwulstes in Querfalten, *Plicae pharyngeales*, gelegt, zudem münden die zahlreichen Ausführungsgänge der polystomatischen *Glandulae cricoarytenoideae*, die *Ductuli glandularium pharyngealium*, im seitlichen und kaudalen Teil des Kehlkopfwulstes.

Den Grundstock des Kehlkopfwulstes bilden die Kehlkopfknorpel und die Kehlkopfmuskeln, über sie wird im Kapitel über den Respirationsapparat berichtet.

Drüsen der Mund- und Schlundkopfhöhle

Die Vielzahl der muköser Einzeldrüsen in der Mundhöhle und der Schlundkopfhöhle, *Glandulae oris* et *Glandulae pharyngis*, schließen sich zu Drüsenkomplexen zusammen, die aufgrund ihrer Topographie geordnet werden können. Sie wurden andeutungsweise schon bei der Beschreibung des Mund- und Schlundkopfdachs und -bodens erwähnt. Hier sollen sie zusammengefaßt werden:

Von den Glandulae oris sind die *Glandula maxillaris* und *Glandula angularis oris* monostomatisch. Demgegenüber besitzen die anderen als polystomatische Drüsen *(Glandu-*

lae palatinae, Glandulae mandibulares rostrales, Glandulae mandibulares intermediales, Glandulae linguales) viele kleine Ausführungsgänge, *Ductuli glandularum oralium*. Die Glandulae pharyngis sind alle polystomatischer Art. Wir unterscheiden *Glandulae sphenopterygoideae, Glandulae mandibulares caudales* und *Glandulae cricoarytenoideae* mit ihren vielen *Ductuli glandularum pharyngealium*.

Es ist verständlich, daß Vorkommen, Unterteilung und Ausdehnung bei den verschiedenen Vogelspezies größeren Variationen unterworfen sind. Die Verhältnisse beim Haushuhn sind in Abb. 167 dargestellt. Folgende Besonderheiten seien für diese Art ergänzend erwähnt: Die Glandulae palatinae (*3, 3'*) kommen in einer lateralen und einer medialen Gruppe vor. Die Glandulae mandibulares caudales (*7"*) bestehen aus mittleren lateralen Gruppen. Die Glandulae linguales (*5, 5'*) treten in einer rostralen und kaudalen Gruppe auf (SAITO, 1966). Im übrigen spricht das Schema für sich.

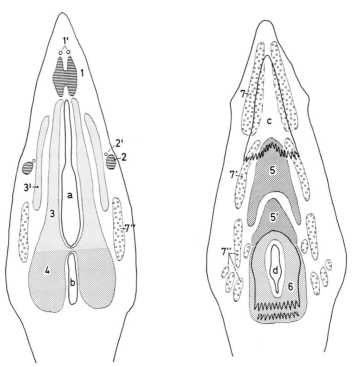

Abb. 167. Drüsen der Mund- und Rachenhöhle eines Huhnes, schematisiert (in Anlehnung an SAITO, 1966), links Dach, rechts Boden der Mund- und Rachenhöhle.
1 Glandula maxillaris, *1'* ihr Ausführungsgang; *2* Glandula angularis oris, *2'* ihr Ausführungsgang; *3* Glandulae palatinae mediales, *3'* Glandulae palatinae laterales; *4* Glandulae sphenopterygoideae; *5* Glandulae linguales rostrales, *5'* Glandulae linguales caudales; *6* Glandulae cricoarytaenoideae; *7* Glandulae mandibulares rostrales, *7'* Glandulae mandibulares intermediales, *7"* Glandulae mandibulares caudales
a Choana; *b* Rima infundibuli; *c* Zunge; *d* Glottis

Die Funktion dieser typischen Speicheldrüsen, die mit ihrem schleimigen Sekret die Nahrungspartikel umhüllen, erschöpft sich in deren Gleitfähigmachen; eine Mundverdauung findet nicht statt oder ist bedeutungslos.

Canalis alimentarius

Der Verdauungsschlauch wird nach dem Vorbild der Säugeranatomie eingeteilt, wobei lediglich im Endabschnitt dieses Schema verlassen werden muß.

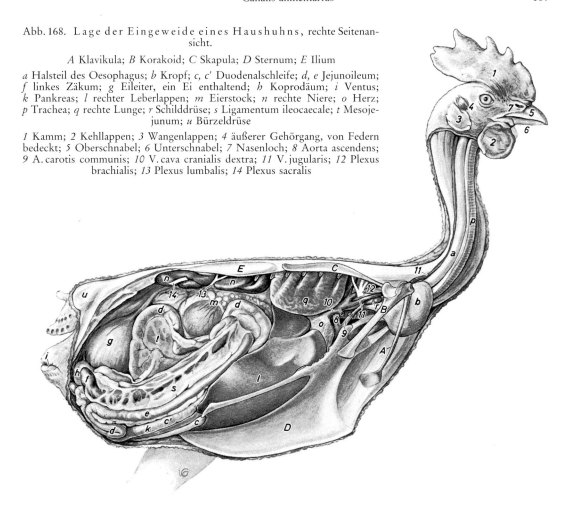

Abb. 168. Lage der Eingeweide eines Haushuhns, rechte Seitenansicht.

A Klavikula; *B* Korakoid; *C* Skapula; *D* Sternum; *E* Ilium

a Halsteil des Oesophagus; *b* Kropf; *c, c'* Duodenalschleife; *d, e* Jejunoileum; *f* linkes Zäkum; *g* Eileiter, ein Ei enthaltend; *h* Koprodäum; *i* Ventus; *k* Pankreas; *l* rechter Leberlappen; *m* Eierstock; *n* rechte Niere; *o* Herz; *p* Trachea; *q* rechte Lunge; *r* Schilddrüse; *s* Ligamentum ileocaecale; *t* Mesojejunum; *u* Bürzeldrüse

1 Kamm; *2* Kehllappen; *3* Wangenlappen; *4* äußerer Gehörgang, von Federn bedeckt; *5* Oberschnabel; *6* Unterschnabel; *7* Nasenloch; *8* Aorta ascendens; *9* A. carotis communis; *10* V. cava cranialis dextra; *11* V. jugularis; *12* Plexus brachialis; *13* Plexus lumbalis; *14* Plexus sacralis

Speiseröhre

Die Speiseröhre, *Oesophagus*, erfüllt ausschließlich Transportfunktion. Sie ist bei Vögeln sehr dehnbar, weil zum Teil große Beuteobjekte im Ganzen verschluckt werden. Die Speiseröhre verbindet den Pharynx mit dem Drüsenmagen und gliedert sich in den relativ langen Halsteil, *Pars cervicalis*, und den kürzeren Brustteil, *Pars thoracica*. Auf ihrem Verlauf liegt die Speiseröhre im oberen Halsdrittel der Luftröhre dorsal auf. Sie wendet sich dann im mittleren und unteren Halsdrittel, nur von der Haut bedeckt, auf die **rechte** Seite. Vor Eintritt in die Brustapertur ist der Kropf (siehe unten) dem Oesophagus angelagert. Im Brustkorb liegt die Speiseröhre wieder dorsal der Luftröhre, tritt über dem Syrinx zwischen beiden Hauptbronchien durch und schiebt sich unter die Ventralfläche der Lunge und über die Herzbasis hinweg bis zur Parietalfläche der Leber. Mit leicht nach links gerichtetem Bogen mündet die Speiseröhre in Höhe des 3. bis 4. Interkostralraums in den Drüsenmagen. Die Pars thoracica wird seitlich von den Halsluftsäcken, dem Schlüsselbeinluftsack und den kranialen Brustluftsäcken umhüllt, so daß hier genügend Raum für eine notwendige Erweiterung gegeben ist.

Aufbau des Ösophagus

Die Dicke des Ösophagusepithels ist bei den einzelnen Vogelarten sehr unterschiedlich und schwankt zwischen 10 µm bei der Waldohreule *(Asio otus)* und über 350 µm beim Truthahn *(Meleagris gallopavo).*

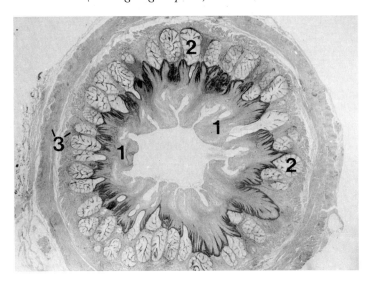

Abb. 169. Querschnitt durch den Oesophagus des Huhnes.
1 mehrschichtig verhorntes Plattenepithel; *2* muköse Drüsen in der Lamina propria; *3* Muskelschichten

Bei der Mehrzahl der Arten weist das Epithel vier Schichten auf: 1. eine Basalzellschicht *(Stratum basale)* mit isoprismatischen Zellen; 2. eine ausgeprägte Stachelzellschicht *(Stratum spinosum)* mit polygonalen Zellen; 3. eine Schicht stark abgeplatteter, langgestreckter Zellen, die oberflächenparallel verlaufen *(Stratum disjunctum);* 4. eine Oberflächenzellschicht *(Stratum superficiale),* die bei Nandu und Waldohreule fehlt. Die Lamina propria mucosae der längsgefalteten Ösophagusschleimhaut enthält zahlreiche Schleimdrüsen, *Glandulae oesophageales.* Sie sondern ein muköses Sekret mit Schmierfunktion ab. Die Gestalt der Drüsen sowie ihre Verteilung differieren bei den einzelnen Spezies stark. Es treten alle Variationen zwischen einfach tubulösen oder alveolären bis zu zusammengesetzten tubulo-alveolären Drüsen auf. Einfach tubulöse Drüsen kommen im Ösophagus des Nandu vor, einfach alveoläre bei der Waldohreule und verästelt tubulöse beim Wellensittich (FEDER, 1969, 1972). Bei allen anderen untersuchten Arten wurden zusammengesetzte tubulo-alveoläre Drüsen gefunden. Die sekretorischen Zellen des Drüsenepithels sind hochprismatisch. Ihr Kern ist basalständig und von abgeplatteter Form. Das supranukleäre Zytoplasma, das etwa ¾ der gesamten Zelle umfaßt, ist dicht mit Sekretgranula gefüllt, die sich mit Muzikarmin intensiv rot anfärben. Bei den meisten bisher untersuchten Arten, wie z.B. beim Huhn, überwiegen im Schleim die sauren Mucopolysaccharide, während beim Nandu und beim Wellensittich vorwiegend neutrale Mucopolysaccharide vorkommen. In der Lamina propria wie auch in der Subcutis des Ösophagus, vornehmlich am magenseitigen Ende der Speiseröhre, kommen *Lymphonoduli oesophageales* vor. Diese finden sich in großer Zahl bei der Ente, während sie beim Huhn nur andeutungsweise anzutreffen sind. In ihrer Gesamtheit werden die Lymphonoduli oesophageales auch als *Tonsilla oesophagealis* bezeichnet. Die *Tunica muscularis* besteht bei Huhn, Truthahn, Fasan und Nandu aus einer inneren zirkulären Muskelschicht und einer äußeren Längsmuskelschicht. Bei Ente, Gans, Taube, Wellensittich und Waldohreule ist nur eine *Lamina circularis* ausgebildet. Bei jenen Vogelarten, bei denen die Längsmuskelschicht fehlt, ist sowohl die Lamina circularis als auch die Lamina muscularis mucosae entsprechend stärker ausgebildet. Obwohl die

Ausbildung des Ösophagus bei den einzelnen Vogelarten in verschiedener Hinsicht deutliche Unterschiede erkennen läßt, konnte weder vom Epithel noch von den Drüsen oder den anderen Wandbestandteilen her eine eindeutige Beziehung zwischen der Struktur der Speiseröhre und der Konsistenz der aufzunehmenden Nahrung festgestellt werden.

Kropf

Der Kropf, *Ingluvies,* ist ein vor dem Brusteingang gelegener Nahrungsspeicher, der bei körnerfressenden Vögeln (Hühnervögeln, Papageien, Tauben, körnerfressenden Singvögeln) als Bildung der ventralen Oesophaguswand eine stattliche Größe erreichen kann. Bei Hühnern liegt er der Furkula auf und erweitert sich, unter der Haut sicht- und tastbar, zur rechten Seite. Bei der Taube ist er paarig ausgesackt, *Diverticulum dextrum* und *Diverticulum sinistrum ingluviale.* Bei Gans und Ente fehlt ein Kropf; an seiner Stelle ist die Speiseröhre lediglich spindelförmig erweitert. Der Kropf ist gegenüber der Speiseröhre deutlich abgesetzt. An seiner Dorsalwand läuft die Kropfstraße entlang. In die Erweiterung führt ventral das *Ostium ingluviale.* Der Boden des Kropfes wird *Fundus ingluvialis* genannt. Der Aufbau gleicht dem der Speiseröhre. In der Adventitia des Kropfes beim Huhn können einige quergestreifte Muskelzüge vorkommen, die vom M. cucullaris capitis, Pars clavicularis, abstrahlen. Erwähnenswert sind die Schleimdrüsen, *Glandulae ingluviales.* Sie sind grundsätzlich den Oesophagusdrüsen vergleichbar und befinden sich beim Huhn im Bereich der Kropfstraße, bei der Taube im Fundus ingluvialis.

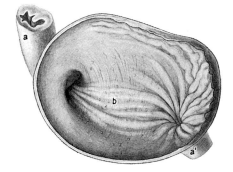

Abb. 170. Kropf eines Huhnes; durch Horizontalschnitt wurde der Fundus abgetrennt.

a Halsteil und *a'* Brustteil der Speiseröhre; *b* Relief der Kropfstraße

▶ Zur Funktion von Speiseröhre und Kropf: Im Halsteil der Speiseröhre wird das Futter mit Hilfe von peristaltischen Wellen distal transportiert. Bei Vögeln mit Kropf enden hier die Kontraktionswellen, und das Futter wird, soweit der Muskelmagen bereits gefüllt ist, gespeichert. Ist der Muskelmagen leer, wird das Futter über die Kropfstraße weiter zum Drüsen- und Muskelmagen geleitet. Erst wenn der Drüsen- und Muskelmagen gefüllt sind, kommt es zur Speicherung im Kropf. Die Aufnahme von Futter in den Kropf wird durch die organeigene Muskulatur reguliert. Sie bewirkt auch die Entleerung. Der leere oder mäßig gefüllte Kropf zieht sich in Intervallen zusammen, beim gefüllten Kropf sind diese Intervallbewegungen gehemmt. Erst nach Leerung des Magens wird durch starke Kontraktionen des gesamten Kropfes und des angrenzenden Halsteils der Speiseröhre das Futter über den Brustteil in den Magen gedrückt. Bei manchen Vogelarten (Papageien und Finkenvögel) werden die Nestjungen durch hochgewürgten aufgeweichten Kropfinhalt ernährt. Bei der Taube spielt der Kropf in der Brutpflege eine ganz besondere Rolle. Beide Geschlechter scheiden eine spezifische Nahrung, die Kropfmilch, ab. Die weiße, käsige Masse besteht aus abgeschilferten, fettig degenerierten Epithelzellen und ist reich an Lipiden und Proteinen.

Milchzucker und Kasein sind nicht enthalten. Die Vaskularisation des Kropfes ist während der Sekretionsphase gesteigert. Die Phase wird interessanterweise, vergleichbar der Milchsekretion des Säugers, durch Prolactin ausgelöst.

Eine Sonderspezialisation hat der Kropf des Schopfhuhns erfahren, dessen extrem einseitige Nahrungsauswahl (Blätter von Arumgewächsen) im schleifenförmigen Kropf ca. 20 Schleimhautleisten, *Rugae ingluviales,* entstehen ließ, mit deren Hilfe die im ganzen verschluckten Blätter zerrieben werden („Kropfkauen"). Der maximal mit Blättern gefüllte Kropf erreicht ein Fünftel des Körpergewichts und beeinflußt das Flugverhalten. Deshalb ist das Sternum im rostralen Abschnitt reduziert, der Kropf und damit der Schwerpunkt des Tieres sind kaudal verlagert.

Nichts mit dem echten Kropf zu tun hat eine in der Mitte des Halsteils der Speiseröhre gelegene Auftreibung, *Saccus oesophagealis.* Sie tritt u. a. bei männlichen Trappenvögeln auf und wird bei der Balz (beim Großtrapphahn bis Fußballgröße) aufgeblasen. Auch der Beifußhahn und die weibliche Bundschnepfe benutzen diesen Resonanzapparat als Mittel zur Stimmverstärkung. In allen diesen Fällen handelt es sich um den sogenannten Balzkropf.

Magen

Der Magen, *Gaster,* liegt bei Vögeln in 2 sehr unterschiedlichen Formen vor: Der Typ 1 ist der Speicherung von Futter angepaßt, kommt bei fisch- und fleischfressenden Vögeln vor und zeigt eine schwachmuskulöse, wenig differenzierte Sackform. Der Typ 2 ist charakteristisch

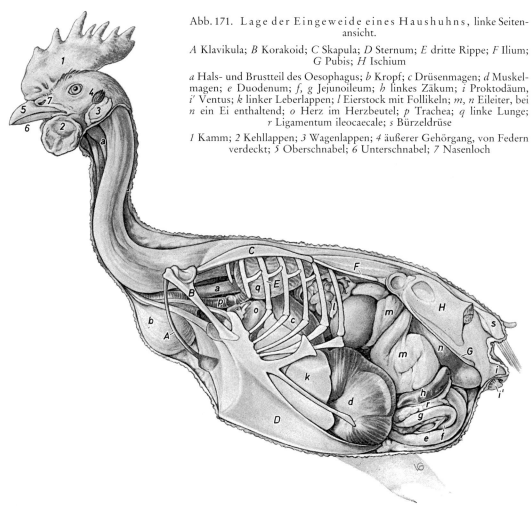

Abb. 171. Lage der Eingeweide eines Haushuhns, linke Seitenansicht.

A Klavikula; *B* Korakoid; *C* Skapula; *D* Sternum; *E* dritte Rippe; *F* Ilium; *G* Pubis; *H* Ischium

a Hals- und Brustteil des Oesophagus; *b* Kropf; *c* Drüsenmagen; *d* Muskelmagen; *e* Duodenum; *f, g* Jejunoileum; *h* linkes Zäkum; *i* Proktodäum, *i'* Ventus; *k* linker Leberlappen; *l* Eierstock mit Follikeln; *m, n* Eileiter, bei *n* ein Ei enthaltend; *o* Herz im Herzbeutel; *p* Trachea; *q* linke Lunge; *r* Ligamentum ileocaecale; *s* Bürzeldrüse

1 Kamm; *2* Kehllappen; *3* Wagenlappen; *4* äußerer Gehörgang, von Federn verdeckt; *5* Oberschnabel; *6* Unterschnabel; *7* Nasenloch

für pflanzen-, körner- und planktonfressende Vögel und dient der physikalisch-chemischen Vorbereitung des Futters. Er ist deutlich in zwei Abteilungen, *Drüsen- und Muskelmagen*, getrennt. Eine zwischen beiden Magentypen liegende Intermediärform zeigen fruchtfressende Vögel. H a u s v ö g e l, die bekanntlich Vegetabilien verzehren, besitzen einen Magen vom Typ 2.

Drüsenmagen

Der **Drüsenmagen**, *Pars glandularis [Proventriculus]**) ist ein beim H u h n ca. 40 mm langes, spindelförmiges Organ. Er geht ohne scharfe Grenze aus dem Oesophagus hervor. Gegen den Muskelmagen ist er durch eine deutliche Einschnürung, *Isthmus gastris*, abgegrenzt.

▶ Zur Lage: Der Parietalfläche der Leber angeschmiegt, ruft der Drüsenmagen dort die *Impressio proventricularis* hervor. Seine Längsachse ist kaudoventral und links gerichtet. Er wird im kranialen Abschnitt von den beiden kaudalen Brustluftsäcken und im kaudalen Abschnitt vom linken Bauchluftsack indirekt umhüllt. Zusammen mit der ihm links benachbarten Milz ist er in einer Nische des Eingeweidebauchfellsacks untergebracht.

▶ Zum Bau: Die Wand des Drüsenmagens setzt sich aus vier Schichten zusammen: Schleimhaut *(Tunica mucosa gastris)*, Submucosa *(Tela submucosa gastris)*, *Tunica muscularis* und *Tunica serosa gastris*. Die Schleimhaut weist ein einschichtiges hochprismatisches Epithel

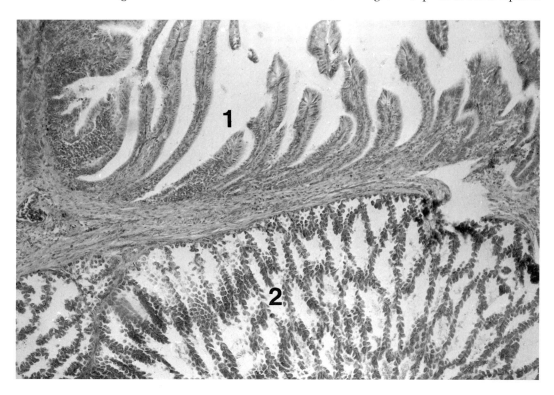

Abb. 172. S c h n i t t d u r c h d e n D r ü s e n m a g e n d e r W a c h t e l.
1 oberflächliche Propriadrüsen; *2* tiefe Propriadrüsen

*) Der NAA-Begriff *Proventriculus* für den Drüsenmagen ist nur mit Vorbehalt tolerierbar. Man muß beachten, daß es sich *nicht* um einen Vormagen, etwa vergleichend dem der Wiederkäuer, handelt.

194   Verdauungsapparat

auf, das ein mukopolysaccharidhaltiges Sekret auf seine Oberfläche absondert. Diese Schleimschicht schützt das Epithel vor der Einwirkung des sauren enzymreichen Magensafts. Elektronenmikroskopisch läßt sich erkennen, daß die Epithelzellen der Schleimhaut des Drüsenmagens an ihrem apikalen Ende kurze Mikrovilli tragen, die extrazellulär von der erwähnten mucopolysaccharidreichen Schleimschicht bedeckt werden. Im Bereich der lateralen Zellmembranen sind benachbarte Epithelzellen durch gut ausgebildete „junctional complexes" und Desmosomen miteinander verbunden. Das Zytoplasma der Epithelzellen enthält in Abhängigkeit von den Verdauungsprozessen eine unterschiedliche Zahl unregelmäßig gestalteter Muzingranula.

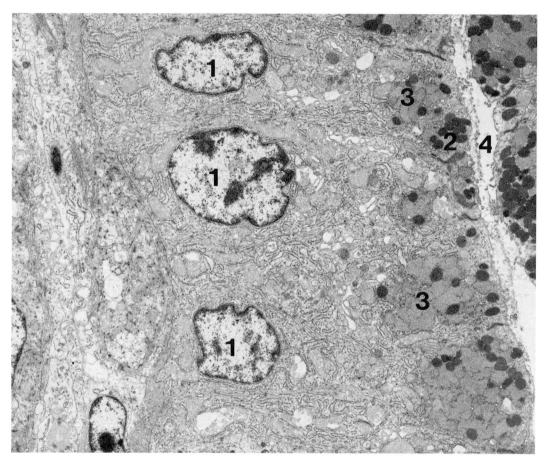

Abb. 173. EM-Foto des Epithels der tiefen Propriadrüsen aus dem Drüsenmagen der Wachtel.
1 Zellkerne des Drüsenepithels; *2* Sekretgranula; *3* Mitochondrien; *4* Lumen

Unter dem Epithel liegen in der *Lamina propria mucosae* gut entwickelte Drüsenlager. Dadurch erscheint die Schleimhaut schwammartig und dick. Die Lamina propria mucosae enthält zwei unterschiedlich gestaltete Arten von Drüsen, nämlich die oberflächlichen Vormagendrüsen *(Glandulae proventriculares superficiales)* und die tiefen Vormagendrüsen *(Glandulae proventriculares profundae)*. Die oberflächlichen Vormagendrüsen sind einfache tubulöse Drüsen, die Schleim sezernieren und im Bereich der Basis der Sulci münden. Von einigen Untersuchern (HODGES, 1974; HORVATH, 1974) wurde überhaupt in Frage gestellt, ob die oberflächlichen Vormagendrüsen beim Huhn als Drüsen im engeren Sinn gesehen werden können. Nach ihren Untersuchungen sind die oberflächlichen Vormagendrüsen nur kryptenförmige Einstülpungen des Schleimhautepithels.

Der größte Teil der Lamina propria wird von den tiefen Vormagendrüsen eingenommen. Wie eingehende Untersuchungen bei verschiedenen Vogelarten ergaben (FEDER, 1972), liegen sie immer oberhalb des Hauptteils der Lamina muscularis mucosae und können daher mit Recht als „tiefe Propriadrüsen" bezeichnet werden. Die Lamina muscularis mucosae spaltet sich am Übergang vom Ösophagus zum Drüsenmagen in zwei Schichten auf. Der Hauptteil zieht außen um die tiefen Propriadrüsen herum. Eine dünnere, oft nicht zusammenhängende Schicht von Muskelfasern liegt zwischen den oberflächlichen und tiefen Vormagendrüsen.

Zahl und Verteilung der tiefen Vormagendrüsen sind bei den einzelnen Vogelarten unterschiedlich, wobei aber keine Korrelation mit der Ernährungsart oder der Größe des Drüsenmagens gefunden werden konnte. Bei den meisten Vogelarten sind die tiefen Vormagendrüsen unilobulär. Bei einigen Arten aber, zu denen auch das Haushuhn und die Gans zählen, weisen sie einen multilobulären Aufbau auf. Bei letzteren gruppieren sich mehrere Drüsenläppchen um einen zentralen Sammelraum. Dieser strebt magenlumenwärts und mündet auf einer papillenförmigen Schleimhauterhebung, *Papilla proventricularis,* von denen beim Huhn zwischen 30 und 40 vorkommen. Das isoprismatische Epithel der tiefen Vormagendrüsen besteht nur aus einem einzigen Zelltyp, der sowohl Pepsinogen als auch Salzsäure produziert. Im englischen Sprachraum werden die Zellen deshalb auch als „oxynticopeptic cells" bezeichnet. Sie vereinigen die Funktion und auch die strukturellen Merkmale der Haupt- und Belegzellen der Säugetiere. Ein besonders charakteristisches Merkmal der tiefen Vormagendrüsen ist, daß ihre Epithelzellen erst nahe der Zellbasis durch Schlußleisten miteinander verbunden sind. Dadurch kommt ein enger Kontakt benachbarter Zellen nur im unteren Drittel des Drüsenepithels vor. Der apikale Zellanteil ragt frei in das Lumen vor, wodurch die sekretorische Oberfläche wesentlich erhöht wird. Charakteristisch für das Drüsenepithel der tiefen Vormagendrüsen sind weiter große runde Mitochondrien, die auf den hohen Energieverbrauch bei der Sekretion des Magensafts hinweisen. Neben den exokrinen Drüsenzellen enthält das Epithel der Vormagendrüsen endokrine Zellen, die verschiedene Hormongranula enthalten. Immunhistochemisch lassen sich in den tiefen Vormagendrüsen Zellen, die Somatostatin, VIP (vasoaktives intestinales Polypeptid), Bombesin oder Enteroglucagon enthalten, nachweisen.

Die *Tela submucosa* ist im Bereich des Drüsenmagens nur schwach ausgebildet. Sie besteht aus lockerem, stark vaskularisiertem Bindegewebe und enthält den Plexus submucosus. Die *Tunica muscularis gastris* ist zweischichtig und relativ stärker als die der Speiseröhre. Sie setzt sich meistens aus einer gut ausgebildeten inneren zirkulären Muskelschicht *(Stratum circulare)* und einer wesentlich dünneren, äußeren Längsmuskelschicht *(Stratum longitudinale)* zusammen. Zwischen den beiden Muskelschichten liegt der Plexus myentericus. Die Längsmuskelschicht kann bei einigen Spezies, wie verschiedenen Passerinae, lückenhaft ausgebildet sein oder auch, wie z. B. beim Graupapagei *(Psittacus erithacus),* ganz fehlen. Außen wird der Drüsenmagen als ein im Eingeweidebauchfellsack gelegenes Organ von einer *Tunica serosa* überzogen.

▶ Zur Funktion: Der Drüsenmagen ist eine Durchlaufstation für das Futter. Die Verweildauer hängt vom Füllungszustand des Muskelmagens ab. Bei hungrigen Tieren bleibt das Futter längstens 1 Minute im Drüsenmagen. Durch rhythmische Kontraktionen wird es in den Muskelmagen gepreßt. Für die Abgabe von Magensaft reicht offensichtlich diese kurze Zeit aus. Als maximale Sekretion wird beim Huhn am Tage etwa 30 ml und in der Nacht 5 ml pro Stunde angenommen. Die Durchmischung und chemische Verdauung des Futters beginnt erst im Muskelmagen.

Von vergleichend-anatomischem Interesse ist, daß der Drüsenmagen bei Vogelarten (manche Fisch- und Fleischfresser), die große Futtermengen in kurzer Zeit verschlingen, sehr dehnbar ist. Darüber hinaus sind bei einigen Vogelarten die Drüsen auf ein Areal im Drüsenmagen begrenzt, *Regio glandularis* (Kranich, Mäusebussard, Strauß, Weißwangenwehrvogel), oder gar in einem eigenen Nebengefäß, *Diverticulum proventriculare* (Amerikanischer Schlangenhalsvogel), angereichert.

Der anschließende **Isthmus gastris** ist von einer besonderen Schleimhaut, *Zona intermedia gastris*, ausgekleidet. Eine Zona intermedia ist bei den meisten Vogelarten ausgebildet, doch bestehen hinsichtlich ihrer Größe erhebliche Unterschiede. Beim Haushuhn ist sie verhältnismäßig schmal und hat eine Längenausdehnung von ca. 7,5 mm. Das histologische Aussehen der Zona intermedia liegt zwischen der des Drüsen- und des Muskelmagens. Verglichen mit den anderen Magenbereichen erscheint die Schleimhaut der Zona intermedia relativ glatt. Plicae und Sulci sind weit weniger deutlich ausgebildet oder können auch ganz fehlen. In der Zona intermedia kommen keine zusammengesetzten Drüsen vor. Die Wand wird dadurch deutlich dünner als im Drüsenmagen. Sie enthält beim Haushuhn weiter viele elastische Fasern, wodurch die relativ großen Veränderungen des Kalibers in diesem Magenbereich erklärbar sind.

Muskelmagen

Der **Muskelmagen,** *Pars muscularis [Ventriculus]*)*, wird auch Kau- oder Reibemagen genannt, weil in ihm die eingeweichte Nahrung wie zwischen zwei Mühlsteinen zerkleinert

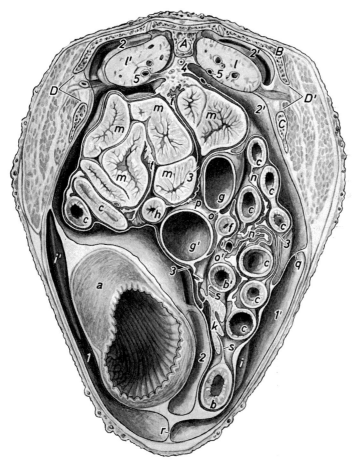

Abb. 174. Transversalschnitt durch den Rumpf eines Huhnes, kaudale Ansicht (nach KERN, 1963).

A Synsakrum; *B* Ilium; *C* Ischium; *D, D'* Foramen ilioischiadicum

a Muskelmagen; *b, b'* Duodenalschleife; *c* Jejunoileum; *f* Supraduodenalschleife; *g, g'* Caeca; *h* Rectum; *i, i'* rechter und linker Leberlappen; *k* Pankreas; *l, l'* rechte und linke Niere; *m* Eileiter; *n* Mesojejunum; *o, o'* Ligamenta ileocaecalia dextrum et sinistrum; *p* Mesorectum; *p* Ligamenta hepatica dextrum et sinistrum; *r* Ligamentum falciforme hepatis; *s* Mesoduodenum; *t* Mesoviductus

1, 1' linker und rechter ventraler Leberbauchfellsack; *2, 2'* linker und rechter Bauchluftsack; *3* Eingeweidebauchfellsack; *4* A. sacralis mediana; *5* V. renalis caudalis

---

*) Die NAA verwenden den Begriff *Ventriculus* entgegen den NAV nicht als Synonym zum Begriff *Gaster*. *Ventriculus* soll für Muskelmagen stehen, während *Gaster* für Drüsen- und Muskelmagen gelten soll. Siehe auch Fußnote zu *Proventriculus*.

wird. Der Muskelmagen hat Linsenform und steht mehr oder weniger aufrecht im linken, unteren Quadranten der Leibeshöhle. Sein Überzug besteht nur auf einem begrenzten Areal an der rechten Seite aus Bauchfell, weil er hier an den Eingeweidebauchfellsack stößt. Weite Teile seiner Oberfläche sind vom linken Bauchluftsack, in den er sich vorstülpt, überzogen. Linksseitig ist er zum Teil vom linken ventralen Leberbauchfellsack umgeben, zum Teil bindegewebig mit der Bauchwand verklebt; deshalb wird seine Lage als retroperitonäal beschrieben.

Der Hauptteil des Muskelmagens, das *Corpus*, besitzt zwei Seitenflächen, *Facies tendineae*, die von je einem Sehnenspiegel überzogen sind. Der kaudodorsale und der kranioventrale Rand sind abgerundet. Kraniodorsal und kaudoventral sind die Ränder bauchig zu Blindsäkken aufgetrieben, *Saccus cranialis* und *Saccus caudalis*. Während der Muskelmagen mit dem Isthmus gastris seinen Zugang besitzt, wird der Ausgang in das Duodenum durch das auf der

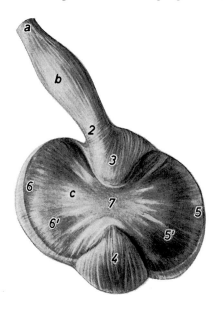

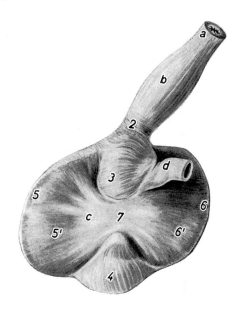

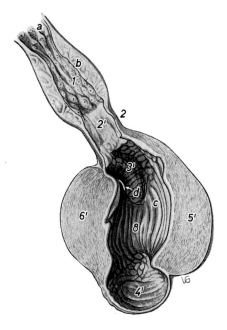

Abb. 175. Magen des Huhnes. Linke Seitenansicht (links), rechte Seitenansicht (rechts) und Sagittalschnitt (unten).

a Brustteil des Oesophagus; *b* Drüsenmagen; *c* Muskelmagen; *d* Ostium pyloricum

1 Tunica mucosa gastris mit Papillae proventriculares; *2* Isthmus gastris, *2'* Zona intermedia gastris; *3* Saccus cranialis mit M. tenuis craniodorsalis; *4* Saccus caudalis mit M. tenuis caudoventralis; *3'*, *4'* Rugae ventriculares in den Blindsäcken; *5* kaudodorsaler Rand mit *5'* M. crassus caudodorsalis; *6* kranioventraler Rand mit *6'* M. crassus cranioventralis; *7* Facies tendineae (beide Seitenflächen); *8* Rugae ventriculares des zentralen Binnenraums

rechten Seite dicht unter dem kranialen Blindsack gelegene *Ostium pyloricum* dargestellt. Die dicke Wand des Muskelmagens ist sehr unterschiedlich. Das liegt an der asymmetrischen Anordnung der vier die *Tunica muscularis gastris* ausmachenden blauroten Muskeln. Zwei kräftige Hauptmuskeln, *M. crassus caudodorsalis* und *M. crassus cranioventralis*, entspringen am seitlichen Sehnenspiegel, *Centrum tendineum,* und ziehen mit ihren starken Bündeln glatter Muskelzellen über den dorsalen bzw. ventralen Rand hinweg auf die Gegenseite. Im Bereich des kranialen und kaudalen Blindsacks sind die schwächeren Zwischenmuskeln, *M. tenuis craniodorsalis* und *M. tenuis caudoventralis*, gelegen. Auch sie nehmen ihren Ursprung aus dem seitlichen Sehnenspiegel und ziehen, den jeweiligen Blindsack umfassend, zum Sehnenspiegel der Gegenseite. Die beiden dorsal gelegenen Muskeln, *M. crassus caudodorsalis* und *M. tenuis craniodorsalis*, gehen ohne scharfe Grenze ineinander über. Entsprechendes gilt auch für die beiden ventralen Muskeln, *M. crassus cranioventralis* und *M. tenuis caudoventralis*.

Der Binnenraum des kompakten, muskulösen Hohlraums ist relativ klein, jedoch größer als der des Drüsenmagens und mehr oder weniger schlauchförmig. Das makroskopische Oberflächenrelief der Magenschleimhaut ist im Bereich der Sehnenspiegel eher glatt, sonst durch deutliche Längsfalten, *Rugae ventriculares*, geprägt, die in den Blindsäcken zusätzlich quergekerbt sind.

▶ Bau: An der Wand des Muskelmagens werden gleichfalls vier Schichten unterschieden, nämlich die *Tunica mucosa gastris,* die *Tela submucosa gastris,* die *Tunica muscularis gastris* und die *Tunica serosa gastris*. Da die Lamina muscularis mucosae im Muskelmagen bei den meisten Vogelarten fehlt, können die bindegewebigen Schichten der Lamina muscularis mucosae und der Tuncia submucosa nicht eindeutig unterschieden werden. Allerdings erscheint das Bindegewebe in jenem Bereich, welcher der Tela submucosa entspricht, sehr dicht

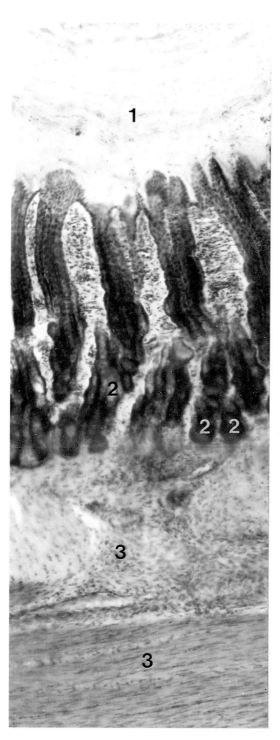

Abb. 176. Schnitt durch den Muskelmagen der Wachtel.

1 Keratinoidschicht; *2* Drüsen; *3* Muskelschichten

strukturiert, so daß diese Schicht von verschiedenen Autoren auch als „*Stratum compactum*" der Schleimhaut bezeichnet wurde. Dieses Bindegewebe dient der festen Verankerung der Schleimhaut an der darunter gelegenen Muskulatur. Dies ist eine wichtige Voraussetzung für die Mahlfunktion des Muskelmagens.

Die Tunica muscularis des Muskelmagens besteht im Prinzip aus einer inneren zirkulären (Stratum circulare) und einer äußeren longitudinalen Muskelschicht (Stratum longitudinale). Die zirkuläre Muskelschicht ist bei allen Spezies gut entwickelt. Im Unterschied dazu ist die Längsmuskulatur im allgemeinen nur schwach ausgebildet. Sie tritt meistens nur im Bereich der kleinen Kurvatur auf. Beim Haushuhn ist noch beim 10 Tage alten Embryo ein vollständiges Stratum longitudinale im gesamten Muskelmagen vorhanden, doch wird dieses in der weiteren Entwicklung auf einen schmalen Streifen an der kleinen Kurvatur zurückgebildet.

Dieses Innenrelief der Schleimhaut ist von einer eigentümlichen, trübe durchscheinenden, höckerigen Schicht, *Cuticula gastrica,* überzogen, die ein Produkt der Schleimdrüsen des Muskelmagens darstellt und als Reibeplatte dient und durch das Futter gelblich oder grünlich eingefärbt ist. Die Drüsen des Muskelmagens, *Glandulae ventriculares,* stellen einfache, gerade Schläuche dar, die in Gruppen von bis zu 30 zusammenliegen und ihr Sekret, einen Kohlenhydrat-Protein-Komplex, das an der Oberfläche erstarrt, säulenförmig *(Columnae verticales)* vorschiebt. Auch das Oberflächenepithel der Muskelmagenschleimhaut ist zur Sekretion, eine *Matrix horizontalis* bildend, befähigt. Durch dieses ähnlich zusammengesetzte Sekret werden die oben genannten Säulchen der Magendrüsensekrete verbunden und bei gleichzeitigem Aushärten zu einer gemeinsamen Platte vereint. Beide Komponenten sind von unterschiedlicher Härte, so daß die höckerige Beschaffenheit und damit die bessere Reibewirkung, insbesondere bei Körnerfressern, verständlich wird. Die beschriebene Schicht wird auch, weil sie im Gegensatz zum Keratin einen geringeren Cystingehalt besitzt, keratinähnliche (Koilin) oder keratinoide Reibeplatte genannt. Neben ihrer Funktion zur mechanischen Zerkleinerung der Nahrung dient sie dem Schutz der Magenwand gegen Säureeinwirkung. Deshalb ist ihre Dicke und Festigkeit an den Stellen mit dem höchsten Druck am stärksten. Ihr Abrieb auf der Oberseite wird durch ständigen Nachschub von Sekret ausgeglichen. Die Reibeplatte läßt sich beim Hühnermagen, leichter als bei dem von Gans und Ente, im Ganzen abziehen, was notwendig ist, wenn der Muskelmagen von Schlachttieren für den menschlichen Verzehr vorbereitet wird.

Mit dem Futter werden auch Steinchen aufgenommen, die als *Grit* längere Zeit im Muskelmagen verbleiben. Offensichtlich begünstigen sie die bessere Ausnutzung insbesondere des Körnerfutters.

▶ Funktion: Der gefüllte Muskelmagen wird durch die Kontraktion der Hauptmuskeln unter einen hohen Druck gesetzt. Die Muskeln führen auch Verschiebungen in der Längsrichtung und Drehbewegungen wie in einer Schrotmühle aus. Die Zwischenmuskeln sorgen dafür, daß der Mageninhalt stets erneut zwischen die Stellen des höchsten Drucks gerät. Dabei wird auch eine Trennung von rohfaserreichem und leichter löslichem Material, das weitergegeben wird, erreicht. Im Mageninhalt findet sich immer eine ausreichende Menge von Pepsin, das durch die Salzsäure auf den erforderlichen pH-Wert eingestellt wird. Damit findet im Muskelmagen im Gegensatz zum Drüsenmagen eine bedeutende Proteinverdauung statt.

Der feingemahlene Mageninhalt gelangt über den *Pylorus* in den Darm. In Höhe des *Ostium pyloricum* findet sich beim Huhn eine etwa 3 mm breite, zottentragende Zone; sie ist nicht von der Cuticula überzogen, und ihre Drüsen, *Glandulae pyloricales,* enthalten verschiedene Typen von endokrinen Zellen, die unter anderem Gastrin (G-Zellen), Somatostatin (D-Zellen) und Neurotensin bilden.

Darm

Der Darm, *Intestinum*, der Vögel ist verhältnismäßig kürzer als bei Säugern. Seine ungefähre Länge beträgt, gemessen vom Pylorus bis zur Kloake, beim Huhn die 5- bis 6fache, bei Gans und Ente die 4- bis 5fache und bei der Taube die 2- bis 4fache Körperlänge. Die Länge des Darmes ist vom Alter, von der Rasse und von der Art und Menge des Futters abhängig. Die absoluten Maßangaben schwanken deshalb beträchtlich. Die nachfolgende Tabelle gibt die absoluten Werte wieder.

Tab. 2. Länge der Darmabschnitte bei Hausgeflügelarten (in mm), nach BERGNER/KETZ, 1969

	Huhn	Gans	Ente	Taube
Duodenum	220–350	400–490	220–380	120–220
Jejunum und Ileum	980–1380	1700–2130	1000–1580	530–840
Caeca	120–250	220–340	100–200	2–7
Rectum und Cloaca	80–110	160–220	80–130	30–40
Gesamtlänge	1520–2340	2700–3520	1500–2500	720–1250

Die Weite des Darmrohrs nimmt unmerklich vom Pylorus bis zur Kloake ab. Auch das Vorkommen von Darmzotten ist nicht geeignet, wie beim Säuger, die Unterteilung in Dünn- und Dickdarm zu gestatten. Denn Darmzotten, *Villi intestinales*, kommen fast durchgehend im gesamten Darm vor. Sie sind im Duodenum und Jejunum besonders lang und schlank (1 bis 1,5 mm). Im Ileum und im Enddarm sind sie kürzer und breiter (0,4 bis 0,6 mm). Nur im Spitzenteil der Blinddärme fehlen sie.

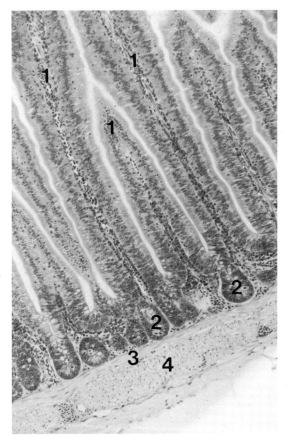

Aufbau der Darmwand

Die Wand des Darmes besteht aus vier Schichten, der Schleimhaut *(Tunica mucosa intestini)*, der eher undeutlich ausgeprägten *Tela submucosa*, der *Tunica muscularis* und der *Tunica serosa*. Das einschichtige hochprismatische Epithel der Schleimhaut kleidet die *Villi intestinales* und die *Glandulae intestinales* (früher: Lieberkühnsche Krypten) aus. Das Epithel besteht aus folgenden 3 Zelltypen, den Hauptzellen, Becherzellen und den enteroendokrinen Zellen. Der relative

Abb. 177. Schnitt durch das Duodenum der Wachtel.

1 Villi intestinales; *2* Krypten; *3* Lamina muscularis mucosae; *4* Tunica muscularis

Anteil der einzelnen Zellarten variiert in den einzelnen Darmabschnitten. Auch die Zahl der Glandulae intestinales, in deren Epithel durch mitotische Teilung die Regeneration des Darmepithels erfolgt, ist in den einzelnen Darmteilen und auch bei verschiedenen Vogelspezies unterschiedlich. Verglichen mit vielen anderen Vogelarten sind beim Haushuhn die *Glandulae intestinales* gut entwickelt.

Nach KRÜGER (1926) beträgt ihre Zahl im Duodenum 8000, im Jejunum 6000 und im Ileum 6500. Die tiefen Kryptenanteile werden von relativ undifferenzierten Hauptzellen, Becherzellen und endokrinen Zellen ausgekleidet. In diesem Bereich sind zahlreiche Mitosen zu beobachten. Zwischen der Neubildung von Epithelzellen im Bereich der Krypten und der Abschilferung alter Epithelzellen an den Zottenspitzen existiert ein fein ausbalanciertes Gleichgewicht. In experimentellen Untersuchungen am Haushuhn wurde ermittelt, daß die Lebenszeit der Epithelzellen des Darmes 2 bis 5 Tage beträgt.

Gastrointestinale endokrine Zellen

Schon relativ lange ist bekannt, daß sich beim Vogel in ähnlicher Weise wie beim Säuger bestimmte Epithelzellen der Schleimhaut des Magendarmtrakts selektiv mit Silbersalzen darstellen lassen. Diese Zellen sind pyramiden- oder spindelförmig und liegen bevorzugt im basalen Bereich des Epithels. Nur ein dünner Fortsatz erreicht die luminale Oberfläche. Zum Teil kann dieser schlanke Fortsatz auch ganz fehlen.

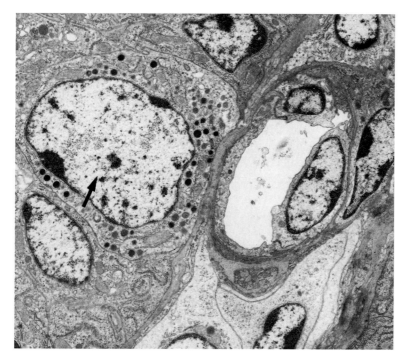

Abb. 178. Endokrine Zelle aus dem Drüsenmagen der Wachtel (Pfeil)

In frühen Untersuchungen wurde zwischen argentaffinen und agyrophilen Zellen unterschieden, wobei bestimmte Zellen, die enterochromaffinen Zellen, das Färbeverhalten beider Typen aufweisen. Neuere immunhistochemische Ergebnisse zeigen, daß diese Zellen, die verstreut in der Schleimhaut des gesamten Gastrointestinaltrakts anzutreffen sind, ein ausgedehntes diffuses endokrines System darstellen. Es besteht aus unterschiedlichen Zelltypen, in denen sich verschiedene gastrointestinale Hormone nachweisen lassen. Während für die enteroendokrinen Zellen beim Säugetier durch die Wiesbaden/Bologna-Klassifikation eine verbindliche Nomenklatur erstellt wurde, fehlt für die Vögel eine vergleichbare Einteilung. Für die einzelnen enteroendokrinen Zellen der Vögel wurden von verschiedenen Autoren zum Teil sehr unterschiedliche Bezeichnungen gewählt. Sie richten sich im wesentlichen nach dem immunzytochemisch nachgewiesenen Hormon.

Die Zahl der endokrinen Zellen variiert in den einzelnen Abschnitten des Verdauungstrakts sehr stark. Im Bereich von Ösophagus und Kropf fehlen sie ganz. Während im Oberflächenepithel des Drüsenmagens nur wenige endokrine Zellen anzutreffen sind, kommen in den tiefen Vormagendrüsen zahlreiche endokrine Zellen vor, die verschiedene Hormone wie z. B. Somatostatin, VIP (vasoaktives intestinales Polypeptid) oder Glucagon bilden können. In den Drüsen des Drüsenmagens des H u h n e s wurden auch Zellen nachgewiesen, die immunreaktiv gegen Bombesin sind. Bombesin ist ein Tetradecapeptid, das aus der Haut einer Froschart (Bombina bombina) isoliert wurde. Im Drüsenmagen des H u h n e s kommt weiter ein Heptacosapeptid, das Gastrin releasing peptide (GRP) vor, dessen C-terminaler Dekapeptidrest weitgehend homolog mit dem gleichen C-terminalen Teil des Bombesins ist. Mit dem immunhistochemischen Nachweis von Bombesin dürfte wahrscheinlich dieses GRP dargestellt werden. Seine Wirkung besteht in der Stimulation der Freisetzung von Gastrin, Cholezystokinin, Enteroglucagon und Pankreatischem Polypeptid. Weiter bewirkt es eine Motilitätsteigerung der Muskulatur von Gallenblase und Bronchien, Hyperglykämie und Antidiurese.

Die Schleimhaut des Muskelmagens weist im allgemeinen nur wenige endokrine Zellen auf. Nur im Bereich des Pylorus finden sich endokrine Zellen in hoher Dichte. Ihre Zahl kann dort bis zu 160 Zellen/mm² Schleimhaut betragen. In der Schleimhaut des Pylorus wurden beim Haushuhn unter anderem Gastrin (G)-Zellen, Somatostatin produzierende Zellen (D-Zellen) und Neurotensin bildende Zellen immunzytochemisch nachgewiesen. Bei der Wachtel wurden im Pylorus endokrine Zellen mit immunreaktivem Secretin, Somatostatin, und Gastric inhibitory peptide ermittelt.

In der Schleimhaut des gesamten Darmes, einschließlich der Caeca und des Rectums, kommen endokrine Zellen in mäßiger Zahl vor (ca. 40 Zellen/mm² Schleimhaut).

Unter dem Epithel liegt das Bindegewebe der *Lamina propria mucosae,* das auch den zentralen Kern der gut kapillarisierten Darmzotten bildet. Im Unterschied zu den Säugetieren besitzen die Darmzotten beim Vogel kein zentrales Lymphgefäß. Durch glatte Muskelzellen, die von der Lamina muscularis mucosae in das Zottenstroma einstrahlen, können diese verkürzt werden. In der Lamina propria mucosae treten Lymphozytenansammlungen auf, die beim Huhn auch etwa 6 bis 8 Peyersche Platten, *Lymphonoduli aggregati,* bilden. Besonders erwähnenswert ist die Ileozäkalplatte, auch unter der Bezeichnung *Tonsilla caecalis* bekannt. Durch die Lamina muscularis mucosae wird das Bindegewebe der Lamina propria von dem der nur schwach entwickelten Tela submucosa intestini getrennt. In ihr kommen nur bei einzelnen Vogelarten, nicht beim Hausgeflügel im Duodenum Drüsen, Glandulae duodenales, vor, die den Brunnerschen Drüsen der Säuger gleichgesetzt werden. Die Submucosa enthält aber den gut entwickelten Plexus submucosus und häufig auch lymphatisches Gewebe.

Die *Tunica muscularis intestini* besteht aus dem relativ dünnen äußeren Stratum longitudinale und dem deutlich stärker ausgebildeten Stratum circulare. Beim H a u s h u h n nimmt die Dicke der Tunica muscularis im Verlauf des Darmtrakts allmählich zu. Im Bereich von Ileum und Zäkum kann die zirkuläre Muskulatur Sphinktercharakter annehmen *(M. sphincter ilealis; M. sphincter caecalis).* Zwischen den beiden Muskelschichten liegt der gut ausgebildete Plexus myentericus, der die Peristaltik des Darmes regelt.

Die Tunica serosa mit der Tela subserosa umhüllt den Darm in seinem ganzen Verlauf gleichartig. Die aus ihnen hervorragenden ligamentösen Verbindungen und Gekröse werden bei den Darmabschnitten beschrieben.

Dünndarm

Der Dünndarm, *Intestinum tenue,* dient vornehmlich der Verdauung. Er ist unterteilt in *Duodenum, Jejunum* und *Ileum.* Die Grenzziehung zwischen Jejunum und Ileum ist künstlich und neuerdings durch die Lage des Meckelschen Divertikels*) definiert worden.

Duodenum

Das **Duodenum** beginnt auf der rechten Seite des Muskelmagens mit dem *Ostium pylcoricum.* Es bildet eine lange, U-förmige Schleife, *Ansa duodenalis,* mit einem absteigenden Schenkel, *Pars descendens,* und einem aufsteigenden Schenkel, *Pars ascendens.* Es endet in der *Flexura duodenojejunalis.* Das Duodenum gehört zum Versorgungsgebiet der A. coeliaca. In Höhe der Flexura duodenojejunalis liegt somit die Gefäßscheide zum Versorgungsgebiet der A. mesenterica cranialis, die das anschließende Jejunum vaskularisiert. Das Duodenum ist über das *Mesoduodenum,* einen Abschnitt des dorsalen Darmgekröses, Mesenterium dorsale, mit der Radix mesenterii verbunden. Daneben besteht über das *Ligamentum gastroduodenale* eine Verbindung zwischen Anfangsteil der Pars descendens mit der Dorsalwand des Eingeweidebauchfellsacks in Höhe des Muskelmagens. Die Ansa duodenalis faßt das Pankreas zwischen sich, dessen dorsale und ventrale Teile zu beiden Seiten des Mesoduodenums gelegen sind. Die Ausführungsgänge der Bauchspeicheldrüse und die der Leber münden ins Duodenum. Die Mündungen der beim Huhn meist 3 Pankreasgänge und 2 Gallengänge finden sich in enger Nachbarschaft auf der *Papilla duodenalis* im aufsteigenden Schenkel des Duodenums. Auf artspezifische Besonderheiten wird bei der Beschreibung der Darmanhangdrüsen einzugehen sein.

Im distalen Teil des Duodenums wird das Futter mit dem Sekret der Bauchspeicheldrüse und mit der Gallenflüssigkeit vermischt und im allgemeinen nach rascher Passage an das Jejunum weitergegeben. Es finden aber auch antiperistaltische Bewegungen im Duodenum statt, so daß der Futterbrei nicht nur intensiv durchmischt, sondern auch zurück in den Muskel- und Drüsenmagen sowie in den Kropf geführt werden kann.

▶ Zur Lage: Die Duodenalschleife fügt sich in Längsrichtung des Körpers in den linken dorsalen Quadranten der Eingeweidebauchfellhöhle ein. Es beginnt rechts des Pylorus, reicht bis in das Becken, kehrt zurück zur Höhe des Pylorus und zieht hinter die Leber, hier Impressionen erzeugend. Dann wechselt es vor der Gekrösewurzel und unter der Wirbelsäule mittels der Flexura duodenojejunalis auf die linke Körperseite, um damit in das Jejunum überzugehen. Der Scheitel der Duodenalschlinge legt sich bei Ente und Gans, gelegentlich auch beim Huhn, in einem links gerichteten Bogen um den Muskelmagen kaudal herum. Bei der Taube wendet sich der Scheitel der Duodenalschlinge dagegen im hinteren Teil der Leibeshöhle nach rechts.

---

*) MECKEL, Johann Friedrich der Jüngere, 1781–1833. Professor der Anatomie und Chirurgie in Halle. Enkel des gleichfalls berühmten J. F. M. sen., Berlin.

Jejunum und Ileum

Bevor der weitere Verlauf des Dünndarms beschrieben wird, sei betont, daß es keine morphologische Rechtfertigung für eine Unterteilung in Jejunum und Ileum gibt. Die bisher in deutschen Lehrbüchern vertretene Auffassung, den von den beiden Blinddärmen flankierten und mit diesen durch die Ligamenta ileocaecalia verbundenen Dünndarmabschnitt als Ileum anzusehen, ist neuerdings verlassen worden. In Übereinstimmung mit dem weltweiten Schrifttum sieht auch die NAA das Meckelsche Divertikel, *Diverticulum vitellinum*, als brauchbaren Orientierungspunkt an, um Jejunum und Ileum zum Zweck der Beschreibung zu trennen. Wir wollen im folgenden diese künstliche Trennung so wenig wie möglich betonen.

In *Jejunum* und *Ileum* (Jejunoileum) finden die Verdauungsprozesse unter Mitbeteiligung vor allem des Bauchspeichels statt. Deshalb ist das Jejunoileum der längste Darmabschnitt. Er ist bei den verschiedenen Vogelarten in sehr variabler Weise in Schlingen gelegt. Als Grundschema könnte postuliert werden, daß die mittelste Schlinge auf ihrem Scheitel das Meckelsche Divertikel trägt und in der Achse dieser Schlinge auch die geradlinige Fortsetzung der A. mesenterica cranialis gelegen ist; deshalb wird diese Schlinge als *Ansa axialis* hervorgehoben. Alle Schlingen, die proximal vor ihr liegen, sind *Ansae jejunales;* sie schließen an die Duodenalschlinge an. Alle Schlingen distal der axialen sind *Ansae ileales;* ihre letzte wird wegen ihrer Lage dorsal des Duodenums auch Supraduodenalschlinge, *Ansa supraduodenalis*, genannt.

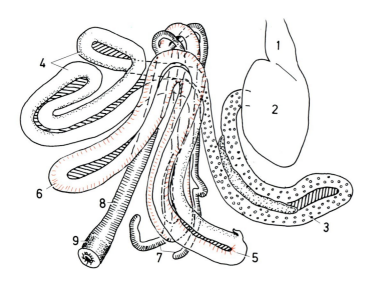

Abb. 179. Schema des Canalis alimentarius einer Gans (unter Verwendung einer Abbildung von PILZ, 1937).

1 Drüsenmagen; *2* Muskelmagen; *3* Ansa duodenalis mit Pankreas; *4* Ansae jejunales; *5* Ansa axialis mit Diverticulum vitellinum; *6* Ansae ileales; *7* Caeca; *8* Rectum; *9* Cloaca

Von diesem Grundschema gibt es eine Reihe von Spezialisierungen. Am nächsten entspricht der Dünndarm von **Gans** und **Ente** dem Grundschema. Er ist bei der **Ente** in 5 bis 8, bei der **Gans** auch in eine größere oder kleinere Anzahl von Schlingen gelegt, die bei unterschiedlicher Länge alle an der Gekrösewurzel befestigt sind. Sie liegen parallel zueinander und zur Duodenalschlinge in Richtung der Körperachse. Die längste Schlinge ist die Ansa axialis, sie liegt links und dorsal und trägt bei 80 % der Enten sowie 90 % der Gänse das Meckelsche Divertikel. Die Ansa supraduodenalis liegt rechts über der Duodenalschlinge.

Beim **Huhn** ist das Jejunoileum am Rande einer mehr als halbrunden Gekröseplatte girlandenartig aufgehängt. Rund 11 äußere und 10 innere Einzelbögen machen die Girlande aus. Etwa auf halber Länge findet sich auf einem Außenbogen, der dann als Ansa axialis gilt, in 60 % der ausgewachsenen Hühner das Meckelsche Divertikel. Die Einzelbögen können nur bedingt den Ansae jejunales et ileales gleichgesetzt werden, und auch eine Ansa supraduodenalis ist nicht ausgebildet.

Bei der **Taube** ist das Jejunoileum in ganz anderer Weise deutlich in zwei gestaltlich getrennte Abschnitte zu unterteilen. Zum einen nimmt der längere Teil einen turbanartig gedrehten Verlauf mit 3 bis 4 zentripetalen und 2 bis 3 zentrifugalen Windungen. Dieser Darmabschnitt erinnert in seiner Gestalt durchaus an den Kolonkegel des Schweines.

Zum anderen besteht der kürzere Teil aus der klassischen Supraduodenalschlinge, Ansa supraduodenalis. Sie ist besonders lang und legt sich entweder um den kranialen Rand des Muskelmagens, so daß der Scheitel der Schlinge dessen linken Sehnenspiegel erreicht, oder die

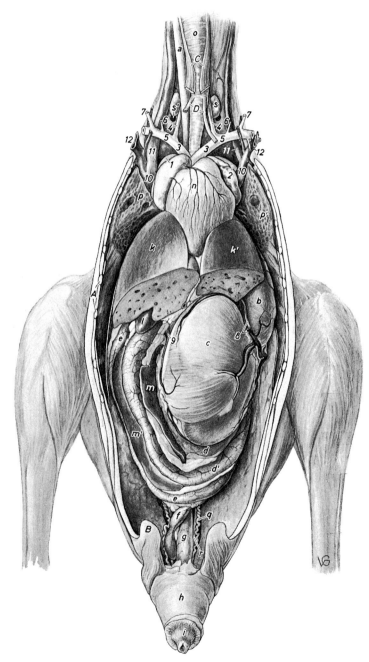

Abb. 180. Lage der Eingeweide eines Ganters, Ventralansicht.

A Rippen, durchtrennt; *B* Apex pubis; *C* M. sternotrachealis; *D* M. cleidotrachealis

a Oesophagus; *b* Drüsenmagen; *c* Muskelmagen; *d, d'* Duodenum mit *d* absteigendem und *d'* aufsteigendem Schenkel; *e* Ansa jejunalis; *f* Apex des linken Zäkums; *g* Rectum; *h* Cloaca; *i* Phallus protrudens; *k, k'* rechter bzw. linker Leberlappen, teilreseziert; *l* Gallenblase; *m, m'* dorsale und ventrale Teile des Pankreas; *n* Herz; *o* Trachea; *p, p'* rechte bzw. linke Lunge, angeschnitten; *q* Samenleiter; *r* Harnleiter; *s* Schilddrüse; *s'* Epithelkörperchen

1 Aorta ascendens; *2* A. pulmonalis; *3* A. brachiocephalica (dextra et sinistra); *4* A. carotis communis; *5* A. subclavia; *6* A. sternoclavicularis; *7* A. axillaris; *8* A. und V. gastrica sinistra; *9* A. und V. gastrica dextra; *10* V. cava cranialis (dextra et sinistra); *11* V. jugularis; *12* V. subclavia

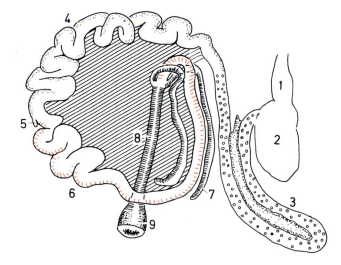

Abb. 181. Schema des Canalis alimentarius eines Huhnes (unter Verwendung einer Abbildung von PILZ, 1937).

1 Drüsenmagen; *2* Muskelmagen; *3* Ansa duodenalis mit Pankreas; *4, 5, 6* Jejunoileum mit *4* Jejunalschlingen, *5* Diverticulum vitellinum und *6* Ilealschlingen; *7* Caeca; *8* Rectum; *9* Cloaca

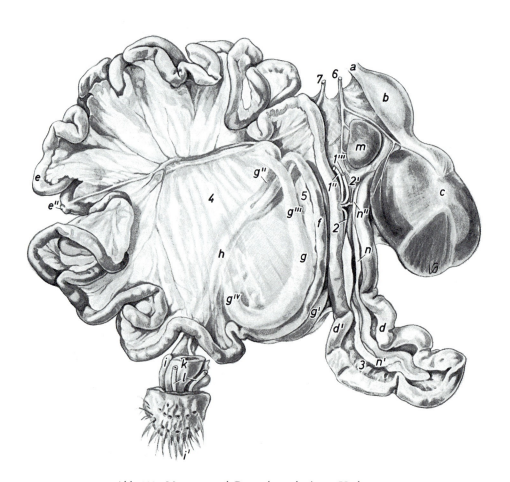

Abb. 182. Magen und Darmkanal eines Huhnes.

a Ende des Oesophagus; *b* Drüsenmagen; *c* Muskelmagen; *d, d'* Duodenum mit *d* Pars descendens und *d'* Pars ascendens; *e, f,* Jejunoileum, *e''* Diverticulum vitellinum; *g, g'* Caeca sinistrum et dextrum mit *g''* Basis caeci, *g'''* Corpus caeci, *g^{IV}* Apex caeci; *h* Rectum; *i* Cloaca; *k* Eileiter; *l* Harnleiter; *m* Milz; *n, n', n''* Pankreaslappen

1'' Ductus hepatoentericus communis; *1'''* Ductus cysticoentericus; *2, 2'* Ductus pancreatici; *3* Mesoduodenum; *4* Mesojejunum; *5* Ligamenta ileocaecalia; *6* A. coeliaca; *7* A. mesenterica cranialis

Schlinge knickt auf halber Länge um 180° um, und ihr Scheitel zeigt kranial. Das Meckelsche Divertikel tritt bei 60% der Tauben auf und liegt an der Spitze des Jejunoilealkegels. Damit könnten rein nomenklatorisch die, von der Basis aus betrachtet, rechtsdrehenden zentripetalen Windungen mit den Ansae jejunales, die linksdrehenden zentrifugalen Windungen mit den Ansae ileales gleichgesetzt werden.

Vergleichend sei angemerkt, daß die **Schlingen des Jejunoileums** außerordentlich variabel angelegt sind. GADOW nennt drei Grundtypen: 1. Beim *orthocoelen Typ* liegen die (4 bis 7) Mitteldarmschlingen in der Längsrichtung des Körpers (Trappen, Rallen, Reiher); 2. beim *cyclocoelen Typ* kommt eine doppelläufige Mitteldarmspirale vor (viele Greifvögel, Möven, Singvögel); 3. beim *plagiocoelen Typ* sind einer größeren Mittelschlinge mehrere Sekundärschlingen zugeordnet (Flachbrustvögel, Eulen). Auf die

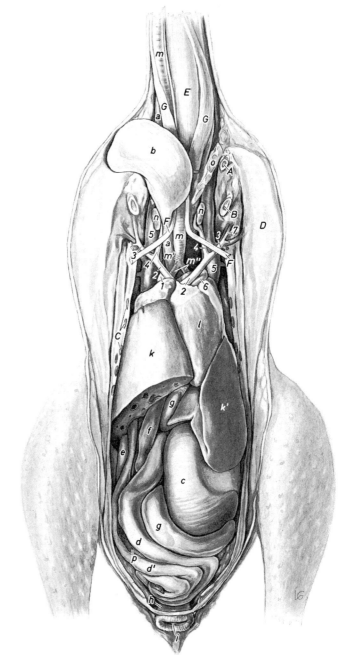

Abb. 183. Lage der Eingeweide eines Hahnes, Ventralansicht.

A Klavikula, *B* Korakoid und *C* Rippen, querdurchtrennt; *D* Flugmuskeln; *E* ventrale Halsmuskulatur; *F* M. cleidotrachealis; *G* M. sternotrachealis

a Oesophagus; *b* Kropf; *c* Muskelmagen; *d, d'* Duodenum mit *d* Pars descendens und *d'* Pars ascendens; *e, f* Jejunoileum; *g* Caecum sinistrum; *h* Cloaca; *i* Ventus; *k, k'* rechter bzw. linker Leberlappen; *l* Herz; *m* Trachea, *m'* Syrinx, *m''* extrapulmonaler Teil der Hauptbronchien; *n* Schilddrüse; *o* Thymus; *p* Pankreas

1 Aorta ascendens; *2* A. brachiocephalica (dextra bzw. sinistra); *3* A. subclavia; *4* A. carotis communis; *5* V. cava cranialis (dextra bzw. sinistra); *6* A. pulmonalis; *7* A. axillaris

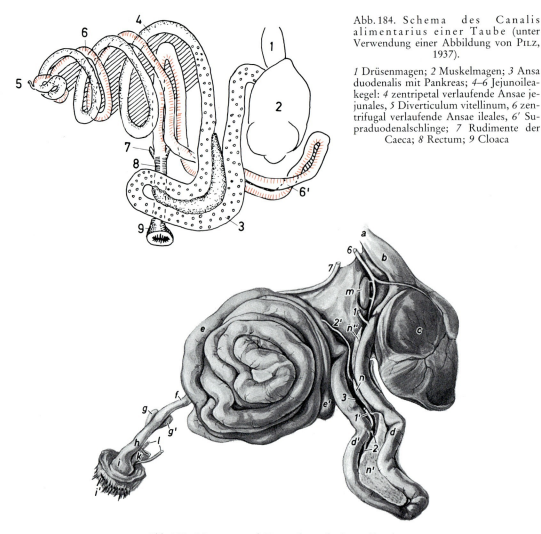

Abb. 184. Schema des Canalis alimentarius einer Taube (unter Verwendung einer Abbildung von Pilz, 1937).

1 Drüsenmagen; *2* Muskelmagen; *3* Ansa duodenalis mit Pankreas; *4–6* Jejunoileakegel: *4* zentripetal verlaufende Ansae jejunales, *5* Diverticulum vitellinum, *6* zentrifugal verlaufende Ansae ileales, *6'* Supraduodenalschlinge; *7* Rudimente der Caeca; *8* Rectum; *9* Cloaca

Abb. 185. Magen und Darmkanal einer Taube.

a Ende des Oesophagus; *b* Drüsenmagen; *c* Muskelmagen; *d, d'* Duodenum mit *d* Pars descendens und *d'* Pars ascendens; *e* Jejunoileakegel, *e'* Beginn der Supraduodenalschlinge; *f* Ende des Jejunoileum; *g, g'* Caeca sinistrum et dextrum; *h* Rectum; *i* Cloaca, *i'* Ventus; *k* Eileiterende; *l* Harnleiter; *m* Milz; *n, n', n"* Pankreaslappen

1 Ductus hepatoentericus communis, *1'* Ductus hepatoentericus dexter; *2* Ductus pancreatici mit Mündung auf der Papilla duodeni, *2'* Pankreasausführungsgang mit Mündung an der Flexura duodenojejunalis; *3* Mesoduodenum; *6* A. coeliaca; *7* A. mesenterica cranialis

Frage nach der funktionellen Bedeutung dieser artspezifischen Schlingenbildung des Jejunoileums kann die Morphologie alleine keine befriedigende Antwort geben.

Das mehrfach angesprochene Meckelsche Divertikel, *Diverticulum vitellinum*, tritt, antimesenterial gelegen, als kleiner, beim Huhn maximal 12 mm langer Fortsatz auf. Es handelt sich um den Rest des embryonalen Dottersacks, der beim Eintagsküken noch Dotter enthält und durch den Nabel eingezogen wird. Der Dotter trägt in den ersten Lebenstagen weiterhin zur Ernährung des Jungvogels bei. Der Dottersack wird anschließend bis auf Reste oder ganz zurückgebildet bzw. zu einem lymphoepithelialen Organ umgewandelt.

Der Dünndarm findet mit Einmündung der beiden Blinddärme sein Ende. Dazu muß der aufsteigende Schenkel der Ansa supraduodenalis, flankiert von den beiden Blinddärmen, und mit ihnen durch die *Ligamenta ileocaecalia* verbunden, hinter der Leber sich krückenartig dorsal umbiegen, um nach kurzer Strecke in den Enddarm überzugehen.

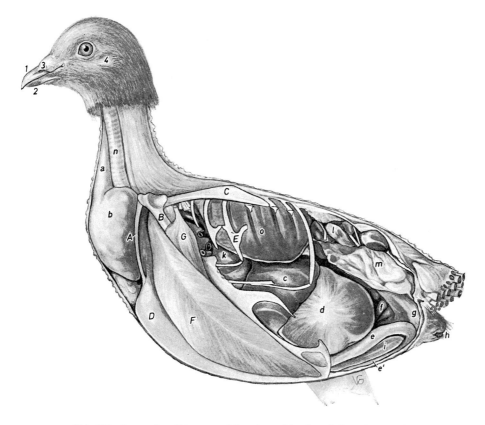

Abb. 186. Lage der Eingeweide einer Taube, linke Seitenansicht.
A Klavikula; *B* Korakoid; *C* Skapula; *D* Sternum; *E* dritte Rippe; *F* M. supracoracoideus; *G* M. coracobrachialis cranialis

a Halsteil des Oesophagus; *b* Kropf; *c* linker Leberlappen; *d* Muskelmagen; *e, e′* Duodenum: *e* Pars descendens, *e′* Pars ascendens; *f* Jejunoileum; *g* Übergang vom Rectum in die Cloaca; *h* Ventus; *i* Pankreas; *k* Herz im Herzbeutel; *l* linke Niere; *m* Eileiter; *n* Trachea; *o* linke Lunge

1 Oberschnabel; *2* Unterschnabel; *3* Nasenloch und Schild; *4* äußerer Gehörgang, von Federn verdeckt

Dickdarm

Der End- oder Dickdarm, *Intestinum crassum*, der Vögel ist kaum weiter, namentlich bei der Taube sogar dünner als der Dünndarm. Er besteht aus den beiden *Blinddärmen* und dem kurzen *Rektum*.

Blinddärme

Die Blinddärme, *Caeca*, sind, soweit sie nicht wie bei Papageien fehlen, oder beim Seetaucher und Reiher unpaar sind, **paarig** ausgebildet. Bei Tauben sind sie kurz und rudimentär, sonst bestehen sie, besonders deutlich bei Hühnern unterscheidbar, aus einer *Basis caeci*, einem *Corpus caeci* und einem *Apex caeci*.

Der rechte und linke Blinddarm, *Caecum dextrum* und *Caecum sinistrum*, stehen selbständig mit dem Rektum über je ein *Ostium caeci* in Verbindung; Strauße besitzen eine unpaare Öffnung. Äußerlich findet sich eine leichte Einschnürung des Darmes in Höhe der Ostien, im Innern treten kloakenwärts sich öffnende Schleimhautfalten, *Valvae ileorectales*, auf.

Beide Blinddärme sind im allgemeinen um ein geringes unterschiedlich lang und wurstartig drehrund. Ihre Basis ist meistens etwas enger und dickwandig, mit einem unvollständigen Schließmuskel, *M. sphincter caecalis*, ausgestattet. Ihr Körper ist dünnwandiger und zeitweise, je nach Inhalt, ampullenartig erweitert. Die kurze Spitze kann erweitert oder zugespitzt erscheinen. Im basiswärtigen Teil des Blinddarms kommen Schleimhautzotten, im apexwärtigen lymphoepitheliale Einlagerungen, *Lymphonoduli aggregati,* vor, die als *Lymphonoduli caecales* oder *Tonsilla caecalis* geläufig sind.

In den Blinddärmen findet sich vornehmlich zellulosereiches Futter. Die Weite der Blinddärme ist deshalb auch von der Qualität des Futters abhängig. Der Vorgang der Füllung und Entleerung ist noch nicht hinreichend bekannt. Der ausgeschiedene Inhalt ist deutlich homogen und gewöhnlich schokoladenbraun. Deshalb ist er vom übrigen ausgeschiedenen Darminhalt zu unterscheiden. Die Entleerung der Blinddärme erfolgt nach MANGOLD (1929) nur einmal auf 7 bis 11 reguläre Kotausscheidungen.

Rektum

Ein geradlinig verlaufender Darmabschnitt, *Rectum*, verbindet das Ileum mit der Kloake. Es mag wahrscheinlich sein, daß ein Teil dieses Darmabschnitts mit dem Kolon der Säuger homolog ist, weshalb dieser Name im bisherigen Schrifttum häufig verwendet wurde. Doch soll der Terminus „Rectum" darauf hinweisen, daß der Darm, ventral der Wirbelsäule an einem kurzen Gekröse hängend, auf kürzestem Wege von der Ebene des kranialen Nierenpols bis zur Kloake strebt (Ausnahme: S t r a u ß e n v ö g e l). Gelegentlich kleinste Krümmungen, insbesondere das Weggedrängtwerden durch eine starke, funktionell bedingte Ausbildung des weiblichen Geschlechtsapparats, ändert nichts an der grundsätzlichen Kürze des Darmrohrs. Die Weite des Rektums ist bei der T a u b e auffallend geringer als die des Duodenums. Vor dem Übergang in die weite Kloake findet sich bei G a n s, E n t e und S t r a u ß eine ringförmige Schleimhautfalte, *Plica recto-coprodaealis*, die die Verbindung zwischen Rektum und der ersten Abteilung der Kloake, dem *Coprodaeum*, umschließt.

Kloake

Mit der Kloake, *Cloaca*, findet das Darmrohr sein Ende. In die Kloake münden auch der Harn- und Geschlechtsapparat, weshalb an gegebener Stelle noch einmal auf dieses Organ zurückzukommen ist. Die Kloake ist beim H u h n rund 25 mm lang und mit 20 mm im Durchmesser wesentlich weiter als der Enddarm, dabei glocken- oder sackartig, und dient als

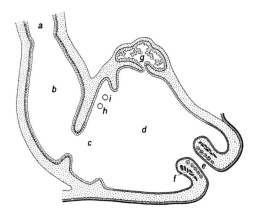

Abb. 187. S c h e m a t i s c h e r L ä n g s s c h n i t t d u r c h d i e K l o a k e e i n e r j u n g e n T a u b e (nach CLARA, 1928, umgezeichnet).

a Rectum; *b* Coprodaeum; *c* Urodaeum; *d* Proctodaeum; *e* Ventus; *f* M. sphincter cloacae; *g* Bursa cloacalis (Fabricii); *h* Mündung des Harnleiters; *i* Mündung des Samenleiters

Behälter für den Kot sowie als Passageweg für die Geschlechtsprodukte, insbesondere beim weiblichen Tier für das Ei. Grundsätzlich ist die Kloake durch zwei Schleimhautfalten in drei Abteilungen aufgeteilt.

Die erste Abteilung ist die größte und gilt als **Kotraum**, *Coprodaeum*. Die kraniale Begrenzung durch die bei G a n s und E n t e deutliche *Plica rectocoprodaealis* wurde bereits erwähnt. Der äußerlich sichtbare Beginn der glockenförmigen Erweiterung der Kloake wird bei allen Vogelarten wahrgenommen und heißt *Junctura rectocoprodaealis*. Das Coprodaeum ist mit Schleimhaut ausgekleidet, die der des Rektums entspricht. Die Zotten sind breiter und nehmen kaudal an Höhe ab.

Die zweite, kürzeste Abteilung ist der **Harnraum**, *Urodaeum*, weil in seine Dorsalwand die beiden Harnleiter mit je einem *Ostium cloacale ureteris* münden. Zugleich sind in der Lateralwand beim männlichen Vogel auf je einer *Papilla ductus deferentis* die Mündung der beiden Samenleiter als *Ostium cloacale ductus deferentis* gelegen. Bei weiblichen Vögeln liegt die Öffnung des linken Eileiters, *Ostium cloacale oviductus sinistri*. Bei Jungvögeln findet sich diese Öffnung auf einer *Papilla oviductus sinistri*, während sich dieses mit Beginn der Legeperiode zu einer Spalte umformt. Auch der rudimentäre rechte Eileiter öffnet sich beim H u h n gewöhnlich ins Urodaeum mit einem *Ostium cloacale oviductus dextri*, das in einer unscheinbaren *Fossa oviductalis* in der rechten Seitenwand gelegen ist. Die Schleimhautzotten verschwinden im Urodaeum allmählich und auch Schleimhautkrypten kommen nur noch an kleineren Stellen vor. Das Urodaeum beginnt und endet mit je einer Ringfalte. Die proximale Ringfalte ist die *Plica copro-urodaealis;* sie ist besonders hoch und wird bei mit Kot gefüllter Kloake gedehnt. Beim Auspressen des Kotes tritt der kreisrunde Innenrand der Falte aus der Kloakenöffnung vor und deckt zugleich die oben beschriebenen Mündungen der Harn- und Geschlechtsgänge ab. Auch bei der Erektion des Penis von G a n t e r und E r p e l wird die Falte von außen sichtbar. Die distale Ringfalte, *Plica uro-proctodaealis*, ist weniger hoch und vor allem dorsal und seitlich als Grenze zwischen Uro- und Proctodaeum ausgespannt.

Die dritte, gleichfalls kurze Abteilung ist als **Endraum**, *Proctodaeum*, charakterisiert. Im Proctodaeum wird die Rektalschleimhaut durch die kutane Schleimhaut abgelöst. Im Dach des Proctodaeums mündet die *Bursa cloacalis*, auch als B u r s a F a b r i c i i bekannt. Sie wird eingehend bei den Immunorganen zu beschreiben sein. Dorsal hinter ihr und auch seitlich im Proctodaeum sind beim H u h n Drüsen untergebracht, *Glandulae proctodaeales dorsales et laterales*, und die Schleimhaut zeigt Falten, *Plicae*, und Nischen, *Sinus*. Insbesondere die dorsale Proktodaealdrüse [von COIL/WETHERBEE (1959) *Glandula cloacalis* benannt] kann bei J a p a n i s c h e n W a c h t e l n *(Coturnix coturnix japonica)* in der Zuchtsaison so groß werden, daß die dorsale Kloakenlippe deutlich anschwillt (Näheres bei TAMURA/FUJII, 1967; MCFARLAND et al., 1968). Am Boden des Proctodaeums findet sich beim männlichen Vogel der artspezifische sehr unterschiedliche *Phallus*, das Begattungsorgan; dazu sei auf die Beschreibung der männlichen Geschlechtsorgane verwiesen. Das Proctodaeum wird durch die Kloakenöffnung, *Ventus*, abgeschlossen. Eine dorsale und eine ventrale Lippe, *Labium venti dorsale* und *Labium venti ventrale*, umfassen das quergestellte *Orificium venti*. Die Labia venti springen in geschlossenem Zustand zapfenförmig nach innen vor, sind von äußeren und inneren Drüsen, *Glandulae externae et internae labii venti*, besetzt und mit einem Muskelapparat ausgestattet.

Musculi cloacales

Die Kloakenmuskeln sind paarig angeordnet. Die *Mm. levator* und *dilatator cloacae* sind für die Erweiterung der Kloake vor der Kopulation, aber auch vor der Eiablage und der Defäkation im Spiel. Die *Mm. transversus* und *sphincter cloacae* pressen dagegen die Kloakenlippen zusammen, wobei der M. transversus cloacae hauptsächlich für den Druck von unten, der M. sphincter cloacae für den Druck von oben sorgen. Auch der *M. pubocaudalis internus* (188/5) ist am Heben der dorsalen Kloakenlippe indirekt beteiligt, weil er das *Septum supracloacale* (−/5′) anspannen kann (Näheres siehe unter Schwanzmuskeln S. 93).

Die Kloakenmuskeln stellen sich im einzelnen wie folgt dar:

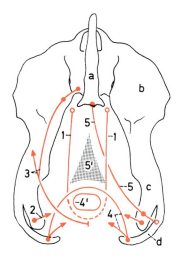

Abb. 188. Wirkungslinien der Kloakenmuskeln des Huhnes, Kaudalansicht.

a Pygostyl; *b* Ilium; *c* Ischium; *d* Pubis

1 M. levator cloacae; *2* M. dilatator cloacae; *3* M. transversus cloacae, nur linksseitig dargestellt; *4, 4′* M. sphincter cloacae: *4* seine kraniale Portion, *4′* seine kaudale Portion; *5* M. pubocaudalis internus, nur rechtsseitig dargestellt, *5′* Septum supracloacale

M. levator cloacae (188/1)

Das 1 mm schmale Muskelband entspringt beim Huhn an der Unterfläche des Federbalgs der lateralen Steuerfeder. Er zieht gradlinig ventral an den vorderen Rand des M. sphincter cloacae, zieht unter ihn und trifft sich mit dem M. levator cloacae der Gegenseite in der ventralen Kloakenlippe, so daß eine Schlinge um die Kloakenöffnung entsteht. Bei der Taube bleibt eine Schlingenbildung aus; der Muskel zieht in die Kloakenlippe ein. Bei der Ente entspringt der Muskel am Balg der 3. Steuerfeder; die ventrale Schlinge liegt nicht in der Kloakenlippe, sondern weiter kranial unter dem M. sphincter cloacae.

M. dilatator cloacae (188/2)

Der 2–3 mm breite Muskel entspringt an der Ala ischii und tritt bei horizontalem Verlauf von lateral her unter den M. levator cloacae.

M. transversus cloacae (188/3)

Als dünner Sehnenstrang kommt der Muskel beim Huhn vom Querfortsatz der ersten zwei Schwanzwirbel und vom Kaudalrand des Iliums. Sein schmaler Muskelbauch ist bei ventralem Verlauf mit dem Kranialrand des M. flexor cruris medialis eine Strecke verbunden. Dann löst er sich von ihm, nimmt weitere Muskelfasern mit und wendet sich als 6 mm breites Band lateralwärts. Er tritt in die ventrale Kloakenlippe ein, verschmilzt teilweise mit dem M. sphincter cloacae und bildet mit dem der Gegenseite in der Medianen eine sehnige Platte. Bei der Taube fehlt die genannte schmale Platte, sonst gleicht der Muskel dem des Huhnes. Bei der Ente dagegen kommt der kräftigere Muskel vom Kaudalrand des Ischiums und Pubis und zieht bei horizontalem Verlauf in die ventrale Kloakenlippe, wo er sich mit dem der Gegenseite in einer breiten sehnigen Naht vereinigt.

M. sphincter cloacae (188/4, 4′)

Der M. sphincter cloacae tritt beim Huhn in zwei Portionen auf. Die kraniale Portion (−/4) entspringt am Apex pubis und bildet einerseits mit dem der Gegenseite eine kräftige Muskelschleife in der dorsalen Kloakenlippe, er tritt andererseits mit einzelnen Faserbündeln in die ventrale Kloakenlippe ein, ohne sich mit dem der Gegenseite zu vereinen. Die kaudale Portion (−/4′) bildet einen kräftigen Muskelring, der die Kloakenöffnung umgreift.

Bei der Taube stellt der Muskel einen einfachen, 10 mm breiten Ring dar, der um die Kloakenöffnung gelegen ist. Er verschmilzt ventral mit dem M. transversus cloacae. Bei der Ente sind es zwei Portionen, deren kraniale ventral mit dem M. transversus cloacae verschmilzt. Die kaudale Portion verhält sich so wie beim Huhn.

Bauchspeicheldrüse, Pancreas
(189–191)

Die bandförmige Bauchspeichdrüse der Vögel ist von blaßgelber bis zartrosa Farbe. Sie liegt zwischen den beiden Schenkeln des Zwölffingerdarms im Mesoduodenum. Die Länge der Bauchspeicheldrüse beträgt bei Huhn, Gans und Ente zwischen 80 und 140 mm, bei der Taube zwischen 60 und 80 mm und bei der Wachtel zwischen 30 und 45 mm. Ihr Gewicht schwankt beim Huhn von 3 bis 6,5 g, bei Gans und Ente von 8,5 bis 16 g, bei der Taube und Wachtel von 1 bis 3 g.

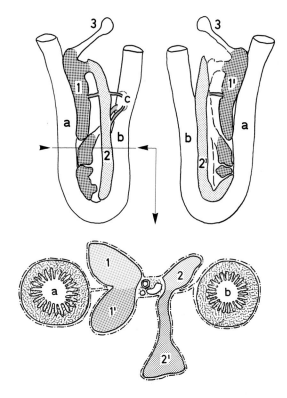

Abb. 189. Pankreas einer Wachtel (in Anlehnung an METZ, 1988), links Dorsalansicht, rechts Ventralansicht.

a Duodenum descendens; b Duodenum ascendens; c Mündungen der drei Pankreasgänge in Höhe der Papilla duodeni

1, 1' Lobus pancreatis dorsalis: 1 seine Pars dorsalis, 1' seine Pars ventralis; 2, 2' Lobus pancreatis ventralis: 2 seine Pars dorsalis, 2' seine Pars ventralis; 3 Lobus pancreatis splenalis. Pfeile geben die Höhe des Querschnitts der Abb. 190 an

Abb. 190. Querschnitt durch die Mitte der Duodenalschleife mit Pankreas, schematisiert. Bauchfell strichliert.

a Duodenum descendens; b Duodenum ascendens

1, 1' Lobus pancreatis dorsalis: 1 seine Pars dorsalis, 1' seine Pars ventralis; 2, 2' Lobus pancreatis ventralis: 2 seine Pars dorsalis, 2' seine Pars ventralis

Ontogenetisch ist sie aus einer dorsalen und zwei ventralen Anlagen der hepatopankreatischen Proliferationszone des Zwölffingerdarms hervorgegangen. Im definitiven Zustand besitzt die Bauchspeicheldrüse drei mehr oder weniger deutlich voneinander getrennte Lappen. Der Dorsallappen, *Lobus pancreatis dorsalis* (189, 190/1, 1'), verläuft parallel mit der Pars descendens duodeni. Der Ventrallappen, *Lobus pancreatis ventralis* (−/2, 2'), folgt dem Lauf der Pars ascendens duodeni. Beide Lappen sind inkonstant durch Parenchymbrücken verbunden. Sie sind so in das Mesoduodenum eingelagert, daß an den Kanten der Drüsenlappen ein Gekröseansatz entsteht; somit quillt das Drüsengewebe aus dem Mesoduodenum hervor und jeder Lappen wird dadurch in eine *Pars dorsalis* (−/1, 2) und eine *Pars ventralis* (−/1', 2') gegliedert. Nach kaudal breiten sich die beiden Lappen vogelartspezifisch unterschiedlich weit ins Mesoduodenum aus. Bei Hühnervögeln und der Taube reichen sie bis an den Scheitel der Duodenalschleife, bei Gans und Ente nehmen sie nur die Hälfte bis zwei Drittel der Gekröselänge ein. Als dritter Lappen tritt der Milzlappen, *Lobus pancreatis splenalis [lienalis]* (−/3), auf. Er ist häufig mit dem Dorsallappen, seltener mit dem Ventrallappen verbunden, kann aber auch isoliert sein. Er zieht im Ligamentum hepatoduodenale als schmales, wurmförmiges Gebilde bis in die Milzgegend, kann hier sogar die Milz unterwandern. Bei einigen Vogelarten ist er kurz und gedrungen oder tritt kaum in Erscheinung.

Im Pankreas sind zwei nach Struktur und Funktion unterschiedliche Drüsen vereint: eine exkretorische und eine endokrine.

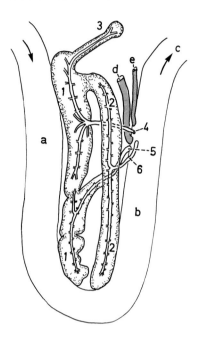

Abb. 191. Ausführungsgänge des Pankreas einer Wachtel, Dorsalansicht, leicht schematisiert (in Anlehnung an METZ, 1988).

a Duodenum descendens; *b* Duodenum ascendens; *c* Flexura duodenojejunalis; *d* Ductus hepatoentericus communis; *e* Ductus cysticoentericus

1 Lobus pancreatis dorsalis; *2* Lobus pancreatis ventralis; *3* Lobus pancreatis splenalis; *4* Ductus pancreatis dorsalis; *5* Ductus pancreatis ventralis; *6* Ductus pancreatis accessorius

Der **exkretorische Teil** der Bauchspeicheldrüse produziert den Bauchspeichel, d. h. eine Anzahl von Fermenten. Der Bauchspeichel wird durch bis zu drei Ausführungsgänge, nämlich zwei größere und ein kleinerer, in das Duodenum entlassen. Dies sind der *Ductus pancreatis dorsalis*, der *Ductus pancreatis ventralis* und der kleine *Ductus pancreatis accessorius*. Sie münden auf der *Papilla duodenalis* im aufsteigenden Schenkel des Duodenums. Einer der drei Gänge mündet häufig bei der Ente, gelegentlich auch bei der Gans, jedoch im Scheitel der Ansa duodenalis und bei der Taube distal der Papille fast im Bereich der Flexura duodenojejunalis. Über den intrapankreatischen Verlauf der Ausführungsgänge, die im allgemeinen nicht miteinander kommunizieren, gibt es neuere Untersuchungen. Sie machen deutlich, daß die Gänge sich entgegen bisheriger Auffassung in ihren Grundausbreitungen nicht auf ihre gleichnamigen Lappen beschränken. Vielmehr gibt es für Verlauf und Ausbreitung der Pankreasgänge auch bei der gleichen Vogelart verschiedene Muster, deren Darstellung jedoch der Spezialliteratur vorbehalten bleiben muß. Ein Beispiel für den häufigsten intrapankreatischen Verlauf der Gänge bei der Wachtel zeigt Abb. 191.

Feinbau der Bauchspeicheldrüse

Dem **mikroskopischen Bau** nach besteht der exkretorische Teil der Bauchspeicheldrüse aus tubulo-azinären Drüsen, deren sezernierende Endstücke durch ein schwach ausgebildetes lockeres Bindegewebe zu Läppchen zusammengefaßt werden. Die Endstücke bestehen aus hochprismatischen, serösen Zellen. Diese weisen alle Charakteristika von aktiv proteinsynthetisierenden Zellen auf. Im basalen Zytoplasma befindet sich ein reich entfaltetes rauhes endoplasmatisches Retikulum mit vielen Ribosomen. Die exokrinen Pankreaszellen gehören auch beim Vogel zu den RNS-reichsten Zellen des Körpers. Färberisch fallen die basalen Anteile der Drüsenzellen durch ihre starke Basophilie auf, die sich auf den hohen RNS-Gehalt in diesem Bereich zurückführen läßt. In diesem Gebiet werden die Verdauungsenzyme synthetisiert. Supranukleär befindet sich ein großer Golgi-Apparat. Von ihm schnüren sich die Sekretgranula ab, die im apikalen Zellanteil liegen und als Zymogen-Granula bezeichnet werden. Ihre Zahl steht in enger Beziehung zur aktuellen Situation im Verdauungskanal. Während einer Hungerphase füllen die sekretorischen Granula einen Großteil der Zelle aus. Wenn viel Nahrung im Verdauungskanal vorhanden ist, dann ist ihre Zahl niedrig. Die Zymogengranula enthalten die Verdauungsenzyme in Form von inaktiven Vorstufen. Bei Bedarf werden sie durch Exozytose in das Lumen der Acini freigesetzt. Die Aktivierung der Enzyme erfolgt aber erst im Dünndarm. Nach starker Sekretion nimmt die Größe des Golgi-Apparates deutlich zu und es kommt zur Neubildung der Zymogen-Granula.

Viele Drüsenendstücke — jedoch nicht alle — schließen sogenannte zentroazinäre Zellen ein. Sie stellen den Beginn der langen Schaltstücke, des ersten Teils des Ausführungsgangsystems, dar. Die Schaltstücke werden von einem Plattenepithel ausgekleidet und münden in gemeinsame Sammelgänge, die *Tubuli conjunctivi,* die ein hochprismatisches Epithel aufweisen. Die folgenden *Tubuli interlobulares* sind nur sehr kurz. Sie besitzen ein hochprismatisches Epithel mit runden Kernen, das außen von Bindegewebe und glatten Muskelzellen

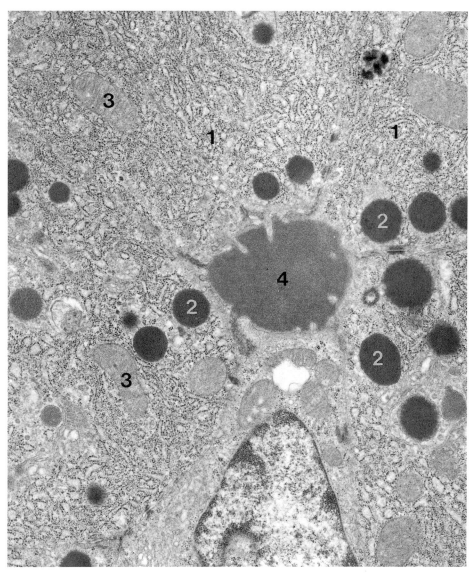

Abb. 192. EM-Foto des exokrinen Pankreas der Wachtel.
1 rauhes endoplasmatisches Reticulum; *2* Sekretgranula; *3* Mitochondrien; *4* Lumen

umfaßt wird. Die Wand der Hauptausführungsgänge weist drei Schichten auf; eine stark gefaltete und mit hochprismatischen Zellen ausgekleidete Schleimhaut, eine innere longitudinale und äußere zirkuläre Muskelschicht und eine Tunica adventitia. Das Epithel der Hauptausführungsgänge des Haushuhns weist in seinem gesamten Verlauf sekretorisch tätige Zellen auf. Diese zeigen eine ähnliche Ultrastruktur wie das Drüsenepithel der Acini.

Das Pankreassekret wird durch die Ausführungsgänge, die peristaltische Aktivität zeigen, in Intervallen von 10 bis 100 Sekunden in das Duodenum entleert. Es entfaltet vor allem im Duodenum und Jejunoileum seine Wirkung, kann aber auch als Reflux im Magen gefunden werden. Das Sekret selbst ist von blaß-gelber Farbe. Der pH-Wert liegt bei Hühnern zwischen 6,4 und 6,8, bei Truthühnern zwischen 7,4 und 7,8. Der Pankreassaft wird gleichmäßig in Mengen zwischen 0,4 und 0,8 ml/h sezerniert. Nach Futteraufnahme steigt der Fluß auf 3,0 ml/h an. Diese hohe Rate wird etwa eine Stunde lang beibehalten und kehrt dann während der folgenden 10 Stunden auf den Ausgangswert zurück. Die Sekretionsrate liegt beim Vogel deutlich höher als beim Säuger. Sie wird durch die Länge des Futterentzuges nicht beeinflußt.

Das von den exokrinen Pankreaszellen gebildete Sekret ist leicht alkalisch und durch einen hohen Gehalt an Elektrolyten gekennzeichnet. Charakteristisch ist sein hoher Gehalt an Bikarbonationen, die für die Neutralisierung des sauren Chymus im Duodenum wichtig sind. Damit wird gleichzeitig ein für die Wirkung der Pankreasenzyme optimaler pH-Wert von 6,4 bis 7,8 (je nach Vogelart) im Darmlumen geschaffen. Von besonderer Bedeutung für die Verdauungsvorgänge sind die im Bauchspeichel enthaltenen Verdauungsenzyme. Kein anderes Sekret enthält ein derartig weites Spektrum an hydrolytischen Enzymaktivitäten. Sie dienen dem Abbau von Proteinen, Kohlenhydraten und Fetten. Zu diesen Enzymen zählen Amylase, Lipase, Desoxyribonuclease, Ribonuclease und verschiedene Proteasen (Trypsinogen, Chymotrypsinogen, Carboxypeptidasen). Die proteolytischen Enzyme werden als inaktive Vorstufen abgegeben. Im Dünndarm wird dann durch das Enzym Enterokinase, das in den Mikrovilli des Dünndarmepithels lokalisiert ist, das inaktive Trypsinogen in Trypsin umgewandelt. Trypsin seinerseits aktiviert dann die anderen Vorläufer der proteolytischen Enzyme. Zum Schutz vor Selbstverdauung bei vorzeitiger Aktivierung der Pankreasproteasen werden von den sekretorischen Zellen des Pankreas gleichzeitig Proteinaseinhibitoren gebildet. Bei der Regulation der Pankreassekretion kann man, wie bei den Säugetieren, eine enzephale und eine intestinale Phase unterscheiden (Näheres siehe Lehrbücher der Physiologie).

Der **endokrine Teil** der Bauchspeicheldrüse tritt in Form der Langerhansschen Inseln auf. Dabei handelt es sich um Zellgruppen, *Insulae pancreaticae*, die verstreut im Drüsenparenchym eingeschlossen sind. Die Inselzellen, *Cellulae insularum*, sind sogenannte A-, B- oder D-Zellen, die sich morphologisch und färberisch unterschiedlich verhalten. Den A-Zellen wird die Produktion des Glukagons, den B-Zellen die des Insulins zugeschrieben. Eine vierte Zellart scheint im Milzlappen der Wachtel vorzukommen (SMITH, 1974) Näheres zur Histologie und Funktion des Inselapparats siehe S. 279.

Insulae pancreaticae kann man gemäß ihrer färberischen Reaktion einteilen in helle und dunkle Inseln. Die dunklen Inseln (auch A-Inseln genannt) setzen sich vornehmlich aus A- und D-Zellen zusammen. Sie kommen offenbar nur im Ventral- und Milzlappen vor. Die hellen Inseln (B-Inseln) bestehen vorwiegend aus B- und D-Zellen. Sie werden in allen Lappen gefunden. Insgesamt scheinen A-Zellen relativ stärker als beim Säuger vertreten zu sein, was auf eine anteilmäßig stärkere Synthese von Glukagon schließen läßt. Betont wird, daß der Milzlappen am reichlichsten mit Langerhansschen Inseln ausgestattet ist. Seine Entfernung führt daher beim Huhn zu einer Hypoglykämie und der Tod tritt nach 12–36 Stunden ein.

Blutgefäße der Bauchspeicheldrüse: Als Endast aus dem Ramus dexter der A. coeliaca verzweigt sich die *A. pancreaticoduodenalis* im Mesoduodenum. Sie entsendet Rami duodenales an die Duodenalschleife und als Paralleläste *Rami pancreatici* in die Lappen der Bauchspeicheldrüse. Die A. pancreaticoduodenalis kann bei manchen Vogelarten auch paarig ausgebildet sein. Das venöse Blut wird durch die *V. pancreaticoduodenalis* über die *V. gastropancreaticoduodenalis* in die V. portalis hepatica dextra abgeführt.

Leber, Hepar

Die Vögel haben eine relativ große Leber. Sie liegt in den Leberbauchfellsäcken (siehe Kapitel „Körperhöhlen"). Mit ihrer Parietalfläche ruht sie breitflächig auf dem Brustbein und den Rippen. Beim Hochklappen des Brustbeins zum Zwecke der Exenteration tritt sie als erstes Organ in Erscheinung. Ihre Größe, Farbe und Konsistenz variiert stark nach Vogelart, Alter und dem jeweiligen Ernährungszustand. So schwankt das **Gewicht** beim H u h n zwischen 30 bis 50 g, bei der E n t e zwischen 60 bis 115 g, bei der G a n s zwischen 85 bis 170 g und bei der T a u b e zwischen 8 bis 10 g. Dabei sei kritisch angemerkt, daß das Gewicht der Gänseleber durch — hierzulande tierschutzgesetzlich verbotene — Manipulationen (Stopfen, Nudeln) in unverantwortlicher Weise auf das Mehrfache des Normalen gesteigert wird. Die so gemästeten Tiere sind in ihrem Wohlbefinden erheblich gestört. Die **Farbe** der Leber ist zur Zeit des Schlüpfens gelb (Dotterpigment). Nach etwa zwei Lebenswochen wird sie braunrot. Beim ausgewachsenen Tier reicht die Färbung von rotbraun bis hellbraun; die sogenannte Fettleber der Masttiere ist lehmgelb bis weißlich. Die **Konsistenz** der Leber ist bei H u h n und T a u b e auffallend weich, bei G a n s und E n t e fester und brüchig.

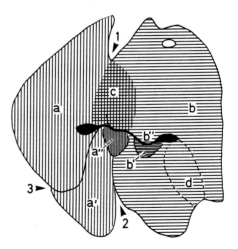

Abb. 193. G l i e d e r u n g d e r L e b e r. Facies visceralis; Zuchtwachtel.

1 Incisura interlobaris cranialis; *2* Incisura interlobaris caudalis; *3* Incisura lobaris

a, a', a" Lobus hepatis sinister: *a* Pars caudodorsalis, *a'* Pars caudoventralis, *a"* Processus intermedius sinister; *b, b', b"* Lobus hepatis dexter: *b'* Processus intermedius, *b"* Processus papillaris; *c* Pars interlobaris; *d* Gallenbett

Die **Gliederung** der Leber (193) erfolgt durch die seichte *Incisura interlobaris cranialis* (−/1) und die tiefe *Incisura interlobaris caudalis* (−/2) in zwei Lappen, den *Lobus hepatis sinister* (−/a) und den *Lobus hepatis dexter* (−/b). Beide Lappen sind durch eine zentrale Parenchymbrücke, die *Pars interlobaris* (−/c), miteinander verbunden.

Der Rand der Leber, *Margo hepaticus*, wird beim Vogel am rechten und linken Lappen in je einen dorsalen, ventralen, kranialen und kaudalen Abschnitt eingeteilt. An jedem Lappen kann kaudal der Leberpforte ein hügelartig vorspringender *Processus intermedius dexter* (G a n s und E n t e) bzw. *Processus intermedius sinister* (H u h n, T r u t h a h n, G a n s, E n t e) auftreten. Ähnlich erhebt sich kranial der Leberpforte ein *Processus papillaris* (exkl. T a u b e). Bei einigen Vogelarten sind ein oder beide Leberlappen teilweise untergliedert.

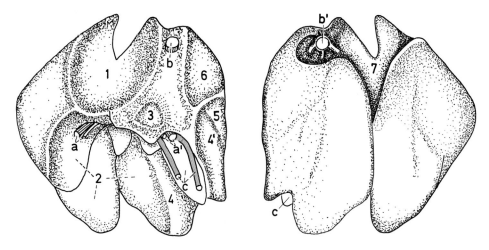

Abb. 194. Impressiones hepatis. Leber einer männlichen Wachtel; *links* Facies visceralis, *rechts* Facies parietalis (linke Abbildung nach METZ, 1988).

1 Impressio proventricularis; *2* Impressio ventricularis; *3* Impressio splenalis; *4, 4'* Impressio duodenalis: *4* durch seine Pars descendens, *4'* durch seine Pars ascendens; *5* Impressio jejunalis; *6* Impressio testicularis; *7* Impressio cardiaca

a, a' Porta hepatis: *a* A. hepatica sinistra und V. portalis hepatica sinistra, *a'* A. hepatica dextra und V. portalis hepatica dextra; *b* Foramen caudale venae cavae caudalis, *b'* Foramen craniale venae cavae caudalis; *c* Vesica fellea sowie Ductus hepatoentericus communis und Ductus cysticoentericus

Unter den Hausvögeln ist bei Huhn und Truthuhn der linke Leberlappen durch einen im Margo caudalis gelegenen tiefen Einschnitt, *Incisura lobaris* (—/3), in zwei Teile, *Pars caudodorsalis* und *Pars caudoventralis*, getrennt.

Lage und Impressionen (194): Wie schon eingangs festgestellt, liegt die Leber mit der konvexen Parietalfläche, *Facies parietalis*, dem Brustbein und den Rippen auf. Nach kaudal kann der rechte Lappen bei Gans und Ente bis auf die Bauchdecke reichen. Kranial erreicht die Leber das Herz bzw. den Herzbeutel. Die Herzspitze wird vom scharfen Margo cranialis umfaßt und es entsteht zwischen beiden Lappen eine tiefe *Impressio cardiaca* (—/7). Kraniodorsal erreicht das Organ die Lunge. Zwischen diesen beiden Organen gelegen, tritt der Drüsenmagen linksseitig auf die konkave Viszeralfläche, *Facies visceralis*, der Leber und formt eine entsprechende Impression (—/1) [NAA: *Impressio proventricularis*]. Links kaudal schließt der Abdruck des Muskelmagens an (—/2) [NAA: *Impressio ventricularis*]. Über der Pars interlobaris liegt die Milz der Leber an und besorgt die *Impressio splenalis* (—/3). Auf der rechten Seite der Viszeralfläche finden wir die Eindrücke von kranialen Teilen des Duodenums, *Impressio duodenalis* (—/4, 4') in Form zweier deutlicher Rinnen, die dem ab- und aufsteigenden Teil der Duodenalschleife entsprechen. Auch Leerdarmschlingen können bei Gans und Taube in wechselndem Umfang ihren Kontakt mit der Leber in Form der *Impressio jejunalis* (—/5) anzeigen. Schließlich tritt beim männlichen Vogel der rechte Hoden mit dem Kaudalrand in Berührung und formt so die *Impressio testicularis* (—/6).

Leberpforte und Blutgefäße
(195)

Die *Porta hepatis* der Vogelleber gleicht einer querverlaufenden Rinne, an deren beiden Enden die zuleitenden Gefäße eintreten (—/a, a'). Die A. hepatica sinistra und die A. hepatica dextra sind die zuleitenden nutritiven Gefäße der Leber. Sie entstammen dem R. sinister bzw.

Abb. 195. Intrahepatische Venensysteme.

a, a' Pfortaderäste: *a* V. portalis hepatica sinistra, *a'* V. portalis hepatica dextra; *b* V. cava caudalis; *c–e* Lebervenen: *c* V. hepatica sinistra, *d* V. hepatica media, *e* V. hepatica dextra; *f* obliterierte V. umbilicalis

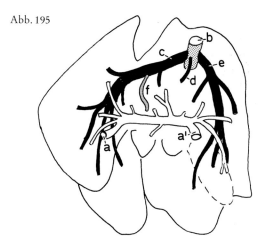

Abb. 195

Abb. 196. Leber eines Huhnes. *Links* Facies visceralis, *rechts* Facies parietalis.

a, a', a'' Lobus hepatis sinister: *a* Pars caudodorsalis, *a'* Pars caudoventralis, *a''* Processus intermedius sinister; *b, b'* Lobus hepatis dexter, *b'* Processus intermedius dexter; *c* Porta hepatis; *d* Incisura interlo-

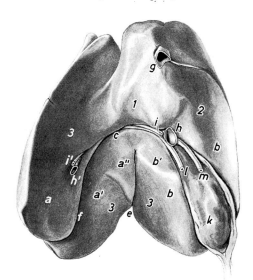

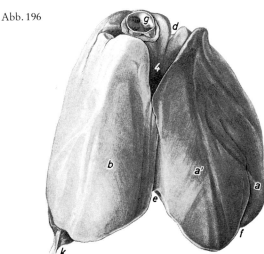

Abb. 196

baris cranialis; *e* Incisura interlobaris caudalis; *f* Incisura lobaris; *g* V. cava caudalis; *h* V. portalis hepatica dextra, *h'* V. portalis hepatica sinistra; *i* A. hepatica dextra, *i'* A. hepatica sinistra; *k* Gallenblase; *l* Ductus hepatoentericus communis; *m* Ductus cysticoentericus

1 Impressio splenalis; *2* Impressio duodenalis; *3* Impressio ventricularis; *4* Impressio cardiaca

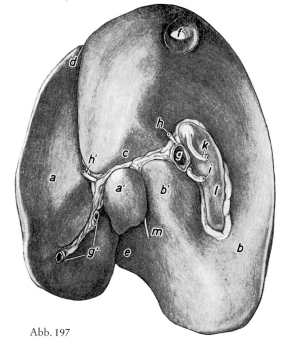

Abb. 197. Leber einer Gans. Facies visceralis.

a, a' Lobus hepatis sinister, *a'* Processus intermedius sinister; *b, b'* Lobus hepatis dexter, *b'* Processus intermedius dexter; *c* Pars interlobaris und Porta hepatis; *d* Incisura interlobaris cranialis; *e* Incisura interlobaris caudalis; *f* Foramen caudale venae cavae caudalis; *g* V. portalis hepatica dextra, *g'* V. portalis hepatica sinistra; *h* A. hepatica dextra, *h'* A. hepatica sinistra; *i* Ductus hepatoentericus communis; *k* Ductus cysticoentericus; *l* Vesica fellea; *m* obliterierte V. umbilicalis

Abb. 197

R. dexter der A. coeliaca. Die Aa. hepaticae können auch durch mehr als je ein Gefäß vertreten sein. Innerhalb der Leber stehen beide Leberarterien durch einen *R. communicans* in Verbindung. Als zuleitendes funktionelles Gefäß sammeln zwei Leberpfortadern venöses Blut aus Magen- und Darmbereich und führen es der Leber zu. Da es bei Vögeln auch noch renale und adrenale Pfortadersysteme gibt, muß zum Terminus „V. portalis" die Bezeichnung **„hepatica"** beigefügt werden. Die *V. portalis hepatica dextra* (—/a') ist die größere der Leberpfortadern. Ihre tributären Zuflüsse sind die Vv. mesentericae, V. proventriculosplenica und V. gastropancreaticoduodenalis. Intrahepatisch teilt sich die rechte Leberpfortader in Hauptzweige für den rechten Leberlappen und in einen durch die Pars interlobaris nach links ziehenden Ast, der sich in Hauptzweige für den linken Leberlappen aufgabelt. In einen dieser Zweige mündet die dünnere *V. portalis hepatica sinistra* (—/a). Sie bekommt Zufluß aus den Vv. proventriculares und den Vv. gastricae. Bei der T a u b e und einigen anderen Arten münden die genannten Venen einzeln in den linken Ast der rechten Leberpfortader; es fehlt ihnen demnach eine besondere V. portalis hepatica sinistra.

Das ableitende System der Lebervenen, *Vv. hepaticae*, mündet in die V. cava caudalis (—/b). Diese durchbohrt nahe dem kranialen Rand den rechten Leberlappen und erzeugt dadurch auf der Facies visceralis das *Foramen caudale venae cavae caudalis* und auf der Facies parietalis das *Foramen craniale venae cavae caudalis*. Die Einmündung der Lebervenen erfolgt außerhalb der Leber vor deren parietaler Fläche. In die *V. hepatica sinistra* (—/c), die das Blut aus dem linken Leberlappen abführt, mündet auch die obliterierte *V. umbilicalis* (—/f). Die *V. hepatica dextra* (—/a) ist für den rechten Leberlappen, die *V. hepatica media* (—/d) für die Pars interlobaris zuständig. Das Auftreten einer oder mehrerer akzessorischer Lebervenen, *Vv. hepaticae accessoriae*, die das Blut aus der Umgebung der durchtretenden kaudalen Hohlräume in diese direkt ableiten, wird für das H u h n beschrieben. Alle Lebervenen nehmen über Segmentäste das Blut aus den *Vv. centrales* auf.

Feinbau der Leber

Die Zentralvenen liegen in der Mittelachse der Leberläppchen *(Lobuli hepatici)*. Auf sie laufen radiär verzweigte und anastomosierende Stränge von Leberzellen zu, welche ein Netzwerk aus weiten Kapillaren, die Lebersinusoide umschließen. Abhängig von der Vogelart sind die Leberzellplatten wie beim Säuger eine Zellage oder wie bei niedrigeren Vertebraten zwei Zellagen dick. Ersteres ist bei hochentwickelten Vogelarten wie den P a s s e r i f o r m e s zu finden, letzteres trifft für das H a u s h u h n zu. Da das perilobuläre Bindegewebe bei der Vogelleber schwach ausgebildet ist, tritt die Läppchenstruktur undeutlich in Erscheinung. Nur in der Nähe des Hilus ist die Läppchenzeichnung besser erkennbar. In Bindegewebsbezirken am Rand der Leberläppchen, die den Glissonschen Feldern (periportale Felder) der Säugerleber entsprechen, verlaufen neben zumindest einem Ast der Leberpfortader ein Ast der A. hepatica und ein oder mehrerer Gallengänge (Ductuli interlobulares). Die Lobuli hepatici stellen keine eigenständigen vaskulären Einheiten dar, da zwischen den Sinusoiden benachbarter Leberläppchen zahlreiche Anastomosen bestehen.

Von besonderer Bedeutung für die Leberfunktion sind die sinusoiden Kapillaren (Lebersinusoide), die zwischen den Leberzellbalken liegen. Sie sind unregelmäßig weit (Durchmesser 4 bis 15 µm). Die Sinusoide werden von Endothelzellen ausgekleidet, zwischen denen sich eingestreut Kupffer-Zellen befinden. Die organellenarmen Endothelzellen sind flach und bilden den größten Teil der Wand der Lebersinusoide. Sie besitzen Poren, die teilweise durch ein Diaphragma verschlossen sind, teilweise offen erscheinen. Zwischen benachbarten Endothelzellen kommen nicht selten interzelluläre Öffnungen vor. Durch Öffnungen und Poren können Plasmabestandteile und bei einigen Vogelarten (Ente) möglicherweise auch Blutzellen die Strombahn verlassen und in den perisinuidalen Raum gelangen. Die Basalmembran der Lebersinusoide ist diskontinuierlich.

Die Kupffer-Zellen sind teilweise Bestandteile der Wand der Lebersinusoide, teilweise liegen sie den Endothelzellen auf. Sie besitzen lange Fortsätze, die sie mit den Endothelzellen der gleichen, aber auch der gegenüberliegenden Wand verbinden. Die Kupffer-Zellen sind im besonderen Maß zur Phagozytose befähigt. Sie nehmen Zellbruchstücke, Mikroorganismen und Fremdpartikel auf. Zytologisch unterscheiden sie sich von den Endothelzellen durch ihren relativ hohen Gehalt an Zellorganellen (gut ausgebildeter Golgi-Apparat, zahlreiche Lysosomen und Peroxisomen).

Zwischen den Sinusoiden und den Leberzellen ist der schmale perisinuidale Raum (Dissescher Raum) ausgebildet. Wie bei den Säugetieren enthält er auch beim Vogel einige retikuläre Fasern, wenige Bindegewebszellen und vereinzelt fettspeichernde Zellen, deren Rolle noch nicht geklärt ist. Der perisinuidale Raum ist wichtig für den Stoffaustausch zwischen den Leberzellen und dem Blut.

Die Leberzellen *(Hepatozyten)* sind polygonale Zellen mit einem großen runden Kern, der meist am vaskulären Pol der Zelle liegt. An der dem perisinuidalen Raum zugewandten Seite besitzen die Hepatozyten viele kleine Mikrovilli. Untereinander sind die Leberzellen durch zahlreiche Haftkomplexe und gap junctions verbunden. Die gap junctions spielen eine wichtige Rolle bei der interzellulären Kommunikation und der Koordination der Leberzellaktivitäten.

Das Zytoplasma enthält zahlreiche Mitochondrien vom Cristae-Typ und viel glattes endoplasmatisches Retikulum, das diffus im Zytoplasma verteilt liegt. Das rauhe endoplasmatische Retikulum bildet stellenweise größere Aggregate. Seine Ribosomen bilden die zahlreichen Plasmaproteine. Hierbei handelt es sich vor allem um Serumalbumin, Globuline, Enzyme des Blutplasmas und Lipoproteine sowie Prothrombin, Fibrinogen und andere Komponenten des Blutgerinnungssystems. Nach ihrer Synthese im rauhen endoplasmatischen Retikulum gelangen sie zum Golgi-Apparat, wobei vor allem der Zuckeranteil dieser Exportproteine wichtige posttranslationale Veränderungen erfährt. Die Stoffabgabe erfolgt kontinuierlich an der Oberfläche zum perisinuidalen Raum. Größere Golgi-Felder finden sich auch in Nachbarschaft zu den Gallen-Kanalikuli, so daß ihnen offensichtlich auch eine Bedeutung bei der Gallenbildung zukommt. Ferner enthalten die Leberzellen zahlreiche Lysosomen und Peroxisomen. Ein weiterer typischer Bestandteil der Hepatozyten ist das Glykogen, das allerdings bei den meisten Vogelarten in wesentlich geringerer Menge als bei den Säugetieren vorkommt. Größere Ansammlungen von Glykogen in den Leberzellen werden beim Hühnerküken nur in den ersten Wochen nach dem Schlüpfen beobachtet.

Gallengänge und Gallenblase

Die **Gallengänge** beginnen als ein tubuläres Spaltensystem (Gallenkanälchen, *Canaliculi biliferi*) zwischen den Hepatozyten. Sie besitzen keine eigene Wand, sondern werden durch umschriebene Einbuchtungen der Zellmembranen benachbarter Leberzellen gebildet. Zahlreiche Mikrovilli stülpen sich von den Zellmembranen in die Canaliculi vor. Um die Gallengängchen herum sind die Plasmamembranen durch gut entwickelte tight junctions fest miteinander verbunden. Bei Vogelarten, bei denen die Leberzellplatten zwei Zellagen dick sind, wie z. B. dem Haushuhn, sind 3 bis 5 Hepatozyten an der Formung eines Canaliculus beteiligt. Die in der Leberzelle gebildete und in die Canaliculi abgegebene Galle gelangt dann in Gallengänge, die noch außerhalb der periportalen Felder beginnen (Heringsche Kanälchen). Sie sind bereits von einem kubischen Epithel ausgekleidet. Nach kurzem Verlauf treten sie in die Bindegewebsfelder der periportalen Felder ein und münden in einen Ductulus interlobularis. Diese besitzen ein kubisches bis hochprismatisches Epithel. Die aus den *Ductuli interlobulares* herangeführte Gallenflüssigkeit sammelt sich in den *Ductuli biliferi* verschiedener Größenordnung. Diese fließen im rechten Leberlappen zum *Ductus hepaticus dexter* (198/*b*) und im linken Leberlappen zum *Ductus hepaticus sinister* (—/*a*) zusammen. Diese zwei großen Gallengänge fließen in der Leberpforte aufeinander zu und entlassen einerseits bei allen Vogelarten den *Ductus hepatoentericus communis* (—/*c*) in das Duodenum. Andererseits ergießt sich aus dem Ductus hepaticus dexter die Galle bei Vogelarten mit Gallenblase über einen *Ductus hepatocysticus* (—/*d*) in diese hinein; bei Vogelarten ohne Gallenblase wird an gleicher Stelle ein *Ductus hepatoentericus dexter* direkt zum Duodenum entlassen. Das System der großen Gallengänge ist in Abb. 198 dargestellt.

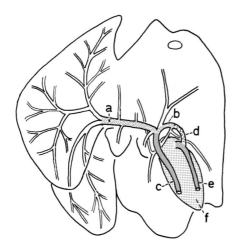

Abb. 198. Gallengangsystem einer Wachtelleber (in Anlehnung an METZ, 1988).

a Ductus hepaticus sinister; *b* Ductus hepaticus dexter; *c* Ductus hepatoentericus communis; *d* Ductus hepatocysticus; *e* Ductus cysticoentericus; *f* Vesica fellea. Beachte: Der Verlauf der Ductus biliferi ist im linken Leberlappen angedeutet

Die **Gallenblase**, *Vesica fellea* (198/*f*), die einigen Tauben- und Papageienarten fehlt, liegt der Viszeralfläche des rechten Leberlappens auf und ist zum Teil flächenhaft mit der Leber verwachsen (193/*d*), im übrigen von Bauchfell überzogen. Bei den Hühnervögeln ist sie birnförmig und erreicht (Huhn, Wachtel) oder überragt (Truthuhn) den kaudalen Rand des rechten Leberlappens. Bei Gans und Ente ist sie mehr schlauchförmig. Weil bei diesen Arten der rechte Leberlappen besonders groß ist und nach kaudal in die Bauchgegend hinausragt, kommt der Scheitel der Gallenblase auch nicht annähernd an den Kaudalrand der Leber heran. Aus der Gallenblase wird die Gallenflüssigkeit über den *Ductus cysticoentericus* (198/*e*) abgegeben. Die Mündung des Ganges liegt auf der *Papilla duodenalis* am Ende der Pars ascendens duodeni, somit in direkter Nachbarschaft zur Mündung des Ductus hepatoentericus communis und zu den Pankreasgängen.

▶ Bau: Die Wand der Gallenblase besteht aus einer Tunica mucosa, einer Tunica muscularis und einer Tunica serosa. Die Schleimhaut ist bei leerer Gallenblase in viele Falten gelegt, deren Höhe bei starker Füllung stark abnimmt. Die innere Oberfläche der Gallenblase wird von einem einschichtigen hochprismatischen Epithel mit Mikrovilli bedeckt. Die Epithelzellen sind reich an Mitochondrien. Die Zellkerne liegen im basalen Drittel der Zelle. Die Epithelzellen weisen alle Zellorganellen auf, die der Schleimbildung und -sekretion dienen. Im apikalen Zytoplasma lassen sich mit histochemischen Techniken weiter mucinhaltige Sekretgranula nachweisen, die ihren Inhalt an die Oberfläche des Epithels abgeben. Neben seiner sekretorischen Leistung ist das Gallenblasenepithel zur Resorption und zum Abbau von Gallenbestandteilen befähigt. Weiter findet über das Gallenblasenepithel ein umfangreicher transzellulärer Wassertransport statt, worauf vor allem auch die deutlich ausgebildeten interzellulären Spalträume im basalen Epithelbereich hinweisen. Die Lamina propria mucosae ist dünn und relativ reich an elastischem Material. Die Muskelschicht *(Tunica muscularis)* besteht aus einem kompliziert verlaufenden Netzwerk von glatten Muskelzellen und elastischen Fasern, das die Entleerung der Gallenblase unterstützt. Von einigen Autoren, z.B. HODGES (1974), wird an der Tunica muscularis eine äußere zirkulär oder schräg verlaufende Muskelschicht von einer inneren longitudinalen Schicht unterschieden.

Die Taube (199) besitzt wegen des Fehlens einer Gallenblase zwei *Ductus hepatoenterici (communis et dexter).* Ihr kräftiger, kurzer *Ductus hepatoentericus communis* wird in die Pars descendens duodeni entlassen, während ihr dünnerer *Ductus hepatoentericus dexter* in der üblichen Weise auf der Papilla duodeni mündet.

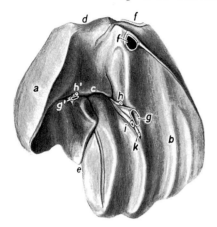 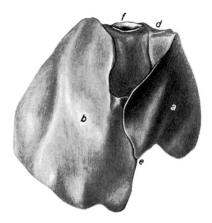

Abb. 199. Leber einer Taube. *Links* Facies visceralis, *rechts* Facies parietalis.

a Lobus hepatis sinister; *b* Lobus hepatis dexter; *c* Pars interlobaris und Porta hepatis; *d* Incisura interlobaris cranialis; *e* Incisura interlobaris caudalis; *f* V. cava caudalis; *g* V. portalis hepatica dextra, *g'* V. portalis hepatica sinistra; *h* A. hepatica dextra, *h'* A. hepatica sinistra; *i* Ductus hepatoentericus communis; *k* Ductus hepatoentericus dexter

Bänder der Leber: Wie an anderer Stelle ausführlich geschildert, ist die von Serosa und dünner Fibrosa überzogene Leber in den Leberbauchfellsäcken, *Cava peritonaei hepatis,* untergebracht. Dort, wo diese Bauchfellsäcke als Doppellamellen zusammenstoßen, bilden sich zugleich die durch Bindegewebe verstärkten Leberbänder. Seitlich sind es *Ligamenta hepatica,* die aus dem Septum obliquum hervorgehen; dorsal und ventral liefert das zweigeteilte Mesenterium ventrale die Abschnitte *Ligamentum hepatoduodenale* und *Ligamentum falciforme hepatis.*

Harn- und Geschlechtsapparat, Apparatus urogenitalis [Systema urogenitale]

Die thematische Zusammenfassung der Harnorgane mit den männlichen bzw. weiblichen Geschlechtsorganen ist zum einen in der gemeinsamen Entwicklung bestimmender Anteile beider Abschnitte aus dem Mesoderm begründet, zum anderen bleiben diese beiden Systeme durch ihre Mündung in die Kloake zeitlebens verbunden. Die Funktion der Harnorgane, *Organa urinaria*, steht neben der Harnbildung im Dienste des Flüssigkeitshaushalts (mit Elektrolyten, Hormonen, auch Ausscheidungen von harnpflichtigen Medikamenten), wobei dem Vogel die Besonderheit des Eiweißabbaus zur Harnsäure zukommt. Zudem wird eine spezielle Ökonomie durch eine hohe Rückresorptionsrate von Wasser mit Hilfe eines besonderen Nierenpfortaderkreislaufs ausgeführt, deren Hauptbedeutung in der limitierten Flüssigkeitsmenge während der Entwicklung im Ei liegen soll. Die heterosexuellen Geschlechtsorgane, *Organa genitalia masculina et feminina*, dienen der Fortpflanzung unter dem ebenfalls tierklasseeigenen Aspekt der Embryonalentwicklung im Vogelei.

Harnorgane, Organa urinaria
(200–204)

Beim Vogel umfassen die Harnorgane lediglich die paarigen Nieren, *Renes*, einschließlich des besonderen Nierenpfortaderkreislaufs, sowie die Harnleiter, *Ureteres*. Es fehlen somit einerseits die Harnblase (keine Notwendigkeit des Ansammelns von Sekundärharn, Gewichtsverminderung!), andererseits ist durch das phylogenetisch bedingte Kloakenstadium der Vögel eine Harnröhre nicht ausgebildet.

Niere, Ren
(200)

Die linke und die rechte Vogelniere gliedern sich allgemein in je 3 „lappenähnliche", hintereinanderliegende Abteilungen, *Divisio renalis cranialis, Divisio renalis media* und *Divisio renalis caudalis* (200/*p, p', p"*). Sehr häufig ist die mittlere Divisio am kleinsten. Grundsätzlich verbinden sich diese Abteilungen über Parenchymbrücken. Bei vielen Vogelarten erscheinen die 3 Abteilungen nur undeutlich getrennt oder es ist eine äußere Gliederung in 4 (Störche) oder 5 Abteilungen (*Apteryx*) zu erkennen. Diese nur angedeutete oder mehrfache Unterteilung ist jedoch lediglich oberflächlich ausgebildet; im Organinneren ergeben sich bei allen Vogelarten die drei genannten Abteilungen durch den Ein- bzw. Durchtritt der A. und V. iliaca externa (−/7) zwischen den Divisiones renales cranialis und media, bzw. der A. und V. ischiadica zwischen den Divisiones renales media und caudalis. Durch das Nierengewebe, insbesondere der mittleren und der kaudalen Abteilung, treten zusätzlich zu den Blutgefäßen mehrere Äste des Plexus lumbalis (−/10) bzw. des Plexus sacralis (−/11), so daß eine Exenteration des unfixierten Organs in toto nahezu unmöglich ist.

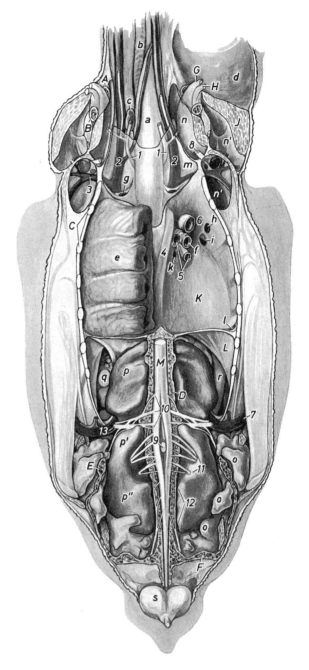

Abb. 200. Topographie der Leibeshöhle eines Huhnes, Dorsalansicht.

A Furcula; *B* Korakoid; *C* Rippen; *D* Synsakrum; *E* Darmbein; *F* Sitzbein; *G* Mm. deltoidei; *H* M. supracoracoideus; *I* M. pectoralis; *K* Septum horizontale mit darübergelegenem Cavum pulmonale; *L* Septum obliquum; *M* Rückenmark

a Oesophagus; *b* Trachea; *c* Schilddrüse; *d* Kropf; *e* linke Lunge; *f* rechter Hauptbronchus; *g, h, i, k* Ostien der vorderen Luftsäcke; *l* Ostium des Saccus thoracicus caudalis; *m* Saccus cervicalis; *n, n'* Divertikel des Saccus clavicularis; *o* Divertikel des Saccus abdominalis; *p–p"* linke Niere mit kranialer (*p*), mittlerer (*p'*) und kaudaler Abteilung (*p"*); *q* Eierstock; *r* Dünndarm; *s* Bürzeldrüse

1 A. carotis communis dextra bzw. sinistra; *2* V. jugularis dextra bzw. sinistra; *3* V. axillaris; *4* Aorta descendens; *5* Vv. pulmonales dextrae; *6* A. pulmonalis dextra; *7* V. iliaca externa dextra; *8* Funiculus ventralis des Plexus brachialis; *9* Lumbalwulst im Rückenmark (Corpus gelatinosum im Sinus rhomboides des Rückenmarks); *10* Plexus lumbalis; *11* Plexus sacralis; *12* Plexus pudendus; *13* N. femoralis

Den im Sprachgebrauch für diese Nierenabteilungen üblichen und durch die Form naheliegenden Ausdruck „Nierenlappen" lehnt die heute gültige Nomina anatomica avium (NAA, 1979) in diesem Zusammenhang ab, da innerhalb einer Divisio mehrere Lobi (siehe unten) zusammengefaßt sind. Die Homologisierung von Teilen der Vogelniere mit jenen der Säugerniere ist außerordentlich schwierig und bisher nicht abgeschlossen.

▶ Die Lage der Vogelniere ist durch die entsprechenden Einbuchtungen an der Ventralseite des Synsakrums und des Iliums vorgegeben. Hierbei wird das Organ teilweise von Divertikeln des Bauchluftsacks umgeben und gegen die Wirbelsäule abgefedert. Den Ventralflächen der Nieren sind kranial die Keimdrüsen und kaudal davon Abschnitte des Verdauungskanals und des Eileiters indirekt benachbart. Zudem heftet sich lediglich ventral ein Peritonäumstreifen des Eingeweidebauchfellsacks und an der linken Niere der weiblichen Vögel ein Teil des Eileitergekröses an; somit liegt die Vogelniere retroperitonäal.

An den gewölbten Außenflächen der Nieren ist die leicht konvexe *Facies dorsalis* von einer mehr abgeflachten *Facies ventralis* zu unterscheiden. Sie verbinden sich im *Margo lateralis* bzw. *medialis* (ohne Hilus renalis!) miteinander. Die beiden Organpole werden als *Extremitas cranialis* und *caudalis* bezeichnet. Die Farbe der Vogelniere wechselt in Abhängigkeit vom Blutgehalt von rosarot bis dunkelbraunrot. Ihre Gesamtmaße können für das Huhn mit 70 bis 100 mm Länge, ca. 20 mm durchschnittliche Breite und knapp 15 mm Dicke angegeben werden; die Niere der adulten Japanischen Wachtel ist 33 mm lang und knapp 10 mm breit.

Das Gewicht der Vogelniere wird, bedingt durch die unterschiedlichen Größen der verschiedenen Arten, am besten in Relation zum Körpergewicht ausgedrückt. Das relative Organgewicht beträgt etwa 1 %, wobei Kleinvögel (unter 100 g Körpergewicht) etwas über diesem Wert und Großvögel (schwerer als 1 kg) knapp darunter liegen. Ein Geschlechtsunterschied konnte am Nierengewicht des Vogels nicht festgestellt werden.

Organisation der Niere
(201)

Innerhalb einer Divisio renalis ist strukturell das zentrale Nierenmark, *Medulla renalis*, und die überwiegend oberflächlich gelegene Nierenrinde, *Cortex renalis,* zu unterscheiden. Im Vergleich zur Säugerniere sind die beiden Komponenten, Mark und Rinde, in der Vogelniere mehr durchwoben angelegt, so daß nicht alle Rindenregionen die Organoberfläche erreichen. Eine schwache Kapsel, *Capsula renalis,* überzieht jede Divisio.

Das Nierenmark besteht aus den bindegewebig gefaßten, trichterartigen Markbereichen, in denen sich längsgerichtet die Äste des Ureters, *Rami ureterici primarii* et *secundarii*, die daran zentral anschließenden Marksammelrohre, *Tubuli colligentes medullares,* sowie Blutgefäße befinden. Um vom Medialrand der Niere aus, der durch die Lage des Ureters gekennzeichnet ist, den zylindrischen Raum einer gesamten Divisio bis in die Rindenregion zu erreichen, müssen diese Markanteile büschelförmig divergieren, so daß die Marksubstanz im Nierengewebe inselartig verteilt ist.

Die Nierenrinde lagert sich hauben- oder kalottenartig um das Mark und zeigt eine völlig abweichende Gliederung, denn eine Rindenhaube oder -region überdeckt ganz oder teilweise mehrere benachbarte Markpyramiden. Diese Rindenregion wird von Bindegewebe umgrenzt, das die zuführenden *Venae interlobares* heranführt. Im Gegensinne verlassen hier die Rindensammelrohre, *Tubuli colligentes perilobulares,* die Cortex renalis, um an der Rinden-Mark-Grenze in die Marksammelrohre, *Tubuli colligentes medullares,* überzuleiten. Im Zentrum einer Rindenregion zieht längsgerichtet die abführende *Vena intralobularis* (auch „V. centralis" genannt). In ihrer Nähe liegen eine oder mehrere *Arteriae intralobulares,* deren Seitenäste die Nierenkörperchen, *Corpuscula renalia,* speisen. Ein Hauptkompartiment der Nierenrinde stellen die harnbildenden Nephrone dar (siehe unten).

Neben der strukturellen Organisation einer Divisio renalis in Mark- und Rindenregionen existiert noch eine baulich funktionelle Einteilung der Vogelniere in Lappen, *Lobus renalis,* und in Läppchen, *Lobulus renalis.* Dieser Gliederungsversuch basiert auf der Zuordnung von Parenchymabschnitten der Mark- und Rindensubstanz zum harnabführenden System.

Ein *Lobus renalis* ist definiert durch das Verzweigungsschema eines Ureterastes 2. Ordnung. Somit umfaßt ein Nierenlappen den Markbereich um einen *Ramus uretericus secundarius* und den darin harnabgebenden Abschnitt einer oder mehrerer benachbarter Rindenregionen. Im Nierenlappen befinden sich basal innerhalb einer Bindegewebshülle mehrere Gruppen von Markpyramiden. Der periphere Anteil des Lobus renalis gehört der Rindenregion an. Sie ist jedoch nicht entsprechend den Markumrissen bindegewebig abgegrenzt.

Ein *Lobulus renalis* ist nach der oben genannten Definition gekennzeichnet durch das Verzweigungsschema eines Ureterasts 3. Ordnung. Dazu gehören einerseits die Markpyramide um diesen Ductus und diejenigen Abschnitte von Rindenregionen, die ihn durch Harnabgabe

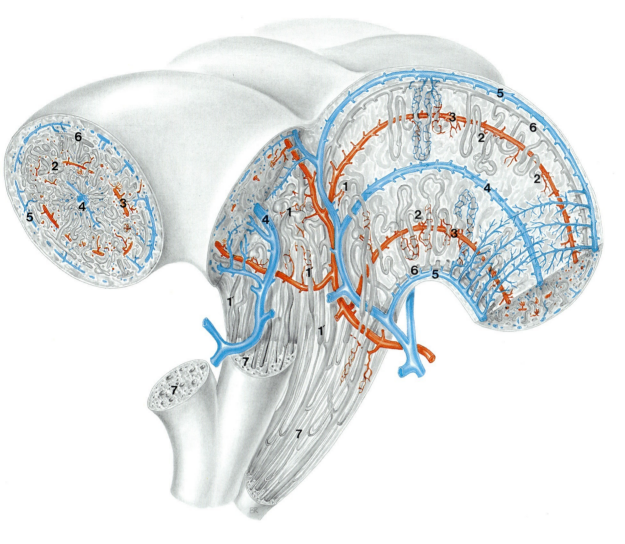

Abb. 201. Schematische Darstellung der feineren Gliederung der Niere (modifiziert nach Braun/Dantzler, 1972).
1 medulläre Nephrone (mammalian type), *1'* Markschleife eines medullären Nephrons; *2* kortikale Nephrone (reptilian type); *3* A. intralobularis; *4* Vena intralobularis; *5* Vena interlobularis; *6* perilobuläres Sammelrohr; *7* Markzone

bedienen. Eine Markpyramide wird von den basalen Abschnitten der Nephronschlingen (Henlesche Schleife), von ca. 20 bis 30 Sammelrohren eines Tertiärasts des Ureters sowie den Vasa recta der Blutgefäße ausgefüllt. Am Übergang in die Rindenregion ist die Markpyramide 0,2 bis 0,5 mm breit; die Pyramidenspitze dagegen ist sehr eng, da hier keine Henleschen Schleifen mehr vorkommen. Die Größenunterschiede der Vogelarten bedingen eine große Spannweite der Pyramidenlängen von etwa 1 mm bei K l e i n v ö g e l n, bis zu 177 mm beim E m u. Die Verzweigungen eines Ramus uretericus tertiarius, der auch *Ductus colligens* genannt wird, divergieren im Markbereich „blumenstraußartig" so stark, daß die in sie mündenden Sammelrohre, *Tubuli colligentes,* aus Abschnitten mehrerer benachbarter Rindenregionen stammen.

Feinbau der Niere
(202–204)

Im histologischen Schnitt erscheint das Nierenläppchen als ein birnenförmiger Gewebsbezirk, der von den Vv. interlobulares des Nierenpfortadersystems und den perilobulären Sammelrohren umgeben ist (202). Zentral im Läppchen verläuft die abführende Läppchenvene (V. intralobularis) und um sie herum liegt die den Lobulus versorgende Arterie, die A. intralobularis. Von dieser Arterie entspringen die Vasa afferentia, die die Glomerula versorgen. Diese sind vorwiegend hufeisenförmig in der Mitte zwischen V. intralobularis und V. interlobularis angeordnet. Die aus den Corpuscula renales hervorgehenden proximalen Tubuli nehmen vorwiegend die peripheren Läppchenbereiche ein, während die distalen Konvolute überwiegend zentral um die V. intralobularis angeordnet sind.

Die peripher um das Läppchen ziehenden Harnsammelrohre formieren sich am verjüngenden Teil des kegelförmigen Läppchens zu einem konischen Bündel. Dieser stielartige Teil stellt die Markzone (Medulla renalis, Markkegel, Markzylinder) des Läppchens dar und enthält neben den Sammelrohren die Henleschen Schleifen der marknahen Nephrone und die Vasa recta.

Mit mikrokorrosionsanatomischen Untersuchungen ließ sich feststellen, daß die Lobuli renales längliche Gebilde von der Form eines Brotlaibs sind. Der Rindenteil eines Läppchens führt Harn in mehrere Markzonen ab. Umgekehrt kann jede Markzone den Harn von den Rindenzonen mehrerer Lobuli erhalten. Damit ergibt sich eine weiterführende Definition eines Lobulus: Ein Lobulus ist ein Markkegel zusammen mit den Rindenbezirken, die Sammelrohre in diesen Kegel einbringen.

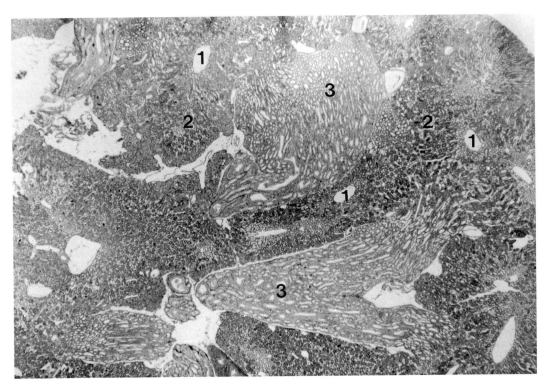

Abb. 202. Schnitt durch mehrere Nierenläppchen.
1 V. intralobularis; *2* Glomerula der medullären Nephrone; *3* Medulla renalis mit den Markschleifen der medullären Nephrone und mit Sammelrohren

Relative Anordnung von Nierenrinde und Nierenmark im Schnittbild

Nierenläppchen und damit auch die Nierenlappen liegen bei der Vogelniere auf verschiedenen Ebenen. Im Unterschied zum Säuger erscheinen daher Rinde und Mark nicht als homogene äußere bzw. innere Zone, sondern es umschließen (abhängig von der Schnittführung) große Rindenbezirke relativ kleine Markinseln. Die Zahl der Markinseln pro Volumeneinheit ist bei Vogelarten, die durch eine hohe Kapazität zur Wasserretention ausgezeichnet sind, besonders groß. Bei diesen Arten erhält somit jede Markregion nur Harn aus einer verhältnismäßig kleinen Rindenregion. Dies wiederum deutet auf einen hohen Anteil von Nephronen des medullären Typs mit deutlich ausgebildeten Henleschen Schleifen, in denen der Harn nach dem Gegenstromprinzip besonders stark konzentriert werden kann.

Querschnitt durch den Markkegel

Der Durchmesser des Markkegels beträgt bei den meisten Vogelarten in seinem kortexnahen Bereich etwa 0,3 bis 0,5 mm, wobei ca. 20 bis 30 Sammelrohre *(Tubuli colligentes medullares)* in einem Kegel verlaufen. Die Tubuli colligentes medullares vereinigen sich in ihrem proximo-distalen Verlauf zu den größeren Ureterästen. Die Organisation der Markkegel weist bei den einzelnen Vogelarten Unterschiede auf. Eine besonders charakteristische Anordnung findet sich bei den Sperlingsvögeln (Passeriformes). Bei ihnen enthält der Markkegel zentral die dünnen absteigenden Anteile der Henleschen Schleifen und die ihnen zugeordneten

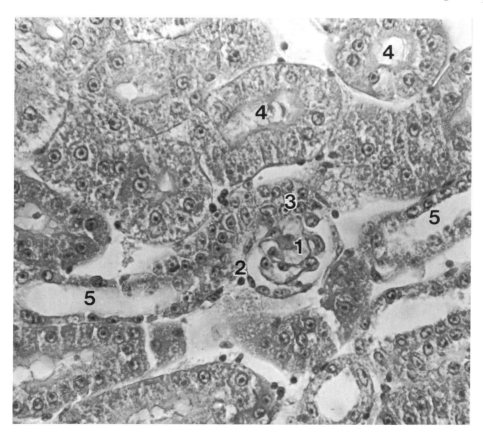

Abb. 203. Schnitt durch ein Nierenläppchen.
1 Glomerulum eines kortikalen Nephrons; *2* parietales Blatt der Bowmanschen Kapsel; *3* Macula densa; *4* proximaler Tubulus; *5* distaler Tubulus

Kapillaren. Sie werden von einem Ring aus Sammelrohren umzogen, und peripher um diese liegen die dicklumigeren aufsteigenden Tubuli. Verglichen mit den Sperlingsvögeln erscheint der Markkegel bei anderen Vogelarten weniger hoch organisiert. Dabei lassen sich im wesentlichen zwei Muster feststellen. Bei der einen Anordnung, die unter anderem bei Galliformes, Anseriformes und Columbiformes vorkommt, scheinen die einzelnen Anteile des Tubulusapparats und der Sammelrohre nicht zu charakteristischen Gruppen zusammengefaßt zu sein, sondern sie verlaufen mehr oder weniger vermischt. Das zweite Muster, das bei Psittaciformes, Strigiformes, Caprimulgiformes, Charadriiformes, Cuculiformes und Piciformes zu finden ist, ist dem der Sperlingsvögel insofern ähnlich, als auch hier die Sammelrohre vorwiegend ringförmig angeordnet sind. Im Unterschied zu den Passeriformes finden sich aber in jenem Bereich, der von den Sammelrohren umschlossen wird, sowohl dünne als auch dicke Anteile des Tubulusapparats.

Aufbau der Nephrone

Die kleinste Funktionseinheit der Vogelniere ist wie beim Säuger das Nephron, das aus dem Nierenkörperchen *(Corpusculum renis)* und dem daran angeschlossenen Tubulusapparat besteht. Der Durchmesser der Nierenkörperchen ist beim Vogel deutlich kleiner (Tab. 3), ihre Zahl pro Volumeneinheit Nierengewebe aber wesentlich größer (Tab. 4) als beim Säugetier. Morphologisch lassen sich beim Vogel mindestens zwei Arten von Nephronen unterscheiden, nämlich solche vom kortikalen Typ (reptilian-type nephron) und medulläre Nephrone (mammalian-type). Die medullären Nephrone (10 bis 40 % aller Nephrone) liegen in jenen Anteilen der Nierenläppchen, die an den Markkegel grenzen. Sie besitzen relativ große (Tab. 3) und komplex gebaute Glomerula und eine Henlesche Schleife, die in den Markkegel zieht. Die kortikalen Nephrone sind zahlreicher (60 bis 90 % der Nephrone). Ihre Glomerula sind kleiner und verhältnismäßig einfach gebaut. Kortikale Nephrone besitzen keine oder nur eine gering ausgebildete Henlesche Schleife, die vollständig innerhalb der Rindenzone gelegen ist. Bei verschiedenen Vogelarten wurde noch ein dritter Nephrontyp nachgewiesen, der eine Zwischenstellung zwischen dem medullären und dem kortikalen Typ einnimmt. Diese Nephrone sind durch eine, im Vergleich zum medullären Typ, kürzere Henlesche Schleife charakterisiert.

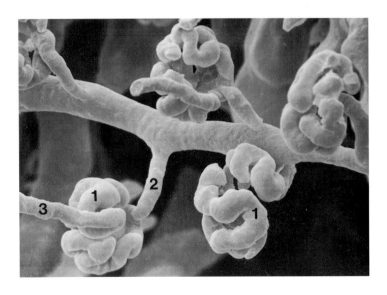

Abb. 204. REM-Bild eines Gefäßausgusses der Wachtelniere (Präparat von W. AMSELGRUBER).

1 Glomerulum eines kortikalen Nephrons; *2* Vas afferens; *3* Vas efferens

Jedes Nephron beginnt mit einem Nierenkörperchen, das sich aus einem Gefäßknäuel, *Glomerulum,* und der Bowmanschen Kapsel *(Capsula glomerularis)* zusammensetzt. Das äußere (parietale) Blatt der Bowmanschen Kapsel *(Pars externa)* wird von einer Schicht aus platten Epithelzellen gebildet. Am Harnpol geht das flache Kapselepithel abrupt in das isoprismatische Epithel des proximalen Tubulus über. Das innere viszerale Blatt *(Pars interna)* liegt den Kapillarschlingen des Glomerulums an und bildet dort einen unvollständigen Überzug. Die Epithelzellen der Pars interna werden *Podozyten* genannt. Die von den Perikaryen dieser Zellen ausgehenden Zytoplasmafortsätze spalten sich in eine größere Zahl von sekundären Fortsätzen auf. Diese fußen zum größten Teil auf der Basalmembran der Glomerulumkapillaren. Teilweise treten sie auch mit den zentral gelegenen Mesangialzellen in Kontakt, die vom Gefäßpol des Glomerulums ausgehend als dichter Zellstrang in das Nierenkörperchen ziehen und als Aufhängeapparat für die Gefäßschlingen dienen.

Tab. 3. Durchmesser der Glomerula (in µm) in der Vogelniere

Spezies	Kortikale Nephrone	Medulläre Nephrone	Autor
Haushuhn	26–54	65–117	Kurihara/Yasuda (1973)
Helmwachtel	28–35	90–120	Sturkie (1976)

Tab. 4. Anzahl der Nephrone beider Nieren

Spezies	Anzahl	Autor
Haushuhn	570 000	Unflat et al. (1985)
Helmwachtel	74 000	Dantzler/Braun (1980)
Star	48 000	Dantzler/Braun (1980)

Tubulusapparat

Proximaler Tubulus

Die kortikalen Nephrone besitzen einen proximalen *Tubulus contortus,* der etwa die Hälfte der Länge des Nephrons einnimmt und einen etwa N-förmigen Verlauf zeigt. Im Unterschied dazu dürften die medullären Nephrone sowohl eine Pars convoluta als auch eine Pars recta besitzen. Dies wird allerdings von einigen Autoren, wie WIDEMAN et al. (1981) bestritten, die diese Unterteilung der Pars proximalis der medullären Nephrone für nicht gerechtfertigt halten.

Der Durchmesser des proximalen Tubulus beträgt ca. 40 µm. Sein iso- bis leicht hochprismatisches Epithel besteht aus etwa 12 µm hohen Zellen, mit runden, zentral gelegenen Zellkernen. Apikal tragen die Epithelzellen einen deutlich ausgebildeten 1 bis 1,5 µm breiten Saum aus Mikrovilli. Eine basale Streifung wie bei den Säugetieren, die durch die regelmäßige Anordnung der Mitochondrien zustande kommt, läßt sich bei den Vögeln nicht beobachten. Die Mitochondrien sind im basalen, perinukleären und apikalen Zellbereich verteilt.

Markschleife (Ansa nephroni)

Eine gut ausgebildete Markschleife, die zwischen dem proximalen und distalen Tubulus contortus gelegen ist, besitzen nur die medullären Nephrone. Diese Markschleifen ähneln dem kurzen Typ der Henleschen Schleife beim Säuger insofern, als sich der Durchmesser am Umschlagspunkt deutlich erweitert. Dadurch läßt sich ein absteigender dünner Teil *(Pars descendens ansae)* mit einem Durchmesser von 18 bis 22 µm und einer Epithelhöhe von 3 bis 5 µm klar vom aufsteigenden dickeren Teil *(Pars ascendens ansae)* unterscheiden, dessen Durchmesser zwischen 24 und 36 µm liegt und dessen Epithelhöhe 8 µm beträgt. Da der Durchmesser des proximalen Tubulus in seinem Verlauf kontinuierlich abnimmt, läßt sich die Grenze zwischen dem proximalen Tubulus und dem dünnen Teil der Markschleife, im Unterschied zum Säugetier, wo dieser Übergang abrupt erfolgt, beim Vogel nicht exakt festlegen. Weiter bleibt das Epithel auch im dünnen Anteil insgesamt deutlich höher als beim Säuger, bei dem es nahezu endothelartig abgeflacht erscheint.

Distaler Tubulus

Ebenso wie beim proximalen Tubulus ist auch beim distalen Tubulus eine strenge Unterteilung in eine Pars recta und eine Pars convoluta kaum möglich. Bei den kortikalen Nephronen, die keine deutlich ausgebildete Markschleife aufweisen, erfolgt der Übergang vom proximalen in den distalen Tubulus nahe der Läppchenperipherie. Bei den medullären Nephronen dagegen beginnt der distale Tubulus, in Übereinstimmung mit der Terminologie beim Säugetier, an jener Stelle, an der das Harnkanälchen sich an das Glomerulum anlegt. Der Außendurchmesser des distalen Tubulus liegt bei ca. 23 µm. Das Epithel ist isoprismatisch und enthält runde, zentral gelegene Zellkerne. Apikal tragen die Zellen nur wenige Mikrovilli. In den weiteren distalen Abschnitten fehlen sie ganz. Die apikale Zellmembran erscheint häufig gegen das Lumen vorgewölbt. Im darunterliegenden Zytoplasma finden sich zahlreiche mikropinozytotische Vesikel. Große, längliche Mitochondrien sind in den tiefen und komplex gestalteten Einfaltungen der basalen und lateralen Zellmembran eingebettet. Weiter distal werden die Mitochondrien zunehmend kleiner und rundlicher. Das Ende des distalen Tubulus ist durch das Auftreten eines anderen Zelltyps charakterisiert, der sich von den vorhin beschriebenen Hauptzellen deutlich unterscheidet. Diese Zellen werden als "dark cells" oder „Schaltzellen" bezeichnet.

Verbindungsstück (Tubulus conjugens)

Der Durchmesser des Verbindungsstücks beträgt ca. 30 µm. Schon lichtmikroskopisch läßt sich der allmähliche Übergang des distalen Tubulus in das Verbindungsstück am Auftreten von "dark cells" und dann von schleimsezernierenden Zellen erkennen. Im Anfangsteil des Verbindungsstücks können damit drei Zelltypen unterschieden werden, nämlich Zellen, die den Hauptzellen des distalen Tubulus entsprechen, Schaltzellen und schleimproduzierende Zellen. Die Hauptzellen werden im Verlauf des Verbindungsstücks zunehmend durch die beiden anderen Zellarten ersetzt. Alle drei Zelltypen sind von isoprismatischer Form und besitzen einen zentral oder basal gelegenen, runden Zellkern. Die Schaltzellen erscheinen bei der konventionellen elektronenmikroskopischen Technik deutlich dunkler als die anderen Epithelzellen. Sie besitzen kleine Mikrovilli und weisen zahlreiche mikropinozytotische Vesikel im apikalen Zytoplasma auf. Die zahlreichen runden Mitochondrien liegen oberhalb jenes Zellareals, das durch die Einfaltungen der basalen Zellmembran gebildet wird. Die genaue Funktion der Schaltzellen ist noch nicht bekannt. Man nimmt an, daß sie aufgrund ihrer starken pinozytotischen Aktivität sowohl bei der Wasserabsorption als auch beim Kaliumtransport eine Rolle spielen könnten. Die Schleimzellen sind durch zahlreiche, bis zu 2 µm große muzinhaltige Vakuolen charakterisiert, die im apikalen Zytoplasma oft in größeren Gruppen beisammen liegen und ihren Ursprung vom gut ausgebildeten Golgi-Apparat nehmen. Das Muzin besteht ausschließlich aus sauren Mucopolysacchariden. Die Muzinsekretion dient der Stabilisierung des von den Vögeln ausgeschiedenen Uratsols. Sie verhindert die Präzipitation der Harnsäure, die von den Vögeln als Endprodukt des Stickstoffwechsels ausgeschieden wird. Weiter dürfte das Muzin das Epithel vor der Einwirkung des Harnes schützen.

Sammelrohrsystem

An der Peripherie der Läppchen erfolgt der Übergang der Verbindungsstücke in die perilobulären Sammelrohre. Die Schaltzellen verschwinden bald und fehlen in den medullären Anteilen des Sammelrohrsystems ganz. Das Epithel der Sammelrohre ist einschichtig und sehr hell. Die Zellhöhe ist in den perilobulären Sammelrohren zunächst relativ gering und nimmt im weiteren Verlauf zu. Die medullären Sammelrohre werden dann von einem iso- bis hochprismatischen Epithel ausgekleidet. Viele Epithelzellen enthalten zahlreiche Muzingranula. Im Unterschied zu den Verbindungsstücken enthält das Muzin der Sammelrohre neben sauren auch neutrale Glykosaminoglykane. Neben den muzinbildenden Zellen findet sich ein weiterer Zelltyp. Er besitzt keine Schleimvakuolen, weist aber apikal zahlreiche pinozytotische Vesikel auf. Die Sammelrohre münden dann in einen Ureterast 2. Ordnung.

Iuxtaglomerulärer Apparat (Complexus iuxtaglomerularis)

Bei den meisten Vogelarten dürfte ein vollständiger iuxtaglomerulärer Apparat, bestehend aus 1. *Macula densa*, 2. epitheloiden, iuxtaglomerulären Zellen (*Cellulae iuxtaglomerulares*, Polkissenzellen) im Vas afferens und 3. extraglomerulären Mesangiumzellen (*Insulae iuxtavasculares*, Lacis-Zellen, Goormaghtighsche Zellen), ausgebildet sein.

Bei der *Macula densa* handelt es sich um eine Epithelzellplatte im Verlauf des distalen Tubulus, wo dieser an den Gefäßpol des Nierenkörperchens herantritt. Sie fällt durch die enge Stellung der dort gelegenen Epithelzellkerne auf.

Die *iuxtaglomerulären Zellen* sind von epitheloidem Aussehen und liegen in der Wand der Vasa afferentia. Sie enthalten zahlreiche Granula, in denen bei verschiedenen Vogelarten immunhistochemisch Renin nachgewiesen werden konnte. Einige Autoren konnten ähnlich gebaute Zellen auch im Mesangium innerhalb des Glomerulums und im paravaskulären Gebiet des Gefäßpols identifizieren.

Extraglomeruläre Mesangiumzellen wurden bei verschiedenen Vogelarten, darunter beim Haushuhn und der Wachtel, nachgewiesen. Das Gebiet des Polkissens ist dabei überwiegend ein-, höchstens zweilagig ausgebildet und umfaßt nur wenige Zellen. Die länglichen, abgeflachten Zellkerne liegen mit ihrer Längsachse parallel zur Basalmembran der Macula densa-Zellen und bilden so ein Kissen zwischen Macula densa und Mesangium. Das Polkissen verbindet auf diese Weise die beiden Strukturen.

Nierenblutgefäße

Zu den äußeren Blutgefäßen der Niere gehören die abführenden Venen (V. iliaca communis, 249/10), das zuführende venöse Nierenpfortadersystem (—/13–16) sowie die drei Nierenarterien.

Die Nierenarterien entspringen aus Seitenästen der Aorta descendens getrennt für jede der 3 Divisiones renales. Die *A. renalis cranialis* (249/5') zur kranialen Nierenabteilung zweigt aus einem gemeinsamen Stamm mit den Keimdrüsenarterien ab. Beim weiblichen Vogel zieht die A. renalis cranialis dextra selbständig aus der Aorta oder gemeinsam mit einer rudimentären A. ovarica dextra. Hingegen stammen beiderseits die *A. renalis media* (—/6) zur mittleren Nierenabteilung und die *A. renalis caudalis* (—/7) zur kaudalen Abteilung entweder direkt nebeneinander aus der A. ischiadica oder sie bilden hier einen kurzen gemeinsamen Stamm. Zur Verbindung mit der organeigenen Versorgung zweigen sich die Nierenarterien in die *Aa. interlobares* auf, die über ihre Äste, die *Aa. intralobulares*, das Parenchym erreichen. Zu den Nierenvenen siehe S. 318.

Harnleiter, Ureter
(205/*h*)

Die Ableitung des Harnes in die Kloake wird allein vom Harnleiter gewährleistet. Ohne Zwischenschaltung eines Nierenbeckens bildet sich sein Ursprung aus dem Zusammenfluß der *Rami ureterici primarii* der Markanteile und wird als *Pars renalis ureteris* bezeichnet. Sie liegt im medialen Drittel der Divisiones cranialis et media noch verborgen und tritt erst in der Divisio caudalis an deren medialen Rand. Der dann sichtbare Abschnitt des Harnleiters verläuft als *Pars pelvica ureteris* (205/*h*) medial der Samenleiter (—/*f*) retroperitonäal in kaudaler Richtung zur Dorsalwand der Kloake, wo er medial der Geschlechtsgänge durch sein *Ostium cloacale ureteris* (—/*m*) in das Urodäum mündet. Beim weiblichen Vogel verlaufen die Harnleiter dorsal des Eileiters; die Eintrittsöffnung des linken Harnleiters in die Kloakenwand liegt medial der Oviduktöffnung.

Feinbau des Harnleiters

Der Übergang von den medullären Sammelrohren, *Tubuli colligentes*, in einen Ureterast 2. Ordnung *(Ramus uretericus secundarius)* erfolgt abrupt und ist histologisch durch das Auftreten eines mehrreihigen Epithels gekennzeichnet. Im renalen Anfangsteil ist das Lumen des Ureters rund und wird im weiteren Verlauf allmählich sternförmig.

Das Epithel wird von einer anfangs dünnen Lamina propria unterlagert. Die Dicke dieser Bindegewebsschicht nimmt im extrarenalen Anteil des Ureters deutlich zu. Sie enthält lymphatisches Gewebe, das sich manchmal zu kleinen Lymphknötchen formiert. An der Grenze zur Tunica muscularis liegt ein gut entwickeltes Maschenwerk aus elastischen Fasern. Die Tunica muscularis, die in den Ureterästen 2. Ordnung zunächst nur aus wenigen, in Längsrichtung angeordneten glatten Muskelzellen besteht, wird im weiteren Verlauf des Harnleiters zunehmend stärker ausgebildet. Sie besteht aus einer inneren, mehr longitudinal ausgerichteten und einer äußeren, zirkulären Muskelschicht. Am kloakalen Ende läßt sich noch eine dritte, longitudinal verlaufende äußere Schicht unterscheiden. Durch eine dünne Tunica adventitia wird der Ureter in das umgebende Gewebe eingebaut.

Männliche Geschlechtsorgane, Organa genitalia masculina
(205–213)

Die männlichen Genitalorgane des Vogels umfassen die samenzellbildenden Hoden, *Testes*, die keimbewahrenden Nebenhoden, *Epididymes*, die zur Samenreifung und -ausstoßung angelegten Samenleiter, *Ductus deferentes*, sowie das Kopulationsorgan, *Phallus*, mit Hilfsorganen.

Hoden, Testis

Die paarigen Hoden (205/e) des männlichen Vogels sind oval-eiförmig bis rund, wobei ein kranialer Pol, *Extremitas cranialis*, und ein kaudaler Pol, *Extremitas caudalis*, die Längsrichtung des Organs in der Leibeshöhle bestimmen. Das Hodengekröse, *Mesorchium*, setzt am dorsomedial gelegenen *Margo epididymalis* an, während der Ventralrand, *Margo liber*, sowie die beiden Seitenflächen, *Facies medialis* und *lateralis*, von Serosa überzogen sind. Die Hoden sind zumeist von gelblich-weißer Farbe, sie können jedoch auch art- und rassespezifisch pigmentiert sein.

▶ Lage: Die Hoden liegen hochdorsal beiderseits der Aorta descendens und reichen in sagittaler Richtung vom kaudalen Drittel der Lungenventralflächen bis zu den kranialen Abteilungen der Nieren. Im Vorderabschnitt des Eingeweidebauchfellsacks eingelagert, stehen die Hoden nach links und ventral in direktem Kontakt mit dem Drüsen- und Muskelmagen sowie den kranial angeordneten Darmschlingen und auch mit Leberabschnitten. Kranial und laterodorsal sind sie vom kranialen bzw. kaudalen Brustluftsack sowie kaudal vom Bauchluftsack breitflächig umgeben; den Luftsäcken wird eine Kühlfunktion für die Keimdrüsen zugesprochen.

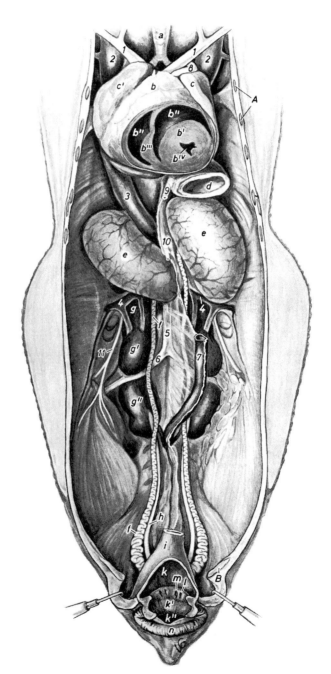

Abb. 205. Topographie der Leibeshöhle eines Hahnes, Ventralansicht.

A Rippen; *B* Schambein

a Trachea; *b* Herz mit *b*I Herzkammerscheidewand, *b*II rechter Ventrikel, *b*III rechte Atrioventrikularklappe, *b*IV linker Ventrikel; *c* linke und *c*I rechte Vorkammer; *d* Drüsenmagen; *e* Hoden; *f* Samenleiter; *g* kraniale, *g*I mittlere und *g*II kaudale Nierenabteilung; *h* Harnleiter; *i* Enddarm; *k–k*II Kloake mit *k* Coprodaeum, *k*I Urodaeum und *k*II Proctodaeum; *l* Ostium cloacale ductus deferentis sinistrum; *m* Ostium cloacale ureteris sinistrum; *n* Ventus

1 Truncus brachiocephalicus; *2* V. jugularis; *3* V. cava caudalis; *4* V. iliaca communis; *5* Aorta descendens; *6* A. ischiadica; *7* V. coccygomesenterica; *8* A. pulmonalis sinistra; *9* A. coeliaca; *10* A. mesenterica cranialis; *11* N. obturatorius

Der einzelne Hoden wiegt beim adulten, voll geschlechtsaktiven Hahn etwa 20 bis 30 g. Die Größen der Hoden sind abhängig von der Art, Rasse, vom Alter der Tiere und insbesondere vom Stadium des Fortpflanzungsgeschehens. Im allgemeinen ist der linke Hoden etwas größer als der rechte.

Tab. 5. Hodengrößen bei Hausvögeln (in mm)

	Fortpflanzungsperiode Länge × Dicke	Ruhezeit (Mauser) Länge × Dicke
Hahn	35–60 × 25–30	10–20 × 5–10
Ganter	10–20 × 8–17	4–7 × 3–4 (rechts)
	15–30 × 10–20	9–12 × 3–5 (links)
Erpel	80 × 40–45	

Bei wildlebenden Vögeln, die den jahreszeitlichen Klimabedingungen ausgesetzt sind, sind periodische Größenschwankungen noch deutlicher. So ändert sich das Hodenvolumen z. B. beim Sperling zwischen der Ruheperiode und der Fortpflanzungszeit um das Dreihundertfache, d. h. von Stecknadelkopfgröße bis zum Volumen einer kleinen Kirsche, wobei insbesondere Umbauvorgänge der samenbildenden Hodenkanälchen die Veränderungen verursachen.

Feinbau des Hodens und die Spermiogenese

Das Hodenparenchym wird von einer bindegewebigen Kapsel, der *Tunica albuginea*, umschlossen, die außen von einer dünnen Serosa *(Epiorchium)* überzogen wird. Die Tunica albuginea ist im allgemeinen sehr schmal (30 bis 60 μm). Neben Fibroblasten, kollagenen und elastischen Fasern enthält sie beim Hahn auch eine größere Zahl von glatten Muskelzellen. Bei Vögeln mit ausgeprägter saisonaler Aktivität lassen sich an der Tunica albuginea deutliche Änderungen ihrer Struktur erkennen. Nach der sexuellen Ruhephase beginnt in der Tunica albuginea, parallel mit der Größenzunahme des Hodens, eine deutliche Proliferation der Fibroblasten. Die neue Bindegewebsschicht wird dabei unter der alten, dünn gewordenen Hülle angelegt. Für einige Wochen können alte und neue Tunica albuginea unterschieden werden, und der Hoden scheint zu dieser Zeit von einer doppelten Hülle umfaßt zu sein. Dieses Phänomen kann dazu herangezogen werden, um die Hoden juveniler Vögel von denen adulter Tiere, die sich außerhalb der aktiven Fortpflanzungsphase befinden, zu unterscheiden.

Von der Tunica albuginea ziehen nur sehr zarte Bindegewebszüge in das Hodenparenchym. Eine echte Septenbildung, wie bei verschiedenen Säugetieren, läßt sich nicht beobachten. Die *Tubuli seminiferi* erfahren durch das spärlich ausgebildete Bindegewebe nur eine leichte Trennung. Ein Mediastinum testis ist beim Vogel nicht vorhanden.

In den kleinen Bindegewebsräumen zwischen den *Tubuli seminiferi contorti* sind die androgenproduzierenden interstitiellen Zellen (Leydigsche Zwischenzellen) lokalisiert. Sie liegen einzeln oder in kleinen Gruppen, meist in unmittelbarer Nähe zu einem Blutgefäß. Die Form der Leydigschen Zwischenzellen ist variabel und hängt vom Sexualzyklus ab. Beim nicht geschlechtsreifen Tier und während der sexuellen Ruhephase sind die Zellen schmal. In ihrem Zytoplasma lassen sich neben einem gut entwickelten rauhen endoplasmatischen Retikulum eine unterschiedliche Zahl von Lipidtröpfchen erkennen, an Hand derer sie von den Fibroblasten unterschieden werden können. Mit dem Hodenwachstum nimmt die

Lipidmenge zunächst weiter zu, verschwindet aber dann am Höhepunkt der Paarungszeit, wenn eine besonders intensive Androgensynthese abläuft. Während der Fortpflanzungsperiode weisen beim adulten Vogel die Leydigschen Zwischenzellen eine polygonale Gestalt auf. Der Kern ist groß, rund und euchromatinreich. Das Zytoplasma enthält ein gut entwickeltes glattes endoplasmatisches Retikulum und Mitochondrien vom Tubulustyp und zeigt damit die typischen morphologischen Charakteristika einer steroidhormonproduzierenden Zelle. Histochemisch konnten in den Leydigschen Zwischenzellen verschiedene Enzyme, die eine Schlüsselrolle bei der Androgenproduktion besitzen, nachgewiesen werden. Lipidtröpfchen fehlen während der sexuell aktiven Phase weitgehend.

Neben den Leydigschen Zwischenzellen enthält das lockere Bindegewebe des Hodeninterstitiums *Melanozyten*. Sie sind vor allem in der sexuellen Ruhephase in größerer Zahl vorhanden und verleihen dem Hoden dann eine dunklere Färbung.

In das gefäßführende interstitielle Bindegewebe eingebettet liegen Tausende von stark geschlängelten *Tubuli seminiferi contorti*. Sie anastomosieren häufig miteinander und formen so ein komplexes, weiträumiges Netzwerk. Seine Gesamtlänge ist zur Zeit der geschlechtlichen Aktivität 200- bis 300mal größer als während der geschlechtlichen Ruhepause und beträgt beim Hahn ca. 250 m. Der Durchmesser der Tubuli seminiferi contorti liegt bei ca. 230 µm. Jeder Tubulus besteht aus dem Keimepithel *(Epithelium spermatogenicum)* und der *Membrana propria*.

Die *Membrana propria* bildet die äußere Wand der Samenkanälchen. Sie setzt sich aus der Basalmembran, der das Keimepithel aufsitzt, retikulären, kollagenen und elastischen Fasern

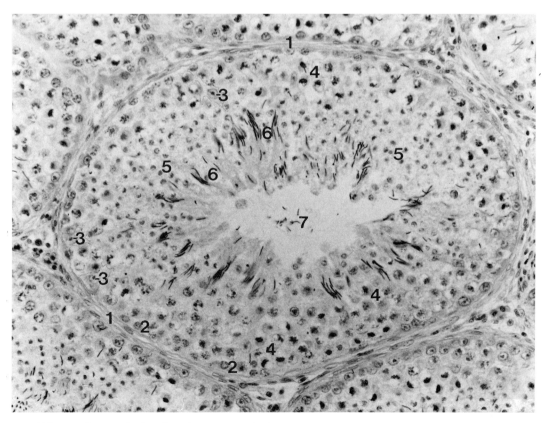

Abb. 206. Querschnitt durch einen Tubulus seminiferus contortus des Truthahns.
1 Basalmembran; *2* Spermatogonie; *3* Sertolizelle; *4* Spermatozyt 1. Ordnung; *5* rundkernige Spermatide; *6* elongierte Spermatide; *7* Spermien

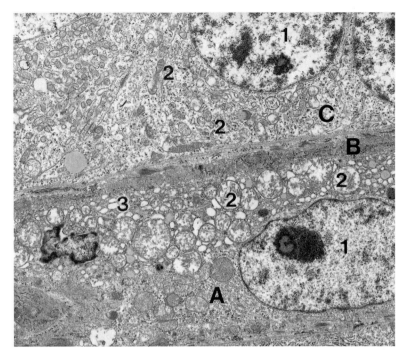

Abb. 207. EM-Foto aus dem basalen Bereich eines Tubulus seminiferus contortus und des angrenzenden Interstitiums des Truthahns.
A Leydig-Zelle: *1* Zellkern, *2* Mitochrondrien, *3* glattes endoplasmatisches Reticulum
B Basalmembran des Tubulus seminiferus contortus
C Spermatogonie: *1* Zellkern, *2* Mitochrondrien

sowie aus zwei bis mehreren Lagen von kontraktilen peritubulären Zellen zusammen. Die Kontraktionen der peritubulären Zellen dürften eine Rolle bei der Freisetzung der Spermien aus dem Keimepithel und ihrem Transport in das Rete testis spielen. Weiterhin ist die Membrana propria eine Komponente der sogenannten Blut-Hoden-Schranke, die eine Diffusionsbarriere zwischen den Gefäßen des intertubulären Raumes und dem adluminalen Kompartiment des Keimepithels bildet.

Der Basalmembran liegt das *Keimepithel* auf. Beim noch nicht geschlechtsreifen Vogel und beim adulten Vogel während der Periode der sexuellen Ruhe besteht es aus *Stützzellen* (Sertolizellen) und dazwischen eingelagerten *Spermatogonien*. Die *Stützzellen* besitzen große ovale Kerne, welche in der basalen Hälfte der Zellen gelegen sind. Die Kerne der *Spermatogonien* sind etwas größer und von runder Form. Teilweise liegen sie zwischen den Kernen der Stützzellen, zum Teil sind sie auch etwas weiter zentral gelagert. Die Tubuli weisen kein Lumen auf.

In der Zeit der sexuellen Aktivität ist das Keimepithel vielschichtig und baut sich aus Sertolizellen und den verschiedenen Generationen der Keimzellen auf. Die Sertolizellen sitzen der Basallamina breitbasig auf und ziehen durch das ganze Keimepithel bis zum Lumen der Tubuli seminiferi contorti. Sie entsenden schlanke Fortsätze zwischen die verschiedenen Entwicklungsstufen der Keimzellen und füllen die Räume zwischen diesen praktisch vollständig aus. Die Sertolizellen besitzen einen ovalen, manchmal auch birnenförmigen Kern, der meist deutlich über der Kernreihe der Spermatogonien liegt und einen zentralen Nucleolus trägt. Wie beim Säugetier liegt die funktionelle Bedeutung der Sertolizellen in ihrer Stütz- und Ernährungsfunktion für die Keimzellen. Im basalen Drittel sind benachbarte Sertolizellen durch tight junctions verbunden, wodurch das Keimepithel in ein basales Kompartiment mit Spermatogonien und präleptotänen Spermatozyten und in ein adluminales Kompartiment, das die weiterentwickelten Keimzellstadien enthält, unterteilt wird. Dadurch wird ein ganz spezifisches Milieu für die Meiose und die Spermatidendifferenzierung geschaffen. Weiter wird verhindert, daß neue Antigene, die während der Keimzelldifferenzierung in ihren Zellmembranen exprimiert werden, mit Abwehrzellen des Blutes in Kontakt kommen und so Autoimmunreaktionen hervorrufen können. Diese Zellverbindungen zwischen benachbarten Sertolizellen sind auch beim Vogel die wichtigste Komponente der Blut-Hoden-Schranke, obwohl der Differenzierungsgrad ihrer Ausbildung und ihre Komplexität deutlich unter jener der Säugetiere liegt. Eine weitere Funktion der Sertolizellen ist die Sekretion der intratubulären Flüssigkeit. Die in ihr suspendierten Spermien werden durch Kontraktionen der peritubulären Zellen passiv in das Rete testis transportiert. Weiter werden von den Sertolizellen zugrunde gegangene Keimzellen und die Restkörper der Spermatiden phagozytiert.

Wie bereits erwähnt, bilden sowohl beim juvenilen als auch beim adulten Vogel zur Zeit der sexuellen Inaktivität die Spermatogonien zusammen mit den Sertolizellen das einschichtige Keimepithel. Beim Haushahn vergrößern sich während der ersten 5 Wochen nach dem Schlupf die Tubuli seminiferi contorti durch zahlreiche Mitosen der Stützzellen. Auch die Spermatogonien vermehren sich durch mitotische Teilung. Die ersten primären Spermatozyten werden in der 6. Woche und die sekundären Spermatozyten in der 10. Lebenswoche beobachtet. Rundkernige Spermatiden treten in einigen Tubuli seminiferi contorti im Alter von 12 Wochen auf. Mit 20 Wochen enthalten praktisch alle Tubuli Spermatiden in verschiedenen Reifungsstadien. Der Zeitraum, in dem sich die Geschlechtsreife beim Hahn entwickelt, dauert ca. 8 bis 10 Wochen und erstreckt sich von der 16. bis 24. (26.) Lebenswoche.

Beim adulten Vogel ist das Keimepithel während der Fortpflanzungsperiode mehrschichtig. Zwischen den Sertolizellen liegen die geschichteten Generationen der Keimzellen. Der Basalmembran unmittelbar aufgelagert liegen die *A-Spermatogonien*. Sie sind rundliche, basal abgeflachte Zellen. Ihr querovaler, euchromatinreicher Kern liegt etwas exzentrisch im Zytoplasma und weist ein oder zwei Nucleoli und häufig eine helle Kernvakuole auf. Die A-Spermatogonien teilen sich mitotisch. Wie bei den Säugetieren läuft die Zytokinese nicht vollständig ab, so daß die Tochterzellen durch zytoplasmatische Brücken miteinander verbunden bleiben. Die eine Tochterzelle bleibt als A-Spermatogonie in der Peripherie des Tubulus, die andere wird zur *B-Spermatogonie*, die weiter zentralwärts zu liegen kommt und den Kontakt mit der Basalmembran verliert. Die B-Spermatogonien besitzen einen runden Zellkern mit einem zentral lokalisierten Nucleolus. Eine Kernvakuole tritt nicht auf. Die B-Spermatogonien teilen sich gleichfalls mitotisch zu den primären *Spermatozyten,* die zunächst eine Wachstumsphase durchlaufen und dann in die Meiose eintreten.

Nach der Wachstumsphase sind die *primären Spermatozyten* die größten Keimzellen im Epithel der Tubuli seminiferi. Während der 1. Reifeteilung kommt es durch Spiralisierung der Chromosomen und durch die Paarung der homologen Chromosomen zu charakteristischen Veränderungen in der Kernstruktur. Wie beim Säugetier läßt sich die Prophase der 1. Reifeteilung in Leptotän, Zygotän, Pachytän, Diplotän und Diakinese unterteilen. Die Prophase der ersten Reifeteilung dauert mehrere Tage. Dadurch werden in histologischen Schnitten durch Hodenkanälchen stets viele primäre Spermatozyten angetroffen.

Im Leptotän werden die Chromosomen durch Spiralisierung als dünne, fädige Strukturen im Kern sichtbar. Im Zygotän paaren sich die homologen Chromosomen. Jedes der homologen Chromosomen besteht aus 2 während der vorhergehenden S-Phase entstandenen Chromatiden. Dadurch, daß jedes der beiden homologen Chromosomen bereits während der

Prophase mit der Längsspaltung beginnt, bilden sie zusammen eine 4er Gruppe (Tetrade). Dies wird während des Pachytäns zunehmend deutlicher. Im Pachytän-Stadium kommt es zu einem Austausch von Chromosomenteilen. Dann beginnen sich die Chromosomenpaare zu trennen (Diplotän). Während der anschließenden Diakinese trennen sich die Konjugationspartner vollkommen voneinander. Die Kernhülle löst sich auf und eine Teilungsspindel bildet sich aus.

Die anschließenden Phasen der 1. Reifeteilung verlaufen sehr rasch. Während der Metaphase ordnen sich die bivalenten Chromosomen in der Äquatorialplatte an. In der Anaphase wandert je eines der beiden homologen Chromosomen eines Chromosomenpaares zu den gegenüberliegenden Zellpolen. Als Resultat der 1. Reifeteilung entstehen die Spermatozyten II. Ordnung *(sekundäre Spermatozyten)*, die nur mehr einen haploiden Chromosomensatz besitzen. Im Unterschied zum Säugetier enthalten alle Spermatozyten II. Ordnung, und damit auch die Spermien, ein Z-Chromosom. Die männlichen Tiere sind damit das h o m o g a m e - t i s c h e G e s c h l e c h t. Die sekundären Spermatozyten sind deutlich kleiner als die primären. Ihr runder Kern enthält umschriebene Aggregate von Heterochromatin.

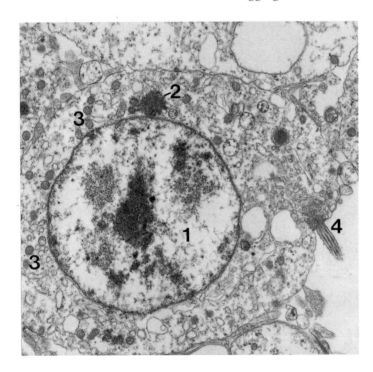

Abb. 208. EM-Foto einer rundkernigen Spermatide aus dem Keimepithel des Truthahns.

1 Zellkern; *2* Chromatoid body; *3* Mitochondrien; *4* Axonema

Die der 1. Reifeteilung folgende Zwischenphase bis zum Beginn der 2. Reifeteilung ist sehr kurz. Es unterbleibt die DNS- und die Histonsynthese und die Spermatozyten II. Ordnung treten rasch in die 2. Reifeteilung ein. Dadurch sind sie im normalen histologischen Präparat nur selten zu sehen. Die 2. Reifeteilung läuft in der Art einer normalen Äquationsteilung ab. Ihr Ergebnis sind die kleinen, rundkernigen *Spermatiden*.

In der anschließenden S p e r m i o g e n e s e wird die rundkernige *Spermatide* in das hochspezialisierte *Spermium* umgewandelt. Die Umbildung verläuft innerhalb der Vertebraten nach einem einheitlichen Grundmuster. Vom Golgi-Apparat wandern kleine Vesikel zum Zellkern und verschmelzen dort zu einer einheitlichen Struktur. Gleichzeitig wandern die Zentriolen zum gegenüberliegenden Pol und ordnen sich im rechten Winkel zueinander an. Aus dem distalen Zentriol beginnt der Achsenfaden, der eine typische 9 × 2 + 2-Struktur aufweist, auszuwachsen. Im Kern kondensiert das Chromatin zu kleinen, runden, elektronendichten Aggregaten. Gleichzeitig wird der runde Kern zu einem länglichen, stäbchenförmigen Gebilde umstrukturiert. An seinem vorderen Ende nimmt das kleine (beim Hahn etwa 2 µm lange) Akrosom seine typische Form an und ragt ein kurzes Stück über den Kern hinaus. Um den Achsenfaden gruppieren sich die Mitochondrien in spiralenartiger Anordnung an,

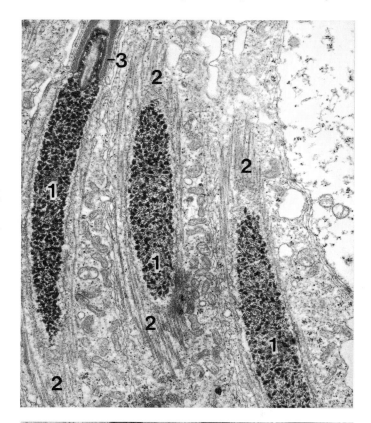

Abb. 209a. Längsschnitt von elongierten Spermatiden des Truthahns.

1 Kern der Spermatiden; *2* Mikrotubuli; *3* Akrosom

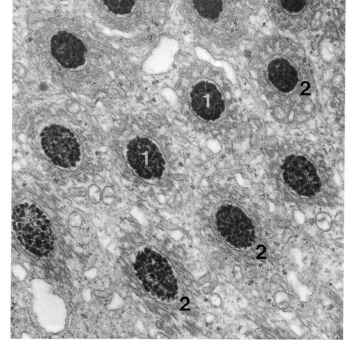

Abb. 209b. Querschnitt durch elongierte Spermatiden des Truthahns.

1 Kern der Spermatiden; *2* Manschette aus Mikrotubuli

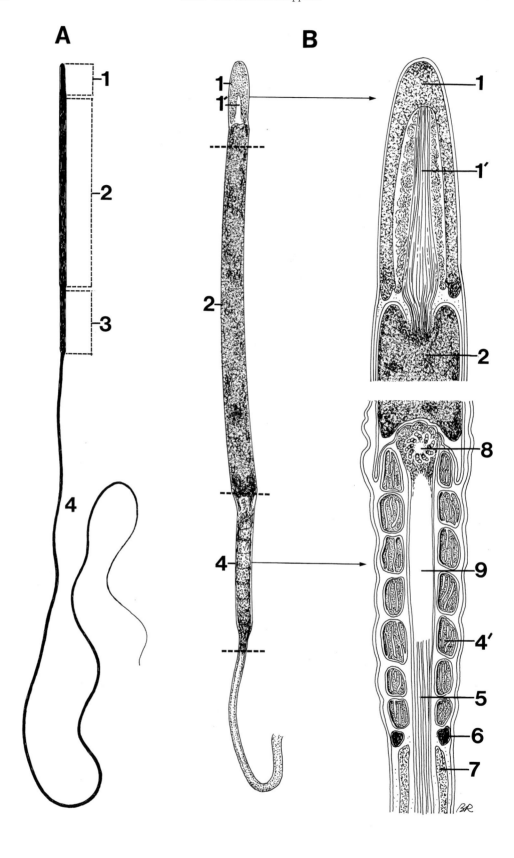

wodurch sich das spätere Mittelstück der Spermien ausbildet. In der letzten Phase der Spermiogenese, in der die schon weit ausdifferenzierten Spermatiden in ährenförmigen Gruppen zusammenliegen, wird das überflüssige Zytoplasma der Spermatiden abgeschnürt und von den angrenzenden Sertolizellen phagozytiert. Die ausdifferenzierten Spermien werden in das Lumen der Tubuli seminiferi abgegeben und durch die Kontraktionen der peritubulären Zellen der Lamina propria in das Rete testis transportiert. Über die Dauer der Spermatogenese bei Vögeln liegen erst vereinzelte Ergebnisse vor. So wurde beim Hahn eine Zeitspanne von 12 Tagen von der Bildung der primären Spermatozyten bis zur Abgabe der ausdifferenzierten Spermien in das Lumen ermittelt. Bei der Wachtel dauern Spermatogenese und Transport durch Nebenhoden und Samenleiter insgesamt 25 Tage, wobei für die Passage der ableitenden Samenwege 1 bis 4 Tage veranschlagt wurden.

Obwohl die Spermien auf ihr Volumen bezogen zu den kleinsten Zellen gehören (Hahn: $9{,}2\,\mu m^3$), besitzen sie auch beim Vogel eine beträchtliche Länge. Der Hauptanteil entfällt dabei auf den Schwanz. So sind beispielsweise die Spermien beim Hahn 90 bis 100 µm und bei der Taube 180 µm lang. Die Morphologie der Spermien verschiedener Vogelarten weist eine große Variation auf, wobei vor allem die Sperlingsvögel (Passeriformes) auffallen. Die Spermien aller bisher untersuchten Vögel (mit Ausnahme der Passeriformes) besitzen einen langgezogenen Kern (Länge beim Hahn: 12,5 µm), der die Grundlage des Spermienkopfs bildet. Er erscheint im Querschnitt rund. An seinem distalen Ende trägt er ein kleines Akrosom, das beim Hahn ca. 2 µm lang ist und hydrolytische Enzyme enthält. Der Spermienschwanz besteht aus Hals, Mittelstück, Hauptstück und Endstück. Das zylindrische Mittelstück enthält zentral den Achsenfaden, um den spiralig die Mitochondrien angeordnet sind. Die Länge des Mittelstücks beträgt beim Hahn 4 µm. Das Hauptstück ist 80 bis 90 µm lang. Für den Truthahn wurden ähnliche Werte ermittelt. Bei anderen Vogelgattungen, wie der Taube, kann die Mitochondrienspirale einen großen Teil der Geißel umhüllen. Der passeriforme Typ der Spermien ist durch einen spiralig zugespitzten Kern mit Akrosom charakterisiert. Dem kurzen Mittelstück entspringen eine „Zentralgeißel" und eine „Randgeißel", die durch eine Membran verbunden sind.

Der **Samen** des Hahnes ist gewöhnlich eine weiße, opaque Flüssigkeit. Sein pH-Wert liegt zwischen 7,0 und 7,6. Die Angaben über das Volumen des Ejakulats beim Haushahn variieren stark und hängen von der Methode der Samengewinnung ab. Die Werte liegen zwischen 0,5 ml und 1 ml. Die durchschnittliche Spermienzahl pro µl beträgt ca. 3,5 Millionen. Damit liegt die Gesamtzahl an Spermien pro Ejakulat etwa zwischen 1,7 und 3,5 Milliarden. Der Truthahn weist ein deutlich geringeres Ejakulatvolumen (durchschnittlich 0,2 ml) auf, doch ist die Spermienkonzentration mit 6,2 bis 7 Millionen/ml wesentlich größer.

Die Zusammensetzung des Seminalplasmas weicht stark von jener der Säugetiere ab. Dies ist auf das Fehlen der akzessorischen Geschlechtsdrüsen und die nur geringe Ausbildung des Nebenhodens zurückzuführen. Die Zusammensetzung des Seminalplasmas wird hauptsächlich durch die Sekretionsprodukte der samenleitenden Wege bestimmt. Dazu kommen Transsudate der Lymphfalten und des Gefäßkörpers der Kloake. Im Seminalplasma des Geflügels fehlen Fructose, Citrat, Ergothionin, Inositol, Phosphorylcholine und Glyceryl-

---

◄ Abb. 210. Schematische Darstellung eines Vogelspermiums (Hahn).
A Lichtmikroskopische Vergrößerung: *1* Akrosom; *2* kondensiertes Chromatin des Spermienkopfs; *3* Mittelstück; *4* Schwanz
B Elektronenmikroskopische Vergrößerung: *1* Akrosom, *1'* akrosomaler Fortsatz; *2* kondensiertes Chromatin des Spermienkopfs; *4* Mittelstück, *4'* Mitochrondrien des Mittelstücks; *5* Axonema; *6* Schlußring; *7* Mantelfasern; *8* proximales Zentriol; *9* distales Zentriol

phosphorylcholin nahezu vollständig. Der Gehalt an Kalium-Ionen und Glutamat ist hoch, wobei Glutamat im wesentlichen aus der tubulären Flüssigkeit des Hodens stammen dürfte.

Das abführende Kanalsystem des Hodens (211) beginnt beim Hahn mit den sehr kurzen *Tubuli recti* (−/2), deren kubisches Epithel keine samenbildenden Zellen mehr enthält. An der Medialseite der Keimdrüse münden die geraden Tubuli in ein zisternenartiges *Rete testis* (−/3−5), das durch seine oberflächliche Lage an der Tunica albuginea in 3 Teile gegliedert werden kann: Den Übergang von den geraden Hodenkanälchen bildet der intratestikuläre Abschnitt (−/3), dann folgt der intrakapsuläre weitmaschige Teil (−/4) und extrakapsulär ermöglicht ein querverlaufender Reteteil (−/5) die Verbindung zu den *Ductuli efferentes proximales* (−/6) im Nebenhoden.

Nebenhoden, Epididymis

Der strohhalmstarke, 3 bis 4 mm dicke Nebenhoden lagert sich dorsomedial der Keimdrüse an. Da über seine gesamte Länge (d.h. über ca. zwei Drittel des Hodenrands) Ductuli efferentes eintreten, verbietet sich eine säugerähnliche Organgliederung in Caput, Corpus und Cauda, sondern es kann lediglich eine *Extremitas cranialis* bzw. *caudalis* unterschieden werden. Seine spermienbewahrende (-reifende und -ernährende) Funktion erfolgt im Kanal-

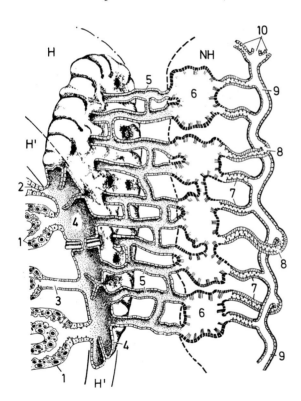

Abb. 211. Ausführungskanäle des Hodens und Nebenhodens beim Hahn (nach BUDRAS/SCHMIDT, 1976).

H Hoden; *H'* Hodenkapsel; *NH* Nebenhoden

1 Tubuli seminiferi; *2* Tubuli recti; *3−5* Rete testis: *3* intratestikulär, *4* intrakapsulär und *5* extrakapsulär; *6* Ductuli efferentes proximales; *7* Ductuli efferentes distales; *8* Ductuli conjugentes; *9* Ductus epididymidis; *10* Ductuli aberrantes

system, das mit den weitmaschigen *Ductuli efferentes proximales* (211/6) beginnt, die noch weitgehend unreife Spermien enthalten. Die engeren *Ductuli efferentes distales* (−/7), beim Hahn sind es etwa 70 Ductuli, fließen über die noch schmäleren *Ductuli conjugentes* (−/8) zum stark geschlängelten Nebenhodengang, *Ductus epididymidis* (−/9), zusammen. Im Nebenhoden sind beim Hahn blind endende *Ductuli aberrantes* (−/10) als Rudimente der Urniere nachgewiesen, die zumeist in enger Nachbarschaft zu den Nebennieren in der

Appendix epididymidis eingelagert sind. Am kaudalen Pol des Nebenhodens führt der Nebenhodengang in den Samenleiter über.

Feinbau des Nebenhodens

Während die Ductuli efferentes von einem einschichtigen hochprismatischen Epithel mit Kinozilien ausgekleidet werden, trägt der Ductus epididymidis ein zweireihiges Epithel, das sich aus den hochprismatischen Hauptzellen mit apikalen Stereozilien und den kleinen Basalzellen, die unmittelbar der Basalmembran aufsitzen und das Lumen nicht erreichen, zusammensetzt. Peripher folgt auf die Basalmembran eine dünne Bindegewebsschicht, an die sich nach außen hin mehrere Lagen glatter Muskelzellen anschließen. Die Dicke der glatten Muskulatur nimmt zum Ductus deferens hin deutlich zu.

Samenleiter, Ductus deferens
(205/f)

Die Länge des etwa 1 mm starken, weißlichen Samenleiters vom Nebenhoden bis zur Kloake (Abstand etwa 100 mm) wird beim Hahn durch seine enge mäanderförmige Schlängelung auf etwa 0,6 m vergrößert. Er verläuft retroperitonäal an der dorsalen Leibeshöhlenwand kaudal und tritt, nachdem er den Harnleiter überkreuzt hat, in die Lateralwand des Urodäums ein. Der kraniale Hauptabschnitt des Harnleiters ist durch seine Windungen, *Ansae ductus deferentis*, gekennzeichnet. Der kurze Mündungsabschnitt, *Pars recta ductus deferentis*, führt dicht vor der Kloakenwand in das ampullenförmige *Receptaculum ductus deferentis* über, einer ovalen Erweiterung des Kanals, der jedoch die drüsenhaltige Wand einer echten Ampulla ductus deferentis des Säugers fehlt. Die Mündungsöffnung des Samenleiters, *Ostium cloacale ductus deferentis* (−/l), befindet sich am freien Ende der ins Kloakenlumen vorragenden, 1 bis 2 mm langen *Papilla ductus deferentis*. Bei den Passerinae (Sperlingen) ist sie bläschenartig zu einem *Glomus seminale* erweitert, das sich in der Fortpflanzungsperiode zum *Promontorium cloacale* vergrößert und dann eine Geschlechtsbestimmung ermöglicht.

Feinbau des Samenleiters

Das Epithel des Samenleiters ist höher als das des Nebenhodenkanals und neigt zur Mehrreihigkeit. Die Länge der Stereozilien nimmt distalwärts stark ab. Auch erscheint die sekretorische Aktivität der Epithelzellen deutlich geringer als im Ductus epididymidis zu sein. Beim sexuell aktiven Hahn sind die Samenleiter genauso dicht mit Spermien gefüllt wie die Nebenhoden. Bei Vogelarten mit jahreszeitlich begrenzten Fortpflanzungsperioden beherbergt der Samenleiter dagegen nur selten größere Spermienmengen. Kurz vor dem Einsetzen der Paarungszeit nimmt der Samenleiter stark an Gewicht und Länge zu und legt sich in zahlreiche Windungen. Nach der Fortpflanzungszeit bildet er sich dann wieder rasch zurück.

Kopulationsorgan, Phallus, und Hilfsorgane

Die äußeren Geschlechtsorgane männlicher Vögel werden durch zwei unterschiedliche Phallustypen repräsentiert. So ist bei Hühnervögeln sowie einigen weiteren Arten ein *Phallus nonprotrudens**)**), d. h. ein nicht ausstülpbares Phallusrudiment ausgebildet (bei Tauben wird es angelegt, aber embryonal schon wieder zurückgebildet), während bei Enten- und Gänsevögeln, aber auch bei Straußen ein erigierbarer *Phallus protrudens***) vorkommt. In ihrem anatomischen Bau unterscheiden sich beide Phallusarten untereinander, aber auch völlig vom Säugerpenis. Dem Phallus sind funktionelle Hilfsorgane in der Kloakenwand und im Boden des Proktodäums angeschlossen.

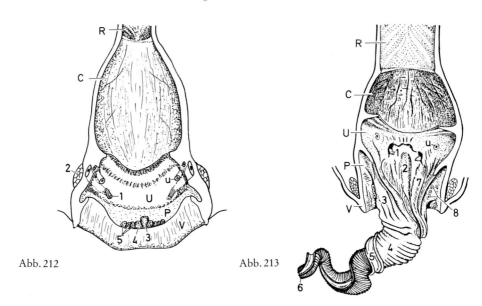

Abb. 212. Abb. 213.

Abb. 212. **Dorsalansicht der aufgeschnittenen Kloake eines Hahnes**, schematisiert.
R Rectum; *C* Coprodaeum; *U* Urodaeum mit *u* Ostium cloacale ureteris; *P* Proctodaeum; *V* Ventus
1 Papilla ductus deferentis; *2* Corpus vasculare paracloacale; *3* Corpus phallicum medianum; *4* Corpus phallicum laterale; *5* Plicae lymphaticae

Abb. 213. **Dorsalansicht der aufgeschnittenen Kloake eines Erpels**, schematisch, Phallus in erigiertem Zustand (nach KOMÁREK, 1969).
R Rectum; *C* Coprodaeum; *U* Urodaeum mit *u* Ostium cloacale ureteris; *P* Proctodaeum; *V* Ventus
1 Papilla ductus deferentis; *2* Fossa ejaculatoria; *3* Basis phalli; *4* Pars cutanea phalli; *5* Sulcus phalli; *6* Apex phalli; *7* Vorwölbung des Corpus lymphaceum dextrum; *8* Glandulae proctodaeales laterales

Der nicht ausstülpbare **Phallus nonprotrudens** (212) des Hahnes besteht aus einem sehr kleinen Schleimhauthöckerchen, *Corpus phallicum medianum* (—/3), das bei Truthähnen paarig ist, *Corpora phallicum medialia,* und den immer paarigen, seitlich anliegenden *Corpora phallicum lateralia* (—/4). Seitlich davon sind weitere kleine Lymphfalten, *Plicae lymphaticae* (—/5), in den Kloakenrand eingelassen. Bei der Kopulation formen die höckerartigen Falten durch ihre Füllung mit Lymphe eine Rinne zur Ableitung des Ejakulats. Die notwendige Lymphe wird in einem der Kloakenwand benachbarten Gefäßkörper, *Corpus vasculare*

---

*) *Phallus* latinisiert von gr. *ho phallós*, das männliche Glied.
**) *protrudens* Partizip Präsens von lat. *protrudere*, vorstoßen, nach außen verlagern.

paracloacale (—/2), gebildet, dessen kleine Lymphgefäße mit den Lymphsinus der Falten in offener Verbindung stehen.

Das nur millimetergroße *Corpus phallicum medianum* ist schon beim Eintagsküken erkennbar und bildet beim „Sexen" der Legehuhnküken (Geschlechterbestimmung durch Spezialisten) das Unterscheidungsmerkmal der auszusondernden männlichen Tiere.

Der zweite Phallustyp stellt den erigierbaren, weit ausstülpbaren **Phallus protrudens** (213) bei Enten, Gänsen und Straußen dar. Seine freie Länge beträgt z. B. beim Erpel 60 bis 80 mm, beim Ganter 70 bis 100 mm und beim Strauß etwa 200 mm. Die konische Form des Phallus mit einer außen umlaufenden, beim Erpel dreifach rechtsgedrehten Samenrinne, bedingt seinen komplizierten inneren Aufbau.

Er entspringt am Boden des Proktodäums mit seiner *Basis phalli* (213/3), deren Mittelabschnitt in die Kloakenschleimhaut zur *Fossa ejaculatoria (—/2)* eingebuchtet ist, die wiederum auf einer rinnenartigen Bindegewebsplatte, *Corpus fibrocartilagineum*, ruht. Die Seitenteile der Basis phalli werden durch die Kloakenabschnitte des paarigen *Corpus fibrolymphaticum* gebildet, dessen linker Körper deutlich stärker als der rechte ist. Sie umgeben mit ihren Hohlräumen die lymphebildenden *Corpora vascularia paracloacalia*, wodurch über paarige Lymphgefäße, *Ductus lymphatici*, die notwendige Lymphstauung bei der Erektion gesichert wird. Der Phallusabschnitt des *Corpus fibrolymphaticum sinistrum* füllt einen Großteil des Phallus aus, während der freie Teil des rechten Lymphkörpers lediglich eine Randleiste der oberflächlich gelegenen Samenrinne, *Sulcus phalli (—/5)*, bildet. Diese Rinne umläuft den Phallus bei Gänsen und Enten spiralig, bei anderen Vogelarten jedoch geradlinig.

Der Phallus gliedert sich in die proximale *Pars cutanea (—/4)*, die in der *Flexura phalli* in die schmälere *Pars glandularis* zurückführt, um mit der *Pars extrema phalli* zu enden. Zwischen der Pars cutanea und der Pars glandularis ist ein schleimhautbedeckter Zwischenraum, *Cavitas phalli*, mit einer Öffnung, *Aditus ad cavitam phalli*, in den Boden der Kloake eingeschaltet. Die 4 Abschnitte des Gliedes reihen sich im nicht erigierten, eingestülpten Organ so aneinander, daß die Flexura phalli als Wendepunkt ventrokranial der Kloakenwand anliegt, während sie im erigierten Zustand die freie knopfartige Organspitze, *Apex phalli*, darstellt. Zur Erektion muß der freie Teil des Phallus (ohne Basis und ohne Pars extrema) durch den Aditus ad cavitam phalli nach außen gestülpt werden. Dadurch wird der schleimhautabgedeckte schlauchartige Zwischenraum, *Cavitas phalli*, zur (bei Anserinae spiraligen) Samenrinne, *Sulcus phalli*. Durch die Lymphschwellung des Corpus lymphaticum sinistrum bildet die Pars cutanea in der Erektion den weitaus überwiegenden Anteil des erigierten Gliedes, die die Samenrinne bis zum Apex phalli trägt. Die Samenrinne wird von der vergleichsweise sehr kleinen Pars glandularis unterlagert und einseitig von dem kaum anschwellenden Corpus fibrolymphaticum dextrum berandet.

Zu den **Hilfsorganen des Phallus** zählen das *Corpus vasculare paracloacale*, das *Ligamentum elasticum phalli* und der *Musculus retractor phalli*.

Das *Corpus vasculare paracloacale*, früher auch der „gefäßreiche Körper" genannt, bildet die für die Erektion notwendige Lymphe. Den im Inneren vorhandenen Kapillarschlingen sind viele, zuerst kleine, dann großlumige Lymphgefäße dicht benachbart, aus denen die Flüssigkeit über zwei Lymphstämme am Kloakenboden in die beiden *Corpora fibrolymphatica* eingepreßt werden. Die Blutkapillaren werden aus Ästen der A. pudenda interna gespeist.

Die Rückverlagerung des Phallus nach der Erektion wird durch das *Ligamentum elasticum* unterstützt, das die notwendige Knickung der Penisabschnitte in Zusammenarbeit mit dem *Musculus retractor phalli*, einem deutlichen Muskel der ventralen Kloakenwand, erreicht. Die Beweglichkeit des gesamten Phallussystems ventral des Kloakenbodens ermöglicht eine Bindegewebsscheide, *Suspensorium phalli*, die zudem die *Pars extrema* an die ventrale Kloakenwand bindet.

Ejakulation: Die Vögel besitzen keinen „perforierten" Phallus, so daß das Ejakulat über die Oberfläche des Kopulationsorgans ausfließt. Dies ist für den Erpel insofern einzuschränken, da sich seine oberflächliche Samenrinne in der Erektion zum Rohr schließt. Bei der Ejakulation wird das Sperma aus dem Samenleiter durch dessen Wandkontraktionen und durch Kontraktionen der Kloakenmuskulatur ausgetrieben.

Bei der künstlichen Besamung der Hühner ist ein Ejakulat ohne „transparent fluid" (einer lymphähnlichen Flüssigkeit aus den Lymphfalten des Kloakenbodens) erwünscht, weil dieses bei der artifiziellen Insemination nicht notwendig ist, aber die Befruchtungsfähigkeit senken soll.

Die Befruchtung der Eizelle findet im Infundibulum des Eileiters statt. Am Befruchtungsvorgang beteiligen sich mehrere Spermien eines Ejakulats. Die Spermien sind nach Insemination etwa 30 Tage lebensfähig, aber nur 20 Tage befruchtungsfähig, wobei diese Daten grundsätzlich von der Qualität des Spermas und dem Milieu im Eileiter, speziell in der Vagina und im Infundibulum, abhängig sind. Die Erfahrung lehrt, daß eine künstliche Samenübertragung am späten Nachmittag bessere Befruchtungsergebnisse bringt als eine am Vormittag ausgeführte; es wird vermutet, daß zu dieser Zeit das im Uterus liegende Schalenei den Samentransport behindern könnte.

Weibliche Geschlechtsorgane, Organa genitalia feminina
(214–222)

Der Bau der weiblichen Geschlechtsorgane der Vögel wird entscheidend beeinflußt durch die im Vergleich zu den Reptilien enorm gesteigerte Eigröße und durch die Bildung harter, verkalkter Eischalen. Obwohl die Embryonalentwicklung schon im Eileiter einsetzt, werden die Eier in einem ausgesprochen frühen Entwicklungsstadium gelegt (Oviparie) und die weitere Ontogenese findet extrakorporal unter Einwirkung der Brutwärme statt. Viviparie kommt bei Vögeln nicht vor.

Die weiblichen Geschlechtsorgane umfassen den Eierstock, *Ovarium,* und den Eileiter, *Oviductus.* Bei fast allen Vogelarten ist jeweils nur der linke Eierstock und der linke Eileiter ausgebildet, während die rechten Anlagen als Rudimente noch erkennbar sein können. Viele Greifvogelarten und der Kiwi behalten jedoch die bilaterale Entwicklung der weiblichen Gonade und bisweilen auch des Eileiters bei, allerdings ist bisher nur beim Habicht die Bildung legereifer Eier aus beiden Ovarien zuverlässig nachgewiesen (STIEVE, 1925). In Ausnahmefällen kommt individualspezifisch die bilaterale Ausbildung bei Arten vor, die normalerweise nur das linke Genitale besitzen (z. B. Hühner, Enten, Gänse, Tauben und Papageien). Der Grund zur einseitigen Rudimentation der weiblichen Geschlechtsorgane wird kontrovers diskutiert, wobei einerseits eine fluggünstige Gewichtsreduzierung gesehen wird, andererseits wird diese Ansicht durch das Beispiel der zu hervorragender Flugleistung befähigten Greifvögel wieder verworfen.

Eierstock, Ovarium
(214/c; 215/g; 217/a; 219/r)

Bei den Hausvögeln erreicht grundsätzlich nur der linke Eierstock die funktionelle Reife. Embryonal werden jedoch beide Gonaden angelegt und mit primordialen Keimzellen besiedelt. Schon etwa am 3. Bruttag sind 3 bis 5mal mehr Keimzellen im linken Eierstock als im rechten, zudem soll in diesem Stadium beim Huhn ein Teil der Keimzellen vom rechten zum linken Ovar überwechseln. Ab dem 7. Bruttag deutet der linke Eierstock seinen definitiven Bau an: eine zarte Tunica albuginea wird vom Keimepithel bedeckt. Im Inneren kann schon jetzt die Rindenzone mit den primordialen Keimzellen und die Markzone mit den Leitungsbahnen unterschieden werden. Ab dem 8. Bruttag beginnt eine stürmische Vermehrung der Keimzellen. Interstitielle Zellen, die Steroide produzieren, werden häufig nachgewiesen, dennoch bestehen bis heute Zweifel, ob sie den Thekazellen des Säugerovars gleichgesetzt werden können. Im rechten Eierstock verbleiben die wenigen Eizellen und indifferenten Keimzellen zeitlebens in der Markzone.

Makroskopisch zeigt sich das linke Ovar des Huhnes im legereifen Zustand (214/c) als etwa 100 mm langes und bis zu 70 mm breites Organ, dessen Größe durch den zufälligen Umfang mehrerer gelbgefärbter Dotterkugeln bestimmt wird. Der Eierstock liegt kraniodorsal im Eingeweidebauchfellsack und besitzt durch seine peritonäale Lage ein nur wenige Millimeter langes Gekröse, *Mesovarium*. Topographisch hält das *Ovarium sinistrum* nachbarschaftliche Beziehungen dorsokranial zum kaudalen Drittel der linken Lunge, dorsomedial zu den großen Gefäßen der Leibeshöhle, Aorta descendens und Vena cava caudalis; dorsokaudal berührt der Eierstock indirekt die linke kraniale Nierenabteilung. Kaudal steht die weibliche Keimdrüse mit den kranialen Abschnitten des Eileiters, Infundi-

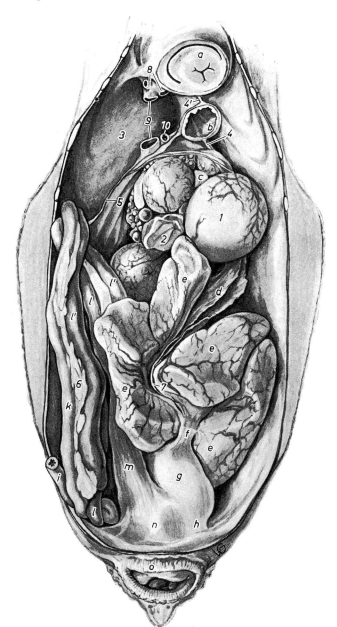

Abb. 214. Leibeshöhle mit weiblichen Geschlechtsorganen eines Huhnes in der Legeperiode, Ventralansicht.

a Herz, Horizontalschnitt durch die rechte und linke Herzkammer; *b* Drüsenmagen, Anfangsabschnitt; *c* Eierstock mit Follikeln unterschiedlicher Entwicklungsstadien; *d–h* Eileiter: *d* Infundibulum, *e* Magnum, *f* Isthmus, *g* Uterus, *h* Vagina; *i, k* Ansae ileales; *l* rechtes und *l'* linkes Zäkum; *m* Kolon; *n* Kloake; *o* Ventus

1 sprungreifer Follikel; *2* Calix; *3* rechter Leberbauchfellsack, Leber exenteriert; *4* dorsales und *4'* ventrales Gekröse des Drüsenmagens; *5* kraniale Wand des Eingeweidebauchfellsacks (Septum posthepaticum); *6* Ligamentum ileocaecale mit Fetteinlagerungen; *7* Ligamentum ventrale oviductus; *8* Vv. hepaticae; *9* V. cava caudalis; *10* A. coeliaca

bulum und Magnum, und ventral mit Darmanteilen in Kontakt. Nach rechts verlängert sich die Basis des Organs geringfügig durch seine Verwachsung mit dem Rudiment des *Ovarium dextrum*.

Am linken Eierstock ist eine flache *Facies dorsalis* mit dem *Hilus ovarii* zu erkennen, der durch den Ein- bzw. Austritt der organeigenen Leitungsbahnen gekennzeichnet ist. Über einen *Margo lateralis* bzw. *medialis* führt die Außenfläche in die durch wechselnde Dotterkugelbildung variabel weit in den Eingeweidebauchfellsack reichende *Facies ventralis* über. Die abgerundeten Organpole werden als *Extremitas cranialis* bzw. *caudalis* bezeichnet.

Der legereife Eierstock besitzt als sichtbare Funktionsgebilde nur unterschiedlich große Follikel. Neben einer erheblichen Anzahl graugelblicher Follikel bis zum Durchmesser von 5 mm erreichen einige wenige die volle Ausbildung als Dotterkugel mit einem Durchmesser bis zu 40 mm. Dieser große sprungreife Follikel wird durch die mehrschichtige Follikelwand umhüllt und durch einen Stiel am Eierstock befestigt. An seiner ventralen Oberfläche findet sich ein gefäßfreier sichelförmiger Streifen, Narbe, *Stigma folliculare* (217/1), der beim Follikelsprung, Ovulation, ohne Blutung aufreißt. Danach bleibt die ovarielle Umhüllung der gesprungenen Dotterkugel als leerer Kelch, *Calix* (−/2), zurück, der beim Huhn nach etwa einer Woche, bei der Ente erst nach mehreren Monaten völlig abge-

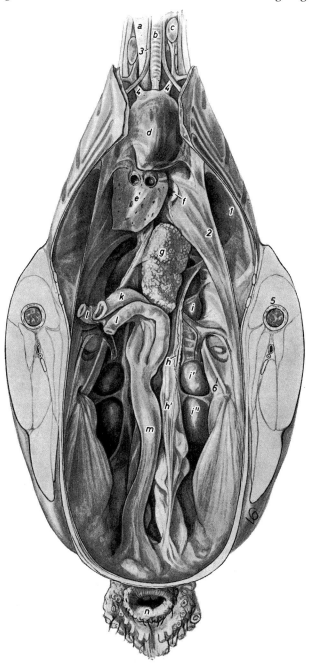

Abb. 215. Leibeshöhle mit weiblichen Geschlechtsorganen eines Huhnes außerhalb der Legeperiode, Ventralansicht.

a Oesophagus; *b* Trachea; *c* Schilddrüse; *d* Herz im Herzbeutel; *e* Leber mit Lebervenen; *f* kranialer Abschnitt des Drüsenmagens, abgeschnitten; *g* Eierstock; *h* Infundibulum des Eileiters, *h′* Eileiter mit Gekröse; *i* kraniale, *i′* mittlere und *i″* kaudale Abteilung der linken Niere; *k* Ileum, *l* Zaeka; *m* Kolon; *n* Ventus

1 Septum horizontale; 2 Septum obliquum; 3 M. sternotrachealis; 4 Truncus brachiocephalicus; 5 Oberschenkelbein; 6 N. obturatorius

baut wird. Die Bildung eines makroskopisch nicht sichtbaren, über den ganzen Eierstock ausgebreiteten Gelbkörpers, *Corpus aureum*, wird diskutiert, wobei seine Entstehung entweder aus Thekazellen in der postovulatorischen Follikelhöhle oder aus präovulatorischen atretischen Follikeln denkbar wäre (AITKEN, 1966).

Beim frisch geschlüpften Hühnerküken besitzt das linke Ovar die Form eines langgestreckten Dreiecks mit einer Länge von 5 bis 6 mm, einer Breite von 1 bis 2 mm und einer Dicke von knapp 1 mm. Im jugendlichen Huhn oder im Zustand der Legeruhe (215/g) bildet der linke Eierstock des Huhnes eine ovale quergestellte, etwa 10 bis 20 mm breite und 10 bis 20 mm lange Platte, deren graue, feinkörnige Facies ventralis mehrere Querrillen zeigt. Die Lage ist dann hochdorsal am kraniomedialen Ende der Divisio cranialis der linken Niere.

Bildung und Reifung der Eizelle, Oogenese

Schon während der frühembryonalen Entwicklung besiedeln über den Blutweg primordiale Keimzellen (Urkeimzellen) die Keimdrüsenanlagen und differenzieren sich beim weiblichen Geschlecht zu den Oogonien (Ureizellen). Die zytologische Abgrenzung dieser beiden Zelltypen ist schwierig und wahrscheinlich gibt es Übergangsformen. Die Oogonien sind etwas kleiner als die Urkeimzellen. Elektronenmikroskopisch fällt in ihrem Zytoplasma besonders der sogenannte Dotterkern (Balbiani-Körper) auf, der in der Nähe des Zellkerns liegt. Er besteht aus einer sphärischen Masse aus Protein und RNA, mit der Mitochondrien eng assoziiert sind.

Die *Oogonien* teilen sich wiederholt mitotisch, wobei die Zytokinese nicht vollständig abläuft. Dadurch bleiben zwischen Gruppen von Oogonien, die sich von einer gemeinsamen Stammzelle ableiten, interzelluläre zytoplasmatische Brücken bestehen. Die letzte Keimzellgeneration, die aus dieser Vermehrungsphase resultiert, sind die *Oozyten I. Ordnung*. Sie vergrößern sich und treten in die Prophase der 1. Reifeteilung ein. Zur Zeit des Schlupfes befinden sich die Oozyten I. Ordnung nach neueren Untersuchungen im Diplotän-Stadium der Prophase der 1. Reifeteilung. In diesem Zustand bleiben die Chromosomen arretiert. Erst kurz vor der Ovulation wird die Reifeteilung in den Oozyten fortgesetzt. Damit befindet sich die Oozyte für den größten Teil ihrer Lebensspanne im Diplotän, und während dieses Stadiums sammelt sie unter dem Einfluß von gonadotropen Hormonen eine große Menge von Dotter, *Vitellus*, in ihrem Zytoplasma an (Vitellogenese) und nimmt stark an Größe zu. Das Dottermaterial wird nahezu ausschließlich unter dem stimulierenden Einfluß von Östrogenen in der Leber gebildet und auf dem Blutweg zu den Follikeln im Ovar transportiert. Die Aufnahme der Dotterstoffe durch die Oozyte erfolgt wahrscheinlich über Mikropinozytose. Der Dotter des Hühnereis besteht aus einem gelähnlichen Material und aus Granula. Ersteres enthält eine „Low Density Fraction" und lösliche Proteine („Livetine"). Die Low Density Fraction besteht zu etwa 90 % aus Lipiden und bildet damit die Hauptkomponente des Inhalts der Dotterkugeln. In den Granula finden sich 2 Lipovitelline zu gleichen Teilen und Phosvitin.

Die Dotterbildung läßt sich in drei Phasen einteilen. Während einer ersten, frühen Wachstumsphase nehmen die Oozyten nur langsam an Größe zu. Beim Haushuhn weisen sie am Ende dieser Periode, die sich über mehrere Jahre erstrecken kann, eine Größe von 1 mm auf. Während der 2. Phase, die durchschnittlich 2 Monate dauert, treten zunehmend membranbegrenzte Vakuolen in der Oozyte auf, die allmählich fast das gesamte Zytoplasma ausfüllen und den Zellkern in eine exzentrische Position drängen. Die Oozyte wächst beim Haushuhn auf 4 mm an. In der dritten Phase, die beim Haushuhn nur 6 bis 14 Tage

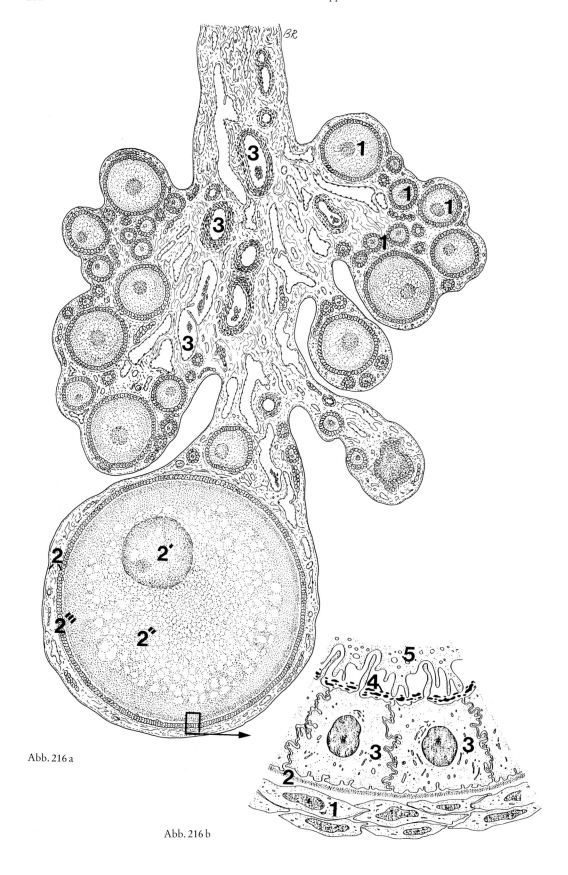

Abb. 216 a

Abb. 216 b

dauert, erreicht die Oozyte durch schnelles Wachstum in Verbindung mit massiver Dottereinlagerung ihre Endgröße, die beim H a u s h u h n bei 40 mm und bei der T a u b e bei 20 mm liegt.

Die Oozyte 1. Ordnung der Vögel ist die größte Einzelzelle im gesamten Tierreich. Der Abschluß der 1. Reifeteilung erfolgt nur wenige Stunden vor der Ovulation und führt zur Bildung der *Oozyte 2. Ordnung* und zum ersten Polkörperchen *(Polocytus primarius)*. Die Oozyte 2. Ordnung besitzt, ebenso wie das Polkörperchen, einen haploiden Chromosomensatz. Eine weitere Teilung des Polkörperchens, wie sie beim Säuger beschrieben wird, kommt bei Vögeln nicht vor.

Nach Abschluß der 1. Reifeteilung erfolgt die O v u l a t i o n. Sie wird durch das Luteinisierungshormon (LH) aus der Adenohypophyse ausgelöst. Der genaue Mechanismus ist noch nicht bekannt. Möglicherweise wird durch LH eine Ischämie und eine darauffolgende Nekrose der Follikelwand im Bereich des Stigmas bewirkt. Das Stigma ist eine spezielle Stelle am apikalen Pol des Follikels. Dort ist die Follikelwand sehr dünn. Bindegewebe fehlt weitgehend und die Gefäßversorgung ist spärlich.

Nach der Ovulation, die beim H a u s h u h n etwa eine halbe Stunde vor der Ablage des vorhergehenden Eies erfolgt, wird die Oozyte 1. Ordnung vom Infundibulum des Eileiters aufgenommen. Eizellen, die das Infundibulum verfehlen und in die freie Leibeshöhle fallen, werden in kurzer Zeit resorbiert. Dies findet besonders am Anfang und am Ende der Legeperiode statt, wenn Ovar und Eileiter funktionell nicht optimal aufeinander abgestimmt sind.

Die zweite Reifeteilung findet schon im Infundibulum des Eileiters statt. Durch sie entsteht das r e i f e E i, *Ovum,* und ein zweites Polkörperchen *(Polocytus secundarius)*. Die zweite Reifeteilung wird wahrscheinlich durch Eindringen des Spermiums, das innerhalb 15 min nach der Ovulation erfolgt, induziert. Im Unterschied zum Säugetier dringen beim Vogel physiologischerweise mehrere Spermien in die Eizelle ein („p h y s i o l o g i s c h e P o l y s p e r m i e"). Es verschmilzt aber nur ein Spermatozoenkern mit dem Eikern; die restlichen degenerieren im Zytoplasma. Im Unterschied zum Säugetier findet die Geschlechtsbestimmung nicht erst zum Zeitpunkt der Befruchtung statt, sondern ist schon durch die Chromosomenausstattung der unbefruchteten Eizellen festgelegt. Bei den Vögeln ist das weibliche Geschlecht h e t e r o g a m e t i s c h. Die Eizellen besitzen daher entweder ein Z- oder W-Chromosom, während alle Spermien ein Z-Chromosom aufweisen. Das Geschlecht ist damit schon vor der Befruchtung festgelegt (p r o g a m e G e s c h l e c h t s b e s t i m m u n g).

Eileiter, Oviductus
(214/*d–h;* 215/*h, h';* 217/*b–d;* 219/*s–v;* 222/*B*)

Der zweite Abschnitt des weiblichen Genitale, der Eileiter, *Oviductus,* umgibt die Eizelle mit Hüllen. Während der Passage durch das Ovidukt in einem Zeitintervall von knapp 25 Stunden wird das fertige Ei entwickelt und zumeist in den Vormittagsstunden gelegt. Der komplizierte Aufbau eines Vogeleies verlangt entsprechend unterschiedliche Funktionen der Eileiter-

---

Abb. 216 a. S c h n i t t d u r c h d a s O v a r d e s H u h n e s w ä h r e n d d e r L e g e p e r i o d e (in Anlehnung an PEEL/BELLAIRS, 1972).

1 Follikel in verschiedenen frühen Entwicklungsstadien; *2* Follikel vor der Ovulation, *2'* Zellkern der Oozyte 2. Ordnung, *2''* Dottermaterial, *2'''* Follikelwand; *3* Gefäße in der Markschicht des Ovars

Abb. 216 b. S c h e m a t i s c h e D a r s t e l l u n g d e r W a n d e i n e s r e i f e n F o l l i k e l s.

1 Theca interna; *2* Lamina basalis; *3* Zellen der Membrana granulosa; *4* perivitelline Schicht; *5* Zytoplasma der Eizelle

schleimhaut, die sich im Bau des Organs niederschlagen. Das *Infundibulum* (214/d) steht als trichterförmiges Gebilde mit dem Eingeweidebauchfellsack in weit offener Verbindung. Sein enger Trichtertubus führt in das lange schlauchförmige *Magnum* (—/e) weiter, verengt sich dann zum Isthmus (—/f), erweitert sich im *Uterus* (—/g) sackartig, um schließlich mit der kurzen *Vagina* (—/h) den Anschluß an die Kloake zu finden.

Insgesamt wird dieser dünndarmähnliche Geschlechtsgang im deutschen Sprachgebrauch als „Legedarm" bezeichnet. Obwohl in der Anlage paarig, kommt auch der Eileiter zumeist bei unseren Hausvögeln nur einseitig links zur Ausbildung. Rudimente des rechten Eileiters sind beim Huhn häufig zu erkennen, die als flüssigkeitsgefüllte Zysten bis über die Größe einer Walnuß hinauswachsen, jedoch keine offene Verbindung mit der Kloake erreichen.

Vor der Legereife erscheint der Eileiter nur als dünner Schlauch, der sich als weißlicher Streifen dorsal im Eingeweidebauchfellsack vom Eierstock bis zur Kloake erstreckt. Bei der adulten Henne in der Legeperiode (214) dagegen wird er 0,7 m lang (doppelte Körperlänge!), legt sich deshalb darmähnlich in Schlingen und füllt mehr als den linken oberen Quadranten des Eingeweidebauchfellsacks aus, mit dessen Organen er in direktem Kontakt steht. Außerhalb der Legeperiode (Brutzeit, Mauser) reduziert sich der Eileiter (215) wieder zu einem weißlichen bandähnlichen Schlauch von Strohhalmstärke, um in der neuerlichen Legeperiode wieder zur funktionellen Größe zurückzukehren.

Gliederung des Eileiters: Im folgenden wird der linke Eileiter des Huhnes im Stadium der Legeperiode (214) beschrieben, wobei 5 deutlich voneinander getrennte, große Abschnitte zu erkennen sind.

1. **Infundibulum** (214/d): Der Eileitertrichter steht mit dem Eingeweidebauchfellsack in Verbindung. Er formt eine von wenigen Fimbrien, *Fimbriae infundibulares*, umrahmte ca. 80 mm weite Öffnung, *Ostium infundibulare* (217/3). Durch seine Entwicklung als abdominale Öffnung des Müllerschen Ganges ist dieser Trichter eng an das linke Ovar gebunden, bleibt aber soweit kontraktil beweglich, um ovulierte Dotterkugeln von der gesamten Oberfläche des Eierstocks aktiv, d.h. durch glatte Muskelzellen geführt, auffangen zu

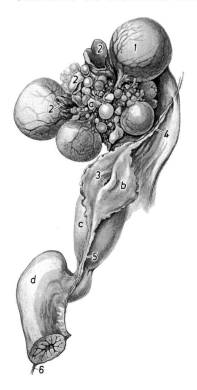

können. Dieser trichterartige Anfangsabschnitt verlängert sich zu einem 60 bis 80 mm langen, englumigen Schlauch, *Tubus infundibularis*, dessen Schleimhautoberfläche durch hohe Primär- und Sekundärfältchen geprägt ist. Hier findet im Normalfalle die Befruchtung der Eizellen durch Spermien statt. Die Passage der Dotterkugel durch das Infundibulum dauert nur etwa 20 Minuten (218). Während dieser Zeit sezernieren die Drüsenzellen der Schleimhaut Glykoproteine, die sich schichtartig um die Dotterkugel legen und im Verlauf der weiteren Eihüllenbildung zur innersten Eiweißmembran und zu den Vorstadien der späteren Hagelschnüre, *Chalazae*, umgebaut werden.

Abb. 217. Eierstock und Anfangsabschnitt eines Eileiters des Huhnes in der Legeperiode, Ventralansicht.

a Eierstock mit zahlreichen Follikeln unterschiedlicher Reifestadien; *b* Infundibulum des Eileiters mit *c* seinem röhrenförmigen Abschnitt, eine Eizelle enthaltend; *d* Anfangsteil des Magnums

1 sprungreifer Follikel mit Stigma; *2* Calices unterschiedlichen Alters; *3* Ostium infundibulare; *4* kranialer Teil des Ligamentum dorsale oviductus; *5* Ligamentum ventrale oviductus; *6* Ligamentum dorsale oviductus

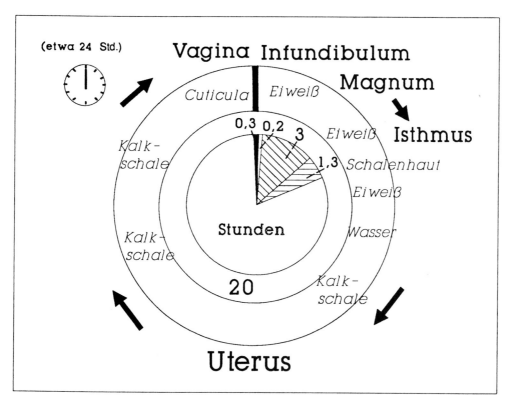

Abb. 218. Schematische Darstellung der Zeitdauer bei der Entwicklung des Hühnereis im Ovidukt. Zahlenangaben in Stunden

2. **Magnum** (214/e): Dieser längste Abschnitt des Eileiters (0,3 bis 0,4 m lang) erzeugt durch seine eng gerafften Schlingen das dünndarmähnliche Aussehen des Eileiters. Obwohl er dessen weitaus längsten Teil darstellt, findet sich nur selten eine Dotterkugel im engen, mit spiraligen Hauptfalten nahezu ausgefüllten Lumen. Dies begründet sich in der relativ sehr schnellen Eipassage, die nur 3 Stunden (218) für die lange Strecke benötigt. Somit können hier nur Vorläufer des Eiweißes, die noch nicht durch Wassereinlagerung aufgequollen sind, angeschichtet werden.

3. **Isthmus** (214/f): An der Engstelle zum sackartigen Uterus fällt zu Beginn dieses Teilstücks eine durchscheinende drüsenlose Zone auf, *Pars translucens isthmi*, die nur wenige Millimeter lang ist. Die Schleimhaut ist faltenlos und dünn. Im Hauptabschnitt des nur knapp 100 mm langen Isthmus wird die Mukosa durch deutliche Faltenbildung mit Schlauchdrüsen wieder dick und daher nicht durchscheinend. Die Dauer der Passage ist mit 1¼ Stunden (218) relativ lang, wobei sich jene Sekrete dem Eiweiß anlagern können, die später als doppelte Schalenhaut das Eiweiß umgeben und die Luftkammer am stumpfen Eipol in sich einschließen.

4. **Uterus** (214/g; 219/u): Diese muskelstarke Erweiterung des Eileiters erreicht eine Länge von nur etwa 80 mm und enthält häufig ein nahezu fertig ausgebildetes Ei. In ihm verweilt die Dotterkugel mit den schon angelagerten Eiweißen ca. 20 Stunden (218), so daß die deutsche Bezeichnung „Eihälter" berechtigt erscheint. Anatomisch ist ein sehr kurzer, konischer Übergangsabschnitt, *Pars cranialis uteri*, vom sackähnlichen faltenreichen Hauptteil, *Pars major uteri*, zu unterscheiden, dem sich noch das trichterartige Ende, *Recessus uterinus*, anschließt. Dem Hauptabschnitt werden folgende Anlagerungen von Sekretionsprodukten zugeschrieben: Ein Teil des Eiweißes wird noch beigegeben, gleichzeitig findet durch

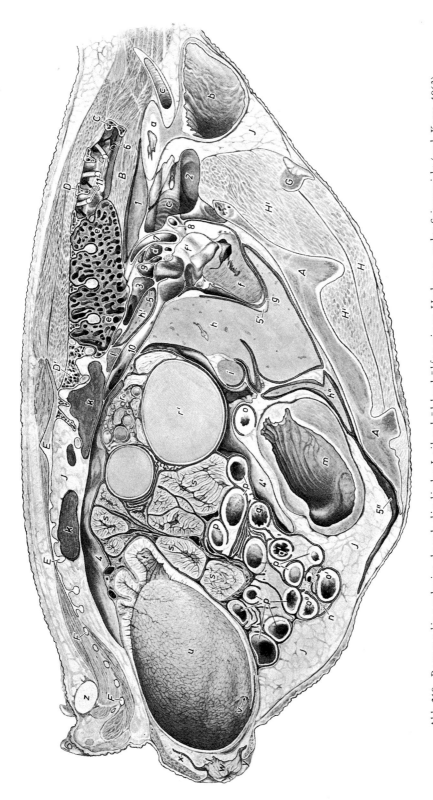

Abb. 219. Paramedianschnitt durch die linke Leibeshöhlenhälfte eines Huhnes, rechte Seitenansicht, kaudale Portion; (nach Kern, 1963).

A Sternum; *B* M. longus colli ventralis, kaudale Portion; *C* Halswirbel; *D, D'* erste bzw. letzte Rippe, *E* Synsakrum; *F* Schwanzwirbel; *G* Klavikula; *H* M. pectoralis, *H'* M. supracoracoideus; *J* Fettgewebe

a Oesophagus; *b* Kropf; *c* Trachea; *d* rechter Hauptbronchus; *e* linke Lunge; *f* linke Herzkammer und *f'* rechte Vorkammer; *g* Herzbeutel; *b–b"* Leber: *b, b'* rechter Lappen und *b"* linker Lappen; *i* Milz; *k* linke Niere; *l* linke Nebenniere; *m* Muskelmagen; *n* Pankreas; *o–o"* Duodenum: *o* sein Beginn, *o'* absteigender Schenkel; *p* Jejunoileum; *q* rechtes und *q'* linkes Zäkum; *r* Eierstock mit unterschiedlich großen Follikeln; *r'* sprungreifer Follikel; *s–v* Eileiter: mit *s* Magnum, *t* Isthmus, *u* Uterus (fast fertiges Ei entfernt), *v* Zugang zur Vagina (die unter *o–v* bezeichneten Organe sind im Eingeweidebauchfellsack untergebracht); *w* Urodaeum (vorgestülpt); *x* Proctodaeum; *y* Ventus; *z* Bürzeldrüse

1 Halsluftsack; *2* Klavikularluftsack; *3* kranialer Brustluftsack; *4* rechter bzw. *4'* linker Bauchluftsack; *5–5"* Leberbauchfellsäcke: *5* rechter dorsaler, *5'* rechter ventraler, *5"* linker ventraler Leberbauchfellsack; *6* V. vertebralis descendens dexter; *7* Aorta; *8* Truncus brachiocephalicus dexter; *9* V. cava cranialis sinistra; *10* V. cava caudalis; *11* Plexus brachialis

Einbringung von Wasser die Quellung der Eiweißschichten statt und ein Großteil der Passagezeit wird für den komplizierten schrittweisen Aufbau und die Aushärtung der Kalkschale benötigt. Hieraus erklärt sich auch die frühere Bezeichnung des Uterus als „Kalkdrüse".

5. **Vagina** (214/*h*): Als deutliche Abgrenzung zum Uterus verstärkt sich die Ringmuskulatur des Eileiters zum *Musculus sphincter vaginae*. Daran schließt die etwa „eilange" (bis zu 80 mm) *Vagina* als muskelstarker Endteil des Ovidukts an. Durch die nur 5 bis 10 Minuten dauernde Eipassage (218) ist die Vagina praktisch immer leer vorzufinden, so daß sie sich als schlanker Teil nach dem Uterus darstellt. In ihrer Anfangszone sind zwischen den hohen Falten der Schleimhaut noch deutliche Drüsen zu finden, die einerseits das Milieu und die Ernährung für die wochenlang in „Nestern" verweilenden Spermien bieten, andererseits das Eioberhäutchen, *Cuticula*, als äußerste Eihülle aufbauen. Im Hauptteil der Vagina werden die Drüsen immer spärlicher. Der Eileiter öffnet sich beim legereifen Huhn im schlitzartigen *Ostium cloacale oviductus sinistri* ins Urodäum.

Bau der Eileiterwand

Die blaßrote Wand des Eileiters besteht aus drei Schichten — einer *Tunica mucosa*, einer *Tunica muscularis* und einer *Tunica serosa*. Die reichlich vaskularisierte Schleimhaut springt mit zum Teil hohen und für die einzelnen Eileiterabschnitte typisch ausgestalteten Falten gegen das Lumen vor. An ihr läßt sich ein Epithel (Lamina epithelialis), auf dessen regional unterschiedliche Ausgestaltung im folgenden näher eingegangen wird, und eine darunter gelegene Bindegewebsschicht (Lamina propria) mit ihren charakteristischen Drüsen unterscheiden.

Lamina epithelialis

Im Bereich des trichterartig erweiterten **Infundibulums** wird die Oberfläche der Schleimhaut zunächst von flachen Epithelzellen gebildet, die bald über isoprismatische in hochprismatische Zellen übergehen. Zum engen röhrenförmigen Abschnitt des Infundibulums hin kommt es allmählich zur Ausbildung eines mehrreihigen Epithels. An der freien Oberfläche ist der größte Teil der Epithelzellen mit Kinozilien und Mikrovilli ausgestattet. Elektronenmikroskopisch lassen sich in den apikalen Zellbereichen kleine elektronendichte Granula nachweisen. Zellen, die einen hohen Gehalt an diesen Granula aufweisen, besitzen keine Kinozilien mehr.

In den Anfangsabschnitten des **Magnums** tragen die Schleimhautfalten zunächst gleichfalls ein mehrreihiges hochprismatisches Epithel. Im weiteren Verlauf kommt es aber dann kontinuierlich zu einer Reduzierung des mehrreihigen Epithels, die schließlich zu einem einschichtigen Epithel führt. Dieses einschichtige Epithel ist in den kranialen Abschnitten des Magnums isoprismatisch und wird allmählich hochprismatisch. Es setzt sich aus schlanken, zilientragenden Zellen und dickeren, leicht bauchigen Zellen, deren luminale Oberfläche Mikrovilli aufweist, zusammen. Die flimmerlosen Zellen enthalten in ihrem Zytoplasma zahlreiche Granula, die nur wenig Raum für die anderen Zellorganellen frei lassen. Der Inhalt dieser Granula erscheint im Elektronenmikroskop wabig und locker. Kurz vor der Grenze zum Isthmus geht das einschichtige hochprismatische Epithel in ein mehrreihiges über. Die bauchigen, kinozilienfreien Zellen nehmen an Zahl und Größe ab.

Die Grenze zwischen Magnum und Isthmus wird von einem ringförmigen Schleimhautbezirk gebildet, der sich schon makroskopisch durch die verminderte Größe der Schleimhautfalten von den benachbarten Eileiterbereichen abhebt und als E i l e i t e r e n g e *(Pars translucens isthmi)* bezeichnet wird. Die Epithelzellen im anschließenden eigentlichen I s t h m u s tragen zum großen Teil Kinozilien und erscheinen insgesamt etwas niedriger. Vom Epithel der Magnumschleimhaut unterscheidet sich das Isthmusepithel weiter durch das Fehlen der dicken, bauchigen Zellen. Sowohl in den kinozilienfreien Zellen als auch in den Flimmerzellen kommen Sekretgranula vor, wobei ihre Zahl in den Flimmerzellen nur relativ klein ist.

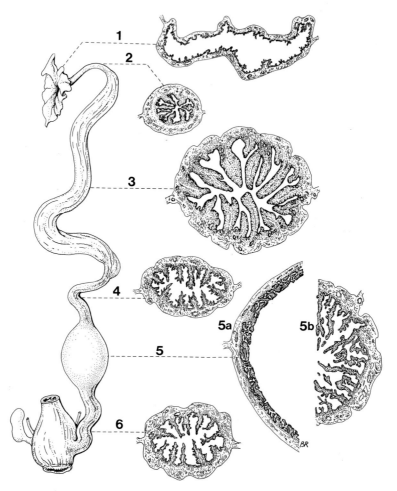

Abb. 220. E i l e i t e r d e s H u h n e s u n d d a s F a l t e n r e l i e f i n d e n e i n z e l n e n A b s c h n i t t e n d e s E i l e i t e r s.
1 Trichterförmig erweiterter Abschnitt des Infundibulums; *2* röhrenförmiger Abschnitt des Infundibulums; *3* Magnum; *4* Isthmus; *5* Uterus [bei Passage eines Eies (*a*) bzw. im leeren Zustand (*b*)]; *6* Vagina

Das Schleimhautepithel des kaudalen Isthmusbereichs setzt sich ohne besondere Veränderungen kontinuierlich in die Lamina epithelialis des sackartig erweiterten U t e r u s fort. Auch hier wird das Epithel aus zwei morphologisch unterschiedlichen Zelltypen aufgebaut, die nach der Lage ihrer Zellkerne als apikale und basale Zellen bezeichnet werden. Bei beiden Zellarten können während des Sekretionsprozesses zyklisch ablaufende Veränderungen beobachtet werden. Die apikalen Zellen enthalten sekretorische Granula, deren Inhalt wesentlich zur Bildung der organischen Matrix der Kalkschale beitragen. Sie weisen an ihrer luminalen Oberfläche Kinozilien auf. Die basalen Zellen erreichen, wenn überhaupt, die Epitheloberfläche nur mit einer schmalen Spitze, die Mikrovilli aufweist. Hinsichtlich des Sekretionsprodukts dürften bei den einzelnen Vogelarten Unterschiede bestehen.

In der Vagina besteht das Schleimhautepithel überwiegend aus hochprismatischen Zellen mit Kinozilien. Zwischen diesen liegen uteruswärts vereinzelt, kloakenseitig häufiger, zilienfreie Zellen. Ihre Zellkerne liegen im Epithel unter jenen der Flimmerzellen. Ihr Zytoplasma enthält zahlreiche sekretorische Granula.

Lamina propria der Schleimhaut und ihre Drüsen

In der Lamina propria nahezu des gesamten Eileiters finden sich Drüsen. Sie unterscheiden sich in den einzelnen Eileiterabschnitten hinsichtlich Zahl, Größe und der inneren Ausgestaltung. Eine drüsenfreie Lamina propria besitzen nur der kurze, sehr dünnwandige Anfangsabschnitt des Infundibulums, der Grenzbereich zwischen Magnum und Isthmus (Pars translucens isthmi), und die Vagina.

Während der Anfang des Infundibulums drüsenfrei ist, treten schon etwas weiter kaudal und noch im trichterartig erweiterten Bereich Drüsen auf. Sie sind zunächst nur einfache alveoläre Einstülpungen, die sich von der Basis der Schleimhautfalten gegen die Lamina propria vorstülpen. Diese Drüsen werden auch als *Fossae glandulares infundibuli* bezeichnet. Bei verschiedenen Vogelarten können in diesen infundibulären Drüsen die Spermien für längere Zeit überleben. Die Zahl der Drüsen und die Komplexität ihrer Ausgestaltung nimmt dann im röhrenförmigen Anteil des Infundibulums deutlich zu. Diese *Glandulae tubi infundibulares,* die ein proteinreiches Sekret sezernieren, das zur Bildung des Albumen beiträgt, weisen ein verhältnismäßig großes Lumen auf. Ihr Drüsenepithel wird von isoprismatischen Zellen mit runden Kernen gebildet, die den Zellen des Oberflächenepithels sehr ähnlich sind.

Im Magnum füllt das immer mächtiger werdende Drüsenlager nahezu die gesamte Lamina propria aus. Die Drüsen *(Glandulae magni)* sind langgestreckt, verästelt und enthalten verschiedene Zelltypen. Die Zellen des Typs A enthalten große elektronendichte Granula; sie sollen Ovalbumin bilden. Drüsenzellen des Typs B enthalten homogene Granula mit geringerer Elektronendichte und dürften für die Sekretion von Lysozym zuständig sein. Weiter sollen von den verzweigten tubulösen Drüsen des Magnums Ovotransferrin und Ovomukoid sezerniert werden. Eine von verschiedenen Autoren als Typ C bezeichnete Form wird heute als Erholungsphase der Typ-A-Zellen angesehen.

In einem schmalen Bereich zwischen Magnum und Isthmus *(Pars translucens isthmi)* fehlen in der Lamina propria jegliche Drüsen. Mit zunehmender Faltenhöhe im anschließenden Isthmus treten dann in der bindegewebigen Propria der Schleimhaut in zunehmender Zahl Drüsen *(Glandulae isthmi)* auf. Im Unterschied zu den Drüsen des Magnums ist bei den Glandulae isthmi kein ausgeprägter Sekretionszyklus mit unterschiedlichen Phasen zu erkennen. Es fehlen auch die bei den Magnumdrüsen vorkommenden, durch Sekretansammlung im

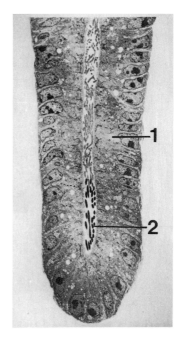

Abb. 221. EM-Foto einer Uterovaginaldrüse der Wachtel.
1 Drüsenepithel; *2* Spermien

Lumen hervorgerufenen ampullenartigen Erweiterungen der Drüsentubuli. Von den Drüsen des Isthmus werden schwefelhaltige Proteine sezerniert. Sie spielen eine wichtige Rolle bei der Bildung der zweischichtigen Schalenhaut, die sich im Isthmus um das Eiklar formiert.

Die tubulös verzweigten Drüsen der Schleimhaut des Uterus *(Glandulae uterinae)* sind in ihrer Form jenen des Isthmus ähnlich. Sie liegen aber erheblich dichter gepackt in der Lamina propria vor, und die Zellen ihrer Drüsenendstücke erscheinen kleiner, kompakter und weniger deutlich voneinander abgegrenzt. Elektronenmikroskopisch lassen sich in ihrem Zytoplasma nur wenige Sekretionsgranula erkennen.

Die Vagina enthält nur im Übergangsbereich zum Uterus Drüsen *(Fossulae spermaticae;* Uterovaginaldrüsen; sperm host glands), in denen die Spermien für mehrere Wochen im Eileiter überleben können. Bei einer Reihe von Vogelarten *(Gallus, Anser, Meleagris, Coturnix)* konnte beobachtet werden, daß nach einer einzigen Insemination über mehrere Wochen befruchtete Eier produziert werden. Die Spermien werden vermutlich bei der Passage eines Eies aus den Fossulae spermaticae freigesetzt, wandern dann zum Infundibulum und können dort die folgende Eizelle befruchten. Die Uterovaginaldrüsen sind schlauchförmig und verzweigt. Sie werden von einem hochprismatischen Epithel mit apikalen Mikrovilli ausgekleidet. Die Blutversorgung dieser Drüsen ist gut entwickelt. Kontraktile Elemente um die Drüsen, die eine Rolle bei der Freisetzung der Spermien spielen könnten, wurden bei den bisher untersuchten Vogelarten nicht beobachtet.

Das **Gekröse** des Eileiters (215/*h'*; 217/4, 5; 222/D, E) muß die notwendigen Leitungsbahnen zum Organ führen und die Aufhängung des langen, mit einer starken Peristaltik ausgestatteten Ovidukts sichern. Am durchschnittlich ca. 30 mm langen *Ligamentum dorsale oviductus* (217/4) ist der Eileiter an der dorsalen Leibeshöhlenwand befestigt. Es entspringt kranial nahe am wirbelseitigen Ende der vorletzten Rippe, verläuft weiter kaudal über die Ventralfläche der linken Niere und steigt in der Beckenhöhle zur linksseitigen dorsalen Kloakenwand ab. Das stark gewundene dorsale Eileitergekröse umschließt das Organ und setzt sich ventral weiter fort bis zu seinem freien Rand. Dieser ventrale Teil, *Ligamentum ventrale oviductus* (—/5), erscheint kürzer, denn er beginnt erst am Eileitertrichter und reicht nur bis an die Ventralseite der Vagina. Sein Kaudalrand ist zum *Funiculus musculosus* verdickt.

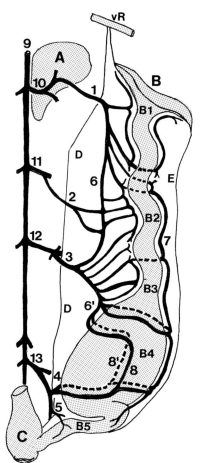

Abb. 222. Die Arterien des Eileiters beim Huhn in der Legeperiode, Ventralansicht, halbschematisch (modifiziert nach KING, 1975).

A linker Eierstock; *B* linker Eileiter mit *B1* Infundibulum, *B2* Magnum, *B3* Isthmus, *B4* Uterus und *B5* Vagina; *C* Kloake; *D* dorsales Eileitergekröse mit dem kranialen Ansatz an *vR* der vorletzten Rippe; *E* ventrales Eileitergekröse

1 A. oviductalis cranialis; *2* A. oviductalis cranialis accesssoria (nicht konstant); *3* A. oviductalis media; *4* A. oviductalis caudalis; *5* A. vaginalis; *6* A. anastomotica, *6'* A. oviductalis marginalis dorsalis; *7* A. oviductalis marginalis ventralis; *8* A. uterina medialis und *8'* A. uterina lateralis; *9* Aorta descendens; *10* Stamm der A. renalis cranialis mit der A. ovarica; *11* A. iliaca externa; *12* A. ischiadica; *13* A. pudenda sinistra

Die **Blutgefäße** des Eileiters, *Vasa sanguinea oviductalia* (222), sind funktionsbedingt beim legereifen Huhn sehr stark und zahlreich ausgebildet. Insgesamt erreichen mehrere große Arterien das Ovidukt, die sich durch zahlreiche Anastomosen in Arkadenform miteinander verbinden.

Die *A. oviductalis cranialis* (222/1) entspringt als Seitenast des gemeinsamen Stammes (−/10) der A. renalis cranialis und der A. ovarica sinistra. Sie versorgt mit ihren Ästen im dorsalen Eileitergekröse absteigend das Infundibulum und den proximalen Abschnitt des Magnums. Die Äste anastomosieren nahe am Organ durch eine dorsale (−/6′) und eine, im ventralen Band gelegene, ventrale Randarterie (−/7). Zudem bildet die kraniale Eierstockarterie eine große gemeinsame *A. anastomotica* (−/6) im dorsalen Gekröse mit den weiteren Eileiterarterien. Aus der A. iliaca externa (−/11) stammend, erreicht die *A. oviductalis cranialis accessoria* (−/2), zumeist auch beim H u h n, sowohl die Anastomosenarkaden als auch direkt den mittleren Abschnitt des langen Magnums. Die *A. oviductalis media* (−/3), ein Beckenast der A. ischiadica (−/12), schließt sich diesem System kaudal durch vielfache Verbindungen für die Versorgung des distalen Magnumteils, des Isthmus und des proximalen Uterusabschnitts an. Diesen versorgt sie durch seitliche Bügeläste (*A. uterina medialis* bzw. *lateralis* (−/8, 8′) gemeinsam mit der *A. oviductalis caudalis* (−/4), die aus der A. pudenda sinistra (−/13) entspringt. Aus der gleichen Stammarterie zieht die *A. vaginalis* (−/5) zum Endabschnitt des Eileiters (siehe auch Kapitel Blutgefäße, Arterien und Venen).

Die vegetative I n n e r v a t i o n des Eileiters erfolgt durch Äste des Nervus hypogastricus (sympathisch) und durch Äste insbesondere des 8. und 9. Lumbosakralnerven (parasympathisch).

Das Vogelei
(223)

Bevor auf die Leistungen des Eileiters bzw. seiner einzelnen Abschnitte bei der Entstehung des Vogeleies eingegangen wird, ist es erforderlich, zunächst dessen **Bau** zu beschreiben. Das Ei des Vogels besteht aus: 1. der vom Eierstock gelieferten, befruchteten oder unbefruchteten Eizelle, der Dotterkugel, die von der zweiblättrigen Dotterhaut umhüllt wird (223/a–e), 2. dem die Dotterkugel in drei Schichten umgebenden Eiklar, Weißei (−/g–i), von unterschiedlicher Viskosität, wobei die mittlere, zähflüssige, konzentrisch geschichtete Lage im Vergleich zu der äußeren und inneren dünnflüssigen Schicht den Hauptteil des Eiklars ausmacht, 3. den

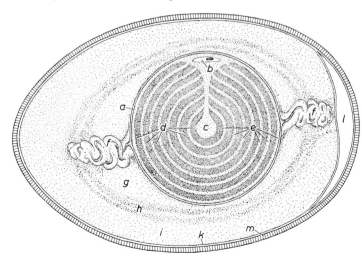

Abb. 223. S c h e m a eines H ü h n e r e i s, Längsschnitt.

a–e Eizelle bzw. Dotterkugel: *a* doppelblätterige Dotterhaut, *b* Keimbläschen, *c* Latebra, *d* gelber Dotter, *e* weißer Dotter; *f* Chalazen; *g–i* Weißei: *g* innere, dünnflüssige, *h* zähflüssige, *i* äußere, dünnflüssige Weißeischicht; *k* doppelblätterige Schalenhaut; *l* Luftkammer; *m* Kalkschale mit Poren und Cuticula (Oberhäutchen)

im Eiklar schwebenden, mit der Dotterhaut eng verbundenen, spiralig gedrehten Hagelschnüren, *Chalazen* (—/f), 4. der zweischichtigen Schalenhaut (—/k), zwischen deren am stumpfen Pol des Eies auseinanderweichenden Blättern sich die Luftkammer (—/l) befindet, und 5. der Kalkschale mit dem einem Lacküberzug gleichenden Oberhäutchen, *Cuticula* (—/m).

Die Entstehung der geschilderten Schichten entspricht nicht einer spezifischen Leistung der einzelnen, in kraniokaudaler Richtung aufeinanderfolgenden Abschnitte des Eileiters, vielmehr sind sie das Ergebnis ineinander übergehender Funktionsabläufe des Gesamtorgans.

Zusammensetzung des Vogeleis

Am Gesamtei beträgt der Gewichtsanteil des Dotters durchschnittlich 30 bis 35 %, des Eiklars 55 bis 67 % und der Schale ca. 10 %. Der **Dotter** besteht zu 50 % aus Wasser und im übrigen aus P r o t e i n e n (Low density Fraktion, Lipovitelline, Phosvitine, Livetine) und L i p i d e n (Glyceride der Palmitin-, Olein- und Linolsäure und in geringerem Umfang Phospholipide, Ovolecithine, Ovokephaline und Ovospingomyeline) im Verhältnis 1:2. Weiterhin enthält der Eidotter neben 1 % Kohlenhydraten auch Aminosäuren, Vitamine und 1,1 % Mineralstoffe. Seine unterschiedliche Gelbfärbung verdankt der Dotter dem Gehalt an aus der Nahrung stammenden Farbstoffen, und zwar dem Lutein, Karotin und Ovoflavin. Je nach Menge der vorhandenen Farbstoffe erscheint der Dotter mehr oder weniger intensiv gefärbt.

Das **Eiklar** besteht im wesentlichen aus Wasser (87,5 %) und Eiweiß (10,9 %). Im Eiweiß konnte man bisher über 40 verschiedene Proteine nachweisen. Als wichtige Eiweißkomponenten gelten Ovalbumin, Ovotransferrin, Ovomucin, Flavoprotein, Ovomacroglobulin, Ovoglycoprotein, Avidin, sowie verschiedene Enzyme (Glycosidasen, Katalase, Peptidase, Esterase) und Enzyminhibitoren (Papain-, Trypsin- und Chymotrypsininhibitor, Lysozym, Ovomucoid).

Eibildung: Zum Zeitpunkt der Ovulation wird der sprungreife, aktiv in geeignete Position gebrachte Follikel von dem muskulösen Eileitertrichter umfaßt. Die in ihrer vom Follikelepithel gelieferten Hülle leicht verformbare Eizelle wird anschließend aufgenommen. Die dotterreiche Eizelle ist nicht kugelförmig, sondern weist die Form eines Tropfens bzw. einer länglichen Birne auf. Die D o t t e r h a u t, die die Eizelle schlaff und in Falten gelegt umhüllt, besteht erst aus einer Schicht feiner Faserelemente und zeigt eine andere Zusammensetzung als im gelegten Ei. Es handelt sich um ein äußerst dünnes farbloses, elastisches Häutchen, das dem Dotter geschmeidig anliegt und dessen Elastizität Formänderungen der Eizelle bei der Passage von Infundibulum und Magnum zuläßt. Die dotterreiche Eizelle bewegt sich nach der Passage des weiten und engen Teiles vom Infundibulum unter Dehnung der Eileiterwand durch das Magnum auf den Isthmus zu. Sie wird dabei von dem in diesen Abschnitten sezernierten E i w e i ß umgeben. Dabei nimmt das an Umfang wachsende Gebilde aus Dotter und Eiweiß noch keine Eiform, sondern die Gestalt eines mehr oder weniger länglich geformten Ellipsoids an. Diese Form ist für die langsame Vorwärtsbewegung im Magnum bei gleichzeitiger, immer weiterer Anlagerung von Eiweiß besonders günstig, da sie eine fließende Fortbewegung ermöglicht (SCHWARZ, 1969). Die Dotterhaut ist semipermeabel, so daß bei dem herrschenden osmotischen Druckgefälle Wasser aus dem umgebenden Eiklar in den Dotter eindringen kann, wodurch er erst das ihm im legereifen Ei zukommende Gewicht erhält.

Im gelegten Vogelei stellt das Eiklar keine Einheit dar, sondern es läßt sich eine Schichtung von Eiweißqualitäten unterschiedlicher Flüssigkeitsgrade beobachten: Innen, unmittelbar um den Dotter herum, liegt dünnflüssiges Eiweiß. Darauf folgt eine Schicht von dickflüssigem und schließlich zur Schalenhaut hin von dünnflüssigem Eiweiß. Diese E i w e i ß s c h i c h t u n g im gelegten Ei fehlt bei unfertigen, aus dem Magnum oder dem Isthmus entnommenen

Eiern. Die beobachtete Schichtenbildung im gelegten Ei ist weiter nicht das Ergebnis nacheinander ablaufender Sekretionsprozesse, sondern beruht auf einer nachträglichen Differenzierung des vordem einheitlichen sezernierten Materials im Eileiterlumen.

Im Magnum des Eileiters werden dem Ei 40 bis 50% des Eiklars beigegeben, während die fehlenden 50 bis 60% erst im Isthmus bzw. im Uterus hinzugefügt werden. In den vom Magnum gelieferten Weißeimassen (223) finden sich in mehr homogen erscheinenden Schichten (−/g, i) eingelagerte dichtere Strukturen (−/h), die den nunmehr kugelförmigen Dotter als konzentrische Lamellen umgeben. Die oben geschilderte Schichtung des Weißeis in die drei Lagen unterschiedlicher Viskosität hat hier noch nicht stattgefunden, wie auch die Differenzierung der Chalazen in diesem Teil des Eileiters noch nicht eingeleitet ist. Im Gegensatz hierzu beginnt im isthmusnahen Teil des Magnums, dessen Sekret hier vermehrt muzinhaltig ist, bereits die Bildung der Schalenhaut (−/k), deren endgültige Ausgestaltung dem Sekret des Isthmus zuzuschreiben ist. Während nämlich der dünnflüssige proteinhaltige Anteil dieses Sekrets dem Eiklar zugeschlagen wird, liefern die keratinhaltigen Anteile des Sekrets den restlichen Anteil der Schalenhaut. Diese besteht aus faserigen Strukturen und ist zweischichtig. Ihre äußere Schicht wird später fest mit der Kalkschale (−/m) verbunden, während die innere Schicht in engem Kontakt mit dem Klarei steht. Am stumpfen Pol des Eies schließen äußere und innere Lamellen die Luftkammer (−/l) ein, die erst nach der Eiablage entsteht.

Die Entstehung und endgültige Ausformung der Hagelschnüre, Chalazen (−/f), findet im Isthmus und Uterusteil des Organs statt. Die der Dotterkugel nur schlaff anliegende Dotterhaut ragt zunächst faltig in Richtung auf den stumpfen und den spitzen Pol des Eies in das Eiklar hinein. Da das entstehende Ei unter schraubigen Umdrehungen durch den Eileiter gleitet, werden die faltigen Anteile der Dotterhaut unter Hinzutritt faseriger Anteile des Eiklars zu den fest mit dem Dotter verbundenen, jedoch frei in das Eiklar hineinreichenden Chalazen schnurartig verdrallt. Das bei der Entstehung der Chalazen freigesetzte dünnflüssige Eiklar umgibt nunmehr die Dotterkugeln in dünner Schicht. Hierdurch wird sie von den Chalazen in der Schwebe gehalten und damit in die Lage versetzt, sich in dem liegenden Ei so zu bewegen, daß ihr die Keimscheibe tragender animaler Pol stets nach oben, der schwerere vegetative Pol nach unten zu liegen kommt. Eine dafür wichtige Einrichtung im Dotter ist die *Latebra*. Sie erinnert im Aussehen an ein Pendel und dürfte im Dotter ähnlich wie die Mechanik eines Stehaufmännchens wirken.

Sobald das von seiner Schalenhaut nur lose umhüllte Ei in den weiträumigen Uterus gelangt, beginnt die Bildung seiner Kalkschale (−/m). In der ersten Phase dieses Vorganges werden zunächst noch dünnflüssige, proteinhaltige Anteile des im übrigen der Entstehung der Kalkschale dienenden Sekrets der Uterusdrüsen durch die semipermeable Schalenhaut an das Weißei abgegeben, wodurch

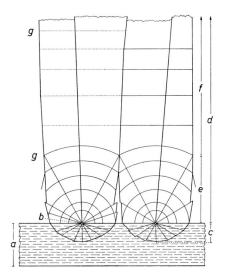

Abb. 224. Zwei Schalenbausteine (Calcitsphäriten) der Kalkschale des Vogeleis (nach W. J. SCHMIDT, 1964).
a Schalenhaut; *b* Bildungspunkte der Sphäriten; *c* Eisosphärit; *d* Exosphärit; *e* Kegel; *f* Säulen; *g* Wachstumslinien

diese ihre endgültige pralle Beschaffenheit erhält. Die Kalkschale des Vogeleies besteht aus einer Lage von *Calciumsphäriten* (224), die ihrerseits Radialaggregate von Kalkspat-Einkristallen darstellen. Das Bildungszentrum (—/b) dieser Schalenbausteine liegt auf der Schalenhaut (—/a). Sie bestehen aus den kalottenförmig in die Schalenhaut eindringenden Abschnitten, den sogenannten *Eisosphäriten* (Mamillenschicht) (—/c) und den sich auf diesen zunächst kegelförmig (—/e) und dann säulenförmig (—/f) aufbauenden *Exosphäriten* (—/d), die bis an die Oberfläche der Eischale hinausreichen und deren Haupt- oder Schwammschicht bilden. Zwischen den einander berührenden Exosphäriten bleiben die für den Gasaustausch mit der Außenwelt erforderlichen Porenkanäle bestehen. Neben den vorwiegend mineralischen enthält die ca. 0,32 mm dicke Kalkschale auch geringere Mengen organischer Bestandteile, einen Protein-Polysaccharidkomplex. Zudem findet sich in farbigen Eischalen Protoporphyrin (Ooporphyrin) als Abbauprodukt des Hämoglobins.

Bei der Eiablage wird der letzte kurze Abschnitt des Eileiters, Vagina (208/h; 210/v), in die Kloake ein- und dann mit dieser ausgestülpt, so daß das fertige Ei mit dem zunächst klebrigen und dann rasch eintrocknenden Oberhäutchen aus dem Uterus unmittelbar nach außen befördert wird.

Nicht selten werden nach Größe, Form und Inhalt von der Norm abweichende Eier gefunden. Hierzu gehören Eier, die zwei Dotter enthalten, sogenannte Doppeleier von auffallender Größe. Beide Dotterkugeln können aus einem Follikel stammen und besitzen dann eine gemeinsame Dotterhaut. In den meisten Fällen kommen solche *Doppeleier* jedoch dadurch zustande, daß in kürzerem Zeitabstand die Ovulation von zwei selbständigen Follikeln erfolgt, wobei dann die beiden Dotterkugeln eine eigene Dottermembran besitzen. Als *Zwerg-* oder *Hahneneier* werden abnorm kleine Eier bezeichnet, deren Inhalt entweder nur aus Weißei oder aber lediglich aus dem Dotter besteht. Krankhafte Zustände des Eileiters sind die Ursachen für die Entstehung von haken-, nieren- oder spindelförmig gestalteten Eiern; als Inhalt finden sich Eiweißgerinnsel und flüssiges Weißei. Störungen der Funktion des Uterus führen zu mangelhaft ausgebildeter oder völlig fehlender Kalkschale. In letzterem Fall spricht man von *Wind-* bzw. *Fließeiern.* Schließlich sei erwähnt, daß aus der Kloake durch antiperistaltische Bewegungen in den Eileiter gelangte Fremdkörper oder auch Parasiten Anlaß zur Entstehung von mißgebildeten Eiern sein können.

Endokrine Drüsen, Glandulae endocrinae

Allgemeines

Als endokrine oder innersekretorische Drüsen werden all jene Drüsen oder Zellgruppen bezeichnet, die ihr Sekret nicht an die äußere oder eine innere Körperoberfläche, sondern in das Gefäßsystem abgeben. Es fehlt ihnen also ein Ausführungsgang, dafür sind sie sehr gut vaskularisiert. Treffen ihre Produkte, die Hormone, in nahen oder auch oft sehr weit von der Produktionsstätte entfernten Organen auf spezifische Rezeptoren, so greifen sie meist zusammen mit dem autonomen oder vegetativen Nervensystem in die Steuerung von Stoffwechselvorgängen oder von morphologischen Veränderungen ein. Dadurch kommt es zur ständigen Anpassung der Stoffwechselvorgänge an die von der Umwelt gestellten Anforderungen. Außerdem beeinflussen einzelne endokrine Drüsen die Tätigkeit anderer und stehen in vielfacher Weise auch mit der nervösen Informationsübermittlung in Verbindung. Im Gegensatz zu den Hormonen wirken die parakrinen Signalstoffe durch Diffusion im Interstitium auf Zellen oder Zellgruppen, die sich meist nur in geringer Entfernung von der Produktionsstätte befinden. Im folgenden werden nur die hormonbildenden Drüsen und Zellgruppen behandelt.

Hypophyse, Hypophysis, Glandula pituitaria
(162/x; 225; 268/d; 269/C; 271/6; 273/f)

Die Hypophyse liegt als unpaares, kleines Organ direkt kaudal des Chiasma opticum ventral am Zwischenhirn. Sie setzt sich aus der vom Epithel der Mundbucht abstammenden *Adenohypophyse* und der sich aus dem Boden des Zwischenhirns entwickelnden *Neurohypophyse* zusammen. An der **Adenohypophyse** unterscheidet man die *Pars tuberalis* oder den Trichterlappen (225/A') und die *Pars distalis* oder den Vorderlappen (—/A). Die **Neurohypophyse** unterteilt man in das *Infundibulum* oder den Hypophysenstiel (—/B') und in den *Lobus nervosus* oder Hinterlappen (—/B''). Die Hypophyse mit all ihren Teilen ist

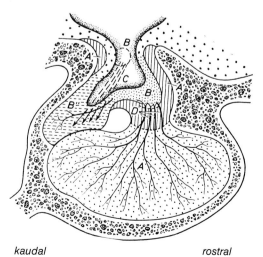

kaudal   rostral

Abb. 225. Medianschnitt durch die Hypophyse (Schema) in der Fossa hypophysialis (nach MARSHALL, 1964).

A, A' Adenohypophyse mit Pars distalis (*A*) und Pars tuberalis (*A'*); *B* Eminentia mediana, *B'*, *B''* Neurohypophyse mit Infundibulum (*B'*) und Lobus nervosus (*B''*); *C* Recessus neurohypophysialis; *D* hypophysäres Pfortadersystem

selbst wieder Bestandteil des Hypothalamus-Hypophysen-Systems. Dies kommt einmal dadurch zum Ausdruck, daß die in der Neurohypophyse gespeicherten und von dort in das Blut abgegebenen Hormone von neurosekretorisch tätigen Neuronen mit ihren Perikarien im Hypothalamus stammen. Zum anderen wird auch die Tätigkeit der Adenohypophyse vorwiegend über das Hypophysenpfortadersystem (—/D) durch Releasing- und Inhibiting-Hormone gesteuert, die ebenfalls neurosekretorisch in der Eminentia mediana produziert werden.

Das Gewicht der rötlich braunen Hypophyse schwankt bei der Henne zwischen 10 und 22 mg, beim Hahn zwischen 11 und 25 mg und beim Kapaun zwischen 13 und 36 mg. Die Pars distalis der Adenohypophyse ist der voluminöseste Teil der Hypophyse und besitzt bei Huhn, Ente und Gans eine länglich abgeflachte Gestalt, während sie bei der Taube mehr gedrungen rundlich erscheint. Die Pars distalis der Adenohypophyse und der Lobus nervosus der Neurohypophyse sind nur mittels lockeren, leptomeningealen Bindegewebes verbunden und daher leicht voneinander zu trennen. Die Pars tuberalis der Adenohypophyse umfaßt den kurzen Hypophysenstiel von allen Seiten, ist diesem fest aufgelagert und reicht hirnwärts bis zur Eminentia mediana. Der Lobus nervosus ist kleiner als die Pars distalis der Adenohypophyse und meist schon makroskopisch von dieser abgrenzbar. Bei verschiedenen Vogelarten reicht vom 3. Ventrikel im Zwischenhirn eine Ausbuchtung als *Recessus neurohypophysialis* (225/C) durch den Hypophysenstiel verschieden weit und unterschiedlich geformt bis in den Lobus nervosus hinein.

Die Neurohypophyse wie auch die Eminentia mediana werden von der A. infundibularis versorgt, welche jederseits entweder aus der A. carotis cerebralis oder aus der kaudal der Hypophyse quer verlaufenden A. intercarotica caudalis [Anastomosis intercarotica] entspringt. Im Lobus nervosus ist das Kapillarnetz oberflächlich etwas dichter als in der Tiefe, und das venöse Blut wird daraus über kurze Venen direkt in den Sinus cavernosus abgeleitet. Auch in der Eminentia mediana ist bei den meisten Vogelarten das Kapillarnetz oberflächlich sehr stark ausgebildet. Aus diesem primären Kapillargebiet wird das venöse Blut über kurze Venen — in je einer rostralen und kaudalen Gruppe zusammengefaßt — in die Sinusoide der Pars distalis der Adenohypophyse als sekundäres Kapillargebiet gebracht und erst aus diesem über kurze Venen ebenfalls in den Sinus cavernosus abgeführt. Über dieses Hypophysenpfortadersystem wirken Substanzen aus der Eminentia mediana des Hypothalamus fördernd oder hemmend auf die Tätigkeit einzelner oder mehrerer Zellarten in der Adenohypophyse und regulieren auf diese Weise die Produktion und Ausschüttung der gerade benötigten Hormone. Bei den meisten Vogelarten erhält die Pars distalis der Adenohypophyse Blut nur über das Hypophysenpfortadersystem. Nur bei Huhn und Ente soll zusätzlich ein geringer arterieller Zufluß über rostrale und kaudale Aa. hypophysiales gegeben sein.

Die Hypophyse ist zusammen mit einem Teil des Sinus cavernosus und dem Beginn der Aa. carotides cerebrales am Boden der Schädelhöhle in der tiefen Fossa hypophysialis des Basisphenoids (51, 52/*d′*) untergebracht. Vom Rand dieser Grube springt nicht nur die knöcherne Begrenzung, sondern vor allem die Dura mater rundherum so weit vor, daß für den Durchtritt des Infundibulums mit der ihm aufgelagerten Pars tuberalis nur eine sehr kleine Öffnung bleibt. Durch die enge Anlagerung der A. carotis cerebralis an jeder Seite der Pars distalis entsteht je eine deutliche, schräg verlaufende Furche.

Feinbau der Adenohypophyse

Hypophysenvorderlappen (Pars distalis)

Die endokrinen Zellen des Hypophysenvorderlappens sind strang- und follikelartig angeordnet. Im Lumen der Follikel findet sich eine kolloidartige Flüssigkeit. Zwischen den Zellsträngen und den Follikeln liegen weite sinusoide Kapillaren, die ein fenestriertes Endothel aufweisen. Die allgemeine Anordnung der verschiedenen Zelltypen in der Pars distalis läßt eine Aufteilung derselben in eine rostrale und kaudale Zone zu.

Aufgrund ihres Färbeverhaltens wurden schon frühzeitig an der Hypophyse der Vögel, ähnlich wie bei den Säugetieren acidophile, basophile und chromophobe endokrine Zellen unterschieden. Nach älteren Befunden kommen in der rostralen Zone der Pars distalis dabei chromophobe, basophile und schwach acidophile Zellen vor, während sich in der kaudalen Zone neben chromophoben und basophilen Zellen auch noch stark acidophile Zellen nachweisen lassen. In den letzten Jahren wurde mit ultrastrukturellen und immunzytochemischen Methoden versucht, den sich färberisch unterschiedlich verhaltenden Zelltypen die Produktion bestimmter hypophysärer Hormone zuzuordnen. Die folgende Beschreibung der einzelnen endokrinen Zelltypen in der Adenohypophyse der Vögel stützt sich im wesentlichen auf die Untersuchungen von TIEXIER-VIDAL/FOLLETT (1973) und HARRISON (1978).

Acidophile Zellen

1. Alpha-Zellen: Alpha-Zellen kommen nur im kaudalen Anteil der Pars distalis vor. Diese großen Zellen färben sich bevorzugt mit stark sauren Farbstoffen wie Orange G oder saurem Fuchsin an. Sie enthalten in ihrem Zytoplasma zahlreiche, etwa 250 bis 300 nm große Granula von unterschiedlicher Elektronendichte. Immunzytochemisch konnte in den Alpha-Zellen Wachstumshormon lokalisiert werden, welches über sogenannte Somatomedine das Wachstum des Skeletts und andere Stoffwechselprozesse fördert.

2. Ita-Zellen: Sie treten nur im rostralen Anteil des Hypophysenvorderlappens auf und liegen dort bevorzugt in seinem peripheren Bereich. Ihr Zelleib besitzt eine polyedrische oder auch unregelmäßige Form. Das Zytoplasma färbt sich selektiv mit Erythrosin an. Elektronenmikroskopisch lassen sich darin viele unterschiedlich elektronendichte Granula mit variablem Durchmesser (300 bis 600 nm) nachweisen. Den Ita-Zellen wird die Produktion von Prolactin zugeschrieben. Prolactin ist bei Vögeln für das Auslösen und die Erhaltung des Brutverhaltens wichtig. Weiter fördert es bei verschiedenen Vogelarten die Ausbildung von Brutflecken. Bei T a u b e n stimuliert Prolactin die Bildung der Kropfmilch. Im Unterschied zu den Säugetieren wird bei den Vögeln die Prolactinsekretion über den Hypothalamus angeregt.

3. Gamma-Zellen: Sie färben sich mit acidophilen Farbstoffen unterschiedlich stark an. Bei Herlant-Tetrachrom-Färbung sind sie intensiv purpurrot tingiert. Sie enthalten zahlreiche 200 bis 250 nm große Granula, in denen sich immunzytochemisch luteinisierendes Hormon (LH) nachweisen läßt. LH ist beim w e i b l i c h e n Vogel an der Auslösung der Ovulation beteiligt. Beim m ä n n l i c h e n Vogel stimuliert LH die Bildung und Freisetzung von Hormon in den Leydig-Zellen des Hodens.

Basophile Zellen

1. Beta-Zellen: Beta-Zellen sind kleine, basophile Zellen, die vor allem im rostralen Anteil der Pars distalis vorkommen. Sie verhalten sich bei der PAS-Reaktion stark positiv. Ihre zahlreichen runden Granula, deren Größe 200 bis 250 nm beträgt, enthalten das Follikel-stimulierende Hormon (FSH). Dieses induziert beim weiblichen Vogel das Wachstum der Follikel im Eierstock und deren Östrogensekretion. Beim männlichen Vogel fördert es das Wachstum der Tubuli seminiferi contorti und die Spermatogenese.

2. Delta-Zellen: Die basophilen Delta-Zellen kommen in der gesamten Adenohypophyse vor. Mit Alcian-Blau färben sie sich besonders deutlich an. Die Form ihres Zelleibs ist rundlich. Ihr Zytoplasma enthält nur verhältnismäßig wenige, kleine (50 bis 200 nm Durchmesser) sekretorische Granula. Auffallend ist aber die große Zahl von dilatierten Zisternen des rauhen endoplasmatischen Retikulums. Den Delta-Zellen wird die Produktion von Thyreoidea-stimulierendem-Hormon (TSH, Thyreotropin) zugeschrieben. TSH fördert alle Schritte der Synthese von Thyroxin in der Schilddrüse und bewirkt auch die Freisetzung der Schilddrüsenhormone aus den Schilddrüsenfollikeln.

Zellen mit variablem Färbeverhalten

1. Epsilon-Zellen: Epsilon-Zellen sind in der normalen Adenohypophyse nur schwer identifizierbar. Da sie nach Adrenalektomie deutlicher in Erscheinung treten, wird ihnen die Produktion von adrenocorticotropem Hormon (ACTH) zugeschrieben. Epsilon-Zellen färben sich mit acidophilen Farbstoffen schwach und mit Blei-Hämatoxylin mäßig stark an. Sie sind vor allem im zentralen Bereich des rostralen Anteils der Pars distalis häufiger anzutreffen. Ultrastrukturell läßt sich in ihrem Zytoplasma eine große Anzahl kleiner, elektronendichter Granula nachweisen. Der durchschnittliche Durchmesser dieser Granula beträgt bei Gans und Huhn etwa 150 nm.

2. Kappa-Zellen: Die Lage dieses endokrinen Zelltyps variiert bei den einzelnen Vogelarten. Bei der Gans kommen sie nur in der rostralen Zone der Pars distalis vor, während sie bei Taube und Wachtel sowohl in der rostralen als auch in der kaudalen Zone zu finden sind. Kappa-Zellen färben sich bei der Herlant-Tetrachrom-Färbung blau an. Auch mit Toluidinblau lassen sie sich in der Regel darstellen. Deutlich werden sie vor allem mit der Blei-Hämatoxylin-Färbung tingiert. Die Kappa-Zellen besitzen große (400 bis 500 nm), elektronendichte Granula von runder Form, die wahrscheinlich Melanotropin (MSH) enthalten.

Chromophobe Zellen

Chromophobe Zellen werden so bezeichnet, weil sie keine Affinität zu den gewöhnlich in der Histologie eingesetzten Farbstoffen aufweisen. Lichtmikroskopisch fehlen in ihrem Zytoplasma die Sekretgranula, die für die chromophilen Zellen typisch sind. Elektronenmikroskopisch zeigt sich aber, daß viele der chromophoben Zellen einzelne Sekretgranula enthalten. Deswegen werden heute die meisten der chromophoben Zellen als teilweise degranulierte Zellen angesehen. Möglicherweise sind ein Teil der chromophoben Zellen Reservezellen, die sich bei Bedarf in die verschiedenen Typen der chromophilen Zellen weiter differenzieren können.

Trichterlappen (Pars tuberalis)

Die Population der endokrinen Zellen im Trichterlappen unterscheidet sich deutlich von jener im Vorderlappen. Die Zellen der Pars tuberalis bilden Stränge längs der Blutgefäße oder gelegentlich kleine Follikel, die im Lumen amorphen Inhalt aufweisen. Die Form der Zellen ist rundlich, teilweise auch länglich. Ihr Zytoplasma erscheint leicht granuliert und verhält sich schwach basophil. In den länglichen Zellen ließen sich beim Huhn ultrastrukturell

(DELLMANN et al., 1974) zahlreiche elektronendichte Granula von 180 bis 250 nm nachweisen. Die Funktion der sekretorischen Zellen in der Pars tuberalis der Vögel ist noch nicht bekannt.

Feinbau der Neurohypophyse

Der Lobus nervosus der Hypophyse ist bei den einzelnen Vogelarten unterschiedlich stark entwickelt. Beim „primitiven Typ" besteht er aus einer ependymalen Schicht, einer Faserschicht und einer äußeren, glandulären Schicht. Die Ependymzellen kleiden das Lumen des Lobus nervosus aus. Ihre Zellfortsätze reichen aber durch die anderen Zellschichten bis zur äußeren Oberfläche der Neurohypophyse. Die Faserschicht wird vor allem durch die Axone des Tractus supraoptico-hypophysialis gebildet. Die äußere Schicht setzt sich aus den distalen Anteilen der Axone zusammen, die dort mit konischen Erweiterungen an die zahlreichen Kapillaren herantreten. In den Axonen des Tractus supraoptico-hypophysialis läßt sich Aldehyd-Fuchsin (AF)-positives Neurosekret nachweisen. Das AF-positive Material wird in den Neuronen des Nucleus supraopticus und Nucleus paraventricularis gebildet und innerhalb der Axone des Tractus supraoptico-hypophysialis in den Lobus nervosus transportiert. Dieses Neurosekret enthält die Hormone Vasotocin und Oxytocin, die während des Transports an Trägerproteine (Neurophysine) gebunden sind. Vasotocin wirkt stark antidiuretisch und vasopressorisch. Die Wirkung von Oxytocin ist diuretisch und vasodilatierend. Beide Hormone stimulieren den Eileiter, wobei Vasotocin einen deutlich stärkeren Effekt als Oxytocin hat. Schon mit einer Dosis von 0,5 µg Vasotocin kann beim Huhn innerhalb von 90 Sekunden eine Eiablage induziert werden. Weiter wurde beim Huhn noch das schwach antidiuretisch wirkende Mesotocin beschrieben.

Zirbeldrüse, Glandula pinealis
(226; 267/e; 271/2; 272/F)

Die Zirbeldrüse [Epiphyse] entwickelt sich als eine bläschenförmige Ausstülpung aus dem kaudalen Bereich des Zwischenhirndachs. Im weiteren Verlauf der Entwicklung differenziert sich der Hauptanteil des Mesenchyms aus der Vorderwand der Anlage, und der einheitliche Hohlraum verliert beim Huhn nach dem Schlüpfen die Verbindung mit dem 3. Ventrikel und bleibt selbst nur in Form von kleinen länglichen oder kugelförmigen Bläschen erhalten. Größe und Zahl dieser verschieden großen Hohlräume nehmen mit fortschreitendem Alter immer mehr ab. Beim erwachsenen Huhn besteht die Zirbeldrüse aus einem ca. 5 mm langen Stiel, *Pedunculus,* und einem flach ovalen Körper, *Corpus,* welcher eine Länge von 2 bis 3 mm und eine Breite von 1 bis 2 mm besitzt. Der dünne, kompakte Stiel ist während seines kaudodorsal gerichteten Verlaufs zwischen den beiden Großhirnhemisphären in der Arachnoidea befestigt. Der Körper liegt der rostrodorsalen Fläche des Kleinhirns median an und ist mit einer dünnen Duraabspaltung von der kleinhirnseitigen Fläche des Tentorium cerebelli [Plica tentorialis] bedeckt. Abhängig von der Dauer und Intensität der Lichteinwirkung auf den Körper steuert die Zirbeldrüse die Produktion des die Chromatophoren beeinflussenden Melatonins und übt einen kontrollierenden Einfluß auf den circadianen Rhythmus und das saisonale Fortpflanzungsgeschehen aus (siehe unten). Mit in diesen Mechanismus eingeschaltet sind das Ganglion cervicale craniale und die intensive Versorgung der Zirbeldrüse mit sympathischen Nervenfasern.

Feinbau der Zirbeldrüse [Epiphyse]
(226)

Den Überzug des Organs liefert die Leptomeninx, die an der den Hemisphären zugewendeten Fläche der Dura mater vorwächst. Blutgefäße führende Septen dringen zwischen Follikel und Läppchen des Drüsenkörpers ein.

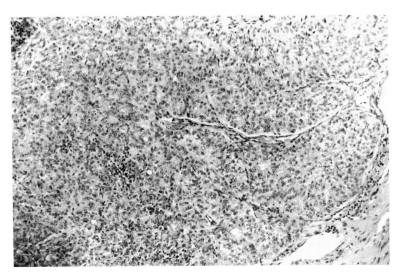

Abb. 226. Schnitt durch die Epiphyse des Huhnes

Die Parenchymzellen der Epiphyse sind bei den einzelnen Vogelarten unterschiedlich angeordnet. Beim Haushuhn bilden sie große, polyedrische Läppchen. Lichtmikroskopisch lassen sich bei den Parenchymzellen drei verschiedene Zelltypen unterscheiden, und zwar die Ependymzellen, die Hypendymzellen und die Pinealozyten. Die Ependymzellen sind große, hochprismatische Zellen mit basal gelegenen Kernen. Sie kleiden die Hohlräume der Follikel aus. Die Hypendymzellen sind kleiner und von runder Form. Sie schließen sich peripherwärts in der Follikelwand an die Ependymzellen an. Beim Huhn besteht ein großer Teil der Parenchymzellen der einzelnen Läppchen aus diesen Hypendymzellen. Die Pinealozyten liegen gewöhnlich in der Peripherie der Follikelwand. Sie besitzen Fortsätze und zeigen damit eine gewisse Ähnlichkeit zu Neuronen. In den bindegewebigen Septen zwischen den Follikeln und den Läppchen verlaufen zahlreiche Kapillaren. Weiter finden sich dort Mastzellen und kleinere Aggregate von lymphatischen Zellen. Die Mastzellen sind wahrscheinlich für den hohen Histamingehalt der Epiphyse verantwortlich. Die Nervenfasern der Epiphyse verlieren ihre Markscheide beim Eintritt in das Organ. Sie kommen in großer Zahl vor und bilden mit verschiedenen Parenchymzellen des Corpus pineale Synapsen. Die Nervenendigungen führen zahlreiche kleine, noradrenalinhaltige, synaptische Bläschen. Wahrscheinlich handelt es sich bei den Nerven des Corpus pineale um postganglionäre sympathische Fasern, die aus dem oberen Halsganglion stammen. Sie enthalten außer Noradrenalin auch noch Serotonin, das auch noch in den Pinealozyten vorkommt.

Neuere ultrastrukturelle Untersuchungen (OKSCHE/VAUPEL VON HARNACK, 1965; FUJIE, 1968; BOYA/ZAMORANG, 1975; OKSCHE et al., 1969; MENAKER/OKSCHE, 1974) führten zu einer etwas anderen Klassifizierung der Parenchymzellen der Zirbeldrüse, wobei im allgemeinen vier Zelltypen unterschieden werden, nämlich Rezeptorzellen, Stützzellen, Gliazellen und Nervenzellen. Die länglichen „Rezeptorzellen" begrenzen das Lumen der Follikel. Sie besitzen Zilien, die eine 9 + 0-Struktur aufweisen und deren Ende bullös aufgetrieben ist. Sie zeigen eine gewisse Ähnlichkeit mit den typischen Rezeptoren des Corpus pineale bei niedrigen Wirbeltieren. Trotz der morphologischen Ähnlichkeit dürfte diesen Zellen bei den Vögeln allerdings keine Rezeptorfunktion mehr zukommen. Die Stützzellen zeigen Charakteristika von Ependymzellen. Auch sie reichen bis zum Lumen der Follikel. An ihrem apikalen Ende tragen sie zahlreiche kleine Mikrovilli. In ihrem Zytoplasma enthalten sie zahlreiche elektronendichte Granula. Der als Gliazellen bezeichnete Zelltyp erreicht das Lumen der Follikel nicht. Diese Zellen können sich in Gruppen zusammenlagern. Als vierte Zellart können Nervenzellen nachgewiesen werden, die relativ am häufigsten im Epiphysenstiel zu sehen sind.

Das Hormon der Epiphyse ist Melatonin. Bei Amphibien ruft es eine Aggregation der Melaningranula in den Melanozyten hervor. Dadurch kommt es zum Abblassen der Hautfarbe. Melatonin wirkt daher als Gegenspieler zum Melanotropin der Adenohypophyse. Bei den Säugetieren und bei den Vögeln wirkt Melatonin vielseitiger. Bei ihnen wirkt das Melatonin der Epiphyse auf alle endokrinen Organe hemmend, wobei vor allem sein ausgeprägter antigonadotroper Einfluß wichtig ist. Weiter reguliert die Epiphyse die Aktivität des Sympathikus. Die Epiphyse stellt damit ein Zentrum der neurovegetativen Regulation dar. Nach heutiger Vorstellung beginnt der Regelkreis damit, daß die Epiphyse auf Reize aus dem Sympathikus mit einer Steigerung der Melatoninbildung und -sekretion antwortet. Melatonin modifiziert dann die Funktion der anderen endokrinen Drüsen. Rückkoppelnd erfolgt dann eine Beeinflussung der Zentren des Sympathikus.

Eine wichtige Rolle spielt die Epiphyse bei der Steuerung der endogenen Rhythmik der Körperfunktion. In Abhängigkeit von den Lichtverhältnissen unterliegen die in der Epiphyse gebildeten Melatonin- und Serotoninmengen tagesrhythmischen Schwankungen. Dabei ist die Melatoninproduktion in der Nacht deutlich höher als am Tage. Offensichtlich wird durch stärkeres Licht die Aktivität der Hydroxylindol-O-Methyltransferase in den Pinealozyten, welche die Umwandlung von Serotonin in Melatonin katalysiert, vermindert und dadurch die Melatoninsynthese gedrosselt.

Schilddrüse, Glandula thyreoidea [thyroidea]

(168/r; 180/s; 183/n; 200, 215/c; 227/a; 228; 245/K; 246/G; 263/S)

Die Schilddrüse ist wie bei den Säugetieren ein Derivat des entodermalen Epithels des Mundhöhlenbodens. Aus der ursprünglich einheitlichen Anlage wandern die beiden Anteile aber weiter nach kaudal als bei den Säugetieren und erreichen jederseits fast den von der A. subclavia und der A. carotis communis gebildeten Gefäßwinkel auf Höhe der beiden Ossa coracoidea. Da auch keinerlei Verbindung zwischen den Organen der beiden Seiten bestehenbleibt, wird die Schilddrüse beim Geflügel als paariges Organ angesprochen. Die Schilddrüse von Huhn, Ente und Gans ist jederseits oval, die der Taube spindelförmig. Ihre Farbe ist braunrot.

Tab. 6. Maße der Schilddrüse in mm

Vogelart	Länge	Breite	Dicke
Huhn	7–12	5–7	2–3
Ente	7–12	4–5	2–3
Gans	11–15	6–8	2–3
Taube	6–9	2–5	1–2

Für die Blutgefäßversorgung stammen 2 bis 3 Aa. thyreoideae [thyroideae] beim Huhn meist aus der A. carotis communis (227/6–8), bei der Ente, Gans und Taube ebenfalls aus dieser sowie aus der A. vertebralis ascendens und der A. comes nervi vagi. Die kurzen Venen (—/12–14) variieren in ihrer Zahl noch stärker als die Arterien und leiten das Blut in die nahe gelegene V. jugularis. Bei der Innervation der Schilddrüse überwiegen die Äste des N. vagus, die von dorsolateral an das Organ herantreten. Ihr Ursprung aus dem N. vagus liegt entweder kranial oder kaudal vom Ganglion distale oder im Bereich des Ganglions selbst. Sympathische

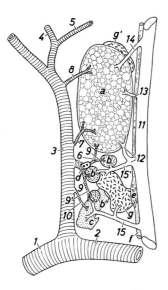

Abb. 227. Topographie und Blutversorgung der inkretorischen Organe der linken Körperseite am Brusteingang des Huhnes (nach RAETHER, 1964).

a Glandula thyreoidea [thyroidea]; *b* Glandula parathyreoidea [parathyroidea] III, *b'* Glandula parathyreoidea [parathyroidea] IV, *b''* Glandula parathyreoidea [parathyroidea] V; *c* ultimobranchialer Körper; *d* Glomus caroticum; *e* Ggl. distale des N. vagus; *f* N. vagus; *g, g'* Thymusläppchen

1 A. brachiocephalica; *2* A. subclavia; *3* A. carotis communis; *4* A. vertebralis; *5* A. comes nervi vagi; *6* A. thyreoidea [thyroidea] caudalis; *7* A. thyreoidea [thyroidea] media; *8* A. thyreoidea [thyroidea] cranialis; *9, 9'* Aa. parathyreoideae [parathyroideae]; *10* Arterie des ultimobranchialen Körpers; *11* V. jugularis; *12* V. thyreoidea [thyroidea] caudalis; *13* V. thyreoidea [thyroidea] media; *14* V. thyreoidea [thyroidea] cranialis; *15, 15'* Venen der Epithelkörperchen und des ultimobranchialen Körpers

Fasern stammen aus dem perivaskulären Geflecht um die A. carotis communis oder direkt vom Truncus paravertebralis cervicalis entlang der A. und V. vertebralis. Die rechte Schilddrüse kommt sehr nahe lateral an den Ösophagus heran und reicht beim Huhn mit ihrem kaudalen Pol weiter kaudal als die linke. Die Größe und die Leistungen des Organs weisen jahreszeitliche Schwankungen auf. Primär wird die Funktion der Schilddrüse durch das thyreotrope Hormon der Adenohypophyse gesteuert, sie wird daneben aber auch von Geschlechtshormonen, Art der Ernährung und dem Alter beeinflußt. Mit den Hormonen Trijodthyronin und Thyroxin reguliert die Schilddrüse die Intensität des Stoffwechsels und den Wärmehaushalt. Außerdem ist sie mitbeteiligt an der Kontrolle der Entwicklung und des Wechsels des Federkleids (Mauser) sowie der Entwicklung und Funktion der Keimdrüsen.

Feinbau der Schilddrüse
(228)

Die Schilddrüse wird von einer dünnen Bindegewebskapsel umgeben, in der kollagene und elastische Fasern vorkommen. Feine Bindegewebszüge ziehen von der Organkapsel in das Innere. Eine Unterteilung des Parenchyms in einzelne Läppchen, wie sie beim Menschen und verschiedenen Säugetieren beobachtet wird, ist beim Vogel nur sehr schwach ausgeprägt oder überhaupt nicht zu sehen. Wie bei allen Wirbeltieren ist das Parenchym in Follikeln angeordnet, die von einem einschichtigen Epithel ausgekleidet werden. Die Höhe des Epithels ist vom Funktionszustand der Drüse abhängig und schwankt zwischen platt bis kubisch und hochprismatisch. Liegt ein Plattenepithel vor, so findet in diesen Zellen eine Hormonbildung statt, die den normalen Nachschub an Schilddrüsenhormonen deckt. Liegt ein erhöhter Bedarf vor, dann wird die Synthese von Schilddrüsenhormonen gesteigert und die Epithelhöhe nimmt rasch zu. Gleichzeitig nimmt durch verstärkte Resorptionsprozesse die Menge an Kolloid in den Lumina der Follikel ab und es kommt zur Verringerung der Follikelgröße. Bei verschiedenen Vogelarten, wie etwa beim Haushuhn, werden sogenannte Riesenfollikel beobachtet, deren Größe die von normalen Follikeln bei weitem übertrifft. Ihre Ausbildung ist altersabhängig. So werden beim drei Monate alten Huhn im zentralen Anteil der Schilddrüse sechs Riesenfollikel angetroffen, während bei zwei Jahre alten Tieren nur mehr ein Riesenfollikel im Randbezirk des Organs erkennbar ist. Um die Follikel der Schilddrüse liegt ein dichtes Netzwerk aus Blut- und Lymphkapillaren. Die Endothelzellen dieser Kapillaren sind, wie in verschiedenen anderen endokrinen Organen, gefenstert.

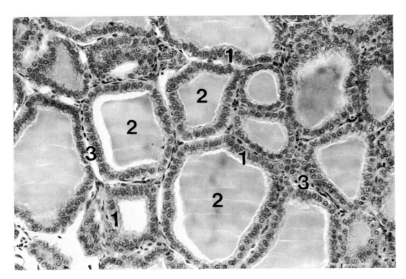

Abb. 228. Schnitt durch die Schilddrüse der Wachtel.
1 Follikelepithel; *2* Kolloid; *3* Interstitium

Die Feinstruktur von Follikelepithelzellen zeigt Charakteristika von Zellen, die zur gleichen Zeit synthetisieren, sezernieren und reabsorbieren. Basal liegen zahlreiche Zisternen des rauhen endoplasmatischen Retikulums. Der Zellkern hat im allgemeinen runde Form und liegt in der Mitte der Zellen. Supranukleär liegen ein gut ausgebildeter Golgi-Apparat und zahlreiche Sekretgranula. Außerdem liegen im apikalen Bereich der Zelle viele kleine Lysosomen. Mitochondrien und einzeln gelegene Zisternen des rauhen endoplasmatischen Retikulums sind im ganzen Zytoplasma verteilt. An der apikalen Zellmembran sind Mikrovilli ausgebildet.

Im Lumen der Follikel liegt das Schilddrüsenkolloid, eine gelatinöse homogene Masse. Sie besteht aus dem Glykoprotein Thyroglobulin und repräsentiert die extrazelluläre Stapelform der Schilddrüsenhormone. Die Synthese des Glykoproteinanteils des Thyroglobulins erfolgt in den Epithelzellen der Follikel in der für Exportproteine typischen Weise. Im rauhen endoplasmatischen Retikulum erfolgt die Proteinsynthese. Gleichzeitig wird Mannose als ein Kohlenhydratanteil des Thyroglobulins dem Protein hinzugefügt. Nach dem Transport zum Golgi-Apparat, in dem Galactosereste eingebaut werden, wird das Glykoprotein in Vesikel verpackt und dann an der apikalen Zelloberfläche durch Exozytose in das Lumen der Follikel freigesetzt.

An der äußeren Oberfläche der Follikelepithelzellen, also extrazellulär, entsteht durch Jodierung der Tyrosyl- und Thyroninreste das Thyroglobulin. Das dazu notwendige Jod stammt aus der Nahrung und zirkuliert als Jodid im Blut. Die Jodidaufnahme erfolgt aktiv an der basalen Plasmamembran der Schilddrüsenepithelzellen durch eine Jodpumpe. Diese wird durch Thyrotropin stimuliert. In den Zellen wird Jodid durch die im endoplasmatischen Retikulum lokalisierten Peroxidasen in elementares Jod überführt. Dieses wird an eine Jodtransferase gebunden und in das Follikellumen abgegeben. Voraussetzung für die Jodination des Thyroglobulins ist, daß dieses in der richtigen räumlichen Konfiguration vorliegt. Zunächst entsteht ein Monojodprodukt, das Monojodtyrosin. Es folgt die Bildung einer Dijodkomponente, das Dijodtyrosin. Zwei Dijodtyrosinmoleküle werden dann unter Freisetzung von Alanin vereinigt. Es entsteht das Schilddrüsenhormon Thyroxin (T4). Gleichzeitig bildet sich als weiteres Schilddrüsenhormon, allerdings in geringer Menge, Trijodthyronin (T3).

Bei Bedarf nehmen die Follikelzellen das Kolloid durch Endozytose auf. Im Zytoplasma verschmelzen die kolloidhaltigen Vesikel mit Lysosomen. Es entstehen Phagolysosomen. Dort werden die Peptidbindungen zwischen den jodierten Resten und dem Thyroglobulin durch Proteasen gelöst und Monojodtyrosin, Dijodtyrosin, Trijodtyrosin und Thyroxin ins Zytoplasma freigesetzt. Thyroxin und Trijodthyronin gelangen weiter durch die Zellmembran und den extrazellulären Raum in die umgebenden Kapillaren. Beim Vogel werden T3 und T4 an Serumalbumin gebunden. Es gibt im Gegensatz zum Säuger kein thyroxinbindendes Globulin. Die lockere Bindung an Serumprotein ist die Ursache, daß es im Gegensatz zum Säuger mehr ungebundenes Thyroxin im Vogelblut gibt.

Die Schilddrüsenhormone Thyroxin und Trijodthyronin besitzen mehrere Funktionen. Erstens stimulieren sie den gesamten Stoffwechsel und sorgen für die Angleichung der Wärmeproduktion an die Umgebungstemperatur. Zweitens fördern sie das Körperwachstum im allgemeinen und insbesondere das der Keimdrüsen sowie die Eiproduktion. Thyreoidhormone leiten auch die Geschlechtsreife bei männlichen und weiblichen Vögeln ein. Weiter wirken sie bei der Steuerung der Mauser mit. Ein Ansteigen des Hormonspiegels der Schilddrüsenhormone leitet auch die Mauser ein.

Im Unterschied zu den Säugetieren bleibt bei den meisten Vogelarten der Ultimobranchialkörper von der Schilddrüse räumlich getrennt. Es lassen sich daher beim Huhn und bei der Wachtel in der Schilddrüse keine Calcitonin produzierenden C-Zellen (parafollikuläre Zellen) nachweisen. Als Ausnahme gilt bisher nur die Taube, bei der eine partielle Inkorporation des ultimobranchialen Gewebes in die Schilddrüse nachgewiesen ist. Möglicherweise kommen auch beim Fasan parafollikuläre Zellen in der Glandula thyreoidea vor.

Epithelkörperchen, Glandulae parathyreoideae [parathyroideae]

(180/*s'*; 227/*b, b', b''*)

Die Epithelkörperchen entwickeln sich aus dem Entoderm der 3. und 4., beim Huhn auch der 5. Schlundtasche und werden dementsprechend jederseits auch als Epithelkörperchen III, IV und V bezeichnet. Die Epithelkörperchen III und IV (227/*b, b'*) liegen meist dicht beisammen und berühren bei der Ente und Gans an beiden Seiten, beim Huhn jedoch nur rechts den kaudalen Pol der Schilddrüse. Bei der Taube liegen sie ungefähr in halber Höhe zwischen dem kaudalen Pol der Schilddrüse und der A. subclavia. Das Epithelkörperchen V des Huhnes (—/*b''*) ist meist im ultimobranchialen Körper eingeschlossen und wird von manchen Autoren auch als akzessorisches Epithelkörperchen bezeichnet. Jedes Epithelkörperchen hat eine unregelmäßig kugelförmige Gestalt und eine blaß gelbbraune bis rotbraune Farbe.

Tab. 7. Maße der Epithelkörperchen in mm

Vogelart	Länge	Breite	Dicke
Huhn	1–3	1–2	0,8–1
Ente	1–3	1–1,5	0,8–1
Gans	1–3	1–3	0,8–1,5
Taube	1–2	0,5–1	0,4–0,8

Die Blutgefäße der Epithelkörperchen sind tierartlich und individuell sehr unterschiedlich. Die Arterien stammen jedoch immer direkt oder indirekt aus der A. carotis communis und die Venen führen das Blut in die V. jugularis ab.

Das Parathormon der Epithelkörperchen kontrolliert zusammen mit dem Calcitonin der bei den Vögeln im ultimobranchialen Körper konzentrierten C-Zellen die Kalziumhomeostase des Körpers. Weitere Funktionen, die in diesem Mechanismus eine wichtige Rolle spielen, sind das Kalzium- und Vitamin D3-Angebot in der Nahrung, Östrogene und der besonders hohe Kalziumbedarf für die Eischalenbildung während der Legeperiode.

Feinbau des Epithelkörperchens

Jede Nebenschilddrüse wird von lockerem Bindegewebe kapselartig umgeben. Von diesem ziehen Septen ins Organinnere und bilden ein aus retikulären Fasern bestehendes Gerüstwerk, das Stränge und Nester von Parenchymzellen, die sogenannten Hauptzellen, umschließt. Oxyphile Zellen, wie sie bei Säugetieren vorkommen, treten bei Vögeln nicht auf. Zwischen den Parenchymzellen kommen häufig Fettzellen vor. Die Form der Hauptzellen ist iso- bis hochprismatisch. Ihr Zytoplasma ist basophil und erscheint leicht granulär. Elektronenmikroskopisch fällt auf, daß die Hauptzellen der Vögel keine charakteristischen sekretorischen Granula, wie sie bei Säugetieren vorkommen, besitzen. Statt dessen scheint sich das Sekretionsprodukt in kleinen Vesikeln zu befinden, die in größerer Zahl unter der Plasmamembran am vaskulären Pol der Zelle beobachtet werden können, und die ihren Inhalt durch Exozytose abgeben.

Ultimobranchialer Körper, Glandula ultimobranchialis
(227/c)

Der ultimobranchiale Körper entsteht aus dem entodermalen Epithel der 5. Schlundtasche und aus Zellmaterial, welches beim Huhn zwischen dem 8. und 10. Tag der Bebrütung aus der Neuralleiste in den entodermalen Teil der Anlage einwandert. Die eingewanderten Zellen differenzieren sich weiter zu den Calcitonin-produzierenden C-Zellen und das ganze Organ verlagert sich während der Entwicklung ähnlich wie die Epithelkörperchen so weit kaudal, daß es jederseits in die Nähe des Ursprungs der A. subclavia zu liegen kommt. Beim Huhn umschließt es in der Regel das Epithelkörperchen V *(227/b″)*. Die Form und die Größe des ultimobranchialen Körpers sind sehr variabel, und wegen des Fehlens einer makroskopisch feststellbaren Organkapsel ist es auch schwer, das Organ gegen das Bindegewebe der

Umgebung abzugrenzen. Außerdem gehen von dem kompakteren, hellen abgeflachten Zentrum mehrere und verschieden geformte Fortsätze aus.

Tab. 8. Maße des ultimobranchialen Körpers in mm

Vogelart	Länge	Breite	Dicke
Huhn	3–4	0,5–2	0,4–0,7
Ente	3–4	1–2	0,5–0,8
Gans	5–7	1–2	0,6–0,8
Taube	1–3	0,3–2	0,3–0,6

Die Blutgefäße zweigen entweder direkt von der A. carotis communis (227/10) und von der V. jugularis ab (–/15), oder sind oft Seitenäste der A. und V. oesophagotracheobronchalis [esophagotracheobronchialis]. Von den zahlreichen Nervenästen an den ultimobranchialen Körper stammen die meisten aus dem kaudalen Abschnitt des Ganglion distale des N. vagus, nur wenige zweigen aus dem perivaskulären Geflecht um die A. carotis communis ab. Auf die Funktion der Calcitonin-produzierenden C-Zellen wird bei der Beschreibung der Epithelkörperchen hingewiesen.

Feinbau des ultimobranchialen Körpers

Histologisch lassen sich im Parenchym des ultimobranchialen Körpers C-Zellen, parathyreoidale Knötchen und Follikel, die von einem sezernierenden Epithel ausgekleidet werden, unterscheiden. Ein großer Anteil des ultimobranchialen Körpers besteht aus Strängen von Calcitonin produzierenden C-Zellen. Sie sind von runder oder polygonaler Form und besitzen ein granuläres Zytoplasma. Elektronenmikroskopisch ist darin das Vorkommen zahlreicher, elektronendichter Granula von runder oder länglicher Form, die das Hormon Calcitonin enthalten, auffallend. Die parathyreoidalen Knötchen bestehen aus Hauptzellen, wie sie in den Glandulae parathyreoideae vorkommen. Sie werden zum Teil von Bindegewebe kapselartig umgeben, zum Teil gehen aus ihnen parathyreoidale Zellstränge hervor, die sich zwischen die C-Zellen schieben und auch mit den Follikeln über sogenannte intermediäre Zellen in Kontakt treten. Die Follikel bilden beim Haushuhn den größten Teil des ultimobranchialen Körpers. Sie sind von unterschiedlicher Größe und kommen in allen Bereichen des Ultimobranchialkörpers vor. Die sekretorische Aktivität des Follikelepithels variiert. Bei Follikeln mit hoher sekretorischer Tätigkeit finden sich apikal in den Epithelzellen zahlreiche sekretorische Granula. In den Lumina der Follikel ist ein Sekret, das Kohlenhydrate und Proteine enthält, gespeichert.

Nebenniere, Glandula adrenalis
(219/l; 229; 245/J; 250/B)

Während der Entwicklung der paarigen Nebenniere vermischen sich bei den Vögeln die aus dem Mesoderm und die aus der Neuralleiste entstehenden Anteile miteinander. Die Nebennieren der Vögel liegen zu beiden Seiten der Aorta descendens und stehen in enger Lagebeziehung zu den Lungen, den Gonaden und dem medialen Rand des kranialen Nierenpols. Bei erwachsenen männlichen Tieren werden sie ventral von den Hoden bedeckt, bei den weiblichen Tieren ist die linke Nebenniere in den Hilus ovarii mit eingeschlossen. Die Form der Nebenniere ist bei den einzelnen Species und auch individuell recht verschieden. So hat die rechte Nebenniere bei Huhn und Taube die Form einer dreiseitigen Pyramide, die linke ist meist abgeplattet eiförmig, selten kugelig. Ihre Farbe ist gelb, rötlich-gelb oder gelbbraun. Beim erwachsenen Huhn ist jede Nebenniere ca. 13 mm lang, 8 mm breit und 4,5 mm dick und erreicht ein Gewicht von 0,08 bis 0,44 g. Bei der Ente sind die entsprechenden Maße 7 × 4,5 × 3,5 mm.

Die Nebennieren werden von direkten kurzen Ästen aus der Aorta descendens versorgt und erhalten nur beim Huhn zusätzlich eine kleine Arterie aus der A. renalis cranialis. Die meist einheitliche V. adrenalis jeder Nebenniere bringt das Blut entweder in die V. iliaca communis ihrer Seite unmittelbar vor deren Einmündung in die V. cava caudalis oder direkt in die V. cava caudalis. Die Existenz eines Nebennierenpfortaderkreislaufs, über welchen Blut von der Körperwand von dorsal in die Nebennieren gebracht wird, wird von manchen Autoren noch angezweifelt.

Jede Nebenniere wird von einem dichten Geflecht vegetativer Nerven umgeben, in welches besonders kranial und kaudal der Nebenniere zahlreiche Nervenzellen eingelagert sind und als Ganglion adrenale craniale und Ganglion adrenale caudale zusammengefaßt werden. Diese Ganglien stehen mit den thorakalen Ganglien 5 bis 7 und den Synsakralganglien 1 bis 2 des Grenzstrangs in direkter Verbindung. In der Nebenniere selbst sind Kontakte markloser Nervenfasern mit Sicherheit nur an den Adrenalzellen nachgewiesen worden.

Feinbau der Nebenniere
(229)

Die Nebennieren der Vögel sind nicht wie beim Säuger in Mark und Rinde gegliedert, sondern die Adrenalzellen, die funktionell dem Nebennierenmark entsprechen, und die Interrenalzellen, die den Nebennierenrindenzellen homolog sind, liegen ineinander verwoben vor. Die Gesamtheit der Adrenalzellen wird beim Vogel auch als Adrenalkörper, die der Interrenalzellen als Interrenalkörper bezeichnet. Die beiden Zellarten können durch ihre unterschiedliche

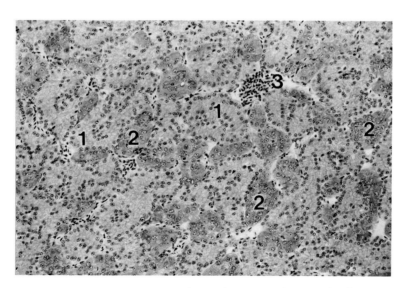

Abb. 229. Schnitt durch die Nebenniere der Wachtel.
1 Interrenalzellen; *2* Adrenalzellen; *3* Blutgefäß

Anfärbbarkeit mit Chrom- bzw. Silbersalzen, Toluidinblau und mit Fettfarbstoffen leicht unterschieden werden.

Die iso- bis hochprismatischen, stark vakuolisiert erscheinenden Zellen des Interrenalkörpers sind in Strängen angeordnet. Im Querschnitt ergibt sich ein rosettenähnliches Bild, das an Drüsenanschnitte erinnert. Dies trifft vor allem für die zentralen Anteile des Organs zu. In den peripheren (subkapsulären) Bereichen der Nebennieren sind die Interrenalzellen bei vielen Vogelarten knäuelförmig angeordnet, wobei der Grad der Knäuelbildung sehr unterschiedlich stark ausgeprägt sein kann (BHATTACHARYYA et al., 1972). Bei den einzelnen Vogelarten kann daher mehr oder weniger deutlich eine schmale subkapsuläre Zone, die der Zona glomerulosa der Säugetiere entsprechen soll, und eine zentrale Zone, die der Zona fascicularis der Nebennierenrinde der Säuger homolog angesehen wird, unterschieden werden. Diese Gliederung ist bei den bisher untersuchten Arten beim F l a m i n g o und W e l l e n s i t t i c h am deutlichsten ausgebildet, weniger stark, aber noch deutlich bei der W a c h t e l erkennbar, während sie bei der T a u b e nur mehr schwach und beim H u h n überhaupt nicht mehr nachweisbar ist. Verschiedene Befunde deuten darauf hin, daß die Ausbildung einer Zonierung in der Nebenniere altersabhängig ist und durch verschiedene experimentelle Maßnahmen wie Hypophysektomie induziert werden kann. Elektronenmikroskopisch läßt sich in den Interrenalzellen die typische Zellorganellenausstattung von Steroidhormonproduzierenden Zellen, wie Mitochondrien vom Tubulus-Typ, zahlreiche Zisternen des glatten endoplasmatischen Retikulums und viele Lipidtröpfchen nachweisen. Die Zellorganellen weisen dabei eine polare Anordnung auf, wobei sich der größte Teil der Mitochondrien, des glatten endoplasmatischen Retikulums und der Lipidvakuolen im basalen Anteil der Zelle, der an die Basalmembran grenzt, befindet, während der Golgi-Apparat im supranukleären Zytoplasma gelegen ist.

Die Interrenalzellen des Vogels bilden vor allem Corticosteron. Zusätzlich wird in noch geringerem Maße Aldosteron produziert. Die Produktion von Corticosteron und auch von Aldosteron wird bei H ü h n e r n und E n t e n von ACTH kontrolliert. Andere Corticosteroide, wie Cortisol, Cortison, Androstendion oder Testosteron, werden nur pränatal synthetisiert. Nach dem Schlüpfen wird ihre Synthese eingestellt, so daß ab diesem Zeitpunkt nur noch Corticosteron und Aldosteron physiologisch von Bedeutung sind (KALLERCHARAN/HALL, 1974). Corticosteron spielt eine wichtige Rolle im Kohlenhydrat-, Lipid- und Elektrolytstoffwechsel der Vögel. Durch zusätzliche Verabreichung von Corticosteron wird das Körpergewicht der Vögel deutlich reduziert. Dabei kommt es zum Abbau der Muskelproteine, Zunahme der Fettdepots und zu einer verstärkten Gluconeogenese. Dadurch wird der Blutglukosespiegel und der Glykogengehalt der Leber erhöht. Die Zahl der Lymphozyten wird stark reduziert. Dies führt zur erhöhten Anfälligkeit gegenüber viralen Erkrankungen. Einflüsse der Zellen des Interrenalkörpers auf Rangordnung und Sexualverhalten werden auf zentralnervöse Einflüsse von Corticotropin-Releasing-Faktor, ACTH oder Corticosteron auf die Hypothalamus-Hypophysenachse zurückgeführt.

Der Elektrolytstoffwechsel wird in erster Linie durch Aldosteron gesteuert, aber auch Corticosteron hat eine gewisse Wirksamkeit. Aldosteron hemmt die Na^+-Ausscheidung der Nieren und führt zur Resorption von Salzen und Wasser im Dünndarm. Bei S e e v ö g e l n ist eine Na^+-Ausscheidung zusätzlich durch Exkretion über die nasalen Salzdrüsen möglich.

Die Bildung und Freisetzung der Steroidhormone der Interrenalzellen unterliegt einem circadianen Rhythmus, wobei die Spitzenwerte von Corticosteron im Plasma kurz vor Beginn der Aktivitätsperiode auftreten. Bei m ä n n l i c h e n Enten wurde auch ein Jahreszyklus der Steroidhormonsekretion in der Nebenniere beobachtet, der ein Maximum im Oktober und ein Minimum im März aufweist.

Die adrenalen Zellen liegen als kleine Aggregate und Stränge zwischen den Zellen des

Interrenalkörpers. Die Art ihrer Anordnung hängt vom relativen Anteil der adrenalen Zellen am Gesamtparenchym ab. Ist ihr Anteil gering, wie z. B. beim Pelikan, dann liegen die adrenalen Zellen als kleine inselartige Aggregate zwischen den Interrenalzellen. Bei höherem Anteil, wie z. B. bei der Wachtel, bilden die Zellstränge des Adrenalkörpers ein anastomosierendes Netzwerk. Bei Vogelarten, bei denen der Anteil der adrenalen Zellen besonders groß ist, findet sich direkt unter der bindegewebigen Kapsel der Nebennieren eine diskontinuierliche Schicht dieser Zellen. Dadurch kommen die Interrenalzellen mit dem Bindegewebe der Kapsel nur selten direkt in Kontakt.

Die adrenalen Zellen sind groß, von polygonaler Form. Sie besitzen ein tief basophiles, granuliert erscheinendes Zytoplasma, das sich mit Chromsalzen stark anfärbt. Der Zellkern ist rund und liegt in der Mitte der Zelle. Elektronenmikroskopisch lassen sich im Zytoplasma zahlreiche membranbegrenzte Granula erkennen. Aufgrund der Feinstruktur der Granula lassen sich bei den adrenalen Zellen zwei Zellarten unterscheiden, nämlich solche, die Adrenalin enthalten, und Zellen, die in den Granula Noradrenalin gespeichert haben. Die Adrenalin-haltigen Granula sind dabei etwas kleiner (168 nm) und weisen einen feinkörnigen, mäßig elektronendichten Inhalt auf, der das einzelne Granulum ganz ausfüllt. Die Noradrenalin-haltigen Granula (durchschnittliche Größe 224 nm, Ghosh, 1977) weisen dagegen einen stark elektronendichten zentralen Bereich (core) auf, der durch einen hellen Hof von der Membran des Granulums getrennt wird. Die Unterscheidung von Adrenalin- bzw. Noradrenalin-haltigen Granula gelingt nicht bei allen Vogelarten.

Der relative Anteil von Adrenalin und Noradrenalin an der Hormonsekretion der adrenalen Zellen variiert bei den einzelnen Vogelarten erheblich. Es wurde die Hypothese aufgestellt, daß dabei ein evolutionärer Trend bestehen soll, und zwar sollen primitivere Vogelarten vor allem Noradrenalin und höher entwickelte bevorzugt Adrenalin sezernieren. Diese These ist aber umstritten, zumal der Katecholamingehalt in den Nebennieren nicht mit dem Noradrenalin/Adrenalin-Verhältnis im peripheren Blut korreliert.

Sowohl Adrenalin als auch Noradrenalin wirken bei den Vögeln deutlich glykogenolytisch und erhöhen damit den Blutzuckerspiegel. Hinsichtlich des Abbaus von Glykogen aus den Depots in der Leber und der Muskulatur scheint bei einer Reihe von Vogelarten das Adrenalin einen stärkeren Effekt als Noradrenalin zu haben. Durch Noradrenalin kommt es bei Küken des Haushuhns zu einem Ansteigen der freien Fettsäuren im Plasma. Bei adulten Tieren konnte kein Einfluß von Noradrenalin oder Adrenalin auf den Lipidstoffwechsel der Vögel nachgewiesen werden.

Neben diesen Einflüssen auf den Kohlenhydrat- und Lipidstoffwechsel spielen Adrenalin und Noradrenalin bei Vögeln eine wichtige Rolle bei der Regulation des Blutdrucks. Beide führen zu einer Vasokonstriktion und zu einer deutlichen Erhöhung des systolischen und diastolischen Blutdrucks. Noradrenalin scheint dabei wirksamer als Adrenalin zu sein.

Im Unterschied zu Säugetieren, bei denen Adrenalin vor allem Stoffwechselfunktion und Noradrenalin Kreislaufwirkung besitzt, ist diese Aufgabenteilung bei den Vögeln nicht in diesem Maß gegeben. So besitzt bei den Vögeln Noradrenalin auch einen starken hyperglykämischen Effekt, während Adrenalin zusätzlich zu seiner metabolischen Wirkung hyperton wirkt.

Pankreasinseln, Inselorgan, Insulae pancreaticae
(230)

Der endokrine Anteil des Pankreas wird durch die Gesamtheit der Pankreasinseln, *Insulae pancreaticae*, repräsentiert. Dabei lassen sich histologisch dunkle A-Inseln, helle B-Inseln und

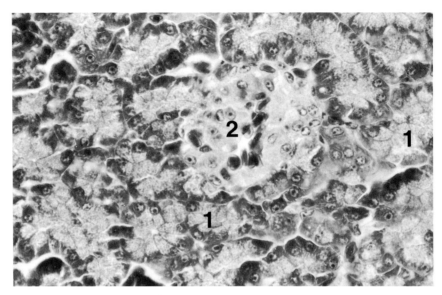

Abb. 230a. Schnitt durch das Pankreas der Wachtel.
1 Zellen des exokrinen Pankreas; *2* Langerhanssche Insel

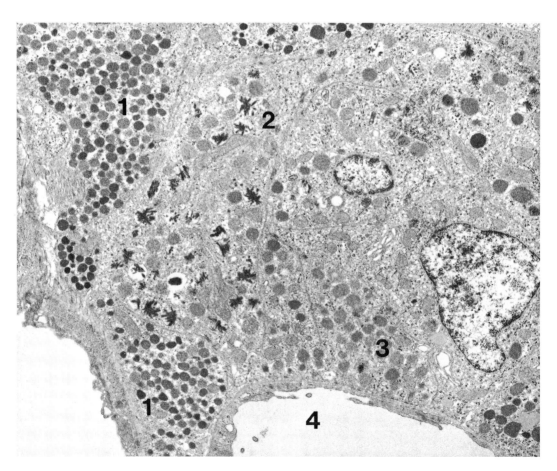

Abb. 230b. EM-Foto einer Langerhansschen Insel der Wachtel.
1 A-Zelle; *2* B-Zelle; *3* D-Zelle; *4* Kapillare

Mischtypen unterscheiden. Die dunklen A-Inseln sind groß und von unterschiedlicher, oft auch gelappter Form. Bei der Ente kann ihr Durchmesser mehrere Millimeter erreichen. Sie bestehen hauptsächlich aus A-Zellen. Daneben enthalten sie eine kleine Anzahl von D-Zellen und einige B-Zellen. Bei der Wachtel wurde noch ein weiterer Zelltyp, die sogenannten Typ IV-Zellen beschrieben. Die hellen B-Inseln sind deutlich kleiner und von runder bis ovaler Form. Sie erscheinen vom exokrinen Anteil durch eine dünne Bindegewebsschicht deutlich abgegrenzt. Diese Inseln enthalten vor allem B-Zellen und in kleinerer Zahl D-Zellen. In der Peripherie der Inseln können auch vereinzelte A-Zellen auftreten.

Die gemischten Inseln setzen sich gleichfalls aus einer großen Zahl von B-Zellen und einigen wenigen A- und D-Zellen zusammen. In neueren Untersuchungen werden alle Pankreasinseln des Huhnes dem gemischten Inseltyp zugeordnet.

Die Verteilung des Inselgewebes im Pankreas ist bei den meisten Vogelarten ähnlich. Im allgemeinen enthält das kraniale Drittel des Pankreas die meisten Inseln. Die hellen B-Inseln erscheinen dabei gleichmäßig über das gesamte Pankreas verteilt, wobei die größten im Milzlappen zu finden sind. Dort sind sie um die dunklen Inseln angeordnet. Die A-Inseln dagegen kommen bevorzugt im Milzlappen und im linken Ventrallappen vor. Die gemischten Inseln befinden sich ebenfalls vor allem in diesen beiden Lappen.

Die *A-Zellen* sind die größten Zellen der Pankreasinseln. Ihre Form ist hochprismatisch. Der Zellkern der A-Zellen ist oval und enthält einen oder mehrere Nucleoli. Der Golgi-Apparat ist klein. Das rauhe endoplasmatische Retikulum ist nur spärlich ausgebildet. Elektronenmikroskopisch lassen sich in ihrem Zytoplasma zahlreiche elektronendichte Granula mit einem Durchmesser von 450 bis 550 nm erkennen, die sich bevorzugt am vaskulären Pol der Zelle konzentrieren. Sie weisen einen dunkleren zentralen Anteil und einen hellen Hof auf. Sie enthalten das von den A-Zellen gebildete Glucagon. Das Hormon Glucagon ist ein einkettiges Polypeptid, das aus 29 Aminosäuren besteht. Es hat beinahe die gleiche Struktur wie das der Säuger. Das Vogelpankreas enthält pro Gewichtseinheit zwei bis fünfmal mehr Glucagon als das der Säuger.

Der Zellkern der *B-Zellen* ist rund und heterochromatinreich. Im Zytoplasma finden sich zahlreiche Mitochondrien, ein gut ausgebildetes rauhes endoplasmatisches Retikulum und ein großer Golgi-Apparat. Charakteristisch sind die Insulin-haltigen Granula. Ihre Form ist rund. Ihr dichter, kristalloider Inhalt erscheint sehr variabel und ist bei den einzelnen Vogelarten unterschiedlich ausgebildet. Die Unterschiede in der Molekülstruktur sind sowohl zwischen den verschiedenen Vogelarten als auch im Vergleich zum Säuger gering. Das Insulin besteht auch beim Vogel aus zwei Polypeptidketten, die durch zwei Disulfidbrücken miteinander verbunden sind. Zusätzlich ist noch eine Disulfidbrücke innerhalb der A-Kette zu finden. Die biologische Aktivität des Vogelinsulins ist ähnlich dem der Säugetiere. Der Insulingehalt des Vogelpankreas beträgt aber nur etwa 1/10 desjenigen der Säuger.

Bei den Somatostatin bildenden *D-Zellen* zeigt die Anordnung der Zellorganellen eine deutliche Polarisierung, wobei sich die Sekretgranula am vaskulären Pol, die übrigen Organellen, einschließlich des kleinen Golgi-Apparats und der wenigen Mitochondrien, am gegenüberliegenden Pol konzentrieren. Der Durchmesser der homogenen runden Granula beträgt etwa 500 nm. Das in ihnen enthaltene Somatostatin ist ein Tetradecapeptid. Das Pankreasgewebe der Vögel enthält bis zu 300mal mehr Somatostatin pro Gewichtseinheit als das der Säuger. Trotzdem stammt wahrscheinlich der größte Teil des zirkulierenden Somatostatins nicht aus der Bauchspeicheldrüse, sondern aus D-Zellen des Dünndarms.

Die bisher nur bei der Wachtel beschriebenen *Typ IV-Zellen* weisen ovale oder bikonkave elektronendichte Granula auf. Ihr Durchmesser liegt bei 500 nm. Diffus im exokrinen Gewebe des Pankreas von Huhn und Wachtel verteilt wurden zwei weitere Typen endokriner Zellen beobachtet, nämlich Avian Pancreatic Polypeptide-Zellen (APP-

Zellen) und „enterochromaffinähnliche Zellen". Die *APP-Zellen* haben polygonale Gestalt und erreichen mit Fortsätzen die Kapillaren. Charakteristisch für diese Zellart sind runde Granula von homogener Struktur und mäßiger Dichte. Die Größe der Granula beträgt 300 bis 400 nm. Biochemisch handelt es sich beim APP um ein Polypeptid aus 36 Aminosäuren. Seine Plasmakonzentration wechselt in Abhängigkeit von der Futteraufnahme. APP dürfte eine Rolle im Kohlenhydratmetabolismus der Vögel spielen. Seine genaue Bedeutung ist aber noch nicht bekannt. Die *„enterochromaffinähnlichen" Zellen* enthalten zahlreiche pleomorphe Granula, deren Durchmesser bis zu 670 nm betragen kann. Möglicherweise sind sie mit den Typ IV-Zellen der Wachtel identisch.

Kreislaufapparat und Lymphatisches System

Blut
(231; 232)

Das **Blut** besteht aus dem Blutplasma, einer wäßrigen, gerinnungsfähigen Flüssigkeit, und den in ihm suspendierten Blutzellen. Im Blutplasma sind Eiweißkörper, Lipide und Kohlenhydrate sowie Mineralstoffe und Spurenelemente gelöst. Der Gesamteiweiß-Gehalt des Plasmas der Vögel liegt bei 7 %. Bei den Proteinen lassen sich zwei Hauptfraktionen unterscheiden, das Albumin und die Globuline. Ferner gibt es eine Vielzahl von Proteinen, die in geringerer Konzentration vorliegen, wie z. B. die Lipoproteine und das Fibrinogen, denen aber große funktionelle Bedeutung zukommt. Albumin hat Vehikelfunktion und ist für die Aufrechterhaltung des kolloidosmotischen Druckes wichtig. Der relative Gehalt des Vogelbluts an Albumin ist kleiner als bei den Säugetieren. Die Globuline lassen sich elektrophoretisch in mehrere Fraktionen trennen. Die α- und ein Teil der β-Globuline dienen als Transporteiweiße. In der γ-Fraktion finden sich vor allem die Immunglobuline, die vielfältige Antikörper darstellen. Aus dem Glykoprotein Fibrinogen entstehen bei der Blutgerinnung durch die Einwirkung von Thrombin Fibrinmonomere. Fibrinogen wandert elektrophoretisch zwischen den β- und γ-Globulinen. Entzieht man dem Blutplasma Fibrinogen, indem man dieses zu Fibrin gerinnen läßt, so erhält man Blutserum. Von den Gerinnungsfaktoren fehlen einige (Faktor V und VII) ganz, andere sind nur in geringer Konzentration vorhanden (Faktor IX und XII). Bei den Lipoproteinen handelt es sich um Proteine unterschiedlicher Größe, die dem Lipidtransport dienen (very low-, low-, and high density lipoproteins).

Die im Blut enthaltenen Lipide stammen aus der intestinalen Resorption, aus der körpereigenen Synthese oder dem Abbau von Reservefett. Sie können in neutrale Lipide (Triglyceride), Phospholipide, Cholesterol-Ester und freie Fettsäuren unterteilt werden. Daneben kommen noch verschiedene lipidlösliche Substanzen, wie die fettlöslichen Vitamine, vor. Die Lipide liegen auch beim Vogel nur zum geringen Teil in freier Form vor. Sie werden in der Regel im Blut als hydrophile Lipoprotein-Komplexe transportiert.

Von den verschiedenen Kohlenhydraten des Blutes ist vor allem die Glucose zu nennen. Der Blutzuckerspiegel ist beim Vogel höher als beim Säugetier und steht unter der regelnden Kontrolle von Insulin. Für das Huhn wurden Blutzuckerwerte ermittelt, die zwischen 220 und 280 mg/100 ml liegen. Bei den Mineralbestandteilen ist erwähnenswert, daß das Vogelblut weniger Natrium-Ionen, aber mehr Kalium-Ionen als das der Säuger enthält.

Blutzellen

Die zelligen Bestandteile des Blutes sind: 1. die roten Blutzellen, Erythrozyten, 2. die weißen Blutzellen, Leukozyten und 3. die bei den Vögeln echte Zellen darstellenden Thrombozyten, die wegen ihrer Form auch Spindelzellen genannt werden (siehe Abb. 231, 232).

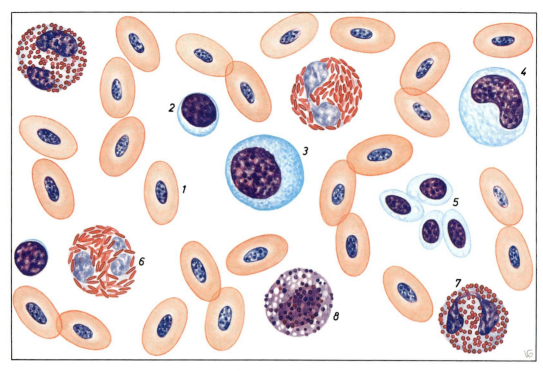

Abb. 231. Blutzellen des Huhnes.

1 Erythrozyt; *2* kleiner Lymphozyt; *3* großer Lymphozyt; *4* Monozyt; *5* Thrombozyten; *6* pseudoeosinophiler (heterophiler) Granulozyt; *7* eosinophiler Granulozyt; *8* basophiler Granulozyt

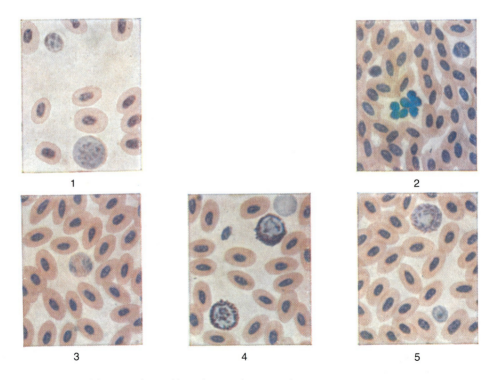

Abb. 232. Blutzellen des Huhnes (nach Krölling/Grau, 1960).

1 Kleiner und großer Lymphozyt; *2* Thrombozyten; *3* eosinonphiler Granulozyt; *4* basophiler Granulozyt; *5* pseudoeosinophiler (heterophiler) Granulozyt

Erythrozyten

Die **Erythrozyten** (231/1) der Vögel sind kernhaltige, ovale Zellen. Sie sind in der Regel deutlich größer als die der Säugetiere (Tab. 9). Im allgemeinen besitzen Vogelarten mit hoher metabolischer Aktivität kleine Erythrozyten, da die relative Vergrößerung der Oberfläche gegenüber dem Volumen eine größere Effektivität des Gasaustausches erlaubt. Das Zytoplasma der Erythrozyten wird nahezu vollständig vom roten Blutfarbstoff Hämoglobin ausgefüllt. Bisher wurden bei den reifen Erythrozyten der Vögel zwei verschiedene Hämoglobinarten (Typ I und Typ II) beschrieben, die sich in der Zusammensetzung ihrer Aminosäuren erheblich unterscheiden. Typ I macht etwa 70% und Typ II ungefähr 30% des Gesamthämoglobins aus. Bei einigen Vogelarten, wie den Pinguinen, kommt nur eine einzige Hämoglobinart vor. Die Sauerstoffaffinität des Vogelhämoglobins ist geringer als jene der Säugetiere. Die größere Bereitschaft des Vogelhämoglobins, den Sauerstoff im Gewebe abzugeben, wird mit dem gesteigerten Sauerstoffbedarf beim Flug in Verbindung gebracht. Neben dem Blutfarbstoff finden sich im Zytoplasma noch einige Mitochondrien und Ribosomen. Gelegentlich wird noch ein Golgi-Apparat beobachtet. Der ovale heterochromatinreiche Kern wird durch einen breiten Spalt, der der erweiterten perinukleären Zisterne entspricht, vom Zytoplasma getrennt. Mit zunehmendem Alter der Erythrozyten nimmt die Dichte des Zellkerns weiter zu. Die Lebensspanne der Vogelerythrozyten liegt bei etwa 4 bis 6 Wochen (Haushuhn: 28 bis 35 Tage; Taube: 35 bis 45 Tage; Ente: 42 Tage; Wachtel: 33 bis 35 Tage).

Tab. 9. Größe von Vogelerythrozyten (nach Sturkie, 1986)

Spezies	Längsdurch-messer (µm)	Querdurch-messer (µm)
Huhn (White Leghorn)	10,7	6,8
Huhn (Brown Leghorn, männl.)	12,8	7,9
Huhn (Brown Leghorn, weibl.)	12,2	7,4
Truthahn (männl.)	15,5	7,5
Truthahn (weibl.)	15,5	7,0
Taube	12,7	7,5

Thrombozyten

Die Thrombozyten (231/5; 232/2) der Vögel sind ovale, kernhaltige Zellen und sehen bei oberflächlicher Betrachtung den Vogelerythrozyten ähnlich. Sie sind aber deutlich kleiner (Haushuhn: Länge: 6,1 bis 11,5 µm; Breite: 3,0 bis 6,1 µm), und ihr Kern erscheint runder. Die Variation der Zellform ist wesentlich ausgeprägter als bei den roten Blutzellen. Neben ovalen Thrombozyten können auch spindelförmige oder runde beobachtet werden. Im Unterschied zu den Erythrozyten ist das Zytoplasma der Thrombozyten nicht homogen, sondern von einer feinnetzigen Struktur mit gelegentlichen granulären Einschlüssen.

Elektronenmikroskopisch lassen sich im Zytoplasma einige runde Mitochondrien, sowie ein kleiner Golgi-Komplex, zahlreiche Zisternen des glatten endoplasmatischen Retikulums und viele Mikrotubuli erkennen. Die auffallendsten Bestandteile sind aber große, osmiophile Granula (Durchmesser 0,2 bis 3 µm), die den schon lichtmikroskopisch beobachteten granulären Strukturen entsprechen dürften. Der große, runde oder ovale Zellkern enthält große dichte Aggregate von Heterochromatin, zwischen denen aber im Unterschied zu den Erythrozyten auch größere euchromatinreiche Bezirke liegen.

Die Zahl der Thrombozyten im Vogelblut liegt zwischen 20 000 und 30 000/ml. Es wurden aber auch extrem hohe Werte wie bei der Wachtel mit 132 000/ml gezählt. Im Unterschied zu den Blutplättchen der Säugetiere leiten sich die Thrombozyten der Vögel nicht von den vielkernigen Megakaryozyten (die im Knochenmark der Vögel fehlen), sondern von einkernigen Stammzellen ab. Wahrscheinlich sind die Thrombozyten der Vögel zur Entwicklungsreihe der Erythrozyten zu rechnen. Die Bedeutung der Thrombozyten für die Blutgerinnung ist unklar. Sie enthalten nur sehr wenig Thromboplastin. Bei der Blutgerinnung der Vögel stammt der weit überwiegende Anteil des Thromboplastins aus Zellen des geschädigten Gewebes in der Umgebung der Gefäße. Die osmiophilen Granula der Thrombozyten der Vögel, die im Elektronenmikroskop regelmäßig beobachtet werden können, enthalten vor allem 5-Hydroxytryptamin.

Leukozyten

Die **Lymphozyten** (231/2, 3; 232/1) übertreffen an Zahl bei weitem die der übrigen weißen Blutkörperchen. Bis zu 75 % der weißen Blutkörperchen können Lymphozyten sein. Sie sind von runder Form mit einem runden Kern. Die Größe der Lymphozyten variiert zwischen 12 bis 15 µm (große Lymphozyten) über mittelgroße Lymphozyten (8 bis 10 µm) bis zu den nur 4 bis 6 µm Durchmesser aufweisenden kleinen Lymphozyten. Große Lymphozyten werden im Blut nur relativ selten angetroffen und stellen wahrscheinlich unreife Vorstufen dar.

Die Unterscheidung zwischen mittelgroßen und kleinen Lymphozyten läßt sich in der Regel anhand der Menge an Zytoplasma treffen. Die kleinen Lymphozyten weisen nur einen ganz schmalen, basophilen Zytoplasmasaum auf. Bei den mittelgroßen Lymphozyten wird der runde Kern von einer gut erkennbaren Zytoplasmazone umschlossen. Weiter ist das Chromatin bei den kleinen Lymphozyten stark kondensiert, während es bei mittelgroßen und großen Lymphozyten deutlich lockerer angeordnet ist.

Elektronenmikroskopisch weisen die kleinen und mittelgroßen Lymphozyten nur wenige Zellorganellen auf. Im Zytoplasma finden sich einige Mitochondrien, ein kleiner Golgi-Apparat, kurze Stränge von rauhem endoplasmatischen Retikulum, viele freie Ribosomen und gelegentlich dichte, Membran-begrenzte Granula, die eine Größe bis zu 1 µm erreichen können.

Neben dieser rein deskriptiven Einteilung der Lymphozyten in kleine, mittelgroße und große Lymphozyten können nach Herkunft und immunologischer Funktion zwei Arten unterschieden werden, nämlich B- und T-Lymphozyten. Der Name B - L y m p h o z y - t e n verweist auf die Bursa Fabricii. Während der Entwicklung der immunologischen Kompetenz wandern aus dem Knochenmark Lymphozyten in die Bursa Fabricii ein und werden hier zu immunologisch kompetenten B-Lymphozyten geprägt. Diese treten wieder in den Kreislauf über und gelangen zu lymphatischen Organen, vor allem zur Milz, Lymphknoten und den kleinen intramuralen Lymphfollikeln. Bei Kontakt mit einem Antigen wandeln sich die B-Lymphozyten in Immunoblasten der B-Reihe und diese zu Plasmazellen um. Plasmazellen produzieren und serzernieren humorale Antikörper, die ins Gewebe und Blut gelangen und dort Antigene in Form unschädlicher Antigen-Antikörper-Komplexe binden.

T - L y m p h o z y t e n sind in ihrer Entwicklung Thymus-abhängig. Sie werden in diesem Organ zu immunologisch kompetenten T-Lymphozyten geprägt. Im Blut kommen sehr viel mehr T- als B-Lymphozyten vor. T-Lymphozyten sind in ständiger Zirkulation zwischen den lymphatischen Organen, in denen sie sich, nachdem sie den Thymus verlassen haben, ansiedeln, und dem Blut. Ihre Verweildauer im Blut beträgt in der Regel nur einige Stunden. T-Lymphozyten machen Antigene durch Bindung an Rezeptoren ihrer Oberfläche unschädlich (zelluläre Immunität). T-Lymphozyten wandern an den Ort der Abwehr und spielen unter anderem bei der Abstoßung von Transplantaten und bei Immunreaktionen vom verzögerten Typ eine entscheidende Rolle.

Monozyten (231/4): Die Monozyten der Vögel sind nur schwer von den großen Lymphozyten zu unterscheiden. Sie haben einen mittleren Durchmesser von 8 bis 17 μm. Der Kern ist häufig nierenförmig, manchmal aber auch rund oder elongiert, und er liegt nicht selten exzentrisch. Die Chromatinstruktur ist eher locker, mit deutlichem Überwiegen von Euchromatin. Im Zytoplasma liegen runde Mitochondrien, ein deutlicher Golgi-Komplex, kurze Stränge von rauhem endoplasmatischen Retikulum und einige elektronendichte kleine Granula. Die Monozyten können intensiv phagozytieren. Bei Verlassen der Blutbahn dürften sie sich in Gewebsmakrophagen umwandeln.

Granulozyten: Die Granulozyten haben annähernd kugelige Gestalt und besitzen einen polymorphen Kern. Ihr Zytoplasma enthält Granula, die verschiedenen Farbstoffen gegenüber unterschiedliches Verhalten zeigen. Unter Anwendung entsprechender Färbemethoden ist es daher möglich, am Blutausstrich eine Klassifizierung dieser Gruppe von Leukozyten durchzuführen.

Pseudoeosinophile (heterophile) Granulozyten (231/6; 232/5): Pseudoeosinophile Granulozyten sind mit durchschnittlich 25 bis 40 % aller weißen Blutkörperchen die bei weitem häufigste Granulozytenform. Ihre Größe beträgt beim H a u s h u h n 8 bis 10 μm. Funktionell sind sie den neutrophilen Granulozyten der Säugetiere äquivalent. Sie besitzen einen polymorphen Kern, der meist aus mehreren, dicht kondensierten Chromatinaggregaten besteht, die durch schmale Brücken verbunden sind. Charakteristisch sind die zahlreichen, spindelförmigen Granula, die sich bei den konventionellen Färbungen der Blutausstriche leuchtend rot anfärben und teilweise den Kern verdecken können. Abgesehen von den Granula enthält das Zytoplasma nur relativ wenige Zellorganellen: einige runde Mitochondrien, endoplasmatisches Retikulum, einen mäßig entwickelten Golgi-Komplex und Glykogen-Partikel. Die pseudoeosinophilen Granulozyten sind außerhalb des Blutes stark amöboid beweglich und phagozytieren intensiv. Am intrazellulären Abbau des aufgenommenen Materials dürften die spezifischen Granula wesentlich beteiligt sein. In den Granula konnten zytochemisch verschiedene saure Hydrolasen nachgewiesen werden. Dies läßt vermuten, daß es sich bei spezifischen Granula der pseudoeosinophilen Granulozyten um lysosomenähnliche Strukturen handeln dürfte.

Eosinophile Granulozyten (231/7; 232/3): Eosinophile Granulozyten kommen im Blut meist nur in geringer Zahl (2 bis 4 % der gesamten Leukozyten) vor. Ihre Größe beträgt beim H a u s h u h n durchschnittlich 7,3 μm, wobei allerdings eine weite Streuung (4 bis 11 μm) vorliegt. Der Kern ist deutlich weniger segmentiert als bei den pseudoeosinophilen Granulozyten und erscheint häufig zweilappig. Typisch sind die dunkelpurpurroten runden Granula, die in einem schwach gefärbten, bläulichgrauen Zytoplasma eingebettet liegen. Elektronenmikroskopisch stellen sich die spezifischen Granula als membranbegrenzte, runde bis leicht ovale, dichte Strukturen dar, die eine Größe bis zu 1,6 μm erreichen können. Bei E n t e und G a n s besitzen die Granula kristalline Innenkörper. Die genaue Funktion der eosinophilen Granulozyten ist nicht bekannt. Ihre Zahl im Blut wird unter anderem durch hormonale Veränderungen, wie z. B. bei der Mauser, beeinflußt. Bei einigen Parasiteninvasionen (z. B. bei Malaria der G r e i f v ö g e l) wurde ein Ansteigen der Zahl eosinophiler Granulozyten im Blut beobachtet. Allerdings ist eine Eosinophilie in Folge eines Parasitenbefalls bei den Vögeln ein eher seltenes Ereignis.

Basophile Granulozyten (231/8; 232/4): Basophile Granulozyten kommen im Blut der

Vögel (2 bis 4% der Leukozyten) etwas häufiger als bei den Säugetieren vor. Sie weisen beim Huhn eine Größe von 8 µm auf. Der etwas exzentrisch gelegene Zellkern ist häufig zweilappig. Bei intakten basophilen Granulozyten wird der Kern wie auch das farblose Zytoplasma durch zahlreiche runde, intensiv basophile Granula überdeckt. Die Granula, deren Größe bei etwa 0,8 µm liegt, sind wasserlöslich, so daß bei der Anfertigung und Färbung der Blutausstriche immer ein Teil verlorengeht. Elektronenmikroskopisch wurden beim Haushuhn vier, bei anderen Vogelarten drei verschiedene Typen von Granula beobachtet. Bei einem Teil der Granula konnte als Inhalt Heparin nachgewiesen werden. Die basophilen Granulozyten dürften beim Vogel regelmäßig bei Entzündungsreaktionen beteiligt sein, wobei sie schon frühzeitig aus dem Blut in das betroffene Gewebe auswandern. In ihrer Feinstruktur zeigen basophile Granulozyten viele Gemeinsamkeiten mit Mastzellen. Da aber andererseits gerade bei verschiedenen histochemischen Reaktionen auch klare Unterschiede zwischen den Granula beider Zelltypen bestehen, werden beide von vielen Autoren nach wie vor als unterschiedliche Zellarten angesehen.

Blutgefäßsystem

Herz, Cor
(233–239)

Wie beim Säuger ist auch bei Vögeln aufgrund der vollständigen Trennung des Körper- und Lungenkreislaufs ein sogenanntes „doppeltes Herz", funktionell getrennt in eine venöse rechte Herzhälfte und eine arterielle linke Hälfte, ausgebildet. Diese vollständige Trennung des Blutstroms besteht erst nach dem Schlüpfen der Vögel sowohl für die beiden Herzvorkammern, *Atria cordis,* als auch für die zugehörigen Herzkammern, *Ventriculi cordis.* Embryonal weist die Vorhofscheidewand, *Septum interatriale,* winzige Durchtrittsöffnungen, *Perforationes intraatriales,* auf. Die Muskelwände dieser vier Hohlräume wirken somit postembryonal als doppelte Druck- und Saugpumpe.

▶ Lage (233): Das im Vergleich zum Haussäuger relativ große Herz des Vogels liegt im kranialen Drittel der Leibeshöhle umschlossen vom Herzbeutel, *Pericardium.* Der *Basis*

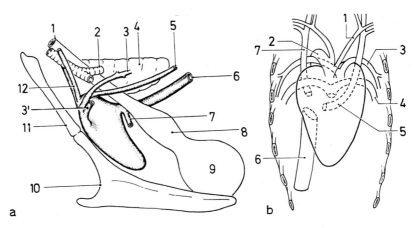

Abb. 233. Lage des Vogelherzens, schematisch (nach AKESTER, 1983).

a linke Seitenansicht: *1* Oesophagus; *2* rechter Stammbronchus; *3* A. pulmonalis dextra, *3'* A. pulmonalis sinistra; *4* rechte Lunge; *5* Aorta descendens; *6* V. cava caudalis; *7* eine Lebervene; *8* Drüsenmagen; *9* Muskelmagen; *10* Sternum; *11* Korakoid; *12* A. brachiocephalica sinistra bzw. dextra

b Ventralansicht: *1* A. brachiocephalica sinistra; *2* Arcus aortae; *3* A. pulmonalis sinistra; *4* V. pulmonalis sinistra; *5* V. cava cranialis sinistra; *6* V. cava caudalis; *7* V. cava cranialis dextra

pericardii lagern sich dorsal und seitlich die *Septa horizontalia* und *obliqua*, die Leberbauchfellsäcke und die kranialen Brustluftsäcke, an. Kranioventrolateral ist das Herz von den Divertikeln des Klavikularluftsacks umgeben.

Das Herz reicht, ventral der Lungen gelegen, von der Querebene der 2. bis zu jener der 5. oder 6. Rippe zwischen die beiden großen (ventralen) Leberlappen. Die Herzachse zielt mitten durch die kraniodorsal gelegene Herzbasis, *Basis cordis*, und trifft kaudoventral die Herzspitze, *Apex cordis*, etwas rechts der Medianebene. Beim Huhn bildet die Herzachse einen Winkel von etwa 70 Grad mit der Wirbelsäule.

Das große relative Herzgewicht (siehe Tabelle) der Vögel ist in dem sehr hohen Grund- und Energieumsatz (bei einer Körpertemperatur von 40–42 °C) und den entsprechend hohen Herzschlagfrequenzen begründet.

Tab. 10. Relatives Gewicht und Frequenz der Herzen von Hausvögeln*)

	Rel. Gewicht (% des Körpergewichts)	Schlagfrequenz (pro Minute)
Huhn	0,5–1,42	200–300
Taube	1,1–1,5	ca. 200
Ente, Gans	0,8	ca. 180
Truthuhn	0,5	ca. 150

*) Die Werte gelten für erwachsene Tiere. Es bestehen deutliche alters-, rasse-, geschlechts- und meßmethodisch bedingte Unterschiede. Sehr kleine Vögel erreichen höhere Frequenzen, wie z. B. der Sperling (500 bis 800) oder der Kolibri (über 1000).

Herzbeutel, Pericardium
(141/*i*)

Die fibröse Außenschicht, *Pericardium fibrosum*, des dünnen durchscheinenden Herzbeutels ist durch zarte Bindegewebszüge mit den umliegenden Leberbauchfellsäcken (kaudoventral) bzw. den Luftsäcken, dem Oesophagus und Lungenhilus (kraniodorsal) verbunden. Zudem ist er dorsal über die Adventitia herznaher Gefäßstämme am Syrinx und insbesondere am Septum horizontale (215/*1*) bzw. seitlich am Septum obliquum (—/*2*) angeheftet. Dorsal der Herzbasis umlaufen zwei in sich geschlossene Ansatzlinien des Perikards einerseits kranial die arteriellen (Truncus pulmonalis und Aorta) sowie kaudal die venösen Gefäßstämme (234/*13*, Vv. pulmonales und die 3 Venae cavae). Ein über dem Herzen querverlaufender Kanal, *Sinus transversus pericardialis*, verbindet zwischen der Aorta ascendens bzw. Truncus pulmonalis und den Vv. pulmonales bzw. den drei Hohlvenen die linke und rechte Seite der Herzbeutelhöhle. Somit ist das gesamte Herz im *Cavum pericardii [Cavitas pericardialis]* für seine Pumpbewegung frei beweglich aufgehängt. Die Herzbeutelhöhle enthält zur Reibungsminderung nur wenige Tropfen des serösen *Liquor pericardii*.

Insgesamt erscheint der basale Abschnitt des *Pericardium fibrosum* im Bereich um die Herzvorkammern etwas dünner als der zumeist weniger transparente, apikale Bereich um die Herzkammern. Die an der Herzbeutelspitze deutlich verdickte Fibrosa verwächst über das *Ligamentum sternopericardiacum* mit der Innenfläche des Brustbeins bzw. mit dem *Ligamentum hepatopericardiacum*. Der Herzbeutel des melanotischen Seidenhuhns ist dunkel pigmentiert.

Die gesamte Innenseite der Fibrosa ist unverschieblich mit der serösen Auskleidung der Herzbeutelhöhle, *Pericardium serosum parietale*, verbunden. Sie überzieht an der Herzbasis als *Lamina intermedia [Vagina serosae arteriosum et venarum]* auch die Ursprünge der großen Gefäßstämme und tritt von dorsal als *Pericardium serosum viscerale [Epicardium]* auf die Außenfläche des Herzens über.

Bau des Herzens
(234; 235)

Das dunkel- oder blaurote Herz, *Cor,* ist spitz- bis stumpfkegelförmig und besteht von außen nach innen aus 3 Schichten: *Epi, Myo-* und *Endocardium.* Äußerlich besitzt das Vogelherz die zur Lunge gewandte, leicht abgeflachte *Facies dorsocaudalis* (234), sowie die dem Sternum aufliegende, konvexe *Facies ventrocranialis* (235); zudem sind eine rundliche, schwach konvexe, linke (234/1) und eine leicht konkave, rechte Fläche (—/2) zu unterscheiden. Wie das Säugerherz besteht es funktionell aus einer venösen rechten und einer arteriellen linken Hälfte mit je einer Vorkammer, *Atrium,* und einer Herzkammer, *Ventriculus.* Die deutliche, von Fettgewebe ausgefüllte Kranzfurche, *Sulcus coronarius* (—/3), trennt die beiden Vorkammern von den ventrokaudal gelegenen Herzkammern (—/5, 6). Über der Kranzfurche, sie umrandet auch beim Vogel die sogenannte Ventilebene, erheben sich kuppelförmig die beiden Vorkammern. Sie umfassen mit ihren ventral gerichteten, nur in Ausnahmefällen gekerbten Herzoh-

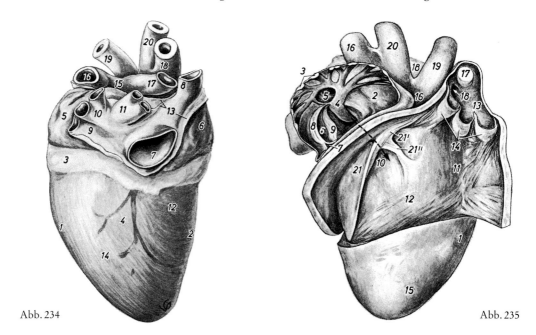

Abb. 234. **Herz eines Truthuhns**, Facies dorsocaudalis.

1 Facies sinistra; *2* Facies dextra; *3* Sulcus coronarius; *4* Sulcus interventricularis subsinuosus; *5* Atrium sinistrum; *6* Atrium dextrum; *7* V. cava caudalis; *8* V. cava cranialis dextra; *9* V. cava cranialis sinistra; *10* V. pulmonalis sinistra; *11* V. pulmonalis dextra; *12* Ventriculus dexter; *13* Ansatz des Herzbeutels; *14* Ventriculus sinister; *15* Truncus pulmonalis; *16, 17* A. pulmonalis sinistra bzw. dextra; *18* Aorta; *19, 20* Truncus brachiocephalicus sinister bzw. dexter

Abb. 235. **Herz eines Truthuhns**, Facies ventrocranialis.

1 Sulcus interventricularis paraconalis; *2* Atrium dextrum; *3* Mm. pectinati; *4* Muskelbalken; *5* Mündung der V. cava cranialis dextra; *6* Mündung der V. cava caudalis; *7* Mündung der V. cava cranialis sinistra; *8* rechte und *9* linke Verschlußklappe der V. cava caudalis; *10* Ostium atrioventriculare dextrum; *11* Ventriculus dexter; *12* Septum interventriculare; *13* Ostium trunci pulmonalis; *14* Valva trunci pulmonalis; *15* Ventriculus sinister; *16* Aorta; *17, 18* A. pulmonalis sinistra bzw. dextra; *19, 20* Truncus brachiocephalicus sinister bzw. dexter; *21, 21', 21''* Valva atrioventricularis dextra

ren, *Auriculae cordis* (238/1, 2), kaudal, rechts und kranial die Aorta (234/18; 235/16; 237/12; 238/3) und den Truncus pulmonalis (234/15; 235/13; 237/11; 238/4). Die mehr kranioventral bzw. kaudodorsal gelegenen Längsfurchen der Herzkammern, *Sulcus interventricularis paraconalis* (235/1) *et subsinuosus* (234/4), sind nur schwach angedeutet und erreichen die Herzspitze nicht.

Im weiteren werden die vier Hohlräume des Herzens der Richtung des Blutstroms folgend besprochen. Das aus dem Körperkreislauf einströmende, venöse Blut erreicht zuerst die rechte Vorkammer, dann die rechte Kammer und wird durch den Truncus pulmonalis in den Lungenkreislauf ausgetrieben. Von der Lunge fließt das arterialisierte Blut über die Vv. pulmonales in den linken Vorhof zurück, passiert die linke Kammer und verläßt das Herz über das Vestibulum aortae in Richtung Körperkreislauf.

Die voluminöse **rechte Vorkammer,** *Atrium dextrum* (235/2), sammelt das Venenblut des gesamten Körperkreislaufs. Ihre Wand wird durch die *Mm. pectinati* (–/3), die sich lumenwärts vorwölben, netzartig strukturiert. Zwischen diesen Muskelbalken ist die Vorkammerwand durchscheinend dünn. An der *Facies dorsocaudalis* münden neben Herzeigenvenen die d r e i H o h l v e n e n. Mit einem runden Ostium erreicht die sehr große *V. cava caudalis* (234/7; 235/6; 237/2) dicht dorsal der Kranzfurche die kaudale Wand des *Sinus venosus [Sinus venarum cavarum]*. Die deutlich kleinere *V. cava cranialis dextra* (234/8; 235/5; 237/3; 238/18) mündet dorsal der kaudalen Hohlvene. Die bei Sauropsiden (aber auch Nagern und Hasenartigen) vorkommende *V. cava cranialis sinistra* (234/9; 237/4) steigt links dorsal vom Dach der linken Vorkammer zum Sulcus coronarius ab, um in enger Nachbarschaft mit der *V. cardiaca dorsalis* dicht ventral des Sinus venosus direkt ins rechte Atrium (235/7) einzudringen.

Die *Mm. pectinati* der rechten Vorkammer konfluieren zu einem kräftigen Muskelbalken (235/4), der aus dem Dach des rechten Herzohrs, *Auricula dextra*, stammt. In Verbindung mit diesem Muskelbalken steht das *Septum sinus venosi*, das das *Cavum [Cavitas] sinus venosi* durch eine zarte muskulöse Klappe, *Valva sinuatrialis*, vom Hohlraum der Herzvorkammer, *Cavum [Cavitas] atrii dextri*, trennt. Zwei Septen dieser muskulösen Klappe umscheiden auch die Mündung der kaudalen Hohlvene (–/8, 9) sowie z. T. auch die Ostien der beiden kranialen Hohlvenen und verhindern das Rückströmen in die großen Venenstämme.

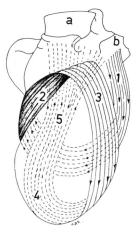

Abb. 236. Schematische Darstellung der Muskelzüge zur Valva atrioventricularis dextra im Vogelherzen (nach BEZUIDENHOUT, 1983).

a Aorta ascendens; *b* Truncus pulmonalis
1 kranialer Teil des Musculus longitudinalis ventriculi dextri; *2* Valva atrioventricularis dextra; *3* Muskelfasern, vermischt mit der Pars superficialis des M. bulbospiralis; *4* kaudaler Teil des Musculus longitudinalis ventriculi dextri; *5* Septum ventriculi

Am Boden der rechten Vorkammer führt das mondsichelförmige *Ostium atrioventriculare dextrum* (–/10) in die rechte Herzkammer weiter. Der Rand des Ostiums wird nicht wie beim Säuger von einer sehnigen Tricuspidalis, sondern von der vogelspezifischen, m u s k ulösen *Valva atrioventricularis dextra* (—/21, 21′, 21″) gebildet, die aus Muskelanteilen der Vorkammerwand und der Kammerwand besteht (236/2).

Die **rechte Herzkammer**, *Ventriculus dexter* (235/11), ist wie eine relativ dünnwandige Tasche der linken Kammer lediglich in den basalen zwei Dritteln rechts und kranial aufgelagert. Ihr spaltförmiges Lumen resultiert aus der Vorwölbung der dicken Herzkammerscheidewand, *Septum interventriculare* (—/12), so daß sich im Horizontalschnitt etwa durch die Herzmitte der *Ventriculus dexter* [bzw. die *Cavitas ventriculi dextri*] als schmaler sichelförmiger Spalt darstellt. Die Innenwand der rechten Herzkammer ist beim Vogel nahezu glatt, nur ventral des Ursprungs des Truncus pulmonalis drängen sich niedrige Muskelleisten lumenwärts etwas vor. Es finden sich somit keine *Mm. papillares* oder *Trabeculae septomarginales* in der rechten Herzkammer des Vogels.

Im sichelförmigen *Ostium atrioventriculare dextrum* (235/10) wird die *Valva atrioventricularis dextra* durch eine d r e i e c k i g e M u s k e l p l a t t e (—/21) repräsentiert, die von der Außenwand lumenwärts vorspringt. Den scharfen freien Rand dieser Muskelplatte stabilisieren an seinem kranialen Ende eine muskulöse Falte zurück zur Außenwand (—/21′) und eine weitere, beim H u h n und K a n a r i e n v o g e l dorsal freie, bei der G a n s dorsal ansetzende Falte (—/21″) nach innen zum Kammerseptum. Beim S t r a u ß befindet sich eine zusätzliche kleine Muskelfalte im kranialen Abschnitt des *Ostium atrioventriculare dextrum*. Durch Kontraktion dieser Verschlußvorrichtung in der Einströmungsbahn der rechten Herzkammer wird bei der Kammersystole der Rückstrom des Blutes ins Atrium verhindert.

Die Austreibungsbahn des Blutes im rechten Ventrikel liegt kranioventral und links dieses Atrioventrikularklappenmuskels. Sie reicht vom *Fundus ventriculi dextri* bis in den links gelegenen *Conus arteriosus* und endet dorsal mit dem *Ostium trunci pulmonalis* (235/13). Hier wirkt während der Diastole die *Valva trunci pulmonalis* (—/14) mit ihren drei, wenig fibrösen Taschenklappen, *Valvula semilunaris sinistra, dextra* bzw. *dorsalis* (septumwärts) dem Zurückströmen des Blutes entgegen.

Die **linke Vorkammer**, *Atrium sinistrum* (234/5; 237/6) ist insgesamt kleiner als das rechte Atrium. Die vergleichsweise kräftigeren Muskelanteile ihrer Dachwand, die sich ebenfalls als *Mm. pectinati* darstellen, stehen durch das Vorkammerseptum mit Muskelzügen der rechten Vorkammer in Verbindung. Eine wie beim Säuger ausgebildete *Fossa ovalis* als Rudiment der fetalen Vorhofsverbindung fehlt dem Vogelherzen. An der Facies dorsocaudalis treten bei H u h n, E n t e und G a n s die beiden *Vv. pulmonales* (234/10, 11; 237/8, 9) getrennt in die *Camera pulmonis*, einer kaudal gelegenen Nebenbucht des linken Atriums, ein. Bei P a p a g e i e n verbinden sich die linke und rechte Lungenvene kurz vor ihrer Mündung zur *V. pulmonalis communis*. Eine niedrige muskulöse Klappe, *Valva pulmonis*, trennt diese Nebenbucht sichelförmig vom Hauptraum des linken Vorhofs ab und verhindert so den Rückstrom des Blutes in die Lungenvenen.

Die **linke Herzkammer**, *Ventriculus sinister* (205/b^{IV}; 234/14; 235/15; 237/10; 238/7), bildet aufgrund ihrer dicken Muskelwand einen nahezu kreisrunden Spitzkegel. Außenwand und Septum interventriculare sind gleich dick und im Vergleich zur Wand der rechten Herzkammer etwa dreimal stärker. Das Lumen des linken Ventrikels, *Ventriculus sinister* [*Cavitas ventriculi sinistri*] ist im allgemeinen glattwandig umschlossen, lediglich apikal erheben sich kleine Muskelleisten sowie drei flache *Mm. papillares* direkt ventral der rechten Herzklappe (siehe unten).

Das *Ostium atrioventriculare sinistrum* wird durch den linken *Anulus fibrosus atrioventricularis* bindegewebig gestützt. Dieser fibröse Ring ist Teil des „Herzskeletts". Hier entspringt der zugehörige Klappenapparat, *Valva atrioventricularis sinistra*, der mit seinen drei, nur undeutlich abgegrenzten Segelklappen, *Cuspis sinistra, dextra* bzw. *dorsalis* (septumständig) jener „Tricuspidalis" in der rechten Herzhälfte der Säuger zumindest ähnelt. Alternierend zu jeweils 2 Klappen verlaufen *Chordae tendineae*, die schon im basalen Drittel des linken Ventrikels von drei, sehr flachen *Mm. papillares* (2 septumständig und 1 außenwandständig) entspringen. Die Funktion dieser linken Herzklappe des Vogels entspricht der beim Säuger; sie leitet das Blut in die Einströmungsbahn der linken Herzkammer. Bei der Systole wird dann das Blut durch das kanalförmige *Vestibulum aortae* und das fibrös stabilisierte *Ostium aortae* dorsal ausgetrieben. Den diastolischen Rückfluß verhindert hier die *Valva aortae* mit ihren drei fibrösen Taschenklappen, *Valva semilunaris sinistra* (außenwandständig), *dextra ventralis* bzw. *dextra dorsalis*. Die Außenwände der entsprechenden Klappenausbuchtungen der Aortenwand, *Sinus aortae sinister* bzw. *dexter ventralis*, bieten die Ursprungsöffnungen für die beiden Koronararterien.

Herzeigene Blutgefäße

Die organeigene Arterienversorgung erfolgt auch beim Hausgeflügel durch zwei Herzkranzarterien, die *A. coronaria dextra* und *sinistra*.

Liste der Aa. coronariae des Vogelherzens (nach BAUMEL, 1979)

A. coronaria sinistra	A. coronaria dextra
Ramus interatrialis	
Ramus superficialis	Ramus superficialis
Ramus circumflexus	Ramus circumflexus
Rami atriales	Rami atriales
Rami ventriculares	Rami conales
	Rami ventriculares
Ramus profundus	Ramus profundus
Rami septales	Rami septales
Rami ventriculares	Rami ventriculares

Die **A. coronaria dextra** (238/8) entspringt aus dem Sinus dexter ventralis der Valva aortae und teilt sich — im Unterschied zu den Koronararterien der Haussäuger — sofort in einen starken *Ramus profundus* (237/14; 238/10) und einen schwächeren *Ramus superficialis* (237/13; 238/9). Dieser umläuft im Sulcus coronarius das Herz nach rechts und kaudal bis zur Facies dorsocaudalis. In seinem Verlauf gibt er kranial *Rami atriales* an die Wand des rechten Vorhofs sowie *Rami conales* an die Kammervorderwand ab. In Höhe des Sulcus interventricularis subsinuosus gabelt sich der *Ramus superficialis* in den apikal absteigenden *Ramus ventricularis* und den dorsokaudal weiterziehenden *Ramus circumflexus*. Beide Äste entsenden vielfach Zweige an die umliegende Vorhof- und Kammerwand.

Der starke *Ramus profundus* verläuft tief im Septum interventriculare und teilt sich schon nach kurzer Verlaufsstrecke in *Rami septales* und *Rami ventriculares*, deren zahlreiche Seitenäste die überwiegenden Anteile der Scheidewand, aber auch der beiden Kammerwände mit dem apikalen Drittel des Herzens versorgen. Beim H u h n umfaßt das Gebiet der *A. coronaria dextra* — im Gegensatz zur Herzversorgung bei den Haussäugern — den weitaus größeren Bereich der Herzmuskulatur. Anastomosen ihrer Endäste zum System der linken Koronararterie sind häufig.

Die **A. coronaria sinistra** (238/11) stammt aus dem Sinus sinister der Valva aortae. Sie zieht kaudal des Truncus pulmonalis im Dorsalrand des Kammerseptums an die Facies sinistra und gabelt sich dort in den ebenfalls stärkeren *Ramus profundus* (238/13) und in den *Ramus*

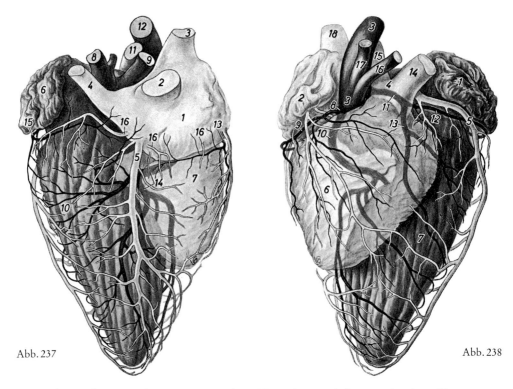

Abb. 237

Abb. 238

Abb. 237. Plastoid-Korrosionspräparat der Herzeigengefäße sowie der Herzvor- und Herzkammern mit den großen Gefäßstämmen, Facies dorsocaudalis.

1 Atrium dextrum; *2* V. cava caudalis; *3* V. cava cranialis dextra; *4* V. cava cranialis sinistra; *5* V. cardiaca dorsalis; *6* Atrium sinistrum; *7* Ventriculus dexter; *8* V. pulmonalis sinistra; *9* V. pulmonalis dextra; *10* Ventriculus sinister; *11* Truncus pulmonalis; *12* Aorta; *13* Ramus superficialis und *14* Ramus profundus der A. coronaria dextra; *15* Ramus superficialis der A. coronaria sinistra; *16* V. cardiaca circumflexa sinistra und Vv. cardiacae minimae

Abb. 238. Plastoid-Korrosionspräparat der Herzeigengefäße sowie der Herzvor- und Herzkammern mit den großen Gefäßstämmen, Facies ventrocranialis.

1 Auricula sinistra; *2* Auricula dextra; *3* Aorta; *4* Truncus pulmonalis; *5* V. cardiaca sinistra; *6* Ventriculus dexter; *7* Ventriculus sinister; *8* A. coronaria dextra mit Ramus superficialis (*9*) und Ramus profundus (*10*); *11* A. coronaria sinistra mit Ramus superficialis (*12*) und Ramus profundus (*13*); *14, 15* A. pulmonalis sinistra bzw. dextra; *16, 17* Truncus brachiocephalicus sinister bzw. dexter; *18* V. cava cranialis dextra

superficialis (237/15; 238/12). Dieser unterläuft im Sulcus coronarius den freien Rand des linken Herzohrs als *Ramus circumflexus* bis zur Facies dorsocaudalis, wobei er kurze Äste an die linke Vorkammer und basal an die linke Kammerwand aussendet. Die nur schwachen *Rami ventriculares* verbleiben ebenso im basalen Drittel der linken Ventrikelwand. Der starke, in der linken Hälfte des Kammerseptums absteigende *Ramus profundus* der linken Kranzarterie gibt kurze Zweige an diesen Bereich des Septums und an das mittlere Drittel der Außenwand des Ventriculus sinister ab.

Die herzeigenen **Venen,** *Vv. cardiacae*, des Vogels zeigen im Vergleich zum Säuger einige Verlaufsunterschiede; so bilden sie nur selten und lediglich abschnittsweise (in terminalen Wegstrecken) Begleitvenen der Aa. coronariae. Gemeinsam ist beiden Tierklassen, daß alle nennenswerten Herzvenen (exkl. die *Vv. cardiacae minimae*) das Blut des Herzens der rechten Vorkammer zuführen. Alle Venen werden im folgenden in Blutflußrichtung beschrieben, ihre Ursprünge verbinden sich häufig durch Anastomosen.

Liste der Vv. cardiacae des Vogelherzens (nach BAUMEL, 1979, verändert)

V. cardiaca sinistra Pars interventricularis Pars basilaris Vv. conales Vv. septales Vv. atriales **V. cardiaca circumflexa sinistra** Vv. atriales Vv. septales Vv. ventriculares	**V. cardiaca dorsalis** Vv. apicis Vv. atriales Vv. ventriculares **Vv. cardiacae ventrales** Vv. conales Vv. atriales Vv. ventriculares **Vv. cardiacae minimae**

Die *V. cardiaca sinistra* (238/5) steigt im Sulcus interventricularis paraconalis hoch, überschreitet sogar den Sulcus coronarius dorsal, zieht kaudal des Truncus pulmonalis nach rechts und erreicht im Septum interatriale medial das Atrium dextrum. Ihr Verlauf dorsal der Herzbasis ist eine Eigenart des Vogelherzens! Im linken Abschnitt des Sulcus coronarius verläuft die schwache *V. cardiaca circumflexa sinistra* (237/16) nach rechts und kaudal, um dicht neben der *V. cardiaca dorsalis* (237/5) zu münden. Diese starke Vene anastomosiert mit Endästen der V. cardiaca sinistra an der Herzspitze, verläuft dann im Sulcus interventricularis subsinuosus dorsal zum kaudalen Winkel des rechten Vorhofs. Die kraniale Wand des rechten Ventrikels entsorgen rechterseits 2 bis 3 *Vv. cardiacae ventrales* und links kleine *Vv. conales*. Zusätzlich dringen winzige *Vv. cardiacae minimae* nach kurzem Verlauf in die Hohlräume des Herzens ein, wobei sie beim Vogel im linken Ventrikel inkonstant sein sollen.

Reizbildungs- und Erregungsleitungssystem des Herzens, Systema conducens cardiacum
(239)

Neben der „externen" nervösen Steuerung durch sympathische Nerven des Grenzstrangs und durch Vagusäste (Kap.: „Autonomes Nervensystem", S. 361) besitzt auch das Vogelherz eine Automatie der Herzfunktion. Die nachfolgende Beschreibung stützt sich auf die anatomischen Untersuchungen von KIM/YASUDA (1979), durch die die Nomenklatur der NAA fortgeschrieben wird. Systematisch wird die organeigene nervöse Steuerung in die beiden auch dem Säuger eigenen Reizbildungsknoten, *Nodi sinuatrialis et atrioventricularis*, sowie in den zusätzlich beim Vogel auftretenden *Nodus truncobulbaris* gegliedert, von denen aus Faserbündel in die Herzvorkammer- und -kammerwände ausstrahlen. Geweblich handelt es sich beim Reizleitungssystem um spezielle, die Impulse schnell weiterleitende Herzmuskelzellen, die Purkinje-Fasern.

Der relativ unscheinbare Vorkammerknoten, *Nodus sinuatrialis* (239/1), liegt neben den Öffnungen der V. cava cranialis dextra und V. cava caudalis in der Wand des Sinus venosus. Er sendet zwei unterschiedliche Faserbündelgruppen aus, die einerseits als *Rami subendocardiales atriales* (—/1') die Vorkammerwände und als *Rami periarteriales atriales* die Vorkammeräste der Koronararterien versorgen.

Der länglich-elliptische Atrioventrikularknoten, *Nodus atrioventricularis* (—/2), liegt zwischen der dünnen Wand des rechten Atriums und dem kaudodorsalen Teil des Kammerseptums, wenig unterhalb der Einmündung der V. cava cranialis sinistra. Von seinem ventralen

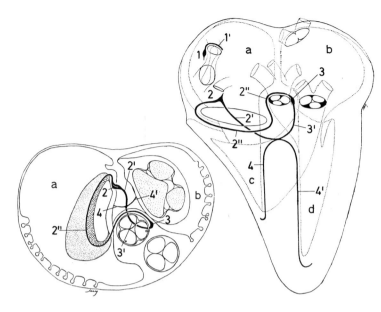

Abb. 239. Reizbildungs- und -leitungssystem des Hühnerherzens (nach KIM/YASUDA, 1979).

links Querschnitt in der Ventilebene, *rechts* Transversalschnitt

1 Nodus sinuatrialis, *1'* Rami subendocardiales atriales; *2* Nodus atrioventricularis, *2'* Fasciculus atrioventricularis, *2''* Anulus atrioventricularis dexter; *3* Nodus truncobulbaris, *3'* Fasciculus truncobulbaris; *4* Crus dextrum, *4'* Crus sinistrum

a Atrium dextrum; *b* Atrium sinistrum; *c* Ventriculus dexter; *d* Ventriculus sinister

Zipfel wird der *Fasciculus atrioventricularis* (−/2') nach links unten ins Kammerseptum entlassen, wo er sich in ein *Crus dextrum* (−/4) und ein *Crus sinistrum* (−/4') teilt. Beide Crura laufen unter dem Endokard ihrer Scheidewandseite apikal und verzweigen sich in ein aus Purkinje-Fasern bestehendes Netzwerk. Aus dem dorsalen Zipfel des Nodus atrioventricularis geht der *Anulus atrioventricularis dexter* (−/2'') hervor, ein schmales Faserbündel, das in weitem Bogen um das Ostium atrioventriculare dextrum herumläuft und die Basis der Aorta, auch diese umrundend, erreicht. Hier tritt der Anulus in den Nodus truncobulbaris ein und verbindet so die beiden Knoten.

Der kompakte, meist ovale, gut abgesetzte dritte Knoten, *Nodus truncobulbaris* (−/3), liegt auf der linken Seite der Aortenwurzel, direkt unter dem Abgang der linken Koronararterie. Der Knoten entläßt nach ventral den *Fasciculus truncobulbaris* (−/3') ins Kammerseptum. Dort findet er sein Ende im Fasciculus atrioventricularis, wenn sich dieser in der Bifurkation in seine beiden Crura teilt.

Offenbar gibt es Abhängigkeiten in der Größe der Nodi atrioventricularis und truncobulbaris. Ist der erste groß, so kann der zweite klein sein oder fehlen; das gleiche gilt umgekehrt. Doch ergibt sich bei der Gesamtbetrachtung beider durch den Anulus atrioventricularis dexter verbundenen Knoten mit ihren Fasciculi und deren Verbindung an der Bifurkation ein R i n g s y s t e m aus Purkinje-Fasern, das als *Circulus purkinjei* interpretiert wird und dessen Gestalt in Abb. 239 *(links)* gut zum Ausdruck kommt.

Blutgefäße

Lungenkreislauf

Auch beim Vogel ist der Lungenkreislauf deskriptiv vom Körperkreislauf zu trennen. Nach dem postembryonal stattfindenden funktionellen Schluß des Ductus arteriosus transportiert der *Truncus pulmonalis* das gesamte venöse Blut aus der rechten Herzkammer ins Lungenparenchym, um in den Lungenkapillaren den venösen Schenkel des Lungenkreislaufs zu erreichen. Hier wird das arterialisierte Blut durch die Äste der beiden *Vv. pulmonales* gesammelt und von diesen in die Camera pulmonalis des Atrium sinistrum cordis zurückgeführt. Die Lungen des Vogels besitzen keine bronchovaskuläre Blutversorgung, d.h. die Lungenarterien und -venen verlaufen nicht parallel mit den Ästen des Bronchialbaums. Durch das kleine Lungenvolumen beim Vogel besitzt das Organ eine sehr schnelle Durchflußrate des Blutes; dennoch gehört der Lungenkreislauf aufgrund seines geringen Fließwiderstandes zu den Niederdrucksystemen der Blutzirkulation.

Lungenkreislauf beim Vogel

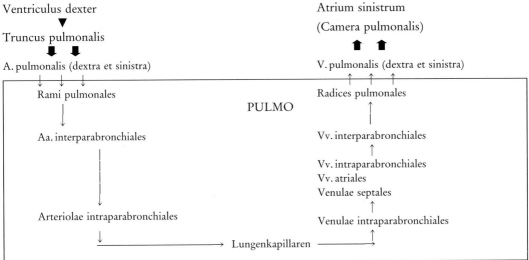

Arterien: Im Ostium trunci pulmonalis beginnt der starke *Truncus pulmonalis,* der sich nach wenigen Millimetern schon beim Durchtritt durch den Herzbeutel in die geradlinig kaudodorsal ziehende *A. pulmonalis sinistra* und in die nahezu im rechten Winkel nach rechts und kaudodorsal strebende *A. pulmonalis dextra* gabelt. Beide Arterien durchstoßen ventral das Septum horizontale und teilen sich beim Eintritt ins Lungenparenchym in drei Äste, den *Ramus cranialis, Ramus caudomedialis* und *Ramus caudolateralis* für entsprechende Lungenabschnitte. Beim H u h n existiert zudem für den kraniomedialen Bereich der Lungen jeweils ein *Ramus accessorius,* der eine Anastomose mit dem nicht am Gasaustausch beteiligten, beim H u h n unpaaren, bei E n t e, G a n s, T r u t h u h n, T a u b e und W a c h t e l paarigen *Ramus bronchialis* der A. oesophagotracheobronchialis aus der A. carotis communis bietet.

Von diesen Hauptästen der Pulmonalarterien zweigen viele *Aa. interparabronchiales* ab, die den Parabronchen eng benachbart sind. Die weitere Aufteilung in *Arteriolae intraparabronchiales* führt das Blut in die Lungenkapillaren über, die beim Vogel gemeinsam mit den Luftkapillaren (Kap. Atmungsapparat) im Dienste des Gasaustausches stehen.

Venen: Im venösen Schenkel des Lungenkreislaufs wird das nun arterialisierte Blut in topographisch bezeichneten *Venulae intraparabronchiales* sowie *Venae intraparabronchiales, atriales* und *septales* aus den Atria der Parabronchen herausgeführt und durch *Vv. interparabronchiales* bzw. *Radices pulmonales* als Wurzeläste der *V. pulmonalis dextra* bzw. *sinistra* gesammelt. Diese münden durch zwei getrennte Ostia kaudodorsal in die unterschiedlich deutlich abgegrenzte Camera pulmonalis des Atrium sinistrum cordis.

Arterien des Körperkreislaufs

Mit Ausnahme der beiden Lungen (siehe „Lungenkreislauf", S. 296) wird der gesamte Vogelkörper durch Äste der Körperschlagader, *Aorta*, mit arteriellem Blut versorgt. Der Widerstand in der langen Streckenführung dieser Arterien und Arteriolen in der Körperperipherie bedingt in der Aorta einen dem Säuger ähnlich hohen Blutdruck, der erst im Kapillargebiet ins venöse Niederdrucksystem übergeht.

Tab. 11. Arterielle Blutdruckwerte (in mm Hg) einiger Hausvogelarten (nach STURKIE, 1986)*)

Art	Alter	diastolisch	systolisch
Hühnerküken	3 Stunden	24	44
Hühnerküken	6 Wochen	131	95
Huhn	erwachsen	180	150
Taube	erwachsen	180	135
Ente	erwachsen	180	140
Truthuhn	erwachsen	210	160

*) Der Blutdruck (Mittelwerte in herznahen Arterien) zeigt normalerweise bei den männlichen Tieren etwas höhere Werte. Truthühner sind durch ihre deutlich höheren Blutdruckwerte anfälliger für Aortenrisse (Aneurismen), die durch eine strukturelle Eigenheit (die Dorsalwand der Aorta ist mehr elastisch, die Ventralwand mehr muskulös) begünstigt werden soll.

Aorta

▶ Einteilung: Auch beim Vogel wird die Aorta (240) traditionell (in Anlehnung an die Nomenklatur der Humananatomie) in die elastisch bewandete *Aorta ascendens*, den ebenfalls elastisch bewandeten *Arcus aortae* (Windkesselprinzip) und die muskulöse *Aorta descendens* gegliedert. Die topographische Einteilung in eine Aorta thoracica und eine Aorta abdominalis erscheint beim Vogel wenig sinnvoll, da das Diaphragma als Trennelement der Körperhöhle nicht ausgebildet ist. Der grundlegende Unterschied der Aorta des Vogels zu jener des Säugers ist an der Aorta ascendens und am Arcus aortae zu finden, die beim **Vogel** durch die r e c h t e 4. Kiemenbogenarterie gebildet werden (beim Säuger die **linke** 4. Kiemenbogenarterie). Als Rudiment bleibt diese linke Kiemenbogenarterie als *Ligamentum aortae* bei manchen Vogelarten erhalten.

▶ Äste: Die ersten Äste der Aorta ascendens stellen die beiden *Aa. coronariae* dar, die im Kapitel „Herzeigene Blutgefäße" (s. S. 293) behandelt sind. Aus der linken Wand der kurzen, aufsteigenden Aorta entspringen dicht nebeneinander der starke *Truncus brachiocephalicus sinister* bzw. *dexter*. Der Stamm der Aorta descendens (248) entsendet im weiteren grundsätzlich Dorsal-, Ventral- und Seitenäste. Die paarigen Seitenäste treten als *A. renalis cranialis*, *A. iliaca externa*, *A. ischiadica* und *A. iliaca interna* auf. Ventraläste sind die großen Arterien der Leibeshöhlenorgane, wie die *A. coeliaca*, *A. mesenterica cranialis* bzw. *caudalis*. Am häufigsten sind die Dorsaläste angelegt, die als *Aa. intersegmentales truncales, synsacrales* und *caudae* vorkommen. Sie bilden die Ursprungsstämme der intersegmental angeordneten Körperwandarterien für den Brust-, Bauch-, Becken- und auch den Schwanzbereich.

▶ Lage: Die Aorta verläuft nach ihrem Ursprung aus dem linken Herzventrikel als *Aorta ascendens* und *Arcus aortae* nach rechts und dorsal in das Septum horizontale. Dieser kurze Streckenabschnitt erscheint bei der Exenteration nach Abheben des Sternums und leichtem Kaudaldrücken der Herzbasis frei sichtbar, da er sich zwischen den dünnwandigen Diverti-

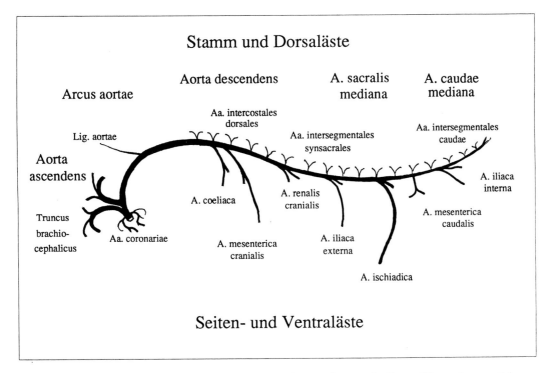

Abb. 240. Schematische Darstellung der Aorta des Huhnes mit ihren Hauptästen, Seitenansicht (modifiziert nach BAUMEL, 1979)

keln des Klavikularluftsacks befindet, die nach dieser Öffnung der Leibeshöhle ebenfalls geöffnet sind. Die gesamte *Aorta descendens* und ihre englumige kaudale Verlängerung (*A. caudae mediana*) liegen dann retroperitonäal ventral der Wirbelsäule.

▶ Die Befestigung der Aorta erfolgt kranioventral durch das Herz bzw. den Herzbeutel sowie in ihrem kaudalen Verlauf ventral der Wirbelsäule durch ihre vielen Dorsal- und die wenigen Seitenäste (exkl. die Aa. renales), die zumeist schon nach kurzem Verlauf einen Skelettanteil (z. B. Rippen oder Beckenknochen) hakenförmig umschlingen. Zudem sind die großen Ventralarterien der Leibeshöhle (A. coeliaca, A. mesenterica cranialis bzw. caudalis) durch das Gewicht der zugehörigen Organe fixiert.

Truncus brachiocephalicus und seine Äste

Der *Truncus brachiocephalicus sinister* bzw. *dexter* (241) dient der Versorgung von Kopf, Hals, Flügel, hier insbesondere der Flugmuskulatur. Beide symmetrischen Arterienstämme divergieren nach ihrem Ursprung aus der linken Seitenwand der Aorta ascendens jederseits zur Medialseite der ersten Rippe. Dort umlaufen sie als *A. subclavia* kranial den Processus craniolateralis sterni und teilen sich in die schwache *A. axillaris* und den viel stärkeren *Truncus pectoralis*, der die Fortsetzung des Stammgefäßes bildet. Noch innerhalb der Leibeshöhle, d. h. zwischen den Divertikeln des Klavikularluftsacks, entspringt als erster Ast des Truncus brachiocephalicus beiderseits die beim Vogel nur kurze *A. carotis communis*.

A. carotis communis sinistra bzw. dextra (241). Ihrem Ursprung ist das winzige (kleiner als 1 mm) *Glomus caroticum* dicht benachbart. Sie reicht nur bis zu dem im Halsansatz gelegenen Abgang des *Truncus vertebralis*. Auf diesem kurzen Weg gibt sie lediglich eine gemeinsame Arterie für nahegelegene Abschnitte des Oesophagus und der Trachea ab (*A. oesophagotracheobronchialis*). Der Truncus vertebralis verzweigt sich in Äste für die Pars

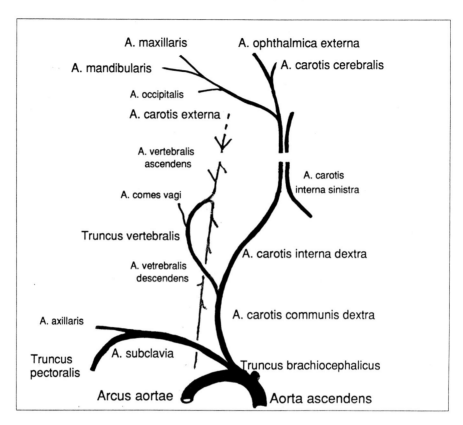

Abb. 241. Schematische Darstellung der Halsarterien beim Huhn, Ventralansicht der rechten Seite

cervicalis oesophagi, einige Hautäste, sowie beim Huhn nur an der linken Halsseite, in einen Ast zum Kropf (*A. ingluvialis*, sie kann bei anderen Spezies aus der linken und/oder rechten Karotis bzw. dem Truncus vertebralis entspringen) und schließlich die Begleitarterie des Nervus vagus, *A. comes vagi* (246/8), die bei den Hühnervögeln häufig der *A. thyreoidea cranialis* und der *A. oesophagealis ascendens* (—/9') Ursprung bietet. Dagegen entstammt die *A. thyreoidea caudalis* zumeist direkt der A. carotis communis und erreicht mit ihren Zweigen auch die Glandula parathyroidea, den Ultimobranchialen Körper sowie das Glomus caroticum und das distale Vagusganglion. Hauptäste des Truncus vertebralis sind die im Canalis transversarius der Halswirbel verlaufende *A. vertebralis ascendens* und die *A. vertebralis descendens* für kraniale Abschnitte der Brustwirbelsäule mit Rückenmark und der anliegenden Muskulatur. Die kranialen Enden der meisten dieser Arterien anastomosieren mit Kopfarterien, die beim Vogel aus der über nahezu die gesamte Halslänge ziehenden *A. carotis interna* stammen.

A. carotis interna sinistra bzw. dextra (241). Die Hausvögel besitzen beide inneren Karotiden, die schon im Halsansatz medial konvergieren und direkt ventral der Halswirbelsäule sich in einem von den Körpern und den Processus carotici der Halswirbel gebildeten und vom M. longus colli ventralis vervollständigten Sulcus caroticus bis zum 2. Halswirbel erstrecken. Bei einigen Vogelarten verschmelzen diese beiden Karotiden oder die rechte oder die linke Arterie bildet sich zurück (siehe auch GLENNY, 1955). Im Verlauf bis zu ihrer Endaufteilung ventral des Kopfes besitzt die A. carotis interna lediglich Anastomosen zu Ästen der A. vertebralis ascendens. Kranial spaltet die A. carotis interna die *A. carotis externa* zum Gesichtsschädel ab und teilt sich in die *A. ophthalmica externa* für Gehörgang bzw. Auge sowie die *A. carotis cerebralis* für die intrakranielle Schädelversorgung.

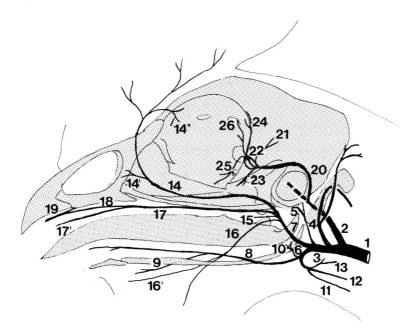

Abb. 242. Kopfarterien des Huhnes (modifiziert nach GRZIMEK, 1933, und BAUMEL, 1979).
1 A. carotis interna sinistra; *2* A. carotis cerebralis; *3* A. carotis externa; *4* A. occipitalis superficialis; *5* A. auricularis caudalis; *6* A. mandibularis; *7* A. maxillaris; *8* A. lingualis; *9* A. sublingualis; *10* Aa. hyobranchiales; *11* A. oesophagealis descendens; *12* A. trachealis descendens; *13* A. laryngea propria; *14* A. facialis, *14'* ihre Rami nasales, *14"* ihre Rami palpebrales; *15* A. pterygopharyngealis; *16* A. submandibularis superficialis bzw. *16'* profunda; *17* A. palatina mit *17'* ihrem Ramus lateralis und *18* ihrem Ramus medialis; *19* A. palatina mediana; *20* A. ophthalmica externa; *21* A. temporalis; *22* Rete mirabile ophthalmicum; *23* A. intramandibularis; *24* A. supraorbitalis; *25* A. infraorbitalis; *26* A. ophthalmotemporalis

A. ophthalmica externa (242/20). Sie bildet den schwächeren Teilungsast der A. carotis interna (242/1) und verbleibt extrakraniell. Auf ihrem Weg kaudal um den äußeren Gehörgang, den sie mit einem Ast bedient, erreicht sie nach Abgabe eines Astes zum M. pseudotemporalis superficialis (—/21) kaudolateral die Orbita. Hier löst sie sich netzartig im *Rete mirabile ophthalmicum* (—/22) auf. Aus diesem Arteriennetz zieht rostroventral die schwache A. *intramandibularis* (—/23) in den Unterkiefer. Dorsolateral bzw. rostrolateral versorgen eine A. *supraorbitalis* (—/24) bzw. *infraorbitalis* (—/25) den jeweiligen Bereich der Augenhöhle mit dem entsprechenden Augenlidanteil. Als stärkster Ast verläßt die A. *ophthalmotemporalis* (—/26) dieses Arteriennetz und bedient mit einer Vielzahl von Ästen die verschiedenen Abschnitte des Augapfels mit seinen Hilfsorganen, wie die Bulbusmuskeln, den Ziliarkörper, den Pecten oculi oder die Nickhaut. Ihr Endast anastomosiert dann mit der A. ethmoidalis sowie der A. ophthalmica interna, also mit Ästen der A. carotis cerebralis.

A. carotis cerebralis (243/1). Nach dem Durchtritt der A. carotis interna durch den Canalis caroticus des Keilbeins verbinden sich die beidseitigen Arterien im Türkensattel kaudal der Hypophyse durch eine *Anastomosis intercarotica* (—/a), die zur Versorgung des Gehirns und der Meningen die paarige A. *carotis cerebralis* (—/1) abgibt. Dicht am Diaphragma sellae entläßt diese rostral die A. *ophthalmica interna*, eine Begleitarterie des N. opticus bis in den Bulbus oculi. In der Schädelhöhle verläuft die A. carotis cerebralis laterokaudal um die kaudale Hemisphärenkante und teilt sich dort in ihren *Ramus rostralis* (—/1') und ihren *Ramus caudalis* (—/1"). Aus dieser Teilungsstelle tritt die A. *tecti mesencephali ventralis* (—/2) kaudal hervor.

Der *Ramus rostralis* (243/1') erfährt an der ventrolateralen Fläche der Hemisphäre ebenfalls eine Dreiteilung, wobei in rostrolateraler Richtung die A. *cerebralis media* (—/3) den eigentlichen Verlängerungsast bildet. Rostromedial setzt sich die *A. cerebroethmoidalis* (−/5) fort, die sich dann in die schwächere *A. cerebralis rostralis* (−/5′) und die starke *A. ethmoidalis* (−/5″) gabelt. Sie übernimmt die rostrale extrakranielle Verbindung zur A. ophthalmotemporalis (siehe oben) in der Orbita. Als dritter Ast des Ramus rostralis biegt die *A. cerebralis caudalis* (−/4) dorsokaudal und entläßt hierbei die *Aa. tecti mesencephali dorsales*. Aus ihrer Gabelung kaudal des Mittelhirns strebt die *A. interhemispherica* unpaar im Sulcus sagittalis rostral. Beachtenswert ist, daß sich diese Gefäßformation beim Huhn lediglich in der rechten Schädelhälfte darstellt (−/I). Eine vergleichbare Asymmetrie ist beim Huhn an der kaudal ziehenden *A. cerebellaris dorsalis* zu erkennen (−/II), da auch sie nur an der rechten Hirnhälfte ausgebildet ist.

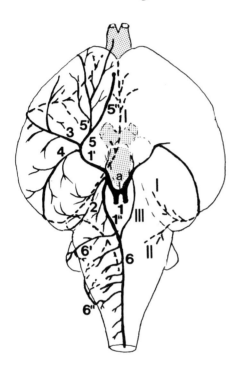

Abb. 243. Gehirnarterien des Huhnes, ventrale Ansicht (modifiziert nach BAUMEL, 1979), an der linken Gehirnhälfte sind die Asymmetrien der Arterien eingetragen (*I; II; III*).

I keine A. interhemispherica sinistra; *II* keine A. cerebellaris dorsalis sinistra; *III* schwacher Ramus caudalis sinister

a Anastomosis intercarotica

1 A. carotis cerebralis, *1′* ihr Ramus rostralis, *1″* ihr Ramus caudalis; *2* A. tecti mesencephali ventralis; *3* A. cerebralis media; *4* A. cerebralis caudalis; *5* A. cerebroethmoidalis, *5′* A. cerebralis rostralis, *5″* A. ethmoidalis; *6* A. basilaris, *6′* A. cerebellaris ventralis rostralis, *6″* A. cerebellaris ventralis caudalis

Der **Ramus caudalis** (243/1″) zeigt die 3. Asymmetrie der Gehirnarterien (−/III), denn er ist an der rechten Gehirnhälfte des Huhnes ungleich stärker ausgebildet als an der linken. Beide zusammen formen ventral des Stammhirns die unpaare *A. basilaris* (−/6), deren Seitenäste das Kleinhirn als *A. cerebellaris ventralis rostralis* (−/6′), als Zwischenäste (zwei Äste erreichen mit dem N. vestibulocochlearis das Innenohr) und als *A. cerebellaris ventralis caudalis* (−/6″) umgreifen. Am kaudalen Ende der Medulla oblongata anastomosiert die A. basilaris mit der A. spinalis ventralis.

A. carotis externa (242/3). Sie dient der arteriellen Versorgung jener Kopfbereiche außerhalb der Schädelhöhle und zeigt somit in ihrer Verzweigung die deutlichsten artspezifischen Unterschiede. Beim Huhn gibt sie ventral der Schädelbasis den gemeinsamen Stamm (−/4) für die *A. occipitalis profunda* und *superficialis* ab, die wie viele weitere Kopfarterien Anastomosen mit Halsarterien ausbilden. Etwa mit dem Ursprung der *A. auricularis caudalis* (−/5) gabelt sich die A. carotis externa in die schwächere *A. mandibularis* (−/6) und die stärkere *A. maxillaris* (−/7).

Die *A. mandibularis* (−/6, in früheren Darstellungen auch als A. lingualis bezeichnet) bildet den kurzen Stamm für rostral zur Medialseite des Unterschnabels ziehende Arterien (*A. lingualis*, −/8; *A. sublingualis*, −/9; *Aa. hyobranchiales* [hyoideae], −/10; sowie für halswärts absteigende Äste (*A. oesophagealis descendens*, −/11; *A. trachealis descendens*, −/12; *A. laryngea propria*, −/13).

Als starke Fortsetzung der A. carotis externa passiert die *A. maxillaris* (−/7) medioventral das Kiefergelenk und entsendet die *A. facialis* (−/14), die zunächst die Orbita ventrorostral umläuft und sich dann in der Basis des Kammes aufzweigt. Ihre Nebenäste erreichen nasal die Augenlider (—/14") und verbinden sich durch *Rami nasales* (—/14') mit Arterien der Nasenschleimhaut. Noch in der Wand der Nasenrachenhöhle endet die A. maxillaris mehrästig in der kurzen *A. pterygopharyngealis* (—/15), in der bei Hühnervögeln für die Wangenlappen starken *Aa. submandibulares superficialis* (—/16) bzw. *profunda* (—/16') und in der *A. palatina* (—/17). Sie teilt sich am Gaumen in einen *Ramus lateralis* (—/17') und einen *Ramus medialis* (—/18). Der Ramus medialis beider Kopfseiten konvergiert kaudal der Schnabelspitze zu einer unpaaren *A. palatina mediana* (—/19).

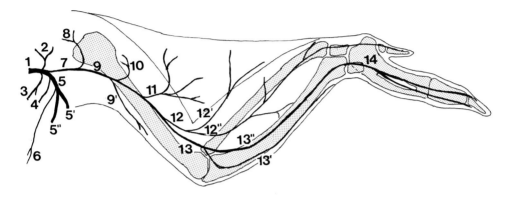

Abb. 244. Flügelarterien des Huhnes, Ventralansicht (Umrisse nach KOMÁREK et al., 1982).

1 A. subclavia; *2* A. sternoclavicularis; *3* A. thoracica interna; *4* A. thoracica externa; *5* Truncus pectoralis, *5'* A. pectoralis cranialis, *5"* A. pectoralis caudalis; *6* A. cutanea thoracoabdominalis; *7* A. axillaris; *8* Stamm der A. subscapularis und der A. supracoracoidea; *9* A. brachialis, *9'* A. profunda brachii; *10* A. circumflexa humeri dorsalis; *11* A. bicipitalis; *12* A. radialis, *12'* A. radialis superficialis, *12"* A. radialis profunda; *13* A. ulnaris, *13'* A. ulnaris superficialis, *13"* A. ulnaris profunda; *14* A. metacarpalis interossea

A. subclavia (244/1). Sie bildet die laterale Fortsetzung des Truncus brachiocephalicus und umrundet bei ihrem Austritt aus dem Thorax kraniolateral den Processus craniolateralis sterni. Ihrer Ventralwand entspringt die *A. sternoclavicularis* (—/2), die mit ihren Ästen, der *A. sternalis interna* und *A. sternalis externa*, das Brustbein, mit der *A. clavicularis* das Schlüsselbein und mit der *A. coracoidea dorsalis* (früher A. acromialis) das Rabenschnabelbein versorgt. Bei der Taube ist ihr eine kleine *A. sternoclavicularis accessoria* dicht benachbart, die in die nahegelegene Muskulatur eintritt. Die *A. thoracica interna* (—/3) entstammt der Dorsalwand der A. subclavia und verzweigt sich kaudal an der Innenseite des Brustkorbs. Beim Huhn entläßt sie hierzu einen *Ramus ventralis* und einen *Ramus dorsalis*.

Truncus pectoralis (244/5). In der Achselhöhle teilt sich die A. subclavia in die schwache *A. axillaris* (—/7) und in den starken, die nahegelegene Flugmuskulatur an der Brustwand versorgenden *Truncus pectoralis* (—/5). Hierzu gibt er 3 dicklumige Arterien *(Aa. pectorales cranialis, —/5', media,* die dem Huhn fehlt, *und caudalis, —/5")* für die Pektoralismuskeln ab. Zusätzlich erreicht ein medialer Ast als *A. thoracica externa* (—/4) die Brustwand von außen und eine funktionsabhängige, unterschiedlich starke *A. cutanea thoracoabdominalis* (—/6) die Unterhaut des „Brutflecks" an der Brust- und oberen Bauchregion.

A. axillaris (244/7; 245/20; 246/16). Die Hauptarterie der Vorderextremität, A. axillaris, erscheint beim Vogel somit nicht als direkte Fortsetzung der A. subclavia, sondern lediglich als ihr kraniolateraler Seitenast. Auf ihrem kurzen Weg durch die Achselhöhle gibt sie lediglich kranial einen gemeinsamen Stamm (244/8) für die *A. subscapularis* und die *A. supracoracoidea* ab, die mit dem gleichnamigen Nerven den entsprechenden Muskel erreicht.

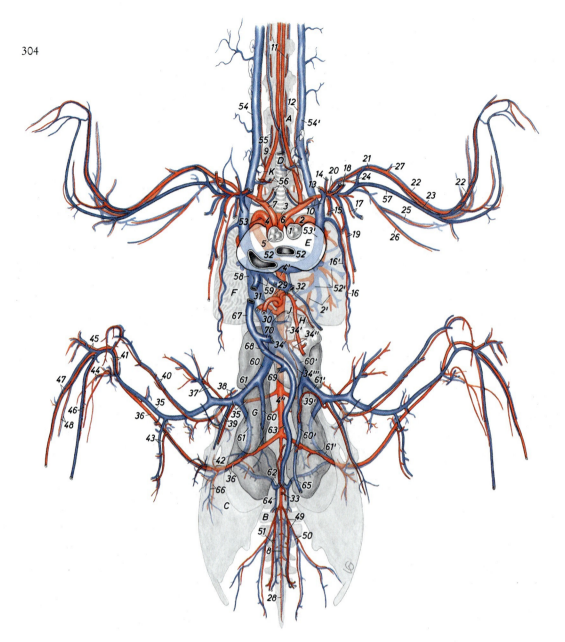

Abb. 245. Blutgefäßsystem des Huhnes, Plastoid-Korrosionspräparat, Ventralansicht (nach VOLLMER-HAUS, unveröffentl.).

A Halswirbel; *B* Schwanzwirbel; *C* Becken; *D* Trachea; *E* Herz; *F* rechte Lunge; *G* rechte Niere; *H* Eierstock; *J* linke Nebenniere; *K* rechte Schilddrüse

1 Truncus pulmonalis mit Valva semilunaris; *2* A. pulmonalis sinistra mit *2'* ihren Ästen; *3* A. pulmonalis dextra; *4* Aorta ascendens; *4', 4''* Aorta descendens; *5* Valva semilunaris aortae; *6, 7* Truncus brachiocephalicus sinister bzw. dexter; *8* A. sacralis mediana; *9* A. carotis interna dextra; *10* A. und V. subclavia sinistra; *11* A. und V. vertebralis ascendens dextra und sinistra; *12* A. comes vagi sinistra; *13* A. und V. sternoclavicularis; *14* A. coracoidea dorsalis; *15* Ramus dorsalis der A. und V. thoracica interna; *16* Ramus ventralis der A. thoracica interna mit Begleitvene (*16'*); *17* V. pectoralis media mit Begleitarterie; *18* A. und V. pectoralis cranialis; *19* A. und V. pectoralis caudalis; *20* A. und V. axillaris; *21* A. und V. brachialis; *22* A. und V. ulnaris; *23* A. und V. radialis; *24* A. profunda brachii; *25* A. und V. collateralis radialis; *26* A. und V. collateralis ulnaris; *27* A. und V. bicipitalis; *28* A. caudae mediana; *29* A. coeliaca; *30* A. mesenterica cranialis; *31* Ramus dexter der A. coeliaca, *32* ihr Ramus sinister; *33* A. mesenterica caudalis; *34* gemeinsamer Stamm der A. renalis cranialis sinistra mit *34'* A. adrenalis, *34''* A. ovarica, *34'''* A. oviductalis cranialis; *35* A. und V. iliaca externa; *36* A. und V. ischiadica; *37* A. und V. femoris cranialis; *38* A. und V. coxae cranialis; *39* A. und V. pubica, *39'* A. und V. oviductalis cranialis accessoria; *40* A. und V. femoralis; *41* A. und V. poplitea; *42* A. trochanterica; *43* A. und V. femoralis proximocaudalis; *44* A. und V. suralis; *45* A. und V. tibialis medialis; *46* A. und V. tibialis caudalis; *47* A. und V. tibialis cranialis; *48* A. und V. fibularis; *49* A. und V. iliaca interna mit *50* A. caudae lateralis und *51* A. und V. pudenda; *52* Vv. pulmonales mit *52'* ihren Ästen; *53, 53'* V. cava cranialis dextra bzw. sinistra; *54, 54'* V. jugularis dextra bzw. sinistra; *55* V. vertebralis ascendens; *56* Aa. und Vv. oesophagotracheobronchiales; *57* V. basilica; *58* V. cava caudalis; *59* Vv. hepaticae; *60, 60'* V. iliaca communis dextra bzw. sinistra; *61, 61'* V. portalis renalis caudalis dextra bzw. sinistra; *62* Anastomosis interiliaca; *63* V. mesenterica caudalis; *64* V. iliaca interna; *65* V. oviductalis media; *66* A. und V. coxae caudalis; *67* V. portalis hepatica dextra; *68* V. mesenterica communis; *69* V. mesenterica cranialis; *70* V. gastropancreaticoduodenalis

A. brachialis (244/9; 245/21; 246/17). Als Stammarterie der freien Extremität entläßt sie ventral die *A. profunda brachii* (229/9') in die Tiefe der kaudalen Oberarmmuskulatur. Dort gabelt diese sich in 2 Hauptäste, die kraniolateral mit dem zugehörigen Nerven den Humerus kreuzende *A. collateralis radialis* (246/22) und die mit dem N. ulnaris ziehende *A. collateralis ulnaris* (—/23). In kraniomedialer Richtung gibt sie die *A. circumflexa humeri dorsalis* (244/10) ab. Kurz danach erreicht sie die weite Fläche des Propatagiums durch Äste der *A. bicipitalis* (—/11). Im distalen Drittel des Oberarms zweigt die *A. radialis* (—/12) kraniodistal in die Ellbogenbeuge ab. Sie versorgt das Propatagium einerseits durch die *A. radialis superficialis*

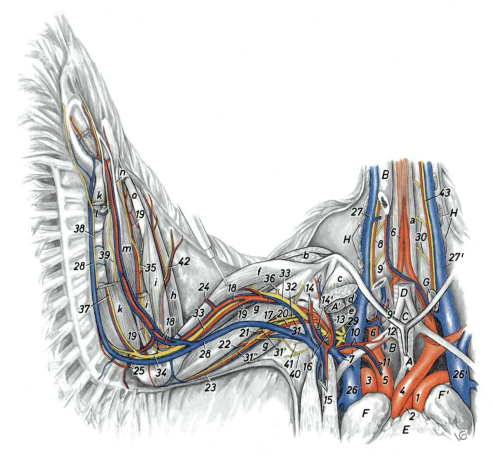

Abb. 246. Topographie der Blutgefäße und Nerven der Brust und des rechten Flügels eines Huhnes, Ventralansicht (nach VOLLMERHAUS, unveröffentl.).

A Furcula, *A'* Korakoid; *B* Oesophagus; *C* Trachea; *D* M. sternotrachealis; *E* Herz; *F* rechtes und *F'* linkes Herzohr; *G* linke Schilddrüse; *H* Thymus

a M. longus colli ventralis; *b* M. pectoralis; *c* M. supracoracoideus; *d* Mm. deltoidei; *e* M. pectoralis; *f* M. biceps brachii; *g* M. triceps brachii; *h* M. extensor metacarpi radialis; *i* M. pronator superficialis et profundus; *k* M. flexor carpi ulnaris; *l* M. flexor digitorum superficialis; *m* M. flexor digitorum profundus; *n* M. ulnometacarpalis ventralis; *o* M. extensor longus digiti majoris

1, 2 A. pulmonalis sinistra bzw. dextra; *3* Aorta ascendens; *4, 5* Truncus brachiocephalicus sinister bzw. dexter; *6* A. carotis communis dextra; *7* A. und V. subclavia dextra; *8* A. comes vagi dextra; *9* A. und V. ingluvialis, *9'* Aa. und Vv. oesophageales; *10* A. und V. sternoclavicularis; *11* A. sternalis interna; *12* A. clavicularis; *13* A. und V. coracoidea dorsalis; *14* A. und V. pectoralis cranialis, *14'* V. pectoralis media; *15* A. und V. pectoralis caudalis; *16* A. und V. axillaris; *17* A. und V. brachialis; *18* A. und V. ulnaris; *19* A. und V. radialis; *20* A. und V. profunda brachii; *21* A. nutricia humeri; *22* A. und V. collateralis radialis; *23* A. und V. collateralis ulnaris; *24* A. und V. cutanea brachialis; *25* A. und V. recurrens ulnaris; *26, 26'* V. cava cranialis dextra bzw. sinistra; *27, 27'* V. jugularis dextra bzw. sinistra; *28* V. basilica; *29* Plexus brachialis; *30* Rami ventrales der Nn. cervicales; *31* N. anconealis mit Muskelästen (*31', 31"*); *32* N. radialis; *33* Fasciculus ventralis; *34* N. ulnaris; *35* N. medianus; *36* N. bicipitalis; *37* Ramus muscularis für M. flexor carpi ulnaris; *38* Ramus caudalis des N. ulnaris; *39* Ramus cranialis des N. ulnaris; *40, 41* Äste des N. cutaneus brachialis ventralis; *42* N. propatagialis ventralis; *43* Vagus

(−/12′) mit ihren *Rami propatagiales*, andererseits bildet sie durch die *A. radialis recurrens* lateral am Oberarm aufsteigend eine Verbindung zur *A. collateralis radialis*, sowie durch die *A. cubitalis dorsalis* eine Anastomose zu den Unterarmarterien. Die verbleibende *A. radialis profunda* (−/12″) verläuft am Kranialrand des Antebrachiums distal und zieht dorsal über das Karpalgelenk *(A. metacarpalis dorsalis)* bis in die Hand. Mehrere *Rr. alulares* versorgen die Phalanx alularis. Schon im proximalen Drittel des Unterarms entsendet die *A. radialis profunda* durch Radius und Ulna hindurch die *Aa. interosseae*, die bis in die Flügelspitze durch *Rr. postpatagiales marginales* die Schwungfederpapillen mitversorgen.

A. ulnaris (244/13). Nach Abgabe der *A. ulnaris superficialis* (−/13′) in der Ellbogenbeuge begleitet sie die Medialseite der Unterarmknochen als *A. ulnaris profunda* (−/13″). Diese passiert medial die Handwurzel und wird damit zur *A. metacarpalis interossea* (−/14), die durch mehrere *Rami digitales* die Endarkaden in der Flügelspitze speist. An der Medialseite der Hand bildet sie regelmäßige Arkaden kaudal ins Postpatagium zur Ernährung der Schwungfederpapillen.

Eingeweideäste der Aorta descendens

A. coeliaca (247/3; 248/1). Bei der G a n s verläßt die *A. coeliaca* (247/3) als 1. große Ventralarterie in Höhe der 5. Rippe die Aorta descendens, dicht kaudal der kleinen *A. oesophagealis* (−/2). Beim H u h n und der T a u b e entspringt diese Oesophagusarterie aus der A. coeliaca. Ihr kurzer Stamm gibt nach links die *A. proventricularis dorsalis* (−/4) zum Drüsenmagen ab, die mit 2–3 *Rami oesophageales* den distalen Abschnitt der Speiseröhre mitversorgt und durch ihren Endast *(A. gastrica dorsalis)* den Muskelmagen erreicht. Nach einem Verlauf von wenigen Millimetern gabelt sich die A. coeliaca in einen rechten und linken Ast.

Der *Ramus sinister* (247/5) vervollständigt durch eine *A. proventricularis ventralis* (−/5′) die arterielle Versorgung des Drüsenmagens. Durch kleine Äste erreicht er den Saccus cranialis des Muskelmagens, bevor er diesen insgesamt durch die *A. gastrica ventralis* (−/7) und die *A. gastrica sinistra* (−/6) umgreift. Hierzu teilt sich die linke Magenarterie in einen dorsalen (−/6′) und einen ventralen Ast (−/6″), die sich mit ihren Aufzweigungen bis zum kaudalen Blind-

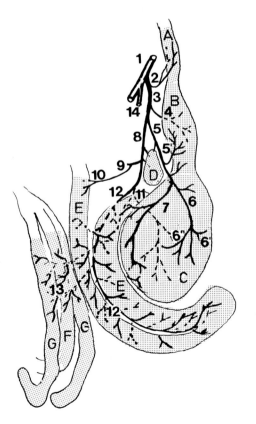

Abb. 247. Astfolge der A. coeliaca des Huhnes, Ventralansicht (in Anlehnung an KOMÁREK et al., 1982).

A Oesophagus; *B* Drüsenmagen; *C* Muskelmagen; *D* Milz; *E* Duodenum; *F* Ileum (Ende); *G* Zaeka

1 Aorta descendens; *2* A. oesophagealis; *3* A. coeliaca; *4* A. proventricularis dorsalis; *5* Ramus sinister der A. coeliaca, *5′* A. proventricularis ventralis; *6* A. gastrica sinistra, *6′* ihr Ramus dorsalis, *6″* ihr Ramus ventralis; *7* A. gastrica ventralis; *8* Ramus dexter der A. coeliaca; *9* A. hepatica dextra; *10* A. duodenojejunalis; *11* A. gastrica dextra; *12* A. pancreaticoduodenalis; *13* Aa. ileocaecales; *14* A. mesenterica cranialis

sack erstrecken. 2 bis 3 winzige *Rami hepatici* ziehen aus dem Ramus sinister der A. coeliaca
(−/5) zum Mittelabschnitt der Leber, während bis zu 4 etwas stärkere *Rami hepatici* der
A. gastrica ventralis (−/7) den linken Leberlappen erreichen.

Aus dem *Ramus dexter* der A. coeliaca (−/8) erfolgt eine weitläufigere Organversorgung
als beim Säuger, da diese beim Vogel neben Magen, Milz, Leber, Pankreas und Duodenum
auch Jejuno-Ileum- und Zaekumabschnitte einschließt. Die ersten 3 bis 4 Zweige ziehen zur
Milz (Milzästchen können auch aus dem Ursprungsabschnitt des Ramus sinister (−/5) oder
direkt aus der A. coeliaca stammen). Nach rechts zweigt die starke *A. hepatica dextra* (−/9)
zum rechten Leberlappen und zur Gallenblase (exkl. Tauben und Papageienvögel) ab,
die mit der *A. duodenojejunalis* (−/10) auf den Übergang des Duodenumendes zum Jejunum-
beginn überspringt. Im weiteren Verlauf erreicht der Ramus dexter der A. coeliaca die rechte
Seite des Magens und den Anfangsteil des absteigenden Schenkels des Zwölffingerdarms
durch die *A. gastrica dextra* (−/11). Die Bauchspeicheldrüse und den ab- und aufsteigenden
Duodenalschenkel versorgt der Ramus dexter durch die lange *A. pancreaticoduodenalis* (−/
12). Der dorsal gelegene Mittelabschnitt der beiden Caeca (−/13) ist dem Versorgungsgebiet
der A. coeliaca angeschlossen, das somit nicht jenem der Haussäuger konform ist.

Die **A. mesenterica cranialis** (248/14) zeigt, beim Huhn dicht kaudal der A. coeliaca als 2.
große Ventralarterie der Aorta descendens in Höhe der 6. Rippe entspringend, eine lange

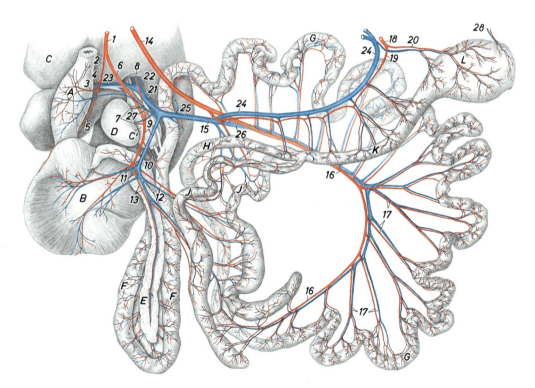

Abb. 248. Blutgefäße des Vorder-, Mittel- und Enddarms vom Huhn (nach VOLLMERHAUS, unveröffentl.).

A Drüsenmagen; *B* Muskelmagen; *C* Leber, *C'* Gallenblase; *D* Milz; *E* Pankreas; *F* Duodenum; *G, H* Jejunoileum;
J Zaeka; *K* Rektum; *L* Kloake

1 A. coeliaca; *2, 5* ihr Ramus sinister mit *3* A. proventricularis ventralis und *4* einem Ramus hepaticus; *6* Ramus dexter
der A. coeliaca; *7* Rami splenici; *8* A. hepatica dextra; *9* Ramus dexter der A. coeliaca und V. gastropancreaticoduodenalis; *10* Ramus duodenojejunalis; *11* A. gastroduodenalis; *12* Aa. ileocaecales; *13* A. pancreaticoduodenalis;
14, 16 A. mesenterica cranialis; *15* A. ileocaecalis; *17* Aa. jejunales; *18* A. mesenterica caudalis; *19* ihr Ramus cranialis;
20 ihr Ramus caudalis; *21, 22* V. portalis hepatica dextra; *23* V. portalis hepatica sinistra; *24* V. mesenterica caudalis;
25 V. mesenterica communis; *26* V. mesenterica cranialis; *27* V. proventriculosplenica; *28* A. und V. bursocloacalis

Verlaufsform ihres Stammes, denn sie durchläuft mit beträchtlichem Abstand vom Darm einen Innenkreis im Gekröse des Dünndarms. Bis zu 20 unterschiedlich lange *Aa. jejunales et ileae* (—/17) erstrecken sich dann unter Bildung von girlandenähnlichen Marginalanastomosen zum mesenterialen Rand des Dünndarms, den sie mit *Rami proprii* versorgen. Der erste dieser Dünndarmäste wird als *A. duodenojejunalis* bezeichnet, während die *A. ilea*, als Endast der A. mesenterica cranialis am weitesten distal verlaufend, sich im Ligamentum ileocaecale der Blinddarmspitzen (exkl. T a u b e) verzweigt und sich mit Endästen der A. ileocaecalis aus der A. coeliaca verbindet. Bei G a n s und E n t e dagegen endet die A. mesenterica cranialis in einem (oder zwei) Verteilungsknoten. Dieser entläßt entsprechend der geringeren Anzahl an Dünndarmschlingen dann etwa 10 *Aa. jejunales et ileae* an das Organ. Bei der T a u b e streben lediglich vier große Dünndarmäste zur Innenkontur der entsprechenden Kreisschlingen des Konvoluts. Zumeist schon als 1. Seitenast des A. mesenterica cranialis tritt die *A. ileocaecalis* (—/15) auf kurzem Wege an die Basis caeci heran; sie anastomosiert mit dem Ramus cranialis der A. mesenterica caudalis.

Als relativ schwaches Gefäß verläßt die **A. mesenterica caudalis** (248/18) erst die *A. sacralis mediana*, d. h. die kaudale Fortsetzung der Aorta descendens zwischen den kaudalen Nieren-

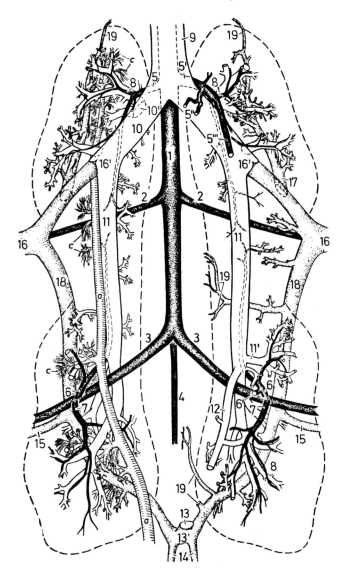

Abb. 249. Aorta descendens und ihre Seitenäste sowie die Venensysteme der Vogelnieren, halbschematisch nach Plastoid-Korrosionspräparaten (nach RICKART, 1968).

a Ureter; *b* Ureterenäste; *c* Sammelrohre

1 Aorta descendens; *2* A. iliaca externa; *3* A. ischiadica; *4* A. sacralis mediana; *5* A. renalis cranialis dextra, *5'* A. renalis cranialis sinistra mit *5"* A. ovarica und *5'''* A. oviductalis cranialis; *6* A. renalis media, *6'* A. oviductalis media; *7* A. renalis caudalis; *8* Äste der Nierenarterien; *9* V. cava caudalis; *10* V. iliaca communis mit *10'* ihren Ästen; *11* V. renalis caudalis dextra bzw. sinistra mit *11'* ihren Ästen; *12* V. oviductalis media; *13—19* Nierenpfortadersystem: *13* Stumpf der V. mesenterica caudalis [coccygicomesenterica], *13'* Anastomosis interiliaca, *14* V. iliaca interna, *15* V. ischiadica, *16* V. iliaca externa, *16'* Valva portalis renalis, *17* V. portalis renalis cranialis, *18* V. portalis renalis caudalis, *19* Zuflüsse aus den Vv. intersegmentales caudales et synsacrales

abteilungen in der Beckenhöhle. Sie gabelt sich zum einen in den *Ramus cranialis* (—/19), der den Dickdarm versorgt, und durch *Rami ilei* mit entsprechenden Dünndarmästen anastomosiert. Als zweiter Gabelast verzweigt sich der *Ramus caudalis* (—/20) in Arterien zum Dickdarmende *(Rami rectales)* und speziesabhängig in Gefäße, die gemeinsam mit einem *Ramus bursocloacalis* der A. pudenda (—/28) die Kloake und die Bursa Fabricii erreichen.

Die paarige **A. renalis cranialis** (249/5, 5′) entspringt beim Huhn in Höhe des 1. Lendenwirbels, beim Truthuhn am 2. Lendenwirbel und bildet beim männlichen Vogel einen kurzen gemeinsamen Stamm für Äste zu den Nieren und Nebennieren sowie zu den Hoden, Nebenhoden und zu kranialen Abschnitten des Samenleiters. Während die *A. adrenalis* sich kranial der Nebenniere zuwendet, verzweigt sich die kurze *A. testicularis* kaudolateral in mehrere Äste, die medial an den Hoden herantreten und gleichzeitig auch kleine *Rami epididymales* sowie *Rami ureterodeferentiales craniales* an den Harn- bzw. Samenleiter abgeben. Die Stärke der A. testicularis und ihrer Zweige nimmt in der Fortpflanzungsperiode zu.

Beim weiblichen Hausvogel dagegen besteht ein vergleichbarer Stamm der *A. renalis cranialis* nur an der linken Körperseite mit Ästen zu den Nieren und Nebennieren sowie zum linken Ovar und den beiden kranialen Abschnitten des Eileiters, Infundibulum und Magnum. Die kurze *A. ovarica* (249/5″) zieht, sich schon im Mesovarium verzweigend, dorsal in den Hilus ovarii. Zusätzlich gibt die bei Huhn, Gans und manchmal bei der Taube, weiterführende *A. oviductalis cranialis* (—/5‴) kleine Eierstockäste ab und teilt sich kurz danach in *Aa. infundibuli* und *Aa. magni*. Diese verbinden sich in dorsalen und ventralen Marginalarterien, d. h. über Längsgefäße an den beiden Gekröserändern des Eileiters miteinander. Kaudal setzen sich diese Anastomosen ähnlich über die gesamte Organlänge fort. In der Legeperiode kommt es zu einer deutlichen Dickenzunahme der Eileiterarterien. Einige Vogelspezies, bestimmte Greifvögel bzw. Kiwi, können beiderseits Ovarien und Oviducta mit symmetrischer Arterienversorgung besitzen.

Die Nierenäste der *A. renalis cranialis* (249/5, 5′) ziehen ventrokranial in die kraniale Nierendivision. Beim Huhn divergieren etwa 4 Äste aus dem gemeinsamen Stamm ins Nierenparenchym. Ihre Organäste sind im Kapitel „Niere", S. 233, beschrieben.

Arterien der Hinterextremität

Die beiden kaudal folgenden Seitenäste der Aorta descendens, die *A. iliaca externa* und die *A. ischiadica,* versorgen beim Vogel nach ihrem Austritt aus dem Becken gemeinsam die Hinterextremität.

Die *A. iliaca externa* (245/35; 249/2; 250/6; 251/2) verläßt die Aorta in Höhe des präazetabulären Synsakrumabschnitts, zieht dorsal über die Parenchymbrücke der kranialen mit der mittleren Nierenabteilung und erreicht ventral des Margo lateralis der Ala praeacetabularis ilii die kraniale Oberschenkelmuskulatur. Noch medial des inneren Nierenrands gibt sie ventral die bei der Gans immer und beim Huhn manchmal vorkommende *A. oviductalis cranialis accessoria* (222/2) ab. Auch Ente und Truthuhn besitzen diese Arterie immer, es fehlt ihnen jedoch die oben beschriebene A. oviductalis cranialis. Bei der Taube fehlen bisweilen beide kranialen Eileiterarterien, so daß ihr entsprechender Versorgungsbereich von der *A. oviductalis media* (siehe unten) mit übernommen wird.

Mit Erreichen des lateralen Iliumrands entläßt die A. iliaca externa (251/2) kaudal die *A. pubica* (—/3) zur Bauchmuskulatur. Ein kleiner Seitenast versorgt den Nabel. Beim Eintritt in die Medialseite des Oberschenkels wird die A. iliaca externa zur *A. femoralis*. Sie sendet laterodorsal die *A. coxae cranialis* (—/4) zur Oberschenkelmuskulatur und gibt an gleicher Stelle die *A. femoralis cranialis* (—/5) zu den Iliotibialmuskeln und zur sie bedeckenden Haut

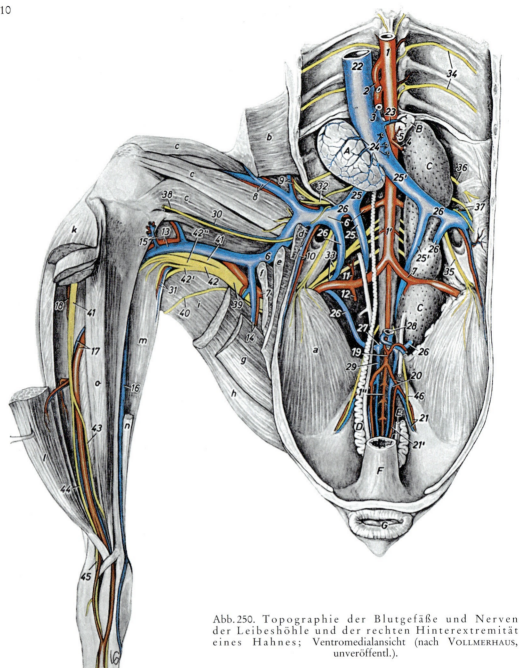

Abb. 250. Topographie der Blutgefäße und Nerven der Leibeshöhle und der rechten Hinterextremität eines Hahnes; Ventromedialansicht (nach VOLLMERHAUS, unveröffentl.).

A rechter Hoden; *B* linke Nebenniere; *C* linke Niere, *D* Samenleiter; *E* Harnleiter; *F* Rektum und Kloake; *G* Ventus

a M. obturatorius medialis; *b* M. iliotibialis cranialis; *c* M. femorotibialis medialis et internus; *d* M. ambiens; *e, f* M. puboischiofemoralis: *e* Pars medialis, *f* Pars lateralis; *g* M. flexor cruris medialis; *h* M. flexor cruris lateralis; *i* M. iliofibularis; *k* M. gastrocnemius medialis; *l* M. tibialis cranialis; *m* M. flexor digitorum longus; *n* M. plantaris; *o* M. extensor digitorum longus

1, 1' Aorta descendens, *1''* A. sacralis mediana; *2* A. coeliaca; *3* A. mesenterica cranialis; *4* A. renalis cranialis und A. testicularis; *5* A. adrenalis; *6* A. und V. iliaca externa; *7* A. ischiadica; *8* A. und V. femoralis cranialis; *9* A. und V. coxae cranialis; *10* A. und V. pubica; *11* A. renalis media dextra; *12* A. renalis caudalis dextra; *13* A. und V. poplitea; *14* A. und V. femoralis proximocaudalis; *15* A. und V. tibialis medialis; *16* A. und V. tibialis caudalis; *17* A. und V. tibialis cranialis; *18* A. fibularis; *19* A. mesenterica caudalis; *20* A. und V. iliaca interna mit *21* A. und V. caudae lateralis und *21'* A. und V. pudenda; *22* V. cava caudalis; *23* V. adrenalis; *24* Vv. testiculares; *25* V. iliaca communis dextra und V. renalis caudalis; *25'* V. iliaca communis sinistra und V. renalis caudalis; *26* V. portalis renalis caudalis; *27* Anastomosis interiliaca; *28* V. mesenterica caudalis [coccygicomesenterica]; *29* V. iliaca interna; *30* V. femoralis medialis; *31* A. und V. femoralis caudalis; *32* N. femoralis; *33* Plexus sacralis; *34* Nn. intercostales; *35* N. obturatorius; *36, 37* Rami ventrales der Nn. synsacralis I et II; *38* N. cutaneus femoralis medialis; *39* N. ischiadicus; *40* N. cutaneus femoralis caudalis; *41* N. fibularis communis; *42* N. tibialis, *42'* N. suralis lateralis, *42''* N. suralis medialis; *43* N. fibularis, Ramus profundus; *44, 45* N. fibularis, Ramus superficialis; *46* N. lateralis caudae

ab. Die dünne Fortsetzung der Stammarterie wird nun als *A. femoralis medialis* (−/6) bezeichnet, da sie an der Innenseite des Oberschenkelbeins lediglich bis zur Höhe des Kniegelenks absteigt und sich dann in einer Anastomose mit der starken *A. poplitea* verliert. Somit stellt beim Vogel, im Gegensatz zum Arterienverlauf beim Säuger, die Fortsetzung der A. iliaca externa nicht die Hauptarterie der Hinterextremität dar, sondern diese Aufgabe wird hier von der A. ischiadica und ihren weiterführenden Ästen übernommen.

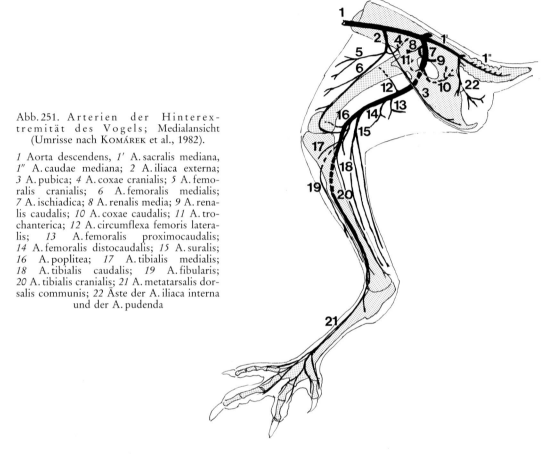

Abb. 251. Arterien der Hinterextremität des Vogels; Medialansicht (Umrisse nach KOMÁREK et al., 1982).

1 Aorta descendens, *1'* A. sacralis mediana, *1"* A. caudae mediana; *2* A. iliaca externa; *3* A. pubica; *4* A. coxae cranialis; *5* A. femoralis cranialis; *6* A. femoralis medialis; *7* A. ischiadica; *8* A. renalis media; *9* A. renalis caudalis; *10* A. coxae caudalis; *11* A. trochanterica; *12* A. circumflexa femoris lateralis; *13* A. femoralis proximocaudalis; *14* A. femoralis distocaudalis; *15* A. suralis; *16* A. poplitea; *17* A. tibialis medialis; *18* A. tibialis caudalis; *19* A. fibularis; *20* A. tibialis cranialis; *21* A. metatarsalis dorsalis communis; *22* Äste der A. iliaca interna und der A. pudenda

Die starke *A. ischiadica* (245/36; 249/3; 250/7; 251/7) verläßt die Aorta in Höhe des Hüftgelenks. In sanft kaudal gebogenem Verlauf passiert sie die Ventralseite der Parenchymbrücke zwischen dem mittleren und kaudalen Nierenabschnitt in Richtung auf das Foramen ischiadicum. Ventral der Niere gibt sie häufig auch mit einem gemeinsamen Stamm kranial die *A. renalis media* (251/8) und kaudal die *A. renalis caudalis* (−/9) in die entsprechenden Nierenabschnitte ab. Seitenäste der kaudalen Nierenarterie versorgen beim männlichen Vogel die Mittelabschnitte des Harn- bzw. Samenleiters. Beim weiblichen Vogel verläßt links dicht neben oder gemeinsam mit einer dieser Nierenarterien die *A. oviductalis media* die Stammarterie. Sie bildet durch ihre Anastomosenäste zu Magnum, Isthmus und Uterus des Eileiters dessen doppelte marginale Arterienringversorgung. Beim Huhn, jedoch nicht bei Ente und Truthuhn, verbindet sie sich durch eine zusätzliche *A. anastomotica* im Eileitergekröse (Ligamentum dorsale oviductus) mit der kranialen Eileiterarterie.

Kurz nach dem Durchtritt der *A. ischiadica* (−/7) durch das Foramen ischiadicum (in Begleitung des N. ischiadicus und der dünnen V. ischiadica) steigen die *A. coxae caudalis* (−/ 10) und ventral davon die *A. obturatoria* am kaudoventralen Beckenrand zur anliegenden

Muskulatur ab. Kranial erreicht die kurze *A. trochanterica* (245/42) die Dorsalseite des Hüftgelenks. Im weiteren Verlauf zwischen den langen Oberschenkelmuskeln kaudal des Oberschenkelbeins bis zur Kniekehle gibt die A. ischiadica eine Vielzahl von Seitenästen ab. Die wichtigsten Muskeläste sind die *A. circumflexa femoris lateralis* (251/12), die einen Halbring in der Oberschenkelmuskulatur bildet. Kaudal versorgen die *A. femoralis proximocaudalis* (−/13) sowie *distocaudalis* (−/14) die langen Ischiokruralmuskeln. Im unteren Drittel des Oberschenkels zweigt aus der Stammarterie die kaudal absteigende *A. suralis* (−/15) ab, deren lange Äste, die *A. suralis medialis* bzw. *lateralis* und *A. cutanea cruralis caudalis*, Muskulatur und Haut am Unterschenkel ernähren. Mit dem Eintritt in die Kniekehle wird die Stammarterie als *A. poplitea* (−/16) bezeichnet, die mit der (bei der T a u b e aus der *A. suralis* stammenden) *A. genicularis lateralis* bzw. *medialis* das Kniegelenk umfaßt. Die mediale Kniegelenksarterie anastomosiert mit der *A. femoralis medialis* (−/6) aus der A. iliaca externa. In der Kniekehle erfolgt die weitere Aufzweigung der A. poplitea in die Unterschenkelarterien, die an allen vier Seiten die Unterschenkelknochen begleiten und durch ihre Endzweige Verbindungen mit dem *Rete tibiotarsale,* einer Netzbildung enggelagerter Kollateralen der *A. tibialis cranialis* (−/20), aufnehmen.

An der Medialseite umläuft die *A. tibialis medialis* (−/17) das Kniegelenk, gibt proximal die mediale Kniearterie ab und verzweigt sich an der Innenseite des Laufes unter dem M. gastrocnemius. Als tiefes Gefäß begleitet die *A. tibialis caudalis* (−/18) die Unterschenkelknochen zwischen den Anteilen des langen Zehenbeugers. Nach ihrem Durchtritt durch das Foramen interosseum proximale zieht die *A. fibularis* (−/19) kraniodistal in die fibulare Muskelloge der Tarsalbeuger und Zehenstrecker. Die Fortsetzung der A. poplitea als Stammgefäß der Fußarterien bildet die *A. tibialis cranialis* (−/20). Sie passiert das Foramen interosseum distale und entläßt hier die kleine *A. interossea* sowie einen oberflächlichen und einen tiefen Ast als Begleitgefäße der gleichnamigen Nerven, deren Stamm bisher *A. tibialis lateralis* genannt wurde (bei der T a u b e aus der A. fibularis entspringend). In der Sprunggelenksbeuge tritt sie distal aus dem Rete tibiotarsale auf die Dorsalseite des Metatarsus über, wodurch sie zur *A. metatarsalis dorsalis communis* (−/21) wird.

Die Vaskularisation des Vogelfußes (252, 253) entstammt hauptsächlich der *A. metatarsalis dorsalis communis* (252/2), die in der Rinne des Laufknochens bis zum distalen Drittel verläuft und sich dort in eine dünne mediale (−/3) und eine stärkere laterale Arterie (−/4) teilt. Erstere erreicht beim H u h n den Interdigitalspalt zwischen 2. und 3. Zehe und mündet dort in die *A. digitalis II lateralis* (−/5). Die *A. metatarsalis dorsalis lateralis* verläuft, zahlreiche Hautäste abgebend, unter der Sehne der Zehenstrecker zum Interdigitalspalt der 3. und 4. Zehe und gabelt sich in die *A. digitalis III lateralis* (−/6) und die *A. digitalis IV medialis* (−/7), die ihrerseits kräftige *Rami pulvinares* (−/8) an die Zehenballen abgeben. Ein aus der A. metatarsalis dorsalis lateralis stammender Ast gelangt durch das Foramen vasculare distale auf die Plantarseite des Laufes und tritt dort in den *Arcus arteriosus profundus* ein. Die als *A. metatarsalis plantaris* bezeichnete Arterie wird schon proximal am Laufknochen abgegeben. Gleich nach ihrem Ursprung teilt sie sich in zwei Äste, die durch die Foramina vascularia proximalia auf die Plantarseite des Tarsometatarsus gelangen. Ein Ast verbleibt an der Streckseite des Sprunggelenks, der zweite Ast erreicht, nun als *A. metatarsalis plantaris* unter den Sehnen der Zehenbeuger verlaufend, distal den *Arcus plantaris.* Die 1., 2. und 4. Zehe werden von je einer (−/9, 5, 7), die 3. Zehe von zwei Zehenseitenarterien (−/6, 10), *Aa. digitales,* versorgt. Die Arterien für die 1. und 2. sowie die mediale Arterie der 3. Zehe stammen aus einem Arterienring *(Arcus arteriosus),* während das laterale Gefäß der 3. und die Seitenarterie der 4. Zehe direkt aus der *A. metatarsea dorsalis lateralis* hervorgehen. Das weitere Verhalten der Zehenseitenarterien ist aus der Abb. 253 zu ersehen.

Abb. 252. Blutgefäße und Nerven des Fußes vom Huhn. Arterien quergestreift, Venen schwarz mit weiß ausgesparten Venenklappen; Dorsalansicht (nach VOLLMERHAUS/HEGNER, 1963).

1 A. tibialis cranialis, 1' Rete tibiotarsale; 2 A. und V. metatarsalis dorsalis communis; 3 A. und V. metatarsalis dorsalis medialis; 4 A. und V. metatarsalis dorsalis lateralis; 5 A. und V. digitalis II lateralis; 6 A. und V. digitalis III lateralis; 7 A. und V. digitalis IV medialis; 8 Rr. pulvinares; 9 A. und V. digitalis I medialis; 10 A. und V. digitalis III medialis; 11 V. tibialis caudalis; 12 V. metatarsalis plantaris superficialis medialis; 12' V. digitalis II medialis; 13 Vv. pulvinarum; 14 N. fibularis superficialis, 14' N. metatarseus [metatarsalis] dorsalis lateralis; 15 Ramus digitalis IV lateralis; 16 Ramus digitalis III lateralis; 17 Ramus digitalis IV medialis; 18 Ramus digitalis II lateralis; 19 Ramus digitalis III medialis; 20 N. fibularis profundus, 20' N. metatarseus [metatarsalis] dorsalis medialis, 20'' N. metatarseus [metatarsalis] dorsalis intermedius; 21 Ramus digitalis I lateralis; 22 Ramus digitalis I medialis; 23 Ramus digitalis II medialis

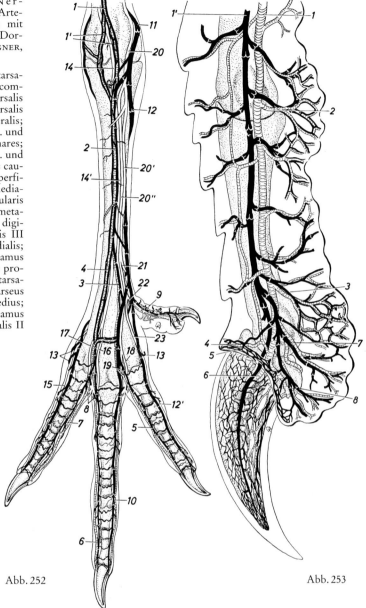

Abb. 252   Abb. 253

Abb. 253. Arterien und Venen einer Zehe des Huhnes; Seitenansicht (nach VOLLMERHAUS/HEGNER, 1963).

1, 1' A. und V. digitalis; 2 A. und V. pulvinaris des vorletzten Digitalballens; 3 A. und V. pulvinaris proximalis des letzten Digitalballens; 4 Krallenrandarterie; 5 venöser Randsinus; 6 Krallenbeinarterie und -vene; 7 A. und V. pulvinaris intermedialis sowie 8 A. und V. pulvinaris distalis des letzten Digitalballens

Arterien im Bereich des Beckens und der Rumpfwand

Als letzte Seitenarterie der Aorta gilt auch beim Vogel die **A. iliaca interna** (245/49). Sie entspringt weit kaudal am Übergang der A. sacralis mediana, der kaudalen Fortsetzung der Aorta descendens, in die A. caudae mediana. Nach wenigen Millimetern gabelt sie sich in die zur Schwanzmuskulatur strebende *A. caudae lateralis*, die einerseits kaudale Zweige an die

Ureteren und die Samenleiter abgibt, anderseits mit einem in der Bauchwand kranial ziehenden Ast *(A. cutanea abdominalis)* von kaudal den Brutfleck erreicht. Der mediale Ast der A. iliaca interna ist die *A. pudenda*, die als Beckenorganast beim **männlichen** Vogel auch Samenleiter und Harnleiter versorgt. Beim **weiblichen** Vogel kommt ihr durch die Vaskularisation des Uterus durch die *A. oviductalis caudalis,* sowie der Vagina durch die *A. vaginalis,* besondere Bedeutung zu. Bei beiden Geschlechtern endet die A. pudenda in der *A. cloacalis* (236/28), die mit *Rami bursales* artspezifisch unterschiedlich zur Bursa cloacalis ziehen und über ihre *Rami cloacales* mit den kaudalen Endästen der A. mesenterica caudalis anastomosieren.

Dorsaläste der Aorta (240). Kaudal der 5. Rippe entläßt die Aorta descendens segmental kleine paarige Dorsaläste, die entsprechend ihrer Topographie als *Aa. intersegmentales trunci*, weiter kaudal gemäß der benachbarten Wirbel als *Aa. intersegmentales synsacrales* und letztlich im Schwanzabschnitt, hier sind sie Dorsaläste der A. caudae mediana, als *A. intersegmentales caudales* bezeichnet werden. Ihre vergleichbare kraniale Fortsetzung finden diese Segmentarterien in den Dorsalästen der A. vertebralis ascendens bzw. descendens, die als *Aa. intersegmentales cervicales* bzw. *trunci* mit ihren *Rami ventrales* die wirbelnahe Stammesmuskulatur und mit ihren *Rami dorsales* den Wirbelkanal bis an den 1. Halswirbel erreichen. Somit treten in alle Wirbel Arterien ein, deren ventraler Ast, die *A. vertebromedullaris*, die Wirbelkörper vaskularisiert, und die Radix ventralis die Spinalnerven begleitend, die *A. spinalis ventralis* speist. Der dorsale Arterienast verläuft mit der Dorsalwurzel des Spinalnerven und tritt im Sulcus dorsolateralis an das Rückenmark heran.

Venen des Körperkreislaufs

Allgemeines

Im allgemeinen begleiten die Venen des Vogels, wie auch beim Säuger, die Arterien. Dennoch weist das Venensystem, verglichen einerseits mit einigen Abschnitten des Arterienverlaufs, anderseits mit den Venen des Haussäugers, bedeutende Unterschiede auf. Diese beiden Besonderheiten sollen im folgenden hervorgehoben werden. Hierzu werden die Venen des Vogels retrograd, d. h. entgegen dem Blutstrom dargestellt, denn diese Beschreibung erleichtert das Verständnis der überwiegenden Anzahl der Venen als Begleitgefäße der Arterien, verdeutlicht zudem abweichende Formationen und entspricht der Beschreibung der Venen der Haussäugetiere im Band III dieses Lehrbuchs.

Einleitend sei schon hier kurz auf die augenfälligsten Unterschiede beider Gefäßsysteme hingewiesen. Im Gegensatz zu den meisten Haussäugern (exkl. Kaninchen und Nager) tritt bei den Vögeln nicht nur die *V. cava cranialis dextra,* sondern auch eine *V. cava cranialis sinistra* auf. Die *V. jugularis dextra* ist bedeutend stärker als die linke. Eine *V. azygos* fehlt bei den Vögeln; ihre Funktion als Begleitvene der Aorta „thoracica" wird durch die paarige V. vertebralis descendens ersetzt. Die *V. cava caudalis* reicht lediglich bis zu den kranialen Nierenabteilungen und zeigt in der Art ihrer Entstehung aus den ableitenden Nierenvenen auffallende tierklassespezifische Besonderheiten, die weiter unten ausführlich beschrieben sind. Die Herzeigenvenen, Vv. cardiacae, und der venöse Schenkel des Lungenkreislaufs, die Vv. pulmonales, sind bereits S. 297 dargestellt.

Die Vv. cavae craniales und ihre Äste
(245; 246; 250; 254)

Wie schon erwähnt, besitzt der Vogel zwei *Vv. cavae craniales* (245/53, 53'). Sie verbinden die rechte Herzvorkammer mit dem rechten bzw. linken Venenwinkel, d. h. der Teilungsstelle in die *V. subclavia* und *V. jugularis* der jeweiligen Körperseite. Während die *V. cava cranialis dextra* (—/53) diesen Punkt auf kurzem Wege vom Sinus intervenosus in kraniolateraler Richtung zum Vorderrand des Sternums erreicht, muß die *V. cava cranialis sinistra* (—/53') aus ihrer Mündung kaudal am Atrium dextrum cordis nach links im Sinus coronarius um die linke Vorkammer ziehen, um dann kranial zum linken Venenwinkel zu gelangen.

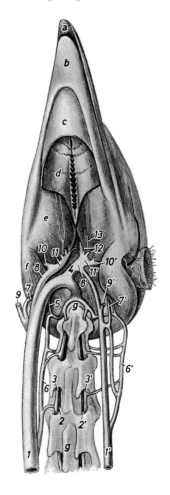

Abb. 254. Venensystem des Kopfes und Halses eines Truthahns (nach NEUGEBAUER, 1845, umgezeichnet).

a Oberschnabel; *b* Unterschnabel; *c* Mundhöhlenboden; *d* Mundhöhlendach; *e* M. pterygoideus; *f* M. depressor mandibulae; *g* 1. bis 4. Halswirbel

1, 1' V. jugularis dextra bzw. sinistra; *2, 2'* A. vertebralis ascendens dextra bzw. sinistra; *3, 3'* V. vertebralis ascendens dextra bzw. sinistra; *4* Anastomosis interjugularis; *5* V. occipitalis interna; *6, 6'* V. occipitocollica dextra bzw. sinistra; *7, 7'* V. cephalica caudalis dextra bzw. sinistra; *8, 8'* V. cephalica rostralis dextra bzw. sinistra; *9, 9'* V. mandibularis dextra bzw. sinistra; *10, 10'* V. facialis dextra bzw. sinistra; *11, 11'* V. intramandibularis dextra bzw. sinistra; *12* V. pharyngealis; *13* V. palatina

Die *Vv. jugulares,* von denen die rechte (245/54; 254/1) bedeutend stärker ist als die linke (—/54'; —/1'), sammeln das Blut aus dem Kopf und dem Hals. In ihrem subkutanen Verlauf, dem N. vagus benachbart lateral der Trachea, entlassen sie neben Begleitvenen der Halsarterien eine Anzahl von Haut-, Muskel- und Organvenen (Oesophagus, Trachea, Schilddrüse usw.). Besondere Anastomosenäste bestehen zur *V. vertebralis ascendens* (254/3, 3') bzw. *descendens*, denn sie übernehmen in ihren Rumpfabschnitten über die *Vv. intersegmentales* den Abfluß aus den weitlumigen Wirbelblutleitern im Canalis vertebralis. Diese als *Sinus venosus vertebralis internus* bezeichneten Venenrohre sammeln das abfließende Blut aus den Gehirn- und Rückenmarkshäuten, dem Rückenmark und den (Hals-) Wirbeln. Noch vor ihrer Aufzweigung in die Kopfvenen besitzen die Vv. jugulares durch die Äste der *Vv. occipitocollicae* (—/6, 6') schädelbasisnahe Anastomosen zu den Wirbel- und Kopfvenen. Besonders auffallend ist die kaudoventral des Pharynx gelegene *Anastomosis interjugularis* (—/4), die eine Verbindung der *V. cephalica rostralis dextra* bzw. *sinistra* (—/8, 8') sowie der beiden *Vv. jugulares* herstellt und somit durch die Überleitung eines Teiles des Venenbluts der linken Kopfseite zur rechten zu einer deutlichen Verstärkung der V. jugularis dextra führt.

Die Kopfvenen entstammen größtenteils der Aufzweigung der V. jugularis ihrer Seite. Als erste verläßt die *V. cephalica caudalis* (—/7, 7') in dorsokranialer Richtung das Stammgefäß. Sie nimmt über die *V. occipitalis interna* Verbindung zum Übergang der Wirbelblutleiter in den weiträumigen *Sinus occipitalis* auf, weiterhin über die arterienbegleitende *V. carotica cerebralis* zum um die Hypophyse gelegenen *Sinus cavernosus* sowie über die *V. ophthalmica externa* zum *Sinus olfactorius*. Oberflächlich anastomosiert die *V. cephalica caudalis* über das *Rete mirabile ophthalmicum* mit Augen-, Ohr- und Gesichtsvenen. Die Fortsetzung der *V. jugularis* bzw. ihrer *Anastomosis interjugularis* (—/4) bildet die *V. cephalica rostralis* (—/8, 8'). Ihr erster Hauptast, die *V. mandibularis* (—/9, 9'), erreicht durch die *V. lingualis* die Zunge, den Pharynx (—/12), den Kehlkopf, das Zungenbein sowie durch absteigende Zweige die Luft- und die Speiseröhre. Die starke *V. maxillaris* zieht rostral weiter und entsendet einerseits Äste an den Gaumen (—/13), den kaudalen Bereich der Nasenhöhle, lateral bzw. medial an die Mandibula und andererseits über die dorsomedial geschwungene *V. ophthalmica* Zweige an die Augenlider und den Oberschnabel. Durch starke ethmoidale Venen nimmt sie Verbindung zum *Sinus olfactorius* in der vorderen Schädelhöhle auf. Die *V. facialis* erreicht als oberflächlich verlaufender Seitenast der V. maxillaris mittlere Kopfabschnitte mit dem Kamm, den kaudalen Nasenbereich, laterale Augenlidsegmente, den *Sinus venosus sclerae* am Bulbus oculi sowie kaudale und intraosseäre Mandibulaanteile.

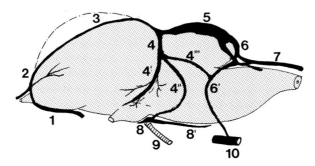

Abb. 255. Schematische Darstellung der großen Sinus durae matris des Huhnes (nach KAKU, 1959, aus BAUMEL, 1979, modifiziert).

1 Sinus sagittalis olfactorius; *2* Sinus olfactorius; *3* Sinus sagittalis dorsalis; *4* Sinus transversus, *4'* Sinus sphenotemporalis, *4''* Sinus petrosus rostralis; *4'''* Sinus petrosus caudalis; *5* Sinus occipitalis; *6* Sinus foraminis magni, *6'* V. occipitalis interna; *7* Sinus vertebralis internus; *8* Sinus cavernosus, *8'* Basilarvenen; *9* A. carotis cerebralis; *10* V. jugularis

Die **Blutleiter** der Gehirnhäute, *Sinus durae matris* (255), übernehmen als von Endothel ausgekleidete und in der Dura mater encephali gelegene Venenräume den Abtransport des Blutes aus dem Gehirn und der Schädelhöhle. Rostral beginnt an der Ventralseite der *Sinus sagittalis olfactorius* (—/1). Er zieht beim Huhn über den *Sinus olfactorius* (—/2) rostral um das Rhinencephalon und erhält im *Sinus sagittalis dorsalis* (—/3) Verbindung zum *Sinus transversus* (—/4) des Kleinhirnzelts. Der Sinus transversus wird z. T. lateral über die *V. cerebralis interna* als auch über weitere temporale Emissarien abgeleitet; kaudal steht er in weitem Zusammenhang mit dem flächigen *Sinus occipitalis* (—/5) über dem Kleinhirn. Am Foramen magnum ermöglicht dieser über den folgenden *Sinus foraminis magni* (—/6) den Venenfluß via *V. occipitalis interna* (—/6') zur *V. jugularis* (—/10) und in den Wirbelblutleiter, *Sinus vertebralis internus* (—/7), dessen Abfluß oben beschrieben ist.

An der Ventralseite des Gehirns umspült der *Sinus cavernosus* (—/8) die Hypophyse und wird von der *A. carotis cerebralis* (—/9) durchdrungen, so daß hier eine besondere, gegenseitige hämodynamische Beeinflussung der Gehirnzirkulation vorliegt. Kaudal steht der Sinus cavernosus mit den basilaren Venen (—/8') des Stammhirns in Verbindung. Zusätzlich existieren noch kleinere sinusartige Venenräume, die die Gehirnnervenpaare in den Schädelgruben begleiten. Somit besteht eine Vielzahl von großen und kleinen Abflußmöglichkeiten (mit vogelartspezifischen Unterschieden) der Sinus durae matris zu den Kopfvenen.

Venen des Flügels

Die *V. subclavia* (245/10; 246/7) erreicht als Begleitsystem der zugehörigen Arterien den Flügel und insbesondere die Brustregion. Der mächtige *Truncus pectoralis [V. thoracica externa]* entspringt (mit tierartlichen Variationen) etwa gegenüber der V. jugularis und biegt auf die Thoraxaußenseite um. Diese starke Venenbildung begründet sich in der Entsorgung der Flugmuskulatur der Brustwand. Die Dreiteilung in eine *V. pectoralis cranialis* (—/18; —/14), *media* (246/14') bzw. *caudalis* (245/19) ist durch das Fehlen der mittleren Vene bei manchen Vogelarten nicht immer gegeben. Die weitere Aufteilung der V. subclavia in ihre großen Äste, wie die *V. thoracica interna* (245/15, 16, 16'), *V. sternoclavicularis* (245/13; 246/10) und *V. coracoidea dorsalis* (246/13), entspricht jener der Arterien. Die nur mittelstarke *V. axillaris* entsendet als ersten Seitenast die *V. subcutanea thoracoabdominalis* zum kranialen Teil des Venennetzes im Brutfleck.

Schon in der Flügelbasis splittet sich dann die *V. axillaris* (245/20; 246/16) in die beiden schwachen *Vv. brachiales* (—/21; —/17), die als *Vv. comitantes* die Arterie bis zum Ellbogengelenk begleiten, sowie in die mittelstarke *V. profunda brachii*, deren Hauptast, die *V. collateralis radialis* (—/25; —/22), den benachbarten Nerven begleitet und sich im Propatagium an den zahlreichen Venenbögen beteiligt. Der stärkste Ast aber, die *V. basilica* (—/57; —/28), — sie wird bisweilen schon im Oberarmbereich als *V. ulnaris* bezeichnet —, kreuzt medial die Humerusmitte und zeichnet sich durch ihre Lumenstärke sowie ihren durch die Haut sichtbaren Verlauf deutlich ab. Dadurch ist sie für die Blutentnahme durch V e n e n p u n k t i o n e n leicht erreichbar. Medial des Ellbogengelenks konfluiert sie über zahlreiche Anastomosen mit den meisten Flügelvenen. Die Venenversorgung des Unterarms bis zur Flügelspitze — die *V. ulnaris* (246/18) bildet die distale Fortsetzung der V. basilica — entspricht, mit Ausnahme von gelegentlichen Doppelbildungen der Begleitvenen, dem Arterienverlauf.

Vena cava caudalis und ihre Äste
(245; 249; 250)

Das gesamte Blut des Körperkreislaufs aus den Regionen kaudal des Herzens, d. h. die kaudale Hälfte des Rumpfes, die Hinterextremität und die Eingeweide der Leibeshöhle (mit Ausnahme des Herzens, der Lungen und eines kranialen Drüsenmagenabschnitts), fließt durch die *Vena cava caudalis* (245/58; 250/22) dem rechten Vorhof des Herzens zu.

Die *Vena cava caudalis* mündet im Ostium venae cavae caudalis (235/6) des Sinus intervenosus über der rechten Herzvorkammer, das von einem umgreifenden Klappenapparat (—/8, 9) umgeben ist. In retrograder Richtung erstreckt sich der weitlumige Venenstamm durch den dorsalen Leberrand kaudal bis zur Vereinigung der *V. iliaca communis dextra* mit der *V. iliaca communis sinistra* (249/10; 250/25, 25'). Auf diesem kurzen Wege von der Herzbasis bis zur Mitte der kranialen Nierenabteilungen gibt die V. cava caudalis die Lebervenen (245/59), die *V. hepatica dextra*, die sehr kleinen *Vv. hepaticae mediae* und die *V. hepatica sinistra*, in den entsprechenden Anteil des Leberparenchyms ab. Wie bei der Säugetierleber sind auch für das H u h n kleine akzessorische Lebervenen beschrieben. Dicht kranial der Gabelung in die Vv. iliacae communes verlassen die beidseitigen *Vv. adrenales* (es wird von einem Nebennierenpfortadersystem berichtet, da sich zusätzlich eine Leibeswandvene ins Kapillargebiet des Organs ergießt) und die Keimdrüsenvenen das Stammgefäß. An der linken Körperseite können *Vv. ovaricae* oder die *Vv. testiculares* (250/24) mit mehreren Ästen abgehen, wobei die kranialen Äste auch mit der *V. adrenalis* einen gemeinsamen Stamm ausbilden können. Ähnliches gilt für die rechte Körperhälfte; hier sind jedoch nur inkonstant winzige Venen zum Rudiment des rechten Eierstocks nachzuweisen. Die Keimdrüsenvenen beim weiblichen Vogel, mit Ausnahme der rechten Seite, verbinden sich auch mit der *V. oviductalis cranialis*, bzw. entlassen beim männlichen Vogel kleine *Vv. ureterodeferentiales craniales*.

Die **V. iliaca communis dextra bzw. sinistra** (249/10) bildet jederseits den Gabelast der kaudalen Hohlvene (—/9). Sie zieht schräg kaudoventral unter der Parenchymbrücke der kranialen und mittleren Nierenabteilung bis kurz vor die Abzweigung der *V. portalis renalis caudalis* (—/18). Hier endet die V. iliaca communis funktionell durch eine Spiralklappe, *Valva portalis renalis* (—/16′). Ihr erster Ast, die *V. oviductalis cranialis*, teilt sich in Venen zum Ovar, sowie zum Infundibulum und Magnum des Eileiters auf. Die weiteren Äste erreichen als abführende *Vv. renales* alle drei Nierenabteilungen. Zu diesen gehören mehrere kleine *Vv. renales craniales* der Divisio cranialis, sowie die weitlumige, mehr medial und ventral an der Divisio media und caudalis verlaufende *V. renalis caudalis* (—/11). Sie übernehmen den venösen Abfluß der *Vv. intralobulares*, die das Venenblut aus den Kapillarnetzen um die Tubuli renales sammeln. Gleichzeitig wird von der *V. renalis caudalis sinistra* eine (oder mehrere) mittlere Eileitervene, *V. oviductalis media* (—/12), entlassen.

Nierenpfortadersystem, Systema portale renale
(249)

Wie bei den Fischen, Amphibien und Reptilien bleibt auch in den Nieren der Klasse Aves ein zweites nachgeschaltetes Kapillargebiet erhalten, das durch Venen mit den primären, vorgeschalteten Kapillaren des Körperkreislaufs in der Hinterextremität, im Becken und Schwanz sowie in den kaudalen Abschnitten des Darmes und der Wirbelsäule verbunden ist. Somit ist bei diesen Tierklassen ein echtes Nierenpfortadersystem ausgebildet. Der Sinn dieser Aufzweigung von Venen in einem zweiten, nachgeschalteten Kapillargebiet in der Vogelniere soll in der höheren Rückresorptionsrate von nierenpflichtigen Stoffen, einschließlich Wasser, und in der Harnsäureproduktion begründet sein.

Diese zuführenden Venen des Nierenpfortadersystems sind vor allem die *V. iliaca externa* (249/16), die *V. ischiadica* (—/15) und die *V. iliaca interna* (—/14). Sie schließen sich am lateralen Rand der Niere zur *V. portalis renalis caudalis* (—/18) zusammen. Diese entläßt die *Vv. interlobulares* in das Parenchym der mittleren und kaudalen Nierenabteilungen. Die gleichen Organvenen für die Divisio cranialis der Niere entstammen dem Endstück der V. iliaca externa dicht lateral der Valva portalis renalis. Ihre Endäste ergießen sich in das peritubuläre Kapillarnetz der Nierenläppchen. Durch Anastomosen zur anderen Körperseite dorsal über Verbindungen der Vv. intersegmentales trunci mit dem Wirbelblutleiter und kaudal über die *Anastomosis interiliaca* der V. iliaca interna dextra bzw. sinistra, bildet das Nierenpfortadersystem eine vielfach **steuerbare Ringversorgung** des peritubulären Kapillarnetzes gemeinsam für die linke und rechte Niere. Die Steuerung der Durchflußrate dieses Systems obliegt der oben genannten *Valva portalis renalis* (—/16′), die als vegetativ-nervös regulierbare Drosselklappe, dem Bedarf der Nierenfunktion entsprechend, unterschiedliche Mengen des Venenbluts direkt in die abführende V. iliaca communis durchläßt oder bei höherem Bedarf der Niere und somit enger geschlossener Klappe (insbesondere in körperlichen Ruhephasen) das Blut in die Nierenäste ihres Pfortadersystems zurückverweist. Diese Steuerung ist an der linken und rechten Drosselklappe getrennt regelbar. Zusätzlich wird die Zufuhr der Pfortaderblutmenge über die *V. mesenterica caudalis* (—/13) aus dem distalen Darmabschnitt (also im Zusammenhang mit dem Leberpfortadersystem!) und über Anastomosen zum Wirbelblutleiter dem Bedarf der Nierenfunktion angemessen geregelt.

Der Zufluß zu den arteriellen Wundernetzen in die Glomerula zur Ultrafiltration unter arteriellem Hochdruck steht in keinem Zusammenhang mit dem Nierenpfortadersystem, sondern es wird das peritubuläre Kapillarnetz in der Nierenrinde lediglich von den Endzweigen dieses Nierenpfortadersystems durchflossen, wobei die Kapillarschlingen aus den *Arteriolae rectae*, also jener efferenten Gefäße der Glomerula, in diese Netze miteinfließen.

Venen der Hinterextremität und des Beckens
(245; 250; 253)

Wie aus der Beschreibung des Pfortadersystems der Niere hervorgeht, wird das venöse Blut aus der Hinterextremität über die *V. iliaca externa* und die *V. ischiadica* bei Bedarf der Niere zugeleitet. Bemerkenswert ist, daß in Umkehrung zu den Lumina der gleichnamigen Arterien die kranial gelegene V. iliaca externa den Hauptabflußweg aus der Hinterextremität darstellt, während die V. ischiadica, als dünne Vene neben der Hauptarterie, nur einen geringen Teil des venösen Blutes in die Niere ableitet.

Die nur kurze, aber starke *V. iliaca externa* (245/35) entläßt arterienbegleitend die *V. pubica* kaudolateral ans Becken und die sich breit aufzweigende *V. femoralis* (250/8) in die kraniale Oberschenkelmuskulatur. Ihre Fortsetzung stellt medial am proximalen Drittel des Femurs die weitlumige Anastomose zur *V. ischiadica* dar. Diese Venenverbindung leitet den Hauptteil des Venenabflusses aus den Ästen der V. ischiadica (kaudal des Oberschenkelbeins) zur V. iliaca externa kranial um.

Somit ist die *V. ischiadica* (245/36) bei ihrer Mündung in die *V. portalis renalis caudalis* (−/61) nur dünnlumig. Sie verläßt das Becken durch das Foramen ischiadicum in Begleitung der starken A. ischiadica, deren Beckenäste sie ebenfalls Begleitvenen anlagert. Im proximalen Drittel des Oberschenkels erreicht sie die Anastomose zur *V. iliaca externa* (250/6). Distal davon übernimmt sie dann als *V. poplitea* (−/13) nahezu die gesamte Versorgung der freien Extremität. Ihre Äste entsprechen der Verzweigung der A. poplitea in die Unterschenkelarterien. Im Unterschied zu den Arterien erreicht die *V. tibialis caudalis* (245/46; 250/16) den Lauf als *V. metatarsalis plantaris superficialis* und wird dort, dicht distal des Tibiotarsalgelenks medial am Tarsometatarsus bei Enten, Gänsen, Schwänen und Laufvögeln zur Venenpunktion herangezogen. Die Venenversorgung des Vogelfußes und der Zehen entspricht in ihrem Verlauf allgemein jener der Arterien. Für das Huhn sind die Venen in den Abb. 252 und 253 dargestellt. Lediglich in den Schwimmhäuten zwischen den Zehen des Wassergeflügels verzweigen sich größere Venen, während die Arterien doch mehr den Zehenknochen axial bzw. abaxial angelagert bleiben.

Alle Venen des Vogelfußes sind in dichter Folge mit rückflußunterstützenden Venenklappen ausgerüstet. Zudem wirken zahlreiche arteriovenöse Anastomosen der Blutgefäße des Fußes sowohl hämodynamisch als auch insbesondere thermoregulatorisch, da gerade hier große Temperaturunterschiede ausgeglichen werden müssen.

Der kaudale Bogen des Nierenpfortadersystems wird durch die paarige *V. iliaca interna* (245/64; 250/20) mit ihrer *Anastomosis interiliaca* geschlossen. Sie entläßt medial die *V. pudenda* mit arterienbegleitenden Organästen (−/51; −/21', z. B. *Vv. ureterodeferentiales caudales, V. oviductalis caudalis* mit *Vv. uterinae* und *V. vaginalis, V. bursocloacalis*). Lateral verläuft sie als *V. caudae lateralis* (−/50; −/21) weiter, versorgt die Stammesmuskulatur und verbindet sich über *Vv. intersegmentales caudales* mit dem Ende des Wirbelblutleiters.

Leberpfortadersystem, Systema portale hepaticum
(248; 256)

Ähnlich den Verhältnissen beim Säuger besteht beim Vogel ein Leberpfortadersystem als funktionelle Venenverbindung zwischen den Sinusoiden der Leber und den Kapillaren der unpaaren Bauchorgane, d.h. Darmkanal (mit Ausnahme des kaudalen Kloakenabschnitts), Pankreas, Milz, Muskelmagen, Drüsenmagen (mit Ausnahme eines kleinen kranialen Teils), und auch die Wände kaudal gelegener Luftsäcke. Im Unterschied zur V. portae hepatis des Säugers bildet sich beim Huhn kein gemeinsamer Pfortaderstamm aus, sondern aus der rechten Seite der Leberpforte tritt die starke *V. portalis hepatica dextra* (256/1) an die Eingeweide heran, während die schwächere *V. portalis hepatica sinistra* (—/1') vor allem den Drüsen- und Muskelmagen erreicht. Diese beiden Pfortadern verbinden sich in der Leberpforte durch die *Pars transversa* des *Ramus sinister venae portalis* (—/2'). In der Leber verteilen dann *Rami intrahepatici* (—/2) das Blut in die Organlappen.

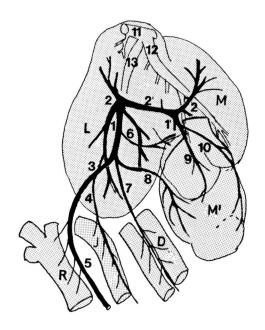

Abb. 256. Leberpfortadersystem des Huhnes.

D Duodenum; *J* Jejunoileum; *L* Leber; *M* Drüsen- und *M'* Muskelmagen; *R* Enddarm

1 V. portalis hepatica dextra, *1'* V. portalis hepatica sinistra; *2* intrahepatische Rami, *2'* Pars transversa des Ramus sinister venae portalis; *3* V. mesenterica communis; *4* V. mesenterica cranialis; *5* V. mesenterica caudalis; *6* V. proventriculosplenica; *7* V. pancreaticoduodenalis; *8* V. gastrica dextra; *9* V. gastrica ventralis; *10* V. gastrica sinistra; *11* V. cava caudalis; *12* V. hepatica dextra; *13* V. hepatica sinistra

Zusätzliche kleine *Vv. portalis hepaticae propriae* des linken Leberlappens sind für Huhn, Truthuhn, Ente und Gans beschrieben.

Als kurzer, voluminöser abführender Venenstamm stellt die *V. portalis hepatica dextra* (256/1) beim Vogel die zentrale Fortsetzung der *V. mesenterica communis* dar (—/3). Sie gibt kraniodorsal die *V. proventriculosplenica* (—/6) ab, um darauf als *V. mesenterica communis* (—/3) den Darmkanal zu erreichen. Hier entsendet sie die *V. pancreaticoduodenalis* (—/7) in die Gekröseschlinge des Duodenums, die zudem die rechte Seite des Muskelmagens durch die *V. gastrica dextra* (—/8) versorgt. Der Stamm der Darmvenen gabelt sich in die *V. mesenterica cranialis* (—/4) zum Dünndarm und in die *V. mesenterica caudalis* (—/5). Diese verläuft im Enddarmgekröse kaudal und verbindet sich über die starke *Anastomosis interiliaca* mit der *V. portalis renalis caudalis* des Nierenpfortaderkreislaufs. Somit besteht eine funktionelle Verbindung zwischen den Pfortadersystemen der Leber und der Nieren.

Die nur schwache *V. portalis hepatica sinistra* (256/1') sammelt das Blut über die *V. gastrica ventralis* (—/9) und die *V. gastrica sinistra* (—/10) aus dem größten Teil des Muskelmagens, einschließlich Pylorus, Isthmus und einem kaudoventralen Teil des Drüsenmagens. Bei der Taube und beim Wellensittich konfluieren nahezu alle Proventrikularvenen mit der rechten Pfortader.

Injektions- und Blutentnahmetechnik

Beim Vogel, in zunehmendem Maße auch beim Kleinvogel, werden diagnostische Blutentnahmen sowie therapeutische Injektionstechniken am Venensystem vorgenommen, da akute aviäre Erkrankungen zumeist sehr rasch verlaufen und somit ein schneller, steuerbarer Wirkungseintritt eines Medikaments notwendig ist. Die *V. jugularis externa dextra* (sie ist stärker als die linke) bietet sich im mittleren Halsbereich bei den meisten Vogelarten (nicht jedoch bei Tauben) an, wobei Hühnervögel, Psittaciden und Finken hier sogar ein federloses Hautfeld als Abdeckung besitzen.

Die durch Fingerdruck gestaute *V. basilica* (bzw. *V. ulnaris*) im distalen Drittel des Oberarms liegt gut gepolstert auf dem M. humerotriceps; ihre Punktion kann auch bei Tauben ausgeführt werden. Die *V. metatarsea plantaris superficialis* läßt sich ebenfalls für Injektionen oder Blutentnahmen im distalen Drittel des Tibiotarsus gut darstellen.

Die Blutentnahme durch Herzpunktion sollte für diagnostisch-therapeutische Maßnahmen nicht mehr verwendet werden, da Zwischenfälle mit Todesfolge nicht selten sind. Der Einstich von links erfolgt am kranialen Drittelpunkt der Verbindungslinie vom Schultergelenk zum Margo caudalis sterni neben der leicht erkennbaren Teilungsstelle der V. cutanea thoracoabdominalis in ihren dorsalen und ventralen Ast.

Lymphatisches System, Systema lymphaticum

Allgemeines

Beim Vogel zeigt das Lymphsystem einige Merkmale, die auf eine Zwischenstellung in der phylogenetischen Reihe zwischen jenem der Amphibien und Reptilien einerseits und dem hochentwickelten Immunsystem der Säuger andererseits hinweisen (siehe Bd. III, Phylogenese lymphatischer Organe, S. 277). Anatomisch gliedert sich das Lymphsystem in die *Lymphgefäße*, die die Lymphzellen sowie großmolekulare Bestandteile mit der Lymphflüssigkeit parallel zu den Venen in den Blutkreislauf zurückführen, und in das zellhaltige *Lymphgewebe*, das körperfremde Stoffe erkennen und eliminieren kann.

Funktionell wird das Lymphgewebe in zentrale (primäre) Lymphorgane und in periphere (sekundäre) Lymphgewebe (PLT = Peripheral Lymphoid Tissue) eingeteilt. Ihre Zellen produzieren die „aviären" Immunglobuline IgM, IgG und IgA.

Die *zentralen Lymphorgane* des Vogels, das Knochenmark und der Thymus, werden durch die Bursa cloacalis (Fabricii), ein nur der Klasse Aves eigenes Bildungs- und Prägungsorgan der B-Lymphozyten, ergänzt. Die *peripheren Lymphgewebe* (Ansammlungen von Lymphzellen mit und ohne Reaktionszentrum) treten in der Milz, in Drüsen, im Knochenmark, in aggregierten Lymphknötchen der Blinddärme und der Peyerschen Platten des Dünndarms, sowie in verstreuten Lymphknötchen vieler weiterer parenchymatöser Organe zahlreich auf; echte Lymphknoten hingegen existieren — in Form von zwei paarigen Lymphknoten — lediglich bei einigen Sumpf- und Wasservögeln.

Die Sonderstellung der Vögel durch ihre zirkumskripte *Bursa cloacalis* (Fabricii) wird in zunehmendem Maße in der immunologischen Grundlagenforschung genutzt, da z. B. bei frühzeitiger Bursektomie (beim Eintagsküken) gezielte Ausfallserscheinungen der B-Zellreihe, bzw. daraus folgende Interaktionen zu T-Zellen beobachtet werden können. Inzwischen existieren sogar genetisch dysgammaglobulinämische Hühnerstämme als Tiermodelle in der medizinischen Forschung.

Die Lymphgefäße, *Vasa lymphatica,* sind zwar in geringerer Anzahl als beim Säuger ausgebildet, dennoch können auch hier bestimmte Lymphbahnen mit vergleichsweise seltener vorkommenden Lymphklappen erkannt werden. Die noch bei Amphibien und Reptilien den Lymphtransport unterstützenden, kontraktilen Lymphherzen treten im Embryonalstadium an Lymphgefäßen des Beckens in Verbindung mit Lymphgefäßen der Dottersackwand auf. Darüber hinaus bleiben Lymphherzen bei Huhn, Gans, Ente und Straußenvögeln dorsal des 1. und 2. Schwanzwirbels erhalten. Ob sie durch ihren schwachen Muskelmantel und ihren klappentragenden Hohlraum die Lymphe zentralwärts treiben, konnte bisher für die Wasservögel nicht nachgewiesen werden. Die besondere Funktion der Lymphgefäße und -räume des *Phallus* bei der Erektion ist im Kapitel „Männliche Geschlechtsorgane" dargestellt.

Zentrale Lymphorgane

Zu den zentralen Lymphorganen zählen beim Vogel das *Knochenmark* (embryonal auch Wandbezirke des Dottersacks), der *Thymus* und die *Bursa cloacalis* (Fabricii).

Die Lymphzellen im Knochenmark sind bereits im Kapitel „Blutzellen", siehe S. 286, beschrieben.

Thymus
(183/*o*; 227/*g, g'*; 246/*H*; 263/*T*)

Der Thymus gilt als Abkömmling des III. und IV. Schlundtaschenepithels. Er gehört beim Vogel bereits zum lymphoiden Bautyp, d. h. er hat die epitheliale Lage des Organs niedriger Vertebraten verlassen. Seine Hauptaufgabe ist, beim wachsenden Tier immunkompetente T-Lymphozyten zu bilden. Dazu erreichen Stammzellen aus der Dottersackwand schon am 7. Embryonaltag den Thymus, später wiederholt sich das Eintreten von Stammzellen aus dem Knochenmark in zeitlich getrennten „Wellen". Ein Teil dieser Zellen wird im Thymus geprägt und verläßt ihn als immunkompetente T-Zellen, um das periphere Lymphgewebe zu besiedeln. Im Rahmen der Immunantwort leisten die T-Zellen unterschiedliche Aufgaben, die sich gegenseitig und mit weiteren Abwehrmechanismen des Körpers ergänzen. Heute werden 3 Subpopulationen: T-Helferzellen, T-Suppressorzellen und zytotoxische T-Zellen unterschieden; dazu werden zwei T-Zelltypen mit Effekten bei Abstoßungsreaktionen diskutiert. Eine hormonale Funktion des Thymus, die nicht der Immunregulation dient, wird heute bestritten. Bei manchen Vogelarten (z. B. Sperling und Star) wird zusätzlich zur lymphatischen Funktion die Möglichkeit der Bildung von Erythrozyten diskutiert.

Beim Vogel liegt der Thymus subkutan ab dem 3. Halswirbel über die gesamte Halslänge der V. jugularis an. Während seiner Entwicklung gliedert er sich aus einer strangförmigen Anlage in mehrere, völlig getrennte Lappen, *Lobi thymici,* die von der *Capsula thymica* umgeben sind. Innerhalb eines Lappens trennen Septen mehrere Läppchen, *Lobuli thymici,* ab, die den typischen Aufbau mit Mark und Rinde aufweisen.

Die Anzahl der Thymuslappen schwankt tierartlich und individuell spezifisch: Beim jungen Huhn sind 4 bis 8 Lobi mit einer Länge von 8 bis 15 mm ausgebildet, deren Breite 7 bis 9 mm und deren Dicke 2 bis 5 mm beträgt. Bei der Ente und Taube sind 5 bis 6 mehr ovale Lappen zu erkennen.

▶ Bau: An jedem Läppchen kann eine periphere Rinde *(Cortex thymicus)* und ein zentral gelegenes Mark *(Medulla thymica)* unterschieden werden. Das Grundgerüst beider Anteile wird von Retikulumzellen und retikulären Fasern gebildet. In dieses Maschenwerk eingebettet liegen in der Rinde dicht gepackt kleine Lymphozyten *(Thymozyten)*. Im Mark, in dem die Lymphozyten weniger dicht gelagert sind, lassen sich regelmäßig weitere Zellarten wie Makrophagen, Plasmazellen, Mastzellen und gelegentlich Granulozyten erkennen. Charakteristisch für das Mark sind, wie beim Säugetier, die *Corpuscula thymica* (Hassalsche Körperchen), die durch zwiebelschalenartiges Aneinanderlagern von Retikulumzellen entstehen. Ihre Funktion ist nicht geklärt.

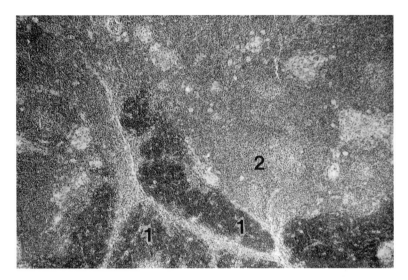

Abb. 257. Schnitt durch den Thymus eines 8 Wochen alten Huhnes.
1 Rinde; *2* Mark mit Hassalschen Körperchen

Thymusinvolution

Beim Haushuhn erreicht der Thymus im Alter von 4 bis 12 Wochen seine relativ stärkste Entwicklung. Sein Gewicht beträgt dann ca. 0,5 % des Körpergewichts. Ab dem 4. Monat beginnt unter dem Einfluß der vermehrt sezernierten Geschlechtshormone die Involution des Thymus. Dabei kommt es vor allem zur Reduzierung des Rindenanteils. Ab dem 8. Monat läßt sich keine Rindenzone mehr differenzieren. Bei anderen Vogelarten (Ente, Sperling, Fasan) macht der Thymus in Abhängigkeit von der saisonalen Fortpflanzungstätigkeit und vor allem von der Mauser deutliche Veränderungen in seiner Größe durch. Nach der Mauser enthält der vergrößerte Thymus beim Fasan viele unreife Erythrozyten. Es wurde daher vermutet, daß hier dem Thymus eine erythropoëtische Funktion als Antwort auf einen vergrößerten Bedarf an roten Blutzellen zukommen könnte.

Bursa cloacalis (Fabricii)[*]
(187; 258)

Sowohl durch ihre Entstehung aus dem Entoderm als auch in ihrem späteren lymphoretikulären Bau und in ihrer immunologischen Funktion ähnelt die Bursa cloacalis dem Thymus. Als

---

[*] FABRICIUS, Hieronymus [ital. Gerolamo Fabrizio], nach dem Geburtsort *ab Acquapendente* genannter Anatom und Chirurg, 1533—1619, arbeitete auf dem Gebiet der vergleichenden Anatomie und Entwicklungsgeschichte.

unpaarer Entodermabkömmling behält sie jedoch zeitlebens Taschenform mit einem offenen Zugang zum Darmkanal (Bursastiel, *Collum bursae cloacalis*), hier zum Lumen des Proktodäums. Ihre funktionelle Bedeutung liegt in der Vermehrung von Lymphozyten, die aus dem Knochenmark einwandern. Nach der Prägung dieser Zellen zu immunkompetenten B-Lymphozyten schleust sie einige in die peripheren Lymphgewebe aus. Bei Antigenkonfrontation vermehren sich die B-Lymphozyten spezifisch zu Gedächtniszellen und zu antikörperproduzierenden Plasmazellen, die ihre Immunglobuline frei abgeben.

Die dickwandige *Bursa cloacalis* (Fabricii) wird beim Huhn durch 11 bis 13 primäre Längsfalten, *Plicae bursales,* und weitere sekundäre Fältchen gegliedert. Die Wandfalten enthalten eine große Anzahl (bis zu 10 000) von Lymphknötchen, *Folliculi lymphatici*, die durch Septen, *Septa interfollicularia*, getrennt sind. Bei der altersabhängigen Involution der Bursa reduziert sich frühzeitig (2. bis 4. Lebensmonat) und zudem deutlich der Gehalt an Lymphozyten.

▶ Bau: An den *Folliculi lymphatici* kann bei den meisten Vogelarten eine deutliche Rindenzone, in der dicht gepackt vor allem kleine Lymphozyten liegen, und ein Markbereich, der neben vielen Lymphozyten und Lymphoblasten auch Makrophagen und in geringer Zahl auch Mastzellen enthält, unterschieden werden. Während die Rinde stark kapillarisiert ist, lassen sich im Markbereich der Lymphfollikel nur wenige Kapillaren erkennen. Die Involution der Bursa cloacalis beginnt gleichfalls mit dem Einsetzen der Geschlechtsreife. Nach der Involution persistiert ein kleines sackförmiges Gebilde als Rest der Bursa.

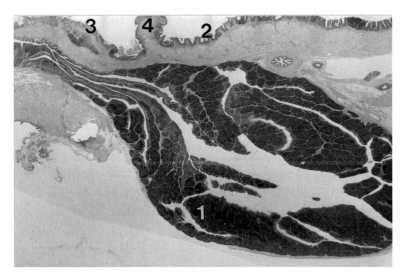

Abb. 258. Längsschnitt durch die Bursa fabricii des Huhnes.
1 Bursa fabricii; *2* Epithel des Koprodäums; *3* Epithel des Urodäums; *4* Plica coprourodaealis

Periphere Lymphgewebe

Neben den makroskopisch erkennbaren, peripheren Lymphorganen wie Lymphknoten und Milz sind beim Vogel weitere zahlreiche Ansammlungen von Lymphozyten in nahezu allen Geweben nachgewiesen, denen eine umschriebene Organstruktur fehlt. Einzelne Lymphknötchen, *Noduli lymphatici solitarii*, finden sich in den meisten Geweben und Organen des Vogels. Die Knötchen enthalten sowohl B- als auch T-Zell-Bereiche. Zusammenlagerungen derartiger Lymphknötchen *(Noduli lymphatici aggregati)* existieren insbesondere in der Schleimhaut des Verdauungstrakts: Schnabelhöhle, Pharynx, Oesophagus, Dünndarm (längsgerichtet beim H u h n , ringförmig bei der E n t e), Halsabschnitte der Caeca *(Zaekaltonsille),* Dickdarm bis zur Kloakenöffnung. Auffällig ist bei H ü h n e r v ö g e l n auch der Reichtum an Lymphknötchen in der Nickhaut und im Tränenkanal mit einem hohen Gehalt an B-Lymphozyten und Plasmazellen. Außerdem kommen bei allen Vogelarten die sogenannten *Noduli lymphatici murales* vor, das sind zahlreiche Lymphknötchen (etwa 1 mm groß) in der Wand von Lymphgefäßen vorzugsweise der Hinterextremität. Insgesamt stellen die verstreut angeordneten Lymphknötchen den überwiegenden Teil des Lymphgewebes dar. Lymphozyten aus diesen peripheren Lymphgeweben zirkulieren via Lymph- und Blutweg im Verhältnis von ca. 70 % T-Lymphozyten zu 30 % B-Lymphozyten (H u h n) und finden wahrscheinlich in ihre Heimatregion zurück.

Die *Tonsilla caecalis* liegt in einem umschriebenen Schleimhautbereich, der beim H a u s - h u h n ca. 4 bis 18 mm groß ist und am proximalen Ende des Zaekums liegt. Das Darmepithel stülpt sich kryptenartig gegen das Bindegewebe vor. Um diese Krypten formieren sich in der Lamina propria der Schleimhaut zahlreiche, große Lymphonoduli. Die Zotten des Zaekums sind im Bereich der Tonsilla caecalis deutlich länger und schlanker als in den angrenzenden Darmbereichen.

Lymphknoten, Nodi lymphatici
(259; 260)

Nach älteren Untersuchungen sollen Lymphknoten nur bei verschiedenen Wasservögeln vorkommen. Bei E n t e und G a n s sind der Halsbrustlymphknoten, *Nodus lymphaticus cervicothoracicus,* und der Lendenlymphknoten, *Nodus lymphaticus lumbalis,* nachgewiesen. Beide Lymphknoten enthalten Lymphknötchen mit Keimzentren und Makrophagen, die eine hohe Phagozytoserate auszeichnet.

In neueren Arbeiten wurden auch beim H a u s h u h n Lymphknoten, und zwar entlang der Venen der Beckenextremität, nachgewiesen.

Der **Nodus lymphaticus cervicothoracicus** liegt dem Ursprung der V. jugularis aus der gleichseitigen V. cava cranialis dicht benachbart an. Er ist bei E n t e und G a n s etwa 10 bis 30 mm lang und nur 3 bis 5 mm dick. Durch seine Entstehung aus der Lymphgefäßwand ist der Halsbrustlymphknoten in das *Vas lymphaticum jugulare* eingebaut.

Der ebenfalls längliche **Nodus lymphaticus lumbalis** [lumbaris] befindet sich an beiden Seiten der Aorta descendens zwischen den Abgangsstellen der A. iliaca externa und der A. ischiadica. Er gilt als Wandproliferation der *Pars abdominalis* des *Truncus thoracoabdominalis.* Bei E n t e und G a n s beträgt seine Länge ca. 25 bis 40 mm und seine Dicke 5 mm.

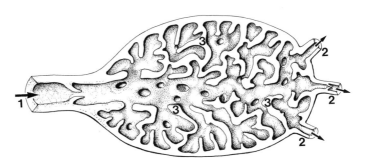

Abb. 259. Schematische Darstellung eines Lymphknotens der Gans.

1 Vas afferens; *2* Vas efferens; *3* Parenchym des Lymphknotens

▶ Bau: Die bisher untersuchten Lymphknoten zeigen einen übereinstimmenden Bau, der vor allem bei jungen Vögeln gut erkennbar ist. Der Lymphknoten wird von einem weiten, sinusartigen Lymphgefäß *(Sinus centralis)* durchzogen, das gelegentlich Klappen aufweist und die kontinuierliche Fortsetzung des Lymphgefäßes darstellt. Um dieses zentrale Lymphgefäß liegen im retikulären Grundgerüst des Lymphknotens eingebettet, dicht gelagert zahlreiche Lymphozyten, die sich teilweise auch zu kleinen Lymphonoduli formieren. In den anschließenden, weiter peripher gelegenen Bereichen liegen kleine und mittelgroße Lymphozyten eher locker angeordnet. Der zentrale Lymphsinus ergießt sich mit zahlreichen Öffnungen direkt in das Maschenwerk aus Retikulumzellen, die, wie erwähnt, die Grundlage des Lymphknotens bilden. Am Ende teilt sich der Sinus centralis in mehrere kleine Sinus, die ihrerseits in die weiterführenden Lymphgefäße münden. Neben Lymphozyten finden sich im Parenchym der Lymphknoten verschiedene andere freie Zellen, wie Granulozyten (vor allem pseudoeosinophile Granulozyten) Monozyten und Plasmazellen.

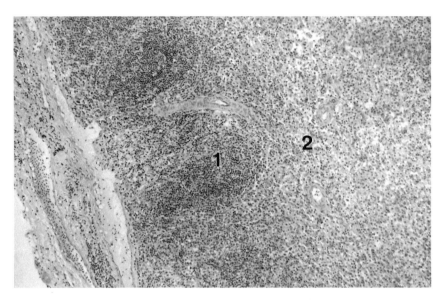

Abb. 260. Schnitt durch den Lymphknoten einer Ente.
1 Lymphfollikel; *2* lockeres lymphatisches Gewebe

Milz, Lien [Splen]
(182; 185/*m*)

Wie beim Säuger ist eine der Funktionen der Vogelmilz im Abbau gealterter Erythrozyten („Grab der roten Blutkörperchen", „Blutmauserung") zu sehen. Daneben ist sie durch ihren hohen Gehalt an Lymphknötchen mit B-Zell- und T-Zell-Zonen am Immungeschehen beteiligt. Somit gehört die Milz funktionell sowohl dem Blutkreislauf als auch dem Lymphsystem an.

▶ Form: Die braunrote bis kirschrote Milz ist beim Huhn kugelig bis eiförmig, bei den Wasservögeln dagegen mehr dreieckig mit abgeplatteter Dorsal- und konvexer Ventralfläche. Ihre Durchmesser erreichen beim Huhn zwischen 10 und 20 Millimeter.

▶ Das Gewicht der Milz beträgt bei Huhn und Ente zwischen 1,5 und 4,5 g, bei der Gans 4 bis 8 g und bei der Taube 0,2 bis 0,4 g.

▶ Die Lage der Milz ist konstant, da sie medial des Isthmus zwischen Drüsen- und Muskelmagen an der Facies visceralis hepatis dorsal der Gallenblase (exkl. Taube) angeheftet ist. Kaudal ist sie den Keimdrüsen benachbart. Für das Huhn sind in wenigen Fällen eine oder mehrere winzige akzessorische Milzen (Nebenmilzen) beschrieben.

Über ihr Gekröse, *Mesenterium dorsale,* steht die Milz in kurzer Verbindung mit der A. coeliaca sowie mit dem Drüsen- und dem Muskelmagen. Auf diesem Wege erhält sie ihre Leitungsbahnen. So können die *Aa. splenicae,* insbesondere des Ramus dexter der A. coeliaca, direkt das Organ erreichen.

Nach dem Eintritt am Hilus verzweigen sich die Aa. splenicae in die sogenannten Trabekelarterien, die ein Stück in den bindegewebigen Trabekeln der Milz verlaufen und dann als Zentralarterien *(Aa. centrales)* in das Parenchym übergehen. Diese werden zunächst von periarteriellen Lymphscheiden umgeben, die vor allem T-Lymphozyten enthalten. Am Ende der Lymphscheiden formieren sich die Lymphozyten zu Milzfollikeln, die als B-zellabhängige Regionen gelten und die von den Aa. centrales mehr oder weniger zentral durchquert werden. Bei Verlassen der Milzfollikel spalten sich die Zentralarterien in die Pinselarteriolen auf, die dann bald die kleinen Hülsenkapillaren abgeben. Letztere besitzen eine Scheide aus Retikulumzellen und münden entweder in die weiten venösen Sinuskapillaren der Milz oder auch direkt in das Schwammwerk der Retikulumzellen. Der venöse Abfluß gelangt über die *Vv. splenicae* und die Vena portalis hepatica dextra zur Leber. Die Milzinnervation erfolgt vegetativ über sympathische und parasympathische Äste des *Plexus coeliacus.* Abführende Lymphgefäße begleiten diese Leitungsbahnen und münden in das *Vas lymphaticum coeliacum.*

▶ Bau: Das Grundgerüst der Milz wird aus einem dreidimensionalen Maschenwerk von Retikulumzellen gebildet. Auch beim Vogel kann eine rote *(Pulpa lienis [splenica] rubra)* und eine weiße Pulpa *(Pulpa lienis [splenica] alba)* unterschieden werden, doch ist die Abgrenzung dieser beiden Anteile weniger deutlich als beim Säugetier. Die weiße Pulpa besteht aus den periarteriolären Lymphscheiden (T-zellabhängige Bereiche) und den Milzfollikeln (B-zellabhängige Bereiche), die sich um die Zentralarterien gruppieren. Die rote Pulpa wird von den venösen Sinus und den dazwischen gelegenen Strängen aus Retikulumzellen gebildet, in deren Netzwerk neben Lymphozyten auch Makrophagen und rote Blutkörperchen eingelagert sind.

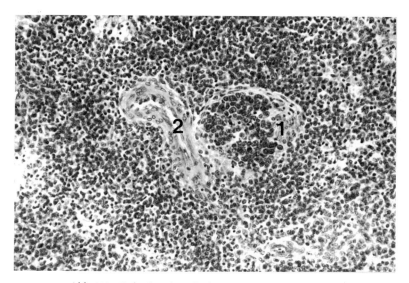

Abb. 261. Schnitt durch die Milz eines Huhnes.
1 Milzfollikel; *2* Trabekelarterie

Lymphgefäße, Vasa lymphatica
(262; 263)

Da Lymphknoten bei den meisten Vögeln fehlen, bilden die Lymphgefäße und ihre weiterführenden Lymphsammelgänge grundsätzlich einen parallel zu den Venen verlaufenden Kreislaufschenkel ohne erkennbare Filterstationen. Deshalb entfällt eine Gliederung in zuführende *(Vasa afferentia)* bzw. abführende Lymphgefäße *(Vasa efferentia)*. Ihre praktische Bedeutung in der Untersuchung des Schlachtgeflügels ist somit gering. Allgemein sind Lymphgefäße topographisch eng den großen Blutgefäßen zugeordnet, wobei sie im Rumpf häufig die großen Körperarterien begleiten, während sie in den Extremitäten sowie im Hals den Venen dicht anliegen.

Den Ursprung der Lymphgefäße bilden die blind in allen bindegewebshaltigen Organen beginnenden Lymphkapillaren (siehe Bd. III, S. 307, 311 ff.). Über Leitgefäße (mit Lymphklappen) und Transportgefäße (mit Lymphklappen und Muskelmantel) wird die Lymphe, die eine ähnliche Zusammensetzung wie die Säugerlymphe aufweist, den großen Lymphstämmen zugeführt, die grundsätzlich in die beiden kranialen Hohlvenen einmünden.

Lymphgefäße der kaudalen Körperhälfte
(262)

Alle Lymphgefäße kaudal des Herzens und der Lunge münden in den *Truncus thoracoabdominalis* (262, 263/1, 2), der strickleiterartig der Aorta descendens ventral anliegt und weiter kranial und dorsal des Herzens zu den beiden Venae cavae craniales divergiert. Dieser wichtigste Lymphsammelgang des Rumpfes ist dem Ductus thoracicus mit der Cisterna chyli der Säugetiere vergleichbar.

Als doppelter Rumpflymphstamm mit zahlreichen Querverbindungen und wenigen Klappen kann der *Truncus thoracoabdominalis* topographisch in eine *Pars thoracica* und eine *Pars abdominalis* unterteilt werden. Der Bauchteil (262/1, 1') liegt der Aorta descendens zwischen den kranialen und mittleren Nierenabteilungen (—/G) beidseitig an. Er ist stellenweise sackartig erweitert, so daß hier auch eine Parallele zur Lendenzisterne des Säugers gesehen werden kann. In die *Pars abdominalis* münden das *Vas lymphaticum sacrale medianum* aus dem Schwanzbereich, das *Vas lymphaticum iliacum internum* (—/4) von der Beckenwand, das *Vas lymphaticum pudendum* mit Lymphgefäßen der Bursa cloacalis und der Kloake, das *Vas lymphaticum mesentericum caudale,* das den Enddarm drainiert, sowie *Vasa lymphatica renalia* (—/7) aus den kaudalen Nierenabteilungen und den benachbarten Abschnitten des Eileiters bzw. der Samenleiter.

Zwei Lymphstämme der Hinterextremität erreichen den Bauchteil des Truncus thoracoabdominalis: das *Vas lymphaticum ischiadicum* und das *Vas lymphaticum iliacum externum* (—/3), die mit den gleichnamigen Blutgefäßen in die Leibeshöhle eintreten. Am kranialen Ende des Bauchteils münden seitlich die Lymphgefäße der Keimdrüsen (—/6), die *Vasa lymphatica testicularia* bzw. das *Vas lymphaticum ovaricum,* und der Nebennieren (—/8), die *Vasa lymphatica adrenalia.*

Von ventral ziehen die großen Lymphstämme des Darmkanals in das kraniale Ende der Pars abdominalis des Rumpflymphstamms. So begleitet das *Vas lymphaticum mesentericum craniale* die Äste der entsprechenden Arterie und entsorgt große Abschnitte des Dünndarms und der Blinddärme, aber auch Teile der Hoden und des Eierstocks mit den kranialen Segmenten des Eileiters. Ähnlich verläuft das *Vas lymphaticum coeliacum* [celiacum] mit der gleichnamigen Organarterie und drainiert neben dem Brustkorbabschnitt des Oesophagus,

Anteile des Drüsen-, und des Muskelmagens, die Milz, das Pankreas, die Leber, aber auch Bereiche des Duodenums, der Blinddärme und des Ileums.

Der Brustteil (262/2, 2'; 263/1) des Rumpflymphstamms begleitet beiderseits (mit Querverbindungen) die Aorta, zieht dorsal über das Herz, liegt ventral der Lunge und erreicht kranial zumeist mit jeweils einem Mündungsstück (−/5, 5'; −/2) die kraniale Hohlvene jeder Körperseite. Im allgemeinen nimmt die Pars thoracalis keine Lymphgefäße auf; es kann jedoch das *Vas lymphaticum proventriculare* — wenn es nicht selbständig in die V. cava cranialis sinistra mündet — in den Brustteil des Truncus thoracoabdominalis eintreten.

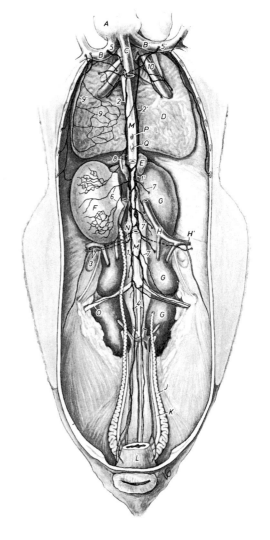

Abb. 262. **Lymphgefäße in der Leibeshöhle eines Hahnes**, ventrale Ansicht (nach BAUM, 1930).

A Herz; *B, B'* V. cava cranialis dextra bzw. sinistra; *C* V. cava caudalis; *D* linke Lunge; *E* linke Nebenniere; *F* rechter Hoden; *G* linke Niere; *H* V. iliaca communis sinistra, *H'* V. iliaca externa sinistra; *J* linker Samenleiter; *K* linker Harnleiter; *L* Kloake; *M* Aorta descendens; *N* A. iliaca externa dextra; *O* A. ischiadica dextra; *P* A. coeliaca; *Q* A. mesenterica cranialis

1, 1' Pars abdominalis und *2, 2'* Pars thoracica des Truncus thoracoabdominalis; *3* Vas lymphaticum iliacum externum; *4* Vas lymphaticum iliacum internum; *5, 5'* Mündungen der Pars thoracica des Truncus thoracoabdominalis; *6* Vasa lymphatica testicularia; *7* Vasa lymphatica renalia; *8* Vasa lymphatica adrenalia; *9, 9'* Vasa lymphatica pulmonalia superficialia als Teil der Vasa lymphatica thoracica interna; *10* Vas lymphaticum pulmonale commune

Lymphgefäße der kranialen Körperhälfte
(262; 263)

Die kranial der Leber verlaufenden Lymphgefäße besitzen selbständige Mündungen in die beiden kranialen Hohlvenen. So drainiert das *Vas lymphaticum thoracicum internum* in Begleitung der V. thoracica interna beiderseits die Rippenwand bis zur Bauchmuskulatur und die Bedeckungen der Lungen. Das *Vas lymphaticum cardiacum commune* bildet sich aus einem linken und rechten Lymphgefäß (263/7), die an den Längsfurchen des Herzens hochsteigen. Die Mündung erfolgt in die V. cava cranialis dextra. Das Parenchym der linken und rechten Lunge wird jeweils durch ein Lymphgefäß entsorgt, die sich am Syrinx zum *Vas lymphaticum pulmonale commune* (262/10) vereinigen, um ebenfalls in die V. cava cranialis dextra einzutreten. Mit der V. subclavia erreicht beiderseits das *Vas lymphaticum subclavium* die kraniale Hohlvene. Dieser gemeinsame Lymphstamm des Flügels und der Flugmuskulatur setzt sich aus mehreren Lymphgefäßen zusammen, die blutgefäßbegleitend die Vorderextremität mit den Flughäuten und gleichzeitig die äußere Brustkorbwand entsorgen.

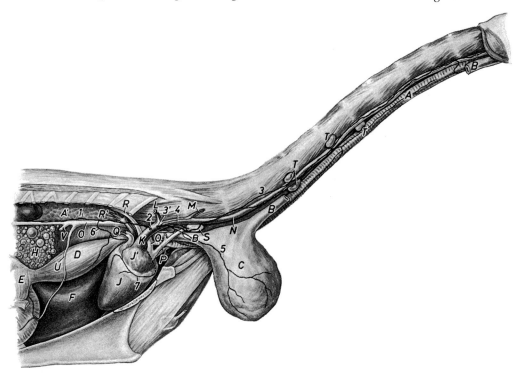

Abb. 263. Lymphgefäße des kranialen Abschnitts der Leibeshöhle und des Halses einer Henne, rechte Seitenansicht (nach BAUM, 1930).

A Trachea, *A'* rechte Lunge; *B* Speiseröhre; *C* Kropf; *D* Drüsenmagen; *E* Muskelmagen; *F* Leber; *H* Eierstock; *J* Herz, *J'* rechte Vorkammer; *K* V. cava cranialis dextra; *L* V. axillaris dextra; *M* V. vertebralis dextra; *N* V. jugularis dextra; *O* Aorta; *P* Truncus brachiocephalicus dexter bzw. sinister; *Q* V. cava caudalis; *R, R'* A. bzw. V. pulmonalis dextra; *S* Schilddrüse; *T* Thymus; *U* A. coeliaca, *V* A. mesenterica cranialis

1 Truncus thoracoabdominalis; *2* seine Mündung in die V. cava cranialis dextra; *3* Vas lymphaticum jugulare dextrum mit seiner Mündung (*3'*) in die V. jugularis; *4* Vas lymphaticum caroticum commune; *5* Vasa lymphatica ingluvialia; *6* Vas lymphaticum oesophageale; *7* Vas lymphaticum cardiacum dextrum

Kopf und Hals besitzen das bilaterale *Vas lymphaticum jugulare* (263/3). Aus dem Kopf nimmt es vordere und hintere Lymphgefäße *(Vas lymphaticum cephalicum rostrale bzw. caudale)*, aus den Halsorganen topographisch angeordnete Bahnen *(Vasa lymphatica thyreoideum, oesophagotracheale, caroticum commune, vertebrale* und *Vasa lymphatica ingluvialia (—/5) et oesophagealia)* auf. Die Mündung (*—/3'*) des *Vas lymphaticum jugulare* erfolgt normalerweise in das kaudale Endstück der gleichseitigen V. jugularis; es kann aber auch in die V. cava cranialis oder sogar einseitig in den Mündungsabschnitt des Truncus thoracoabdominalis eintreten. Zudem wird in Ausnahmefällen die gemeinsame Mündung mit einem *Vas lymphaticum subclavium* gesehen.

Nervensystem, Systema nervosum
Zentralnervensystem, Systema nervosum centrale

Der Bauplan des Zentralnervensystems der Vögel entspricht jenem der übrigen Wirbeltiere. Auch an ihm unterscheidet man nach der Lagebeziehung zum umliegenden Skelett die beiden Hauptabschnitte, das Gehirn, *Encephalon,* und das Rückenmark, *Medulla spinalis.* Während das Rückenmark nur im Ursprungsbereich der Nerven für die Flügel und Beine Anschwellungen zeigt, sonst aber einen zylindrischen, nach kaudal dünner werdenden Strang darstellt, entstehen während der Entwicklung aus dem kranialen Ende des Neuralrohrs durch lokal unterschiedlich starke Substanzzunahme die einzelnen Gehirnabschnitte. Viele zentralnervös gesteuerte Funktionen laufen bei den Vögeln hauptsächlich reflektorisch über das Rückenmark und den Hirnstamm ab und werden von übergeordneten Zentren im Groß- und Kleinhirn nur geringgradig beeinflußt. Bei höher entwickelten Wirbeltieren werden diese Abläufe immer mehr unter Kontrolle vor allem des Großhirns gestellt. Damit verbunden sind eine intensivere Ausbildung von auf- und absteigenden Verbindungsbahnen zwischen Rückenmark und Gehirn und eine vermehrte Gliederung und höhere Differenzierung der Kerngebiete im Hirnstamm sowie des Groß- und Kleinhirns selbst. Mit diesen funktionellen und morphologischen Veränderungen geht auch eine Änderung der Gewichtsrelation zwischen Rückenmark und Gehirn einher. Beträgt diese beim H u h n 1 : 1 und beim H u n d 1 : 4, so erreicht sie beim M e n s c h e n mit dem höchsten Enzephalisationsgrad einen Wert von 1 : 25. In Verbindung mit dem für die meisten Vögel typischen Flugvermögen sind für die rasche und gute Orientierung im Raum und für das sichere Ergreifen ihrer Nahrung nicht nur das Sinnesorgan Auge groß ausgebildet und auf das beste für eine gute optische Auflösung ausgestattet, sondern auch im Zentralnervensystem für die Verarbeitung dieser Signale umfangreiche Kerngebiete und Verbindungsbahnen der Kerne untereinander vorhanden. Daneben ist für die Orientierung im Raum während des Fluges in bezug auf Lage sowie Bewegungsrichtung und -geschwindigkeit der Vestibularapparat wesentlich differenzierter als bei den Reptilien und Amphibien und selbst vieler Säugetiere ausgebildet. Die Spezialeinrichtungen in bezug auf das Flugvermögen gehen innerhalb des Rückenmarks der Vögel so weit, daß selbst bei Ausfall aller sensiblen Nervenfasern eines Flügels eine symmetrische, motorische Aktion beider Flügel und somit ein wenigstens einfacher Flug gewährleistet bleiben. Eine gleichartige Absicherung innerhalb des Zentralnervensystems für die Erhaltung der Beintätigkeit bei gleichartiger Nervenstörung ist jedoch nicht gegeben.

Rückenmark, Medulla spinalis
(162/*u;* 200/*M;* 264–266; 267/*C;* 268/*B;* 271/23)

Das R ü c k e n m a r k, *Medulla spinalis,* der Vögel ist im Unterschied zu dem der Säugetiere fast gleich lang wie der Wirbelkanal und endet als dünner Faden in der hinteren Hälfte des Pygostyls. Daher treten auch die Kreuz- und Schwanznerven mehr oder weniger transversal aus dem Wirbelkanal aus und eine Cauda equina wird nicht ausgebildet. Den verschiedenen Krümmungen der Wirbelsäule und somit des Wirbelkanals paßt sich das Rückenmark vollkommen an. Ein besonders ausgeprägter Knick nach ventral ist im Bereich der ersten Halssegmente ausgebildet. In Abhängigkeit von der Länge der einzelnen Wirbel und somit der Distanz zwischen den einzelnen Foramina intervertebralia sind die Hals- und Brustsegmente des Rückenmarks wesentlich länger als vor allem die mittleren Synsakralsegmente. An den meisten Segmenten weist das Rückenmark eine runde Querschnittsform und im Bereich des Abgangs der Nervenwurzeln für den Plexus brachialis sowie für den Plexus lumbosacralis je eine deutliche Verdickung auf, die *Intumescentia cervicalis* und die *Intumescentia lumbosacralis*. Der Durchmesser des Rückenmarks beträgt beim Huhn 3 bis 4 mm, erreicht aber am

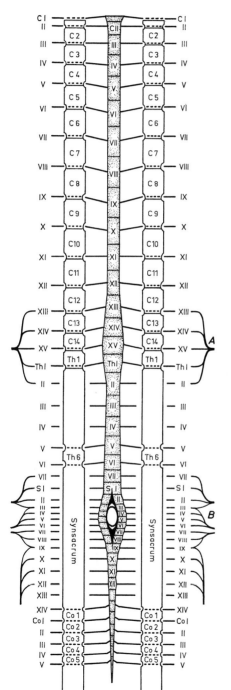

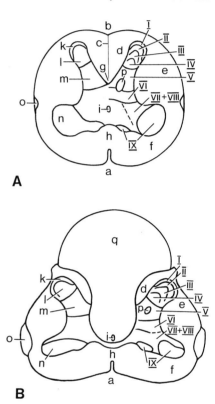

Abb. 265. Querschnitte durch das Rückenmark der Taube, schematisch (nach LEONARD/COHEN, 1975).

A in Höhe der Intumescentia cervicalis; *B* in Höhe der Intumescentia lumbosacralis. Im Bereich der grauen Substanz werden die offiziellen Bezeichnungen für die einzelnen Zellgruppen (links) den Zuordnungen zu den Rexed-Laminae (rechts) gegenübergestellt.

a Fissura mediana; *b* Sulcus medianus; *c* Septum medianum dorsale; *d–h* Substantia alba: *d* Funiculus dorsalis, *e* Funiculus lateralis, *f* Funiculus ventralis, *g* Commissura alba dorsalis, *h* Commissura alba ventralis; *i* Canalis centralis; *k–n* Substantia grisea: *k* Nucl. dorsolateralis, *l* Nucl. substantiae gelatinosae, *m* Nucl. proprius, *n* Nucl. motorius; *o* Nucl. marginalis; *p* Nucl. dorsalis; *q* Corpus gelatinosum; *I–IX* Lamina I–IX
(Nucl. = Nucleus)

Abb. 264. Schematische Darstellung des Rückenmarks des Huhnes (nach GOLLER, 1962).

Die Wirbel sind mit arabischen und die Rückenmarkssegmente und Spinalnerven mit römischen Ziffern bezeichnet.

A Plexus brachialis; *B* Plexus lumbosacralis und Plexus pudendus

Übergang zur Medulla oblongata und an der Intumescentia cervicalis nahezu 5 mm und an der Intumescentia lumbosacralis etwas über 7 mm. Im Lumbosakralbereich des Rückenmarks weichen die Funiculi dorsales der weißen und die Cornua dorsalia der grauen Substanz auseinander und lassen zwischen sich den Sinus rhomboideus entstehen. Dieser wird von dem für die Vögel typischen L u m b a l w u l s t, *Corpus gelatinosum* (200/9; 264; 266/d), ausgefüllt, der auf Höhe des 3. bis 6. Sakralsegments des Rückenmarks am stärksten entwickelt ist. Nach kranial ist der Lumbalwulst deutlich abgesetzt, nach kaudal hingegen läuft er allmählich aus. Der stark vaskularisierte Knoten besteht aus modifizierten Gliazellen, die reichlich Glykogen enthalten und von marklosen Nervenfasern versorgt werden. Weite Interzellularspalten zwischen den großen, polygonalen Zellen stehen mit dem Zentralkanal in Verbindung. Seine genaue Funktion ist noch nicht geklärt. Das Vorkommen von argentaffinen Zellen weist auf eine mögliche neurosekretorische Funktion hin.

Ventral ist über die ganze Länge des Rückenmarks ein medianer Längsspalt in Form der *Fissura mediana* ausgebildet. Dorsal ist in der Medianebene außer im Bereich des Lumbalwulstes eine seichte Rinne, der *Sulcus medianus*, vorhanden, von welchem sich nach ventral ein Septum aus Gliazellen, das *Septum medianum dorsale*, fast bis zur *Commissura grisea* des Rückenmarks ausspannt.

Auch beim Rückenmark des Vogels ist die innen gelegene g r a u e S u b s t a n z, *Substantia grisea*, ringsum von w e i ß e r S u b s t a n z, *Substantia alba*, umgeben. Die graue Substanz besteht aus Nerven- und Gliazellen sowie aus marklosen Nervenfasern. Die Form und relative Größe der Querschnittsfläche der grauen Substanz sind allerdings an den einzelnen Rückenmarkssegmenten unterschiedlich. An Querschnitten durch das Rückenmark können aber stets jederseits ein D o r s a l h o r n, *Cornu dorsale*, und ein V e n t r a l h o r n, *Cornu ventrale*, angesprochen werden. Die weiße Substanz besteht aus hauptsächlich längsverlaufenden markhaltigen Nervenfasern und Gliazellen und wird jederseits durch die Hörner der grauen Substanz unvollständig in einen beim Vogel relativ schlanken D o r s a l s t r a n g, *Funiculus dorsalis* (265/d), einen S e i t e n s t r a n g, *Funiculus lateralis* (—/e), und einen V e n t r a l s t r a n g, *Funiculus ventralis* (—/f), unterteilt. Über die ganze Länge des Rückenmarks sind nahe der lateralen Oberfläche der weißen Substanz Gruppen von Nervenzellen als *Nuclei marginales* (—/o; 266/p) eingelagert. Besonders groß sind diese Zellgruppen im Bereich der Intumescentia lumbosacralis und bilden dort zwischen den Austrittsstellen der Nervenwurzeln leichte Vorwölbungen, die *Lobi accessorii*. Ein Teil der Nervenzellen der Nuclei marginales hat ähnliche Funktionen wie die Motoneurone in der Lamina IX des Ventralhorns. Der Z e n t r a l k a n a l, *Canalis centralis*, durchzieht die ganze Länge des Rückenmarks und steht kranial mit dem 4. Ventrikel in offener Verbindung. Er ist von einer einzelnen Lage von Ependymzellen ausgekleidet und in den meisten Rückenmarkssegmenten im ventralen Bereich der Commissura grisea gelegen. Nur in den mittleren Kreuzsegmenten wird er vom ventralen Teil des Lumbalwulstes eingeschlossen (265/i).

Ähnlich wie bei der Katze können auch in der grauen Substanz des Rückenmarks der Vögel die Nervenzellen auf Grund ihrer Form, Größe, Anordnung und unterschiedlichen Funktion zu einzelnen Bereichen oder L a m i n a e zusammengefaßt werden. Im Dorsalhorn der grauen Substanz können bei der T a u b e an allen Segmenten des Rückenmarks von dorsal nach ventral die Laminae I bis V gut unterschieden werden (265/I, II, III, IV, V). Die Lamina VI liegt am Übergang zum Ventralhorn in der Commissura grisea. Sie ist aber wegen der großen Ähnlichkeit der Zellformen mit jenen der Lamina V oft schwer und in den Brustsegmenten des Rückenmarks nicht von dieser abgrenzbar. Nach ventral und lateral schließen sich an die Lamina VI die Laminae VII und VIII an. In den Segmenten der Intumescentia lumbosacralis sind diese beiden Laminae dünner als im übrigen Teil des Rückenmarks und können morphologisch voneinander nicht unterschieden werden. Die Motoneurone im Ventralhorn werden als Lamina IX zusammengefaßt. Diese Lamina ist in den vorderen Hals- und in den Brustsegmenten einheitlich, in den übrigen Segmenten jedoch in 2 unabhängige Teile aufgespalten. Im Bereich der Intumescentia cervicalis wie auch der Intumescentia lumbosacralis liegen die Motoneurone für die Muskeln der Streckseite des Flügels bzw. der kranialen Seite des Beines in der Lamina IX etwas weiter lateral als jene für die Muskeln der Beugeseite des Flügels bzw. der Hinterfläche des Beines. Form und Anordnung der Nervenzellen rund um den Zentralkanal sind jenen in den angrenzenden Laminae so ähnlich, daß anders als bei der Katze in keinem Segment eine Lamina X abgegrenzt werden kann. Auf der Abb. 265 sind neben der Ausbildung der einzelnen Laminae und deren Lagebeziehungen zueinander auch der Vergleich der Benennung der Laminae mit den offiziellen Bezeichnungen nach den Nomina Anatomica Avium dargestellt. In den Brust- und vorderen Lendensegmenten des Rückenmarks bilden dorsolateral und dorsal vom Zentralkanal die kleinen, sympathischen präganglionären Neurone den Nucleus intermedius. Dieses lange, säulenförmige Kerngebiet (auch Ternische Säule) weist aber zwischen den einzelnen Segmenten immer wieder Unterbrechungen auf.

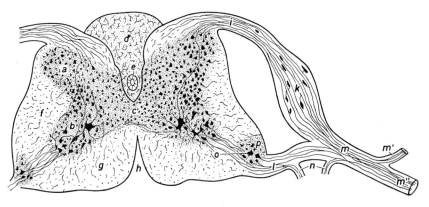

Abb. 266. Querschnitt durch das Rückenmark im Lendenbereich des Huhnes, halbschematisch (nach SCHWARTZKOPFF, 1959).

a Cornu dorsale; *b* Cornu ventrale; *c* Commissura grisea; *d* Corpus gelatinosum; *e* Canalis centralis; *f* Funiculus lateralis; *g* Funiculus ventralis; *h* Fissura mediana; *i* Radix dorsalis mit *k* Ggl. spinale; *l* Radix ventralis; *m* Nervus spinalis mit *m'* R. dorsalis und *m''* R. ventralis; *n* Rr. communicantes; *o* motorische Wurzelzellen; *p* Nucleus marginalis (Ggl. = Ganglion)

Es sei nochmals darauf hingewiesen, daß funktionell im Vergleich zu den Säugern bei den Vögeln wesentlich mehr zentralnervös gesteuerte Funktionen direkt über das Rückenmark ablaufen oder nur in einem relativ geringen Ausmaß von im Gehirn gelegenen übergeordneten Zentren beeinflußt werden. Mit diesem funktionellen Konzept hängt zusammen, daß der **Eigenapparat** des Rückenmarks viel stärker, die **langen Leitungsbahnen** als Verbindungen zum und vom Gehirn hingegen wesentlich schwächer als bei den Säugern ausgebildet sind. Eine direkte Verbindung zwischen dem Großhirn und den Motoneuronen im Rückenmark, wie sie bei Säugern in Form der Pyramidenbahnen besteht, fehlt bei den Vögeln überhaupt.

Zum Eigenapparat des Rückenmarks werden die primär afferenten Neurone und die Motoneurone gerechnet, die entweder direkt oder über Interneurone in Verbindung stehen. Die Zellkörper der Primärafferenzen liegen als pseudounipolare Nervenzellen in den Spinalganglien. Ihre zentralen Neuriten erreichen im zugehörigen Segment die gleichseitigen Motoneurone im Ventralhorn der grauen Substanz oder enden an Interneuronen hauptsächlich im Dorsalhorn. Immer senden sie aber auf- und absteigende Kollateralen zu Interneuronen der benachbarten Segmente. Diese Interneurone oder Schaltzellen spielen daher eine entscheidende Rolle für die Regelung der Impulsübertragung und -verteilung innerhalb des Rückenmarks. Ihre Dendriten können mit mehreren anderen Nervenzellen in Kontakt treten (Divergenz der Erregung) oder sie können ihrerseits Impulse von mehreren anderen Nervenzellen empfangen (Konvergenz der Erregung). Sie sind auf alle Laminae der grauen Substanz verteilt und stehen in den Laminae I–V mehrheitlich im Dienst der Oberflächensensibilität und in den Laminae VI–VIII überwiegend im Dienst der Gelenks- und Muskelsensibilität. Viszerosensible Fasern enden vorwiegend an Interneuronen der Laminae III–V. Intersegmental auf- und absteigende Neuriten der Interneurone und im Dorsalstrang zusätzlich auf- und absteigende Kollateralen der Primärafferenzen bilden die G r u n d b ü n d e l, *Fasciculi proprii*, der weißen Substanz. Diese sind bei den Vögeln sehr stark ausgebildet, liegen der grauen Substanz direkt an und machen den größten Anteil innerhalb der weißen Substanz des Rückenmarks aus. Zusammen mit wenigen Fasern von Primärafferenzen kreuzen Neuriten von Interneuronen in der Commissura dorsalis die Seite und enden an der Gegenseite an Motoneuronen des gleichen Segments oder an Interneuronen des gleichen und benachbarter Segmente. Die Fasern der Fasciculi proprii bleiben auf das Rückenmark beschränkt und erreichen das Gehirn nicht. Dadurch bleiben auch die im Rückenmark ausgelösten und hier ablaufenden zentralnervösen Leistungen vom Gehirn wohl nicht ganz, aber weitgehend unabhängig und spielen im reflektorischen Geschehen der Somato- und Viszeromotorik eine wesentliche Rolle.

Neuriten, welche über die stärkere Commissura ventralis die Seite kreuzen, sind in der Regel wesentlich länger, steigen zum Teil bis zu Kerngebieten im Gehirn auf und stellen somit Teile der l a n g e n L e i t u n g s b a h n e n dar. Die letztgenannten Fasern bauen im Seitenstrang der Gegenseite die *Tractus spinothalamicus, spinotectalis, spinoreticularis* und einen Teil des *Tractus spinocerebellaris ventralis* auf. Im Seitenstrang der gleichen Seite ziehen die langen Fortsätze der Interneurone als Fasern des *Tractus spinocerebellaris dorsalis* und zum Teil im *Tractus spinocerebellaris ventralis* bis zum Kleinhirn. Einige wenige lange, zentrale Neuriten der Primärafferenzen steigen im Dorsalstrang der gleichen Seite bis zum verlängerten Mark auf und stellen in ihrer Gesamtheit die dünnen *Fasciculus gracilis* und *Fasciculus cuneatus* dar. Wegen ihrer gleichen Konstruktion wie bei den Säugern und dem gleichen Ende am gleichseitigen *Nucleus gracilis* und *Nucleus cuneatus* darf man annehmen, daß über diese Bahnen Erregungen aus mechanischen Einflüssen an der Körperoberfläche und an Gelenke geleitet werden. Die Übertragung von Erregungen aus Muskelrezeptoren zum Gehirn übernehmen hauptsächlich die *Tractus spinocerebellares dorsalis* und *ventralis*. Direkte Projektionen über den *Tractus spinothalamicus* konnten bei der T a u b e wohl vom Bein, nicht aber vom Flügel nachgewiesen werden. Von den langen absteigenden Bahnen ist über den *Tractus rubrospinalis* der T a u b e noch am meisten bekannt. Diese Fasern nehmen im *Nucleus ruber* des Mittelhirns ihren Ursprung, kreuzen die Seite und ziehen im kontralateralen Seitenstrang des Rückenmarks bis in die Intumescentia lumbosacralis. An den einzelnen Segmenten nehmen sie mit Schaltzellen der Laminae V, VI und mit wenigen auch in der Lamina VII Kontakt auf und beeinflussen über diese hauptsächlich Motoneurone für Beugemuskeln auf der gleichen und Streckmuskeln auf der anderen Körperseite. Im Ventralstrang des Rückenmarks verlaufen lange Fasern vom Tectum mesencephali sowie von den Nuclei reticulares und vestibulares verschieden weit kaudalwärts. In der Regel lassen sich diese Faserbündel gegeneinander nur schwer abgrenzen und werden daher zum *Fasciculus longitudinalis medialis* zusammengefaßt. Auch die Fasern dieser Bahnen enden an Schaltzellen in der grauen Substanz des Rückenmarks und können auf diese Weise über Motoneurone in die Kontrolle der Körperstellung und der koordinierten Gesamtmotorik eingreifen. Neuriten aus einzelnen Kernen im Hypothalamus durchziehen als *Tractus hypothalamospinalis* die ganze Länge des

Rückenmarks und sind für die Regelung eher autonomer als somatomotorischer Funktionen zuständig. Neben den Grundbündeln sind von den langen Leitungsbahnen somit im Dorsalstrang nur aufsteigende, im Ventralstrang nur absteigende und im Seitenstrang auf- und absteigende Bahnen lokalisiert.

Gehirn, Encephalon
(162; 267–273)

Nach entwicklungsgeschichtlichen und vergleichend-anatomischen Merkmalen wird das Gehirn in ein **Vorderhirn**, *Prosencephalon*, **Mittelhirn**, *Mesencephalon*, und **Rautenhirn**, *Rhombencephalon*, unterteilt. Am Vorderhirn unterscheidet man wiederum ein Zwischenhirn, *Diencephalon*, und Endhirn oder Großhirn, *Telencephalon*. Das Rautenhirn setzt sich aus dem Nachhirn, *Metencephalon*, bestehend aus dem Kleinhirn, *Cerebellum*, und der Brücke, *Pons*, sowie aus dem Hinterhirn, *Myelencephalon*, oder auch verlängertes Mark, *Medulla oblongata*, zusammen.

Verlängertes Mark, Medulla oblongata, Myelencephalon
(162/t; 269/G; 271/22)

Die Grenze zwischen dem verlängerten Mark und Rückenmark wird zwischen den Abgängen des 12. Gehirn- und 1. Halsnervenpaars angenommen und liegt etwa in Höhe des Foramen magnum. Rostral geht das verlängerte Mark ohne äußerlich sichtbare Grenze in die Brücke, *Pons*, über, und erst diese setzt sich durch eine ventrale deutliche Querfurche vom Mittelhirn ab. Dorsal liegt dem verlängerten Mark das Kleinhirn auf und steht mit diesem jederseits über den kaudalen Kleinhirnstiel, *Pedunculus cerebellaris caudalis*, in Verbindung. Im Vergleich zum Rückenmark ist das verlängerte Mark wesentlich breiter und höher, die Funiculi dorsales weichen nach lateral ab und der englumige Zentralkanal des Rückenmarks rückt nach dorsal und erweitert sich zum 4. Ventrikel, *Ventriculus quartus*. Aus der ventralen Fläche des verlängerten Marks entspringen jederseits nahe der Fissura mediana (268/e), die im Vergleich zum Rückenmark weniger tief ausgebildet ist, die rein motorischen *N. abducens (VI)* und *N. hypoglossus (XII)* und weiter lateral, ungefähr in einer Reihe, der

---

Abb. 267a. Dorsalansicht des Gehirns des Huhnes
Abb. 267b. Dorsalansicht des Gehirns der Ente
Abb. 267c. Dorsalansicht des Gehirns der Taube.
I–XII Gehirnnerven; C_I, C_{II} 1. und 2. Halsnerv
A Telencephalon mit Hemisphäre; *B* Cerebellum; *C* Medulla spinalis
a Fissura longitudinalis cerebri; *b* Eminentia sagittalis; *c* Vallecula telencephali; *d* Bulbus olfactorius; *e* Glandula pinealis; *f* Tectum mesencephali; *g* Auricula cerebelli; *h* Plexus chorioideus ventriculi IV

Abb. 268a. Basalfläche des Gehirns des Huhnes
Abb. 268b. Basalfläche des Gehirns der Ente
Abb. 268c. Basalfläche des Gehirns der Taube.
I–XII Gehirnnerven; C_I, C_{II} 1. und 2. Halsnerv
A Telencephalon mit Hemisphäre; *B* Medulla spinalis
a Bulbus olfactorius; *b* Tectum mesencephali; *c* Chiasma opticum; *d* Hypophyse; *e* Fissura mediana; *f* Medulla oblongata; *g* Auricula cerebelli

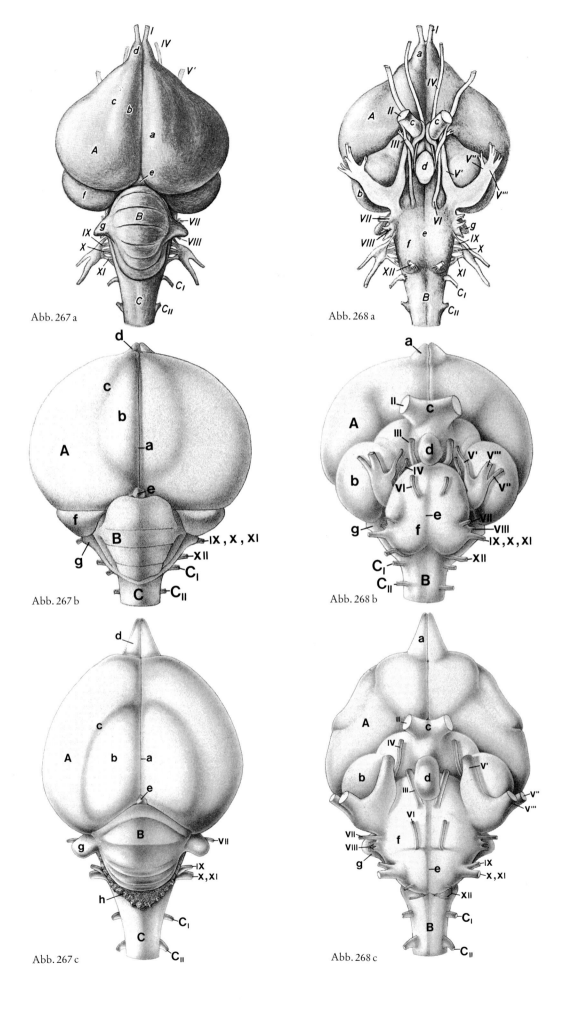

Abb. 267 a

Abb. 268 a

Abb. 267 b

Abb. 268 b

Abb. 267 c

Abb. 268 c

N. trigeminus (V), der N. facialis (VII), der N. vestibulocochlearis (VIII), der N. glossopharyngeus (IX), der N. vagus (X) sowie der N. accessorius (XI). Die motorischen Wurzelzellen der Gehirnnerven wie auch jene Nervenzellen, welche Informationen der Primärafferenzen empfangen, bilden im verlängerten Mark nicht durchgehende Säulen wie jene der Spinalnerven im Rückenmark, sondern sind zu hinter- und nebeneinander liegenden Zellgruppen, den Kernen, Nuclei, zusammengefaßt. Von diesen liegen prinzipiell die motorischen Ursprungs-

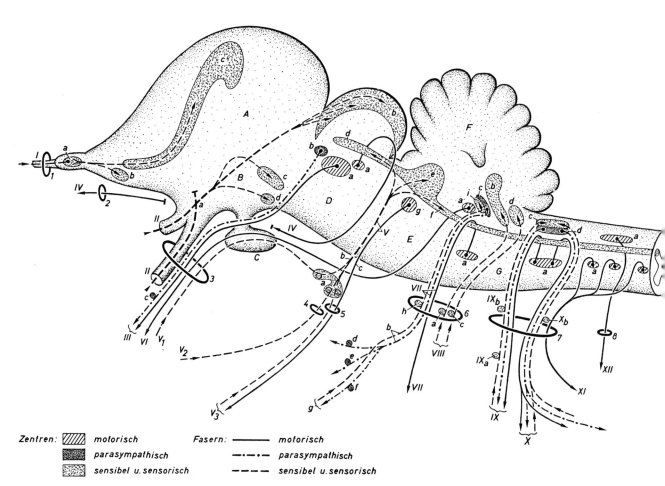

Abb. 269. Schema der Gehirnnerven und deren Kerngebiete vom Huhn (nach GOLLER, 1972).

A Telencephalon; B Diencephalon mit C Hypophyse; D Mesencephalon; E Metencephalon mit F Cerebellum; G Medulla oblongata; I N. olfactorius mit Bulbus olfactorius und primärem Riechzentrum (a) und basalem (b) und dorsolateralem (c) Teil des sekundären Riechzentrums; II N. opticus mit Chiasma opticum (a), Tectum mesencephali (b), Corpus geniculatum laterale (c) und Kerne des Corpus mamillare (d); III N. oculomotorius mit motorischem (a) und parasympathischem (b) Kerngebiet und dem Ggl. ciliare (c); IV N. trochlearis (unterbrochen gezeichnet) mit motorischem Kerngebiet (a); V N. trigeminus mit Ggl. trigeminale (a), Radix sensoria (b) Radix motoria (c), N. ophthalmicus (V_1), N. maxillaris (V_2), N. mandibularis (V_3), V d–f Teile des sensiblen Trigeminuskerns im Mittelhirn (d), Hauptkern (e) und im kaudalen Abschnitt der Medulla oblongata (f), motorischer Trigeminuskern (g); VI N. abducens mit motorischem Kerngebiet (a); VII N. facialis mit motorischem Kerngebiet (a), N. intermedius (b), parasympathischem Kerngebiet (c), Ggl. pterygopalatinum dorsale (d) und ventrale (e), Ggl. mandibulare (f), Chorda tympani (g), Ggl. geniculi (h), sensibles Kerngebiet (i); VIII N. vestibulocochlearis mit Ggl. vestibulare (a), Vestibulariskerne (b), Ggl. spirale und Ggl. lagenare (c) und Cochleariskerne (d); IX N. glossopharyngeus und X N. vagus mit gemeinsamen motorischen (a), sensiblen (c) und parasympathischen (d) Kerngebieten, IXa Ggl. distale und IXb Ggl. proximale des N. glossopharyngeus, Xb Ggl. proximale des N. vagus; XI N. accessorius mit motorischem Kerngebiet (a); XII N. hypoglossus mit motorischem Kerngebiet (a)

1 For. n. olfactorii; 2 For. n. trochlearis; 3 For. opticum; 4 For. n. maxillaris; 5 For. n. mandibularis; 6 Meatus acusticus internus; 7 For. n. glossopharyngei et n. vagi; 8 For. n. hypoglossi

(Ggl. = Ganglion; For. = Foramen; n. = nervi)

kerne des VI., VII., IX., X., XI. und XII. Gehirnnerven ventral oder medial von den sensiblen Endkernen des V., VII., VIII., IX. und X. Gehirnnerven (269; 273).

Besonders ausgedehnt ist das Gebiet des sensiblen Endkerns des N. trigeminus (V), *Nucleus tractus spinalis n. trigemini*. Der Hauptkern liegt im verlängerten Mark und erhält ähnlich wie bei den Säugetieren Primärafferenzen von Rezeptoren in der Haut des Kopfes sowie in der Schleimhaut der Schnabelhöhle. Rostral reicht der Trigeminuskern bis in das Mittelhirn und erhält dort Erregungen von Muskelspindeln in den Kiefer- und Augenmuskeln. Nach kaudal setzt er sich ohne Grenze in den Nucleus substantiae gelatinosae oder Laminae II–IV des Dorsalhorns der grauen Substanz des Rückenmarks fort. Erregungen vom sensiblen Trigeminuskern gehen nicht nur an benachbarte motorische Gehirnnervenkerne, sondern erreichen über den Tractus quintofrontalis den Nucleus basalis im Großhirn. Ein Teil der Fasern dieser Bahn kreuzt die Seite.

Wegen der unterschiedlichen Funktionen des N. vestibulocochlearis (VIII) ist sein sensibles Kerngebiet in *Nuclei vestibulares* für Primärafferenzen aus den Abschnitten des Gleichgewichtsorgans und *Nuclei cochleares* (Nucl. angularis, Nucl. magnocellularis cochlearis) für solche aus der Schnecke des Gehörorgans aufgeteilt. Die Nuclei vestibulares sind ihrerseits in 6 Unterabteilungen gegliedert. Sie stehen über den Fasciculus longitudinalis medialis mit den motorischen Kernen der Augenmuskelnerven in Verbindung und über den Tractus vestibulospinalis ventralis und lateralis mit jenen motorischen Wurzelzellen im Ventralhorn der grauen Substanz des Rückenmarks, welche für die Körperstellung und Haltung verantwortlich sind. Außerdem bestehen Verbindungen vom und zum Kleinhirn (*Tr. cerebellobulbaris; Tr. vestibulocerebellaris, Tr. olivocerebellaris*), die mit eine Rolle bei der Koordination und der motorischen Kontrolle der Körperhaltung spielen.

Als weitere Kerngebiete, welche durch ihre Verbindungen mit dem Kleinhirn bei der Kontrolle der Koordination eine Rolle spielen, seien die Kerne des kaudalen Olivenkomplexes, *Complexus olivaris caudalis*, sowie die Brückenkerne, *Nuclei pontis*, angeführt. Als Schaltstellen für die wenigen, im Dorsalstrang des Rückenmarks direkt aufsteigenden Neuriten der Primärafferenzen liegen im kaudalen Abschnitt des verlängerten Marks der *Nucleus gracilis* und der *Nucleus cuneatus*. Die rostral weiterleitenden Neuriten der Nervenzellen dieser Kerne bilden den *Lemniscus medialis*, mediale Schleifenbahn, welcher zusammen mit den Neuriten der Zellen des sensiblen Endkerns des N. trigeminus Kerne im Thalamus erreichen. Für die zentralnervöse Kontrolle der weitgehend autonom ablaufenden grundlegenden Körperfunktionen wie z. B. Herz-, Atmungs- und Darmtätigkeit sind die Nervenzellen im verlängerten Mark bis in das Mittelhirn in kleinen Kernen gruppiert und zum Teil einzeln benannt. Weil die Gesamtheit dieser Kerne wie ein dreidimensionales Netzwerk erscheint, werden sie unter dem Sammelbegriff *Formatio reticularis* zusammengefaßt.

Kleinhirn, Cerebellum
(162/s; 267/B; 269/F; 270–273)

Das Kleinhirn, *Cerebellum*, der Vögel ist wohl größer als jenes der Reptilien, es ist aber immer noch weniger gegliedert und differenziert als bei den Säugetieren. Es liegt dorsal über dem verlängerten Mark und über dem medianen Abschnitt des Mittelhirns und steht jederseits mit dem Hirnstamm über einen rostralen und einen kaudalen Kleinhirnstiel, *Pedunculus cerebellaris rostralis* bzw. *caudalis*, in Verbindung. Durch die geringe Entwicklung der Brückenkerne und deren Verbindungen zum Kleinhirn sind diese Fasern vollständig in den beiden genannten Kleinhirnstielen inkorporiert und können als selbständiger mittlerer Kleinhirnstiel äußerlich nicht abgegrenzt werden. Über das rostrale und das kaudale

Marksegel, *Velum medullare rostrale* bzw. *caudale*, bestehen weitere Verbindungen zum Mittelhirn bzw. zum verlängerten Mark. Das große, median gelegene Corpus cerebelli entspricht dem Kleinhirnwurm der Säugetiere und anstelle der Kleinhirnhemisphären tritt jederseits kaudal und basal die Auricula cerebelli in Erscheinung. Durch tiefe, querverlaufende Einschnitte entstehen vogelartlich unterschiedlich viele Kleinhirnblätter, *Folia cerebelli*, welche nach funktionellen und vergleichend-anatomischen Gesichtspunkten zu 10 Kleinhirnläppchen, *Lobuli cerebelli*, zusammengefaßt werden (270). Individuelle Variationen sind jedoch sehr ausgeprägt.

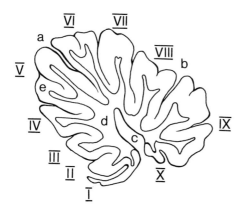

Abb. 270. Medianschnitt des Kleinhirns des Huhnes, schematisch.

a Fissura prima; *b* Fissura secunda; *c* Ventriculus cerebelli; *d* Corpus medullare; *e* Cortex cerebelli

I–X Lobuli cerebelli

Zum anderen bewirken diese Einschnitte eine starke Gliederung der Oberfläche, welche nicht nur die Kleinhirnrinde, *Cortex cerebelli*, sondern auch den innen gelegenen Markkörper, *Corpus medullare*, betreffen. Der Markkörper besteht aus markhaltigen, intrazerebellaren Verbindungsfasern sowie aus den afferenten und efferenten Fasern zum und vom Kleinhirn. Außerdem liegen im Markkörper als Schaltkerne eingebettet der mediale, der mittlere und der laterale Kleinhirnkern, *Nucleus cerebellaris medialis, intermedius* bzw. *lateralis*. Als dorsale Ausbuchtung des 4. Ventrikels ragt median zentral in den Markkörper der *Ventriculus cerebelli* hinein. In der Kleinhirnrinde, Cortex cerebelli, sind die Nervenzellen in 3 übereinander liegenden Schichten angeordnet. Von außen nach innen sind das die Molekularschicht, die Ganglienzellschicht oder die Schicht der Purkinje-Zellen und die Körnerschicht. Die Molekularschicht besitzt nur wenige, mittelgroße Nervenzellen, dafür aber um so mehr Synapsen. Die quer verlaufenden Dendriten der Nervenzellen dieser Schicht stehen mit Dendriten der Golgi-Zellen der Körnerschicht sowie mit den längs zur Hirnachse verlaufenden Dendriten der Purkinje-Zellen und den diesen angelagerten Enden der Kletterfasern in Verbindung. Die Purkinje-Zellen bilden die zentralen Struktur- und Funktionselemente der Kleinhirnrinde. Ihre birnenförmigen Zellkörper sind bis zu 70 µm hoch und sind nebeneinander in einer einzelnen Lage angeordnet. Die Purkinje-Zellen sind die einzigen efferenten Neurone der Kleinhirnrinde und ihre Neuriten enden an den Kleinhirnkernen im Markkörper. In der Körnerschicht liegen die vielen, kleinen Nervenzellen dicht gedrängt und enthalten zwischen sich eingestreut wenige, größere Golgi-Zellen. Als synaptische Formationen sind Verbindungen der Dendriten der Körnerzellen untereinander sowie mit den Moosfasern aus dem afferenten Fasersystem in dieser Schicht ausgebildet. Es wird angenommen, daß die Kletterfasern hauptsächlich von den Kernen des Complexus olivaris caudalis stammen und die Moosfasern hauptsächlich aus den Tractus spinocerebellares, den Nuclei pontis und den Nuclei vestibulares. Andere afferente Fasern aus dem Tectum mesencephali, von den Nuclei cochleares und dem Hauptkern des N. trigeminus übermitteln auch dem Kleinhirn Erregungen nach optischen, akustischen oder taktilen Reizen am Kopf.

Die erstgenannten Fasern projizieren hauptsächlich in die Lobuli VII und VIII, die letztgenannten in den Lobulus VI. Die meisten efferenten Fasern des Kleinhirns nehmen ihren Ursprung in den zentral im Markkörper gelegenen Kleinhirnkernen und beeinflussen außer den Nuclei vestibulares Anteile der Formatio reticularis in der Medulla oblongata und in der Brücke. Abhängig von der Vogelart sollen zu diesen efferenten Fasern auch noch wenige direkte Neuriten der kortikalen Purkinje-Zellen kommen. Auf diese Weise nimmt das Kleinhirn direkten Einfluß auf die Steuerung der Motorik bei der Körperhaltung und bei der koordinierten Bewegung.

Mittelhirn, Mesencephalon
(162/w; 269/D; 271/3)

Das Mittelhirn, *Mesencephalon*, schließt sich dem verlängerten Mark rostral direkt an und wird dorsal durch die Großhirnhemisphären und durch das Kleinhirn ganz (Ente) oder größtenteils (Huhn, Taube) verdeckt. Den Hauptanteil des Mittelhirns stellt das Mittelhirndach oder der Sehhügel, *Tectum mesencephali*, dar. Dieses steht mit dem *Tractus opticus* in direkter Verbindung und ist im Zusammenhang mit dem sehr gut entwickelten Gesichtssinn sehr stark ausgebildet. Es reicht von der dorsalen Fläche jederseits weit nach lateral und ventral und ist funktionell mit dem Colliculus rostralis der Säugetiere vergleichbar. Am Aufbau des Tectum mesencephali wechseln Schichten von Nervenfasern regelmäßig mit 6 Lagen von Nervenzellen ab, von welchen die peripherstern die Afferenzen aus der Retina erhalten. Dabei besteht zwischen der flächenhaften Verteilung von Nervenzellen innerhalb dieser Lage und der Projektion der von der kontralateralen Retina aufgenommenen Lichteindrücke eine gesetzmäßige, topographische Zuordnung. Die Nervenzellen der mittleren Schichten entlassen die Fasern des *Tractus tectospinalis*, welcher sowohl die motorischen Kerne der Augenmuskelnerven als auch die Motoneurone besonders von Halsnerven beeinflußt. Auf diese Weise werden die Bewegungen der Augen, des Kopfes und des Halses optimal aufeinander abgestimmt. Dorsolateral von den Kernen des N. oculomotorius und des N. trochlearis entläßt der *Nucleus isthmo-opticus* efferente Fasern an die Retina. Dadurch beeinflußt er wahrscheinlich die Empfindlichkeit der Lichtrezeptoren und steht selbst mit Nervenzellen in den Schichten des Tectum mesencephali in Verbindung. Als Homologon des Colliculus caudalis der Säugetiere ist bei den Vögeln für vestibuläre und akustische Funktionen der dorsale Teil des *Nucleus mesencephalicus lateralis* anzusehen. Dieser ist aber von den Schichten des optischen Abschnitts des Tectum mesencephali so stark überlagert, daß er an der Außenfläche des Mittelhirns nicht in Erscheinung tritt.

Von den Kerngebieten im ventralen Abschnitt des Mesencephalon, der Haube, *Tegmentum mesencephali*, seien hier nur der viergeteilte Kern des N. oculomotorius sowie der einheitliche des N. trochlearis erwähnt, welche alle nahe beisammen und ventrolateral vom Aquaeductus mesencephali liegen. Außerdem erstreckt sich das rostrale Ende des sensiblen Endkerns des N. trigeminus jederseits als *Nucleus mesencephalicus nervi trigemini* und die *Formatio reticularis* bis in diese Region. Der *Nucleus ruber* bildet einen weiteren wesentlichen Bestandteil der Haube. Er liegt jederseits ventromedial von den Kernen des N. oculomotorius und erhält einerseits Afferenzen vom Kleinhirn *(Tractus dentato-rubro-thalamicus)* und andererseits solche vom Großhirn *(Tractus septomesencephalicus)*. Über seinen starken *Tractus rubrospinalis* kann er auf die Schaltzellen in den Laminae V, VI und VII der grauen Substanz aller Segmente des Rückenmarks bis hin in die Intumescentia lumbosacralis Einfluß nehmen und ist auf diese Weise wesentlich an der Ausführung und Koordination der Körpermotorik beteiligt.

Mit der großen Ausbildung des Tectum mesencephali ist auch der *Aquaeductus mesencephali* (274/C; 275/C) sehr weitlumig und jederseits mit einem weit nach lateroventral reichenden *Ventriculus tecti mesencephali* (274/c; 275/f) versehen.

Zwischenhirn, Diencephalon
(162/v; 269/B; 271/9)

Das Zwischenhirn, *Diencephalon,* stellt die rostrale Fortsetzung des Mittelhirns und gleichzeitig das vorderste Ende des einheitlichen Hirnstamms dar. Dorsolateral sind dem Zwischenhirn die beiden Großhirnhemisphären angeschlossen, welche es dorsal auch vollständig überlagern.

Der dorsalste Teil des Zwischenhirns, der *Epithalamus,* enthält nur wenige Kerne und Faserbündel, das Dach des 3. Ventrikels mit dem *Plexus chorioideus [choroideus]* sowie die im Bereich der Grenze zum Mittelhirn nach dorsal aufsteigende Zirbeldrüse, *Glandula pinealis*. Details über die Zirbeldrüse finden sich im Kapitel „Endokrine Drüsen". Der linke und rechte *Thalamus* bilden den Hauptteil des Zwischenhirns und liegen jederseits des dritten Ventrikels. Seine dorsalen und ventralen Kerngruppen sind nicht nur die letzte Umschaltstelle für aus dem Hirnstamm und Rückenmark zum Endhirn aufsteigende Erregungen, sondern stehen zu einem Großteil auch im Dienst des optischen Leitungsapparats. Eine mediane Adhaesio interthalamica kommt bei unseren Hausvögeln im Gegensatz zu den Säugetieren nicht zur Ausbildung.

Der ventrale Abschnitt des Zwischenhirns wird als *Hypothalamus* bezeichnet. In ihm liegen paarige Kerne und Kerngruppen, die neurosekretorisch tätige Neurone enthalten (Nuclei paraventricularis, supraopticus und tuberis infundibuli) und über das *Tuber cinereum* und die *Eminentia mediana* mit der Neurohypophyse in Verbindung stehen. Sie bilden somit einen Bestandteil des Hypothalamus-Hypophysen-Systems. Andere Kerne und Kerngruppen mit übergeordneten vegetativen Funktionen setzen sich kaudal direkt in die Formatio reticularis des Mittelhirns fort. In dem rostral von der Hypophyse gelegenen *Chiasma opticum* kreuzen bei den Vögeln alle Fasern der Nn. optici die Seite und erreichen so das Tectum mesencephali und Kerne im Thalamus der anderen Körperseite. Kaudal und dorsal vom Chiasma opticum bestehen im Boden des 3. Ventrikels weitere Kreuzungen von Fasern, die entweder die Nuclei mesencephalici laterales oder als Commissura rostralis und Commissura pallii Anteile des Telencephalons der beiden Seiten miteinander verbinden.

Endhirn, Telencephalon
(162/r; 267, 268, 269/A; 271–273)

Das Endhirn, *Telencephalon,* besteht aus den beiden Großhirnhemisphären, *Hemisphaeria cerebri,* die von dorsal und rostral durch die median verlaufende *Fissura longitudinalis cerebri [Fissura interhemispherica]* getrennt werden. An der glatten Oberfläche jeder Hemisphäre ist nur dorsal durch die *Vallecula telencephali* (267/c) der längs orientierte Sagittalwulst, *Eminentia sagittalis* (267/b), abgegrenzt, und vom rostralen Pol hebt sich der kleine, spitz auslaufende *Bulbus olfactorius* (267/d; 268/a) ab. Kaudal und lateral verdeckt jede Hemisphäre das Tectum mesencephali von dorsal entweder größtenteils (Huhn, Taube) oder ganz (Ente). Wegen der großen Ausbildung der Augäpfel erhält jede Großhirnhemisphäre laterobasal eine Einbuchtung in Form der *Fovea limbica*. Verbunden mit dem großen Volumen der Stammganglien wird der Seitenventrikel jeder Hemisphäre weit peripher verlagert und der darüber liegende Teil der Großhirnhemisphäre weist beim Huhn daher eine Dicke von nur ca. 1 mm auf.

Die Großhirnrinde, *Cortex cerebri*, besitzt beim Geflügel stets nur wenige Schichten von Nervenzellen und weist an keiner Stelle den für den Neocortex typischen 6schichtigen Bau auf. Die Rinde des *Hippocampus* nimmt den größten Teil der medialen Fläche bis zur dorsalen Kante jeder Hemisphäre ein, und seitlich von ihr schließt sich die *Area parahippocampalis* an. An der basalen Fläche jeder Hemisphäre gehen die *Area praepiriformis* und der *Cortex piriformis* als Rindengebiete kaudal aus dem *Bulbus olfactorius* hervor.

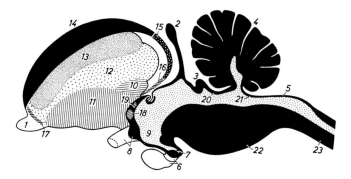

Abb. 271. Schema des Gehirns eines Vogels. Schnitt durch Hirnstamm und Kleinhirn median, durch Hemisphäre paramedian (nach STINGELIN, 1954).
1 Bulbus olfactorius; *2* Glandula pinealis; *3* Tectum mesencephali; *4* Cerebellum; *5* Dach des 4. Ventrikels; *6* Hypophyse; *7* Infundibulum; *8* Chiasma opticum; *9* Diencephalon; *10* Archistriatum; *11* Palaeostriatum; *12* Neostriatum; *13* Hyperstriatum; *14* Eminentia sagittalis; *15* Area parahippocampalis; *16* Hippocampus; *17* Area praepiriformis; *18* Commissura rostralis; *19* Commissura pallii; *20* Velum medullare rostrale; *21* Velum medullare caudale; *22* Medulla oblongata; *23* Medulla spinalis

Der Komplex der Stammganglien ist bei den Vögeln volumenmäßig um vieles stärker ausgebildet als bei den Säugetieren und hat auch Aufgaben auszuführen, die im Säugergehirn zum Teil von Rindengebieten übernommen werden. Deshalb kann der Stammganglienkomplex der Vögel auch nicht mit dem Corpus striatum der Säuger gleichgesetzt werden, wenn er auch aus der Tradition ähnlich klingende Bezeichnungen für einzelne seiner Teile aufweist. Am tiefsten und ventral in den Hemisphären liegen die Kerngebiete des *Archistriatum* (271/10; 272/D) und das *Palaeostriatum* (—/11; —/C). Dorsal und rostral werden sie von jenen der mächtigeren *Neostriatum* (—/12; —/B) und *Hyperstriatum* (—/13; —/A) überlagert. Auf diese Weise wird der Sagittalwulst (267/b; 271/14) vom oberflächlichen Teil des Hyperstriatum und der darüberliegenden Großhirnrinde aufgebaut. Querverlaufende Verbindungsfasern zwischen den beiden Hemisphären sind auf die *Commissura rostralis* (271/18) und die *Commissura pallii* (—/19) beschränkt. Ein Corpus callosum kommt im Gehirn der Vögel nicht zur Ausbildung.

Ein Teil der funktionellen Verbindungen der Kerngebiete im Groß- und Kleinhirn sowie im Hirnstamm und Rückenmark ist schematisch auf den Abb. 272 und 273 dargestellt.

Hirnventrikel, Ventriculi cerebri
(274; 275)

Aus dem einheitlichen, weitlumigen Hohlraum, welcher während der Entwicklung das ganze, zuerst dünnwandige Neuralrohr bis in die Hirnbläschen der verschiedenen Differenzierungsstadien erfüllt, bleiben im Rückenmark der enge Zentralkanal, *Canalis centralis* (265/*i*),

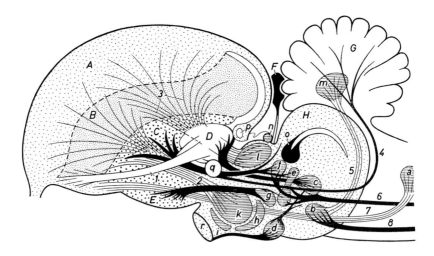

Abb. 272. Verbindungen des Striatumkomplexes der Vögel. Überwiegend aufsteigende Fasern dünne Striche; überwiegend absteigende Fasern dicke Striche (nach ARIENS KAPPERS, 1934).

A Hyperstriatum; *B* Neostriatum; *C* Palaeostriatum; *D* Archistriatum; *E* Lobus parolfactorius; *F* Glandula pinealis; *G* Cerebellum; *H* Tectum mesencephali

a Nucleus sensibilis nervi V; *b* Nucl. ruber; *c* Nucl. reticularis; *d* Nucl. opticus principalis; *e* Nucl. spiriformis; *f* Nucl. praetectalis; *g* Nucl. interpeduncularis; *h* Nucl. intercalatus; *i* Nucl. geniculatus lateralis; *k* Nucl. rotundus; *l* Nucl. dorsolateralis rostralis; *m* Nuclei cerebelli; *n* Nuclei habenulares; *o* Commissura caudalis; *p* Commissura pallii; *q* Commissura rostralis; *r* N. opticus

1 Tractus frontoarchistriaticus; *2* Tr. thalamofrontalis lateralis; *3* Tr. thalamofrontalis medialis; *4* Tr. striocerebellaris; *5* Bahn zum Nucl. ruber; *6* zentrales Längsbündel; *7* Tr. quintofrontalis; *8* Tr. rubrospinalis
(Nucl. = Nucleus; Tr. = Tractus)

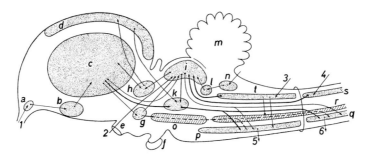

Abb. 273. Zentren und Faserbahnen des Vogelhirns (nach ROMER, 1966).

1 N. olfactorius; *2* N. opticus; *3* afferente Nerven des Kopfes und *4* des Körpers; *5* efferente Nerven zu den Muskeln des Kopfes und *6* zu Muskeln des Körpers

a Bulbus olfactorius; *b* Lobus parolfactorius; *c* Striatumkomplex; *d* Cortex; *e* Chiasma opticum; *f* Hypophyse; *g* Thalamus ventralis; *h* Thalamus dorsalis; *i* Tectum mesencephali; *k* Nuclei tegmenti; *l* Nucleus semilunaris; *m* Cerebellum; *n* Nuclei cochleares; *o* Formatio reticularis tegmenti; *p* motorische Kerngebiete des Hirnstamms; *q* motorische Nervenzellen im Cornu ventrale des Rückenmarks; *r* sympathische Nervenzellen im Nucleus intermedius des Rückenmarks; *s* sensible Nervenzellen im Cornu dorsale des Rückenmarks; *t* sensible Kerne des Hirnstamms

und im Gehirn die unterschiedlich geformten, aber über den 3. Ventrikel miteinander in Verbindung stehenden Hirnventrikel, *Ventriculi cerebri,* bestehen. Zentralkanal und Hirnventrikel werden von einer einschichtigen Lage spezialisierter Gliazellen, den platten bis hochprismatischen Ependymzellen, ausgekleidet und sind von *Liquor cerebrospinalis* erfüllt. Form, Größen- und Lageverhältnisse der Hirnventrikel des Huhnes sind auf den Abb. 274 und 275 dargestellt (Taube und Ente: BADAWI, 1967).

In den Großhirnhemisphären liegen je ein Seitenventrikel, *Ventriculus lateralis* (274, 275/*A*), im Zwischenhirn der dritte Ventrikel, *Ventriculus tertius* (—/*B*) und im

Abb. 274. Dorsale Ansicht der Hirnventrikel eines Huhnes (nach BADAWI, 1967).

A Ventriculus lateralis; *B* Ventriculus tertius; *C* Aquaeductus [Aqueductus] mesencephali; *D* Ventriculus quartus

a Cornu rostrale; *b* Recessus suprapinealis; *c* Ventriculus tecti mesencephali; *d* Ventriculus cerebelli; *e* Recessus lateralis; *f* Recessus caudalis

Abb. 275. Mediale Ansicht der Hirnventrikel eines Huhnes (nach BADAWI, 1967).

A Ventriculus lateralis; *B* Ventriculus tertius; *C* Aquaeductus [Aqueductus] mesencephali; *D* Ventriculus quartus

a Cornu rostrale; *b* Foramen interventriculare; *c* Recessus infundibuli; *d* Boden des 3. Ventrikels; *e* Recessus suprapinealis; *f* Ventriculus tecti mesencephali; *g* Ventriculus cerebelli; *h* Recessus lateralis; *i* Recessus caudalis

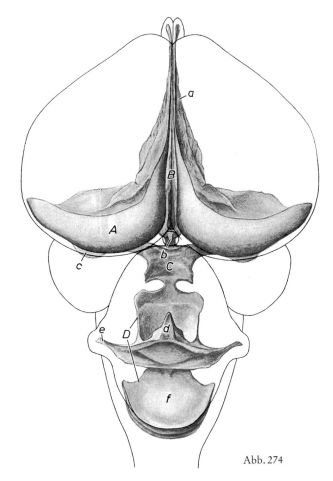

Abb. 274

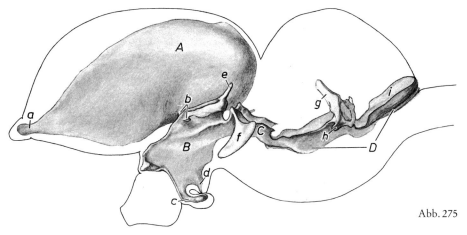

Abb. 275

Rautenhirn der **vierte Ventrikel**, *Ventriculus quartus* (—/*D*). Jeder dieser Ventrikel besitzt in einem kleinen Teil seiner Wand ein **Adergeflecht**, *Plexus chorioideus [choroideus]*, das als Hauptbildungsstätte des Liquor cerebrospinalis anzusehen ist. Die dem Ventrikel zugewandte Fläche des Plexus chorioideus besteht aus einer einzelnen Lage isoprismatischer Ependymzellen, auf welche nach außen ein Gefäßgeflecht und Kapillarschlingen mit einem fenestrierten Endothel folgen. Außen werden die Gefäßschlingen von der Pia mater bedeckt. Durch die selektionierende Fähigkeit der Endothel- und Ependymzellen der Plexus chorioidei [choroidei] wird vor allem hochmolekularen Substanzen der direkte Übertritt vom Blut in den Liquor versperrt, weshalb diese Einrichtung auch als **Blut-Liquor-Schranke** bezeichnet wird.

Die **Seitenventrikel** der Vögel sind groß, nur wenig gegliedert und hauptsächlich im medialen sowie okzipitalen Abschnitt jeder Großhirnhemisphäre gelegen (274, 275/A). Ihre Form wird durch die mächtige Ausbildung der Stammganglien geprägt. Nasal erstreckt sich jeder Seitenventrikel mit einem schmalen *Cornu rostrale [Ventriculus olfactorius]* (—/a) bis in den Bulbus olfactorius. Medial stehen beide Seitenventrikel über das enge und fast kanalförmige *Foramen interventriculare* (275/b) mit dem 3. Ventrikel in Verbindung. Der Plexus chorioideus [choroideus] des Seitenventrikels ist klein, nur dorsolateral auf der Höhe des Foramen interventriculare ausgebildet und setzt sich medial durch diese Öffnung direkt in den Plexus chorioideus [choroideus] des 3. Ventrikels fort. Der **dritte Ventrikel** stellt einen — wegen des Fehlens einer Adhaesio interthalamica — durchgehenden medianen, engen Spalt im Zwischenhirn dar. Seine Form ist von der Seite betrachtet unregelmäßig dreieckig. Sein Dach wird größtenteils vom Plexus chorioideus [choroideus] ventriculi tertii gebildet und buchtet sich in Form eines schlanken *Recessus suprapinealis* (274/b; 275/e) parallel zum Stiel der Glandula pinealis nach dorsokaudal aus. Die *Foramina interventricularia* (275/b) als enge Verbindungsöffnungen zu den Seitenventrikeln befinden sich beim **Huhn** und bei der **Taube** ungefähr in der Mitte, bei der **Ente** hingegen im kaudalen Drittel der dorsalen Begrenzung des 3. Ventrikels. Vom sehr unregelmäßig geformten Boden des 3. Ventrikels (—/d) setzt sich ein langer *Recessus infundibuli* (—/c) in das Infundibulum hinein fort. Am Übergang des 3. Ventrikels in den Aquaeductus mesencephali ragt von der ventrikelseitigen Fläche der Commissura caudalis in Form einer kurzen niedrigen Leiste das **Subkommissuralorgan**, *Organum subcommissurale*, in das Ventrikellumen vor. Nach dem Bau der Ependymzellen ist zu schließen, daß die hier produzierten Stoffe nicht nur in den Liquor cerebrospinalis, sondern auch in die zahlreichen subependymalen Gefäße oder in leptomeningeale Spalten oder in beide abgegeben werden. Median an der rostrodorsalen Wand des 3. Ventrikels liegt zwischen der Commissura rostralis und dem Plexus chorioideus [choroideus] des 3. Ventrikels in unmittelbarer Nähe der Foramina interventricularia das **Subfornikalorgan**, *Organum subfornicale*. Aus vergleichend-anatomischen Gründen hat man trotz des Fehlens eines Fornix im Vogelhirn, den Ausdruck für dieses zuerst bei Säugetieren und dann auch bei niederen Wirbeltieren beschriebenen Organs beibehalten. Ein Teil der hochprismatischen Ependymzellen trägt Zilien, der andere Teil ist zilienfrei. Subependymal sind zwischen kleinzelligen Neuronen und 2 Typen von Gliazellen viele Kapillaren mit gefenstertem Endothel eingebaut. Der *Aquaeductus mesencephali* (—/C) ist im Vergleich zu jenem der Säugetiere sehr viel weiter und dringt jederseits als *Ventriculus tecti mesencephali* (274/c; 275/f) weit in den bei den Vögeln sehr stark entwickelten Sehhügel, Tectum mesencephali, vor. Der **vierte Ventrikel**, *Ventriculus quartus* (274, 275/D), ist sehr geräumig und wird ventral von der **Rautengrube**, *Fossa rhomboidea*, und dorsal vom **vorderen Marksegel**, *Velum medullare rostrale*, vom **Kleinhirn**, *Cerebellum*, vom **hinteren Marksegel**, *Velum medullare caudale*, sowie vom *Plexus chorioideus [choroideus] ventriculi quarti* begrenzt. Die mediane Fortsetzung des Ventrikelhohlraums in das Kleinhirn erstreckt sich als *Ventriculus cerebelli* (270/c; 274/d; 275/g) weit nach dorsal. Kaudal und seitlich wölbt sich der Plexus chorioideus [choroideus] des 4. Ventrikels als *Recessus caudalis* (274/f; 275/i) und ventral vom Flocculus als *Recessus lateralis* (274/e; 275/h) weit in das Cavum subarachnoideale [Cavitas subarachnoidea] vor. Im Bereich der genannten Recessus konnten aber trotz unterschiedlicher Untersuchungsmethoden weder eine Apertura mediana noch Aperturae laterales nachgewiesen werden, durch welche wie bei den Säugetieren Liquor cerebrospinalis aus dem zentralen Hohlraumsystem in das Cavum subarachnoideale übertreten könnte. Kaudal geht der 4. Ventrikel direkt in den engen Zentralkanal des Rückenmarks, *Canalis centralis* (265/i), über.

Hirn- und Rückenmarkshäute, Meninges

Die harte Hirnhaut, *Dura mater encephali,* ist wie die harte Rückenmarkshaut, *Dura mater spinalis,* eine derbe bindegewebige Membran und liegt in bezug zu den übrigen Hirn- und Rückenmarkshäuten zuäußerst. Die Dura mater encephali verschmilzt mit der periostalen Innenauskleidung der Schädelhöhle. Dorsal geht median ein niedriger Längswulst nur wenig weit zwischen die beiden Großhirnhemisphären hinein, während sich die querverlaufende, höhere Abspaltung als Kleinhirnzelt, *Tentorium cerebelli [Plica tentorialis],* dorsal zwischen den Großhirnhemisphären und dem Kleinhirn und seitlich zwischen dem okzipitalen Pol jeder Großhirnhemisphäre und dem Tectum mesencephali einschiebt. Als weitere Duraabspaltung umfaßt das *Diaphragma sellae* den Hypophysenstiel zirkulär.

Innerhalb der Dura mater encephali sind venöse Blutleiter, *Sinus durae matris,* ausgebildet, welche das Blut von einzelnen Hirnvenen aufnehmen und an extrakranielle Venen weiterleiten. Um die Hypophyse und im Diaphragma sellae liegt der kleine *Sinus cavernosus.* Der *Sinus olfactorius* umfaßt die kleinen Bulbi olfactorii und steht ventral mit dem unpaaren *Sinus sagittalis olfactorius* und dorsal mit dem *Sinus sagittalis dorsalis* in Verbindung. Im Ursprung des Kleinhirnzelts verläuft jederseits der *Sinus transversus* und trifft dorsal an jener Stelle das dorsale Sinussystem, an welcher nach kaudal der größte aller Blutleiter, der *Sinus occipitalis,* dorsal median über dem Kleinhirn liegt und sein Blut nicht nur in Äste der V. jugularis und V. vertebralis überleitet, sondern sich auch in den Wirbelblutleiter, *Sinus venosus vertebralis internus,* kaudal fortsetzt.

Die *Dura mater spinalis* der Vögel enthält im Unterschied zu den Säugetieren im Bereich der beweglichen Abschnitte der Wirbelsäule viele elastische Fasern. Vom Foramen magnum bis zum kranialen Ende des Synsakrums und von den 3 kaudalen Segmenten des Synsakrums bis in die Schwanzwirbelsäule hinein sind Dura mater spinalis und Endorhachis oder Lamina periostalis des Wirbelkanals durch das *Cavum epidurale* getrennt. Eine gallertige Masse erfüllt diesen Raum und verstärkt den Schutz vor übermäßigen mechanischen Einwirkungen auf das Rückenmark.

Die Spinnwebenhaut, *Arachnoidea encephali,* liegt der Innenfläche der Dura mater encephali eng an und steht mit der Pia mater encephali entweder mittels feiner Fäden in Verbindung oder liegt besonders an den Konvexitäten der Hirnoberfläche der Pia mater encephali flächenhaft an. Bleibt zwischen Arachnoidea und Pia mater ein enger, spaltförmiger Raum bestehen, wird dieses *Cavum subarachnoideale [Cavitas subarachnoidea]* durch *Liquor cerebrospinalis* ausgefüllt. Auch die großen Blutgefäße des Gehirns verlaufen in diesem Raum. Ventral vom Di- und Mesencephalon sowie zwischen Cerebellum und Medulla oblongata erweitert sich das Cavum subarachnoideale jeweils zu einer *Cisterna subarachnoidealis [subarachnoidea].* Durch die starke Ausbildung des Cavum epidurale im Hals- und Brustabschnitt der Wirbelsäule kommt die Arachnoidea spinalis durchgehend sehr nahe an die Pia mater spinalis zu liegen, und das Cavum subarachnoideale ist sehr eng. Im Synsakrum erweitert sich der Wirbelkanal für die Aufnahme der Intumescentia lumbosacralis sehr stark, und zwar nicht nur in transversaler Richtung, wie das Rückenmark sich verbreitert, sondern auch in vertikaler Richtung. Da in diesem Abschnitt die Dura mater spinalis mit der Endorhachis verschmolzen ist, erweitert sich dorsal von der Intumescentia lumbosacralis das Cavum subarachnoideale zur größten, mit Liquor cerebrospinalis gefüllten Zisterne. Die Art und Weise, auf welche der Liquor cerebrospinalis beim Vogel vom zentralen Hohlraumsystem des Zentralnervensystems in den Subarachnoidealraum gelangt, ist noch nicht geklärt. Der kaudale Teil des Daches des 4. Ventrikels buchtet sich kaudoventral vom Kleinhirn wohl weit in das Cavum subarachnoideale hinein vor, doch Öffnungen, die den Aperturae laterales oder der Apertura mediana der Säugetiere entsprächen, konnten beim Huhn und bei der Taube bisher nicht gefunden werden. Auch im Bereich des Sinus rhomboideus wurde keine Verbindung zwischen dem Canalis centralis des Rückenmarks und dem Cavum subarachnoideale festgestellt.

Die weiche Hirnhaut, *Pia mater encephali*, liegt der Hirnoberfläche dicht auf und folgt dieser bis in alle Vertiefungen und Furchen. Auch an den Plexus chorioidei [choroidei] bildet sie den äußeren, dünnen Überzug der Gefäßschlingen. Die *Pia mater spinalis* bedeckt das Rückenmark direkt, dringt von ventral bis auf den Grund der Fissura mediana ein und entläßt zwischen den Austritten der Fila radicularia der einzelnen Segmentalnerven gegen die Arachnoidea und die Innenfläche der Dura mater spinalis ebenfalls segmental angeordnete Zacken, die in ihrer Gesamtheit jederseits das *Ligamentum denticulatum* darstellen. Besonders bei großen Vogelarten sind diese Zacken im Halsbereich regelmäßig, im Brustbereich schwächer und bei allen Vögeln im Bereich des Sinus rhomboideus besonders gut ausgebildet.

Arachnoidea und *Pia mater* werden auch als Leptomeninx oder weiche Hirnhaut im weiteren Sinn zusammengefaßt und der *Dura mater* als Pachymeninx gegenübergestellt.

In direkter Fortsetzung des Sinus occipitalis median über dem Kleinhirn verläuft der *Sinus venosus vertebralis internus* als unpaarer Wirbelblutleiter dorsal vom Rückenmark im Cavum epidurale und erfährt nur auf Höhe des Sinus rhomboideus eine kurze Unterbrechung. Der Wirbelblutleiter nimmt Venen des Rückenmarks auf und steht andererseits über segmentale Äste mit den Vv. jugulares, Vv. vertebrales und Vv. portales renales in Verbindung.

Peripheres Nervensystem, Systema nervosum periphericum

Gehirnnerven, Nervi craniales
(267–269; 276–278)

Die zwölf Gehirnnervenpaare werden gleich wie bei den Säugetieren benannt und von rostral beginnend mit I bis XII bezeichnet. Um Wiederholungen so weit wie möglich zu vermeiden, werden Kerngebiete der efferenten und Endkerne der afferenten Fasern der einzelnen Gehirnnerven sowie deren zentrale Verbindungen untereinander und mit anderen Kernen nur im Kapitel Zentralnervensystem beschrieben.

Der **N. olfactorius (I)** (267, 268, 269/*I*; 276/*1*; 278/*I*) entsteht aus den marklosen Neuriten der Riechschleimhaut, deren Ausdehnung in der Nasenhöhle auf S. 367 angegeben wird. Als dünner Nerv tritt er durch das Foramen orbitonasale mediale in die Orbita und verläuft hier in einer Rinne dorsal am Septum interorbitale zum kleinen Foramen nervi olfactorii. Durch dieses erreicht er die Schädelhöhle und zweigt sich beim Huhn in ca. 30 Fila olfactoria auf, die mit den Mitralzellen im Bulbus olfactorius Verbindung aufnehmen.

Ein N. terminalis sowie ein Organum vomeronasale sind bei den Vögeln nicht vorhanden.

Der **N. opticus (II)** (268, 269, 278/*II*; 276/*17*) entsteht aus Neuriten von den im Stratum ganglionare der Retina liegenden Nervenzellen. Die zunächst marklosen Neuriten erhalten nach ihrem Durchtritt durch die Sclera Markscheiden, wodurch der Nerv zu einem kräftigen, von den Fortsätzen der Dura mater und Pia mater umhüllten, runden Strang anschwillt. Beim Huhn erreicht der N. opticus einen Durchmesser von 2 bis 3 mm und vom Durchtritt durch die Sclera bis zum Chiasma opticum eine Länge von ca. 5 mm. Durch das große, dem der Gegenseite dicht benachbarte Foramen opticum tritt er in die Schädelhöhle ein und erreicht an der Hirnbasis vor der Hypophyse die Sehnervenkreuzung, Chiasma opticum (268/ c). Hier treten alle Fasern in den Tractus opticus der Gegenseite über und weisen im Kreuzungsbereich eine regelmäßige Schichtung auf.

Der **N. oculomotorius (III)** (268, 269, 278/*III*; 276/*18*)) entspringt knapp hinter der Hypophyse an der Basalfläche des Mittelhirns. Nach einem kurzen intraduralen Verlauf seitlich von der Hypophyse tritt er ventrolateral vom Foramen opticum durch das Foramen nervi ophthalmici in die Orbita ein. Bereits am Durchtritt teilt sich der N. oculomotorius in einen Ramus dorsalis (278/*1*), der in den Ursprung des M. rectus dorsalis eintritt, und in den kräftigen Ramus ventralis (—/*2*). Dieser gibt zunächst den starken, einheitlichen oder aufgeteilten parasympathischen Wurzelast an das Ganglion ciliare ab. Der fortlaufende Zweig innerviert die Mm. recti medialis und ventralis sowie den M. obliquus ventralis und den M. pyramidalis.

Das Ganglion ciliare (276/*19*; 278/*B*) liegt zwischen dem N. oculomotorius und dem N. opticus und entläßt bulbuswärts die postganglionäre Fasern enthaltenden 2 bis 3 Nn. ciliares breves [Nn. choroidales]. Diese durchbohren wenige Millimeter lateral vom N. opticus die Sclera und teilen sich zusammen mit dem N. ciliaris longus [N. iridociliaris] zwischen Sclera und Chorioidea [Choroidea] weiter auf.

Bevor die Fasern des **N. trochlearis (IV)** (267, 268, 269, 278/*IV*) am kaudalen Rand des Mittelhirns den Hirnstamm an dessen dorsolateraler Seite verlassen, kreuzen sie alle im Velum medullare rostrale die Seite. Danach zieht der N. trochlearis zwischen dem Tectum mesencephali und der Medulla oblongata nach ventral und überquert dabei den Ursprung des N. trigeminus dorsal. Medial vom N. trigeminus tritt er in die Dura mater ein und erreicht die Orbita durch das Foramen nervi trochlearis knapp dorsolateral vom Foramen opticum. Parallel, aber dorsal vom N. ophthalmicus, zieht er in der Orbita in einem Bogen nach vorne oben zum M. obliquus dorsalis.

Der **N. trigeminus (V)** (268, 269, 278/*V*) entspringt als Nerv des 1. Kiemenbogens lateral aus dem vordersten Abschnitt des Rhombenzephalons mit einer schwachen Radix motoria und einer viel stärkeren, dorsomedial von der Radix motoria gelegenen Radix sensoria. In der Radix sensoria liegt noch innerhalb der Schädelhöhle ventral vom Tectum mesencephali das große Ganglion trigeminale (278/*C*), für welches an der Innenfläche des Os orbitosphenoidale eine eigene Vertiefung ausgebildet ist. Dieses Ganglion ist bei Wasservögeln einheitlich, bei den Hühnervögeln jedoch in der Weise zweigeteilt, daß aus der medialen, kleineren Portion der N. ophthalmicus (V_1) und aus der lateralen, größeren Portion der N. maxillaris (V_2) und der N. mandibularis (V_3) entstehen. Die Fasern der Radix motoria ziehen lateral am Ganglion trigeminale vorbei und schließen sich zur Gänze dem N. mandibularis an.

Der N. ophthalmicus (V_1) (268, 278/*V'*; 269/*V$_1$*; 276/*3*) erhält zwischen seinem Ursprung aus dem Vorderrand des Ganglion trigeminale und seinem Austritt aus der Schädelhöhle vom N. caroticus cerebralis sympathische postganglionäre Fasern zugeliefert. In die Orbita gelangt der N. ophthalmicus lateroventral vom Foramen opticum durch das Foramen nervi ophthalmici, das beim Huhn von den Durchtrittsöffnungen des III. und VI. Gehirnnerven oft nur unvollständig abgetrennt ist. Sofort nach dem Eintritt in die Orbita entläßt er bis zu drei Wurzeln für den N. ciliaris longus [N. iridociliaris] (276/*4*), die zusammen mit den Nn. ciliares breves [Nn. choroidales] (—/*20*) lateral vom N. opticus die Sclera perforieren, und einen feinen Verbindungsast zum N. trochlearis, über welchen wahrscheinlich propriozeptive Fasern für den M. obliquus dorsalis geleitet werden. In seinem weiteren Verlauf liegt der N. ophthalmicus ventral vom N. olfactorius und N. trochlearis dem

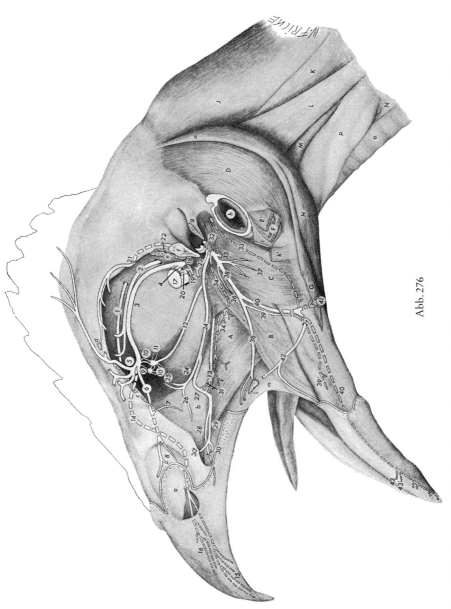

Abb. 276 und 277. Topographische Darstellung der Gehirnnerven vom Haushuhn (nach SCHRADER, 1970).

1 N. olfactorius; *2* N. trochlearis; *3* N. ophthalmicus; *4* N. ciliaris longus; *5* N. frontalis; *6* N. infratrochlearis; *7* Ast an Nasenschleimhaut und Sinus infraorbitalis; *8* Rr. nasales externi; *9* Ggl. pterygopalatinum dorsale; *10* Rr. postganglionares ophthalmici; *11* Rr. orbitales; *12* R. dorsalis des N. petrosus major; *13* R. ventralis des N. petrosus major; *14* N. ethmoidalis; *15* laterale und *16* mediale Rr. rostri maxillaris; *17* N. opticus; *18* N. oculomotorius mit seinem R. ventralis, der die Radix parasympathica zum Ggl. ciliare entläßt. Der R. dorsalis ist nicht gezeichnet; *19* Ggl. ciliare; *20* Nn. ciliares breves; *21* R. zygomaticotemporalis; *22* N. lacrimalis; *23* R. zygomaticofacialis; *24* N. maxillaris; *24'* N. infraorbitalis; *25* Äste an das Unterlid; *26* Ast an Nasen- und Gaumenschleimhaut; *27* N. pterygopalatinus; *28* N. petrosus major; *29* N. nasalis caudalis; *30* R. nasalis internus medialis; *31* Rr. postganglionares pterygopalatini; *32* Verbindungsast des N. facialis mit dem N. maxillaris und N. mandibularis; *33* Chorda tympani; *34* Ast an M. pterygoideus; *35* Ast an Mm. adductores mandibulae. Nur sein Stumpf erhalten, da Muskeln und damit sein distales Nervenende der besseren Übersicht wegen entfernt wurden; *36* Ast an M. pterygoideus und M. ethmomandibularis; *37* Ast an Mm. pseudotemporales; *38* R. angularis oris; *39, 39'* R. sublingualis; *40* N. intramandibularis; *41* Ast an M. intermandibularis; *42* R. angularis oris; *43* mediale und *43'* laterale Rr. rostri mandibulae; *44* N. depressor mandibulae; *45* R. cervicalis; *46* R. hyoideus; *47* N. glossopharyngeus; *48* rostraler Pharynxast; *49* Verbindung

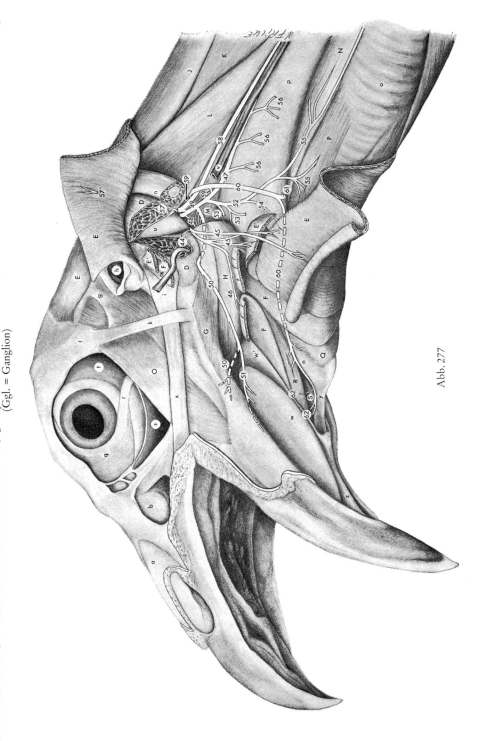

Abb. 277

zwischen N. vagus und N. glossopharyngeus; *50* R. lingualis; *51* R. glandularis; *52, 53* kaudale Pharynxäste; *54, 55* Äste an Larynxmuskeln und -schleimhaut; *56* Kr. oesophagei; *57, 57'* R. externus des N. accessorius; *58* N. vagus; *59* Verbindung zwischen N. glossopharyngeus und N. hypoglossus; *60* N. hypoglossus; *61* R. caudalis; *62* R. rostralis

A Medialer und *B* lateraler Teil des M. pterygoideus; *C* M. temporalis profundus; *D* M. depressor mandibulae; *E, E'* M. constrictor colli und M. cucullaris capitis; *F* M. stylohyoideus; *G, H* M. branchiomandibularis; *J* M. complexus; *K* M. splenius capitis; *L* Pars lateralis des M. rectus capitis ventralis; *M* Pars medialis des M. rectus capitis ventralis; *N* M. tracheolateralis; *O* M. adductor mandibulae externus; *P* M. tracheohyoideus; *Q* M. ceratohyoideus; *R* M. ceratoglossus; *S* M. hypoglossus obliquus

a Decknorpel der Nasenöffnung; *b* Sinus infraorbitalis eröffnet; *c* Sutura nasolacrimalis, das Os lacrimale ist entfernt; *d* Glandula nasalis; *e* Glandula lacrimalis, vom Processus postorbitalis des Os frontale teilweise verdeckt; *f* Processus postorbitalis des Os frontale; *g* Processus zygomaticus des Os temporale; *h* äußere Gehöröffnung; *i* Os quadratojugale; *k* Ligamentum postorbitale, *k'* sein ventraler Stumpf; *l* Glandula anguli oris; *m* Schleimhaut der Schnabelhöhle; *n* Zungenbein umschlossen vom M. branchiomandibularis; *o* Trachea; *p* Oesophagus; *q* 3. Augenlid; *r* Sehne des M. pyramidalis membranae nictitantis; *s* Periorbita; *t* Bulbus oculi; *u* äußerer Gehörgang; *v* V. jugularis, im Kopfbereich abgesetzt; *w* Glandulae mandibulares rostrales, *w'* Glandulae mandibulares caudales; *x* Os jugale; *y* Os basibranchiale rostrale; *z* Schleimhaut des Schnabelhöhlenbodens von ventral gesehen

(Ggl. = Ganglion)

Septum interorbitale dicht an und erreicht so die ventrale Fläche des M. obliquus dorsalis. Rostral von diesem Muskel nimmt er postganglionäre, viszero-efferente Fasern aus dem Ganglion pterygopalatinum dorsale [Ganglion ethmoidale] auf und teilt sich in den N. frontalis [Rr. frontales] (−/5), den N. infratrochlearis [Rr. palpebrales rostrodorsales] (−/6) und den N. ethmoidalis [R. medialis] (−/14) auf. Der N. frontalis verläßt mit mehreren kleinen Ästen die Orbita und innerviert das obere Augenlid, die Stirnhaut und beim Huhn auch den Kamm. Der N. infratrochlearis gibt noch in der Orbita einen Ast an die Nasenschleimhaut sowie an den Sinus infraorbitalis ab und versorgt außerhalb der Orbita mit mehreren Zweigen die Umgebung der Nasenlöcher. Der starke N. ethmoidalis erscheint als direkte Fortsetzung des N. ophthalmicus und tritt nahe dem N. olfactorius in die Nasenhöhle. Dort erreicht er entlang des Septum nasi deren Boden und versorgt den Gaumen mit mehreren, das Os praemaxillare perforierenden Ästen und den ganzen Oberschnabel mit den tierartlich verschieden vielen Nervenendapparaten im Corium.

Der N. maxillaris (V_2) (268, 278/V''; 269/V_2; 276/24) verläßt die Schädelhöhle zusammen mit dem N. mandibularis durch eine meist gemeinsame Öffnung und beide Nerven nehmen sofort nach ihrem Durchtritt feine Verbindungsfasern aus dem N. facialis auf. Anschließend entläßt der N. maxillaris nach dorsal den Ramus zygomaticotemporalis [R. palpebralis caudodorsalis] (276/21) und den N. lacrimalis [Rr. glandulares lacrimales] (−/22) für die Tränendrüse, das Oberlid, die Haut an der Stirn und beim Huhn den Kamm und den Ramus zygomaticofacialis [R. palpebralis caudoventralis] (−/23) für das Unterlid. Aus der Endaufteilung des N. maxillaris zwischen dem Bulbus oculi und dem M. depressor palpebrae inferioris [ventralis] gehen der N. infraorbitalis (−/24) und der N. pterygopalatinus [N. nasopalatinus] (−/27) hervor. Der N. infraorbitalis ist auf die sensible Versorgung des nasalen Teiles des Unterlids und des sich kaudal an die Hornscheide des Oberschnabels anschließenden Hautgebiets beschränkt. Der N. pterygopalatinus erhält dorsal vom Sinus infraorbitalis

---

Abb. 278. **Schematische Darstellung der Gehirnnerven vom Haushuhn** (nach SCHRADER, 1970). ▶

I–XII Gehirnnerven: *1* R. dorsalis von III; *2* R. ventralis von III; *3* Radix parasympathica des Ggl. ciliare; *4* Nn. ciliares breves; *5* N. ciliaris longus; *6* N. frontalis; *7* N. infratrochlearis; *8* Rr. nasales externi; *9* Ast an Nasenschleimhaut und Sinus infraorbitalis; *10* N. ethmoidalis; *11* mediale und *12* laterale Rr. rostri maxillaris; *13* Rr. postganglionares ophthalmici; *14* Rr. orbitales; *15* Rr. postganglionares glandulares; *16* autonome Wurzel des Ggl. pterygopalatinum dorsale; *17* R. zygomaticotemporalis; *18* N. lacrimalis; *19* R. zygomaticofacialis; *20* N. infraorbitalis; *21* Äste an das Unterlid; *22* Ast an Nasen- und Gaumenschleimhaut; *23* N. pterygopalatinus; *24* N. palatinus major; *25* N. nasalis caudalis; *26* R. nasalis internus lateralis, *26'* R. nasalis internus medialis; *27, 28* Äste an M. pterygoideus; *29* Ast an Mm. adductores mandibulae; *30* Ast an Mm. pseudotemporales; *31* R. angularis oris; *32* N. intramandibularis; *33, 34* R. sublingualis; *35* R. angularis oris; *36* Rr. rostri mandibularis; *37* Ast an M. intermandibularis; *38* N. petrosus major; *39* seine Verbindungsäste zu N. maxillaris und N. mandibularis; *40* N. petrosus profundus; *41* canalis pterygoidei; *42* autonome Wurzel des Ggl. pterygopalatinum ventrale; *43* Chorda tympani; *44* Ast an Membrana tympani; *45* Ast an Meatus acusticus externus; *46* N. depressor mandibulae; *47* R. cervicalis; *48* R. hyoideus; *49, 49'* rostrale Pharynxäste; *50* R. lingualis; *51* R. glandularis; *52–55* kaudale Pharynxäste; *56* N. oesophageus [esophagealis] descendens; *57* Verbindung zwischen N. glossopharyngeus und N. hypoglossus; *58* postganglionäre Fasern des Ggl. cervicale craniale an N. glossopharyngeus; *59* N. caroticus internus, *59'* Truncus subvertebralis; *60* postganglionäre Fasern des Ggl. cervicale craniale an N. vagus, *60'* postganglionäre Fasern des Ggl. cervicale craniale an N. facialis; *61* Verbindung zwischen N. vagus und N. glossopharyngeus; *62* Verbindung zwischen N. vagus und N. hypoglossus; *63* fortlaufender Stamm des N. vagus; *64* R. externus des N. accessorius; *65* R. rostralis, *65'* R. caudalis

C_1–C_2 Nn. cervicales I und II

A Ggl. pterygopalatinum dorsale, *A'* Ggl. pterygopalatinum ventrale; *B* Ggl. ciliare; *C* Ggl. trigeminale; *D* Ggl. geniculi; *E* Ggl. proximale des N. glossopharyngeus; *F* Ggl. proximale des N. vagus; *G* Ggl. distale des N. glossopharyngeus; *H* Ggl. cervicale craniale

a Foramen n. olfactorii; *b* For. n. trochlearis; *c* For. opticum; *d* gemeinsame Austrittsöffnung für die Nn. oculomotorius, ophthalmicus und abducens; *e* For. n. maxillaris; *f* For. n. mandibularis; *g* Fossa acustica interna; *h* For. n. facialis; *i* Vertiefung für die Ganglia proximalia von IX und X, *i'* For. n. glossopharyngei, *i''* For. n. vagi; *k* For. n. hypoglossi; *l* Glandula membranae nictitantis; *m* Gl. lacrimalis; *n* Gl. nasalis; *o* Gl. anguli oris; *p* Gl. lingualis; *q* Bulbus oculi

(Gl. = Glandula; Ggl. = Ganglion; For. = Foramen; n. = nervi)

postganglionäre viszero-efferente Fasern aus dem Ganglion pterygopalatinum ventrale [Ganglion sphenopalatinum] und versorgt mit seinen Zweigen neben der Wand des Sinus infraorbitalis die Schleimhaut im hinteren Bereich des Gaumens und der Nasenhöhle.

Der N. mandibularis (268, 278/V'''; 269/V₃) tritt gemeinsam mit dem N. maxillaris durch die Schädelkapsel, verbindet sich mit dem N. facialis und ist in seinem weiteren Verlauf durch den M. pseudotemporalis superficialis vom N. maxillaris getrennt. Er gibt neben Ästen an die Articulatio quadratomandibularis, den M. depressor palpebrae inferioris [ventralis] und M. tensor periorbitae, weitere Äste an die Mm. adductores mandibulae (276/35), den M. pterygoideus, M. ethmomandibularis (−/36) und die Mm. pseudotemporales (−/37) ab. Der Ramus angularis [anguli] oris (−/38) versorgt die Haut im Bereich des Schnabelwinkels sowie die darunterliegende Schleimhaut mitsamt den Drüsen bis in den lateralen Gaumenbereich. Das Ende des N. mandibularis teilt sich entweder kurz vor dem Eintritt oder erst im Canalis mandibulae in den R. sublingualis (−/39) und den N. intramandibularis (−/40). Beide Nerven verlaufen weiterhin in diesem Kanal rostralwärts, wobei der R. sublingualis die

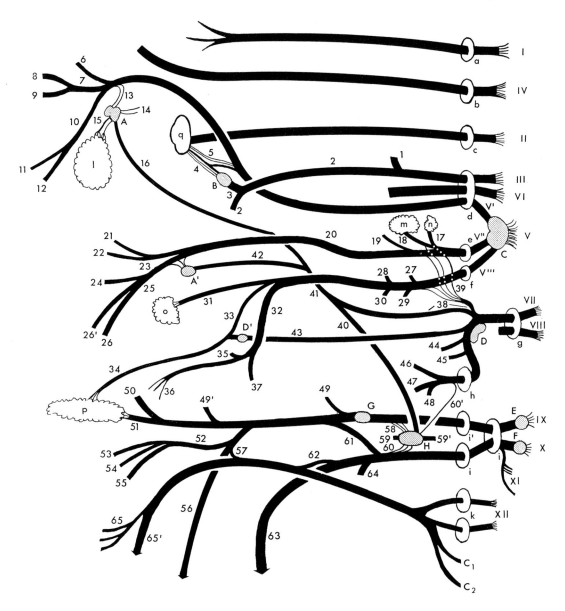

Chorda tympani (−/33) aus dem N. facialis zugeführt bekommt, den Kanal wieder verläßt und die Schleimhaut und Speicheldrüsen am Schnabelhöhlenboden vor und seitlich der Zunge versorgt. Der N. intramandibularis versorgt mit zahlreichen, den Unterkiefer perforierenden Ästen die Muskeln und die Haut zwischen den Unterkiefern, das Corium des ganzen Unterschnabels sowie beim Huhn die Kehllappen.

Der **N. abducens (VI)** (268, 269, 278/*VI*) entspringt ventral aus dem rostralen Abschnitt der Medulla oblongata und tritt noch hinter der Hypophyse in die Dura mater und anschließend in einen eigenen Knochenkanal ein, durch welchen er leicht ventrolateral vom N. oculomotorius und medial vom N. ophthalmicus durch das Foramen nervi abducentis in die Orbita gelangt. Sein Hauptanteil verzweigt sich im Ursprung des M. rectus lateralis. Eine sehr dünne Abzweigung zieht bogenförmig dorsomedial bis zur Sehnenschlaufe des M. quadratus um die Endsehne des M. pyramidalis und versorgt von hier aus den M. quadratus.

Der **N. facialis (VII)** (268, 269, 278/*VII*) verläßt die Seitenfläche des Hirnstamms knapp rostral vom Austritt des N. vestibulocochlearis, zieht mit diesem in die Fossa acustica interna und an deren Boden durch die vorderste Öffnung in den Canalis facialis. Als Nerv des 2. Kiemenbogens enthält er wie der N. trigeminus efferente und afferente Fasern. Der sensible Anteil ist allerdings so gering, daß das sensible G a n g l i o n g e n i c u l i [geniculatum] (278/*D*) im leicht gebogenen Canalis facialis makroskopisch in der Regel nicht erkannt werden kann.

Im Bereich des Ganglion geniculi entspringen nach rostral der N. petrosus major [N. palatinus] (−/38) mit viszero-efferenten Fasern, feine Zweige mit afferenten Fasern an die Membrana tympani [tympanica] (−/44) und den Meatus acusticus externus (−/45) sowie Verbindungsäste an den N. maxillaris und N. mandibularis (−/39). Auch die Chorda tympani (−/43) verläßt mit afferenten und viszero-efferenten Fasern noch innerhalb des Canalis facialis den N. facialis, und zwar entweder im Bereich des Ganglion geniculi (Huhn, Truthuhn) oder knapp distal davon (Taube).

Der weiterlaufende Stamm des N. facialis nimmt sofort nach dem Austritt aus dem Canalis facialis über einen Verbindungsast mit dem Ganglion cervicale craniale postganglionäre, viszero-efferente Fasern auf. Anschließend teilt er sich in folgende Muskeläste (277/44–46; 278/46–48): N. depressor mandibularis für den gleichnamigen Muskel, Ramus cervicalis für den M. constrictor colli und Ramus hyoideus für den M. stylohyoideus und den M. serpihyoideus. Die Chorda tympani (276/33; 278/43) verläuft dorsal über der Columella an der medialen Wand des Cavum tympani rostral und verläßt diese durch eine Öffnung an der Basis des Processus zygomaticus des Os squamosum. Anschließend tritt sie in den Canalis mandibulae ein, verbindet sich dort mit dem Ramus sublingualis des N. mandibularis und enthält das Ganglion mandibulare (278/*D'*) für die Umschaltung der prä- auf die postganglionären, viszero-efferenten Fasern für die Glandulae mandibulares und linguales. Zusammen mit den Ästen des Ramus sublingualis verzweigen sich die afferenten Fasern für Geschmacks-, Berührungs-, Temperatur- und Schmerzempfindungen in der Schleimhaut am Schnabelhöhlenboden vor und seitlich der Zunge, erreichen jedoch die Zunge selbst nicht.

Der **N. vestibulocochlearis (VIII)** (267, 268, 269, 278/*VIII*) entspringt mit einer Pars vestibularis und dicht dahinter mit einer Pars cochlearis lateral aus dem rostralen Abschnitt der Medulla oblongata. Der intrakraniale Abschnitt dieser Nerven ist sehr kurz, und am Boden der Fossa acustica interna ist für beide Teile je eine eigene Durchtrittsöffnung ausgebildet. Die Pars vestibularis enthält am Eintritt in die Fossa acustica interna das G a n g l i o n v e s t i b u l a r e, von dem entsprechend benannte Nerven an die Cristae ampullares in den 3 Bogengängen, an die Maculae utriculi und sacculi sowie an die Crista neglecta ausgehen. Der N. cochlearis und der N. lagenaris bilden zusammen die Pars cochlearis des VIII. Gehirnnerven, ihre Ganglienzellen liegen aber getrennt voneinander. Das G a n g l i o n s p i r a l e [cochleare] liegt entlang der bei den Vögeln nicht gewundenen, nach ventromedial orientierten Schnecke und ist für die über akustische Reize entstandenen Erregungen in der Crista basilaris zuständig. Das Ganglion lagenare liegt im Bereich der Schneckenspitze und steht mit der Macula lagenae in Verbindung.

Der **N. glossopharyngeus (IX)** (267, 268, 269/*IX*; 277/*47*; 278/*IX*) stellt den Nerven des 3. Kiemenbogens dar und entspringt dorsolateral aus dem mittleren Abschnitt der Medulla oblongata mit mehreren (beim Huhn mit 4 bis 5) Wurzelfäden, welchen kaudal die Wurzelfäden des N. vagus und des N. accessorius direkt folgen. Auch das kleine Ganglion proximale des N. glossopharyngeus ist dem Ganglion proximale des N. vagus dicht benachbart (278/*E, F*), und beide liegen zusammen in einer gemeinsamen Knochendelle, die vor dem hirnseitigen Zugang zu den Foramina nervi glossopharyngei und nervi vagi für sie ausgebildet ist. Nach dem Austritt der beiden genannten Gehirnnerven durch die für sie vorgesehenen Öffnungen kommen sie medial von der A. carotis cerebralis, der A. ophthalmica externa und dem N. facialis zu liegen und schließen das Ganglion cervicale craniale zwischen sich ein. Dieses liefert an dieser Stelle dem IX. und X. Gehirnnerven postganglionäre sympathische Fasern (—/*60*). Von hier aus ziehen beide Gehirnnerven zwischen den Mm. rectus capitis lateralis und depressor mandibulae in kaudoventrolateraler Richtung und stehen miteinander mittels eines kurzen Nervenbündels in Verbindung (—/*61*), das fast so stark ist wie der weiterlaufende N. glossopharyngeus. Knapp vor dem Abgang dieses Verbindungsastes ist im N. glossopharyngeus das kleine Ganglion distale (—/*G*) eingelagert.

Aufzweigungen des N. glossopharyngeus erreichen als rostrale (277/*48*) und kaudale Pharynxäste (—/*52*) den Pharynx, den Larynx sowie den Zungengrund (—/*50*) und die Glandula lingualis (—/*51*). Sein kaudales Ende bildet zusammen mit Vagusfasern den N. oesophageus [esophagealis] descendens, der entlang der V. jugularis und dem Oesophagus nach kaudal verläuft und an diesen bis zum kranialen Teil des Kropfes immer wieder Äste abgibt (—/*56*). An jener Stelle, an der er den N. hypoglossus medial kreuzt, verbinden sich die beiden Nerven mittels eines kräftigen Bündels (—/*59*).

Vom **N. vagus (X)** (267, 268, 269/*X*; 277/*58*; 278/*X*), dem Nerven des 4. Kiemenbogens, sind Ursprung aus der Medulla oblongata, Lage seines Ganglion proximale, Durchtritt durch das Foramen nervi vagi und seine Verbindung mit dem Ganglion cervicale craniale bei der Beschreibung des N. glossopharyngeus mit abgehandelt. Die kräftige Verbindung des N. vagus zum N. glossopharyngeus (278/*61*) entspricht seinen Rami pharyngei und dem N. laryngeus cranialis der Säugetiere. An der Stelle, an welcher der N. vagus vom N. hypoglossus dorsal gekreuzt wird, stehen auch diese beiden Nerven mittels 1 bis 2 Nervenbündeln miteinander in Verbindung (—/*62*). Im kranialen Teil des Halses wird der N. vagus von der V. jugularis und der A. comes nervi vagi begleitet und entläßt in diesem Verlauf außer an den Thymus keine weiteren Äste. Dies ist dadurch zu erklären, daß die entsprechenden Vagusfasern durch die Verbindungen zum IX. und XII. Gehirnnerven in diese übertreten und über deren Äste die einzelnen Halsorgane erreichen. Am Eingang in die Leibeshöhle enthält der N. vagus dorsal vom Ursprung der A. carotis communis sein Ganglion distale. Von hier aus gelangen direkte Äste an die Schilddrüse, die Epithelkörperchen, den ultimobranchialen Körper und das Glomus caroticum. Kaudal vom Ganglion distale entläßt der N. vagus mehrere Nn. cardiaci und Rr. pulmonales, wobei leichte Unterschiede in der Art des Ursprungs und der Zahl der Äste zwischen der linken und der rechten Seite vorliegen. In Höhe des Truncus pulmonalis entsteht jederseits der N. recurrens, der am Ursprung genauso kräftig ist wie der weiterziehende N. vagus. Der linke N. recurrens schlägt sich um das Ligamentum arteriosum und der rechte um den Aortenbogen, und so gelangen sie an die Seitenflächen des Oesophagus. Der Hauptanteil der Nn. recurrentes zieht kranialwärts und versorgt neben dem Oesophagus und der Trachea auch den Kropf, wo er auf die Endaufzweigungen des N. oesophageus [esophagealis] descendens trifft. Ein geringer Anteil jedes N. recurrens zieht entlang des Oesophagus auch kaudalwärts, bildet an diesem ein lockeres Geflecht und ist nur bis zum Drüsenmagen zu verfolgen. Eine kurze Abspaltung dieses Geflechts stellt eine Verbindung mit dem Plexus coeliacus [celiacus] um den Ursprung der A. coeliaca [celiaca] her.

In Höhe der Vv. pulmonales gibt jeder N. vagus noch weitere (2 bis 6) Rami pulmonales und (2 bis 3) Nn. cardiaci ab. Dann gelangen der linke und der rechte N. vagus an die Ventralfläche des Oesophagus und laufen hier so dicht nebeneinander, daß sie einen einheitlichen Stamm bilden, aus dem beim Huhn erst ca. 20 mm kranial vom Drüsenmagen wieder linke und rechte Äste hervorgehen. Diese versorgen direkt Magen, Leber, Milz und Pankreas und verbinden sich schließlich mit dem im Gekröse des Darmes gelegenen N. intestinalis.

Der **N. accessorius (XI)** (267, 269/*XI*; 277/57, 57'; 278/*XI*) entspringt mit mehreren, jenen des N. vagus kaudal folgenden Wurzeln aus der Medulla oblongata sowie aus dem 1. und 2. Halssegment der Medulla spinalis. Letztgenannte Wurzelfäden treten durch das Foramen magnum in die Schädelhöhle ein und vereinigen sich dort mit den kranialen Wurzeln zum N. accessorius. Eng mit dem N. vagus verbunden, verläßt er mit diesem die Schädelhöhle, trennt sich kurz darauf von diesem und innerviert den kranialen Teil des M. cucullaris. Dieser Anteil des N. accessorius entspricht dem Ramus externus der Säugetiere. Ein Ramus internus ist nicht nachgewiesen.

Der **N. hypoglossus (XII)** (268, 269/*XII*; 277/60; 278/*XII*) entspringt mit mehreren Wurzelfäden aus der ventralen Fläche des kaudalen Abschnitts der Medulla oblongata. Diese bilden 2 Bündel, die die Schädelhöhle durch je ein Foramen nervi hypoglossi verlassen und sich dann erst zum gemeinsamen Nerven vereinigen. Nach kaudal steht er mit dem ventralen Ast des 1. und 2. Halsnerven und nach rostral mit dem N. vagus, dem N. glossopharyngeus sowie mit dem Ganglion cervicale craniale in Verbindung (277/59, 59'). Sein Ramus rostralis (—/62) innerviert die Zungenmuskulatur, sein Ramus caudalis (—/61) innerviert die Trachealmuskulatur sowie den Syrinx.

Rückenmarksnerven, Nervi spinales
(168; 205; 214; 246; 252; 264; 266)

Die Rückenmarksnerven, *Nervi spinales*, entstehen segmental jederseits durch die Vereinigung der dickeren Fila radicularia der sensiblen Radix dorsalis und der dünneren, aber zahlreicheren Fila radicularia der motorischen Radix ventralis. Nur der 1. Halsnerv setzt sich ausschließlich aus Fila radicularia ventralia zusammen und am 2. Halsnerven ist meist nur ein dünnes Filum radiculare dorsale ausgebildet. An den übrigen Spinalnerven enthält jede Radix dorsalis ein Ganglion spinale, das im Hals- und Brustabschnitt der Wirbelsäule im zugehörigen Foramen intervertebrale, in den kaudal folgenden Abschnitten jedoch knapp außerhalb dieser Öffnung zu liegen kommt. Beim Huhn verschmelzen sie im Brustabschnitt der Wirbelsäule mit den ebenfalls segmental angeordneten Grenzstrangganglien des Sympathikus.

Die Segmentalnerven werden entweder nach der Lagebeziehung zu den Wirbeln als Nn. cervicales, thoracici, synsacrales und caudales benannt, oder sie werden fortlaufend von kranial nach kaudal numeriert. Ihre Zahl ist demnach sowohl in den einzelnen Körperabschnitten als auch in ihrer Gesamtheit in Abhängigkeit von der Anzahl der Wirbel bei den einzelnen Vogelarten unterschiedlich. Beim Huhn können auf diese Weise von total 41 Spinalnervenpaaren 15 Nn. cervicales, 7 Nn. thoracici, 14 Nn. synsacrales und 5 Nn. caudales unterschieden werden (264). Bei der Taube sind total 38, bei der Wachtel 40, bei der Ente 43 und beim Schwan mehr als 60 Spinalnervenpaare ausgebildet.

Gleich wie bei den Säugetieren teilt sich jeder Spinalnerv knapp außerhalb des Foramen intervertebrale in einen meist schwächeren Ramus dorsalis (266/*m'*) und einen stärkeren Ramus ventralis (—/*m"*). Die Rami dorsales versorgen die autochthone Rückenmuskulatur und die darüber liegende Haut, die Rami ventrales die seitlichen und ventralen Körperregionen einschließlich der Gliedmaßen, in deren Bereich sie den Plexus brachialis bzw. den Plexus lumbosacralis bilden. Die Grenzstrangganglien liegen im Hals- und Brustbereich der Ventralfläche der Rami ventrales direkt an, mit den Nn. synsacrales und den Nn. caudales stehen sie hingegen mit sehr kurzen Rr. communicantes in Verbindung.

Die Nn. cervicales innervieren mit ihren Rami dorsales die dorsale Gruppe der kurzen Muskeln der Kopfgelenke und die Nackenmuskulatur und mit ihren Rami ventrales die ventrale Halsmuskulatur. Zudem nehmen die Ventraläste der ersten beiden Halsnerven Verbindung mit Ästen des N. hypoglossus und jener des 3. Halsnerven Verbindung mit dem Ramus cervicalis des N. facialis auf. Der 1. Halsnerv verläßt den Wirbelkanal zwischen dem Okziput und dem Atlas, der letzte zwischen dem letzten Hals- und dem 1. Brustwirbel. Beim Huhn und bei der Ente werden somit 15 und bei der Taube 13 Spinalnervenpaare als Halsnerven angesprochen. Die Ventraläste der letzten Halsnerven sind tierartlich unterschiedlich an der Bildung des Plexus brachialis beteiligt.

Die Dorsaläste der Nn. thoracici und Nn. synsacrales sind entsprechend der nur mäßigen Entwicklung der von ihnen versorgten Rückenmuskulatur sehr schwach. Die Ventraläste der Nn. thoracici verlaufen als Nn. intercostales (250/*34*) zwischen je 2 benachbarten Rippen und versorgen die Interkostal- und Bauchmuskeln sowie die Haut in ihrem Bereich. Die Ventraläste der Nn. synsacrales sind in ihrer Stärke sehr verschieden und bilden den Plexus lumbosacralis und den Plexus pudendus. Die Nn. caudales sind schwach, stehen im Plexus caudalis untereinander in Verbindung und innervieren gemeinsam mit Ästen des Plexus pudendus die Muskulatur, die Haut und die Federbälge am Schwanz. Ihre Zahl entspricht der Zahl der freien Schwanzwirbel. Im Bereich des Pygostyls sind keine Schwanznerven nachzuweisen.

Armgeflecht, Plexus brachialis
(168/*12*; 246/*29*; 264/*A*)

Das Armgeflecht, *Plexus brachialis*, dient der Innervation der Schultergürtelmuskulatur sowie der Muskeln, Sehnen, Gelenke und Haut des Flügels. An der Bildung des Plexus brachialis sind bei unseren Hausvögeln die ventralen Äste von 4 bis meist 5 Spinalnerven beteiligt, und zwar von den letzten Hals- und den ersten Brustnerven. In Abhängigkeit von der Länge der Halswirbelsäule einzelner Vogelarten sind das bei der Taube die ventralen Äste der Nn. spinales XI bis XV, bei Huhn XIII bis XVII, bei der Ente XV bis XVIII und bei der Gans XV bis XIX. Individuelle Abweichungen von diesem Prinzip können in der Zahl der Wurzeln wie in der Art der Verflechtung auftreten. Im Unterschied zu den Säugetieren sind von der ventralen Fläche der mittleren Wurzeln des Plexus brachialis noch vor ihrer Verbindung mit den Nachbarwurzeln kurze und lange Ligamenta suspensoria gegen die Wirbelkörper ausgespannt. Diese sollen bei der ausgiebigen Bewegung des Flügels verhindern, daß Zugeinwirkungen auf den Plexus brachialis bis auf die Fila radicularia und das Rückenmark übertragen werden.

Für die Schultergürtelmuskulatur entstehen aus dem dorsalen Abschnitt des Plexus brachialis, der auch als Plexus brachialis accessorius abgetrennt werden kann, jene Muskeläste, die an die Hauptstabilisatoren des Schulterblatts (Mm. rhomboidei profundus und superficialis, Mm. serrati profundus und superficialis) treten, sowie der N. subcoracoscapularis und

N. subscapularis an die Mm. subcoracoideus und subscapularis. Aus dem ventrokaudalen Abschnitt des Plexus brachialis trennen sich die kräftigen Nn. pectorales für jene Anteile der Brustmuskulatur ab, die den Flügel ventralwärts führen, während aus dem ventrokranialen Abschnitt der N. supracoracoideus entsteht, der den gleichnamigen Muskel für die Aufwärtsbewegung des Flügels innerviert.

Die Nerven für die Versorgung des freien Flügels verlassen den Plexus brachialis in Form von je einem kräftigen Fasciculus dorsalis und Fasciculus ventralis, die am Übertritt auf den Flügel die A. axillaris zwischen sich einschließen. Diese Zweiteilung des Plexus brachialis hängt eng mit der bereits am 4. Tag der Bebrütung nachweisbaren Aufteilung des Muskelblastems in eine dorsal und eine ventral von der knorpeligen Skelettanlage liegende Masse. Aus dem dorsalen Teil differenzieren sich die Strecker und aus dem ventralen Teil die Beuger des Ellbogen- und Karpalgelenks und der Fingergelenke. Aus dem Fasciculus dorsalis gehen jene Nerven hevor, die die Haut und die Federbälge an der Dorsalfläche des Flügels sowie die Heber des Humerus und die Streckmuskulatur des Ellbogen- und Karpalgelenks und der Fingergelenke innervieren. Als proximalste Äste trennen sich aus dem Fasciculus dorsalis ein Ast an den M. latissimus dorsi und der starke N. axillaris ab. Der N. a x i l l a r i s zieht um den kaudoventralen Rand des M. latissimus dorsi nach dorsal und versorgt außer dem Schultergelenk die Mm. deltoidei minor und major und mit dem N. cutaneus axillaris die darüber liegende Haut sowie den M. tensor propatagialis. Ebenfalls sehr weit proximal entsteht der N. a n c o n e a l i s (246/31), welcher zuerst den Fasciculus dorsalis an dessen kaudaler Seite begleitet und sich im M. triceps brachii und M. expansor secundariorum aufzweigt. Zusätzliche Muskeläste für den M. triceps brachii trennen sich in halber Höhe des Oberarms direkt vom Fasciculus dorsalis ab. Der N. r a d i a l i s (—/32) bildet die direkte Fortsetzung des Fasciculus dorsalis und zieht ähnlich wie bei den Säugetieren von kaudal auf die dorsale Fläche des Humerus und dann weiter in die dorsokraniale Unterarmmuskulatur. In der Höhe des Ellbogengelenks entläßt der N. radialis neben einem Ast für die Haut dorsal am Unterarm (N. cutaneus antebrachialis dorsalis) den kräftigen N. propatagialis dorsalis. Die zahlreichen Äste an die Streckmuskeln des Karpalgelenks und der Fingergelenke entstammen dem Ende des N. radialis direkt oder seinen beiden Endästen, dem Ramus superficialis und dem Ramus profundus. Der schwächere Ramus superficialis des N. radialis reicht nur bis in die Höhe des Karpalgelenks und entsendet bis dort nach kaudal immer wieder Rami postpatagiales. Der kräftigere Ramus profundus teilt sich in Höhe des Karpalgelenks in den Ramus alularis und die Nn. metacarpei [metacarpales] dorsales auf. Auch die letztgenannten Nerven entsenden Rami postpatagiales und erreichen mit den Rami digitales die Fingerspitzen.

Im Fasciculus ventralis (246/33) erreichen jene Nerven den Flügel, welche die Haut und die Federbälge an der Ventralfläche des Flügels sowie die Beugemuskulatur des Ellbogen- und Karpalgelenks und der Fingergelenke versorgen. Am Oberarm begleitet der Fasciculus ventralis die A. brachialis an deren kranialen Seite und entläßt knapp distal vom Schultergelenk den N. cutaneus brachialis ventralis (—/40, 41) für die Haut am Oberarm und den N. bicipitalis (—/36) für den M. biceps brachii und den proximalen Abschnitt des Propatagiums. Im distalen Viertel des Oberarms gehen aus dem Fasciculus ventralis der N. cutaneus antebrachialis ventralis, der N. propatagialis ventralis, der N. ulnaris und der N. medianus hervor. Die beiden erstgenannten Nerven ziehen oberflächlich über die Beugeseite des Ellbogengelenks nach distal und versorgen Haut und Federbälge in den entsprechenden Regionen. Der N. propatagialis ventralis kann auch erst aus dem Beginn des N. medianus entspringen. Noch bevor der N. u l n a r i s (—/34) ventral über die Streckseite des Ellbogengelenks zieht, gibt er den N. cutaneus cubiti für die Haut an der Unterseite des Ellbogengelenks ab und tritt dann unter den von ihm versorgten M. flexor carpi ulnaris. Hier teilt er sich in den Ramus caudalis und Ramus cranialis. Der Ramus caudalis (—/38) ist stärker als der Zweitgenannte, entläßt in seinem Verlauf Rami postpatagiales und geht am Metacarpus in Rami metacarpei [metacarpales] ventrales über. Der Ramus cranialis (−/39) des N. ulnaris endet ebenfalls in Rami metacarpei [metacarpales] ventrales, die zusammen mit jenen aus dem Ramus caudalis Gelenke und Haut ventral an der Flügelspitze innervieren. Im Verlauf nach distal liegt der Ramus cranialis allein unter dem Vorderrand des M. flexor carpi ulnaris, während der Ramus caudalis entlang des kaudalen Randes der Ulna und ventral von den Bälgen der Armschwingen zieht und von der A. und V. ulnaris profunda begleitet wird. Auch der N. medianus (−/35) gibt noch vor seinem Übertritt über die ventrale Fläche der Beugeseite des Ellbogengelenks Äste ab, und zwar an die Mm. brachialis, pronator superficialis und pronator profundus. Am Eintritt unter die Mm. pronatores superficialis und profundus teilt er sich in den Ramus superficialis und den Ramus profundus, aus denen Muskeläste an die Beugemuskeln am Unterarm außer für den M. flexor carpi ulnaris abgehen. Der Ramus profundus zieht zwischen dem Radius und der A. radialis profunda distal, versorgt einen Großteil der kleinen Muskeln am Metacarpus und endet in den Nn. metacarpei [metacarpales] ventrales mit Rami postpatagiales und Rami digitales. Der Ramus superficialis wird von der A. ulnaris superficialis begleitet und endet im Bereich des Carpus.

Lenden-, Kreuz- und Schamgeflecht, Plexus lumbalis [lumbaris], sacralis et pudendus
(168; 200; 250; 264)

Diese 3 Geflechte sind für die Innervation des Beckens, der Hintergliedmaße und zusammen mit den Schwanznerven für die Innervation des Schwanzes zuständig. Beim Huhn und bei der Taube wird wie bei den meisten Vogelarten der *Plexus lumbalis [lumbaris]* von den Rami ventrales des 2. bis 4. N. synsacralis und der *Plexus sacralis* von den Rami ventrales des 4. bis 9. N. synsacralis gebildet. Wegen der innigen Verbindung im Bereich des 4. Synsakralnerven werden beide Geflechte zum *Plexus lumbosacralis* zusammengefaßt. Wenn die einzelnen Spinalnerven von kranial nach kaudal durchnumeriert werden, entsprechen die Wurzeln des Plexus lumbosacralis beim Huhn den Rami ventrales der Nn. spinales XXIII–XXX und bei der Taube jenen der Nn. spinales XXI–XXVII. Der kaudal folgende *Plexus pudendus* wird von den Rami ventrales des 9. bis 13. N. synsacralis gebildet, die beim Huhn den Nn. spinales XXX–XXXIV und bei der Taube den Nn. spinales XXVII–XXXI entsprechen. Die genannten Geflechte liegen zwischen der Ventralfläche des Synsakrums und der Dorsalfläche der Niere, wobei einzelne abgehende Nervenstämme in den Nieren eingesenkt nach kaudolateral verlaufen. Der Ramus ventralis des N. synsacralis I (250/36) sowie jener Anteil des Ramus ventralis des N. synsacralis II (−/37), welcher sich nicht an der Bildung des Plexus lumbosacralis beteiligt, verlaufen parallel zur letzten Rippe kaudoventral und versorgen ähnlich wie die Nn. intercostales Haut und Muskulatur der seitlichen und ventralen Körperwand.

Aus dem **Plexus lumbalis [lumbaris]** (168/13; 200/10) gehen folgende Nerven hervor und treten kranial vom Azetabulum um die laterale Kante des Os ilium nach lateral: Der N. cutaneus femoralis lateralis und der N. cutaneus femoralis medialis (250/38) (früher auch als N. saphenus bezeichnet) trennen sich aus dem vorderen und mittleren Bereich des Plexus lumbalis und versorgen am Oberschenkel die Haut an den aus ihren Bezeichnungen hervorgehenden Flächen. Die distalsten Zweige des N. cutaneus femoralis lateralis enden lateral am Knie und im proximalen Abschnitt des Unterschenkels, während die des N. cutaneus femoralis medialis über die ganze mediale Fläche des Unterschenkels bis zum Sprunggelenk reichen. Der N. pubicus zieht entlang der freien Kante des Os pubis und gibt in seinem Verlauf Äste an Haut und Muskulatur der ventralen Körperwand ab. Der N. femoralis (—/22) begleitet als stärkster Nerv des Plexus lumbalis die A. und V. femoralis und teilt sich nach kurzem Verlauf in die Muskeläste für den M. iliofemoralis internus oder M. iliacus und für die Strecker des Kniegelenks auf. Mit dem N. coxalis cranialis versorgt er den M. iliotibialis cranialis und den vorderen Teil des M. iliotibialis lateralis. Für die Haut an der kranialen Fläche des Oberschenkels gibt er den N. cutaneus femoralis cranialis ab. Der N. obturatorius (—/35) ist auf seinem Weg zum Foramen obturatum nur von der Serosa bedeckt. Er gibt vor dem Durchtritt durch das Foramen obturatum Äste an den M. obturatorius medialis ab und verzweigt sich nach dem Austritt aus dem Becken im M. obturatorius lateralis und M. puboischiofemoralis. Für die Innervation der Mm. iliotrochanterici tritt um die laterale Kante des Darmbeins ein Muskelast herum, welcher früher auch als N. glutaeus cranialis bezeichnet wurde.

Die Wurzeln des **Plexus sacralis** (168/*14;* 200/*11;* 250/*33*) vereinigen sich ventral vom Synsakrum innerhalb des mittleren Abschnitts der Niere zu einem gemeinsamen kräftigen Stamm. Dieser tritt zusammen mit der A. und V. ischiadica durch das Foramen ischiadicum, gibt an dieser Stelle kurze Muskeläste an den M. iliofibularis und den kaudalen Teil des M. iliotibialis lateralis ab und teilt sich unmittelbar danach in den N. coxalis caudalis, den N. cutaneus femoralis caudalis und den N. ischiadicus auf. Der N. coxalis caudalis verläuft im M. caudoiliofemoralis eingebettet schräg kaudodistal, versorgt diesen Muskel und erreicht mit seinen Endästen in halber Höhe des Oberschenkels den M. flexor cruris medialis und den M. flexor cruris lateralis. Der N. cutaneus femoralis caudalis verläuft zwischen dem M. caudoiliofemoralis und dem M. iliofibularis parallel, aber knapp kaudal vom N. coxalis caudalis kaudodistal, und gelangt zusammen mit dem Ende der A. femoralis proximocaudalis zwischen dem M. iliotibialis lateralis und dem M. flexor cruris lateralis unter die Haut. Diese versorgt er an der kaudalen Fläche des Oberschenkels. Der N. ischiadicus (250/*39*) erhält seine Fasern aus den ersten 4 Wurzeln des Plexus sacralis und ist der stärkste Nerv des ganzen Körpers. Nach der Überquerung des M. caudoiliofemoralis zieht er zwischen dem M. iliofibularis und dem M. puboischiofemoralis gegen die Fossa poplitea und kann von medial unter den beiden Teilen des letztgenannten Muskels leicht erreicht werden. Auf seinem ganzen Weg wird er kranial von der A. ischiadica begleitet. Proximal vom Kniegelenk teilt er sich in den N. tibialis und den N. fibularis, welche bereits proximal davon innerhalb des Epineuriums als selbständige, jedoch eng aneinander liegende Nervenstränge ausgebildet sind. Der N. tibialis (—/*42*) ist größer als der N. fibularis und entsendet noch vor der Endaufteilung in den N. suralis lateralis (—/*42'*) und den N. suralis medialis (—/*42''*) über die kaudale Fläche des M. gastrocnemius hinweg den N. cutaneus suralis (—/*40*) an die Haut kaudal am Unterschenkel. Beide Nn. surales geben Muskeläste an die Strecker des Sprunggelenks und die Beuger der Zehengelenke ab. Der N. suralis medialis setzt sich außerdem in den N. plantaris medialis fort, der unter der Pars medialis des M. gastrocnemius mit der V. tibialis caudalis zum Sprunggelenk zieht und sich auf dessen medialer Seite verzweigt. Ebenfalls noch vor der Endaufteilung des N. tibialis in die beiden Nn. surales zweigt von ihm der N. parafibularis ab, der sich sofort dem N. fibularis dicht anlagert und mit diesem durch das Retinaculum für den M. iliofibularis durchtritt. Am Unterschenkel zieht der N. parafibularis entlang des lateralen Randes des M. flexor perforans et perforatus digiti III, gibt Hautäste an die laterale Fläche des Sprunggelenks ab und überquert dieses als N. plantaris lateralis entlang der lateralen Kante der Cartilago tibialis. Am Metatarsus verläuft er als N. metatarseus [metatarsalis] plantaris zwischen den Endsehnen der Zehenbeuger und den kurzen Muskeln, die er auch versorgt, und verzweigt sich schließlich als Ramus digitalis lateralis (252/*15*) an der 4. Zehe. Der N. fibularis (250/*14*) tritt mit dem N. parafibularis und der Endsehne des M. iliofibularis durch das distal am Femur für diese Sehne vorgesehene

Retinaculum hindurch und erreicht die Muskeln kraniolateral am Unterschenkel. An diese Muskeln gibt er mehrere Rami musculares ab und teilt sich in den N. fibularis superficialis (−/44) und N. fibularis profundus (−/43) auf. Beide ziehen an der lateralen Seite des Unterschenkels und dann unter dem M. fibularis longus zusammen mit der A. tibialis cranialis nach distal. Der oberflächliche Nerv gibt am Unterschenkel und am Sprunggelenk Hautäste ab und überquert am Sprunggelenk das Retinaculum des M. tibialis cranialis oberflächlich. Am Metatarsus versorgt er die kurzen Strecker der 3. und 4. Zehe und geht in den N. metatarseus [metatarsalis] dorsalis lateralis (252/14′) mit Rami digitales für die 3. und 4. Zehe über (−/16, 17). Der N. fibularis profundus (−/20) zieht unter dem Retinaculum des M. tibialis cranialis über die dorsale Fläche des Sprunggelenks und innerviert all jene kurzen Muskeln dorsal am Metatarsus, die nicht vom N. fibularis superficialis versorgt werden. Seine beiden Endäste, der N. metatarseus [metatarsalis] dorsalis medialis (−/20′) und der N. metatarseus [metatarsalis] dorsalis intermedius (−/20″), begleiten wie der N. metatarseus [metatarsalis] dorsalis lateralis die A. metatarsea [metatarsalis] dorsalis und zweigen sich in die Rami digitales für die 1. bis 3. Zehe auf.

Der **Plexus pudendus** (200/12) steht im kaudalen Bereich des Synsakrums mit dem Plexus sacralis in Verbindung und entläßt nach kaudoventral für die Innervation der ventralen und seitlichen Schwanzmuskeln, der Muskeln der Kloake sowie der Haut dieser Gegend den N. lateralis caudae (250/46), den N. intermedius caudae und den N. pudendus. Der N. l a t e r a l i s   c a u d a e begleitet die gleichnamigen Blutgefäße zum Schwanz, während der N. p u d e n d u s parallel zur A. pudenda gegen die Kloake zieht und in seinem Ende sowie in den Ästen, die an die Kloake, an das Ende des Eileiters oder den Ductus deferens treten, die nur mit der Lupe sichtbaren Ganglia cloacalia enthält.

Autonomes Nervensystem
Systema nervosum autonomicum

Allgemeines

Das autonome, viszerale oder vegetative Nervensystem versorgt mit efferenten Fasern vor allem die glatte Muskulatur in der Haut, in den Eingeweiden und Blutgefäßen sowie das Herz und alle Drüsen. Im Verlauf der autonomen Nerven sind stets Nervenzellen einzeln oder in Gruppen eingebaut. An diesen wird die Erregung vom zentralen oder 1. Neuron auf mehrere periphere oder 2. Neurone umgeschaltet und erst die peripheren Neurone erreichen das jeweilige Erfolgsorgan. Je nach der Lage der Perikarien der zentralen Neurone im Zentralnervensystem oder der Art der freigesetzten Transmittersubstanzen und somit der physiologisch meist entgegengesetzten Wirkung kann ein parasympathisches und ein sympathisches System unterschieden werden. Die Perikarien der zentralen Neurone des Parasympathikus liegen im Hirnstamm und im mittleren Abschnitt der Pars synsacralis des Rückenmarks. Ihre Neuriten bis zur Umschaltstelle oder die präganglionären Fasern sind meist länger als die Neuriten der peripheren Neurone oder die postganglionären Fasern. An den Enden des zentralen wie auch des peripheren Neurons wird als Transmittersubstanz Acetylcholin freigesetzt. Die Perikarien der zentralen Neurone des Sympathikus liegen im Rückenmark, und zwar vom letzten Halssegment bis zum 1. oder 2. Synsakralsegment. An den Enden der meist kurzen präganglionären Fasern wird als Transmittersubstanz ebenfalls Acetylcholin freigesetzt, an den

Enden der meist viel längeren postganglionären Fasern in der Regel Noradrenalin. Alle Organe erhalten für ihre Innervation in der Regel sowohl sympathische als auch parasympathische Fasern, welche die einzelnen Organe durch anregende oder hemmende Beeinflussung in den aktuell notwendigen Funktionszustand versetzen. Für die Regulation und Koordination der Organfunktionen sind die afferenten Fasern genauso wichtig wie die efferenten, und weil sie auch meist den efferenten Fasern des parasympathischen wie auch des sympathischen Systems gemeinsam verlaufen, werden sie ebenfalls dem autonomen Nervensystem zugerechnet. Die Perikarien dieser afferenten Fasern liegen in den sensiblen Wurzelganglien von Hirnnerven und in den Spinalganglien.

Nervengeflechte mit Gruppen von Nervenzellen sind besonders innerhalb der Darmwand in mehreren Schichten angeordnet und bilden hier als Teil des autonomen Nervensystems das intramurale System. Durch dieses System erhält der Magen-Darm-Trakt die Möglichkeit, über intramural ablaufende Reflexe z. B. die Peristaltik direkt zu beeinflussen und erreicht in bezug auf das Zentralnervensystem ein hohes Maß an Autonomie.

Durch neuere Forschungen über die Lokalisation und Funktion der Neuropeptide kommt man aber immer mehr von der rein dualistischen Auffassung von Parasympathikus und Sympathikus ab und nimmt für jedes Organsystem eigene Regelkreise an, die aus peripheren Geflechten, afferenten und efferenten Fasern und vegetativen Zentren mit ihren Verschaltungen im Zentralnervensystem bestehen. Für die meisten Organe sind unsere Kenntnisse über die peripheren und vor allem zentralen Anteile dieser Regelkreise noch so lückenhaft, daß im folgenden das autonome Nervensystem noch nach dem bisher üblichen Schema abgehandelt wird.

Sympathikus

Der **Sympathikus, Divisio thoracolumbalis [-baris],** besteht jederseits aus einem Grenzstrang, dem *Truncus paravertebralis,* der von der Schädelbasis entlang der Wirbelsäule bis zum Pygostyl reicht. Jeder Grenzstrang setzt sich aus den grundsätzlich segmental angeordneten Grenzstrangganglien, den Ganglia paravertebralia, und den zwischen diesen längs verlaufenden Rami interganglionares [Connexus interganglionici] zusammen. Die sympathischen Zentren sind im Rückenmark auf die Segmente zwischen dem letzten Hals- und dem 1. oder 2. Synsakralsegment beschränkt, und die Perikarien des 1. Neurons liegen hier jederseits dicht neben dem Zentralkanal. Ihre Neuriten verlassen das Rückenmark über die Radices ventrales dieser Segmente und treten außerhalb des Foramen intervertebrale vom Ramus ventralis in ihr entsprechendes Grenzstrangganglion ein. Die Umschaltung auf das periphere Neuron kann im Grenzstrangganglion des gleichen Segments oder in solchen weiter kranial oder kaudal liegender Segmente stattfinden. Die Neuriten des 2. Neurons kehren wieder zu Spinalnerven zurück oder schließen sich einzelnen Hirnnerven an, verzweigen sich mit deren Ästen und erreichen auf diese Weise hauptsächlich ihre Erfolgsorgane am Kopf und Hals und in der Körperwand. Für die Innervation der Organe im mittleren und kaudalen Bereich der Leibeshöhle findet die Umschaltung auf das 2. Neuron in der Regel erst in selbständigen Ganglien am Ursprung der Eingeweidearterien statt.

Entsprechend den Abschnitten der Wirbelsäule kann der Grenzstrang jeder Seite in eine Pars cervicalis, thoracica, synsacralis bzw. caudalis unterteilt werden. Die Pars cervicalis reicht jederseits vom Ganglion cervicale craniale bis in Höhe des letzten Halsnerven und setzt sich dort ohne Unterbrechung in die Pars thoracica fort. Der Hauptanteil begleitet als Truncus paravertebralis cervicalis die A. und V. vertebralis durch die Foramina transversaria der Halswirbel und besitzt an allen Segmenten außer am 1. Halssegment ein längliches

Ganglion paravertebrale. Diese Ganglien liegen der Ventralfläche der Rami ventrales der Halsnerven so eng an, daß keine Rami communicantes für die Verbindung notwendig sind. Parallel zum Truncus paravertebralis cervicalis begleitet ein anderer, sehr dünner Anteil des Sympathikus als Truncus subvertebralis die A. carotis interna. Auch dieser Strang enthält Ganglien, die jedoch sehr viel kleiner sind als jene des Truncus paravertebralis cervicalis und durch dünne Rami communicantes mit den Halsnerven in Verbindung stehen. Kranial enden beide Stränge jederseits im großen Ganglion cervicale craniale (278/H). Dieses liegt an der Schädelbasis dicht außerhalb des Foramen nervi vagi und somit dem N. vagus und dem N. glossopharyngeus medial eng an. Die postganglionären Fasern aus dem Ganglion cervicale craniale schließen sich Ästen des III., V., VII., IX., X. und XII. Gehirnnerven an und erreichen mit diesen oder als perivaskuläre Geflechte die glatte Muskulatur und die Drüsen am Kopf. Zum Unterschied von den Säugetieren erhält der M. dilatator pupillae seine Nervenfasern nicht vom Ganglion cervicale craniale.

Die kurze Pars thoracica verläuft bedeckt von der Lunge entlang der lateralen Fläche der Wirbelkörper und besitzt segmental ausgebildete Grenzstrangganglien. Diese sind wie auch an den letzten 2 Halssegmenten untereinander mit 2 Rami interganglionares [Connexus interganglionici] verbunden, von welchen einer wie bei den Säugetieren ventral am Capitulum costae vorbeizieht, der andere aber das Collum costae dorsal überquert. Außerdem sind die Ganglia paravertebralia den Rami ventrales der Brustnerven wieder so eng angelagert, daß keine Rami communicantes zur Ausbildung kommen. Diese direkte Anlagerung an den Ramus ventralis der Brustnerven ist so nahe an dessen Ursprung, daß die Ganglia paravertebralia in unmittelbare Nähe der Ganglia spinalia der Radices dorsales zu liegen kommen und von diesen makroskopisch meist nicht abzutrennen sind. Aus dem Grenzstrang trennt sich beim Huhn vom letzten Hals- und bei der Taube vom letzten Hals- und den ersten 3 Brustganglien der N. cardiacus ab, welcher mit seinen Endästen das Herz und die Lungen versorgt. Als weitere Eingeweidenerven entspringen die Nn. splanchnici thoracici aus den Brustganglien des Grenzstrangs segmental und ziehen zum Ganglion coeliacum [celiacum] und Ganglion mesentericum craniale, welche den Ursprung der gleichnamigen Arterien mehr oder weniger umfassen. Von diesen Schaltganglien erreichen die postganglionären sympathischen Fasern als perivaskuläre Geflechte entweder Magen, Leber und Pankreas direkt oder gelangen über die Zwischenschaltung des N. intestinalis an den Dünn- und Dickdarm.

Die Pars synsacralis setzt sich aus großen Ganglia paravertebralia und einheitlichen Rami interganglionares [Connexus interganglionici] zusammen und wird ventral größtenteils von der Niere bedeckt. Je weiter nach kaudal, desto größer wird der Abstand der Ganglia paravertebralia von den Ganglia spinalia sowie zu den Rami ventrales der Synsakralnerven, und für die Verbindung sind hier kurze Rami communicantes ausgebildet. Ventral von den freien Schwanzwirbeln treffen sich die Partes caudales der beiden Seiten und enthalten bis zum Beginn des Pygostyls noch einige kleine unpaare Ganglien, die mittels dünner Rami communicantes mit den Schwanznerven in Verbindung stehen. Auch die Nn. splanchnici synsacrales sind segmental ausgebildet und treten in mehrere Schaltganglien entlang der Aorta descendens ein. Ihre postganglionären Fasern innervieren die Organe des Urogenitaltrakts sowie die Nebennieren und die Bursa fabricii.

Im Gekröse des Darmes zieht der N. intestinalis oder Remaksche Nerv vom Plexus mesentericus cranialis bis zu den Ganglia cloacalia. Beim Huhn hält er in seinem Verlauf vom Jejunum und Ileum einen Abstand von ca. 20 mm und vom Rektum einen solchen von ca. 10 mm. An seinem kranialen und kaudalen Ende werden ihm parasympathische Fasern und an den Enden und während seines Verlaufs immer wieder sympathische Fasern zugeführt. Der N. intestinalis und seine Äste an den Darm enthalten zahlreiche Nervenzellen, deren Ansammlung aber selbst mit der Lupe nicht erkennbar sind.

Parasympathikus

Zum **Parasympathikus, Divisio craniosacralis,** werden all jene vegetativen Nerven gerechnet, welche nicht über den Grenzstrang des Sympathikus verlaufen. Je nach der Lage der Perikarien ihrer zentralen Neurone im Mesencephalon und Rhombencephalon oder im mittleren Abschnitt der Pars synsacralis des Rückenmarks werden ein kranialer und ein synsakraler Anteil unterschieden.

Aus dem Mesencephalon treten die präganglionären parasympathischen Fasern des kranialen Anteils zusammen mit dem N. oculomotorius (III) aus (*278/III*), werden im Ganglion ciliare (*—/B*) umgeschaltet und erreichen als postganglionäre Fasern den M. sphincter pupillae und alle Teile des M. ciliaris. Aus dem Rhombencephalon schließen sich die präganglionären parasympathischen Fasern dem N. facialis (VII), dem N. glossopharyngeus (IX) und dem N. vagus (X) an. Der N. facialis (*—/VII*) steht mit dem Ganglion pterygopalatinum dorsale [Ganglion ethmoidale] (*—/A*) und mit dem Ganglion pterygopalatinum ventrale [Ganglion sphenopalatinum] (*—/A'*) in Verbindung und versorgt über diese Ganglien die Drüsen in der Orbita und in der Nasenhöhle sowie den Großteil der Drüsen in der Schnabelhöhle. Die sympathischen Fasern für die genannten Drüsen stammen aus dem Ganglion cervicale craniale und werden den vegetativen Fazialisästen über den N. petrosus profundus (*—/40*) und den N. canalis pterygoidei (*—/41*) [NAA beide zusammen Connexus cum n. faciali] zugeführt. Über die Chorda tympani (*—/43*) des N. facialis mit einem ähnlichen Verlauf wie bei den Säugetieren und das oft in mehrere Teile aufgespaltene Ganglion mandibulare (*—/D'*) werden die Drüsen im Bereich des Schnabelhöhlenbodens versorgt. Auch der N. glossopharyngeus (*—/IX*) entsendet parasympathische Rami glandulares an Drüsen im Schnabelhöhlenboden sowie im Pharynx und Larynx. Der N. vagus (*268, 269/X; 277/58; 278/X*) enthält den größten Teil der parasympathischen Fasern aus dem Rhombencephalon. Ursprung, Verlauf und Verbindungen mit anderen Gehirnnerven werden im Kapitel Nn. craniales abgehandelt. Ebenso werden in jenem Kapitel seine Äste an Herz, Lungen, Magen, Leber, Pankreas und Milz beschrieben. Seine distalsten Fasern erreichen zusammen mit sympathischen Fasern aus dem Ganglion mesentericum craniale über den N. intestinalis das Jejunum und versorgen dieses bis zu dessen Übergang in das Ileum.

Vom synsakralen Anteil des Parasympathikus liegen die Perikarien des zentralen Neurons in der grauen Substanz des 10. bis 13. Synsakralsegments des Rückenmarks, und die präganglionären Fasern treten mit den ventralen Wurzeln aus dem Rückenmark in den N. pudendus über. Die Äste an die Organe im kaudalen Bereich der Leibeshöhle verflechten sich miteinander und enthalten die Ganglia cloacalia zur Umschaltung der Erregung vom 1. auf das 2. Neuron. Für die Innervation des Dickdarms und des kaudalen Abschnitts des Dünndarms schließen sich die parasympathischen Fasern von kaudal dem N. intestinalis an. Der N. intestinalis verbindet den Plexus mesentericus cranialis mit den Ganglia cloacalia, verläuft im Gekröse des Dünn- und Dickdarms parallel zu den einzelnen Darmabschnitten und versorgt diese mittels zahlreicher, dünner Äste (siehe Sympathikus).

Sinnesorgane, Organa sensuum [sensoria]
(279–292)

Allgemeines

Die Sinnesorgane haben die Fähigkeit, verschiedenartige Reize aufzunehmen, sie weiterzuleiten und damit ihren Träger zu zweckentsprechenden Reaktionen zu veranlassen. Die Reize stammen entweder aus der Außenwelt, oder sie entstehen im Organismus selbst. Im ersten Fall werden sie als exterozeptiv, im zweiten als proprio- oder enterozeptiv bezeichnet. Die reizaufnehmenden Rezeptoren sind jeweils auf adäquate physikalische bzw. chemische Reize abgestimmt. Die durch verschiedenartige Reize hervorgerufenen Erregungen werden über somato- bzw. viszerosensible Nerven spezifischen Stellen des Gehirns oder des Rückenmarks zugeleitet. Dort werden sie entsprechend modifiziert und durch somato- bzw. viszeromotorische Nerven zum Vollzug den Erfolgsorganen oder Effektoren — Muskulatur, Drüsen — weitergeleitet oder sie werden im Großhirn bewußt.

Organe der Oberflächen- und Tiefensensibilität

Die einfachste Form von Rezeptoren sind freie Nervenendigungen. Diese sind die feinen, bäumchen- oder netzartigen Endaufteilungen sensibler Nervenfasern, die in diesem Bereich keine Markscheide, wohl aber die dünne Umhüllung durch die Schwannsche Scheidenzelle und deren Basallamina besitzen. Sie finden sich in der Epidermis intraepithelial oder im Bindegewebe der Haut und der Schleimhäute, in serösen Häuten, im Periost, im Interstitium der Organe sowie in den Federbälgen und -papillen.

Daneben können sensible Nerven auch mit mehr oder weniger kompliziert gebauten Endorganen ausgestattet sein. Die einfachste Form sind die Merkelschen Tastzellen, *Epithelioidocytus tactus*. Es sind einzelne, auffallend große Epithelzellen, an die feine Nervenfasern herantreten und sich der Basalfläche der Zellen als sogenannte Tastmenisken synapsenartig anlegen. Ohne eine besondere Kapsel befinden sie sich in den tieferen Schichten der Epidermis und vermitteln Tastempfindung. Komplizierter gebaut sind die Grandryschen Körperchen, *Corpusculum bicellulare*. Sie bestehen aus zwei bis vier Tastzellen, die von einer Bindegewebskapsel umhüllt sind. Die in das Körperchen eintretenden Nervenfasern lösen sich zwischen je zwei Tastzellen in ein feines Fibrillennetz auf. Sie finden sich vor allem als Tastorgane in der Wachshaut, Cera, des Schnabels. Eine Sonderform der bei den Säugern weit verbreiteten Lamellenkörperchen sind die Herbstschen Körperchen der Vögel, *Corpusculum lamellosum avium,* als ovale, bis 1,4 mm lange und 0,8 mm dicke Nervenendorgane. Die Fortsetzung des Perineuriums der an das Körperchen herantretenden Nervenfaser liefert dessen Kapsel. Dieser folgen nach innen konzentrisch geschichtete zarte Bindegewebslamellen, deren Schichtung zentrumwärts dichter wird. Die innerste Lage umhüllt das Ende des eintretenden Achsenzylinders und bildet mit diesem den Innenkolben. Die Herbstschen Körperchen sind Tastorgane und finden sich im Corium der Schnabelränder und der Schnabelspitze besonders bei Ente und Gans, in der Schleimhaut der Zunge und der

Schnabelhöhle, im Unterhautbindegewebe, in der Muskulatur sowie in der Nähe der Gelenke. Auffallend ist ihr gruppenweises Auftreten unter den Muskeln des Unterschenkels und des Unterarms sowie in den Federbälgen der Schwung- und Steuerfedern, aber auch der übrigen Konturfedern. Zu den Organen der Tiefensensibilität oder Propriozeptoren werden die Muskel- und Sehnenspindeln, *Fusus neuromuscularis, Fusus neurotendineus*, die Gelenkrezeptoren sowie die Rezeptoren im Vestibularapparat des Innenohrs gerechnet. Die 3 erstgenannten Einrichtungen informieren über die Muskel- und Sehnenspannung sowie über die Stellung der einzelnen Gelenke und sind somit wesentlich an der Regulierung der Kraftanwendung und Feinabstimmung der Muskeltätigkeit beteiligt. Die Funktion des Vestibularapparats wird bei der Beschreibung des Innenohrs mit abgehandelt. Die Muskel- und Sehnenspindeln der Vögel sind prinzipiell gleich wie bei den Säugetieren aufgebaut. Sie sind in der Regel jedoch kleiner, dafür aber in den meisten Muskeln zahlreicher als bei den Säugetieren ausgebildet. Als Gelenkrezeptoren sind freie Nervenendigungen und Nervenendorgane innerhalb des Stratum fibrosum der Gelenkkapsel eingebaut.

Geschmacksorgan, Organum gustus [gustatorium]

Das Geschmacksorgan wird von der Gesamtheit der als Geschmacksknospen, *Caliculi gustatorii*, bezeichneten Chemorezeptoren repräsentiert. Die Geschmacksknospen können einzeln und frei in der Schleimhaut liegen oder in Gruppen in allernächster Nähe der Mündungsöffnungen von Drüsenausführungsgängen lokalisiert sein. Sie finden sich beim Huhn, bei der Ente und Taube außer in der Schleimhaut des Rachens und des Zungengrunds auch im vorderen Bereich des Unter- und des Oberschnabels. Im Unterschnabel befinden sie sich vor und unter der Zungenspitze (279) und konzentrieren sich um die Ausführungsöffnungen der Glandulae mandibulares rostrales. Im Oberschnabel ist ihre Dichte in der Nähe der Ausführungsöffnungen der Glandula maxillaris und der lateralen Gaumendrüsen sowie vor und seitlich der Choanen am größten. Die Zahl der Geschmacksknospen beträgt beim Huhn 125 bis 350, bei der Ente 375 und bei der Taube 50 bis 75. Wenn auch bei den genannten Vogelarten die Gesamtzahl der Geschmacksknospen wesentlich geringer ist als bei den Haussäugetieren, so spielt der Geschmackssinn zusammen mit taktilen Einrichtungen im Bereich des Schnabels bei der Auswahl des aufzunehmenden Futters eine wesentliche Rolle. Die allgemeine Schärfe der Geschmacksunterscheidung zwischen süß, salzig, sauer und bitter nimmt von der Taube über die Ente zum Huhn ab, wobei aber gegenüber einzelnen Stoffen Abweichungen aus dieser Reihenfolge festzustellen sind.

Bau und Funktion der Geschmacksknospen entsprechen jedoch weitgehend jenen bei den Säugern. Sie sind ovoid und bestehen zentral aus schlanken Sinnesepithel- und Stützzellen sowie peri-

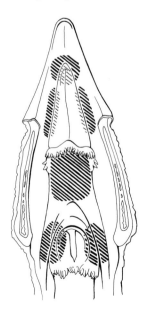

Abb. 279. Schnabelhöhlenboden eines Huhnes mit den Hauptlokalisationen der Geschmacksknospen vor und unter der Zungenspitze, am Zungengrund und seitlich vom Kehlkopfeingang (modifiziert nach PROOIJE, 1978)

pher aus Hüll- und Basalzellen. Für die Umsetzung des chemischen Reizes in einen elektrischen Nervenimpuls tragen die Sinnesepithelzellen an ihrem distalen Ende grobe, in den Geschmacksporus frei hineinragende Mikrovilli und stehen mit ihrem basalen Teil mit intragemmalen Nervenfasern in direktem Kontakt.

Die zentripetale Leitung der von Geschmackszellen am Zungengrund und im Rachen hervorgerufenen Erregungen erfolgt über den N. glossopharyngeus. Vom vorderen Bereich des Unterschnabels werden diese Erregungen über die Chorda tympani und vom Gaumen über den N. ethmoidalis des N. ophthalmicus und N. petrosus major dem N. facialis zugeführt.

Geruchsorgan, Organum olfactus [olfactorium]

Die den Geruchssinn vermittelnden Chemorezeptoren, die R i e c h z e l l e n, befinden sich in der Riechschleimhaut, der Regio olfactoria der Nasenhöhle. Es ist bei den Vögeln ein relativ kleines Areal der Nasenschleimhaut, das sich bei H ü h n e r n und W a s s e r v ö g e l n auf die Concha nasalis caudalis sowie auf den hinteren Teil des Septum nasi erstreckt. Bei der T a u b e, bei der die kaudale Nasenmuschel nur einen niedrigen Längswulst darstellt, überzieht die Riechschleimhaut auch die kaudalen 2 Drittel der mittleren Nasenmuschel. Nach ventral reicht die Riechschleimhaut unabhängig von der Vogelart stets bis zum Eingang in den Sinus infraorbitalis.

Das mehrstufige Epithel ist in der Riechschleimhaut gelblich gefärbt und höher als in der Regio respiratoria und besteht aus Riech-, Stütz- und Basalzellen. Bei der W a c h t e l sind auch Becherzellen normale Bestandteile der Riechschleimhaut, während sie beim H u h n nur unter pathologischen Bedingungen auftreten. Die Riechzellen, primäre Sinneszellen, sind lang und schmal. Ihre runden Kerne liegen weiter basal als die der Stützzellen. Die Spitzen der Riechzellen sind verbreitert und ragen etwas aus der Epitheloberfläche heraus (R i e c h k o l b e n). Sie tragen 6 bis 8 Zilien (R i e c h h ä r c h e n), die als die eigentlichen Rezeptoren angesehen werden, d. h. als jene Strukturen, an denen die geruchserzeugenden Stoffe ein Rezeptorpotential auslösen. Die Riechzellen werden von ebenso hohen Stützzellen umgeben. Diese tragen an ihrer freien Oberfläche zahlreiche Mikrovilli. Beide Zellarten werden von den polygonalen Basalzellen unterlagert. In der Propria mucosae befinden sich die Glandulae olfactoriae, deren vorwiegend seröses Sekret (W a c h t e l: seromukös) durch Ausführungsgänge an die Schleimhautoberfläche abgegeben wird. Die Riechzellen, das erste Glied in der Neuronenkette der Riechbahn, sind bipolare Nervenzellen, deren marklose Neuriten sich an der Epithelbasis zu dem N. olfactorius zusammenlegen. Der jederseits einheitliche N. olfactorius durchquert die Orbita entlang des oberen Teiles des Septum interorbitale und erreicht die Schädelhöhle durch das kleine Foramen nervi olfactorii. Vor dem Eintritt in den Bulbus olfactorius teilt sich der N. olfactorius in etwa 30 Riechfäden auf. In den Glomerula olfactoria des Bulbus olfactorius verbinden sie sich mit den Dendriten der Mitralzellen, dem 2. Neuron der Riechbahn.

Riechschleimhaut und Riechhirn sind bei den Vögeln im Vergleich zu den meisten Säugetieren klein und weniger leistungsfähig. Lebensweise und Futterart hängen aber eng mit der verschieden starken Ausbildung des ganzen Geruchsorgans zusammen. So ist es z. B. bei B o d e n b r ü t e r n besser entwickelt als bei B a u m b r ü t e r n, bei K o l o n i e b r ü t e r n besser als bei E i n z e l b r ü t e r n und bei f i s c h - und f l e i s c h f r e s s e n d e n V ö g e l n um ein Vielfaches größer als bei körnerfressenden. Aber selbst innerhalb einer Gruppe mit ähnlicher Lebens- und Ernährungsweise können die Schwellenwerte für einzelne Geruchsstoffe unterschiedlich hoch sein.

Gleichgewichts- und Gehörorgan, Organum vestibulocochleare

(280–284)

Das **äußere Ohr,** *Auris externa,* besteht beim Vogel nur aus dem 4 bis 7 mm langen äußeren Gehörgang, *Meatus acusticus externus.* Die äußere Ohröffnung, *Porus acusticus externus,* ist entweder rund (T a u b e, Durchmesser 4 mm), hochoval (H u h n) oder längsoval (E n t e) mit Durchmessern von 3 bis 3,5 × 4 mm. Beim H u h n schließt ventral der federlose Wangen- oder Ohrlappen, *Lobus auricularis,* an. Die äußere Ohröffnung liegt in der gleichen Ebene wie die umliegende Haut und wird von einer deutlichen Ringfalte begrenzt, auf welcher die Federn in konzentrischen Reihen angeordnet sind (280). Die rostral der äußeren Ohröffnung entsprin-

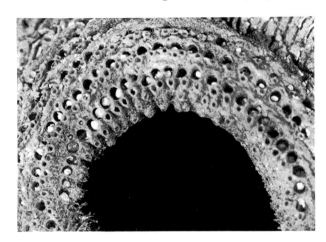

Abb. 280. Plastoid-Korrosionspräparat der Blutgefäße der den Porus acusticus externus begrenzenden Hautringfalte mit ihren Federbälgen, obere Hälfte, H u h n (nach VOLLMERHAUS, unveröffentl.)

genden Federn sind beim H u h n und bei der T a u b e länger als jene, die am kaudalen Rand entspringen, sind kaudal oder kaudodorsal gerichtet und überdecken die äußere Ohröffnung vollständig. Beim H u h n besitzen diese Federn nur Äste ohne Strahlen oder Häkchen, bei der T a u b e und der E n t e besitzen die Äste wohl kurze, den Ästen eng anliegende Strahlen, aber keine Häkchen. Sowohl zwischen den kurzen als auch zwischen den langen Federn der Ringfalte sind beim H u h n und bei der T a u b e einzelne oder ebenfalls in Reihen angeordnete fahnenlose Federn vorhanden. Bei der E n t e überdecken die rostralen Federn die äußere Ohröffnung sehr dicht (157/*B*) und unterscheiden sich weder in Länge, Form oder Konstruktion von den Federn ihrer nächsten Umgebung.

Die Vorderwand des knorpeligen Meatus acusticus externus liegt der kaudalen Kante des Os quadratum dicht an und sein Durchmesser wird gegen medial immer größer. Knapp vor Erreichen des Trommelfells sind bei der T a u b e und der E n t e in der ventralen Wand des federlosen äußeren Gehörgangs Drüsen in einem querverlaufenden, 1 bis 1,5 mm hohen und breiten, höckerigen Wulst konzentriert. Beim H u h n setzt sich dieser Wulst über die kaudale bis auf die kaudodorsale Wand des äußeren Gehörgangs fort. Mit der Lupe ist auf jedem einzelnen Höcker die gemeinsame Ausführungsöffnung der darunter liegenden Drüsengruppe deutlich zu erkennen. Ein darunter liegendes Venengeflecht, das die Bezeichnung Plica cavernosa rechtfertigen würde, ist aber nicht nachzuweisen.

Das **Trommelfell,** *Membrana tympani [tympanica],* ist dünn und durchscheinend. Es hat eine runde bis leicht ovale Form und ist bei der T a u b e ungefähr gleich groß wie die äußere Ohröffnung, beim H u h n und bei der E n t e hingegen mit 7 mm Durchmesser fast doppelt so groß. Im Gegensatz zu den Säugern ist es bei den Vögeln nach außen vorgewölbt und wird gegen innen durch die einzelnen Fortsätze der *Cartilago extracolumellaris* abgestützt. Insgesamt ist es sehr stark nach ventrolateral geneigt und schließt mit der Horizontalebene einen Winkel von 15 bis 30° ein. Außer bei der Ente ist das Trommelfell auch gegen die Medianebene derart geneigt, daß die rostralen Ränder der Trommelfelle der beiden Seiten näher zueinander liegen als die kaudalen.

Das **Mittelohr**, *Auris media*, enthält die luftgefüllte Paukenhöhle, *Cavum tympani [Cavitas tympanica]* (281/b). Dieser hohe, schmale Raum wird lateral von der Membrana tympani und medial von der lateralen Fläche der Ossa otica begrenzt. Die beim Huhn ca. 6 mm lange Hörtrompete, *Tuba auditiva*, stellt eine direkte Verbindung zwischen dem Cavum tympani und dem Pharynx her, wodurch der für das einwandfreie Funktionieren des Trommelfells beim Übertragen der Schallwellen notwendige Druckausgleich zwischen der Paukenhöhle und dem äußeren Gehörgang gesichert wird. Das Ostium pharyngeum der linken und der rechten Tuba auditiva liegen einander dicht benachbart median und kaudal tief in der Infundibularspalte, *Infundibulum auditivum*. Nur das rostrale Drittel der Tube ist knorpelig, der übrige Teil knöchern gestützt. Das *Ostium tympanicum* ist schlitzförmig und liegt im rostromedialen Bereich des Bodens der Paukenhöhle ventral vom Knochenrohr des Canalis caroticus. Im Unterschied zu den Haussäugetieren werden auch die kleinzelligen Hohlräume der umliegenden Schädelknochen von der Paukenhöhle aus intensiv pneumatisiert und auf diese Weise eine Verbindung der Paukenhöhlen der beiden Körperseiten hergestellt. Basal von der Schädelhöhle erfüllen solche lufthaltigen Hohlräume die Ossa basioccipitale, basisphenoidale und parasphenoidale bis zu dessen Rostrum. Seitlich von der Schädelhöhle befinden sich die lufthaltigen Räume in den Ossa exoccipitale, temporale, orbitosphenoidale bis zum Ursprung des Processus postorbitalis und in den Ossa otica rund um die einzelnen Anteile des knöchernen Labyrinths (281). Kaudodorsal von der Schädelhöhle erfüllen die lufthaltigen Räume die Ossa supraoccipitale und parietale.

Für das Übertragen der Schwingungen des Trommelfells auf die Perilymphe im Innenohr erstreckt sich quer durch die Paukenhöhle die stäbchenförmige Columella (281/e). Sie ist beim Huhn 3 mm lang und ist lateral mittels der 3 Fortsätze der *Cartilago extracolumellaris* am Trommelfell und medial mittels der ovalen Fußplatte und dem Ringband an den Rändern

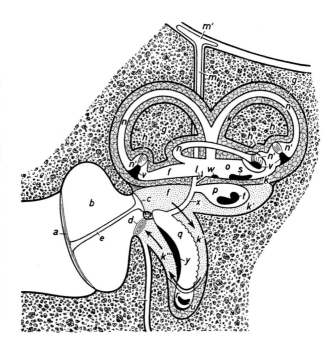

Abb. 281. Schema des Mittel- und Innenohrs eines Vogels. Endolymphatische Räume des Labyrinths weiß, perilymphatische Räume punktiert.

a Trommelfell; *b* Paukenhöhle; *c* Vorhoffenster mit Fußplatte der Columella; *d* Schneckenfenster mit Membrana tympani secundaria; *e* Columella; *f* Vorhof; *g* rostraler, *g'* kaudaler und *g''* lateraler Bogengang; *h* rostrale, *h'* kaudale und *h''* laterale Ampulle; *i* Schnecke; *k–k'''* perilymphatische Räume: der Bogengänge und des Utriculus (*k*), des Sacculus (*k'*), der Scala vestibuli (*k''*) und der Scala tympani (*k'''*); *l* Ductus utriculosaccularis; *m* Ductus endolymphaticus, *m'* Saccus endolymphaticus; *n* häutige Bogengänge mit Ampullen (*n'*); *o* Utriculus; *p* Sacculus; *q* Ductus cochlearis; *r* Lagena; *s* Macula utriculi; *t* Macula sacculi; *u* Macula lagenae; *v* Cristae ampullares; *w* Papilla neglecta; *x* Dustus reuniens; *y* Papilla basilaris; *z* Ductus perilymphaticus

der *Fenestra vestibuli* befestigt. Knapp kaudoventral der *Fenestra vestibuli* (−/c), dem Vorhoffenster, kommt die *Fenestra cochleae* (−/d), Schneckenfenster, zu liegen, und beide zusammen sind bei den Vögeln in einer gemeinsamen Nische in der medialen Wand der Paukenhöhle eingesenkt. Durch die schräge Verbindung der Columella mit dem Trommelfell werden die Schwingungen des Trommelfells nicht achsenparallel auf die Columella übertragen, sondern lösen durch Seitwärtsbewegungen des langen Körpers der Columella Kippbewegungen ihrer Fußplatte im Vorhoffenster aus. Diese Hebelwirkung und das große Verhältnis der Fläche des Trommelfells zu jener des Vorhoffensters sind wesentlich dafür verantwortlich, daß bei der Übertragung der Schwingungen diese wohl eine niedrigere Amplitude, dafür aber eine größere Energie erhalten. Der *M. columellae* kontrolliert als einziger Muskel die Spannung des Trommelfells und reduziert bei seiner Kontraktion die auf das Innenohr zu übertragende Schallenergie. Er entspringt an der Außenfläche des Os exoccipitale, ist flach und liegt lateral vom Foramen nervi vagi und der Ostien des Canalis caroticus und Canalis ophthalmicus externus. Er tritt durch eine eigene Öffnung knapp medial des Ansatzes des Trommelfells von kaudal in das Cavum tympani ein und endet an den im Trommelfell fixierten kaudalen und ventralen Fortsätzen der Cartilago extracolumellaris. Wegen seiner Innervation durch den N. facialis wird er mit dem M. stapedius der Säuger verglichen. Die Paukenhöhle und die ihr angeschlossenen Räume sind von einer dünnen Schleimhaut, die auch die Columella überzieht, ausgekleidet. Sie legt sich dem Periost dicht an und trägt ein isoprismatisches Epithel.

Im Bindegewebe der medialen Wand des Mittelohrs befindet sich in der Nähe des Eintritts der Tuba auditiva das Organum paratympanicum oder das Vitalische Organ. Die Längsachse des bananenförmigen Bläschens ist parallel zur Längsachse des Kopfes ausgerichtet und die Zilien der Sinneszellen werden von einer mukopolysaccharidreichen Masse eingeschlossen. Man stellt sich vor, daß es bei der Registrierung des Luftdrucks eine gewisse Rolle spielen kann.

Das **Innenohr**, *Auris interna* (281; 282), liegt in den Ossa otica und besteht aus dem knöchernen Labyrinth, *Labyrinthus osseus,* und dem darin eingeschlossenen häutigen Labyrinth, *Labyrinthus membranaceus.* Die Wände des knöchernen Labyrinths bestehen aus kompakter Knochenmasse und werden außen größtenteils von jenen kleinzelligen, lufthaltigen Räumen umgeben, welche mit der Paukenhöhle in Verbindung stehen. Sein zentraler Abschnitt ist der Vorhof, *Vestibulum,* an welchem ventral die knöcherne Schnecke, *Cochlea* (281; 282/f) und kaudodorsal die 3 knöchernen Bogengänge, *Canales semicirculares,* angeschlossen sind. Die laterale Wand des Vestibulums besitzt auf Höhe der Basis der Cochlea die *Fenestra cochleae* (281/d), verschlossen durch die *Membrana tympani [tympanica] secundaria,* und die *Fenestra vestibuli* (−/c), verschlossen durch die Fußplatte der Columella und das Ringband. Von den 3 Bogengängen sind der laterale und der kaudale Bogengang ungefähr gleich groß, der rostrale hingegen wesentlich größer. Beim Huhn betragen die peripheren Umfänge der beiden erstgenannten ca. 12 mm, die des rostralen ca. 20 mm. Jeder der Bogengänge besitzt nahe dem Vestibulum eine blasenförmige Erweiterung, die *Ampullae osseae rostralis, caudalis* und *lateralis* (281/h, h', h''; 282/g, g', g''). Der kaudale Schenkel des rostralen und der mediale Schenkel des kaudalen Bogengangs vereinigen sich vor ihrem Übergang in das Vestibulum zu einem *Crus commune.* Die einzelnen Bogengänge schließen zwischen sich jeweils einen rechten Winkel ein. Im Kopf sind sie aber derart eingebaut, daß der große, rostrale Bogengang nicht genau sagittal steht, sondern mit jenem der Gegenseite dorsal schwach (beim Huhn jederseits mit einem Winkel von ca. 15°) und kaudal stark konvergiert (beim Huhn jederseits mit einem Winkel von ca. 30°) (282). Im kaudalen Bereich der Seitenwand der Schädelhöhle ist der größte Teil der medialen Kontur des rostralen Bogengangs als Vorwölbung deutlich modelliert. Außerdem buchtet sich die Seitenwand der Schädelhöhle zwischen dem Vestibulum und der Innenseite des rostralen Bogengangs so weit nach lateral aus, daß die Spitze der Auricula cerebelli darin Platz findet und vom Crus commune an auch die Vorderfläche der medialen Hälfte des kaudalen Bogengangs sichtbar wird. Die knöcherne Schnecke, *Cochlea*, (281/i; 282/f), hat bei den Vögeln die Form eines leicht nach medial abgebogenen stumpfen Kegels mit rostraler Konvexität. Sie erreicht beim Huhn eine Länge von 5 bis 6 mm.

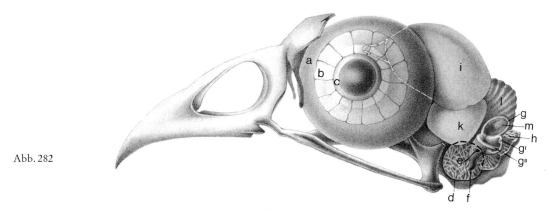

Abb. 282

Abb. 282. Lagebeziehungen von Auge, Ohr und Hirn beim Huhn.

a Sclera; *b* knöcherner Skleralring; *c* durch Cornea sichtbare Iris; *d* Ansatzlinie des Trommelfells; *e* Columella; *f* Schnecke mit Lagena; *g* rostraler, *g'* kaudaler, *g''* lateraler Bogengang mit je einer Ampulle; *h* pneumatisierte Schädelknochen; *i* linke Großhirnhemisphäre; *k* Tectum mesencephali; *l* Kleinhirn; *m* Auricula cerebelli

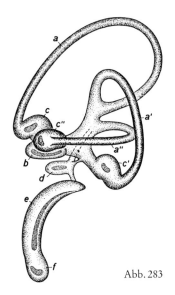

Abb. 283. Schema des linken häutigen Labyrinths eines Vogels, laterale Ansicht (nach KRAUSE, 1921).

a rostraler, *a'* kaudaler und *a''* lateraler Bogengang; *b* Utriculus mit Macula utriculi und Papilla neglecta; *c* rostrale, *c'* kaudale und *c''* laterale Ampulle mit Cristae ampullares; *d* Sacculus mit Macula sacculi; *e* Ductus cochlearis mit Papilla basilaris; *f* Lagena mit Macula lagenae

Abb. 283

Das häutige Labyrinth, *Labyrinthus membranaceus*, ist ein in sich geschlossenes Hohlraumsystem, welches im knöchernen Labyrinth eingebaut, aber stärker als dieses gegliedert ist. Der spaltförmige Raum zwischen dem knöchernen und dem häutigen Labyrinth wird durch die Perilymphe und Bindegewebsspangen ausgefüllt und enthält auch einen Teil der das häutige Labyrinth versorgenden Blutgefäße. Das häutige Labyrinth enthält Endolymphe. Schädelhöhlenwärts steht der mit Perilymphe gefüllte Raum des knöchernen Labyrinths von der Basis der Cochlea aus über den *Ductus perilymphaticus* (281/z) mit dem Cavum subarachnoideale [Cavitas subarachnoidea] in Verbindung. Die Endolymphe wird über den *Ductus endolymphaticus* (—/m) aus dem *Ductus utriculosaccularis* (—/l) in einen Spalt der Dura mater, den *Saccus endolymphaticus* (—/m'), abgeleitet.

Funktionell können jene Teile des häutigen Labyrinths, welche mit Rezeptoren für den Gleichgewichtssinn ausgestattet sind, als Gleichgewichts- oder Vestibularapparat zusammengefaßt und der häutigen Schnecke, Ductus cochlearis, mit den Rezeptoren für den Gehörsinn gegenübergestellt werden.

Der **Vestibularapparat** besteht aus den beiden Vorhofbläschen *Utriculus* (281/*o*; 283/*b*) und *Sacculus* (281/*p*; 283/*d*), den häutigen Bogengängen, *Ductus semicirculares* (281/*n*; 283/*a–a″*), und der den Vögeln eigentümlichen *Lagena* (281/*r*; 283/*f*). Der Utriculus steht mit dem Sacculus über den *Ductus utriculosaccularis* (281/*l*) und mit den häutigen Bogengängen in direkter Verbindung. Der *Ductus cochlearis* ist dem Sacculus über den *Ductus reuniens* (−/*x*) angeschlossen. Der kleine, runde Sacculus und der größere, längliche Utriculus sowie der Beginn des Ductus cochlearis liegen im Vestibulum des knöchernen Labyrinths.

Abgesehen von den sogenannten Sinnesstellen besteht die Wand des häutigen Vestibularapparats aus einem einschichtigen flachen Epithel, das einer Basalmembran und einer außen folgenden bindegewebigen Membrana propria aufliegt. Von dieser überbrücken Bindegewebsfaserbündel das Spatium perilymphaticum und heften sich an der periostalen Auskleidung des knöchernen Labyrinths an (281). Die Rezeptoren für den Gleichgewichtssinn sind stets in Gruppen als sogenannte S i n n e s s t e l l e n zusammengefaßt und werden je nach ihrer Lage als *Macula utriculi, sacculi* bzw. *lagenae* (−/*s, t, u*), als *Cristae ampullares* (−/*v*) und als *Papilla neglecta* (−/*w*) bezeichnet.

Die ovale *Macula utriculi* und die kleine *Papilla neglecta* liegen auf dem Boden des Utriculus, die runde *Macula sacculi* auf dem Boden des Sacculus. Das Epithel der Maculae und der Papilla neglecta ist deutlich höher als jenes der Nachbarschaft und besteht aus Sinneszellen und dazwischen liegenden hochprismatischen Zellen, die an ihrem lumenseitigen Pol bis 25, ungleich lange und in Stufenform angeordnete Stereozilien besitzen. Im Bereich der Reihe der längsten Stereozilien befindet sich stets eine Kinozilie. Wegen dieser Zilien werden die Sinneszellen auch als H a a r z e l l e n bezeichnet. Je nach der Art der Kontaktnahme mit den afferenten Nervenfasern werden bei den Haarzellen wie bei den Säugetieren Typ-I und Typ-II Zellen unterschieden. Bei den Typ-I-Zellen werden eine bis mehrere Haarzellen außer an ihrer mit Zilien besetzten Fläche von einem kelchförmigen Ende eines Axons fast vollständig umfaßt. Bei den Typ-II-Zellen treten nur kleine, keulenförmige Nervenendigungen mit dem basalen Abschnitt einer einzelnen oder weniger Haarzellen in Kontakt. Auf diese Weise kann bei den Typ-I-Zellen durch Summation ihrer Tätigkeit eine Nervenfaser stärker beeinflußt werden, als dies bei den Typ-II-Zellen der Fall ist, und außerdem besitzen die Nervenfasern, welche die Typ-I-Zellen bedienen, dickere Markscheiden und somit eine höhere Leitungsgeschwindigkeit als jene für die Typ-II-Zellen. Die Zilien aller Haarzellen stecken in der ihnen aufliegenden gelatinösen Statokonienmembran, welche Mukopolysaccharide und ein feines Fasergeflecht enthält und an der freien Oberfläche dicht mit Statokonien belegt ist. Die länglichen Statokonien bestehen vorwiegend aus Kalziumkarbonat und sind 1 bis 20 µm lang.

Die 3 *Ductus semicirculares* sind enge, häutige Kanäle und liegen innerhalb der knöchernen Canales semicirculares. Die Haarzellen sind zusammen mit den zwischen ihnen liegenden Stützzellen auf sattelförmigen Erhebungen, den *Cristae ampullares,* auf dem Boden der Ampulla membranacea jedes Bogengangs konzentriert. Über jeder Crista ampullaris ist wie über den Maculae eine gallertartige Masse als *Cupula ampullaris* ausgebildet. Crista und Cupula sind immer quer zur Längsachse des jeweiligen Bogengangs ausgerichtet und reichen vom Boden der Ampulle bis zu deren Seitenwände und dem Dach. Auf diese Weise unterteilen sie jede Ampulle in einen Abschnitt, der dem Utriculus und einen, der dem Bogengang zugewandt ist. Bei Bewegungen des Kopfes in der Ebene eines Bogengangs bleibt die Endolymphe wegen ihrer Trägheit hinter dieser Bewegung zurück, verbiegt die Cupula wie eine Schwingtür und erregt über die Stereozilien die Haarzellen. Die Stereo- wie auch die Kinozilien der Haarzellen der Cristae ampullares sind länger als jene der Haarzellen in den Maculae, sind aber ebenfalls ganz in die Gallertmasse der Cupula eingesenkt. Statokonien sind in den Cupulae hingegen nicht vorhanden. Im leicht erweiterten blinden Ende des Ductus cochlearis, der *Lagena,* befindet sich die halbringförmige, bei der Taube bis 1,5 mm lange *Macula lagenae.* Sie ist ähnlich aufgebaut wie die Maculae utriculi und sacculi und besitzt ebenfalls eine Statokonienmembran, woraus geschlossen wird, daß auch ihre Funktion ähnlich sein wird.

Gesamthaft dient der Vestibularapparat dem Erhalten des Gleichgewichts. Dabei sprechen die Haarzellen der Maculae vorwiegend auf lineare Beschleunigung und auf die Schwerkraft im allgemeinen an, die Haarzellen in den Ampullen der Bogengänge hingegen auf unterschiedliche Winkelbeschleunigung. Die an der Innervation der Haarzellen der einzelnen Sinnesstellen des Vestibularapparats beteiligten Neuriten treten nach kurzem Verlauf in das Ganglion vestibulare ein, welches in der Fossa acustica interna liegt. Die zentralen Neuriten enden an den Nuclei vestibulares in der Medulla oblongata. Die Neuriten für die Macula lagenae besitzen ein eigenes Ganglion und ihre zentralen Neuriten schließen sich dem N. cochlearis an. An welchen zentralen Schaltkernen sie enden, ist noch nicht bekannt.

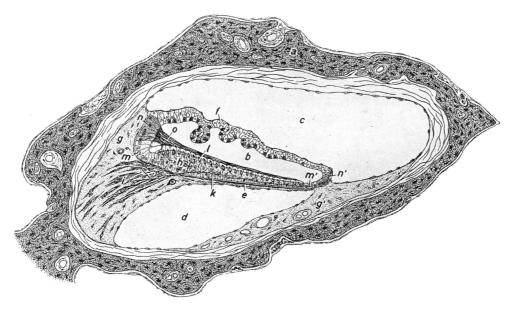

Abb. 284. Querschnitt durch die Schnecke eines Vogels (nach KRAUSE, 1921, umgezeichnet).
a knöcherne Wand der Schnecke; *b* Ductus cochlearis; *c* Scala vestibuli; *d* Scala tympani; *e* Membrana basilaris; *f* Tegmentum vasculosum; *g* rostraler und *g′* kaudaler Schenkel des Knorpelrahmens; *h* Papilla basilaris; *i* N. cochlearis; *k, m, m′, n, n′* Stützzellen; *l* Haarzellen; *o* Membrana tectoria

Die **häutige Schnecke,** *Ductus cochlearis* (281/*q;* 283/*e;* 284/*b*), ist ein enger, nur leicht gebogener Schlauch, welcher mit Endolymphe gefüllt ist und mit einer leichten Erweiterung an seinem blinden Ende, der *Lagena* (281/*r*), die Spitze der knöchernen Schnecke erreicht. Über den Ductus reuniens (—/*x*) steht er mit dem Sacculus (281/*p;* 283/*d*) in Verbindung. Von den perilymphatischen Räumen ist die dorsale *Scala vestibuli* größtenteils nur auf einen schmalen Spalt beschränkt, während die *Scala tympani* ventral vom Ductus cochlearis durchgehend weitlumig ausgebildet ist. Im Bereich der Schneckenbasis geht die *Scala vestibuli* in das Spatium perilymphaticum des Vestibulums über und steht mit der Fenestra vestibuli und der darin befestigten Fußplatte der Columella in Beziehung. Die *Scala tympani* endet an der durch die Membrana tympani [tympanica] secundaria verschlossenen Fenestra cochleae. Im Bereich der Schneckenspitze kommunizieren die beiden Skalen über das enge *Helicotrema.*

Der Boden des Ductus cochlearis wird von der mit dem Cortischen Organ der Säugetiere vergleichbaren *Papilla basilaris* (284) und das Dach vom *Tegmentum vasculosum* (−/f) gebildet. Das *Tegmentum vasculosum* besteht aus einer dünnen Bindegewebsschicht, die an ihrer Innenfläche i. d. R. ein stark gefaltetes Epithel trägt. Die zahlreichen Blutgefäße werden mit Blut von Arteriolen gespeist, welche seitlich an das Tegmentum herantreten. Der Blutabfluß wird hingegen von zentral im Tegmentum verlaufenden Venolen gewährleistet. Die *Papilla basilaris* ist wesentlich kürzer, aber breiter als das Cortische Organ und besteht aus der *Membrana basilaris* (−/e), auf welcher die Haar- und Stützzellen (−/l, k) ohne Zwischenschaltung einer kapillarhaltigen Schicht aufliegen. Die *Membrana basilaris* ist im Bereich der Schneckenbasis schmäler als gegen die Schneckenspitze hin und besteht hauptsächlich aus quer zur Längsachse der Schnecke ausgerichteten Faserbündeln, deren Enden jederseits in einer faserknorpeligen Leiste eingespannt sind (−/g, g'). Die iso- bis hochprismatischen Haarzellen besitzen an ihrem lumenseitigen Pol bis zu 100 ungleich hohe und stufenförmig angeordnete Stereozilien sowie in der Reihe der höchsten Stereozilien meist ein Kinozilium. Die einzelnen Zellformen sind stets in Gruppen zusammengefaßt und wohl tierartlich unterschiedlich, aber innerhalb jeder Tierart gesetzmäßig auf der ganzen Papilla basilaris verteilt. Die afferenten Nervenfasern des N. cochlearis treten mit dem basalen Pol oder mit dem basalen Abschnitt der Seitenwände der Haarzellen in Form von flachen Kelchen, kleinen Knöpfen oder Fortsätzen in Kontakt. Die hochprismatischen Stützzellen tragen an ihrem lumenseitigen Pol einen dichten Besatz von Microvilli, die wesentlich an der Befestigung der *Membrana tectoria* beteiligt sind. Die *Membrana tectoria* spannt sich über die ganze Papilla basilaris aus und steht jederseits mit Epithelzellen neben den Haarzellen in fester Verbindung (−/n, m'). Sie besteht aus einer gallertigen Masse, die Mukopolysaccharide und ein feines Fasergeflecht enthält. In ihrer Unterfläche sind die langen Stereozilien der Haarzellen fest verankert. Schallwellen, welche das Trommelfell treffen, werden über die Columella und deren Fußplatte in der Fenestra vestibuli auf die Perilymphe in der Scala vestibuli und über das Helicotrema auf die in der Scala tympani übertragen und bringen die Membrana basilaris oder Teile von ihr zum Mitschwingen. Durch die Befestigung der Stereozilien der Haarzellen in der Membrana tectoria werden die Haarzellen depolarisiert und auf diese Weise das Erregerpotential für die Ableitung über den N. cochlearis gebildet.

Sehorgan, Organum visus
(285–292)

Das Sehorgan besteht aus dem Augapfel, *Bulbus oculi,* als optische Einrichtung und den Schutz- und Hilfseinrichtungen, *Organa oculi accessoria.* Dazu gehören die Augenlider, *Palpebrae,* die Bindehaut, *Tunica conjunctiva,* der Tränenapparat, *Apparatus lacrimalis,* sowie die Muskulatur des Augapfels und der Augenlider, die *Mm. bulbi et palpebrarum.*

Augapfel

Der **Augapfel**, *Bulbus oculi,* ist bei allen Vögeln sehr groß und dementsprechend sind sowohl das Sehvermögen als auch die optische Auflösung auf der relativ großen Retinafläche hervorragend. Die Form des Bulbus ähnelt bei allen unseren Hausvögeln einem Rotationsellipsoid, bei welchem der Äquatordurchmesser stets größer als der Längsdurchmesser oder die anatomische Achse ist. Die Cornea ist stärker gewölbt als die Sclera und hebt sich von der Vorderfläche des Rotationsellipsoids deutlich ab.

Tab. 12. Maße des Augapfels

	Äquatordurchmesser	Längsdurchmesser
Huhn	18–20 mm	13–15 mm
Ente	16 mm	12 mm
Taube	15 mm	10,5 mm

Die anatomische Achse des Bulbus oculi ist nach laterorostral gerichtet und schließt mit der Medianebene beim Huhn und bei der Ente einen Winkel von 70 bis 72° und bei der Taube einen solchen von 60 bis 62° ein.

Der Augapfel füllt zusammen mit seinen Muskeln, Gefäßen und Nerven sowie den Tränendrüsen die große *Orbita* fast vollständig aus. An Stelle des periorbitalen Fettkörpers der Säugetiere ist bei allen Hausvögeln ein Luftkissen in Form des großen Sinus infraorbitalis ausgebildet. Dieser besitzt eine dünne Wand und steht mit dem kaudalen Abschnitt der Nasenhöhle in weit offener Verbindung. Beim Huhn ist er am größten ausgebildet und liegt der Periorbita im Bereich der ventralen und rostralen Fläche des Bulbus oculi bis in Höhe des medialen Augenwinkels an. Bei der Ente ist er ebenfalls groß, reicht aber ventral am Bulbus nicht so weit kaudal wie beim Huhn, sondern endet schon auf halber Länge des flach liegenden Ligamentum suborbitale. Rostral hingegen reicht er über die Höhe des medialen Augenwinkels nach dorsal. Bei der Taube ist der Sinus infraorbitalis an der rostroventralen Fläche des Bulbus oculi nur klein und reicht auch lateral weniger weit peripher als beim Huhn.

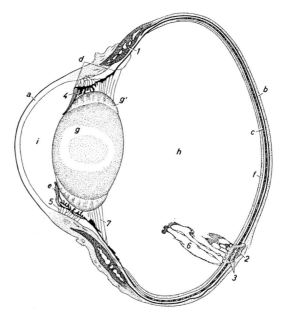

Abb. 285. Senkrechter Schnitt durch das Auge eines Vogels (nach BERNDT/MEISE, 1959).

a, b Tunica fibrosa bulbi: *a* Cornea, *b* Sclera; *c, d, e* Tunica vasculosa bulbi: *c* Chorioidea, *d* Corpus ciliare, *e* Iris; *f* Retina; *g* Lens, *g'* Randwulst; *h* Corpus vitreum; *i* Camera anterior bulbi

1 Skleralring; *2* N. opticus; *3* Area cribrosa sclerae; *4* Plicae ciliares; *5* Ligamentum pectinatum; *6* Pecten; *7* Fibrae zonulares

Die Wand des Augapfels (285; 286) besteht aus drei Schichten: aus der äußeren Augenhaut, *Tunica fibrosa bulbi,* der mittleren Augenhaut, *Tunica vasculosa bulbi,* auch *Uvea* genannt, und aus der inneren Augenhaut, *Tunica interna bulbi,* oder Netzhaut, *Retina.* Das Innere des Augapfels setzt sich zusammen aus dem Glaskörper, *Corpus vitreum,* der Linse, *Lens,* und dem Kammerwasser, *Humor aquosus.*

An der formgebenden und -erhaltenden Tunica fibrosa bulbi unterscheidet man die undurchsichtige, weiße und blutgefäßarme *Sclera* (285, 286/*b*) und die durchsichtige, blutgefäßfreie Hornhaut, *Cornea* (285, 286/*a*). In das Bindegewebe der Sclera ist bei allen Hausvögeln eine durchgehende hyaline Knorpelplatte eingelagert, in welcher lateroventral am Augenhintergrund eine Öffnung für den Durchtritt des N. opticus ausgespart ist. Feine Bindegewebsanteile sind an dieser Stelle zwischen einzelnen Faserbündeln des N. opticus eingebaut und bilden auf diese Weise die *Area cribrosa sclerae* (285/3). Gegen den peripheren Rand der Cornea geht die Knorpelplatte in den *Skleralring* (285, 286/*1*) über. Dieser besteht aus 13 bis 15 Knochenplättchen, die sich seitlich fischschuppenartig überdecken und durch die feste bindegewebige Verbindung der Knochenplättchen miteinander eine stabile Basis für die Auflagerung des Corpus ciliare an seiner Innenfläche darstellt. Beim H u h n und bei den W a s s e r v ö g e l n ist der Skleralring 3 bis 4 mm, bei der T a u b e 2,5 bis 3 mm breit, medial aber stets um ca. 1 mm schmäler als in der übrigen Zirkumferenz. Die peripheren 3 Viertel sind ähnlich gewölbt wie der sich anschließende Teil der Sclera. Der zentrale Rand steht mit der peripheren Kante der Cornea in Verbindung und hebt sich wegen der stärkeren Krümmung der Cornea (285, 286/*a*) selbst schon deutlich nach rostral ab. Die Cornea erscheint von vorne betrachtet bei unseren Hausvögeln rund und besitzt einen Querdurchmesser von 8 bis 9 mm beim H u h n und bei der E n t e und ca. 6 mm bei der T a u b e.

Die bei den verschiedenen Vogelarten unterschiedlich stark gewölbte *Cornea* (285, 286/*a*) stellt als konvex-konkave Linse einen wesentlichen Teil des dioptrischen Apparats des Auges dar. Der Unterschied zwischen dem Brechungsindex der Cornea und dem der Luft ist relativ groß. Daher spielt die Hornhaut bei der Lichtbrechung eine bedeutende Rolle. Die Dicke der Cornea ist in allen Bereichen etwa gleich groß und beträgt ca. 0,4 mm. Wie bei den Säugetieren besteht sie aus 5 Schichten, und zwar von außen nach innen aus: 1. dem vorderen Kornealepithel, *Epithelium anterius*, 2. der *Lamina limitans anterior* (Bowmansche Membran), 3. der

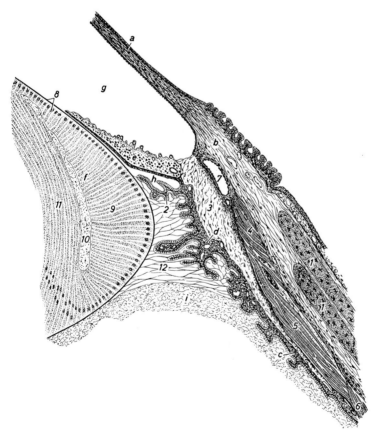

Abb. 286. A n g u l u s i r i d o - c o r n e a l i s e i n e s V o g e l a u g e s (nach Krause, 1921).

a Cornea; *b* Sclera; *c* Chorioidea; *d* Corpus ciliare; *e* Iris; *f* Lens; *g* Camera anterior bulbi; *h* Camera posterior bulbi; *i* Corpus vitreum

1 Skleralring, *2* Plicae ciliares; *3* Ligamentum pectinatum; *4* Cramptonscher Muskel; *5* Müllerscher Muskel; *6* Brückescher Muskel; *7* Sinus venosus sclerae; *8* Linsenkapsel und Epithel; *9* Ringwulst der Linse; *10* Vesicula lentis; *11* Linsenfasern; *12* Fibrae zonulares

Substantia propria, 4. der *Lamina limitans posterior* (Descemetsche Membran) sowie 5. dem hinteren Kornealepithel, *Epithelium posterius*. Das vordere *Kornealepithel* ist ein mehrschichtiges, unverhorntes Plattenepithel. In den basalen Zellschichten sind zahlreiche Mitosen zu finden, die auf die bemerkenswerte Regenerationsfähigkeit des Kornealepithels hinweisen. Die oberflächlichen Zellen des Kornealepithels tragen Mikrovilli, die in den präkornealen Tränenfilm eintauchen. Unter dem Epithel befindet sich eine dicke, homogene Schicht, die *Lamina limitans anterior*. Sie enthält keine Zellen und besteht aus feinsten Kollagenfasern, die sich in unterschiedlichen Richtungen kreuzen und die in einer glykoproteinreichen Interzellularsubstanz eingebettet liegen. Diese Schicht, die als dicke Basallamina des Hornhautepithels aufzufassen ist, trägt wesentlich zur Stabilität der Cornea bei. Darunter liegt das Stroma der Cornea, *Substantia propria*, das den Hauptanteil der Hornhaut ausmacht. Es besteht aus Lamellen parallel zueinander verlaufender Kollagenfaserbündel, die die Substantia propria in ihrer ganzen Länge durchziehen und sich rechtwinklig kreuzen. Zwischen den Lamellen der Cornea befinden sich Fibroblasten, deren Fortsätze breit abgeplattet erscheinen. Die Zellen und Kollagenfasern des Hornhautstromas sind in eine homogene, chondroitinsulfatreiche Glykoproteinsubstanz eingebettet, die ein hohes Wasserbindungsvermögen aufweist und damit für die Durchsichtigkeit der Cornea verantwortlich ist. Die Cornea enthält keine Gefäße, ist aber reichlich mit sensiblen Nervenfasern versorgt. Die *Lamina limitans posterior* (Descemetsche Membran) befindet sich zwischen dem Stroma und dem hinteren Hornhautepithel. Sie setzt sich aus einer homogenen Grundsubstanz zusammen, in die ein dreidimensionales Netzwerk von Kollagenfilamenten eingebettet ist. Das hintere Hornhautepithel, *Epithelium posterius,* ist ein einschichtiges Plattenepithel und verhindert das Eindringen von Kammerwasser in das Hornhautstroma.

Die mittlere Augenhaut, *Tunica vasculosa bulbi* (285, 286/c, d, e), läßt 3 Abschnitte erkennen: die für die Versorgung der Netzhaut verantwortliche Aderhaut, *Chorioidea* [Choroidea], den für die Akkomodation des Auges zuständigen Strahlenkörper, *Corpus ciliare,* und die den Lichteinfall regulierende Regenbogenhaut, *Iris.*

Die schwarz pigmentierte *Aderhaut* (285, 286/c) kleidet den Augenhintergrund aus und überschreitet den Äquator nach vorne nur so weit, als auch der lichtempfindliche Teil der Retina nach vorne reicht. Mit der Innenfläche der Sclera ist sie mittels der *Lamina suprachorioidea* [-choroidea] nur locker, mit dem Stratum pigmentosum der Retina mittels des *Complexus basalis* hingegen intensiv verbunden. Aus den größeren Blutgefäßen in der *Substantia propria* werden gegen die Retina hin die Kapillaren in der Lamina chorioidocapillaris [choroido-] bedient.

Der Strahlenkörper, *Corpus ciliare* (285, 286/d) schließt sich der Aderhaut rostral an und stellt einen in das Augeninnere leicht vorgewölbten, ringförmigen Wulst dar. Peripher findet er an der Innenfläche des knöchernen Skleralrings eine feste Verankerung und ist ebenso wie dieser medial schmäler als an seinen übrigen Abschnitten. An seiner Innenfläche besitzt das Corpus ciliare zahlreiche, meridional angeordnete Falten, *Plicae ciliares* (285/4, 286/2), die in ihrer Gesamtheit die *Corona ciliaris* bilden. An ihrer Oberfläche tragen die Plicae ciliares ein zweischichtiges Epithel. Die untere Schicht, die dem Ziliarkörper aufliegt, besteht aus hochprismatischen, melaninreichen Zellen. Diese Zellschicht entspricht dem Pigmentepithel der Pars optica der Retina. Die zweite Schicht, welche die erste bedeckt, besteht aus nichtpigmentierten hochprismatischen Epithelzellen und geht funduswärts in das Sinnesepithel der Retina über. Elektronenmikroskopisch zeigen diese Zellen basale Einfaltungen der Zellmembran, wie sie für Zellen, die dem Ionen- und Wassertransport dienen, charakteristisch sind. Diese Zellen produzieren das Kammerwasser, das dann zwischen Linse und Iris in die vordere Augenkammer fließt.

Histologisch setzt sich der Ziliarkörper aus lockerem Bindegewebe, das reich an Melanozyten, elastischen Fasern und Gefäßen ist, und dem M. ciliaris zusammen. Der Ziliarmuskel ist bei den Vögeln quergestreift und besteht aus drei Portionen. Sein äußerer Anteil ist der *M. cornealis anterior* (Cramptonscher Muskel) (286/4; 288/1). Er entspringt an dem bindegewebigen Überzug der Knochenplatten des Skleralrings und geht mit seiner Sehne in die innere Lamelle der Cornea, den sogenannten Hornhautsporn, über (288/2). Ihm liegt glaskörperwärts der *M. cornealis posterior* (Brückescher Muskel) auf (286/6; 288/3). Dieser entspringt proximal vom erstgenannten an der Sclera und strahlt in die Basalplatte des Ziliarkörpers ein. Bei Kontraktion schiebt er den Ziliarkörper hornhautwärts und in Richtung auf die Augenachse. Dadurch stemmt er die Ziliarfortsätze auf den Randwulst der Linse, wodurch diese die in der Abb. 288 dargestellte Verformung erfährt. Bei diesem Vorgang der aktiven Akkomodation wird die Konvexität der Linse erhöht und auch die Cornea entsprechend umgeformt. Eine kleine Muskelportion, die dem M. cornealis posterior aufliegt, wird als Müllerscher Muskel beschrieben (286/5).

Die Regenbogenhaut, *Iris* (285, 286, 288/e), ist der vorderste Abschnitt der Tunica vasculosa bulbi, springt als ringförmige Falte an der Vorderfläche der Linse weit in das Innere des Augapfels vor und begrenzt mit ihrer zentralen Kante das runde Sehloch, *Pupilla*. Außerdem begrenzt sie zusammen mit der Vorderfläche der Linse die bis zur Cornea reichende große vordere Augenkammer, *Camera anterior bulbi* (285/i; 286/g). Die ringförmige hintere Augenkammer, *Camera posterior bulbi* (286/h), ist im Gegensatz zu jener der Säugetiere viel kleiner, und zwar deshalb, weil die große Linse sehr weit peripher reicht und auch der Vorderrand der hohen Corona ciliaris die Hinterfläche der Iris fast berührt.

Die Iris ist an ihrem *Margo ciliaris*, mit dem sie am Ziliarkörper verankert ist, sehr dünn. Sie nimmt in ihrem mittleren Teil an Dicke zu und wird dann zum Pupillarrand, *Margo pupillaris*, hin wieder dünner. Die Vorderfläche der Iris wird von einer Schicht flacher Pigmentzellen und Fibroblasten gebildet. Die Hinterfläche wird von zwei Epithelschichten, *Epithelium [Stratum] pigmentosum*, wie sie auch am Ziliarkörper vorkommen, überzogen. Die oberflächliche Epithelschicht, die zur hinteren Augenkammer weist, enthält zahlreiche Melaningranula. Das darunterliegende Epithel besteht aus Zellen, die basal radiär orientierte, myofilamentreiche Fortsätze haben, die in Beziehung zum M. dilatator pupillae stehen. Das Irisstroma wird von einem lockeren pigmenthaltigen Bindegewebe gebildet, in das die Muskeln der Iris (*M. sphincter pupillae; M. dilatator pupillae*) eingebettet liegen.

Die Iris enthält sowohl im Stroma als auch im Epithel der Hinterfläche Pigmenteinlagerungen. Die starke Pigmentierung der Iris sorgt dafür, daß Licht nur durch die Pupille in das Augeninnere gelangt. Die Pigmentzellen bestimmen in Verbindung mit der Ausbildung der Blutgefäße sowie mit den Fetteinlagerungen im Stroma auch die Farbe der Iris. Durch die Fetteinlagerungen wird der häufig anzutreffende gelbliche Farbton bedingt. Die von Alter und Rasse abhängige Farbe der Iris des Huhnes ist entweder grau oder graugelb, hellgelb, goldgelb, orangerot bzw. braunrot. Diese unterschiedliche Färbung der Iris des Huhnes wird durch in

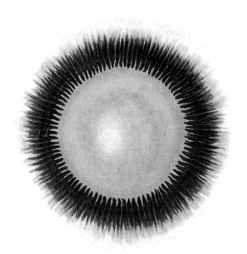

Abb. 287. Vorderfläche der Linse des Auges eines Huhnes.
Durch Entfernung der Iris sind die den Äquator der Linse übergreifenden Ziliarfortsätze sichtbar gemacht

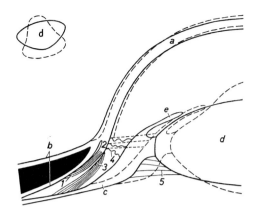

Abb. 288. Akkomodationsapparat eines Vogelauges (nach FRANZ, 1934).

Durchgezogene Linie der Cornea, des Ziliarkörpers und der Linse: Normalstellung; gestrichelte Linien: Akkomodationsstellung

a Cornea; *b* Sclera; *c* Corpus ciliare; *d* Lens; *e* Iris

1 Cramptonscher Muskel; *2* Hornhautsporn; *3* Brückescher Muskel; *4* Ligamentum pectinatum; *5* Fibrae zonulares

Bälge eingeschlossenes Fett unterschiedlicher Menge und Farbe hervorgerufen. Um die Pupille besitzt die Iris häufig eine schmale pigmentfreie Zone, die den Pupillenrand auch bei normalem Auge unscharf begrenzt erscheinen läßt. Bei Ente und Gans zeigt die Iris verschiedene Brauntöne; Pigment- und Fettmangel lassen die Iris der Gans blau erscheinen. Die Iris der Taube ist hellgrau, gelblich, rötlich oder braun. Eine unterschiedlich breite dunkle, die Pupille ringförmig umgebende Zone der Iris wird von Taubenzüchtern als Wertring bezeichnet. Er ist für die Seh- und Flugleistung der Tauben ohne Bedeutung und kommt dadurch zustande, daß, wie schon erwähnt, am Pupillarrand der Iris häufig eine pigmentlose, fett- und blutgefäßfreie Zone vorhanden ist. Durch das in dieser Gegend sehr dünne Irisgewebe schimmert dann das dunkle Pigment der stark pigmentierten Hinterfläche der Iris durch. Bei columbiformen Spezies besitzt die Iris reflektierende Zellen, die als *Iridozyten* bezeichnet werden und die zusammen ein Tapetum lucidum bilden (*Tapetum lucidum iridicum*).

Der Verengerer der Pupille, der *M. sphincter pupillae*, ist bei den Vögeln auffallend kräftig. Seine vorwiegend zirkulär angeordneten quergestreiften Fasern sind parasympathisch innerviert. Beim Huhn setzen sich der periphere wie auch der pupillennahe Anteil des M. sphincter pupillae hauptsächlich aus langsamen Fasern zusammen, während im mittleren Abschnitt zahlreiche schnelle, oxidative Fasern eingelagert sind. Der dünne *M. dilatator pupillae* dient der Erweiterung der Pupille. Er wird wohl sympathisch innerviert; die entsprechenden Fasern nehmen ihren Ursprung aber nicht im Ganglion cervicale craniale. Neben quergestreiften Muskelfasern besitzt der M. dilatator pupillae vor allem im pupillennahen Bereich auch glatte Muskelzellen, die bei den verschiedenen Spezies unterschiedlich stark ausgebildet sind. Damit ist bei den Vögeln nicht nur quergestreifte, sondern auch glatte Muskulatur an der Pupillenbewegung beteiligt.

Als *Ligamentum pectinatum* (285/5; 286/3; 288/4) bezeichnet man ein weitmaschiges, elastisches Fasergeflecht, das den Winkel zwischen Cornea und Iris, den *Angulus iridocornealis*, überbrückt und sich beim Vogel auch zwischen Sclera und Corpus ciliare hinein erstreckt. Das von Endothel bekleidete Maschenwerk begrenzt die sogenannten Fontanaschen Räume, die die Verbindung zwischen den Augenkammern und einem in die Sclera eingebauten ringförmigen Sammelkanal für das Kammerwasser, dem Schlemmschen Kanal, herstellen (286/7). Dieser Kanal ist bei den Vögeln geflechtartig aufgespalten, steht aber wie bei den Säugetieren über zahlreiche Kanälchen mit Venen innerhalb und auch außerhalb der Sclera in Verbindung. Auf diese Art wird das von den Ziliarfortsätzen ständig neu gebildete Kammerwasser, *Humor aquosus*, in die Blutbahn zurückgeführt.

Die *Tunica interna bulbi*, Retina oder Netzhaut (285/*f*), besteht aus einem lichtempfindlichen und aus einem blinden Abschnitt, *Pars optica* (289) und *Pars caeca retinae*. Die Grenze zwischen beiden befindet sich am Übergang der Chorioidea [Choroidea] in das

Corpus ciliare rostral des Äquators des Augapfels. Der dem Corpus ciliare anliegende Teil der Pars caeca retinae wird als *Pars ciliaris,* der die Hinterfläche der Iris bedeckende Abschnitt als *Pars iridica* bezeichnet. Während ihrer Entwicklung entsteht aus der zunächst blasenförmigen Retinaanlage der doppelwandige Augenbecher mit Außen- und Innenblatt. Beide gehen am späteren Pupillenrand ineinander über. Das Außenblatt des Augenbechers wird zum *Stratum pigmentosum retinae* und geht mit der Chorioidea eine feste Verbindung ein, während die Verbindung zwischen dem Stratum pigmentosum retinae und dem aus dem Innenblatt entstandenen vielschichtigen *Stratum nervosum retinae* relativ locker ist und sich bei krankhaften Prozessen lösen kann. Das Stratum pigmentosum retinae besteht aus einer Schicht iso- bis hochprismatischer Epithelzellen, welche zahlreiche Melaningranula enthalten und mit verschieden langen und verschieden dicken ebenfalls pigmenthaltigen Fortsätzen zwischen die Außenglieder der Sehzellen vordringen. Von dem dunklen Pigment des Stratum pigmentosum retinae und der Chorioidea wird das Licht, nachdem dieses die Photorezeptoren erregt hat, absorbiert, wodurch eine Reflexion verhindert und die Sehschärfe erhöht wird.

Während das Innenblatt der Pars caeca retinae aus einer einfachen Zellage besteht, weist es im Bereich der *Pars optica retinae* (289) zahlreiche, bei allen Wirbeltieren grundsätzlich gleichartige Schichten auf. Von außen nach innen folgen einander 1. die Schicht der Stäbchen und Zapfen, *Stratum neuroepitheliale,* 2. die äußere Grenzmembran, *Stratum limitans externum,* 3. die äußere Körnerschicht, *Stratum nucleare externum,* 4. die äußere plexiforme

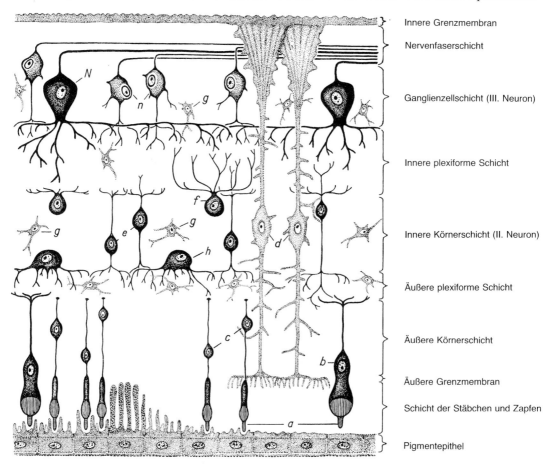

Abb. 289. Schema der Pars optica retinae (aus GRAU/WALTER, in Anlehnung an SCHAFFER/BECHER, 1967). *a* Außenglied der Zapfenzelle (*b*) und Stäbchenzelle (*c*); *d* Müllersche Stützzelle; *e* bipolare Zellen; *f* amakrine Zellen; *g* Gliazellen; *h* Horizontalzellen; *N* große und *n* kleine Nervenzellen

Schicht, *Stratum plexiforme externum,* 5. die innere Körnerschicht, *Stratum nucleare internum,* 6. die innere plexiforme Schicht, *Stratum plexiforme internum,* 7. die Ganglienzellschicht, *Stratum ganglionare,* 8. die Nervenfaserschicht, *Stratum neurofibrarum* und 9. die innere Grenzmembran, *Stratum limitans internum.*

Funktionell betrachtet gliedert sich die Retina in 1. die Neuroepithelschicht, das I. Neuron, 2. das Ganglion retinae, bestehend aus bipolaren Ganglienzellen, als II. Neuron und 3. das Ganglion nervi optici, Schicht der großen Ganglienzellen, als III. Neuron.

Das Neuroepithel besteht aus dichtgefügten, langgestreckten Zellen, deren Kerne die äußere Körnerschicht bilden. Die lichtempfindlichen Fortsätze dieser Zellen sind die Stäbchen (289/c) und Zapfen (—/b). Diese Fortsätze, von denen jede Zelle nur einen hat, werden auch als Außenglieder bezeichnet. Der Zelleib mit dem Zellkern bildet das Innenglied. Während das Außenglied (—/a) der lichtempfindliche Teil der Rezeptorzellen ist, laufen im Innenglied alle Stoffwechselvorgänge ab, die für die Biosynthese der Sehpigmente und Energiebildung notwendig sind. Bei den meisten Vogelspezies besitzen die Zapfenzellen einen kleinen Öltropfen, der im Übergangsbereich zwischen Innen- und Außenglied liegt. Dieser Tropfen zeigt bei verschiedenen Vogelarten eine auffallende Färbung, die durch carotinoide Pigmente aus der Nahrung bedingt wird. Durch ihre in die äußere plexiforme Schicht ragenden Fortsätze stehen die Stäbchen- und Zapfenzellen in synaptischer Verbindung mit den Dendriten der bipolaren Zellen des Ganglion retinae (—/e), deren Kerne die innere Körnerschicht darstellen. Die Stäbchenzellen gelten als Rezeptoren für schwaches Licht, z. B. in der Dämmerung oder bei Nacht (skotopisches Sehen). Sie enthalten in ihrem Außenglied als Sehpigment Rhodopsin, das ein maximales Absorptionsvermögen zwischen 490 bis 506 nm aufweist. Dieses ist damit anderen Vertebraten sehr ähnlich, besonders den Säugetieren. Die Zapfenzellen sind nur gegen Licht höherer Intensität empfindich. Mit mikrospektrophotometrischen Analysemethoden konnte in den Zapfen bei verschiedenen Vogelarten eine unterschiedliche Zahl von Sehpigmenten mit definierten Absorptionsmaxima nachgewiesen werden. Insgesamt wird der Zapfenapparat für das Tagsehen und Farbsehen (photopisches Sehen) verantwortlich gemacht. Eine Klassifizierung der Zapfenzellen wurde einerseits nach der Zellmorphologie, andererseits aufgrund der Ausbildung des Öltropfens vorgenommen. Beim Huhn wurden 4 verschiedene Typen von Zapfenzellen im Stratum neuroepitheliale beschrieben (RODIECK, 1973). Ob sie unterschiedliche funktionelle Bedeutung besitzen, ist noch unklar. Über die Funktion des Öltropfens selbst gibt es verschiedene Vorstellungen. Wahrscheinlich dürfte er als Filter wirken, durch den ein hoher Anteil des Lichtes mit kurzer Wellenlänge absorbiert wird, während längerwelliges Licht passieren kann. Sowohl Stäbchen- als auch Zapfenzellen durchbrechen eine als Stratum limitans externum bezeichnete dünne Schicht. Im Bereich dieser äußeren Gliagrenzmembran sind die Innenglieder der Stäbchen- und Zapfenzellen mit Ausläufern der Müllerschen Stützzellen (siehe unten) durch Zonulae adhaerentes verbunden.

Durch ihre in die äußere plexiforme Schicht ziehenden Zellfortsätze stehen die Photorezeptoren mit den Dendriten der bipolaren Nervenzellen und der Horizontalzellen in synaptischer Verbindung. Die Zellkerne der bipolaren Nervenzellen (289/e) liegen im Stratum nucleare internum (innere Körnerschicht). Dort finden sich auch die Kerne von zwei weiteren speziellen Nervenzelltypen, den Horizontalzellen (—/h) und den amakrinen Zellen (—/f), die als Assoziationsneurone angesehen werden. Auch die Kerne der Gliazellen der Retina, der Müllerschen Stützzellen (—/d), sind dort lokalisiert. Die Horizontalzellen stellen den Kontakt zwischen verschiedenen Photorezeptoren her. Möglicherweise integrieren sie die Erregung. Die amakrinen Zellen, bei denen MARIANI (1982) drei verschiedene Typen unterscheidet, sind Interneurone, die sowohl mit bipolaren Nervenzellen des Stratum nucleare internum als auch mit den Nervenzellen der darunter gelegenen Ganglienzellschicht (Stratum ganglionare) in Verbindung stehen. Ihre genaue Funktion ist noch unklar. Die Müllerschen Stützzellen (−/d) sind große, stark verzweigte Gliazellen, die sich von der inneren bis zur äußeren Grenzmembran erstrecken. Mit ihren Fortsätzen umscheiden sie die anderen Zelltypen. Ihre Bedeutung für die Retina liegt in einer Stütz- und Ernährungsfunktion.

Die Zellen des Stratum ganglionare sind Nervenzellen mit einem großen euchromatischen Zellkern und gut ausgebildeter Nisslsubstanz. Sie stehen, wie erwähnt, einerseits mit den bipolaren Nervenzellen in Kontakt, andererseits entsenden sie Axone zum Gehirn. Diese sind zunächst marklos und bilden das Stratum neurofibrarum an der Innenseite der Retina. Die Stelle in der Retina, an der sich die Neuriten des Stratum ganglionare sammeln, wird als Sehnervenpapille, *Discus nervi optici*, bezeichnet. In diesem Bereich fehlen die Photorezeptoren. Er wird daher auch als blinder Fleck bezeichnet. Anschließend durchbohren die Axone siebartig die Sclera, werden dann markhaltig und formieren sich zum N. opticus (285/2), dessen Scheiden aus weicher und harter Hirnhaut bestehen.

Ähnlich wie bei Säugetieren gibt es bei Vögeln innerhalb der Netzhaut umschriebene Stellen, die als *Areae* bezeichnet werden. Sie enthalten besonders viele Zapfenzellen und sind so durch ein sehr hohes Auflösungsvermögen gekennzeichnet. Im Bereich einer Area kann eine seichte Höhlung, eine *Fovea*, vorhanden sein. Hier sind die inneren Schichten der Retina zur Seite gedrängt, wodurch die Retina sehr dünn erscheint. Dadurch wird die Verschlechterung der Bildqualität, die durch das Passieren von darübergelagerten Zellschichten in anderen Regionen der Retina hervorgerufen wird, vermieden. Weiter enthält die Fovea in der Regel nur Zapfenzellen. Die Dichte an Photorezeptoren ist hier am größten, das Verhältnis von Photorezeptoren zu Ganglienzellen am kleinsten, so daß es zur Optimierung des Auflösungsvermögens kommt.

Zahl und Ausbildung der *Areae* ist bei den einzelnen Spezies unterschiedlich. Am häufigsten, wie z. B. auch beim Haushuhn, ist eine Area centralis rotunda ausgebildet, die im zentralen Bereich des Augenfundus, nahe der optischen Achse liegt. Sie soll es dem Vogel ermöglichen, das Auge auf ein Objekt zu fixieren und seine Bewegung besser zu erfassen. Eine streifenförmige, horizontal verlaufende Area, Area centralis horizontalis, mit einer Fovea centralis wird für Wasservögel und bei Vögeln, die weitläufige Gebiete bewohnen, beschrieben. Das Auge wird in einer Position fixiert, in der die Längsachse der horizontalen Area etwa in der Horizontalebene liegt. Möglicherweise kann so der Horizont von den Vögeln als Bezugspunkt fixiert werden. Paarige Areae mit je einer Fovea centralis kommen bei verschiedenen Vogelarten, wie bei Eisvögeln, Seeschwalben und Taggreifvögeln vor. Die eine Area liegt zentral im Fundus oculi, nahe der optischen Achse, die zweite ist temporal davon lokalisiert (Area temporalis). Die Vögel haben dadurch wahrscheinlich ein stereoskopes, binokulares Sehvermögen (KING/MCLELLAND, 1978). Eine solche Anordnung der Areae findet man bei Spezies, die im Flug sich schnell bewegende Beute verfolgen und damit die Entfernung und relative Geschwindigkeit des gejagten Objekts genau erfassen müssen.

Ein weiteres Charakteristikum der Retina bei Vögeln ist das Vorkommen von efferenten Nervenfasern, die aus dem Nucleus isthmo-opticus des Mesencephalons stammen. Etwa 12 000 efferente Fasern ziehen von dort zur Retina, wo sie vor allem an den bipolaren Nervenzellen und den amakrinen Zellen enden. Diese efferenten Nervenfasern sollen die Sensitivität der Sehempfindung steigern und die Sehleistung erhöhen.

Über der ovalen Eintrittsstelle des N. opticus erhebt sich der für das Vogelauge charakteristische Fächer oder Kamm, *Pecten oculi* (285/6; 290). Als länglicher oder keilförmiger, wellblechartig gefalteter Körper ragt er von kaudal und ventral weit in den Glaskörper hinein, ohne jedoch die Linse zu erreichen. Er ist beim Huhn und bei der Taube 4 bis 7 mm lang und bis 4 mm hoch und bei der Ente etwa 4 mm lang und 2,5 mm hoch. Sein bindegewebiges

Abb. 290. Plastoid-Korrosionspräparat der Blutgefäße des Pecten oculi einer Gans (nach VOLLMERHAUS, unveröffentl.)

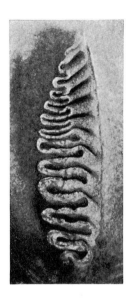

Stützgerüst geht unmittelbar aus dem Gerüstwerk des N. opticus hervor. Jede Falte enthält neben pigmentierten Gliazellen eine Arterie, zwei Venen und ein dichtes Netz von Kapillaren mit einer dicken Basalmembran. Entwicklung und zellulärer Bau zeigen, daß das Pecten ein Produkt der Retina ist. Ultrastrukturelle sowie histochemische Besonderheiten der Kapillarendothelien lassen vermuten, daß das Pecten die Retina wie auch den Glaskörper mit Nährstoffen versorgt und vielleicht auch an der Bildung des Glaskörpers beteiligt ist, welcher bei den Vögeln fast so flüssig wie das Kammerwasser erscheint.

Die durchsichtige, verformbare bikonvexe Linse, *Lens* (285/g; 286/f; 287; 288/d), ist an ihrer Hinterfläche stärker gewölbt als an ihrer Vorderfläche. Sie besitzt beim Huhn einen Durchmesser von 10 bis 12 mm, bei der Ente von 7 mm und bei der Taube von 6 mm und eine Dicke bei Huhn und Ente von 4 bis 5 mm und bei der Taube 3 mm.

Sie besitzt eine homogene, elastische Kapsel, *Capsula lentis*, die aus dünnen Kollagenfaserlamellen und amorphem Glykoprotein besteht. Darunter liegt an der Vorderfläche der Linse ein einschichtiges Epithel (286/8). Seine Zellen werden in Richtung auf den Äquator immer länger und bilden schließlich sechsseitige Prismen, die radiär zur Linsenachse gerichtet sind. Ihre freien Enden begrenzen einen schmalen, von Flüssigkeit gefüllten Spaltraum (*Vesicula lentis*), der zwischen Ringwulst und Linsenkörper liegt und einen Rest der embryonalen Linsenhöhle darstellt. Die Prismen schließen sich zu dem für die Linse des Vogelauges typischen, den Linsenäquator gürtelförmig umgebenden Ringwulst, *Pulvinus anularis lentis*, (—/9) zusammen. Die zu Prismen ausgewachsenen Zellen des Ringwulstes behalten ihre kugeligen Zellkerne, während die den zentralen Linsenkörper bildenden, ebenfalls dem Linsenepithel entstammenden langgestreckten Linsenfasern (—/11) ihre Kerne verlieren. Die Funktion des Ringwulstes ist umstritten. Er spielt wahrscheinlich keine Rolle im optischen System. Möglicherweise hat er eine nutritive Bedeutung. Seine Zellen sollen Material in das *Cavum lentis* sezernieren, das anschließend vom Linsenkörper genutzt werden kann. Der Ringwulst besitzt Einkerbungen, deren Zahl derjenigen der mit ihm verbundenen Ziliarfortsätzen entspricht. Außer der für die Akkommodation des Vogelauges wichtigen Verbindungen des Ringwulstes der Linse mit den Ziliarfortsätzen weist sie einen weiteren Aufhängeapparat in Form des Strahlenbändchens, *Zonula ciliaris*, auf. Dieses besteht aus den Zonulafasern, *Fibrae zonulares* (285/7; 286/12; 288/5), die aus der Pars ciliaris retinae entspringen und sich im Bereich des Ringwulstes an der Linsenkapsel befestigen.

Der Aufbau des Zentralkörpers der Linse, *Corpus centrale lentis*, gleicht grundsätzlich dem der Linsen anderer Vertebraten. Er besteht aus konzentrischen Lagen von Linsenfasern, *Fibrae lentis*, die von zentral nach peripher in ihrer optischen Dichte abnehmen und damit einen Gradienten des Brechungsindex innerhalb der Linse erzeugen. Weiter enthält der Zentralkörper der Linse bei vielen Vogelarten Glykogen. Den Glykogendepots kommt möglicherweise optische Funktion zu, indem sie den Brechungsindex erhöhen. Andere Untersucher schreiben dem Glykogen in der Linse metabolische Funktionen zu.

Der Glaskörper, *Corpus vitreum* (285/h; 286/i), füllt als gallertartiger, durchsichtiger

Körper den hinter der Linse und dem Ziliarkörper gelegenen Binnenraum des Bulbus, die *Camera vitrea bulbi*, aus. Er besteht aus einem durchsichtigen Gel, das einen sehr hohen Wassergehalt (ungefähr 99%) aufweist. Grundlage des Gels sind hydrophile Glykosaminoglykane (vor allem Hyaluronsäure), in die feine Kollagenfibrillen eingebettet liegen. Zwischen dem Glaskörper und seiner Umgebung erfolgt ein ständiger Austausch von Wasser, Ionen und anderen Substanzen, der auf die beträchtliche Stoffwechseldynamik dieser gefäßlosen Bildung hinweist. Die Funktion des Glaskörpers besteht darin, den Binnendruck des Augapfels zu stabilisieren. Dadurch wird das Innenblatt der Retina, vor allem im Bereich der Pars optica, in seiner Lage gehalten und kann sich nicht vom Pigmentepithel ablösen.

Schutz- und Hilfseinrichtungen

Dem Schutz des Augapfels, insbesondere aber der Hornhaut dienen drei **Augenlider**, *Palpebrae*. Das kleinere o b e r e und das beweglichere u n t e r e A u g e n l i d, *Palpebra superior* und *Palpebra inferior* (291; 16, 19, 20/g, f) sind mit ihrer bindegewebigen Grundlage basal am Rand der Orbita befestigt und begrenzen mit ihren freien Rändern die Lidspalte, *Rima palpebrarum*. Ihr äußerer Überzug wird von der hier sehr dünnen äußeren Haut gebildet, welche bei den meisten T a u b e n r a s s e n federlos ist, beim H u h n mit sehr feinen Federn schütter (291) und bei den W a s s e r v ö g e l n mit kurzen Federn bis knapp gegen den

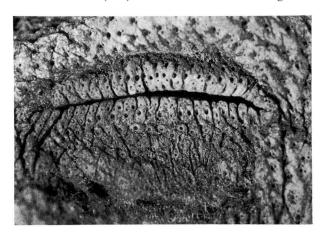

Abb. 291. Plastoid-Korrosionspräparat der Blutgefäße der Augenlider und ihrer Umgebung mit Federbälgen des Huhnes (nach VOLLMERHAUS, unveröffentl.)

Lidrand dicht besetzt ist. An den Lidrändern geht das dünne, mehrschichtige verhornte Plattenepithel der Haut in das der Lidbindehaut, *Tunica conjunctiva palpebrarum*, über. Diese überzieht vom Bindehautgewölbe, *Fornix conjunctivae*, an als *Tunica conjunctiva bulbi* die Vorderfläche des Augapfels bis zum Limbus corneae, von wo sich ihr Epithel kontinuierlich in das Epithelium anterius der Cornea fortsetzt. Das einer zarten Bindegewebsschicht aufgelagerte, nichtverhornende Plattenepithel der Bindehaut enthält besonders beim H u h n zahlreiche Becherzellen. Der Fornixabschnitt der Bindehaut ist reich an Lymphozyten. Für den Lidschluß ist der schwache, ringförmig um die Lidspalte angeordnete *M. orbicularis oculi* verantwortlich, für das Öffnen der Lidspalte der Heber des Oberlids, *M. levator palpebrae superioris*, und der Niederzieher des Unterlids, *M. depressor palpebrae inferioris*. Von den meisten Autoren wird angegeben, daß der Schließer der Lidspalte vom N. facialis, der Heber des Oberlids vom N. oculomotorius und der Niederzieher des Unterlids vom N. mandibularis innerviert werden.

Das d r i t t e A u g e n l i d, *Palpebra tertia*, oder die N i c k h a u t, *Membrana nictitans* (16, 19, 20/h), ist eine sehr dünne, fast durchsichtige Duplikatur der Bindehaut und befindet sich in seiner Ruhelage in der Tiefe des medialen Augenwinkels. Bei den Vögeln wird die Tränenflüssigkeit für die Feuchthaltung der Cornea nicht wie bei den Säugetieren durch die Bewegung des Ober- und Unterlids und Schluß der Lidspalte über deren Vorderfläche verteilt, sondern dafür die Nickhaut durch 2 Muskeln vom medialen Augenwinkel aus quer über die Vorderfläche des Augapfels gezogen. Parallel und fast entlang der ganzen freien, messerscharfen Kante der Nickhaut hebt sich 0,2 bis 0,4 mm vor dieser aus ihrer Außenfläche eine sehr dünne Sekundärfalte ab, die *Plica marginalis*. Diese ist beim H u h n und bei der T a u b e 0,3 bis 0,8 mm und bei der E n t e 1 mm breit und mit ihrer freien Kante gegen den medialen Augenwinkel gerichtet. In der bindegewebigen Grundlage der Nickhaut sind die kollagenen Faserbündel hauptsächlich parallel zur freien Kante ausgerichtet und von elastischen Fasernetzen durchsetzt. Die elastischen Faserelemente werden bei der Vorwärtsbewegung offenbar gedehnt, so daß die Nickhaut beim Zurückziehen nach Art eines Faltrollos gerafft wird. An der Außenseite besitzt die Nickhaut ein dickes mehrschichtiges Plattenepithel, in dessen Verband besonders im Bereich der Nickhautwurzel auch Becherzellen vorkommen. An der Innenseite ist im Bereich der freien Kante das Epithel dünn und geht in eine Zone über, in welcher die Epithelzellen Mikrovilli und schlanke Fortsätze mit keulenartigen Protrusionen tragen. Im Bereich der Nickhautwurzel wird besonders bei der T a u b e die Innenfläche von einem sogenannten gefiederten Epithel überzogen. Die N i c k h a u t m u s k e l n , *M. quadratus* und *M. pyramidalis* (292/a, b), liegen an der kaudalen Fläche des Bulbus

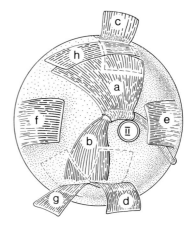

Abb. 292. Hinterfläche eines rechten Auges mit Muskelansätzen, Huhn.

a M. quadratus; *b* M. pyramidalis; *c* M. rectus dorsalis; *d* M. rectus ventralis; *e* M. rectus lateralis; *f* M. rectus medialis; *g* M. obliquus ventralis; *h* M. obliquus dorsalis

II N. opticus

oculi. Der *M. quadratus* entspringt flach und breit unter dem Ende des M. obliquus dorsalis und M. rectus dorsalis kaudodorsal am Augapfel, erreicht mit seiner breiten Sehne fast die dorsale Kante des N. opticus und bildet hier eine Schleife für den Durchtritt der Sehne des *M. pyramidalis*. Dieser entspringt ventromedial am Augapfel, zieht mit seiner Sehne dorsal vom N. opticus durch die Schleife des M. quadratus nach ventrolateral und strahlt von ventral kantennah in die Nickhaut ein. Der M. pyramidalis wird vom N. oculomotorius und der M. quadratus vom N. abducens innerviert. Nach BRAVO/INZUNZA (1985) werden beide Muskeln vom N. oculomotorius versorgt.

Die T r ä n e n d r ü s e , *Glandula lacrimalis*, liegt im Bereich des lateralen Augenwinkels zwischen der Periorbita und der Lidbindehaut. Aus dem ventralen Drittel des Drüsenkörpers bringt der kurze, dünne und einheitliche Ausführungsgang die Tränenflüssigkeit an jener Stelle in den Fornix conjunctivae, an welcher sich die Tunica conjunctiva bulbi in die Tunica conjunctiva palpebrarum des Unterlids umschlägt.

Die N i c k h a u t d r ü s e , H a r d e r s c h e D r ü s e , *Glandula palpebrae tertiae*, ist bei allen Hausvögeln gut doppelt so groß wie die Glandula lacrimalis und liegt zwischen dem M. rectus medialis und den beiden schiefen Augenmuskeln der medialen Fläche des Augapfels an. Ihr einheitlicher Ausführungsgang mündet tief an der Innenfläche der Nickhaut in den Konjunktivalsack.

Tab. 13. Größe der Tränen- und Nickhautdrüse

	Huhn	Ente	Taube
Glandula lacrimalis	8 × 4 × 1 mm	5 × 2,5 × 1 mm	5 × 2 × 0,3 mm
Glandula palpebrae tertiae	18 × 3–6 × 1 mm	12 × 7,5 × 3,5 mm	8 × 3 × 1,5 mm

Für den Abtransport der Tränenflüssigkeit sind im Bereich des medialen Augenwinkels an der Innenfläche des Ober- und des Unterlids mit einem deutlichen Abstand zum Lidrand je ein *Punctum lacrimale [Ostium canaliculi lacrimalis]* ausgebildet. Diese Öffnungen sind bei der Ente rund und eng (Ø 0,5 mm), bei der Taube hingegen 1 bis 1,5 mm und beim Huhn am Unterlid 1 mm und am Oberlid 3 mm lange Schlitze. Sie führen in je einen nur wenige Millimeter langen *Canaliculus lacrimalis*, die in den ebenfalls kurzen *Ductus nasolacrimalis* übergehen. Dieser leitet die Tränenflüssigkeit unterhalb der unteren Nasenmuschel in die Nasenhöhle.

Die 4 geraden Augenmuskeln (292/c–f), *Mm. rectus dorsalis, rectus ventralis, rectus lateralis* und *rectus medialis,* entspringen in unmittelbarer Umgebung des Foramen opticum. Dabei umscheiden sie den N. opticus und inserieren mit ihren flachen Endsehnen ihren Namen entsprechend dorsal, ventral, lateral und medial an der Sclera in der Nähe des Äquators. Die *Mm. rectus dorsalis* und *rectus ventralis* bewegen den Bulbus um seine horizontale, die *Mm. rectus lateralis* und *rectus medialis* um seine vertikale Achse. Der M. rectus lateralis wird vom N. abducens, die 3 anderen geraden Augenmuskeln vom N. oculomotorius innerviert. Die 2 schiefen Augenmuskeln (292/g, h) regulieren die Stellung des Augapfels innerhalb der Orbita in der Weise, daß sie leichte Drehbewegungen um die Längsachse des Bulbus ausführen können. Der *M. obliquus ventralis* entspringt am Septum interorbitale und inseriert nach Überschreitung des M. rectus ventralis lateroventral am Äquator des Augapfels. Der *M. obliquus dorsalis* entspringt ebenfalls am Septum interorbitale und endet nach kurzem Verlauf unter der Sehne des M. rectus dorsalis laterodorsal am Bulbus. Er wird vom N. trochlearis, sein Antagonist vom N. oculomotorius innerviert.

Einstieg in die Erforschungsgeschichte der Vögel

Vogelkundliches Wissen ist allmählich entstanden. Die Wurzeln der Beschäftigung des Menschen mit den Vögeln liegen in seinem Verlangen, sie zu beobachten, sich an ihnen zu erfreuen, aber auch sie zu jagen, zu fangen, zu zähmen und damit sie und ihre Produkte zu verwerten.

Schon die Hinterlassenschaften aus vor- und frühgeschichtlichen Zeiten deuten auf kultische und kulturelle Bedeutung von Vögeln für die damaligen Menschen hin. Dies kann in der folgenden Übersicht nicht abgehandelt werden; unsere kurze Betrachtung beginnt mit dem Altertum, als die Vogelkunde in den Rang einer Wissenschaft erhoben wurde. Seitdem hat sie von mehreren Strömungen profitiert: 1. Die reine Vogelkunde, die alle Vögel in ihrem Verhalten und in ihrem Bau kennenlernen und katalogisieren will, 2. das jagdliche Interesse des Menschen, Vögel zu fangen und mit Vögeln zu jagen, 3. die Flugbiologie, die aus dem Flugvermögen der Vögel technisches Wissen für die Anfänge des Menschenflugs ableitet und 4. Forschung an und mit Vögeln im weitesten Sinn. 5. Über die Domestikation und wirtschaftliche Nutzung der Vögel ist einiges in der Einleitung angeführt, so daß darauf an dieser Stelle nicht erneut eingegangen werden muß.

Ornithologie

Folgt man der Argumentation des bekannten Ornithologen Erwin STRESEMANN (1951), dann hat die Ornithologie als philosophische Wissenschaft mit ARISTOTELES (384–322 v. Chr.) begonnen. Dieser von seinem Schüler ALEXANDER großzügig geförderte, universelle griechische Philosoph faßte in seinen Schriften den Wissensstand der damaligen Zeit zusammen. In seiner „Geschichte der Tiere" (Περὶ τὰ Ζῶα ἱστορίαι) sind einige Kapitel den Vögeln gewidmet. Er nennt etwa 140 Vogelarten, die er danach deskriptiv gliedert, ob sie auf dem Lande, an Flüssen und Seen oder auf dem Wasser leben. Vergleichend-anatomische Details zur Speiseröhre, zum Magen und den Blinddärmen, zur Kapazität der Lunge sowie zum Zyklus der Keimdrüsen werden genauso dargestellt wie die Entwicklung des Hühnchens im Ei, womit Fragestellungen von wissenschaftlicher Optik gefunden waren. Das wirklich Bedeutende an der Schrift ARISTOTELES' ist seine Mahnung, sich mit der Natur auseinanderzusetzen, weil dies für den philosophischen Geist eine würdige Beschäftigung sei.

Aber erst FRIEDRICH II. (1194–1250) kann mit gleich hohem, wissenschaftlichen Niveau die Naturkunde neu beleben. Des Stauferkaisers leidenschaftliches Interesse an der Tierwelt schlägt sich vor allem in dem Falkenbuch „De arte venandi cum avibus" nieder, in dem er sich, wie STRESEMANN formuliert, „zum ersten großen Ornithologen, den die Geschichte kennt", ausweist. Denn in diesem großartigen Werk werden neben den Greifvögeln auch alle damals als jagdbar angesehenen Vögel nach Verhalten und Anatomie genau beschrieben und in Miniaturen dargestellt sowie nach ihren Ansprüchen an Nahrung und Umwelt eingeteilt.

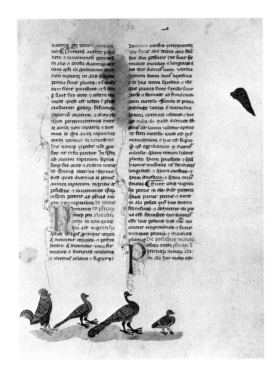 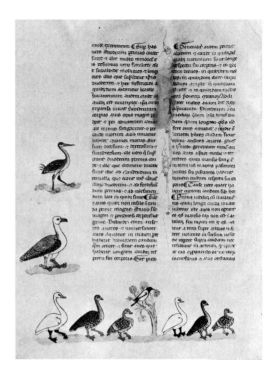

Abb. 293. Aus dem „Falkenbuch" Kaiser Friedrich II.
fol. 34 recto und fol. 36 verso, stark verkleinert und in Schwarz-weiß-Wiedergabe

Eingehendes Interesse gilt dem Gefieder und der Mauser, dem Flug und dem Vogelzug. Wir werden im Abschnitt über die Beizjagd auf dieses epochale Werk zurückkommen.

Fast zur gleichen Zeit hat sich ALBERTUS MAGNUS (Albert von Bollstädt, 1193–1280) als Ornithologe einen Namen gemacht, indem er die „Geschichte der Tiere" des Aristoteles eifrig kommentierte und dabei im 23. Buch seines Werkes „De animalibus libri XXVI" auch die Vögel abhandelte.

Im 14. Jahrhundert erschienen, durch die gerade eingeführte Buchdruckerkunst begünstigt, einige Vogelbücher, teils wissenschaftlicher, teils allgemeinverständlicher Art. Wilhelm TURNER (um 1500–1568) befaßt sich in seinem 1544 gedruckten Werk mit den Klassikern Plinius und Aristoteles; doch die Zusätze, die er dem übersetzten Text beigab, bezeugen sein großes, vogelkundliches Wissen. In Paris erscheint 1555 «L'histoire de la nature des oyseaux» von Pierre BELON (1517–1564). Durch die Holzschnitte des Malers Pierre GOURDELLE wird das Buch zu einer beliebten Lektüre. Im gleichen Jahr (1555) kommt in Zürich der III. Band der „Historia animalium" des Conrad GESNER (1516–1565) heraus. Dieser Band ist „Qui est de avium natura" betitelt, und er zeigt das damalige Gesamtwissen auf. Erwähnenswert ist, daß GESNERS Werk 1557 in einer deutschsprachigen Ausgabe erschien, in der der Übersetzer Rudolf HEUSSLIN rigoros alle akademischen Details kürzte. In dieser Form, auch durch die hervorragenden Holzschnitte von Lukas SCHAN bereichert, bliebt „der Gesner" lange Zeit *das* Vogelbuch im deutschen Sprachraum. Die Tierbücher des Ulisse ALDROVANDI (1527–1605) und John JONSTON (1603–1675) erreichten das Niveau des Gesner nicht; Jonstons Buch wurde in mehrere Sprachen übersetzt und fand eine große Verbreitung. Mit diesen Werken war die Vogelwelt in den romanischen und germanischen Ländern erfaßt und das Interesse wandte sich den exotischen Vögeln zu.

Bekanntlich hatte Christoph COLUMBUS 1493 mit einigen Papageien, die er von seinen Reisen heimbrachte, großes Aufsehen erregt. Die Handelsflotten aus Spanien, Portugal und Holland führten immer mehr exotische Vögel ein. Ende des 16. Jahrhunderts ließen Fürsten und begüterte Kaufleute eigens Volieren, Orangerien oder ganze Tiergärten errichten, um fremdländische Tiere und Pflanzen zu halten. Von dieser Lust zur Repräsentation wäre nichts überliefert worden, wenn nicht zahlreiche Künstler Bildwerke nach lebenden Vorbildern geschaffen hätten. Stellvertretend seien genannt die „Ornithographia" des Straßburger Miniaturisten Johann Jakob WALTHER (1604–1677), die im Auftrag des Grafen Johann von Nassau entstanden zu sein scheint, und die Ölbilder der Hofmaler HOEFNAGEL Vater und Sohn (Georg 1542–1600 und Jakob 1575–1630), die diese am Wiener Hof auf Anweisung Rudolf II. malten. Die exotische Zoologie fand in dem Naturforscher Carolus CLUSIUS (Charles de l'Escluse, 1526–1609) eine literarische Entsprechung, dessen Werk „Exoticorum libri decem" 1605 erschien.

Darüber hinaus wurde durch Reiseberichte des Francisco HERNANDEZ (1517–1578) die Pflanzen- und Tierwelt Mexikos bekannt, und Willelm PISO (1611–1678) bzw. Georg MARCGRAF (1611–1644) steuerten die Kenntnisse über die Vögel Brasiliens bei; schließlich konnte Georg Eberhard RUMPF (1628–1702) Pflanzen und Tiere der Molukkeninsel Ambon, einer Gewürzplantage, erkunden und ein gewisser Friedrich MARTENS 1671 die hochnordischen Vogelarten anläßlich einer Reise nach Grönland und Spitzbergen beschreiben: damit war das Register der bekanntgewordenen Vogelarten „mächtig angeschwollen".

In der Folgezeit ging es darum, Ordnung in die Vielfalt der Erscheinungen zu bringen. ARISTOTELES hatte angedeutet, daß nach Funktion und Lebensweise die Vögel, die auf dem Land, auf dem Wasser und an Flüssen und Seen lebten, zu trennen wären. Dies nahmen einige Ornithologen als Hinweis für ihre nach Funktionsunterschieden ausgerichtete Systematik. Doch ALDROVANDIS Bemühungen in dieser Richtung zeigten, daß die Lebensweisen der exotischen Vögel nicht hinreichend bekannt und somit eine solche Systematik nicht praktikabel war. Walter CHARLETON (1619–1707) half sich damit, die Exoten in den Anhang seiner Ordnung „Onomasticon Zooicon" (1668) zu verbannen.

Erst in Francis WILLUGHBYS (1635–1672) posthum erschienenem Werk „Ornithologiae libri tres" (1676), dem John RAY (1627–1705) zur Fertigstellung und zum Druck verholfen hatte, wurde mit der fast 2000jährigen Tradition gebrochen und die Einteilung nicht mehr nach der Funktion, sondern nach der Form vorgenommen. Als Anhaltspunkte galten die Schnabelform, der Fußbau und die Körpergröße. Weitere Versuche einer Einteilung in gleichem Sinne folgten, bis der Botaniker Carl LINNAEUS (Linné, 1707–1788) in der „Systema naturae" (1735) eine völlig neue Hierarchie mit den Begriffen *Classis, Ordo, Genus, Species* vorgab. Das Linnésche System war in der stets zitierten 10. Ausgabe von 1758 auf alle bekannten Organismen (Pflanzen, Tiere, Mineralien) ausgedehnt. Wesentlicher Bestandteil der neuen Klassifizierung ist die binäre Nomenklatur der Art (Genus- und Speziesname bilden eine Einheit). Außerdem besagt die Prioritätsregel, daß der Name des Erstbeschreibers und die Jahreszahl der Erstbeschreibung der lateinischen Artbezeichnung angefügt wird. Diese beiden letztgenannten Regeln gelten noch heute. Aber Linné hielt in der Klasse Aves starr an 6 Ordnungen fest, so daß von einem natürlichen System noch nicht gesprochen werden konnte. Sein großer Gegenspieler, der Graf BUFFON (1707–1788), wies in seiner «Histoire Naturelle des Oiseaux» (1770) auf die vielfältige Verzweigung in den Verwandtschaftsbeziehungen der Vögel hin. Die beiden Streiter gingen nicht behutsam miteinander um, so daß man nur für den einen und zugleich gegen den anderen Partei ergreifen mußte. Schon PALLAS (1764) und vor allem Blasius MERREM (1788) suchten eine Synthese zwischen beiden Anschauungen, und der Letztgenannte forderte dazu auf, im folgenden die Untersuchungen vergleichend auf den Kreis einzelner Ordnungen zu beschränken. Es dauerte noch genau

100 Jahre, bis Max FÜRBRINGER (1888) in der Lage war, den Erfolg solcher Bemühungen in ein wirklich natürliches System einmünden zu lassen. GADOW (1893), STRESEMANN (1934, 1959), BERNDT/MEISE (1959–1966) und andere haben die Ordnungseinteilung weiter verbessert, so daß in der "Check list of birds of the world" von PETERS (seit 1931) eine international anerkannte Regelung gefunden werden konnte, der sich die Ornithologen (zuweilen jedoch noch mit eigenen Änderungen) weltweit bedienen.

Beize und Vogelfang

Die Jagd auf Feder- und kleines Haarwild mit dazu abgerichteten Greifvögeln, namentlich Falken (Falknerei), hatte im Mittelalter ihre Blütezeit. Seit einigen Jahrzehnten hat diese Art des Jagens in Europa wieder Anhänger gefunden (Falkenorden). Die dem Ritterstand und den geistlichen Herren vorbehaltene Beizjagd (Beize = althochdeutsch paissen — beissen — beißen machen — mit Falken jagen) läßt sich im europäischen Raum bis ins zehnte Jahrhundert zurückverfolgen. Das bedeutendste Zeugnis dieser Zeit ist die Handschrift „De arte venandi cum avibus", die FRIDERICUS SECUNDUS, Stauferkaiser von 1212–1250, nach eigenen Naturbeobachtungen diktiert hatte. Das Original der Prachthandschrift ging noch zu Lebzeiten des kaiserlichen Autors (1248 anläßlich der Belagerung Parmas) verloren; aber sein Lieblingssohn Manfred, König von Sizilien, verfaßte, vermutlich mit Unterstützung derselben Miniaturmaler, eine Kopie, die als sogenannte Manfred-Handschrift seit 1623 im Vatikan aufbewahrt wird. Nach dieser Ausgabe wurde 1596 in Augsburg ein Druck angefertigt, der jedoch erst 1788 wiederentdeckt wurde und somit spät zu gebührender Ehre kam. Das mit der Kurzform „Falkenbuch" belegte Werk enthält mehr, als sein Titel „Die Kunst, mit Vögeln zu jagen" besagt. Die Vögel, die zur Jagd eingesetzt werden, und die bejagte Vogelwelt (Beutevögel) werden in zahlreichen farbigen Miniaturen bildlich dargestellt und nach ihren Ansprüchen an die Umwelt sowie die Nahrungswahl eingeteilt. Ihr Verhalten im Tagesrhythmus, der Vogelflug und -zug und viele anatomische Details sind Gegenstand der Beschreibung. Daß diese Schrift so lange Zeit verschollen bzw. nicht beachtet war, gründet sich auf die Tatsache, daß Friedrich II. vom Papst Gregor IX. gebannt und seine Gedanken für die damalige Zeit zu ungewöhnlich waren.

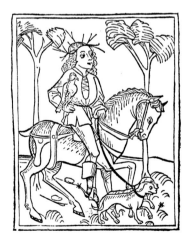

Abb. 294. Aus dem „Beizbüchlein" (1480).
Titelblatt und erste Seite, stark verkleinert. Faksimile-Ausgabe bei Paul Parey, Berlin und Hamburg

Erwähnt sei an dieser Stelle auch der Araber MOAMIN, der als Falkner am Hofe Friedrich II. lebte und selbst 4 Bücher zur Falknerei schrieb.

Um 1300 entstand eine deutschsprachige Handschrift über die Habichtsbeize, die sogenannte „Ältere deutsche Habichtslehre", dessen Verfasser unbekannt blieb. Nach mehrmaliger Überarbeitung (Abschrift) mit Hinzufügung von Rezepten für den kranken Greifvogel entstand daraus die sogenannte „Jüngere Habichtslehre", die im Jahre 1480 in Augsburg (bei Anton Sorg) gedruckt wurde und damit die erste gedruckte europäische Jagdliteratur darstellt (LINDNER, 1972). Wenige Jahre später erschienen in dichter Folge im französischen Chambéry mit «De Livre du Roy Modus» des Henry de FERRIÈRES (1486), in England mit "Boke of St. Albans" (1486) und in Paris mit «Liure de l'art de faulconnerie» (1493) von Guillaume TARDIF Jagdbücher, in denen jeweils der Beizjagd ein besonderes Interesse beigemessen wurde. Insgesamt hat diese Literatur das Wissen um die Greifvögel stark gefördert und das tierheilkundliche Bedürfnis abgedeckt; denn zur damaligen Zeit war der Wert eines guten Beizvogels durchaus dem eines Reitpferds gleichzusetzen.

Während die Jagd mit Falke, Habicht, Sperber und anderen Greifern dem Hochadel und den Kirchenfürsten vorbehalten war, beschäftigten sich die anderen Schichten des Volkes, niederer Adel, städtisches Bürgertum und ländliche Bevölkerung, mit dem Vogelfang. Eine entsprechende Literatur stellte sich ab dem ausgehenden 16. Jahrhundert ein, z. B. Johann Conrad AITINGERS „Kurtzer und Einfeltiger bericht vom Vogelstellen...", Cassel, 2. Auflage 1653. Dieser Druck enthielt nicht nur genaue Anweisungen zur ausgefeilten Technik des Vogelfangs, sondern auch zoologische Beschreibungen über Drosseln, Finken, Meisen und andere Kleinvögel sowie Angaben über den Rebhuhn-, Wachtel- und Entenfang (LINDNER, 1972).

An dieser Stelle muß kurz eingefügt werden, daß die Technik des Vogelfangs (mit Schlag- und Klappnetzen) und die Vogeljagd (mit dem Wurfholz) schon im Alten Ägypten bekannt waren und „wirtschaftliche Bedeutung" hatten, sowie auch „dem Vergnügen dienten". Welche Bewandtnis die „Versorgung mit Geflügel für den Totenkult" hatte, schildert BOESSNECK (1988) eindrucksvoll und lesenswert.

Heute ist der Vogelfang in Europa weitgehend verboten und — bis auf dunkle Restformen — erloschen. Auch das Wissen um den Vogelfang ist in Vergessenheit geraten. Das bedeutet nun nicht den absoluten Schutz der Vogelwelt. Neben das wohlgeordnete und hegende (d. h. waidgerechte) Jagen auf jagdbare Vögel ist in manchen mediterranen Landstrichen (z. B. Malta), die an den großen Vogelzugstraßen liegen, die Jagd auf Greifer und Kleinvögel getreten und nur zu einer blinden Schießwut verkommen; die Vernunft des Jägers, der den Tierschutz in seinen Auftrag einbezieht, ist dort noch völlig abwesend.

Flugbiologie

Der Gedanke, daß sich der Mensch wie ein Vogel in die Lüfte erheben möchte, wurde schon früh geträumt. Zahlreiche Legenden und Sagen reichen in vorchristliche Zeit. Bekannt sind beispielsweise die „Himmelfahrt des ETANAS", König in Mesopotamien, der auf einem Adlerrücken den Flug wagte, oder die Flucht des kunstreichen Dädalos und seines Sohnes Ikaros aus Kreta mit Hilfe von aus Wachs und Federn gefertigten Flügeln.

Vor einer realen und technischen Verwirklichung des Fluggedankens stehen jedoch auch genaue und systematische Untersuchungen des Vogelflugs, auf die im folgenden hingewiesen sei: Hatte schon FRIEDRICH II. den freifliegenden Vogel beobachtet und verschiedene Flugarten beschrieben, u. a. auch die Luftrollen der Purzeltaube, so muß als nächster das Universalgenie LEONARDO DA VINCI (1452–1519) genannt werden. Seine Studien über die

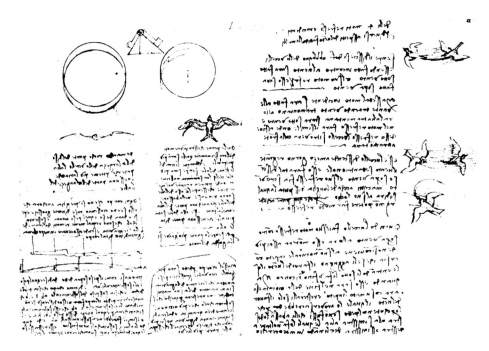

Abb. 295. Aus dem „Codex über den Vogelflug" (1505) von Leonardo da Vinci. fol. 4 verso und fol. 6 recto, stark verkleinert

Technik des Fluges und die Anatomie des Vogelflügels sind in zahlreichen seiner Handschriften verstreut zu finden. Sie beginnen 1486 und nehmen fast die ganze Breite der Flugforschung vorweg. Erwähnenswert ist der in wenigen Wochen des Jahres 1505 entstandene „Codex über den Flug der Vögel", in dem auf 18 Blättern (je Vorder- und Rückseite mit Einband zusammen 40 Seiten) verschiedene Argumente und erklärende Zeichnungen zusammengestellt sind. Jedermann bekannt sind auch Leonardos Konstruktionszeichnungen des gerippten beweglichen Flügels und diverser Flugapparate. Ob er jemals Flugversuche unternommen hat gemäß seiner Ankündigung „Vom Monte Ceceri aus wird der wunderbare Vogel sich aufschwingen…", ist wohl auch Legende.

Der Naturforscher Giovanni Alfonso BORELLI (1608–1679) hat in seinem posthum 1680 erschienenen Werk „De motu animalium" die Bewegung der Tiere, insbesondere das Schwimmen der Fische und den Flug der Vögel quantitativ erfaßt. Er führte das physikalische Experiment in die Biologie ein. Bau und Wirkungsweise der Flügelschlagmuskeln wurden mit Methoden der Mathematik und Mechanik bewertet, der Flügelschlag in hebende und vortreibende Kraftkomponenten zerlegt und die Steuerung durch den Flügel untersucht. Seine Berechnungen führten zu dem Schluß, daß das Verhältnis von Muskelkraft und Körpergewicht der Vögel im Vergleich zu dem der Menschen dafür sprächen, daß letztere nicht aus eigener Kraft würden fliegen können. Dem englischen Gelehrten Sir George CAYLEY (1773–1857) schien der Vogelflug zu komplex und seinem Wesen nach zu undurchsichtig, so daß nach ihm die Problemlösung nur experimentell zu suchen sei. Dazu führte er als windströmungsgünstigste Form den spindelförmigen Körper der Forelle und der Waldschnepfe ins Experiment ein.

In diesem Sinne ging der französische Experimentalphysiologe Etienne Jules MAREY (1830–1904) den nächsten Schritt, indem er wertvolle Instrumente zum Registrieren von Lebensabläufen und hochgeschwindigkeitsfotografische Serienaufnahmen zum Studium der

Körperbewegung einführte. Ihm gelangen dabei sowohl Reihenbildaufnahmen des Vogelflugs als auch mittels raffinierter Fernübertragungseinrichtungen die grafische Erfassung von schnellen Bewegungsabläufen. Marey begriff die Konstruktionen der Natur als Problemlösungen von unübertroffener Einfachheit, aus denen es zu lernen gelte.

Über hundert Jahre später haben R. DEMOLL (1930) die Flugbewegungen bei großen und kleinen Vögeln und M. STOLPE/K. ZIMMER (1939) den Schwirrflug des Kolibris mit Hilfe solcher Reihenbildgeräte genauer analysiert.

Alle bisher genannten Prinzipien benutzte Otto LILIENTHAL (1848–1896), der als erster Mensch das Fliegen lernte. Auch er beobachtete und untersuchte zusammen mit seinem Bruder Gustav LILIENTHAL (1849–1933) Störche, Möwen und andere Vögel, und er erkannte den Vorteil des gewölbten Vogelflügels. Er experimentierte mit Vögeln und Flügelprofilen, und die Meßergebnisse lieferten die Anhaltspunkte für den Bau seiner Gleitflugapparate. 1889 erschien seine Monographie „Der Vogelflug als Grundlage der Fliegekunst"; 1891 gelang der erste Gleitflug.

Einen ganz anderen Weg ging der österreichische Ingenieur Igo ETRICH (geb. 1879), der rein empirisch, ohne jede Berechnungsgrundlage, nach dem Vorbild der Natur seine Flugapparate baute. Ein Nurflügelgleitapparat entstand 1907 in Anlehnung an den Zanomia-Samen und die sogenannte Etrich-Taube (1913) nach dem Bild eines Vogels in Gleitflugstellung.

Die Brüder WRIGHT (Orville W., 1871–1948; Wilbur W., 1867–1912) setzten auf die Konstruktionen von Lilienthal und entwickelten das erste gesteuerte Motorflugzeug, das durch zwei von einem kleinen Benzinmotor angetriebene Propeller bewegt wurde. In diesem Zusammenhang sei erinnert, daß bereits Leonardo da Vinci das Prinzip des Propellers in Form einer Luftschraube konstruiert hatte. Mit der Leistung der Brüder Wright begann die Entwicklung des Motorflugzeugs, die später durch die wissenschaftliche Aerodynamik, die Ludwig PRANDTL (1875–1963) begründete, wesentlich beeinflußt und gefördert wurde.

In jüngerer Zeit wurde im Zusammenhang mit dem Flug nicht mehr der Weg beschritten, aus der Konstruktion der Natur zu lernen und solche Erkenntnis in der Technik anzuwenden, sondern mit Modellen, die bestimmten Vogelarten nachempfunden sind, berechenbare Konstruktionen vorzugeben, aus denen das artspezifische Flugverhalten erklärbar wird. Am eindringlichsten wird dies bei Erich von HOLST deutlich, der 1945 die „Konstruktion flugfähiger künstlicher Vögel als Mittel zum Studium des Vogelflugs" betrieb. Daß darüber hinaus auch am frei fliegenden Vogel immer noch neue Erkenntnisse gewonnen werden können, hat K. LORENZ an zahmen Vögeln demonstriert. Seine diesbezügliche Arbeit (1933) ist „Beobachtetes über das Fliegen der Vögel und über die Beziehung der Flügel- und Steuerform zur Art des Fluges" betitelt.

Anatomische Forschung an Vögeln

Den Grundstock für den Kenntnisstand über die Anatomie des Vogelkörpers hatten Aristoteles und Friedrich II. gelegt. Aber erst als Andreas VESALIUS (1514–1565) die Humananatomie auf eine neue Basis gestellt hatte, gingen auch aus dem Kreis seiner Schüler vergleichend-anatomische Arbeiten von entsprechender Gründlichkeit hervor. Zu nennen ist Volcher COITER (1534–1590), dessen Werk „Externarum et internarum principalium humanis corporis partium tabulae" (1573) in einem Abschnitt mit dem Titel „de ovis et pullis gallinaceis" die Entwicklung des Hühnchens im Ei weit genauer als Aristoteles behandelt und in einem anderen Kapitel über die Anatomie der Vögel viele neue und wissenswerte Angaben enthält. Späterhin erschien vom gleichen Autor ein Buch „de avium sceleti et praecipuis musculi" (1575), in dem Form und Funktion des Bewegungsapparats beschrieben sind.

Mit Hieronymus FABRICIUS d'Acquapendente (1533–1619), der 54 Jahre lang Anatom in Padua war, wird die Reihe wichtiger Arbeiten über die Anatomie und Physiologie der Vögel fortgesetzt. Kropf, Drüsen- und Muskelmagen, Darm und Kloake (Bursa Fabricii!), Atmung, Flügel und Bein einschließlich Flug und Gang sind Gegenstand seiner Veröffentlichungen.

Zwei seiner Schüler waren Harvey und Bartholin. William HARVEY (1578–1657) hat nicht nur den Blutkreislauf entdeckt, sondern auch die vergleichende Anatomie in England eingeführt. Unter anderem hat er sich mit der Embryonalentwicklung und den Geschlechtsorganen des Huhnes auseinandergesetzt. Caspar BARTHOLIN war Wegbereiter der Vergleichenden Anatomie in Dänemark, wo sein Sohn Thomas BARTHOLIN und dessen Schüler Nic. STENO (Niels Stensen) zur Anatomie der Vögel Beiträge lieferten. Zur gleichen Zeit arbeiteten in Paris Claude PERRAULT und G.J. DUVERNEY, die ab 1671 die exotischen Vögel des Jardin du Roi sezierten und laufend darüber Protokolle veröffentlichten. Als letzter aus der frühen Pionierzeit sei Robert HOOKE (1635–1703), ein Zeitgenosse und Widersacher NEWTONS, genannt. Dieser Mathematiker hatte anläßlich der Verbesserung des zusammengesetzten Mikroskops die Vogelfeder als Untersuchungsobjekt gewählt. Seither (1664) kennen wir die Federstrahlen und den Mechanismus, wie Bogen- und Hakenstrahlen die Federfahne zusammenhalten.

Die Neuzeit kann nur kurz angedeutet werden: Wie die Humananatomie nach Vesal, so hat auch die vergleichende Anatomie mit Einführung neuer Verfahren in allen Größenordnungen einen gewaltigen Aufschwung erfahren. Die Ergebnisse wissenschaftlicher Bemühungen von Generationen von Forschern haben die Grundlage für den vorstehenden Lehrbuchtext bereitet. Die Namen und ihre Arbeiten sind durchweg im Literaturverzeichnis enthalten. Erinnert sei in diesem Zusammenhang auch daran, daß fachübergreifende Projekte wichtige Beiträge für Nachbardisziplinen geliefert haben. So ist die Ethologie aus der Beobachtung gezähmter Vögel entstanden (O. HEINROTH, K. LORENZ, N. TINBERGEN u. a.). Die Immunologie hat die heute gültige Vorstellung von der Dichotomie des Immunsystems aus Versuchen mit thymektomierten und bursektomierten Hühnern bezogen. Das bebrütete Hühnerei war Ausgangsobjekt wichtiger embryologischer und entwicklungsphysiologischer Fragestellungen und sowohl die Toxikologie als auch die Seuchenmedizin haben davon profitiert. Die Reihe dieser Beispiele ließe sich beliebig verlängern. Doch der Umfang derartiger Betrachtung gebietet, auf die einschlägige Speziallliteratur zu verweisen.

Möge dieser Einstieg in die Geschichte der Anatomie der Vögel immerhin dazu dienen, nicht nur die jeweils eigene Leistung zu sehen, sondern auch derjenigen Persönlichkeiten zu gedenken, auf deren Schultern wir stehen.

Literaturverzeichnis

Hand- und Lehrbücher, Monographien und Einführung

AKKER, L. M. VAN DEN: An anatomical outline of the spinal cord of the pigeon. Van Gorcum, Arren, 1970.

BAUMEL, J. J., A. S. KING, A. M. LUCAS, J. E. BREAZILE, and H. E. EVANS (eds.): Nomina Anatomica Avium. Academic Press, London, New York, Toronto, Sydney, San Francisco, 1979.

–: Functional Morphology of the Tail Apparatus of the Pigeon (Columba livia). Advances in Anatomy, Embryology and Cell Biology, Vol. 110. Springer, Berlin, Heidelberg, New York, 1988.

BERNDT, R., und W. MEISE: Naturgeschichte der Vögel. Bd. I, Allgemeine Vogelkunde. Bd. III, Bibliographien und Register. Franckh'sche Verlagshandlung, Stuttgart, 1959 bzw. 1966.

BOLK, L., E. GÖPPERT, E. KALLIUS und W. LUBOSCH: Handbuch der vergleichenden Anatomie der Wirbeltiere. Bd. I–VI, Urban & Schwarzenberg, Berlin, Wien, 1931–1939, Neudruck, Asher & Co., Amsterdam, 1967.

BRADLEY, O. C., and T. GRAHAME: The Structure of the fowl. 4. Aufl., Oliver and Boyd, Edinburgh, London, 1960.

CHAMBERLAIN, F. W.: Atlas of Avian Anatomy (Osteology, Arthrology, Myology). Michigan Agricult. Exp. Stat. Memoir Bull., 1943.

DE BEER, G.: Archaeopteryx lithographica. A study based upon the British Museum specimen. British Museum Natural History, London, 1954.

Deutscher Rassegeflügelstandard. Jürgens KG, Germering, 1984.

DOUARIN, N. LE: The neural crest. Cambridge University Press, Cambridge, London, New York, New Rochelle, Melbourne, Sydney, 1982.

EDE, D. A.: Bird structure. An approach through evolution, development and function in the fowl. Hutchinson Educational Ltd., London, 1964.

ELLENBERGER, W.: Handbuch der vergleichenden mikroskopischen Anatomie der Haustiere. Bd. 1–3, Parey, Berlin, 1906–1911.

FITZGERALD, T. C.: The Coturnix Quail. Anatomy and Histology. The Iowa State University Press, Ames, Iowa, 1969.

FRANCK, L.: Anatomie der Hausvögel. In: Handbuch der Anatomie der Hausthiere. Ebner und Seubert, Stuttgart, 1871.

FREYE, H. A.: Die Anatomie des Haushuhnes. Das Wirtschaftsgeflügel 23–74, 1957.

–: Das Tierreich. VII/5, Vögel. Sammlung Göschen, Bd. 869. de Gruyter & Co., Berlin, 1960.

FÜRBRINGER, M.: Untersuchungen zur Morphologie und Systematik der Vögel. Bd. 2. Fischer, Amsterdam, Jena, 1888.

GADOW, H., und E. SELENKA: Vögel. In: BRONN's „Klassen und Ordnungen des Thier-Reichs". Bd. 6, Abt. 4, I. Anatomischer Theil. Winter'sche Verlagshandlung, Leipzig, 1891.

GEORGE, J. C., and A. J. BERGER: Avian Myology. Academic Press, New York, London, 1965.

GETTY, R. (Hrsg.): SISSON, and GROSSMAN's The Anatomy of the Domestic Animals. 5th ed., Vol. 2, Aves: Chapter 59–70, S. 1785–2096. Saunders Co., Philadelphia, London, Toronto, 1975.

GHETIE, V., ST. CHITESCU, V. COTOFAN şi H. HILLEBRAND: Atlas de Anatomie a Păsărilor Domestice. Editura Academici Republicii Socialiste România, 1976.

GÖPPERT, E.: In: Handbuch der vergleichenden Anatomie der Wirbeltiere. Bd. 3. Urban & Schwarzenberg, 1937.

GRASSÉ, P. P.: Traité de Zoologie (Anatomie, Systématique, Biologie). Tome XV, Oiseaux. Masson & Cie., Paris, 1950.

GRAU, H.: Anatomie der Hausvögel. In: ELLENBERGER/BAUM, Handbuch der vergleichenden Anatomie der Haustiere. 18. Aufl., 1073–1124, Springer, Berlin, 1943.

GROEBBELS, F.: Der Vogel. Bau und Funktion, Lebenserscheinung, Einpassung, Vol. I u. II. Borntraeger, Berlin, 1932–1937.

GURLT, E. F.: Anatomie der Hausvögel. Berlin, 1849.

GYLSTORFF, I., und F. GRIMM: Vogelkrankheiten. Ulmer, Stuttgart, 1987.

HAMILTON, H. L.: Lillie's Development of the Chick. 3rd ed. Holt, New York, 1952.

HARVEY, E. B.: Atlas of the domestic Turkey (Meleagris gallopavo), Myology and Osteology. Unit. Sts. atomic. energy commission. Div. of Biology and Medicine. WASH 1123, 1–237, 1948.

HEILMANN, G.: The origin of birds. Appleton-Century Company, New York, 1926.

HELLER, F.: Ein dritter Archaeopteryx-Fund aus den Solnhofener Plattenkalken von Langenaltheim, Mfr. Erlanger Geologische Abh., Bd. 31. Junge & Sohn, Erlangen, 1959.

–: Der dritte Archaeopteryx-Fund aus den Solnhofener Plattenkalken des oberen Malm Frankens. J. Ornithol. 101, 7–28 (1960).

HERRE, W., und M. RÖHRS: Abstammung und Entwicklung des Hausgeflügels. In: MEHNER, A., und W. HARTFIEL (Hrsg.). Handbuch der Geflügelphysiologie, Teil I, 19–53, Karger, Basel, München, Paris, London, New York, Tokio, Sydney, 1983.

HERZOG, K.: Anatomie und Flugbiologie der Vögel. Fischer, Stuttgart, 1968.

HILZHEIMER, M., und O. HAEMPEL: Vögel. In: Handbuch der Biologie der Wirbeltiere. Bd. 2. Enke, Stuttgart, 1912.

HOFFMANN, G., und H. VÖLKER: Anatomie und Physiologie des Nutzgeflügels. Hirzel, Leipzig, 1966.

HOLMGREN, N.: Studies on the phylogeny of birds. Acta Zool. 36, 243–328 (1955).

HORTON-SMITH, C., and E. C. AMOROSO: Physiology of the domestic fowl. Oliver & Boyd, Edinburgh, London, 1966.

HOUILLON, CH.: Sexualität. Vieweg GmbH, Braunschweig, 1969.

JACOB, J.: Stomach oils. In: FARNER, D. S. FARNER, J. R. KING, and K. PARKES: Avian Biology, Vol. VI. Academic Press, New York, London, Paris, San Diego, Toronto, Montevideo, Tokio, 325–340, 1982.

KAUPP, B. F.: Anatomy of the domestic fowl. Saunders & Co., Philadelphia, London, 1918.

KING, A. S., and J. MCLELLAND: Outlines of Avian

Anatomy. Baillière Tindall, London, 1975.
-, -: aus dem Engl. übersetzt M. BROS. Deutsche Bearbeitung K. LÖFFLER: Anatomie der Vögel. Grundzüge und vergleichende Aspekte. Ulmer, Stuttgart, 1978.
-, -: Birds. Their Structure and Function. 2nd ed., Baillière Tindall, London, Philadelphia, Toronto, Mexico City, Rio de Janeiro, Sydney, Tokyo, Honkong, 1984.
-, -: (eds.): Form and Function in Birds. Academic Press, London, Vol. 1-4, 1979, 1981, 1985, 1989.
KOCH, T.: Anatomy of the chicken and domestic birds. The Iowa State University Press, Ames, Iowa, 1973.
KOLDA, J., und V. KOMÁREK: Anatomie domácich Ptáku. Staatl. Landeskulturverlag, Prag, 1958.
KRAUSE, R.: Mikroskopische Anatomie der Wirbeltiere. II. Vögel und Reptilien. de Gruyter & Co., Berlin, Leipzig, 1922.
KREMER, B. P.: Der Urvogel Archaeopteryx. Naturwiss. Rundschau **39**, 341-344 (1986).
KRÖLLING, O., und H. GRAU: Lehrbuch der Histologie und vergleichenden mikroskopischen Anatomie der Haustiere. 10. Aufl., Parey, Berlin, Hamburg, 1960.
KUHLENBECK. H.: Vorlesungen über das Zentralnervensystem der Wirbeltiere. Fischer, Jena, 1927.
KUHN, O.: Die Tierwelt des Solnhofener Schiefers. Wittenberg Lutherstadt, 1977.
LAMBRECHT, K.: Handbuch der Palaeornithologie. Borntränger, Berlin, 1933.
LAVIOLETTE, P., und P.-P. GRASSÉ: Allgemeine Biologie, Bd. 2, Fortpflanzung und Sexualität. Fischer, Stuttgart, 1971.
LEVI, W. M.: The Pigeon. Levi Publishing Co., Sumter, S. C., USA, 1957.
LILLIE, F. R.: Development of the Chick (revised by H. L. HAMILTON), 3rd ed., Holt, Rinehart & Winston, New York, 1952.
LUCAS, A. M, and C. JAMORZ: Atlas of Avian Hematology. D. C. Govt. Print., Washington, 1961.
-, and P. R. STETTENHEIM: Avian Anatomy. Integument. Agriculture Handbook 362. U.S. Dept. Agric., U.S. Government Printing Office, Washington, D.C., 1972.
MARSHALL, A. J.: Biology and Comparative Physiology of Birds. Vol. I, II. Academic Press, New York, London, 1960/61.
MARSHALL, W.: Der Bau der Vögel. Leipzig, 1895.
MAYR, E.: Artbegriff und Evolution. Parey, Hamburg, Berlin, 1967.
MCLEOD, W. M., D. M. TROTTER, and J. W. LUMB: Avian Anatomy. Burges Publishing Co., Minneapolis, USA, 1964.
MEHNER, A.: Lehrbuch der Geflügelzucht. Parey, Hamburg, Berlin, 1962.
-: Das Buch vom Huhn. Geflügelzucht-Bücherei, Ulmer, Stuttgart, 1968.
-, und W. HARTFIEL: Handbuch der Geflügelphysiologie. Teil I und II. Karger, Basel, München, Paris, London, New York, Tokio, Sydney, 1983.
NEWTON, A., and H. GADOW: A dictionary of birds. London, Adam and Charles Black, 1893-1896.
NIETHAMMER, G.: Handbuch der deutschen Vogelkunde, Bd. 1-3. Akademische Verlagsgesellschaft, Leipzig, 1937-1942.
OSTROM, J. H.: Archaeopteryx and the origin of flight. Quart. Rev. Biol. **49**, 27-47 (1974).
PEARSON, R.: The avian brain. Academic Press, London, New York, 1972.
PORTMANN, A.: Einführung in die vergleichende Morphologie der Wirbeltiere. 3 Aufl., Schwabe & Co., Basel, Stuttgart, 1961.
PYCRAFT, W. P.: On the morphology and phylogeny of the Palaeognathae (Ratitae and Crypturi) and Neognathae (Carinatae). Transact. Zool. Soc. London **6**, 149-290 (1900).

REICHENOW, A.: Die Vögel. Handbuch der systematischen Ornithologie. Enke, Stuttgart, 1913-1914.
ROMANOFF, A. S.: The avian embryo structural and functional development. The Macmillan Company, New York, 1960.
ROMER, A. S.: Vergleichende Anatomie der Wirbeltiere. Parey, Berlin, Hamburg, 1966.
SCHAUDER, W.: Anatomie der Hausvögel. In: MARTIN, P.: Lehrbuch der Anatomie der Haustiere, Bd. IV. Schickhardt und Ebner, Stuttgart, 1923.
SCHEUNERT, A., und A. TRAUTMANN: Lehrbuch der Veterinärphysiologie. 7. Aufl. WITTKE, G. (Hrsg.), Parey, Berlin, Hamburg, 1987.
SCHUMMER, A.: Anatomie der Hausvögel. In: Lehrbuch der Anatomie der Haustiere (NICKEL, R., A. SCHUMMER, E. SEIFERLE, [Hrsg.]), Bd. V. Parey, Berlin, Hamburg, 1973.
SCHWARTZKOPFF, J., aus: Naturgeschichte der Vögel, BERND, R., und W. MEISE. Franckh'sche Verlagshandlung, Stuttgart, 1959.
SCHWARZE, E., L. SCHRÖDER, und G. MICHEL: Kompendium der Geflügelanatomie. 4. Aufl., Fischer, Stuttgart, 1985.
STARCK, D.: Embryologie. 2. Aufl., Thieme, Stuttgart, 1965.
-: Vergleichende Anatomie der Wirbeltiere auf evolutionsbiologischer Grundlage. Springer, Berlin, Heidelberg, New York, Bd. 1-3: 1978, 1979, 1982.
STEINER, H.: Zur Frage der ehemaligen Flugfähigkeit der Ratiten. Rev. Suisse Zool. **56** (1949).
-: Befunde am dritten Exemplar des Urvogels Archaeopteryx. Vjschft. Natf. Ges. Zürich **107**, 197-210 (1962).
STEPHAN, B.: Urvögel. Neue Brehmbücherei, Wittenberg, 1972.
STRASSEN, O. ZUR: Vögel. In: Brehms Tierleben, 4. Aufl., Leipzig, Wien, 1911.
STRESEMANN, E.: Aves. In: KÜKENTHAL's Handbuch der Zoologie. Bd. VII/2. Berlin, Leipzig, 1927-1934.
-: Aves. In: KÜKENTHAL/KRUMBACHER, Handbuch der Zoologie. de Gruyter & Co., Berlin, 1966.
STRONG, R. M.: A bibliography of birds. Publication, Field Museum of Natural History, Zoology **25**, 1939-1959.
STURKIE, P. D.: Avian physiology. 3rd ed., Springer, New York, Heidelberg, Berlin, 1976.
SZAKÁLL, GY.: Anatomie der Vögel. (Ung.) Budapest, 1897.
THOMPSON, J. A.: The biology of birds. London, Macmillan Company, 1923.
TYNE, J. VAN, and A. J. BERGER: Fundamentals of Ornithology. Elley & Sons, New York, 1959.
VERMEULEN, H. A.: Anatomie und Physiologie des Geflügels. In: v. HEELSBERGEN, Handbuch der Geflügelkrankheiten und der Geflügelzucht. Stuttgart, 1929.
WELLNHOFER, P.: Das fünfte Skelettexemplar von Archaeopteryx. Palaeontographica A **147**, 169-216 (1974).
WELTY, C. J.: The Life of Birds. Saunders & Co., London, Philadelphia, 1962.
WOLFSON, A. (ed.): Recent studies in avian biology. Urbana, University of Illinois Press, 1955.
WOLTERS, H. E.: Die Vogelarten der Erde. Parey, Hamburg, Berlin, 1982.

Haut und Hautgebilde

ANDREAS, K.: Locken- und Struppbildung beim Hausgeflügel. Diss. med. vet. Bern, 1913.
ASSENMACHER, J.: La mue des oiseaux et son déterminisme endocrinien. Alauda **26**, 241-289 (1958).
BALLOWITZ, E.: Die Pigmentzellen, Chromatophoren.

In: Handbuch der vergleichenden Anatomie der Wirbeltiere (BOLK, GÖPPERT, LUBOSCH, KALLIUS [Hrsg.]), Bd. 1, 505–520. Urban & Schwarzenberg, Berlin, Wien, 1931.

BECKER, R.: Die Strukturanalyse der Gefiederfolgen von Megapodius freyc. reinw. und ihre Beziehung zu der Nestlingsdune der Hühnervögel. Rev. Suisse Zool. 66, 411–527 (1959).

BERTHOLD, P.: Über Haftfarben bei Vögeln. Rostfärbung durch Eisenoxid beim Bartgeier und bei anderen Arten. Zool. Jb. Syst. 93, 507–595 (1967).

BIEDERMANN, W.: Vergleichende Physiologie des Integuments der Wirbeltiere. III. Stützende und schützende Integumentalteile niederer Wirbeltiere und das Federkleid der Vögel. Erg. Biol. 3, 354–541 (1928).

–: Die Hautsekretion. Die Bürzeldrüse der Vögel. Erg. Biol. 6, 508–516 (1930).

BLASZYK, P.: Untersuchungen über die Stammesgeschichte der Vogelschuppen und Federn und über die Abhängigkeit ihrer Ausbildung am Vogelfuß von der Funktion. Morph. Jb. 75, 483–567 (1935).

BOAS, J. E. V.: Krallen, Hörner, Ballen, Schuppen, Federn. In: BOLK, GÖPPERT, KALLIUS, LUBOSCH, Handbuch der vergleichenden Anatomie der Wirbeltiere, Bd. I, 521–584. Urban & Schwarzenberg, Berlin, Wien, 1931.

BÖHM, R.: Beitrag zu den postnatalen Veränderungen der Lederhaut des Haushuhnes. Sbornik Vysoké skoly zemědělské Brně, Rada B 10, 95–100 (1962).

–: Fettgewebe in der Haut des Haushuhnes. Sbornik Vysoké skoly zemědělské Brně, Rada B 4, 473–485 (1963).

–: Über den Bau der Lederhaut beim Haushuhn. Sbornik Vysoké skoly zemědělské Brně, Rada B 12, 351–362 (1964).

BORNSTEIN, F.: Über Regeneration der Federn und Beziehungen zwischen Federn und Schuppen. Diss. med. vet. Bern, 1911.

BRINCKMANN, A.: Die Morphologie der Schmuckfeder von Aix galericulata L. Rev. Suisse Zool. 65, 485–608 (1958).

BROMAN, I.: Über die Entstehung und Bedeutung der Embryonaldunen. Morph. Jb. 86 (1941).

–: Über verschiedenartige Entstehung der Bürzeldrüsen bei verschiedenen Vogelgattungen. Morph. Jb. 89, 1–72 (1943).

BRUN, R.: Beitrag zur Kenntnis der Dynamik im Federkeim. Rev. Suisse Zool. 75, 1056–1063 (1968).

BURCKHARDT, D.: Beitrag zur embryonalen Pterylose einiger Nesthocker. Rev. Suisse Zool. 61, 551–633 (1954).

BURI, A.: Das Juvenilgefieder von Phasianus colchicus L., ein Beitrag zur Kenntnis dieser Alterstappe des Gefieders. Rev. Suisse Zool. 74, 301–387 (1967).

BYCZKOWSKA, W.: The egg tooth of the chick (Gallus domesticus). Bull. int. Acad. Cracovia, B II, 7–10 (1952).

CARIDROIT, F., et V. RÉGNIER: Indépendance des caractères du plumage infantile du Coq et du Canard vis-à-vis du testicule. XIe Congr. Ass. physiol., 335–338 (1937).

CHANDLER, A. C.: A study of the structure of feathers, with reference to their taxonomic significance. Univ. Calif. Pub. Zool. 13, 243–446 (1916).

CHU, J. P.: Studies on plumage in the male Leghorn fowl. Trans. of the Roy. Soc. Edinburgh, 59, 533–562 (1938/39).

CLARA, M.: Das Fettgewebe der Vögel. Z. Anat. Entwgesch. 69 (1923).

–: Bau und Entwicklung des sogenannten Fettgewebes beim Vogel. Z. mikrosk.-anat. Forsch. 19, 32–113 (1929).

CLARK, H. L.: The pterylosis of the wild pigeon. Auk. 35, 416–420 (1918).

CLARK, G. H.: Occurrence and timing of egg teeth in birds. Willson Bull. 73, 268–278 (1961).

COHEN, J., and P. G. ESPINASSE: On the normal and abnormal development of the feather. J. Embryol. exp. Morph. 9, 223–251 (1961).

DAS, D., and A. GHOSH: Some histological and histochemical observations on the uropygial gland of pigeon. Anat. Anz. 107, 75–84 (1959).

DATHE, H.: Über die Schreckmauser. J. Ornithol. 96, 5–14 (1955).

DESSELBERGER, H.: Über das Lipochrom der Vogelfeder. Journ. für Ornithol. 78, 328–376 (1930).

DREYFUSS, A.: L'innervation de la plume. Arch. Zool. Exp. Gen. Not. Rev. 79, 30–42 (1937).

DUNCAN, C. J.: Salt preferences of birds and mammals. Physiol. Zool. 35, 120–135 (1962).

DURRER, H.: Bau und Bildung der Augfeder des Pfaus (Pavo cristatus L.). Rev. Suisse Zool. 72, 263–411 (1965).

DU SHANE, G. P.: The embryology of vertebrate pigment cells II. Birds. Quart. Rev. Biol. 19, 98–117 (1944).

ELDER, W. H.: The oil gland of birds. Wilson Bull. 66, 6–31 (1954).

ELSÄSSER, TH.: Die Struktur schillernder Federn. J. Ornithol. 73, 337–389 (1925).

ESTHER, K. H.: Über Bau, Entwicklung und Funktion der Bürzeldrüse (Glandula uropygii) der Tauben. Morph. Jb. 82, 321–383 (1938).

FABRICIUS, E.: What makes plumage waterproof? Rep. of the Wildfowl Trust 10, 105–113 (1959).

FLEMMIG, H.: Identifizierung des Haushuhnes durch Ballenabdruck. Diss. med. vet. Leipzig, 1952.

FOULKS, J. G.: An analysis of the source of melanophores in regenerating feathers. Physiol. Zool. 16, 351–380 (1943).

FRAPS, R. M., and M. JUHN: Developmental analysis in plumage II. Plumage configurations and the mechanism of feather development. Physiol. Zool. 9, 319–375 (1936).

FREUND, L.: Gefäßnetze in der Vogelhaut. Prager Arch. Tiermed. u. vergl. Pathol. VI (1926).

FRIELING, H.: „Das Federkleid" und „Die Feder". Kleintier u. Pelztier 12 (1936).

GERBER, A.: Die embryonale und postembryonale Pterylose der Alectoromorphae. Rev. Suisse Zool. 46, 161–324 (1939).

GOMOT, L.: Contribution à l'étude du développement de la glande uropygienne chez le canard. Arch. Anat. microsc. Morph. exp. 48, 63–141 (1959).

GRAFE, W.: Vergleichende Untersuchungen am Lauf der Haushühner (Perlhuhn, Truthuhn, Haushuhn). Anat. Anz. 96, 352–371 (1948).

GRAGERT, R.: Die Eigentümlichkeiten des Federkleides bei dem Haushuhn, Truthuhn, Rebhuhn, Fasan und der Taube. Diss. med. vet. Berlin, 1925.

GRANT, R. T., and E. J. BLAND: Observations on arteriovenous anastomosis in human skin and in birds foot, with special reference to the reaction to cold. Heart 15, 385–401 (1951).

GREENWOOD, D. W., and J. S. S. BLYTH: The influence of testis on sexual plumage in the domestic fowl. J. Genet. 36, 501–508 (1938).

GREITE, W.: Über die Bildung und Lagerung der Melanine in der Vogelfeder. Zool. Anz. 96, 41–49 (1931).

–: Die Strukturbildung der Vogelfeder und ihre Pigmentierung durch Melanine. J. wiss. Zool. 145, 283–336 (1934).

GRESCHIK, E.: Zur Histologie der Vogelhaut. Aquila 22, 69–110 (1916).

GULYÁS, E.: Vergleichende Untersuchungen über den histologischen Bau der Bürzeldrüse der Hausvögel.

Diss. phil. Budapest, 1934.

HABERMEHL, K.-H.: Altersbestimmung bei Wild- und Pelztieren. 2. Aufl., Parey, Hamburg, Berlin, 1985.

HAGER, G.: Über Differenzierungsmöglichkeiten am Gefieder des Hausgeflügels. Wiener Tierärztl. Wschr. 48, 690–697 (1961).

HEINROTH, O.: Beziehungen von Jahreszeit, Alter und Geschlecht zum Federwechsel. J. Ornithol. 65, 81–95 (1917).

–: Die Mauser. Proc. VII Intern. Ornithol. Congr., Amsterdam, 1930, 173–185 (1931).

HELM, A. F.: Über die Hautmuskeln der Vögel, ihre Beziehungen zu den Federfluren und ihre Funktion. J. Ornithol. 32, 321–379, 1884.

HORVÁTH, L.: Über die Hautanhänge (Kamm, Kehllappen, Stirnzapfen) der Vögel. Diss. med. vet. Budapest, 1927.

HOU, H. C.: Studies on the glandula uropygialis of birds. Chinese J. Physiol. 2, 345–380 (1928).

JAAP, R. G., and J. F. GRIMES: Growth rate and plumage color in chickens. Poultry Sci. 35, 1264–1269 (1956).

JACOB, J., and V. ZISWILER: The uropygial gland. In: FARNER, D. S., J. R. KING, and K. PARKES: Avian Biology, Vol. VI. Academic Press, New York, London, Paris, San Diego, Toronto, Montevideo, Tokyo, 1982.

JÖCHLE, W.: Mausersteuerung und Mauserauslösung beim Haushuhn. Kleintier-Prax. 6, 150–152 (1961).

JONES, D. G., and W. MORGAN: Woolly feathring in the fowl. J. Hered. 47, 137–147 (1956).

JOOSTEN, A.: Über den histologischen Bau des Kammes und der Anhangslappen am Kopf des Haushahnes. Diss. med. vet. Hannover, 1921.

KAISER, L.: L'innervation segmentale de la peau chez le Pigeon (Columba livia var. domestica). Arch. Neerland. Scieni, de la Soc. Hollandaise, 9 (1924).

KANWAR, K. CH.: Morphological and histochemical studies on the uropygial glands of pigeon and domestic fowl. Cytol., Tokyo, 26, 124–136 (1961).

KEIBEL, F.: Ontogenie und Phylogenie von Haar und Feder. Ergeb. Anat. Entwgesch. 619–719 (1896).

KELLER, H.: Hornringe am Sporn der Hühnervögel zur Altersbestimmung. Lebensmitteltierarzt 5, 11, 1954.

KIRCHNER, I., und W. HARTFIEL: Körpertemperatur und Temperaturregulation. In: MEHNER, A., und W. HARTFIEL (Hrsg.), Handbuch der Geflügelphysiologie, Teil II, 648–661. Karger, Basel, 1983.

KOCH, E. L.: Zur Frage der Beeinflußbarkeit der Gefiederfarben der Vögel. Z. wiss. Zool. (A) 152, 27–82 (1939).

KOCKEL: Der mikroskopische Bau der Vogelfeder und seine Bedeutung für die Kriminalistik. Vierteljahresschrift f. gerichtl. Medizin 37, II. Suppl. Heft (1909).

KOECKE, H. U., und O. KUHN: Die embryonale Pterylose und ihre entwicklungsphysiologischen Vorbedingungen bei der Hausente (Anas boschas domestica). I. Die Entstehung der primordialen Federanlagen in den Körperregionen und die entwicklungsphysiologischen Probleme. Z. Morph. Ökol. Tiere 50, 651–686 (1962).

KOECKE, H. U., und W. SCHITTENHELM: Die Entwicklung der Schillerfärbung während des Federwachstums und die Einlagerung des Melaninpigmentes in die Federzellen bei der Stockente (Anas boschas L.). Wilhelm Roux' Arch. Entwickl.-Mech. Org. 153, 283–313 (1961).

KOUTNIK, J.: Die Hautveränderungen der Brutfleckebildung beim Haushuhn. Prager Arch. f. Tiermed. u. vergl. Pathol. 7, 129–140 (1927).

KRAUTWALD, FR.: Die Haube der Hühner und Enten. Ihre Ursache, Entstehung und Vererbung. Diss. med. vet. Bern, 1910.

KRETSCHMER, O.: Zur Morphologie der Tertiärstrahlen der Vogelfeder. Diss. med. vet. Wien, 1961.

KRIZENECKY, J.: Das Gefieder des Geflügels in seiner Abhängigkeit von den Drüsen mit innerer Sekretion. I. Die Bedeutung der Schilddrüse und Thymus bei der Befiederung der Kücken. Arch. f. Geflügelk. 1 (1927).

–: Bau des Kammes bei den Perlhühnern. Ref. Jber. Vet. med. 57 (1938).

KUHN, O.: Die Differenzierung des Haushuhngefieders durch Schilddrüse und Gonaden. Z. f. Züchtungsk. 3 (1927).

–: Entwicklungsphysiologische Untersuchungen an der Vogelfeder. ROUX's Arch. Entw.-Mech. d. Org. 127, 456–541 (1932).

–: Färbungsmuster der Vögel, ihre morphologischen Grundlagen und entwicklungsphysiologischen Probleme. Biol. Zbl. 75, 52–67 (1956).

–, und R. HESSE: Die postembryonale Pterylose bei Taubenrassen verschiedener Größe. Z. Morph. Ökol. d. Tiere 45, 616–655 (1957).

–, und H. U. KOECKE: Das Schicksal der Melanoblasten im Integument verschiedener Taubenrassen. Z. Zellforsch. mikrosk. Anat. 44, 557–584 (1956).

LANGE, B.: Die Brutflecke der Vögel und die für sie wichtigen Hauteigentümlichkeiten. Morphol. Jb. 59, 601–712 (1928).

–: Integument der Sauropsiden. In: BOLK, GÖPPERT, KALLIUS, LUBOSCH, Handbuch der vergleichenden Anatomie der Wirbeltiere. Bd. I, 345–447. Urban & Scharzenberg, Berlin, Wien, 1931.

LAMONT, A.: On the development of the feathers of Duck during incubation period. Trans. roy. Soc. Edinb. 53 (1925).

LEESON, C. R.: The fine structure of the feather epithelium in the dove, Columba domestica. Anat. Rec. 140, 359–366 (1961).

LENNERT, K., und G. WEITZEL: Morphologie und Histologie der Bürzeldrüsen von Enten. Z. mikrosk.-anat. Forsch. 58, 208–229 (1952).

LEOPOLD, A.: The molts of young wild and domestic Turkeys. Condor 45, 133–145 (1943).

LILLIE, F. R.: On the development of feathers Biol. Rev. Cambridge Phil. Soc. 17, 247–266 (1942).

–, and H. WANG: Physiology of development of the feather. V. Experimental morphogenesis. Physiol. Zool. 14, 103–135 (1941).

–, –: Physiology of development of the feather VI. The production and analysis of feather-Chimaerae in fowl. Physiol. Zool. 16, 1–21 (1943).

LUCAS, A. M., and P. R. STETTENHEIM: Avian Anatomy. Integument. Agriculture Handbook 362. U.S. Dept. Agric., U.S. Government Printing Office, Washington, D.C., 1972.

LÜHMANN, M.: Haut und Hautderivate. In: MEHNER, A., und W. HARTFIEL (Hrsg.): Handbuch der Geflügelphysiologie, Teil I, 54–103, S. Karger, Basel, 1983.

LÜTTSCHWAGER, J.: Lamellenzahl an Entenschnäbeln. Bonn, Zool. Beitr. 6, 90–94 (1955).

MÁCA, FR.: Über den histologischen Bau besonderer Hautgebilde an Köpfen von verschiedenen Vögeln. Prager Arch. Tiermed. u. vergl. Pathol. 6, 171–186 (1926).

MALINOVSKÝ, L.: Die Nervenendkörperchen in der Haut von Vögeln und ihre Variabilität. Z. mikr.-anat. Forsch. 77, 279–303 (1967).

MAYR, E.: Animal species and evolution. Cambridge Mass. Belknap. Harvard Univ. Press, 1963. Deutsche Ausgabe: Artbegriff und Evolution. (Entstehung der Kallositäten pg. 189). Parey, Hamburg, Berlin, 1967.

MICULICZ-RADECKI, M.: Studium über die Musterung und Färbung von Wild- und Haustauben. Zool. Jb. Allg. Zool. 62, 211–354 (1950).

MOSER, E.: Die Haut des Vogels. In: ELLENBERGER's Handbuch der vergleichenden mikroskopischen Anatomie der Haustiere. Parey, Berlin, 1906.

NASSONOW, N.: Über die Pterylosis der Embryonen von Struthio camelus. Zool. Anz. **18** (1895).
NIERMANN, H.: Vergleichende mikroskopische Untersuchungen der Gänse- und Entenfedern. Diss. med. vet. Hannover, 1920.
NITZSCH, CH. L. (ed. H. BURMEISTER): System der Pterylographie. Halle, 1840.
NOBLE, G. K.: The biology of amphibia. Mc Graw-Hill Book Comp. Inc., New Jersey, London, 1931.
OEHME, H.: Flug und Flügel von Star und Amsel. Biol. Zbl. **82**, 413–454 (1963).
OSTMANN, O. W., R. K. RINGER, and M. FETZLAFF: The anatomy of the feather follicle and its immediate surroundings. Poultry Sci. **42**, 957–969 (1963).
OSWALD, G.: Beitrag zur Kenntnis des normalen Baues u. der Sklerodermie der Hautanhänge beim Hahn und Truthahn. Diss. med. vet. München, 1921.
PARIS, P.: Recherches sur la glande uropygienne des oiseaux. Arch. zool. exp. et gén. **53**, 139–276 (1914).
PETERSON, R. A., and R. K. RINGER: The effect of feather muscle receptor stimulation on intrafolicular pressure, feather shaft movement and feather release in the chicken. Poultry Sci. **47**, 488–498 (1968).
PETRY, G.: Entwicklung der elastisch-muskulösen Verbindungen in der Vogelhaut. Anat. Anz. **97**, Erg.-H., 205–206 (1951 b).
PFEFFER, K. VON: Untersuchungen zur Morphologie und Entwicklung der Fadenfedern. Zool. Jb. Abt. Anat. **72**, 67–100 (1952).
PHILIP, D., G. LAGERMALM, and N. GRALÉN: Electron microscopy of the surface structure of feather. Biochim. biophys. Acta (Amst.) **6** (1951).
PORTMANN, A.: Die Ontogenese der Vögel als Evolutionsproblem. Acta biotheor. (Leiden) **1**, 59–89 (1935).
–: Die Vogelfeder als morphologisches Problem. Verh. naturforsch. Ges. Basel **74**, 106–132 (1963).
REGAL, P. J.: The evolutionary origin of feathers. Quart. Rev. Biol. **50**, 35–66 (1975).
RINDFLEISCH-SEYFARTH, M.: Über die Laufsporen der Phasianiden insbes. der Haushühner und ihre biologisch-veterinär-medizinische Beurteilung. Berl. Münch. Tierärztl. Wschr. **11**, 239–242 (1950).
RUPRECHT, K. W.: Pigmentierung der Dunenfeder von Gallus domesticus L. Z. Zellforsch. **112**, 396–413 (1971).
RUTSCHKE, E.: Die Bedeutung der Struktur, insbesondere der Oberflächenbeschaffenheit des Gefieders für die Wasserfestigkeit von Schwimmvögeln. Verh. dtsch. zool. Ges. 1958, 227–283 (1959).
–: Untersuchungen über Wasserfestigkeit und Struktur des Gefieders von Schwimmvögeln. Zool. Jb. Syst. **87**, 441–506 (1960).
–: Über die Bedeutung der Bürzeldrüse der Vögel. Falke **10**, 199–202 (1963).
–: Die submikroskopische Struktur schillernder Federn von Entenvögeln. Z. Zellforsch. **73**, 432–443 (1966).
SAUNDERS, J. W. JR., and W. GASSELING: The origin of pattern and feather germ tract specifity. J. exp. Zool. **135**, 503–527 (1957).
SCHMIDT, FR.: Vergleichend-anatomische und histologische Untersuchungen über die Bürzeldrüse der Vögel. Jena. Z. Naturw. **60** (1924).
SCHMIDT, R.: Anatomische und histologische Untersuchungen über den Bau und die Ursachen des Hornes beim Perlhuhn (Numida meleagris). Diss. med. vet. Bern, 1910.
SCHMIDT, W. J.: Ergebnisse einer Untersuchung über das Schillern von Federn. Z. Naturforsch. **3 b**, 1/2, 55–57 (1948).
–: Wie entstehen die Schillerfarben der Federn? Naturwiss. **39**, 313–318 (1952).
–: Über luftführende Federstrahlen beim Blutfasan (Ithaginis sinensis) nebst Bemerkungen über Luftgehalt von Federn überhaupt. J. Ornithol. **102**, 34–40 (1961).
–, und H. RUSKA: Rindenzellen von Federn im Elektronenmikroskop. Z. Zellf. mikrosk. Anat. **60**, 80–88 (1963).
SCHÜZ, E.: Beitrag zur Kenntnis der Puderbildung bei den Vögeln. J. Ornithol. **75**, 86–223 (1927).
SCHUMACHER, S.: Der Bürzeldocht. Anat. Anz. **52**, 291–301 (1919).
SCHWARZ, E.: Pigmentierung, Form und Wachstum der Federn des Haushuhns in Abhängigkeit von der Thyreoideafunktion. Diss. med. vet. Berlin, 1930.
SENGEL, P.: Morphogenesis of Skin. Cambridge University Press. London, New York, 1976.
SICK, H.: Morphologisch-funktionelle Untersuchungen über die Feinstruktur der Vogelfeder. J. Ornithol. **85**, 206–372 (1937).
SPEARMAN, R. I. C., and J. A. HARDY: Integument. In: KING, A. S., and J. MCLELLAND (eds.): Form and Function in Birds. Vol. III, 1–56. Academic Press, London, 1985.
STARCK, D.: Vergleichende Anatomie der Wirbeltiere auf evolutionsbiologischer Grundlage. Bd. 3, C: Integument und Anhangsorgane. Springer, Berlin, Heidelberg, New York, 1982.
STEINBACHER, G.: Weitere histologische und experimentelle Untersuchungen über die Färbung der Hühnerfedern. Ornithol. Mber. **39** (1931).
STEINER, H.: Das Problem der Diastataxie des Vogelflügels. Jena. Z. Naturwiss. **55**, N. F. 48, 221–496 (1917).
–: Der Archaeopteryxschwanz der Vogelembryonen. Vjschr. naturforsch. Ges. Zürich **83**, 279–300 (1938).
–: Die Feinstruktur der Vogelfeder nach elektronenoptischen Untersuchungen. Verh. schweiz. naturforsch. Ges. Neuenburg 93–95 (1957).
STEPHAN, B.: Eutaxie, Diastataxie und andere Probleme der Befiederung des Vogelflügels. Mitt. Zool. Mus. Berlin **46**, 339–433 (1970).
STETTENHEIM, P., A. M. LUCAS, E. M. DENNINGTON, and C. JAMORZ: The arrangement and action of the feather muscles in chickens. Proc. XIII Intern. Ornithol. Congr. Ithaca, 1962, 918–924 (1963).
–: The integument of birds. In: Avian Biology, FARNER, D. S, and J. R. KING (eds.), Vol. II. Academic Press, London, 1972.
STRESEMANN, E.: Variations with number of primaries. Condor, **65**, 449–459 (1963).
–, und V. STRESEMANN: Die Mauser der Vögel. J. Ornithol. **107**, Sonderh. (1966).
TANABE, Y., K. HIMENO, and H. NOSAKI: Thyroid and ovarian function in relation to molting in the hen. Endocr. **61**, 661—666 (1957).
THÉRET, M., et N. PERROT: Contribution à l'étude des «duvets» chez la poule, le canard ordinaire, le canard de barbarie et l'oie. Rec. Med. vet. **139**, 711–732 (1963).
THOMPSON, J. E.: The water-repellency of feathers. Aust. J. Sci. **16**, 65–66 (1953).
VARIĆAK, TH. D.: Neues über Auftreten und Bedeutung von Fettsubstanzen in der Geflügelhaut (speziell in der Epidermis). Z. mikrosk.-anat. Forsch. **44**, 119–130 (1938).
VÖLKER, O.: Gelbes und rotes Lipochrom im Integument der Vögel. J. Ornithol. **87**, 639–643 (1939).
–: Die stofflichen Grundlagen der Pigmentierung der Vögel (ohne Berücksichtigung der Melanine). Biol. Zbl. **64**, 184–235 (1944).
VOITKEVICH, A. A.: The Feathers and Plumage of Birds. Sidgwick and Jackson, London, 1966.
WAGNER, H. C., und G. MÜLLER: Die Mauser und die den Federausfall fördernden und hemmenden Faktoren. Z. Morphol. Ökol. **53**, 107–151 (1963).

WANG, H.: The morphogenetic functions of the epidermal and dermal components of the papilla in feather regeneration. Physiol. Zool. **16**, 325–349 (1943).
WATSON, G. E.: Feather replacement in birds. Science **139**, 50–51 (1963).
WETZEL, R.: Untersuchungen am Hühnerkamm. ROUX' Arch. Entwmech. **106**, 463 (1925).
WILLIER, R. H.: An analysis of the feather color pattern produced by grafting melanophores during embryonic development. Amer. Naturalist **75**, 136–146 (1941).
WODZICKI, K.: Beitrag zur Kenntnis der Haut und des Fettansatzes bei Vögeln. Bull. Acad. polon. Sci. Lettres, Cl. Sci. math.-natur., Ser. B, 1928.
–: La vascularisation des appendices cutanés de la tête chez les oiseaux. Extr. Bull. Acad. polon. Sci. Lettres, Cl. Sci. math.-natur., Ser. B 2 (1929).
ZISWILER, V.: Die Afterfeder der Vögel, Untersuchungen zur Morphogenese und Phylogenese des sogenannten Afterschaftes. Zool. Jb. Abt. Anat. **80**, 245–308 (1962).
ZWARDOWSKY, B.: Die Hormone und die Befiederung der Hühner. Med. Biol. Z. **6** 453–461 (1930).

Passiver Bewegungsapparat

ADOLPHI, H.: Über den Brustkorb und die Wirbelsäule der Vögel. Z. Anat. Entwgesch. **65**, 1–149; 328–481 (1922).
BARKOW, H. C. L.: Syndesmologie der Vögel. Königliche Universität Breslau, 1–41 (1856).
BARNIKOL, A.: Korrelationen in der Ausgestaltung der Schädelform bei Vögeln. Morph. Jb. **92**, 373–414 (1952).
BEER, G. R., and E. J. W. BARRINGTON: The segmentation and chondrification of the skull of the duck. Philos. Transact. of Roy. Soc. of London **223**, 411–467 (1934).
BELLAIRS, A. d'A: The early development of the interorbital septum and the fate of the anterior orbital cartilages in birds. J. Embryol. exp. Morph. **6**, 68–85 (1958).
BERNHAUSER, A.: Über die Knochenstruktur einiger Vögel. Österr. zool. Z. **5**, 252–272 (1954).
BLOOM, W., M. A. BLOOM, and F. C. MCLEAN: Calcification and ossification. Medullary bone changes in the reproductive cycle of female pigeons. Anat. Rec. **81**, 443–475 (1941).
BLOOM, M. A., L. V. DAMM, A. V. NALBANDOV, and W. BLOOM: Medullary bone of laying chickens. Amer. J. Anat. **102**, 411–453 (1958).
BOAS, J. E. V.: Biologisch-anatomische Studien über den Hals der Vögel. D. Kgl. Dansk. Vidensk. Selsk. Skr. Naturv. og Math. Afd. **9**, I. 3. (1929).
–: Kreuzbein, Becken und Plexus lumbosacralis der Vögel. D. Kgl. Dansk. Vidensk. Selsk. Skr. Naturv. og Math. Afd. **9**, 5/1 (1933).
BOCK, W.: Secondary articulation of the avian mandible. The Auk **77**, 19–55 (1960).
–: Kinetics of the Avian skull. J. Morph. **114**, 1–42 (1964).
–: The Avian Mandible as a structural Girder. J. Biomech. **1**, 89–96 (1968).
BOESSNECK, J.: Zur funktionellen Anatomie des Vogelschädels. Tierärztl. Umsch. **11**, 342–346 (1957).
BREMER, J. L.: The pneumatization of the head of the common fowl. J. Morph. (Philadelphia) **67**, 143–157 (1940 a).
–: The pneumatization of the humerus in the common fowl. Anat. Rec. (Philadelphia) **77**, 197–211 (1940 b).
BROMAN, I.: Über die Relation zwischen Steuerfederzahl und Wirbelzahl im embryonalen „Archaeopteryx-Schwanz" der Vögel. Acta anat. **6**, 55–79 (1948).
CHAMBERLAIN, F. W.: Atlas of Avian Anatomy (Osteology, Arthrology, Myology). Michigan Agricult. Exp. Stat. Memoir Bull., 1943.
COURVOISIER, F., et P. L. LEGRAND: Contribution à l'étude de l'ossification chez le poulet en fonction des sources de phosphore minéral. Proc. XII the World's Poultry Congr. Sect. Papers, Sydney, **12**, 230–233 (1962).
DABELOW, A.: Die Schwimmanpassung der Vögel. Morph. Jb. **54** (1925).
DOMBROWSKY, B.: Das Mittelohr der Vögel. Rev. Zool. Russe **5**, 15–35 (1925).
DORN, P.: Der sogenannte Follikulinknochen beim Huhn. Dtsch. tierärztl. Wschr. **65**, 563–565 (1958).
DOSSE, G.: Vergleichende Gewichtsuntersuchungen am Vogelskelett. Zool. Jb., Abt. Anat. **63**, 299–350 (1937).
DU TOIT, P. J.: Untersuchungen über das Synsakrum und den Schwanz von Gallus domesticus, nebst Beobachtungen über Schwanzlosigkeit bei Kaulhühnern. (Ein Beitrag zur Frage nach der Homologie der Wirbel und Wirbelregionen). Diss. phil. Zürich, 1913.
ERDMANN, K.: Zur Entwicklungsgeschichte der Knochen im Schädel des Huhnes bis zum Zeitpunkt des Ausschlüpfens aus dem Ei. Z. Morph. Ökol. der Tiere **36**, 315–400 (1940).
FELL, H. B.: The origin and developmental mechanics of the avian sternum. Philos. Trans. **229**, 407–463 (1939).
–: The histogenesis of cartilage and bone in the long bones of the embryonic fowl. J. Morph. and Physiol. **40**, 417–459 (1925).
FISHER, H. J.: Bony mechanism of automatic flexion and extension in the pigeon's wing. Sci. Washington **126**, 446 (1957).
FRANK, H. R., und W. NEU: Die Schwimmbewegungen der Tauchvögel (Podiceps). Z. vergl. Physiol. **10** (1929).
FRANKENBERGER, Z.: Sur la morphologie de la ceinture thoracique des oiseaux. Acta anat. **2**, 232–247 (1946/47).
FREWEIN, J.: Das Sprunggelenk des Haushuhnes. Wien. tierärztl. Wschr. **48**, 631–642 (1961).
FUJIOKA, T.: Time and order of appearance ossification centres in the chicken sceleton. Act. anat. Nipponica **30**, 140–150 (1955).
GEGENBAUER, C.: Beiträge zur Kenntnis des Beckens der Vögel. Jen. Z. Med. Naturwiss. **VI**, 157–220 (1871).
GHETIE, V.: Studiul sindesmologic al membrului toracic la palmipedele domestice (Anas boschas). Probleme actuale de biologie și stiințe agricole. Bukarest, 1960.
GLUTZ VON BLOTZHEIM, U. N.: Zur Morphologie und Ontogenese von Schultergürtel, Sternum und Becken von Struthio, Rhea und Dromiceius. Rev. Suisse Zool. **65**, 609–772 (1958).
GRAFE, W.: Vergleichende Untersuchungen am Laufe des Hausgeflügels (Perlhuhn, Truthuhn, Haushuhn). Anat. Anz. **96**, 352–371 (1948).
GUILLET, M.: Essai d'ostéologie comparée de la ceinture et du membre pelviens des Oiseaux domestiques. Thèse Doct. Vét. Lyon, 1950.
GÜLTEKIN, M.: Eine vergleichende Studie über die osteologischen Unterschiede zwischen geschlüpften und erwachsenen Hühnern und Truthühnern. Diss. med. vet. Ankara, 1957.
HAMILTON, H. L.: Lillie's Development of the Chick. Holt, Rinehart and Winston, Inc., 1952.
HARRISON, I. G.: The development of skull pneumatisation in the wood pigeon. Bull. Brit. Ornithol. **77**, 18–23 (1957).
HARVEY, E. B.: Atlas of the domestic Turkey (Meleagris gallopavo), Myology and Osteology. Unit. Sts.

atomic. energy commission. Div. of Biology and Medicine. WASH 1123, 1–237 (1948).
HERZOG, K.: Anatomie und Flugbiologie der Vögel. Fischer, Stuttgart, 1968.
HOFER, H.: Untersuchungen über den Bau des Vogelschädels, besonders über den der Spechte und der Steißhühner. Zool. Jb. Anat. Ontog. 69, 1–158 (1945).
–: Die Gaumenlücken der Vögel. Acta Zool. 30, 209–248 (1949).
–: Der Gestaltwandel des Schädels der Säugetiere und Vögel, mit besonderer Berücksichtigung der Knikkungstypen und der Schädelbasis. Anat. Anz. 99, Ergzg. H. 102–113 (1952).
–: Neuere Untersuchungen zur Kopfmorphologie der Vögel. Acta Congr. Internat. Ornithol. 11, 104–137 (1954).
–: Neuere Untersuchungen zur Kopfmorphologie der Vögel. Acta anat. 11, 104–137 (1955).
HOLM NIELSEN, E.: The development of tarsus in Gallus domesticus. Acta Vet. Scand. 4, 13–26 (1963).
HOLST., E. VON, und D. KÜCHEMANN: Biologische u. aerodynamische Probleme des Tierfluges. Naturw. (1941).
JACQUET, J.: Ortéologie comparée de la tête des Oiseaux domestiques. Thèse Doct. Vét. Lyon, 1951.
JÄGER, G.: Das Wirbelkörpergelenk der Vögel. Sitz.-Ber. Akad. Wiss. Wien 23, 527–564 (1858).
JOLLIE, M. T.: The head skeleton of the chicken and remarks on the anatomy of this region in other birds. J. Morph. 100, 389–436 (1957).
KING, A. S.:The aerated bones of Gallus domesticus. Acta anat. 31, 220–230 (1957).
–, and D. F. KELLY: The aerated bones of Gallus domesticus: The fifth thoracic vertebra and sternal ribs. Brit. vet. J. 112, 279–283 (1956).
KLJUNAK, N.: Die Röntgendarstellung des gesamten Körpers des gesunden Huhnes. Diss. med. vet. Zagreb, Vet. Arch. 13, 457– 479 (1943).
KNOPFLI, W.: Beiträge zur Morphologie und Entwicklungsgeschichte des Brustschulterskelettes bei den Vögeln. Jena. Z. Naturw. 55, N. F. 48, 577–720 (1918).
KÖBE, K.: Bau der Kniescheibe bei Huhn usw. Diss. med. vet. Berlin, 1928.
KOVÁCS, J., und L. ZSIGMOND: Osteologische Untersuchungen an Vogelknochen. Közlemények az összehasonlító élet és kórtan köréből XXIV, Budapest (1930).
KRALJ, J.: Das Röntgenbild der embryonalen und postembryonalen (60. Tag) Entwicklung des Skelettes der Gans. Veterinaria, Sarajevo 9, 541–551 (1960).
KRAUSE, G.: Die Columella der Vögel, ihr Bau u. deren Einfluß auf die Feinhörigkeit. Friedländer & Sohn, Berlin, 1901.
KRIPP, D. VON: Der Oberschnabelmechanismus der Vögel. Morph. Jb. 72 (1933).
KRÜGER, P.: Untersuchungen am Vogelflügel. Zool. Anz. 145, Erg. Bd., 445 (1950).
KÜNZEL, E., und G. BÖHME: Röntgenuntersuchungen am Hühnerkopf. Zbl. Vet. Med. 9, 615–624 (1962).
KULCZYCKI, W.: Zur Entwicklungsgeschichte des Schultergürtels bei den Vögeln, mit besonderer Berücksichtigung des Schlüsselbeines (Gallus, Columba, Anas). Anat. Anz. 19, 577–590 (1901).
LAMBRECHT, K.: Morphologie des Mittelhandknochens (os metacarpi) der Vögel. Aquila 21, 53–84 (1914).
LANG, CH. TH.: Über die Ontogenie der Knickungsverhältnisse beim Vogelschädel. Anat. Anz. 99, Ergzg. H. 127–136 (1952).
LATIMER, H. B.: Postnatal growth of the chicken skeleton, Amer. J. Anat. 40, 1–57 (1927).
LEBEDINSKY, N. G.: Beiträge zur Morphologie und Entwicklungsgeschichte des Vogelbeckens. Jena Z. Naturw. 50, 647–677 (1913).

–: Untersuchungen zur Morphologie und Entwicklungsgeschichte des Unterkiefers der Vögel. Rev. Suisse de Zool. 26, 129–146 (1918).
–: Beiträge zur Morphologie und Entwicklungsgeschichte des Unterkiefers der Vögel. Verh. d. Naturforsch. Ges. Basel 31, 39–112 (1920).
–: Zur Syndesmologie der Vögel. Anat. Anz. 54, 8–15 (1921).
LILLIE, F. R.: Development of the Chick (revised by HAMILTON, H. L.). 3rd ed., Holt, Rinehart & Winston, New York, 1952.
LORENZ, K.: Der Vogelflug. J. Ornithol. (1933). Neuaufl. als Buch, Pfullingen (1965).
–: Die „Erfindung" von Flugmaschinen in der Evolution der Wirbeltiere. „Darwin hat recht gesehen", Pfullingen (1965).
MARINELLI, W.: Über den Schädel der Schnepfe. Palaeob. 1 (1928).
–: Kranium und Visceralskelett der Vögel. In: BOLK, GÖPPERT, KALLIUS, LUBOSCH, Handbuch der vergleichenden Anatomie der Wirbeltiere. Bd. 4. Urban & Schwarzenberg, Berlin, Wien, 1936.
MEISTER, W.: Changes in the histological structure of the bones of birds during the molt. Anat. Res. III, 1–22 (1952).
MÖLLER, W.: Vergleichend-morphologische Untersuchungen an Schädeln höckertragender Anatiden mit einem Beitrag zur Mechanik des Anatidenschädels. I. Morph. Jb. 1, 32–69 (1969).
–: Vergleichend-morphologische Untersuchungen an Schädeln höckertragender Anatiden mit einem Beitrag zur Mechanik des Anatidenschädels. II. Morph. Jb. 2, 161–200 (1969).
–: Vergleichend-morphologische Untersuchungen an Schädeln höckertragender Anatiden mit einem Beitrag zur Mechanik des Anatidenschädels. III. Morph. Jb. 3, 321–345 (1969).
MÜLLER, H. J.: Morphologische Untersuchungen am Vogelschädel in ihrer Bedeutung für die Systematik. J. Ornithol. 105, 67–77 (1964).
NAUCK, E. TH.: Die ontogenetischen Änderungen des Coracoscapularwinkels beim Huhn. Anat. Anz. 68, 385–448 (1930).
NITSCH, C. L.: Über die Bewegung des Oberkiefers der Vögel. Dtsch. Arch. f. d. Physiol. von Meckel. Bd. 2. Mit Suppl. in Bd. 2 u. 3 (1816).
NOPSCA, F.: On the origin of flight in Birds. Proc. Zool. Soc. (Lond.) 1923.
OAKES, B. W., and B. BIALKOWER: Biomechanical and ultrastructural studies on the elastic wing tendon from the domestic fowl. J. Anat. 123, 369–387 (1977).
OTTOW, B.: Die biologisch-anatomische Konstruktion des Beckens der Vögel im Zusammenhang mit dem Vorgang der Ablage des Eies. Neue Ergebn. u. Probleme der Zool., Festschr. f. B. Klatt, 703–718 (1950).
PLATNER, F.: Bemerkungen über das Quadratbein u. die Paukenhöhle der Vögel. Fleischer, Dresden, Leipzig, 1839.
POTUZNÍK, J.: Die Vergleichung von Skeletteilen bei Haus- und Wildvögeln mit Rücksicht auf Marktpolizei, Fleischbeschau und gerichtliche Diagnostik. Diss. med. vet. Wien, ersch. in Prager Arch. f. Tiermed. 9, A, 71–105 (1929).
ROBERT, J.: Contribution à l'Ostéologie différentielle de la Ceinture et du Membre Thoraciques des Oiseaux de Basse-Cour. Thèse Dr. Lyon, 1950.
SCHINZ, H. R., und R. ZANGERL: Beiträge zur Osteogenese des Knochensystems beim Haushuhn, bei der Haustaube und beim Haubensteißfuß. Schweiz. Naturforsch. Ges. (Denkschr.) 72, 117–165 (1937) u. Morph. Jb. 80 (1937).
SCHNEIDER, H.: Aufbau und Funktion der Patagien gut fliegender Vögel. Morph. Jb. 87, 1, 27–84 (1942).

SCHMIDT, W. J.: „Parallelfaseriges" Knochengewebe der Vögel. Z. Zellforsch. **50**, 288 (1959).
SCHUMACHER, G.-H., und E. WOLFF: Zur vergleichenden Osteogenese von Gallus gallus L., Larus ridibundus L. und Larus canus L. Teil I–IV. Gegenbaurs Morph. Jb. **110**, 358–374 und 620–635 (1967), **112**, 123–138 und 166–184 (1968).
SCHUMANN, H.: Die Schwanzlosigkeit beim Haushuhn. Tierärztl. Umsch. **9**, 313–316 (1954).
SHUFELD, R.: Ostology of Birds. Bull. N. Y. State Mus. **130**, 5–381 (1909).
–: On the skeleton of Turkey, Meleagridae. Aquila, Budapest **21** (1914).
SIEGELBAUER, F.: Zur Entwicklung der Vogelextremität. Z. wiss. Zool. **42**, 162–311 (1911).
STARCK, D.: Die endocraniale Morphologie der Ratiten, besonders der Apterygidae und Dinornithidae. Morph. Jb. **96**, 14–72 (1955).
STEGMANN, B.: Die funktionelle Bedeutung des Schlüsselbeins bei den Vögeln. J. Ornithol. **105**, 450–463 (1964).
–: Funktionell bedingte Eigenheiten am Metacarpus des Vogelflügels. J. Ornithol. **106**, 179–189 (1965).
STEINBACHER, G.: Funktionell anatom. Untersuchungen an Vogelfüßen mit Wendezehen und Rückzehen. J. Ornithol. **83** (1935).
–: Der Flug der Vögel. „Der Flug der Tiere" (SCHMIDT, H., Hrsg.), 77–112. Senckenberg, Frankfurt/M., 1960.
STEINER, H.: Das Problem der Diastataxie des Vogelflügels. Jena. Z. Naturw. **55**, N. F. **48**, 221–496 (1917).
–: Die ontogenetische und phylogenetische Entwicklung des Vogelflügelskelettes. Acta zool. (Stockh.) **3**, 307–366 (1922a).
–: Über den Archaeopteryx-Schwanz der Vogelembryonen. Verh. Schweiz. Naturfr. Ges. 119, Jahresvers., 187–189 (1938).
–: Der Archaeopteryx-Schwanz der Vogelembryonen. Vjschr. Naturf. Ges. Zürich Beibl. 30, Festschr. Karl Hescheler **83**, 279–300 (1938).
STOLPE, M.: Physiologisch anatomische Untersuchungen über die hintere Extremität der Vögel. J. Ornithol. **80**, 161–247 (1932).
–, und K. ZIMMER: Der Vogelflug. Akademische Verlagsgesellschaft, 1939.
STORK, H.-J.: Zur Entwicklung pneumatischer Räume im Neurocranium der Vögel (Aves). Z. Morph. Tiere **73**, 81–94 (1972).
STRESEMANN, E.: Aves. In: Handbuch der Zoologie. Bd. VII/2. de Gruyter, Berlin, 1927.
STUDITSKY, A. N.: Studien zur Knochenbildung beim Hühnchen. Z. Zellforsch. **20**, 650 (1934).
SY, M.: Funktionell-anatomische Untersuchungen am Vogelflügel. J. Ornithol. **84**, 199–296 (1936).
TAYLOR, T. G., K. SINKINS, and D. A. STRINGER: The skeleton: Its structure and metabolism. In: Physiology and Biochemistry of the Domestic Fowl. BELL u. FREEMAN (eds.). Academic Press, New York, London, 621–648 (1971).
THOMINET, P.: Contribution à l'étude de l'Ostéologie comparée de Oiseaux de Basse-Cour (Rachis-Côtes-Sternum). Thèse Dr. Lyon, 1949.
TONKOFF, W.: Zur Entwicklungsgeschichte des Hühnerschädels. Anat. Anz. **18**, (1900).
TUCKER, B. W.: Functional evolutionary morphology: Te origin of birds. Evolution, essays on aspects of evolutionary biology, presented to Prof. E. S. Goodrich, Oxford, 1938.
TURKEWITSCH, B. G.: Abhängigkeit des anatomischen Baues des knöchernen Labyrinths von der Form des Schädels und dessen Deformierung beim Haushuhn. Anat. Anz. **76**, 15–27 (1933).
VERHEYEN, R.: Contribution à l'étude de la structure pneumatique du crâne chez les oiseaux. Bull. inst. sci. nat. Belg. **29**, 1–24 (1953).
WAGNER, E.: Beitrag zur Statik und Mechanik der Beckengliedmaße der Vögel mit besonderer Berücksichtigung des Haushuhnes. Diss. med. vet. Berlin, 1930.
WEBB, M.: The ontogeny of the cranial bones, cranial peripheral and cranial parasympathetic nerves, together with a study of the visceral muscles of Struthio. Acta Zool. **38**, 81–203 (1957).
WERNER, U. F.: Schädel-, Gehirn- und Labyrinth bei den Vögeln. Morph. Jb. **104**, 54–87 (1963).
WILDERMUTH, H. A.: Der feinere Bau der lufthaltigen Vogelknochen nebst Beiträgen zur Kenntnis ihrer Entwicklung. Jenaische Z., 537 (1877).
WINKLER, H., und W. J. BOCK: Analyse der Kräfteverhältnisse bei Klettervögeln. J. Ornithol. **117**, 397–418 (1976).
ZAHND, J. P.: Sur les modifications histologiques du squelette des oiseaux pendant la mue. C. r. Soc. Biol. (Paris) **148**, 1491–1493 (1954).
ZIMMERMANN, G.: Über das Skelett des Kanarienvogels (Serinus canarius). XXVII. Annales Musei Nationalis Hungarici, 38–70 (1930).

Aktiver Bewegungsapparat

ALEX, H.: Der aktive Bewegungsapparat des Geflügels und seine Vergleichbarkeit mit dem der Haussäugetiere. Diss. med. vet., Wiss. Z. der Humboldt-Univ. Berlin, Math.-naturw. Reihe **X**, 425–470 (1961).
BARNIKOL, H. A.: Vergleichend-anatomische Untersuchungen an der Trigeminusmuskulatur u. am Kopfnervensystem der Vögel. Unter besond. Berücksichtigung der individuellen Variabilität, der Ligamente, der Schädelgestaltung u. des Opisthocomus-Problems. Diss. nat. Frankfurt, 1951.
–: Korrelationen in der Ausgestaltung der Schädelform bei Vögeln. Morph. Jb. **92**, 373–414 (1952).
–: Vergleichend anatomische und taxonomisch phylogenetische Studien am Kopf der Opisthocomiformes, Musophagidae, Galli, Columbae u. Cuculli. Ein Beitrag zum Opisthocomusproblem. Zool. Ib. Abt. Syst. **81**, 487–526 (1953 a).
–: Zur Morphologie des Nervus trigeminus der Vögel unter besonderer Berücksichtigung der Accipitres, Cathartidae, Striges und Anseriformes. Z. wiss. Zool. **157**, 285–332 (1953).
BAUMEL, J. J.: Morphology of the tail apparatus in the pigeon (Columba livia). XIX World Veterinary Congress (Mexico City), **3**, 849, 1971.
BECKENDORF, R.: Vergleichende histologische Untersuchungen über den feineren Bau der quergestreiften Muskulatur des Hausgeflügels. Diss. med. vet. Leipzig, 1933.
BERGER, A. J.: The musculature. In: Biology and comparative Physiology of Birds (MARSHALL, A. J., ed.). Vol. I, 301–344. Academic Press, New York, London, 1960.
BILO, D.: Bewegung — Laufen, Schwimmen, Fliegen. In: MEHNER, A., und W. HARTFIEL (Hrsg.): Handbuch der Geflügelphysiologie, Teil I, 128–162. Karger, Basel, München, Paris, London, New York, Tokio, Sydney, 1983.
BOAS, J. E. V.: Studien über den Hals der Vögel. Verh. VI. Intern. Ornithol. Kongr. Kopenhagen 1926, Berlin, 1929.
–: Biologisch-anatomische Studien über den Hals der Vögel. D. Kgl. Dansk. Vidensk. Selsk. Skr. Naturv, og Math. Afd. **9 e**, 101–222 (1929).
BOCK, W. J.: The Avian skeletomuscular system. Avian Biology **IV**, 119–257 (1974).
–, and R. S. HIKIDA: An analysis of twitch and tonus

fibers in the hatching muscle. Condor **70**, 211–222 (1968).
–, –: Turgidity and function of the hatching muscle. Amer. Midl. Nat. **81**, 99–106 (1969).
Bösiger, E.: Vergleichende Untersuchungen über die Brustmuskulatur von Huhn, Wachtel und Star. Act. Anat. **10**, 385–429 (1950).
Brauer: Über die Bedeutung des Musculus ambiens für die Beugung der Zehen des Vogels. Sitzber. d. Ges. naturw. Freunde, Berlin, 1911.
Buhler, P.: The functional anatomy of the avian jaw apparatus. In: King, A. S., and J. McLelland (eds.): Form and Function in Birds. Vol. II, 439–468. Academic Press, London, 1981.
Chamberlain, F. W.: Atlas of Avian Anatomy (Osteology, Arthrology, Myology). Michigan Agricult. Exp. Stat. Memoir. Bull. 1943.
Christ, B., H. J. Jacob, und M. Jacob: Über den Ursprung der Flügelmuskulatur. Experimentelle Untersuchungen mit Wachtel- und Hühnerembryonen. Experientia (Basel) **30**, 1446–1448 (1974).
–, –, –: Experimentelle Untersuchungen zur Entwicklung der Brustwand beim Hühnerembryo. Experientia (Basel) **30**, 1449–1451 (1974).
–, –, –: Über die Herkunft der Mm. pectorales major et minor. Experimentelle Untersuchungen an Wachtel- und Hühnerembryonen. Verh. anat. Ges. (Jena) **70**, 1007–1011 (1976).
–, –, –: Experimental analysis of the origin of the wing musculature in avian embryos. Anat. Embryol. **150**, 171–186 (1977).
–, –, –: An experimental study of the relative distribution of the somitic and somatic plate mesoderm to the abdominal wall of avian embryos. Experientia (Basel) **34**, 241–242 (1978).
Clark, B. D., and W. Bemis: Kinematics of swimming of penguins at the Detroit Zoo. J. Zool. (London). **188**, 411–428 (1979).
Clark J., and R. M. W. Alexander: Mechanisms of running by quail (Coturnix coturnix). J. Zool. (London) **176**, 87–113 (1975).
Cracraft, J.: The functional morphology of the hindlimb of the domestic pigeon, Columba livia. Bull. Amer. Mus. Nat. Hist. **144**, 171–268 (1971).
Demoll, R.: Die Flugbewegungen bei großen und kleinen Vögeln. Zeitschr. Biol. **90**, 199–230 (1930).
de Wet, P., M. R. Fedde, and R. L. Kitchell: Innervation of the respiratory muscles of Gallus domesticus. J. Morph. **123**, 17–34 (1967).
Dylevsky, I.: Muscles of intermetacarpal spatium in the bird wing development and homology. Folia morph. (Prague) **16**, 277–285 (1968).
Fazekas, S., G. Fehér, L. Kondics, I. Óvári,, and V. Székessy-Hermann: Purification and properties of myosin from the "Hatching muscle" (m. complexus) of Geese. Acta Physiol. Hungarica **66**, 5–25 (1985).
Fedde, M. R., R. E. Burger, and R. L. Kitchell: Anatomic and electromyographic studies of the costopulmonary muscles in the cock. Poultry Sci. **43**, 1177–1184 (1964).
Fisher, H. J.: Mechanism of automatic flexion and extension in the pigeon's wing. Sci., Wahs. **126**, 446 (1957).
–: Adaptations and comparative anatomy of the locomotor apparatus of New World Voltures. Amer. Midland Naturalist **35**, 545–727 (1946).
–: The "hatching muscle" in the chick. Auk **75**, 391–399 (1958).
Frewein, J.: Die Gelenkräume, Schleimbeutel und Sehnenscheiden an den Zehen des Haushuhnes. Zbl. Vet. Med. A **14**, 129–136 (1967).
Friant, M.: La morphologie du muscle releveur de l'aile (m. pectoralis secundus) chez les oiseaux. C. R. Acad. Sci. **222**, 1516–1518 (1946).
Fürbringer, M.: Über Deutung und Nomenklatur der Muskulatur des Vogelflügels. Morph. Jb. **2**, 121–125 (1886).
–: Untersuchungen zur Morphologie und Systematik der Vögel, zugleich ein Beitrag zur Anatomie der Stütz- und Bewegungsorgane. Vol. I, II. Bijdragen tot de Dierkunde, Amsterdam, 1888.
–: Über die spino-occipitalen Nerven der Selachier und Holocephalen. Festschr. f. Gegenbaur, Bd. 3. Leipzig, 1897.
–: Zur vergleichenden Anatomie des Brustschulterapparates und der Schultermuskeln. 4. Teil, Jena. Z. Naturw. **34** (1900).
–: Zur vergleichenden Anatomie des Brustschulterapparates und der Schultermuskeln, V. Teil: Vögel. Jen. Z. **36**, 289–736 (1902).
Fujioka, T.: Vergleichende und topographische Anatomie des Geflügels. 1. Mitt. über die Ursprünge und die Ansätze der Muskeln der Schulterextremität des Geflügels. (Engl. Zsf.). Jap. J. vet. Sci. **21**, 85–95 (1959).
–: Vergleichende und topographische Anatomie des Geflügels. 9. Mitt. über die Ursprünge und die Ansatzpunkte der Muskeln der Beckengliedmaße beim Geflügel. (Engl. Zsf.). Jap. J. vet. Sci. **24**, 183–199 (1962).
–: Vergleichende und topographische Anatomie des Geflügels. 4. Mitt. über die Ursprünge und die Ansätze der Muskeln des Kopfes und des Halses beim Geflügel. (Engl. Zsf.). Jap. J. vet. Sci. **25**, 207–226 (1963).
Garrod, A. H.: On certain muscles of the thigh of birds and on their value in classification Vol. I, II. Proc. Zool. Soc. London 626–644 (1873) und 111–123 (1874).
George, J. C., and R. M. Naik: Intramuscular fat store in the pectoralis of birds. Auk **77**, 216–217 (1960).
–, and A. J. Berger: Avian Myology. Academic Press, New York, London, 1966.
Ginsborg, B. L., and B. Mackay: The latissimus dorsi muscles of the chick. J. Physiol. **153**, 19–20 (1960).
Haege, D.: Systematische Anatomie der Musculi membri pelvici bei Haushuhn, Hausente und Haustaube. Diss. med. vet. München, 1985.
Harvey, E. B.: Atlas of the domestic Turkey (Meleagris gallopavo), Myology and Osteology. Unit. Sts. atomic energy commission. Div. of Biology and Medicine. WASH **1123**, 1–237 (1948).
Hayes, V. E, and R. S. Hikida: Naturally-occurring degeneration in chick muscle development: ultrastructure of the M. complexus J. Anat. **122**, 67–76 (1976).
Helm, A. F.: Über die Hautmuskeln der Vögel, ihre Beziehungen zu den Federfluren und ihre Funktionen. J. Ornithol. (1884).
Herzog, K.: Anatomie und Flugbiologie der Vögel. Fischer, Stuttgart, 1968.
Hofbauer, K.: Untersuchungen an der Rumpfmuskulatur einiger urodeler Amphibien. Biol. generalis **10** (1934).
Hofer, H.: Zur Morphologie der Kiefermuskulatur der Vögel. Zool. Jb., Abt. Anat. **70**, 427–556 (1950).
Hofmann, W.: Beitrag zur Bewegungsanalyse der Hausgans. Diss. med. vet. Gießen, 1960.
Howell, A. B.: Morphogenesis of the shoulder architecture: Aves. Auk **54**, 363–375 (1937).
–: Muscles of the avian hip and thigh. Auk **55**, 71–81 (1938).
Hudson, G. E.: Studies on the muscles of the pelvic appendage in birds. Amer. Midl. Natur. **18**, 1–108 (1937).
–: Studies on the muscles on the pelvic appendage in birds. Amer. Midl. **29**, 102–127 (1948).
–, –, and P. J. Lanzilotti: Muscles of the pectoral limb in galliform birds. Amer. Midl. Nat. **71**, 1–113 (1964).

–, and G. D. Edwards: Muscles of the pelvic limb in the galliform birds. Amer. Midl. Nat. **61,** 1–67 (1959).

–, R. A. Parker, J. Vanden Berge, and P. J. Lanzillotti: A numerical analysis of the modifications of the appendicular muscles in various genera of gallinaceous birds. Amer. Midl. Nat. **76,** 1–73 (1966).

Keibel, F.: Über die Veränderung des M. complexus der Vögel zur Zeit des Ausschlüpfens. Z. f. Morph. u. Anthrop. **18,** 73–84 (1914).

Köfalvy, R.: Die Muskeln des Kanarienvogels (Serinus canarius L.). Diss. med. vet. Budapest, 1936.

Kolda, J.: La myologie des oiseaux domestiques. I. Les muscles de l'aile du coq domest. Biologicke Spisy, Brno **9,** 1–48 (1930).

–: Myologie des oiseaux de l'extrémité postérieure du coq domest. Biologicke Spisy. Brno **10,** 1–45 (1931).

Kopperi, A. J.: Über die Zehenmuskulatur der Vögel. Ann. Soc. zool bot. fenn. Vansmo Helsinki, Helsingfors **VI,** 1928.

Krüger, P.: Innervation und pharmakologisches Verhalten des M. gastrocnemius und M. pectoralis maior der Vögel. Acta anat. **33,** 325–338 (1958).

Kuroda, N.: On the pectoral muscles of birds. Misc. Reports Yamashina Inst. Ornith. Zool. **2,** 50–59 (1960).

–: On the cervical muscles of birds. Misc. Reports Yamashina Inst. Ornith. Zool. **3,** 189–211 (1962).

Lakjer, T.: Studien über die trigeminusversorgte Kaumuskulatur der Sauropsiden. Kopenhagen, 1926.

Lorenz, K.: Die Erfindung der Flugmaschinen in der Evolution der Wirbeltiere. In: Darwin hat recht gesehen. 23–54. Neske, Pfullingen, 1965.

Luther, A., und W. Lubosch: Muskeln des Kopfes, viscerale Muskulatur. In: Bolk, Göppert, Kallius, Lubusch, Handbuch der vergleichenden Anatomie der Wirbeltiere. Bd. 5, 467–540 u. 1011–1105. Urban & Schwarzenberg, Berlin, Wien, 1938.

McLelland, J.: Die Zungenbeinmuskeln bei Gallus gallus. Acta anat. **69,** 81–86 (1969).

Nachtigall, W.: Der Taubenflug in Gleitflugstellung. J. Ornithol. **126,** 30–41 (1979).

Nishi, S.: Muskeln des Rumpfes. In: Bolk, Göppert, Kallius, Lubosch, Handbuch der vergleichenden Anatomie der Wirbeltiere. Bd. 5, 351–442. Urban & Schwarzenberg, Berlin, Wien, 1938.

–: Muskeln des Kopfes, parietale Muskulatur. In: Bolk, Göppert, Kallius, Lubosch, Handbuch der vergleichenden Anatomie der Wirbeltiere. Bd. 5, 447–465. Urban & Schwarzenberg, Berlin, Wien, 1938.

Oehme, H., und N. Kitzler: Die Bestimmung der Muskelleistung beim Kraftflug der Vögel. Zool. Jb. Physiol. **79,** 425–458 (1975).

Ohmori, Y., T. Watanabe, and T. Fujioka: Localization of the Motoneurons Innervating the Forelimb Muscles in the Spinal Cord of the Domestic Fowl. Zbl. Vet. Med. C **11,** 124–137 (1982).

–, –, –: Localization of the Motoneurons Innervating the Hindlimb Muscles in the Spinal Cord of the Domestic Fowl. Zbl. Vet. Med. C **13,** 141–155 (1984).

Raikow, R. J.: Locomotor system. In: King, A. S., and J. McLelland (eds.): Form and Function in Birds. Vol. III, 57–148. Academic Press, London, 1985.

Rawles, M. E., and W. L. Straus: An experimental analysis of the development of the trunc musculature and ribs in the chick. Anat. Rec. **100,** 755 (1948).

Ribbing, L.: Muskeln und Nerven der Extremitäten. In: Bolk, Göppert, Kallius, Lubosch, Handbuch der vergleichenden Anatomie der Wirbeltiere. Bd. 5, 543–652. Urban & Schwarzenberg, Berlin, Wien, 1938.

Romankewitsch, N. A.: Anatomisch-histologische Besonderheiten des Baues der Sehne der vorderen Flügelmembran bei der grauen Gans. Anat. Anz. Bd. **70,** 370–373 (1930).

Sailer, G.: Systematische Anatomie der Musculi subcutanei, mandibulae, Apparatus hyobranchialis, colli, trunci et caudae bei Haushuhn, Haustaube, Hausente. Diss. med. vet. München, 1985.

Schaffer, I.: Über die Sperrvorrichtung in den Zehen der Vögel. Z. wiss. Zool. **73,** 377–428 (1903).

Schestakowa, G. S.: Die Entwicklung der distalen Muskulatur des Vogelflügels. Bull. de la Soc. des Natural. de Mascou, Sect. Biol. **37,** 312 (1928).

Simić, V.: Morphologie und Topographie der Brustmuskeln bei den Hausphasianiden und der Taube. Morph. Jb. **104,** 546–560 (1963).

–, und V. Andrejević: Morphologie der Brustmuskeln bei den Hausschwimmvögeln. Morph. Jb. **106,** 480–490 (1964).

Slezácek, I.: Die Blutgefäßversorgung der Brustmuskulatur beim Haushuhn. 1. Mitt.: Die anatomischen Verhältnisse der Brustmuskeln. Acta Univ. Agric. Brno **16,** 401–408 (1968).

Sótonyi, P.: Die Bewegung des Gänseembryos und Strukturveränderung des M. complexus während des Schlupfes. Abstract Morpholog. Symposium Brno 6–7 (1979).

Starck, D.: Beobachtungen an der Trigeminusmuskulatur der Nashornvögel nebst Bemerkungen über einige Besonderheiten des Vogelschädels und über die Kiefermuskulatur im allgemeinen. Morph. Jb. **84,** 585–623 (1940).

–, und A. Barnikol: Beiträge zur Morphologie der Trigeminusmuskulatur der Vögel, besonders der Accipitres, Cathartidae, Striges und Anseres. Morph. Jb. **94,** 1–64 (1954).

Stettenheim, P. R.: Adaptations for underwater swimming in the common murre (Uria aalge). Ph. D. Diss. University of Michigan, 1959.

Stolpe, M.: Physiologisch-anatomische Untersuchungen über die hintere Extremität der Vögel. J. Ornithol. **80,** 161–272 (1932).

–, und K. Zimmer: Der Vogelflug. Akademische Verlagsgesellschaft, Leipzig, 1939.

–, –: Stütz- und Bewegungssystem. In: Naturgeschichte der Vögel (Berndt, R., und W. Meise, Hrsg.). Vol. I, 46–90. Frankh'sche Verlagshandlung, Stuttgart, 1959.

Straus, W. L.: An experimental study of the origin of the trunk musculature and ribs in the chick. J. Anat. **92,** 471–510 (1953).

Sullivan, G. E.: Anatomy and embryology of the wing musculature of the domestic fowl. Austral. J. Zool. **10,** 458–518 (1962).

Sy, M.: Funktionell-anatomische Untersuchungen am Vogelflügel. J. Ornithol. **84,** 199–296 (1936).

Veselowsky, Z.: Die Schwimmbewegungen der Tauchenten (Aythya spp.). Acta soc. zool. Bohemoslov **16,** 354–376 (1952).

Wicht, D.-I.: Systematische Anatomie der Musculi alae (membri thoracici) bei Haushuhn, Hausente, Haustaube. Diss. med. vet. München, 1985.

Wissdorf, H., M. Heidenreich, E. Brahm, R. Brahm, und W. Bartmann: Flugunfähigkeit — durchgeführte Operationen bei Zoovögeln sowie Beschreibung einer neuen Tenotomiemethode. 19. Intern. Symp. Erkrankg. Zootiere, Poznan, 393–397 (1977).

Zusi, R. L.: The function of the Depressor mandibulae muscle in certain Passerine birds. Auk **76,** 537–539 (1959).

–: The role of the depressor mandibulae muscle in kinesis of the avian skull. Proc. U.S. Nat. Mus. **123,** 1–28 (1967).

Körperhöhlen, Atmungsapparat

ABDALLA, M. A.: The blood supply to the lung. In: KING, A. S., and J. McLELLAND (eds.): Form and Function in Birds. Vol. IV, 281–306, Academic Press, London, 1989.

–, and A. S. KING: The functional anatomy of the pulmonary circulation of the domestic fowl. Resp. Physiol. **23**, 267–290 (1975).

–, –: The functional anatomy of the bronchial circulation of the domestic fowl. J. Anat. **121**, 537–550 (1976).

–, J. N. Maina, A. S. King, and J. HENRY: Morphometrics of the avian lung. 1. The domestic fowl (Gallus gallus variant domesticus). Respir. Physiol. **47**, 267–278 (1982).

AKESTER, A. R.: The comparative anatomy of the respiratory pathways in the domestic fowl (Gallus domesticus), pigeon (Columba livia), and domestic duck (Anas platyrhyncha). J. Anat. (Lond.) **94**, 487–505 (1960).

–, and S. P. MANN: Ultrastructure and innervation of the tertiary-bronchial unit in the lung of Gallus domesticus. J. Anat. (Lond.) **105**, 202–204 (1969).

ANGULO, E.: Structure histologique des sacs aériens des gallinés. Recueil med. vet. **137**, 951–961 (1961).

BANG, B. G., and B. M. WENZEL: Nasal cavity and olfactory system. In: KING, A. S., and J. McLELLAND (eds.): Form and Function in Birds. Vol. III, 195–226. Academic Press, London, 1985.

BARGMANN, W.: Vogellunge. I.: Zur vergleichenden Histologie der Lungenalveole. Z. Zellforsch. mikrosk. Anat. **23**, 335–360 (1936).

–, und A. KNOOP: Elektronenmikroskopische Untersuchungen an der Reptilien- und Vogellunge. Z. Zellforsch. mikrosk. Anat. **54**, 541–548 (1961).

BEERENS, J.: Contribution à l'étude de la respiration des oiseaux. Ann. Physiol. Physicochem. biol. **8**, 839–869 (1932).

BEGO, U., und S. RAPIĆ: Topographische Verhältnisse des Halsteiles von Luft- und Speiseröhre. Vet. Arch. Zagreb **34**, 243–253 (1964).

BIGGS, M. P., and A. S. KING: A new experimental approach to the problem of the air pathway within the avian lung. J. Physiol. London **138**, 282–299 (1957).

BITTNER, H.: Nasenhöhle und ihre Nebenhöhle beim Hausgeflügel. Berl. Münch. Tierärztl. Wschr., 1925.

BOCCIUS, W.: Über den oberen Kehlkopf der Vögel. Diss. Rostock, 1858.

BRACKENBURY, J. H.: Functions of the syrinx and the control of sound production. In: KING, A. S., and J. McLELLAND (eds.): Form and Function in Birds. Vol. IV, 193–220. Academic Press, London, 1989.

BRANDES, G.: Atmung der Vögel. Verh. zool. Ges. Wien, 1923.

–: Beobachtungen und Reflexionen über die Atmung der Vögel. Pflügers Arch. ges. Physiol. **203**, 492–511 (1924).

BRETZ, W. L., and K. SCHMIDT-NIELSSEN: Bird respiration, flow patterns in the duck lung. J. exp. Biol. **54**, 103–118 (1971).

BROMAN, I.: Über die Embryonalentwicklung des Enten-Syrinx. Anat. Anz. **93**, 225–256 (1942).

–: Über die Entwicklung der Syrinx bei den Enten- und Sägervögeln. Morph. Jb. **89**, 159–232 (1943).

BUDDENBROCK, W. v.: Atemmechanik der Vögel. In: BUDDENBROCK, Grundriß der vergleichenden Physiologie, 350–353. Gebr. Borntraeger, Berlin, 1928.

BURKHART, F., und K. BUCHER: Elektromyographische Untersuchungen an der Atemmuskulatur der Taube. Helv. physiol. pharmacol. Acta **19**, 263–268 (1961).

CONRAD, R.: Untersuchungen über den unteren Kehlkopf der Vögel. Z. Zool. **114** (1915).

CORONDAN, GH., C. RADU, L. RADU, und P. MURGĂSANU: Blutversorgung der Lunge beim Huhn (Gallus domesticus). Inst. agron. Timişoara, Lucrâri ştiinţ. Ser. Med. vet. **9**, 59–65 (1966).

COVER, M. S.: The gross and microscopic anatomy of the respiratory system of the turkey. I. The nasal cavity and infra-orbital sinus. II. The larynx, trachea, syrinx, bronchi and lungs. III. The air sacs. Amer. J. vet. Res. **14**, 113–117, 230–238 u. 239–345 (1953).

COWIE, A. F, and A. S. KING: Further observations on the bronchial muscle of birds. J. Anat. (Lond.) **104**, 177–178 (1969).

DÉTÁR, J.: Über die Nasenhöhlen und die Nebenhöhlen der Nase bei Hausvögeln. Diss. med. vet. Budapest, 1933.

DE WET, P. D., M. R. FEDDE, and R. L. KITCHELL: Innervation of the respiratory muscles of Gallus domesticus. J. Morph. **133**, 17–35 (1967).

DOBI, E.: Über den Bau der Hühner- und Entenlunge. Diss. med. vet. Budapest, 1942.

DOOLEY, M. S., and J. KOPPÁNYI: The control of respiration in the domestic duck (Anas boschas). J. Pharmac. Exp. Therap. **36**, 507–518 (1929).

DOTTERWEICH, H.: Versuch über den Weg der Atemluft in der Vogellunge. Z. vergl. Physiol. **11**, 271–284 (1930 a).

–: Ein weiterer Beitrag zur Atmungsphysiologie der Vögel. Z. vergl. Physiol. **18**, 803–809 (1933).

–: Die Atmung der Vögel. Z. vergl. Physiol. **23**, 744–770 (1936).

DUNCKER, H. R.: Der Bronchialbaum der Vogellunge. 62. Verh. Anat. Ges. Marburg 1967, Ergzg. H. zu Anat. Anz. **121**, 287–292 (1968 a).

–: Der Lungenbau der Vögel und ihre Luftsäcke. 62. Verh. Anat. Ges. Marburg 1967, Ergzg. H. zu Anat. Anz. **121**, 597–598 (1968 b).

–: Bautypen der Parabronchien der Vogellunge. 63. Verh. Anat. Ges. Leipzig 1968, Ergzg. H. zu Anat. Anz **125**, 297–302 (1969).

–: Die Vogellunge-Pallaeo- und Neopulmo. 64. Verh. Anat. Ges. Homburg/Saar 1969, Ergzg. H. zu Anat. Anz. **126**, 491–496 (1970 a).

–: Die Austauschoberfläche der Vogellunge — Quantitative Untersuchungen. 65. Verh. Anat. Ges. Würzburg 1970, Ergzg. H. zu Anat. Anz. **128**, 373–375 (1971).

–: The lung air sac system of birds. A contribution to the functional anatomy of the respiratory apparatus. Ergebn. Anat. Entwicklungsgesch. **45**, 1–171 (1971).

–: Structure of avian lungs. Resp. Physiol. **14**, 44–63 (1972).

–: Structure of the avian respiratory tract. Resp. Physiol. **22**, 1–19 (1974).

–: Coelom-Gliederung der Wirbeltiere — Funktionelle Aspekte. Vortrag, Kongreß der Ornithol. Ges. Kiel 10. 9. 1976 (unveröffentl. Manuskript).

–: Funktionsmorphologie des Atemapparates und Coelomgliederung bei Reptilien, Vögeln und Säugern. Verh. dtsch. zool. Ges. 1978, 99–132 (1978).

–: Development of the avian respiratory system. In: Respiratory functions in birds, adult and embryonic (PIJPER, J., ed.), 260–273. Springer, Berlin, Heidelberg, New York, 1978.

–: Coelomic cavities. In: KING, A. S., and J. McLELLAND (eds.): Form and Function in Birds. Vol. I, 39–68. Academic Press, London, 1979.

–: Die funktionelle Anatomie des Lungen-Luftsack-Systems der Vögel, mit besonderer Berücksichtigung der Greifvögel. Prakt. Tierarzt **60**, 209–217 (1979).

–: Funktionelle Anatomie des Lungen-Luftsack-Systems. In: MEHNER, A., und W. HARTFIEL (Hrsg.): Handbuch der Geflügelphysiologie, Teil I, 436–485. Karger, Basel, 1983.

ERDÖS, J.: Über die Luftsäcke der Hausvögel. Állator-

vosi Lapok, Budapest **55** (1932).
FISCHER, G.: Vergleichend anatomische Untersuchungen über den Bronchialbaum der Vögel. Zoologica **19**, 1–45 (1905).
FRAENKEL, G.: Der Atmungsmechanismus des Vogels während des Fluges. Biol. Zbl. **54**, 96 (1934).
GAUNT, A. S., S. L. L. GAUNT, and D. H. HECTOR: Mechanics of the syrinx in Gallus gallus. I. A comparison of pressure events in chickens to those in oscines. Condor **78**, 208–223 (1976).
GEGENBAUR, C.: Über die Nasenmuscheln der Vögel. Jenaische Z. f. Med. **7**, 1–21 (1873).
GERISCH, D.: Die Bronchi atriales in der Lunge des Haushuhnes (Gallus gallus domesticus L.). Ein Beitrag zur Morphologie und Nomenklatur. Diss. med. vet. Hannover, 1971.
GILBERT, D. W.: The avian lung and air-sac system. Auk **56**, 57–63 (1939).
GLEESON, M., and V. MOLONY: Control of breathing. In: KING, A. S., and J. MCLELLAND (eds.): Form and Function in Birds. Vol. IV, 439–484. Academic Press, London, 1989.
GÖPPERT, E.: In: Handbuch der vergleichenden Anatomie der Wirbeltiere. Bd. III. Urban & Schwarzenberg, Berlin, Wien, 1937.
GRAHAM, D. J.: The air stream in the lung of the fowl. Physiologica, Cambridge, **97**, 133–137 (1939).
GUIEYSSE-PELLISSIER, A.: Étude des reactions epitheliales dans les sacs aériens et les bronches des oiseaux. Arch. anat. microsc. **25**, 236–250 (1929).
HAECKER, V.: Über den unteren Kehlkopf der Singvögel. Anat. Anz. **14**, 521–532 (1898).
–: Der Gesang der Vögel. Fischer, Jena, 1900.
HAMBORG, E.: Anatomische Untersuchungen über die Lufträume der Krähe und des Huhnes. Diss. med. vet. Hannover, 1923.
HAMPL, A.: Zur topographischen Anatomie der Nebenhöhlen der Nase beim Huhn. Sbornik VŠZ, Brno **5**, 23–29 (1957).
HAZELHOFF, E. H.: Bouw en functie van de vogellong. Verslag van de gewone vergaderingen der Afdeeling Natuurkunde, Amsterdam **52** (1943).
–: Structure and function of the lung of birds. Poultry Sci. **30**, 3–10 (1951).
KADONO, H., T. OKADA, and K. ONO: Electromyographie studies on the respiratory muscles of the chikken. Poultry Sci. **42**, 121–128 (1936).
KERN, D.: Die Topographie der Eingeweide der Körperhöhlen des Haushuhnes (Gallus domesticus) unter besonderer Berücksichtigung der Serosa- und Gekröseverhältnisse. Diss. med. vet. Gießen, 1963.
KING, A. S.: The structure and function of the respiratory pathways of Gallus domesticus. Vet. Rec. **68**, 544–547 (1956).
–: Structural and functional aspects of the avian lungs and air sacs. In: International Review of General and Experimental Zoology (FELTS, W. J. L., and R. J. HARRISON, eds.). Vol. II. Academic Press, New York, 1966).
–: Functional anatomy of the syrinx. In: KING, A. S., and J. MCLELLAND (eds.): Form and Function in Birds. Vol. IV, 105–192. Academic Press, London, 1989.
–, and J. D. ATHERTON: The identity of the air sacs of the turkey (Meleagris gallopavo). Acta anat. **77**, 78–91 (1970).
–, and A. F. COWIE: The functional anatomy of the bronchial muscle of the birds. J. Anat. **105**, 323–336 (1969).
–, and D. C. PAYNE: The maximum capacities of the lungs and air sacs of Gallus domesticus. J. Anat. London **96**, 495–508 (1962).
MCDONALD, J. W.: Observations on the histology of the lung of gallus domesticus. Br. vet. J. **126**, 89–93 (1970).
MAINA, J. N.: The morphometry of the avian lung. In: KING, A. S., and J. MCLELLAND (eds.): Form and Function in Birds. Vol. IV, 307–368. Academic Press, London, 1989.
–, and A. S. KING: The thickness of the avian blood-gas barrier: qualitative and quantitative observations. J. Anat. **134**, 553–562 (1982).
MAKOWSKI, J.: Beitrag zur Erklärung des Atmungsmechanismus bei Vögeln auf Grund von anatomischen, histologischen und physiologischen Untersuchungen. Pflüger's Arch. ges. Physiol. **240**, 407–418 (1938).
MALEWITZ, T. D., and M. L. CALHOUN: The gross and microscopic anatomy of the digestive tract, spleen, kidney, lungs and heart of the Turkey. Poultry Sci. **37**, 388–398 (1958).
MARCUS, H.: Lungen. In: BOLK, GÖPPERT, KALLIUS, LUBOSCH, Handbuch der vergleichenden Anatomie der Wirbeltiere, Bd. 3, 909–988. Urban & Schwarzenberg, Berlin, Wien, 1937.
MARPLES, B. J.: The structure and development of the nasal glands of bird. Proc. of Zool. Soc. London **1**, 829–844 (1932).
MCLELLAND, J.: Larynx and trachea. In: KING, A. S., and J. MCLELLAND (eds.): Form and Function in Birds. Vol. IV, 69–104. Academic Press, London, 1989.
–: Anatomy of the lungs and air sacs. In: KING, A. S., and J. MCLELLAND (eds.): Form and Function in Birds. Vol. IV, 221–280. Academic Press, London, 1989.
–, and A. S. KING: The gross anatomy of the peritoneal coelomic cavities of Gallus domesticus. Anat. Anz. **127**, 480–490 (1970).
MCLEOD, W. M., and R. P. WAGERS: The respiratory system of the chicken. J. Amer. Vet. med. **95**, 59–70 (1939).
MEYER, A.: Beiträge zur vergleichenden Histologie der Trachea von Huhn, Gans und Ente. Diss. med. vet. Hannover, 1920.
MEYER, J. M.: Studies on the syrinx of Gallus domesticus. J. of Morph. **29**, 166 (1917).
ORR, J. B., and A. WATSON: Study of the respiratory mechanism in the chick. J. Physiol. London **46**, 336–348 (1913).
PAYNE, D. C.: Observations on the functional anatomy of the lungs and air sacs of Gallus dom. Bristol, Univ. Ph. D., 1959/60.
PERRY, S. F.: Mainstreams in the evolution of vertebrate respiratory structures. In: KING, A. S., and J. MCLELLAND (eds.): Form and Function in Birds. Vol. IV, 1–68. Academic Press, London, 1989.
PIJPER, J. (ed.): Respiratory function in birds, adult and embryonic. Springer, Berlin, Heidelberg, New York, 1978.
PLANTEFOL, A., et H. SCHARNKE: Contribution à l'étude du rôle des sacs aériens dans la respiration des oiseaux. Ann. de Physiol. **10**, 83–140 (1934).
POHLMEYER, K., und N. KUMMERFELD: Morphologie der Cavitas nasalis und des Sinus infraorbitalis bei Großpapageien (Psittacidae). Anat. Histol. Embryol. **16**, 170 (1987).
PORTIER, P.: Sur le rôle physiologique des sacs aériens des oiseaux. Compt. rend. soc. biol. **99**, 1327–1329 (1928).
POWELL, F. L., and P. SCHEID: Physiology of gas exchange in the avian respiratory system. In: KING, A. S., and J. MCLELLAND (eds.): Form and Function in Birds. Vol. IV, 393–438. Academic Press, London, 1989.
PURCELL, D. A.: The ultrastructure of tracheal epithelium in the fowl. Res. vet. Sci. **12**, 327–329 (1971).

Quitzow, H.: Die Bronchen der Hühnerlunge. Diss. med. vet. Berlin, 1970.
Rigdon, R. H.: The respiratory system in the white Pekin duck. Poultry Sci. **38**, 196–210 (1959).
–, T. H. Ferguson, and G. L. Feldmann: Air sacs in the turkey. Poultry Sci. **37**, 53–60 (1958).
Santi, G.: Sulla siringe del gallus dom. con particolare riguando al suo sviluppo. Bologna, Camerino, Milano, Pisa, 1929.
Scharnke, H.: Die Bedeutung der Luftsäcke für die Atmung der Vögel. Erg. Biol. **10**, 177–206 (1934).
–: Experimentelle Beiträge zur Kenntnis der Vogelatmung. Z. vergl. Physiol. **25**, 548–583 (1938).
Scheid, P., und J. Pijper: Messung einiger atemphysiologischer Größen am Huhn. Pflügers Arch. ges. Physiol. **297** (1967).
–, –: Messungen zum Gasaustausch am Huhn: Vergleich mit einem Modell der Vogellunge. Pflügers Arch. ges. Physiol. **300** (1968).
–, –: Respiratory mechanics and air flow in birds. In: King, A. S., and J. McLelland (eds.): Form and Function in Birds. Vol. IV, 369–392. Academic Press, London, 1989.
–, H. Slama, and N. Willmer: Volume and ventilation of air sacs in ducks. Studied by inert gas wash-out. Respir. Physiol. **21**, 19–36 (1974).
Scholander, P. F.: Experimental investigations on the respiratory function in diving mammals and birds. Hvalrådets Skr. Norske Videnskaps Akad. Oslo **22**, 1–131 (1940).
Schulze, F. E.: Über die Luftsäcke der Vögel. Verhandl. des 8. internat. Zoologenkongr. zu Graz. 446–482. Fischer, Jena, 1912.
Shepard, R. H., B. K. Sladen, N. Peterson, and T. Enns: Path taken by gases through the respiratory system of the chicken. J. Appl. Physiol. **14**, 733–735 (1959).
Stolpe, M., und K. Zimmer: Atmungs- und Luftsacksystem, Luftzirkulation. In: Berndt, R., und W. Meise, Naturgeschichte der Vögel. Bd. 1, 134–141. Franckh'sche Verlagshandlung, Stuttgart, 1959.
Stresemann, E.: Syrinx. In: Bolk, Göppert, Kallius, Lubosch, Handbuch der vergleichenden Anatomie der Wirbeltiere. Bd. 3, 867–882. Urban & Schwarzenberg, Berlin, Wien, 1937.
Széky, A.: Vergleichende Untersuchungen über die histologische Struktur der mittleren Luftwege einiger Hausvögel. Diss. phil. Budapest, 1934.
Technau, G.: Die Nasendrüsen der Vögel, zugleich ein Beitrag zur Morphologie der Nasenhöhlen. J. Ornithol. **84**, 511–617 (1936).
Tomlinson, J. R.: Breathing of birds in flight. Condor **65**, 514–516 (1963).
–, and R. S. McKinnon: Pigeon wingbeats synchronized with breathing. Condor **59**, 401 (1957).
Tompsett, D. H.: Casts of the pulmonary system of birds. Z. Morph. u. Ökolog. d. Tiere **99**, 614–620 (1957).
Van Matre, N. S.: Avian external respiratory mechanisms. Thesis. Ph. D. Univ. Californ. Davis, Californ., 1957.
Varičak, T.: Über den Bau der Trachealringe des Haushuhnes. Veterinarik archiv, knjiga **10**, 627–633 (1940).
Vos, H. J.: Über den Weg der Atemluft in der Entenlunge. Z. vergl. Physiol. **21**, 552–578 (1935).
Walsh, M.: Upper respiratory disease in avian species: the rhinal cavities, sinuses and cervicocephalic airsac system. Proc. Int. Conf. Avian Medicine, Toronto, 151–155 (1984).
Walter, W. G.: Beiträge zur Frage über den Weg der Luft in den Atmungsorganen der Vögel. Arch. néerland. physiol. **19**, 529–537 (1934).
Wheeler, N. C., W. C. Randall, and W. A. Hiestand: Modified respiratory movements during egg laying in the hen. Proc. Indiana Acad. Sci. **49**, 231 (1939).
White, S. S.: The larynx of Gallus domesticus. Ph. D. Thesis, University of Liverpool, England, 1970.
Wiek, C.: Ein Beitrag zur Morphologie des Luftsacksystems von Gallus dom. unter Verwendung der Injektionsmittel Plastoid, Latex und Latex-PHE. Diss. med. vet. Gießen, 1963.
Wunderlich, L.: Beiträge zur vergl. Anatomie und Entwicklungsgeschichte des unteren Kehlkopfes der Vögel. Nova act. der kais. Leopold.-Carol. deutsch. Akademie d. Naturf. **48** (1884).
Zeuthen, E.: The ventilation of the respiratory tract in birds. Kgl. danske Vid. Selsk. biol. Medd. **17**, 1–51 (1942).
Zimmer, K.: Beiträge zur Mechanik der Atmung bei den Vögeln in Stand und Flug. Auf Grund anatomisch-physiologischer und experimenteller Studien. Zoologica **33/5**, 1–69 (1935).

Verdauungsapparat

Aitken, R. N. C.: A histochemical study of the stomach and intestine of the chicken. J. Anat. London, **92**, 453–466 (1958).
Al-Dabagh, M. A., and A. Muazuz: Correlation of sizes and weights of livers and spleens to the ages and body weights of normal chicks with a note on the histology of these organs in chicks. Vet. Rec. **75**, 397–400 (1963).
Andrew, A.: Intestinal endocrine cells of chicks around the time of hatching. Cell Tiss. Res. **172**, 541–551 (1976a).
–: Endocrine cells of the stomach of chicks around the time of hatching. Cell Tiss. Res. **172**, 553–561 (1976b).
Antony, M.: Über die Speicheldrüsen der Vögel. Zool. Jb. Abt. Anat. u. Ontog. d. Tiere **41**, 547–660 (1920).
Ashcraft, D. W.: The correlation activities of the alimentary canal of the fowl. Am. J. Physiol. **93**, 105–110 (1930).
Aulmann, G.: Mundrachenwand der Vögel und Säuger. Morph. Jb. **39**, 34–82 (1909).
Aureli, G.: Osservazioni sulla ghiandole dell' inglucie di Piccion. Boll. Soc. Eustachiana **46** (1953).
Bakhuis, W. L.: Observations on hatching movements in the chick. Journ. comp. Physiol. Psychol. **67**, 125–132 (1974).
Bath, W.: Die Geschmacksknospen der Vögel und Krokodile. Arch. für Biontologie **1**, 5–47 (1906).
Batojeva, S. Ts., and Ts. Zh. Batojev: On the anatomy of the pancreas of domestic birds. Arkh. Anat. Histol. Embriol. **63**, 105–108 (1972).
Beams, H. W., and K. R. Meyer: The formation of pigeon milk. Anat. Rec. **41**, 70–83 (1928), und Physiol. Zool. **4**, 486–500 (1931).
Bergner, H., und H. A. Ketz: Verdauung, Resorption, Intermediärstoffwechsel bei landwirtschaftlichen Nutztieren. VEB Deutscher Landwirtschaftsverlag, Berlin, 1969.
Berkhoudt, H.: Structure and function of avian taste receptors. In: Form and Function in Birds (eds. King, A. S., and J. McLelland). Vol. III. 463–496. Academic Press, London, 1985.
Berlich, H.-D.: Topographie und Anatomie des Verdauungstraktes der Waldschnepfe (Scolopax rusticola L. 1758). Schriften des Arbeitskreises für Wildbiologie und Jagdwissenschaft an der Justus-Liebig-Universität Gießen, Heft 5. Enke, Stuttgart, 1979.
Bica Popii, O., şi Z. Truică: Cercetări anatomice asupra morfologiei pancreasului la păsările domestice.

Lucr. stiint. Inst. agronomic, Bucuresti, Seria C, XV, 47–53 (1972).
BITTNER, H.: Die Sektion des Hausgeflügels und der Versuchsvögel. Berl. tierärztl. Wschr. **40,** 99–101 (1924).
–: Beitrag zur topographischen Anatomie der Eingeweide des Huhnes. Z. Morph. u. Ökol. der Tiere. **3,** 785–793 (1925).
BÖKER, H.: Flugvermögen und Kropf bei Opisthocomus cristatus und Stringops habroptilus. Morph. Jb. **63,** 152– 207 (1929).
BORTOLAMI, R., e R. BOMBARDIERI: Il tratto esofageo negli Uccelli domestici. La Nuova Veterinaria **9-10-11** (1954).
BROWNE, T.G.: Digestive system of fowl. J. Comp. Path. and Therap. **35,** 12–32 (1922–23).
BUCCIOLINI, M.G.: Contributo allo sviluppo della mizza nel pollo. Arch. ital. Anat. Embriol. **69,** 461–491 (1964).
BUCH, H.: Beobachtungen an der Taubenleber. Anat. H. **45,** 285–305 (1912).
BURROWS, W.H.: The surgical removal of the gizzard from the domestic fowl. Poultry Sci. **15,** 290–293 (1936).
CALHOUN, M.L.: The microscopic anatomy of the digestive tract of Gallus domesticus. Iowa State College J. Sci **VII,** 261–283 (1933).
–: Microscopic anatomy of the digestive system of the chicken. Iowa State College Press, Ames, Iowa, 1954.
CHODNIK, K.S.: A cytological study of the alimentary tract of the domestic fowl. (Gallus domest.). Quart. J. Microsc. Sci. **88,** 419–443 (1947).
–: Cytology of the glands associated with the alimentary tract of domestic fowl (Gallus domest.). Quart. J. Microsc. Sci. **89,** 75–87 (1948).
CLARA, M.: Das Pankreas der Vögel. Anat. Anz. **57,** 257–266 (1924).
–: Über einige bisher wenig bekannte Zellformen im Darmepithel der Vögel. 88. Vers. deutsch. Naturf. u. Ärzte. Innsbruck, 1924.
–: Beiträge zur Kenntnis des Vogeldarmes. I. Teil. Mikroskopische Anatomie. Z. mikrosk.-anat. Forsch. **4,** 346–416 (1925).
–: Beiträge zur Kenntnis des Vogeldarmes. II. Teil. Die Hauptzellen im Darmepithel. Z. mikrosk.-anat. Forsch. **6,** 1–27 (1926).
–: Beiträge zur Kenntnis des Vogeldarmes. III. Teil. Die basalgekörnten Zellen des Darmepithels. Z. mikrosk.-anat. Forsch. **6,** 28–54 (1926).
–: Beiträge zur Kenntnis des Vogeldarmes. IV. Teil. Über das Vorkommen von Körnerzellen vom Typus der PANETHschen Zellen bei den Vögeln. Z. mikrosk.-anat. Forsch. **6,** 55–75 (1926).
–: Beiträge zur Kenntnis des Vogeldarmes. V. Teil. Die Schleimbildung im Darmepithel mit besonderer Berücksichtigung der Becherzellen-Frage. 256–304. VI. Teil. Das lymphoretikuläre Gewebe im Darmrohre mit besonderer Berücksichtigung der leucozytären Zellen. 305–350. Z. mikrosk.-anat. Forsch. **VI.** (1926).
–: Beiträge zur Kenntnis des Vogeldarmes. VII. Teil. Die LIEBERKÜHN'schen Krypten. Z. mikrosk.-anat. Forsch. **VIII,** 1/2, (1927). VIII. u. letzter Teil. Das Problem des Rumpfdarmschleimhautreliefs. Z. mikrosk.-anat. Forsch. **IX,** 1/2, (1927).
–: Bau und Entwicklung des sogenannten Fettgewebes beim Vogel. Zschr. mikrosk.-anat. Forsch. **19,** 32–113 (1929).
COLELLA, G., F. VARVELLA, e G. BUDETTA: Sulla circolazione sanguigna e sulle vie biliari del fegato di anatra domestica. (Blood circulation and bile ducts of the liver of the domestic duck.) Boll. d. Soc. di Biol. Sperim. **59,** 432–438 (1983).

CORNSELIUS, C.: Morphologie, Histologie und Embryologie des Muskelmagens der Vögel. Morph. Jb. **54,** 507–559 (1925).
CORTI, A.: Contributo alla migliore conoscenza dei diverticuli ciechi dell'intestino posteriore degli uccelli. Ric. morfol. Biol. animale **3,** 211–295 (1923).
COUCH, J.R., H.L. GERMAN, D.R. KNIGHT, P.S. PARKS, and P.B. PEARSON: The importance of the cecum in intestinal synthesis in the mature domestic fowl. Poultry Sci. **29,** 52–58 (1950).
CROMPTON, D.V.T., and M.C. MESHEIM: A note on the biliary system of the domestic duck and a method for collecting bile. J. Exp. Biol. **56,** 545–550 (1971).
DAVIES, W.L.: The composition of the crop milk of pigeons. Biochem. J. **33,** 898–901 (1939).
D'ESTE, L., S. CAMPO, E. SALVI, and L. RENDA: Ontogenesis of bombesin-like immunoreactive cells in the chicken proventriculus. Bas. Appl. Histochem. **28,** 143–150 (1984).
DIMALINE, R, and G.J. DOCKRAY: Actions of a new peptide from porcine intestine (PHI) on pancreatic secretion in the rat and turkey. Life Sciences **27,** 1947–1951 (1980).
DULZETTO, F.: Sulla ghiandole del gozzo di Columba livia. Arch. biol. **38,** 173–199 (1928 a).
EGLITIS, I., and R.A. KNOUFF: An histological analysis of the inner lining and glandular epithelium of the chicken glizzard. Amer. J. Anat. **111,** 49–65 (1962).
ELIAS, H.: Liver morphology. Biol. Rev. Cambridge Phil. Soc. **30,** 263–310 (1955).
–, and H. BENGELSDORF: The structure of the liver of vertebrates. Acta anat. **14,** 297–337 (1952).
EVANS, H.E.: Guide to the study and dissection of the chicken. Ithaca, New York, 1952.
FEDER, F.H.: Beitrag zur makroskopischen und mikroskopischen Anatomie des Verdauungsapparates beim Wellensittich (Melopsittacus undulatus). Anat. Anz. **125,** 233–255 (1969).
–: Strukturuntersuchungen am Ösophagus verschiedener Vogelarten. Zbl. Vet. Med. C **1,** 201–211 (1972).
–: Zur mikroskopischen Anatomie des Verdauungsapparates beim Nandu (Rhea americana). Anat. Anz. **132,** 250–265 (1972).
FEHÉR, G.: Der Vorgang des Schlüpfens bei Gans und Ente. Anat. Histol. Embryol. **17,** 107–120 (1988).
–, und T. FANCSI: Vergleichende Morphologie der Bauchspeicheldrüse von Hausvögeln. Acta vet. Acad. Sci. Hung. **21,** 141–164 (1971).
FLECHSING, G.: Makroskopische und mikroskopische Anatomie der Leber und des Pankreas bei Huhn, Truthuhn, Ente, Gans und Taube. Diss. med. vet. Leipzig, 1964.
FOELIX, R.F.: Vergleichend-morphologische Untersuchungen an den Speicheldrüsen körnerfressender Singvögel. Zool. Jb. Abt. Anat. **87,** 523–587 (1970).
GADOW, H.: Versuch einer vergleichenden Anatomie des Verdauungssystems der Vögel I/II. Jena. Z. Naturwiss. **13,** 97–171 u. 339–403 (1879).
GENTLE, M.J.: The lingual taste buds of Gallus domesticus. Brit. Poult. Sci. **12,** 245–248 (1971).
GEORGESCU, P.: Leber beim Geflügel. Diss. med. vet. Bukarest, 1910.
GERSCHIK, E.: Mikroskopische Anatomie des Enddarmes der Vögel. Aquila **19,** 210–269 (1912).
–: Histologische Untersuchungen der Unterkieferdrüse (Glandula mandibularis) der Vögel, Aquila, Budapest, **20,** 331–374 (1913).
–: Die Entstehung der keratinoiden Schicht im Muskelmagen der Vögel. Aquila, Budapest **21,** 99–120 (1914).
–: Über den Bau der Milz einiger Vögel mit besonderer Berücksichtigung der SCHWEIGGER-SEIDELschen Capillarhülsen. Aquila, Budapest, **22,** 133 (1915).
–: Über die PANETHschen Zellen und basalgekörnte Zel-

len im Dünndarm der Vögel. Aquila, 29, 149–155 (1922).
GRAU, H.: Artmerkmale am Darmkanal unserer Hausvögel. Berl. Münch. Tierärztl. Wschr. 23/24, 176–179 (1943).
GRZYCKI, S.: Variability and structure of tactile corpuscles in the birds' tongues. Morph. Jb. 119, 427–433 (1973).
GÜNTERT, M.: Morphologische Untersuchungen zur adaptiven Radiation des Verdauungstraktes bei Papageien (Psittacidae). Zoo. J. Anat. 106, 471–526 (1981).
GUPTA, S. C., C. D. GUPTA, and S. B. GUPTA: Intrahepatic patterns of the biliary ducts in the chick liver (Gallus gallus domesticus). Anat. Anz. 151, 64–69 (1982).
HABECK, R.: Die Durchgangszeiten verschiedener Futtermittel durch den Verdauungskanal bei Hühnern und Tauben. Wiss. Arch. Landwirtsch. Abt. B. Arch. Tierernähr. u. Tierz. 2, 626–663 (1930).
HALBUER, M.: Darstellung des Verdauungstrakts und seiner Gefäße beim Truthuhn (Meleagris gallopavo). Diss. med. vet. Hannover, 1980.
HAUKE, CH.: Histologische, histochemische und ultrastrukturelle Untersuchungen am Drüsen- und Muskelmagen der Japanischen Wachtel (Coturnix coturnix japonica). Diss. med. vet. München, 1987.
HEIDRICH, K.: Anatomisch-physiologische Untersuchungen über den Schlundkopf des Vogels mit Berücksichtigung der Mundhöhlenschleimhaut und ihrer Drüsen bei Gallus domesticus. Diss. med. vet. Gießen, 1905.
–: Mundhöhlenschleimhaut und ihre Drüsen bei Gallus domesticus. Morph. J. 37, 10–69 (1908).
HENRY, K. M., A. J. MACDONALD, and H. E. MAGEE: Observations on the functions of the alimentary canal in fowls. J. Exptl. Biol. 10, 153–171 (1933).
HEUPKE, W., und J. FRANZEN: Ein Vergleich der Verdauungsvorgänge bei Mensch und Vögeln. Arch. Tierernähr. 7, 48–53 (1957).
HEUSER, G. F.: The rate of passage of feed from the crop of the hen. Poultry Sci. 24, 20–24 (1945).
HICKEY, J. J., and H. ELIAS: The structure of the liver of birds. Auk 71, 458–462 (1954).
HILL, W. C. O.: A comparative study of the pancreas. Proc. zool. Soc. Lond. 1, 581–631 (1926).
HILLERMAN, J. P., F. H. KRATZER, and W. O. WILSON: Food passage through chickens and turkeys and some regulating factors. Poultry Sci. 32, 332–335 (1953).
HODGES, R. D.: The Histology of the Fowl. Academic Press, London, New York, 1974.
HÖLTING, H.: Über den mikroskopischen Bau der Speicheldrüsen einiger Vögel. Diss. med. vet. Gießen, 1912.
HOFER, H.: Die Gaumenlücken der Vögel. Acta Zool. (Stockholm) 30 (1949).
HOMBERGER, D. G.: Funktionelle morphologische Untersuchungen zur Radiation der Ernährungs- und Trinkmethoden der Papageien (Psittacii). Bonn. zool. Morphologie 13, 1–92 (1980).
HVIDSTEN, H., und B. ESKELAND: Verdauung. In: MEHNER, A., und W. HARTFIEL (Hrsg.), Handbuch der Geflügelphysiologie, Teil II, 618–647. Karger, Basel, 1983.
IHNEN, K.: Bewegungsmechanismus, Fütterungs- und Entleerungszeiten des Kropfes bei Huhn und Taube. Fortschr. Landwirtsch. 2, 797–798 (1927).
–: Beiträge zur Physiologie des Kropfes bei Huhn u. Taube. II. Mitteilung. Entleerung d. Kropfes bei verschiedenartiger Nahrung. Arch. ges. Physiol. 218, 767–782 (1928).
–: Beitrag zur Physiologie des Kropfes bei Huhn u. Taube. Arch. ges. Physiol. 218, 783–796 (1928).

JABLAN-PANTIC, O., und N. ANTONIJEVIC: Intrahepatitichni joutchni poutevi domatche jivine. (Intrahepatische Gallenwege beim Hausgeflügel.) Acta Vet. Belgrad X, 91–102 (1960).
JAECKEL, H.: Über die Bedeutung der Steinchen im Hühnermagen. Beitr. Physiol. 3, 11–38 (1925).
JOHNSTON, W. T.: Digestive organs of the chicken. West. Wash. Mo. Sta. Bul. 8 (1920).
JOOS, CH.: Untersuchungen über die Histogenese der Drüsenschicht des Muskelmagens bei Vögeln. Rev. Suisse Zool. 59, 315–338 (1952).
JOUANNEAU, F.: Anatomie comparée de l'estomac, du foie, du pancréas et de la rate chez la poule (Gallus gallus L.) et la pintade (Numida meleagris). Thèse Ecole Nationale Vétérinaire d'Alfort, 1974.
KADEN, L.: Über Epithel und Drüsen des Vogelschlundes. Zool. Jb. Abt. Anat. 61, 421–466 (1936).
KAISER, H.: Beiträge zur makro- u. mikroskopischen Anatomie des Gänse- u. Taubendarmes. Diss. med. vet. Hannover, 1924.
KAPPELHOFF, W.: Zum mikroskopischen Bau der Blinddärme des Huhnes (Gallus domesticus L.) unter besonderer Berücksichtigung ihrer postembryonalen Entwicklung. Diss. med. vet. Gießen, 1958.
KERÉNYI, Z.: Der Verdauungsapparat des Kanarienvogels (Serinus canarius L.). Diss. med. vet. Budapest, 1936.
KERN, D.: Die Topographie der Eingeweide der Körperhöhle des Haushuhnes (Gallus domesticus) unter besonderer Berücksichtigung der Serosa- und Gekröseverhältnisse. Diss. med. vet. Gießen, 1963.
KERSTEN, A.: Die Entwicklung der Blinddärme bei Gallus domesticus unter Berücksichtigung der Ausbildung des gesamten Darmkanals. Arch. mikrosk. Anat. 79, 114–174 (191).
KINGSBURY, J. W., V. G. ALLEN, and B. A. ROTHERAM: The histological structure of the beak in the chick. Anat. Rec. 116, 95–115 (1953).
KLEMM, R. D., C. E. KNIGHT, and S. STEIN: Gross and microscopic morphology of the Glandula proctodealis (foam gland) of Coturnix c. japonica (Aves). J. Morph. 141, 171–184 (1973).
KNECHTEL, A.: Untersuchungen über den Kropfmechanismus beim Huhn. Wien. tierärztl. Mschr. 21, 646 (1934).
–, und K. STEINMETZER: Über den Kropfmechanismus beim Huhn. Wien. tierärztl. Mschr. 22 (1935).
KRÜGER, A.: Beiträge zur makro- u. mikroskopischen Anatomie des Darmes vom Gallus domesticus mit besonderer Berücksichtigung der Darmzotten. Diss. med. vet. Hannover, 1923.
KUMAGAI, T, and S. UKAI: Studies on the internal secretion of the pancreas. (15th report.) Tohoku J. exp. Med. 16, 157–168 (1930).
LATIMER, H., and J. L. OSBORN: The topography of the viscera of the chicken. Anat. Rec. 26, 275–289 (1923).
–: Growth changes in the body and some of the organs of the chick at time of hatching. Anat. Rec. 39, 215–228 (1928).
LEIBER, A.: Vergleichende Anatomie der Spechtzunge. Zoologica (Stuttgart) 51 (1907).
LENKEIT, W.: Der Einfluß verschiedener Ernährung auf die Größenverhältnisse des Magen-Darmkanals beim Geflügel. Arch. f. Geflügelk. 8, 116–129 (1934).
LEOPOLD, A. S.: Intestinal morphology of gallinaceus birds in relation to food habits. J. Wildlife Management 17, 197–203 (1953).
LILLIE, F. R.: Development of the Chick (revised by HAMILTON, H. L.), 3rd ed., Holt, Rinehart & Winston, New York, 1952.
LITWER, G.: Die histologischen Veränderungen der Kropfwandungen bei Tauben zur Zeit der Bebrütung und Ausfütterung ihrer Jungen. Z. Zellforsch. 3,

695–722 (1926).
LUPPA, H.: Histologie, Histogenese und Topochemie der Drüsen des Sauropsidenmagens. II. Aves. Act. histochem. 13, 233 (1962).
LYONS, W. R., and E. PAGE: Response of the pigeon crop gland to prolactin. Proc. Soc. exp. Biol. (N. Y.) 32, 1049–1053 (1935).
MALEWITZ, T. D., and M. L CALHOUN: The gross and microscopic anatomy of the digestive tract, spleen, kidney, lungs and heart of the Turkey. Poultry Sci. 37, 388–398 (1958).
MANGOLD, E.: Über die Bedeutung der Steinchen im Hühnermagen. Sitz.ber. Ges. Naturforsch. Freunde Berlin, 20–21 (1927).
MATHIEU, W.: Beiträge zur makro- und mikroskopischen Anatomie des Vogeldarmes. Diss. med. vet. Hannover, 1923.
McCALLION, D. J., and H. E. AITKEN: A cytological study of the anterior submaxillary glands of the fowl (Gallus domesticus). Can. J. Zool. 31, 173–178 (1953).
McLELLAND, J.: Digestive system. In: KING, A. S., and J. McLELLAND (eds.): Form and Function in Birds. Vol. I, 69–182. Academic Press, London, 1979.
METZ, K.: Die hepatopankreatischen Ausführungsgangsysteme der Japanischen Wachtel (Coturnix coturnix japonica), ein injektionstechnischer Beitrag. Diss. med. vet. München, 1988.
MEUSEL, S.: Beitrag zur makroskopischen und mikroskopischen Anatomie des Mittel- und Enddarmes der Hausente. Diss. med. vet. Leipzig, 1966.
MEYER, W.: Beiträge zur Histologie der Vogelleber. Diss. med. vet. Hannover, 1921.
MEZGER, C.: Morphologische und topographische Untersuchungen am Darm des Fasans (Phasianus colchicus Linné 1758) einschließlich der assoziierten Strukturen. Schriften des Arbeitskreises für Wildbiologie und Jagdwissenschaft an der Justus-Liebig-Universität Gießen, Heft 14. Enke, Stuttgart, 1984.
MICHEL, G.: Zur Histologie und Histochemie der Schleimhaut des Drüsen- und Muskelmagens von Huhn und Ente. Mh. Vet.-med. 26, 907–911 (1971).
MIYAKI, T.: The hepatic lobule and its relation to the distribution of blood vessels and bile ducts in the fowl. Jap. J. vet. Sci. 35, 403–410 (1973).
MIKAMI, S., K. TANIGUCHI, and T. ISHIKAWA: Immunocytochemical localization of the pancreatic islet cells in the Japanese quail, Coturnix coturnix japonica. Jap. J. vet. Sci. 47, 357–369 (1985).
MUTHMANN, E.: Beiträge zur vergleichenden Anatomie der Blinddärme und der lymphoiden Organe des Darmkanals bei Säugetieren und Vögeln. Anat. H. 48 (1913).
NAGELSCHMIDT, L.: Die Langerhansschen Inseln der Bauchspeicheldrüse bei den Vögeln. J. Morph. mikr. Anat. 45, 200–255 (1939).
NAGY, L.: Vergleichende Untersuchungen über die Struktur der Leber, der Gallenblase und der Gallenwege bei dem Geflügel. Diss. med. vet. Budapest, 1933.
NAGY, Z. A.: Histologische Untersuchungen über die topographische Verteilung vom Bursa- und Thymus-Typ sowie der Plasmazellen in der Milz von Junghühnern. Zbl. Vet. Med. A 17, 422–429 (1970).
NIETHAMMER, G.: Zur Histologie und Physiologie des Taubenkropfes. Zool. Anz. 97, 93–103 (1931).
–: Anatomisch-histologische und physiologische Untersuchungen über die Kropfbildungen der Vögel. Mit besonderer Berücksichtigung der Umbildung im Kropfe brütender Tauben. Z. wiss. Zool. A 144, 12–101 (1933).
OKAMOTO, T., and S. FUJII: An electron microscopic study on endocrine cells in the pyloric region of the duck. Jpn. J. Vet. Sci. 42, 169–176 (1980).

–, M. SUGIMURA, and N. KUDO: Distribution of endocrine cells in duck digestive tracts. J. Fac. Fish. Anim. Husb. 15, 127–134 (1976).
–, J. YAMADA, and T. IWANAGA: Distribution and ultrastructure of gastrin cells in the duck digestive tract. Jpn. J. Vet. Sci. 42, 643–649 (1980).
OLIVIO, O. M.: Structure de la membrane kératinoïde de l'estomac musculaire de Gallus gallus. Acta anat. 4, 213–217 (1947).
PAIK, Y. K., T. FUJIOKA, and M. YASUDA: Division of pancreatic lobes and distribution of pancreatic ducts. Jap. J. vet. Sci. 36, 213–229 (1974).
PASTEA, E., A. NICOLAU, V. POPA, I. MAY, und I. ROSCA: Untersuchungen zur Morpho-Physiologie des Magenkomplexes der Ente. Zbl. Vet. Med. A 16, 450 (1969).
PAULSON, G, and C. STRUBLE: Bile collection and intestinal perfusion in the restrained chicken. Poultry Sci. 60, 867–870 (1981).
PAVAUX, C., et A. JOLLY: Note sur la structure vasculocanaliculaire du foie des oiseaux domestiques. Rev. Méd. Vét. 119, 445–466 (1968).
PERL, A.: Das Röntgenbild des Verdauungstraktes beim gesunden Huhn. Diss. med. vet. Zagreb, 1943.
PERNKOPF, E.: Beiträge zur vergleichenden Anatomie des Vertebratenmagens. Muskelmagen der Vögel. Z. Anat. Entwgesch. 91, 178–387 (1930).
–: Die Vergleichung der verschiedenen Formentypen des Vorderdarmes der Kranioten. In: BOLK, GÖPPERT, KALLIUS, LUBOSCH, Handbuch der vergleichenden Anatomie der Wirbeltiere. Bd. 3, 477–562. Urban & Schwarzenberg, Berlin, Wien, 1937.
–, und J. LEHNER: Vorderdarm. Vergleichende Beschreibung des Vorderdarmes bei den einzelnen Klassen der Kranioten. In: BOLK, GÖPPERT, KALLIUS, LUBOSCH, Handbuch der vergleichenden Anatomie der Wirbeltiere, Bd. 3, 349–476. Urban & Schwarzenberg, Berlin, Wien, 1937.
PILZ, H.: Artmerkmale am Darmkanal des Hausgeflügels (Gans, Ente, Huhn, Taube). Morph. Jb. 79, 275–304 (1937).
PINTO E SILVA, P., C. F. JOAQUIM, S. MELLO DIAS, y V. J. M. CAMPOS: Contribuição ao estudo das vias bilíferas em Gallus gallus. Cientifica (Brazil) 6, 431–436 (1978).
POLAK, J. M., A. G. E. PEARSE, C. ADAMS, and J. C. GARAUD: Immunohistochemical and ultrastructural studies on the endocrine polypeptid (APUD) cells of the avian gastrointestinal tract. Experientia 30, 564–567 (1974).
PORTMANN, A.: Le tube digestif. In: Traité de Zoologie (GRASSÉ, P. P., ed.) XV, 270–289. Masson, Paris, 1950.
PRAAST, M.: Beiträge zur vergleichenden Anatomie und Histologie des Oesophagus der Vögel. Diss. med. vet. Hannover, 1923.
PREUSS, F., K. DONAT, und G. LUCKHAUS: Funktionelle Studie über die Zunge der Hausvögel. Berl. Münch. Tierärztl. Wsch. 82, 45–48 (1969).
PURTON, M. D.: Structure and ultrastructure of the liver in the domestic fowl, Gallus gallus. J. Zool. Lond. 159, 273–282 (1969).
RENSCH, B.: Organproportionen und Körpergröße bei Vögeln und Säugetieren. Zool. Jb. Physiol. 61, 337–412 (1948).
RÖSELER, M.: Die Bedeutung des Blinddarms des Haushuhnes für die Resorption der Nahrung und die Verdauung der Rohfaser. Z. Tierzücht. und Zücht.-Biol. 13, 281–310 (1929).
ROHRSSEN, W.: Ein Beitrag zur mikroskopischen Anatomie der Gallenwege des Huhnes. Diss. med. vet. Hannover, 1924.
ROUX, W.: Über die funktionelle Anpassung des Mus-

kelmagens der Gans. Arch. Entwicklungsmech. der Organismen, 461–499 (1906).
ROSENBERG, L. E.: Microanatomy of the duodenum of the turkey. Hilgardia 13, 625–643 (1941).
SAITO, J.: Comparative anatomical studies of the oral organs of poultry. IV. Macroscopical observations of the salivary glands. Bull. Fac. Agric. Univ. Miyazaki 12, 110–120 (1966).
SCHARNKE, H.: Über den Bau der Zunge der Nectariniidae, Promeropidae und Drepanididae, nebst Bemerkungen zur Systematik der blütenbesuchenden Passeres. J. Ornithol. 80, 114–123 (1932).
SCHEURER, M.: Histologische, histochemische und ultrastrukturelle Untersuchungen am Pankreas der Japanischen Wachtel (Coturnix coturnix japonica). Diss. med. vet. München, 1988.
SCHLABRITZKY, E.: Die Bedeutung der Wachstumsgradienten für die Proportionierung der Organe verschieden großer Haushuhnrassen. Z. Morph. u. Ökol. Tiere 41, 278–310 (1953).
SCHUMACHER, S.: Über die Entwicklung der Oesophagusdrüsen beim Huhn. Verh. d. anat. Ges. 58–63 (1925).
–: Die Entwicklung der Glandulae oesophageae des Huhnes. Z. mikrosk.-anat. Forsch. 5, Festschr. f. R. FICK (1926).
SENGLAUB, K.: Vergleichende metrische und morphologische Untersuchungen an Organen. I. Teil: Das Körpergewicht, Herzgewicht, Lebergewicht, Kaumagengewicht, Darmlänge und am Kleinhirn von Wild-, Gefangenschafts- und Hausenten. Morphol. Jb. 100, 11–62 (1960).
SIMIĆ, V., und N. JANCOVIĆ: Ein Beitrag zur Kenntnis der Morphologie und Topographie der Leber beim Hausgeflügel und der Taube. Acta vet. (Beogr.) 9, 7–34 (1959).
–, –: Ein Beitrag zur Morphologie und Topographie der Leber beim Hausgeflügel und der Taube. Wien. Tierärztl. Mschr. (Festschr. Schreiber) 47, 154–175 (1960).
SIPPEL: Das Munddach der Vögel und Säuger. Morph. Jb. 37, 490–524 (1907).
SNAMENSKIJ: Abhängigkeit der Darmlänge bei Vögeln von der Nahrungsart. Prakt. vet. i. Konev. (russ.) 10 (1927).
SOLIS, A., and J. QUITAZOL: Anatomical observations on the digestive system of the Japanese quail. Philipp. J. vet. Med. 3, 139–149 (1964).
STEINBACHER, J.: Untersuchungen über den Zungenapparat indischer Spechte. J. Ornithol. 82, 399–408 (1934).
STEINMETZER, K.: Die zeitlichen Verhältnisse beim Durchwandern von Futter durch den Magen-Darm-Kanal des Huhnes. Arch. ges. Physiol. 206, 500–505 (1924).
STURKIE, P. D.: The reputed reservoir function of the spleen of the domestic fowl. Amer. J. Physiol. 138 (1942/43).
TROSSARELLI, F.: Contributo alla conoscenza del diverticolo vitellino dell'intestino di Uccelli. Monit. zool. ital. 41 (1930).
TUCKER, R.: Contributions to the development of the salivary glands of birds. II. Development of the dorsal lingual gland in the tongue of the fowl. Z. mikrosk.-anat. Forsch. 71, 158–171 (1964).
–: Contributions to the development and histogenesis of the salivary glands of birds. III. The marginal lingual gland and epithelium of the margin of the tongue in the fowl. Z. mikrosk.-anat. Forsch. 71, 305–309 (1964).
–: Contributions to the development and histogenesis of the salivary glands in the fowl. IV. The intermandibular gland and its relationship to the papillary system in the tongue of the fowl. Z. mikrosk.-anat. Forsch. 71, 310–330 (1964).
VAILLANT, C., G. J. DOCKRAY, and J. H. WALSH: The avian proventriculus is an abundant source of endocrine cells with bombesin-like immunoreactivity. Histochem. 64, 307–314 (1979).
VALETH, J.: Vergleichende Untersuchungen über die histologische Struktur des Enddarmes und der Kloake der Hausvögel. Diss. med. vet. Budapest, 1934.
VARIĆAK, T.: Über die Entwicklung des Muskelmagens des Haushuhnes. Veterinarski Archiv, Zagreb. 6, 374–409 (1936).
WAGNER, E.: Untersuchungen über das absolute und relative Gewicht der Organe vom Haushuhn. Diss. med. vet. Leipzig, 1924.
WEBER, A., et P. FERRET: Les conduits biliaires et pancréatiques chez le canard domestique. Bibl. anat. 12, 164–182 (1903).
WEBER, W.: Zur Histologie und Cytologie der Kropfmilchbildung der Taube. Z. Zellforsch. 56, 247–276 (1962).
WEIHRAUCH, K. D., und B. SCHNORR: Die Feinstruktur des Epithels der Hauptausführungsgänge der Leber und des Pankreas vom Haushuhn. Anat. Anz. 143, 37–49 (1978).
WERNER, CL. F.: Allometrische Größenunterschiede und die Wechselbeziehung der Organe (Untersuchungen am Kopf der Vögel). Acta anat. 50, 135–157 (1962).
WILDFEUER, A.: Ein Beitrag zur Morphologie der Hühnerleber. Diss. med. vet. Gießen, 1963.
YAMADA, K.: The ultrastructure of quail gall bladder epithelium. Acta anat. 84, 282–301 (1973).
ZIETZSCHMANN, O.: Über eine eigenartige Grenzzone in der Schleimhaut zwischen Muskelmagen und Duodenum beim Vogel. Anat. Anz. 33, 456–460 (1908).
–: Schleimhaut des Muskelmagens und Duodenum beim Vogel. Anat. Anz. 33 (1908).
–: Der Verdauungsapparat der Vögel. In: Handbuch der vergleichenden mikroscopischen Anatomie der Haustiere (ELLENBERGER, W., ed.). Bd. 3, 377–416. Parey, Berlin, 1911.
ZISWILER, V.: Der Verdauungstrakt körnerfressender Singvögel als taxonomischer Merkmalkomplex. Schweiz. Zool. Ges. Basel 620–628 (1967).
–: Zungenfunktionen und Zungenversteifung bei granivoren Singvögeln. Rev. Suisse Zool. 86, 823–831 (1979).
–, and D. S. FARNER: Digestion and the digestive system. In: Avian Biology (FARNER, D. S, and J. R. KING, eds.). Vol. 2. Academic Press, London, 1962.
ZÜLICKE, P.: Beitrag zur Anatomie und Histologie des Mittel- und Enddarmes der Gans. Diss. med. vet. Leipzig, 1966.
ZWEERS, G. A.: Structure, movement and myography of the feeding apparatus of the Mallard (Anas platyrhynchos L.). Neth. J. Zool. 24, 323–467 (1974).
–: The Feeding System of the Pigeon (Columba livia L.). Advances in Anatomy, Embryology and Cell Biology. Vol. 73. Springer, Berlin, Heidelberg, New York, 1982.
–, A. F. CH. GERRITSEN, and P. J. VAN KRANENBURG-VOOGD: Mechanics of feeding of the mallard (Anas platyrhynchos; Aves, Anseriformes). Contrib. Vert. Evol. 3, 1–110 (1977).

Harnorgane

AKESTER, A. R.: Renal portal shunts in the kidney of the domestic fowl. J. Anat. (Lond.) 101, 569–594 (1967).
BERGER, CH.: Mikroskopische und histochemische Un-

tersuchungen an der Taubenniere. Diss. med. Berlin, 1962.
BROEK, V. D., A. J.: Harnorgane. In: BOLK, GÖPPERT, KALLIUS, LUBOSCH, Handbuch der vergleichenden Anatomie der Wirbeltiere, Bd. 5, 683–848. Urban & Schwarzenberg, Berlin, Wien, 1938.
DANTZLER, W. A, and E. J. BRAUN: Comparative nephron function in reptiles, birds and mammals. Am. J. Physiol. 239, 197–213 (1980).
DAVIES, J.: The pronephros and the early development of the mesonephros in the duck. J. Anat. 84, 95–103 (1950).
ENBERGS. H., und B. PERLEBACH: Nierentätigkeit. In: MEHNER, A., und W. HARTFIEL (Hrsg.) Handbuch der Geflügelphysiologie. Teil II, 862–895. Karger, Basel, 1983.
FELDOTTO, A.: Die Harnkanälchen des Huhnes. Z. mikrosk.-anat. Forsch. 17, 353–370 (1929).
FRASER, E. A.: The development of the vertebrate excretory system. Biol. Rev. 25, 159–187 (1950).
GIBBS, O. S.: The renal blood flow of the bird. J. Pharmacol. Exp. Therap. 34, 277–291 (1928).
–: The function of the fowl's ureter. Am. J. Physiol. 87, 545–601 (1929 a).
GORDEUK, S. J., and M. L. GRUNDY: Observations on circulation in the avian kidney. Amer. J. Vet. Res. 11, 256–259 (1957).
GREVE, H.: Untersuchungen über das Vorkommen von Fett in der Niere des Hausgeflügels, zugleich ein Beitrag zur Kenntnis des histologischen-anatomischen Baues der Vogelniere. Diss. med. vet. Hannover, 1933.
HOKE, W.: Anatomie und Physiologie der Geflügelniere. Eine literarische Übersicht. Diss. med. vet. Hannover, 1947.
JOHNSON, O. W.: Urinary organs. In: KING, A. S., and J. MCLELLAND (eds.): Form and Function in Birds. Vol. I, 183–236. Academic Press, London, 1979.
KURIHARA, S., and M. YASUDA: Comparative and topographical anatomy of the fowl. LXIII. Size distribution of corpuscula renis. Jap. J. Vet. Sci. 35, 316–318 (1973).
–, –: Morphological study of the kidney in the fowl. I. Arterial system. Jap. J. Vet. Sci. 37, 29–47 (1975).
LAITNEROVÁ, N.: Relative Wachstumsintensität der Kükenniere und ihre Beziehung zum Gewicht des Herzens bis zum 57. Lebenstag der Küken. Act. Univ. Agric., Brno 17, 391–394 (1969).
LANGE, W.: Über die Glomerulumgröße in der Niere bei Hühnern und Kaninchen von Rassen unterschiedlicher Körpergröße. Anat. Anz. 117, 483–490 (1956).
LI KOUE TCHANG: Recherches histologiques sur la structure du rein des oiseaux. Thèse Lyon, 1923.
MALEWITZ, T. D, and M. L. CALHOUN: The gross microscopic anatomy of the digestive tract, spleen, kidney, lungs and heart of the Turkey. Poultry Sci. 37, 388–398 (1958).
MELLO DIAS S., P. PINTO E SILVA, V. J. M. CAMPOS, A. M. ORSI, M. C. OLIVEIRA DAYOUB y R. M. DEFINE: Consideraciones sobre el sistema urinario del Gallus gallus — Indian River: I. formación y tributarios del uretér. Zbl. Vet. Med. C 12, 347–352 (1983).
–, –, –, –, –, –: Consideraciones sobre el sistema urinario del Gallus gallus — Indian River: II. trayecto y relaciones del uretér con vasos sanguíneos. Zbl. Vet. Med. C 13, 64–67 (1984).
MICHEL, G., und D. JUNGE: Zur mikroskopischen Anatomie der Niere bei Huhn und Ente. Anat. Anz. 131, 124–135 (1972).
MOUCHETTE, R., et Y. CUYPERS: Étude de la vascularisation du rein de coq. Arch. Biol. 69, 577–589 (1958).
MURAYAMA, Y.: Entwicklungsgeschichtliche Untersuchungen über das Gefäßsystem der Vogelniere. Kaibô. Z. 15, 339–434 (1940).
PAK POY, R. K. F., and I. S. ROBERTSON: Electromicroscopy of the avian renal glomerulus. J. Biophys. Biochem. Cytol. 3, 183–192 (1957).
PALIC, D.: Beitrag zur Kenntnis der Nieren des Hausgeflügels. Acta Veterin. Belgrad 3 (1958).
SCHWARZ, R, und B. RADKE: Mikroskopische Untersuchungen zum Einfluß unterschiedlich hoher Flüssigkeitsangebote auf die Morphologie der Nierenkörperchen des Haushuhnes (Gallus domesticus). Zbl. Med. Vet. C 10, 167–179 (1981).
SILLER, W. G.: Structure of the kidney. In: Physiology and Biochemistry of the Domestic Fowl (BELL, D. J., and B. M. FREEMAN, eds.). Vol. 1. Academic Press, London, 1971.
–, and R. M. HINDLE: The arterial blood supply to the kidney of the fowl. J. Anat. 104, 117–135 (1969).
SPANNER, R.: Der Pfortaderkreislauf der Vogelniere. Gegenbaurs Morphol. Jb. 54, 560–632 (1925).
–: Die Drosselklappe der venovenösen Anastomose und ihre Bedeutung für den Abkürzungskreislauf im porto-cavalen System des Vogels. Z. Anat. Entwgesch. 109, 443–492 (1939).
SPERBER, J.: Investigations on the circulatory system of the avian kidney. Zool. Bidrag, Uppsala 27, 429–448 (1948 a).
STURKIE, P. D.: Kidneys, extrarenal salt excretion, and urine. In: Avian Physiology (STURKIE, P. D., ed.). Springer, New York, 1976.
UNFLAT, J. G., R. E. KISSEL, R. F. WIDEMAN, and F. V. MUIR: A comparison of two techniques for determining glomerular size distribution in domestic fowl. Poultry Sci. 64, 1210–1215 (1985).
VILTER, R. W.: The morphology and development of the metanephric glomerulus in the pigeon. Anat. Rec. 64, 371–385 (1935).
VOIGT, F.: Beitrag zur Histologie der Vogelniere. Diss. med. vet. Hannover, 1920.
WALDEYER, A.: Die Entwicklung der Vogelniere mit besonderer Berücksichtigung des Gefäßsystems. Untersuchungen am Hühnchen I. Teil. Z. Anat. Entwgesch. 96, 723–765 (1931).
WIDEMAN, R. E., E. J. BRAUN, and G. L. ANDERSON: Microanatomy of the domestic fowl renal cortex. J. Morph. 168, 249–263 (1981).
WITTMANN, P., und F. SINOWATZ: Zelluläre Spezifität der Lektinbindung in der Niere der Wachtel (Coturnix coturnix japonica). Anat. Histol. Embryol. 18, 122–135 (1989).
ZWINGMANN, W.: Topographie und Histologie des harnbereitenden und harnabführenden Systems der Niere des Haushuhns. Diss. med. vet. Hannover, 1973.

Männlicher Geschlechtsapparat

BARROS, S. DE, und J. POHLENZ: Histologische Untersuchungen am Hoden und Nebenhoden des Peking-Erpels. Zuchthyg. 5, 175–181 (1970).
BERENS V. RAUTENFELD, D.: Zur Form und Funktion des Kopulationsorganes beim Haushuhn (Gallus domesticus). Diss. med. vet. Berlin, 1973.
–, F. PREUSS, und W. FRICKE: Neue Daten zur Erektion und Reposition des Erpelphallus. Prakt. Tierarzt 10, 553–556 (1974).
BITTNER, H.: Pigmentierte Hoden beim Hausgeflügel. Berl. Tierärztl. Wschr. 41, 533 (1925).
BROEK V. D., A. J.: Gonaden und Ausführgänge. In: BOLK, GÖPPERT, KALLIUS, LUBOSCH, Handbuch der vergleichenden Anatomie der Wirbeltiere. Bd. 4, 1–154. Urban & Schwarzenberg, Berlin, Wien, 1933.
BROMAN, I.: Embryonale Penisanlage bei penislosen Vögeln. Morph. Jb. 86, 491–497 (1941).

BUDRAS, K.-D., und D. BERENS V. RAUTENFELD: Lymphbildung und Erektion des lymphatischen Kopulationsschwellkörpers beim Hahn (Gallus domesticus). Verh. Anat. Ges. 72, 565–568 (1978).

–, and T. SAUER: Morphology of the epididymis of the cock (Gallus domesticus) and its effect upon the steroid sex hormone synthesis. 1. Ontogenesis, morphology and distribution of the epididymis. Anat. Embryol. 148, 175–196 (1975).

–, und F. G. SCHMIDT: Die Frühentwicklung der Gonaden und die Ontogenese von Rete testis und Tubuli seminiferi recti beim Huhn (Gallus domesticus). Zbl. Vet. Med. C 5, 267–289 (1976).

BURROWS, W. H., and I. P. QUINN: The collection of spermatozoa from domestic fowl and turkey. Poultry Sci. 16, 19–24 (1937).

COIL, W. H., and D. K. WETHERBEE: Observations on the cloacal gland of the Eurasian Quail, Coturnix coturnix. Ohio J. Sci. 59, 268–270, 1959.

DALRYMPLE, J. R., J. W. MACPHEESON, and G. W. FRIARS: The effect of season on testicular weight and spermatogenesis in turkeys. Canad. J. comp. Med. 32, 437–439 (1968).

DISSELHORST, R.: Gewicht und Volumenzunahme der männlichen Keimdrüsen bei Vögeln und Säugern in der Paarungszeit. Anat. Anz. 32 (1908).

ENGELMANN, C.: Begattung, Besamung und Befruchtung. Dtsch. Geflügelztg. 9, 10–11 (1960).

FEDER, F. H.: Die äußeren männlichen Geschlechtsorgane des Truthahnes (Meleagris gallopavo). Anat. Anz. 127, 347–353 (1970).

FREUND, L.: Keimdrüsen und Kastration der männlichen Vögel. Naturw. Wschr. (1917).

GERHARDT, U.: Kloake und Begattungsorgane. In: BOLK, GÖPPERT, KALLIUS, LUBOSCH, Handbuch der vergleichenden Anatomie der Wirbeltiere, Bd. 6, 267–348. Urban & Schwarzenberg, Berlin, Wien, 1933.

GLEICHAUF, R.: Männliche Geschlechtsorgane. In: MEHNER, A., und W. HARTFIEL (Hrsg.): Handbuch der Geflügelphysiologie. Teil II, 896–936. Karger, Basel, 1983.

GRAY, J. C.: The anatomy of male genital ducts in the fowl. J. Morph. 60, 393–405 (1937).

GRIGG, G. W.: The morphology of fowl sperm. Proc. Soc. Fertility 4, 15–17 (1952).

GUPTA, B. L.: Spermatogenesis of the domestic duck. Res. Bull. Punjab Univ. 77, 131–140 (1955).

GUZSAL, E.: Erection apparatus of the copulatory organ of ganders and drakes. Acta vet. Acad. Sci. hung. 24, 361–373 (1974).

HUBER, A.: A note on the morphology of the seminiferous tubules of birds. Anat. Rec. 2, 177–180 (1916).

JOHNSON, A. L.: Reproduction in the Male. In: STURKIE, P. D. (ed.): Avian Physiology. Springer, New York, 1986.

KAAL, G.: Geschlechtsmerkmale bei Vögeln. Schaper, Hannover, 1982.

KAMAR, A. R.: Development of the testis tubule in the fowl. Quart. J. microsc. Sci. 101, 401–406 (1960).

KAMAR, G. A. R.: The collection of cock's semen without milking copulatory organ. Poultry Sci. 37, 1382–1385 (1958).

–: The differentiation of life from dead sperms in fowl semen. Stain Technol. 34, 5–7 (1959).

KAUPP, B. F.: Male reproductive organs of the fowl. Am. J. Vet. Med. 10, 2–5 (1915).

KING, A. S.: Phallus. In: KING, A. S., and J. MCLELLAND (eds.): Form and Function in Birds. Vol. II, 107–148. Academic Press, London, 1981.

KLEMM, R. D., C. E. KNIGHT, and S. STEIN: Gross and microscopic morphology of the Glandula proctodealis (Foam Gland) of Coturnix c. japonica (Aves). J. Morph. 141, 171–184 (1973).

KNIGHT, C. E.: The anatomy of the structures involved in the erection-dilution mechanism in the male domestic fowl. Ph. D. thesis, Michigan State University, 1970.

KÖNIG, H. E.: Die Kastration des Hähnchens. 12. Bayer. Tierärztetag, Fürth, 1985.

KOMÁREK, V.: Die männliche Kloake unserer Entenvögel. Anat. Anz. 124, 434–442 (1969).

–, und F. MARVAN: Beitrag zur mikroskopischen Anatomie des Kopulationsorgans der Entenvögel. Anat. Anz. 124, 467–476 (1969).

KREMER, A., und K.-D. BUDRAS: Lymphsystem und Lymphdrainage im Hoden des Pekingerpels (Anas platyrhynchos, L.). Anat. Histol. Embryol. 17, 246–257 (1988).

LAKE, P. E.: The male reproductive tract of the fowl. J. Anat. 91, 116–133 (1957).

LIEBE, W.: Das männliche Begattungsorgan der Hausente. Jen. Z. Nat.-Wiss. 51, 627–630 (1914).

MAC DONALD, E., and L. W. TAYLOR: The rudimentary copulatory organ of the domestic fowl. J. Morph. 54, 429–449 (1933).

MARAUD, R.: Recherches expérimentales sur les facteurs inducteurs de la formation de l'épidyme du coq (Gallus gallus). Thèse doct. sci. natur. Bordeaux, 1961.

MARSHALL, A. J.: Reproduction in birds: the male. Mem. Soc. Endocrin. 4, 75 ff (1955).

MARVAN, F.: Postnatal development of the male genital of the Gallus domesticus. Anat. Anz. 124, 443–462 (1969).

MASUI, K.: The rudimental copulatory organ of the male domestic fowl. Trans. 6. Congr. fax-east. Assoc. trop. Med. Tokyo 1 (1926).

–: Studien über die Geschlechtsbestimmung bei Eintagsküken und ihre praktische Anwendung. Schlußbericht. VI. Welt-Geflügelkongr., 1936.

McFARLAND, L. Z., R. L. WARNER, W. O. WILSON, and F. B. MATHER: The cloacal gland complex of the Japanese quail. Experientia 24, 941–943, 1968.

MERCADANTE, M. C. S., A. M. ORSI, L. A. TOLEDO, V. R. DE MELO, S. MELO DIAS, e C. A. VICENTINI: Estrutura microscópica do testículo de pombo (Columba livia, L.). Naturalia, São Paulo, 8, 1–5 (1983).

NEWCOMER, E. H., and J. W. BRANT: Spermatogenesis on the domestic fowl. J. Hered. 45, 79–87 (1954).

NISHIDA, T.: Comparative and topographical anatomy of the fowl. XLII. Blood vascular system of the male reproductive organs. Jap. J. vet. Soc. 26, 211–221 (1964).

NISHIYAMA, H.: Studies on the physiology of the reproduction in the male fowl. II. On the erection of the rudimentary copulatory organ. Sci. Bull. Fac. Agric. Kyushu. 12, 37–47 (1950).

–: Studies on the accessory reproductive organs in the cock. J. Fac. Agric. Kyushu 10, 277–305 (1955).

–, and T. FUJISHAMA: On the erection of the accessory reproductive fluid of the cock natural copulation. Mem. Fac. Agric. Kyushu 4, 27–42 (1961).

–, and K. OGAWA: On the function of the vascular body, an accessory reproductive organ of the cock. Jap. J. Zool. Sci. 32, 89–98 (1961).

ORSI, A. M., M. C. S. MERCADANTE, E. DIAS, S. MELLO DIAS, and C. A. VICENTINI: Some observations on the morphology of the pigeon's seminiferous epithelium cells. Zbl. Med. Vet. C 13, 327–332 (1984).

PARKER, J. E., F. F. MC.KENZIE, and H. L. KEMPSTER: Development of the testes and combs of White Leghorn and New Hampshire cockerels. Poultry Sci. 21, 35–44 (1942).

SAMPSON, F. R., and D. C. WARREN: Density of suspension and morphology of sperm in relation to fertility

in the fowl. Poultry Sci. **18**, 301–307 (1939).
Steffen, H.: Über das Epithel im Nebenhoden des Hahns. Diss. med. vet. Hannover, 1921.
Stieve, H.: Untersuchungen über die Wechselbeziehungen zwischen Gesamtkörper und Keimdrüsen. V. Weitere Untersuchungen und Versuche an männlichen und weiblichen Gänsen sowie an Haushähnen. Z. mikrosk.-anat. Forsch. **5**, 463–624 (1926).
Stoll, R., and R. Maraud: Sur la morphogénèse de l'épididyme du coq. C.R. Soc. biol., Paris **149**, 1265–1268 (1955).
Sugimura, M., N. Kudo, and S. Yamano: Fine structure of corpus paracloacalis vascularis in cocks. Jap. J. vet. Res. **23**, 11–16 (1975).
Tamura, T., and S. Fujii: Studies on the cloacal gland of the quail. I. Macroscopical and microscopical observations. Japan. J. poult. Sci. **4**, 187–193, 1967.
Tienhoven, A.: Endocrinology of reproduction in birds. In: Young, W.C., Sex and internal secretions. II, 1088–1190, Baltimore 1961.
Tingari, M.D.: Observations on the fine structure of spermatozoa in the testis and excurrent ducts of the male fowl, Gallus domesticus. J. Reprod. Fert. **34**, 255–265 (1973).
Venzke, W.G.: The morphogenesis of the testes of chicken embryos. Amer. J. vet. Res. **15**, 450–456 (1954).
Wolfson, A.: The cloacal protuberance. Bird Banding **23**, 68–71 (1954).
Zlotnik, I.: The cytoplasmatic components of germcells during spermatogenesis in the domestic fowl. Quart. J. microsc. Sci. **88**, 353–360 (1947).

Weiblicher Geschlechtsapparat

Aitken, R.N.C.: The oviduct. In: The Physiology and Biochemistry of the Domestic Fowl (Bell, D.J., and B.M. Freeman, eds.). Vol. 3. Academic Press, London, 1971.
–, and H.S. Johnston: Observations on the fine structure of the infundibulum of the avian oviduct. J. Anat., London **97**, 17–99 (1963).
Bosch, R.A., et E. Angulo: Caractéristiques cytologiques et cytochémiques de l'épithélium de «magnum» de l'oviducte chez la poule domestique. Rec. méd. vét., Paris **89**, 924–932 (1963).
Bradley, O.Ch.: Notes on the histology of the oviduct of the domestic hen. J. Anat., London **62**, 339–345 (1928).
Breneman, W.R.: Reproduction in the birds: The female comparative physiology of reproduction. Eds.: Chester & Eckstein. Soc. Endocrinol. **4**, 94–113 (1955).
Broek v. d., A.J.: Gonaden und Ausführgänge. In: Bolk, Göppert, Kallius, Lubosch, Handbuch der vergleichenden Anatomie der Wirbeltiere, Bd. 6, 1–154. Urban & Schwarzenberg, Berlin, Wien, 1933.
Budras, K.D.: Das Epoophoron der Henne und die Transformation seiner Epithelzellen in Interrenal- und Interstitialzellen. Erg. Anat. Entwickl. Gesch. **46**, 1–70 (1972).
Dalrymple, J.R., J.W. Macpherson, and G.W. Frars: The reproductive tract of the turkey hen. A biometrical study. Canad. J. comp. Med. **32**, 435–436 (1968).
Draper, M.H., H.S. Johnston, and G.M. Wyburn: The fine structure of the oviduct of the laying hen. J. Physiol. London **196**, 7–8 (1968).
Drimmelen, G.C. van: Sperm nests in the oviduct of the domestic hen. J.S. Afr. vet. med. Ass. **17**, 42–52 (1946).
Fertruck, H.C., and J.D. Newstead: Fine structural observations on magnum mucosa in quail and hen oviducts. Z. Zellforsch. **103**, 447–449 (1970).
Froböse, H.: Die mikroskopische Anatomie des Legedarmes und Bemerkungen über die Bildung der Kalkschale beim Huhn. Z. mikrosk.-anat. Forsch., Leipzig, **14**, 447–482 (1928).
Fujie, K.: Ein Beitrag zur Kenntnis über den Taubeneileiter. Kaibo Z. **24**, 35–49 (1949).
Fujii, S.: Histological and histochemical studies on the oviduct of the domestic fowl with special reference to the region of uterovaginal junction. Arch. histol. jap. **23**, 447–459 (1963).
–: Scanning electron microscopical observation on the mucosal epithelium of hen's oviduct with special reference to the transport mechanism of spermatozoa through the oviduct. J. Fac. Fish. Anim. Husb. Hiroshima Univ. **14**, 1–13 (1975).
Gilbert, A.B.: Female genital organs. In: King, A.S., and J. McLelland (eds.): Form and Function in Birds. Vol. I, 237–260. Academic Press, London, 1979.
Gleichauf, R.: Das Ovar. In: Mehner, A., und W. Hartfiel (Hrsg.): Handbuch der Geflügelphysiologie, Teil II, 937–952. Karger, Basel, 1983.
Goodale, H.D.: Interstitial cells in the gonads of domestic fowl. Anat. Rec. **16**, 247–250 (1919).
Guzsal, E.: Funktionell-morphologische Untersuchungen am Eileiter des Huhnes. Kisérletügy. Közlemények, Állattenyésztés **59/B**, 1966/67.
Hett, J.: Das Corpus luteum der Vögel. Verh. d. anat. Ges. in Erlangen **24**, 153–159 (1922).
–: Über das Bindegewebe des Vogeleierstocks nach der Eiablage nebst Bemerkung über den Sprung atretischer Follikel. Z. mikrosk.-anat. Forsch. **25**, 428–440 (1931).
Johnson, A.L.: Reproduction in the Female. In: Sturkie, P.D. (ed.): Avian Physiology. Springer, New York, 1986.
Johnston, H.S., R.N.C. Aitken, and G.M. Wyburn: The fine structure of the uterus of the domestic fowl. J. Anat., London, **97**, 333–344 (1963).
Kern, D.: Die Topographie der Eingeweide der Körperhöhle des Haushuhnes (Gallus domesticus) unter besonderer Berücksichtigung der Serosa- und Gekröseverhältnisse. Diss. med. vet. Gießen, 1958.
King, A.S.: Cloaca. In: King, A.S., and J. McLelland (eds.): Form and Function in Birds. Vol. II, 63–106. Academic Press, London, 1981.
Kinsky, F.C.: The consistent presence of paired ovaries in the Kiwi (Apteryx) with some discussion of this condition in other birds. J. Ornithol. **112**, 334–357 (1971).
Koch, W.: Untersuchungen über die Entwicklung des Eierstockes der Vögel. Diss. med. vet. München, 1926.
–: Untersuchungen über die Entwicklung des Eierstockes der Vögel. I. Die postembryonale Entwicklung der Form und des Aufbaues des Eierstockes beim Haushuhn. Z. mikrosk.-anat. Forsch. **7**, 1–52 (1926).
–, und L. Schaefer: Das sogenannte Corpus luteum der Taube. Berl. Münch. Tierärztl. Wschr. **37/38**, 298 (1944).
Komárek, V.: The female cloaca of anseriform and galliform birds. Acta vet. Brno **40**, 13–22 (1971).
Krampitz, G.: Eischale. In: Mehner, A., und W. Hartfiel (Hrsg.): Handbuch der Geflügelphysiologie, Teil II, 1045–1053. Karger, Basel, 1983.
Kummerlöwe, H.: Vergleichende Untersuchungen über das Gonadensystem weiblicher Vögel. I.–IV. Z. mikr.-anat. Forsch. **21**, 1–156; **22**, 250–413, 455–631; **25**, 311–319 (1930/31).
Lake, P.E.: Male genital organs. In: King, A.S., and

J. McLelland (eds.): Form and Function in Birds. Vol. II, 1–62. Academic Press, London, 1981.
Michel, G.: Vergleichende Untersuchungen zur Morphologie der uterovaginalen Region des Eileiters bei Gans, Pute und Huhn unter besonderer Beachtung des Vorkommens der sogenannten Spermiennester. Arch. exper. Vet. med. Leipzig 36, 863–870 (1982).
–: Zur Spermienspeicherung im Eileiter des Hausgeflügels unter besonderer Beachtung der Spermiennester der uterovaginalen Region. Anat. Histol. Embryol. 16, 254–258 (1987).
Nalbandov, A. V., and M. F. James: The blood-vascular system of the chicken ovary. Amer. J. Anat. 85, 347–377 (1949).
Novak, J., und F. Duschak: Die Veränderungen der Follikelhüllen beim Haushuhn nach dem Follikelsprung. Z. Anat. u. Entwgesch. 69, 483–492 (1923).
Ogasawara, F. X., and C. L. Fuqua: The vital importance of the uterovaginal sperm-host glands for the turkey hens. Poultry Sci. 51, 1035–1039 (1972).
Pallmieri, G.: Sulla struttura dell'oviduto di gallina in vari stadi funzionali. Nuova vet., Facenza, 41, 169–182 (1965).
Pearl, R., and A. Boring: Sex studies: The corpus luteum in the ovary of the domestic fowl. Amer. J. Anat. 23 (1918).
Peel, E. T., and R. Bellairs: Structure and development of the secretory cells of the hen's ovary. Z. anat. Entwgesch. 137, 170–187 (1972).
Petit, M.: Sur l'appareil génital de la poule. Bull. l'Acad. Veterin. 21, 211 (1948).
Preuss, F., und D. Berens von Rautenfeld: Umstrittenes zur Anatomie der Bursa cloacae, der Papilla vaginalis und des Phallus femininus beim Huhn. Berl. Münch. Tierärztl. Wschr. 87, 456–458 (1974).
Procházková, E.: Histologische Untersuchungen der Entwicklung der Eileiterdrüsen von Gallus domesticus nach der Bebrütung. 3. Mitt. Entwicklung des Uterus. Anat. Anz. 129, 105–113 (1971).
Rohloff, D., A. Schweighöfer, und P. Horst: Zur Beurteilung von Fruchtbarkeitsmerkmalen bei Hennen mittels Fluoreszenzmikroskopie. Berl. Münch. Tierärztl. Wschr. 103, 37–39 (1990).
Romanoff, A. L.: The Avian Embryo. Macmillan, New York, 1960.
Roser, G.: Der Einfluß des Follikelhormons auf Verhalten, Legetätigkeit und Bau der Geschlechtsorgane bei der Henne. Diss. med. vet. München, 1953.
Sato, K.: Untersuchung über die Entwicklung und Rückbildung der weiblichen Keimdrüse beim Huhn. Kaibo Z. 24, 2, 52–55 (1949).
Saveur, B.: Reproduction des volailles et production d'œufs. INRA, Paris, 1988.
Schaefer, L.: Über das sogenannte Corpus luteum der Taube. Endokrin. 26, 44–46 (1949).
Schwarz, R.: Eileiter und Ei beim Huhn. Die Wechselbeziehungen von Morphologie und Funktion bei Gegenüberstellung von Sekretionsorgan und Sekretionsprodukt. I. Morphologie der Eileiterschleimhaut beim Huhn. II. Bildung und Struktur der Hüllen für die Eizelle des Huhnes. Zbl. Vet. Med. A 16, 64–136 (1969).
–: Funktionelle Anatomie des Eileiters beim Huhn. Dtsch. tierärztl. Wschr. 76, 53–56 (1969).
Smith, A. H., G. N. Hoover, J. O. Nordstrom, and C. M. Wingert: Quantitative changes in the hen's oviduct associated with egg formation. Poultry Sci. 14, 335–357 (1957).
Sonnenbrodt, A.: Die Wachstumsperiode der Oozyte des Huhnes. Arch. mikrosk. Anat. 72, 415–479 (1908).
Stieve, H.: Über experimentell durch veränderte äußere Bedingungen hervorgerufene Rückbildungsvorgänge am Eierstock des Haushuhnes (Gallus domesticus). Arch. Entwmech. 44, 530–588 (1918).
–: Jahreszeitenschwankungen im Bau des Vogeleileiters. Arch. Entwmech. 50, 608–617 (1922).
–: Beobachtungen über den rechten Eierstock und den rechten Legedarm des Hühnerhabichts (Falco palumbarius L.) und einiger anderer Raubvögel. Morph. Jb. 54, 137–156 (1925).
–: Untersuchungen über die Wechselbeziehungen zwischen Gesamtkörper und Keimdrüsen. V. Weitere Untersuchungen und Versuche an männlichen und weiblichen Gänsen sowie an Haushähnen. Z. mikrosk.-anat. Forsch. 5, 463–624 (1926).
Verma, O. P., and F. L. Cherms: Observations on the oviduct of turkeys. Avian Dis. 8, 19–26 (1964).
Vernerova-Prochazkova, E.: The histology of the oviduct of domestic fowl in the course of the post-incubation development. The development of the vagina. Anat. Anz. 129, 304–313 (1971).
Webster, H. D.: The right oviduct in chickens. J. Am. vet. med. Ass. 112, 221 (1948).
Wenzel, G.: Zur Gelbkörperfrage des Haushuhnes. Diss. med. vet. Berlin, 1959.
Winter, H.: Persistent right oviducts in fowls including an account of the histology of the fowl's normal oviduct. Austral. Veterin. J. 34, 104–147 (1958).
Wyburn, G. M., H. S. Johnston, and M. H. Draper: The magnum of the hen's oviduct as a protein secreting organ. Anat. Soc. Gr. Brit. (1969).
Yamauchi, S.: Structure of oviducts in domestic fowl. Jap. J. Animal Reprod. 3, 2 (1957).
Zureck, F.: Eine seltene Eileiteranomalie bei einem Huhn. Tierärztl. Umschau 8, 121 (1953).
–: Über die Entwicklung des Eierstockes und des Eileiters beim Huhn. Arch. Geflügelk. 18, 140–144 (1954).

Ei und Eibildung

Aitken, R. N. C.: Postovulatory development of ovarian follicles in the domestic fowl. Res. vet. Sci. 7, 138–142 (1966).
Almquist, H. J.: Formation of the chalazae in the hens egg. Poultry Sci. 15, 460–461 (1936).
Amantea, G.: Sul ritmo di ovulazione normale nella colomba domestica e su un expediente atto ad accelerario. Boll. d. Soc. Ital. di Biol. Sper. 3, 117–119 (1928).
Asmundson, V. S.: The formation of the hen's egg. Sci. Agric. 11, 590–606; 662–680; 775–788 (1931).
–, and B. R. Burmester: The secretery activity of the parts of the hen's oviduct. J. Exp. Zool. 72, 225–245 (1936).
Baker, J. R., and D. A. Balch: A study of the organic material of hen's egg shell. Biochem. J. 82, 352–361 (1962).
Bastian, J. W., and M. X. Zarow: A new hypothesis for the asynchronous ovulatory cycle in the domestic hen (Gallus domesticus). Poultry Sci., 34, 776–785 (1955).
Beadle, B. W., R. M. Conrad, and H. M. Scott: The composition of the uterine secretion of the domestic fowl. Poultry Sci. 17, 498–504 (1938).
Brant, J. W. A., and A. V. Nalbandov: Role of sex hormones in the secretory activity of the oviducts of hens. Poultry Sci. 31, 908–909 (1952).
–, –: Role of sex hormones in albumen secretion by the oviduct of chickens. Poultry Sci. 35, 692–700 (1956).
Brard, E.: Recherches sur la Physiologie de l'ovaraire et de la ponte chez la poule (Gallus domest.). Diss. Paris, 1962.
Cole, R. K., and F. B. Hutt: Normal ovulation in non-laying hens. Poultry Sci. 32, 481–492 (1953).
Conrad, R. M., and H. M. Scott: The formation of the

egg of the domestic fowl. Physiol. Rev. **18**, 481–494 (1938).
–, and D. C. WARREN: The alternate white and yellow layers of yolk in hen's ova. Poultry Sci. **18** (1939).
DAVIS, E.: The regression of the avian post-ovulatory follicle. Anat. Rec. **82**, 297–307 (1942).
DEOL, G. S.: Studies on structure and function of the ovary of the domestic fowl. Diss. phil. Edinburgh, 1955/56.
DIAMANTSTEIN, T.: Über die lokale Rolle der Mucopolysaccharide bei der Eischalenverkalkung und Eischalenstabilität. Arch. Geflügelk. **30**, 421–430 (1966).
FLEISCHHAUER, G.: Untersuchungen beim normalen und gestörten Legeakt des Geflügels mittels Röntgendurchleuchtung nebst statistischen Beiträgen zur Legenot. Diss. med. vet. Berlin, 1926.
FRAPS, R. M.: Synchronized induction of ovulation and premature oviposition in the domestic fowl. Anat. Rec. **84**, 521 (1942).
GILBERT, A. L.: Formation of the egg in the domestic chicken. Advanc. Reprod. Physiol. **2**, 111–180 (1967).
HAFEZ, E. S. E.: Organ development to egg laying capacity in the fowl. J. Agric. Sci. **45**, 148–155 (1954).
HEINROTH, O.: Die Beziehungen zwischen Vogelgewicht, Eigewicht, Gelegegewicht u. Brutdauer. J. Ornithol. **70** (1922).
HEYN, A. N. J.: The crystalline structure of calcium carbonate in the avian egg shell. J. Ultrastruct. Res. **8**, 176–188 (1963).
KANAVAGH, V. W.: Histological observations on the mechanism of ovulation. Anat. Rec. **73**, Suppl. 2, 30 (1939).
KEIBEL, F.: Wie zerbricht der ausschlüpfende Vogel die Eischale? Anat. Anz. **41**, 381 (1912).
KELLER, H.: Über Nachweis und Darstellung des Eioberhäutchens bei Hühner- und Enteneiern. Z. Fleisch- u. Milchhyg. **51**, 43–48 (1940/41).
LANDOIS, H.: Mißbildungen bei Hühnereiern (mit 26 Abbildungen monströser Formen). Der Zool. Garten **19** (1878).
MARCZELL, S.: Entwicklungsvorgänge und regressive Veränderungen an Ovarialfollikeln der Hausvögel. Diss. med. vet. Budapest, 1938.
MASSHOFF, W., und H.-J. STOLPMANN: Licht- und elektronenmikroskopische Untersuchungen an der Schalenhaut und Kalkschale des Hühnereies. Z. Zellforsch. **55**, 818–832 (1961).
MATTHEWS, L. H.: Visual stimulation and ovulation in pigeons. Proc. Roy. Soc. Biol. B. **126**, 557–560 (1939).
MCNALLY, E. H.: Origin and structure of the vitelline membrane of the domestic fowl's egg. Poultry Sci. **22**, 40–43 (1943).
–: Some factors that affect oviposition in the domestic fowl. Poultry Sci. **26**, 396–399 (1947).
MEHNER, A.: Eibildung. In: MEHNER, A., und W. HARTFIEL (Hrsg.): Handbuch der Geflügelphysiologie. Teil II, 953–1044. Karger, Basel, 1983.
MISUGI, K., and T. KATSUMATA: Cytological architecture of the oviduct of the domestic hen. With special reference to the formation of the egg. Med. Bull. Yokohama **14**, 259–267 (1963).
OLSEN, W. M., and R. M. FRAPS: Maturation change in the hen's ovum. J. exp. Zool. **114**, 475–487 (1950).
OTTOW, B.: Die Lage des Vogeleies im Uterus und damit zusammenhängende physiologische Fragen. J. Ornithol. **96**, 15–33 (1955).
PEARL, R., and M. R. CURTIS: The reproductive organ of the egg formation. J. exp. Zool. **12**, 99–113 (1912).
PHILLIPS, R. E, and D. C. WARREN: Observations concerning the mechanics of ovulation in the fowl. J. exp. Zool. **76**, 117–136 (1937).
RICHARDSON, K. C.: The secretory phenomena in the oviduct of the fowl, including the process of shell formation examined by the micro incineration technique. Phil. Trans. Roy. Soc. London B **225**, 149–195 (1935).
RITTER, M.: Beitrag zur Kenntnis des Ovarialcyclus des Haushuhnes (Gallus domesticus). Schweiz. landw. Hefte **18**, 175–192, 200–224, 238–258 (1940).
ROMANOFF, A., and A. ROMANOFF: The avian egg. John Wiley and Son Inc., New York; Clapman and Hall, London. Limited 1949.
ROTHCHILD, I., and R. M. FRAPS: On the function of the ruptured ovarian follicle of the domestic fowl. Proc. Soc. exp. Biol., N. Y. **56**, 78–82 (1944).
SAJNER, J.: Über die mikroskopischen Veränderungen der Eischale der Vögel im Laufe der Inkubationszeit. Acta anat. **25**, 141–159 (1955).
SCHMIDT, W. J.: Sphäritische Eischalen-Anlagen beim Huhn. Naturw. **51**, 346 (1964 b).
–: Die Primärsphäriten der Hühner-Eischale. Z. Zellforsch. **62**, 48–52 (1964 c).
–: Nochmals über die Primärsphäriten der Hühner-Eischale. Z. Zellforsch. **63**, 682–685 (1964 d).
–: Morphologie der Kalkresorption an der ausgebrüteten Vogel-Eischale. Z. Zellforsch. **68**, 874–892 (1965).
SONNENBRODT, A.: Die Wachstumsperiode der Oocyte des Huhnes. Arch. mikrosk. Anat. Entw.gesch. **72**, 415–480 (1908).
STIEVE, H.: Zur Oogenese des Haushuhnes. Sitzungsber. Gesellsch. f. Morph. u. Physiol. München, 1913.
–: Die Entwicklung des Eierstockseies der Dohle (Coleus monedula). Arch. mikr. Anat. **92**, 137–288 (1919).
STURKIE, P. D.: Absorption of egg yolk in body cavity of the hen. Poultry Sci. **34**, 736–737 (1955).
–, and D. POLIN: Role of the magnum and uterus in the determination of albumen quality of laid eggs. Poultry Sci. **33**, 9–17 (1954).
STURM, R.: Über Dottertumoren und Eikonkremente bei Hühnern in ihren Beziehungen zu Eileiter und Eierstock. Arch. wiss. prakt. Tierhk. **36**, 177–207 (1910).
SYKES, A. H.: Some observations on oviposition in the fowl. Quart. J. exp. Physiol. **38**, 61–68 (1953).
WARREN, A. C., and H. M. SCOTT: Ovulation in the domestic hen. Science **80**, 461–462 (1934).
–, –: The time factor in egg formation. Poultry Sci. **14**, 195–207 (1935).
WOLFORD, J. H., R. K. RINGER, and T. H. COLEMAN: Ovulation and egg formation in the beltsville small white turkey. Poultry Sci. **22**, 187–189 (1943).
WOLKEN, J.: Structure of hen's egg membranes. Anat. Rec., Philadelphia, **111**, 79–91 (1951).
ZIMMERMANN, F.: Über Doppeleier beim Huhn. Diss. phil. Basel, 1899.

Endokrine Drüsen

ABDEL-MAGIED, E. M., and A. S. KING: The topographical anatomy and blood supply of the carotid body region of the domestic fowl. J. Anat. **126**, 535–546 (1978).
ABERLE. S., and W. LANDAUER: Thyroid weight and sex in newly hatched ducks. Anat. Rec. **62**, 331–336 (1935).
APOR, L.: Über die jahreszeitlichen Veränderungen des Hauptlappens der Hypophyse der Taube. Z. Zellforsch. **32**, 217–228 (1942).
–, und G. STROHL: Untersuchungen über den Tagesrhythmus in der Hypophyse der Tauben. Z. Zellforsch. **33**, 40–50 (1944).
ASSENMACHER, J.: La vascularisation du complex hypophysaire chez le canard domestique. Arch. anat. microsc. morph. exp. **41**, 69–105 (1952).

BACHLEHNER, K.: Über Lage und Gestaltung der Thyreoidea, Parathyreoidea und des Thymus beim Hausgeflügel. Diss. med. vet. München, 1924.

BAMBERG, E.: Endokrinium. In: SCHEUNERT, A., und A. TRAUTMANN: Lehrbuch der Veterinär-Physiologie. 7. Aufl., Parey, Berlin, Hamburg, 1987.

BARGMANN, W.: Die Epiphysis cerebri. In: W. VON MÖLLENDORFF's Handbuch der mikroskopischen Anatomie des Menschen. Bd. IV/4. Springer, Berlin, 1943.

–, und K. JAKOB: Neurosekretion im Zwischenhirn der Vögel. Z. Zellforsch. 36, 556–562 (1951/52).

BAUMEL, J. J.: Aves nervous system. In: SISSON, S., and J. D. GROSSMAN: The anatomy of the domestic animals. Vol. 2. Saunders, Philadelphia, 1975.

BENOIT, J.: Les glandes endocrines. In: Traité de Zoologie XV, Oiseaux, 290–329, Paris, 1950.

–, et J. ASSENMACHER: Circulation porte tuberopréhypophysaire chez le canard domestique. C. r. sect. biol. 145, 112–115 (1951).

–, –: Étude préliminaire de la vascularisation de l'appareil hypophysaire du canard domestique. Arch. anat. microsc. et morph. exp. 40, 27–45 (1951).

–, et J. CLAVERT: Anatomie, histologie et histophysiologie des glandes parathyroides du canard domestique. Acta Anat. Basel 4, 49–53 (1947/48).

BERKELBACH V. D. SPREKEL, H.: Nebenniere und Paraganglien. In: BOLK, GÖPPERT, KALLIUS, LUBOSCH, Handbuch der vergleichenden Anatomie der Wirbeltiere, Bd. II/1, 777–813. Urban & Schwarzenberg, Berlin, Wien, 1934.

BERRY, J. E., and D. D. PAYNE: The effect of the chicken pineal body and thymus gland upon growth rate and egg production. Poultry Sci. 40, 1378 (1961).

BHATTACHARYYA, T. K., and A. GOSH: A comparative histological survey of the avian adrenocortical homologue. Arch. histol. jap. 34, 419–432 (1972).

BJÖRKMANN, N., and B. HELLMANN: Ultrastructure of the islets of LANGERHANS in the duck. Acta anat. 56, 348–367 (1964).

BOYA, J., and J. CALVO: Post-hatching evolution of the pineal gland of the chicken. Acta anat. 101, 1–9 (1978).

–, and L. ZAMORANO: Ultrastructural study of the pineal gland of the chicken. Acta anat. 92, 202–226 (1975).

BRENEMAN, W. R.: The growth of the anterior lobe of the pituitary and the testes in the cockerel. Endocr. 35, 456–463 (1944).

–: The growth of thyroids and adrenals in the chick. Endocr. 55, 54–64 (1954).

CALVO. J., and J. BOA: Embryonic development of the pineal gland of the chicken (Gallus gallus). Acta anat. 101, 189–303 (1978).

CHAKRABORTY, S.: Avian Pineal Gland – an enigma. Ind. Biol. 12 (1980).

CLARA, M.: Das Pankreas der Vögel. Anat. Anz. 57, 257–265 (1924).

COUJARD, R.: Ganglions para-surrénaux et cellules medullo-surrénales chez le coq. C. R. Assoc. Anat. Réun. 39, 350–357 (1953).

DEGAN, C., N. MIHAIL, et A. ASANDEI: L'étude anatomique comparative de la glande thyroide chez quelques espèces d'oiseaux. Stud. Univ. Bahel Bolvai, Cluj, No. 2 Biol. 113–120 (1960).

DELLMANN, H. D., M. E. STOECKEL, C. HINDELANG-GERTNER, A. PORTE, and F. STUTINSKY: A comparative ultrastructural study of the pars tuberalis of various mammals, the chicken and the newt. Cell Tiss. Res. 148, 313–329 (1974).

DOSKOČIL, M.: Zur Entwicklung der Portalgefäße der Hypophyse beim Hühnerembryo. Z. mikrosk.-anat. Forsch. 77, 578–595 (1967).

DRAGER, G. A.: The innervation of the avian hypophysis. Endocr. 36, 124–129 (1945).

EGGERT, B.: Der ultimobranchiale Körper. Endocr. 20, 1–7 (1938).

ELLIS, L. C.: The endocrine role of the pineal gland. Amer. Zool. 16, 3–101 (1976).

ELTERICH, CH. F.: Über zyklische Veränderungen der Schilddrüse in den einzelnen Geschlechtsphasen der Taube. Endokrin. 18, 31–37 (1936).

EPPLE, A.: Über Beziehungen zwischen Feinbau u. Jahresperiodik des Inselorgans von Vögeln. Z. Zellforsch. mikrosk. Anat 53, 731–758 (1961).

FAHMY, M. F. A.: Vergleichende morphologische Untersuchungen an der Hypophyse und der Schilddrüse legender, brütender und mausernder Hühner. Diss. med. vet. Budapest, 1961.

FALCONER, F. R.: The thyroid glands. In: Physiology and Biochemistry of Domestic Fowl. Eds. BELL and FREEMAN. Academic Press, London, New York, 454–471 (1971).

FARNER, D. S., and A. OKSCHE: Neurosecretion in birds. Gen. comp. Endocr. 2, 113–147 (1962).

FÉSÜS, G.: Über den vergleichend-histologischen Bau der Hypophyse bei der Gans u. Ente. Diss. med. vet. Budapest, 1936.

FUJIE, E.: Ultrastructure of the pineal body of the domestic chicken, with special reference to the changes induced by altered photoperiods. Arch. histol. jap. 29, 271–303 (1968).

FUJITA, H.: An electron microscopic study of the adrenal cortical tissue of the domestic fowl. Z. Zellforsch. mikrosk. Anat. 55, 80–88 (1961).

GHOSH, A.: Cytophysiology of the avian adrenal medulla. Int. Rev. Cytol. 49, 253–284 (1977).

HAECKER, V.: Über jahreszeitliche Veränderungen der Vogelschilddrüse. Schweiz. med. Wschr. I, 337–341 (1926).

HARRISON, F.: Ultrastructural study of the adenohypophysis of the male Chinese Quail. Anat. Embryol. 154, 185–211 (1978).

HARTMAN, F. A., and R. H. ALBERTIN: A preliminary study of the avian adrenal. Auk 68, 202–209 (1951).

–, and K. A. BROWNELL: Adrenal and thyroid weights in bird. Auk 78, 397–422 (1961).

HASEGAWA, K.: On the vascular supply of hypophysis and of hypothalamus in domestic fowl. Fukuoka Acta Medica 47, 89–98 (1956).

HAZELWOOD, R. A.: The avian endocrine pancreas. Amer. Zool. 13, 699–709 (1973).

HODGES, R. D.: Endocrine glands. In: KING, A. S., and J. MCLELLAND (eds.): Form and Function in Birds. Vol. II, 149–234. Academic Press, London, 1981.

HÖHN, E. O.: Endocrine glands. In: Biology and comparative physiology of birds by A. J. MARSHALL. Vol. II, 87–112. Academic Press, New York, London, 1961.

KALLIECHARAN, R., and B. K. HALL.: A developmental study of the levels of progesterone, corticosterone, control and cortisone circulating in plasma of chick embryos. Gen. Comp. Endocrinol. 24, 364–369 (1974).

KAMEDA, Y., K. OKAMOTO, M. ITO, and T. TAGAWA: Innervation of the C-cells of chicken ultimobranchial glands studied by immunohistochemical, fluorescence microscopy, and electron microscopy. Am. J. Anat. 182, 353–368 (1988).

KOCH, W.: Form und Funktion der Hypophyse bei der Taube. Forsch. Fortschr. 17, 310–311 (1941).

KORF, H. W.: Neuronal organization of the avian paraventricular nucleus: intrinsic, afferent, and efferent connections. J. exp. Zool. 232, 387–395 (1984).

KOSE, W.: Über die „Carotisdrüse" und das „chromaffine Gewebe" der Vögel. Anat. Anz. 25, 609–617 (1904).

–: Die Paraganglien bei den Vögeln. Arch. mikrosk.

Anat. **69**, 563–790 (1907).

Legait, H.: Contribution à l'étude morphologique et expérimentale du système hypothalamo-neurohypophysaire de la Poule Rhode-Island. Thèse, Louvain. Nancy: S. I. T., 1959.

Lièvre, J. A.: Thyroide et corps ultimo-branchial dans la série animale Écon. Med. animales **11**, 157–164 (1970).

Lisi de, L.: Caratteri sessuali dei gangli perisurrenali degli ucceli. Monit. zool. ital. **35**, 62–68 (1924).

Makita, T., T. Shioda, and S. Nishida: A histological study on the innervation of the avian thyroid gland. Arch. histol. Jap. **26**, 203–213 (1966).

Marshall, A. J.: Biology and comparative Physiology of Birds. Academic Press, New York, London, 1964.

Mary, J., and J. B. Mitchell: On endocrine weights in Brown Leghorns. Amer. J. Physiol. **88** (1929).

Masui, K., and Y. Kato: Hypophysis of intersex fowl. Jap. J. Gen. **18**, 115 (1942).

Menaker, M., and A. Oksche: The avian pineal organ. In: Farner, D. S., and J. R. King: Avian biology. Vol. 4. Academic Press, New York, London, 1974.

Metuzals, J.: The innervation of the adenohypophysis in the duck. J. Endocr. **14**, 87–95 (1956).

Mikami, S. I., A. Oksche, D. S. Farner, and A. Vitums: Fine structure of the vessels of the hypophysial portal system of the white-crowned sparrow, Zonotrichia leucophrys gambelii. Z. Zellforsch. **106**, 155–174 (1970).

Müller, J.: Die Nebenieren von Gallus domesticus und Columba livia domestica. Z. mikrosk. anat. Forsch. **17**, 303–352 (1929).

–, W. Runge, und H. Ferner: Cytologie und Gefäßverhältnisse des Inselorganes bei der Ente. Z. mikrosk. anat. Forsch. **62**, 165–186 (1956).

Nagelschmidt, L.: Untersuchungen über die Langerhansschen Inseln der Bauchspeicheldrüse bei den Vögeln. Z. mikrosk. anat. Forsch. **45**, 200–232 (1939).

Nemec, H.: Beitrag zur Kenntnis des Trichterlappens der Vogelhypophyse. Österr. Zool. Z. **2**, 352–365 (1950).

Novotny, G.: Die Endokrindrüsen des Huhnes. Diss. med. vet. Budapest, 1931.

Oboussier, H.: Über die Größenbeziehungen der Hypophyse und ihrer Teile bei Säugetieren und Vögeln. Roux' Arch. Entw. mech. **143**, 181–274 (1948).

Ohshima, K, and S. Matsuo: Functional morphology of the pineal gland in young chickens. Anat. Anz. **156**, 407–418 (1984).

Oksche, A.: The fine nervous, neurosecretory and glial structure of the median eminence in the white-crowned sparrow. In: Neurosecretion (Heller/Clark, ed.), Vol. 12, 199–208, Academic Press, London, New York, 1962.

–: Über die anatomische Verknüpfung des Vogelhypothalamus mit der Hypophyse. Anat. Anz. Erg. H. **111**, 136–144 (1962).

–, D. F. Laws, F. E. Kamemoto, and D. S. Farner: The hypothalamo-hypophysical neurosecretory system of the white-crowned sparrow, Zonotrichia leucophrys gambelii. Z. Zellforsch. **51**, 1–41 (1959).

–, W. Mautner und S. Farner: Das räumliche Bild des neurosektorischen Systems der Vögel unter normalen u. experimentellen Bedingungen. Z. Zellforsch. **64**, 83–100 (1964).

–, Y. Morita und M. Vaupel von Harnack: Zur Feinstruktur und Funktion des Pinealorgans der Taube (Columba livia). Z. Zellforsch. mikrosk. Anat. **69**, 41–60 (1969).

–, und M. Vaupel von Harnack: Über rudimentäre Sinneszellstrukturen im Pinealorgan des Hühnchens. Naturwiss. **52**, 662–663 (1965).

–, –: Elektronenmikroskopische Untersuchungen zur Frage der Sinneszellen im Pinealorgan der Vögel. Z. Zellforsch. **69**, 41–60 (1966).

Payne, F.: A cytological study of the thyreoid glands of normal and experimental fowl, including interrelationships with the pituitary, gonads and adrenals. J. Morph. **101** (1957).

–: The pituitary of the fowl: A correction and addition. Anat. Rec. **140**, 321–327 (1961).

–, and W. R. Breneman: Lymphoid areas in endocrine glands of fowl. Poultry Sci. **31**, 155–165 (1952).

Peter, S.: Die Feinstruktur des Inselorgans im Pankreas des Huhnes in den ersten Lebenstagen und Wochen. Z. mikrosk. anat. Forsch. **81**, 387–404 (1970).

Quay, W. B.: Histological structure and cytology of the pineal organ in birds and mammals. In: Ariens Kappers, J., and J. P. Schadé: Progress in brain research. Vol. 10, 49–86. Elsevier, Amsterdam, London, New York, 1965 a.

Raether, W.: Schilddrüse, Epithelkörperchen, ultimobranchialer Körper und Paraganglion caroticum, ihre Topographie, Blutversorgung und Morphologie bei Huhn, Taube, Gans u. Ente. Diss. med. vet. Gießen, 1964.

Reveillas: Les parathyroides de la Poule. Thèse Doct. Vét. Toulouse, 1941.

Riddle, O., and J. Krizenecky: Studies on the physiology of reproduction in birds XXVIII. Exstirpation of thymus and bursa in Pigeons with a consideration of the failure of thymectomy to reveal thymus function. Amer. J. of Physiol. **97**, 343–352 (1931).

Roth, A.: Quantitative studies on the islets of Langerhans in the pigeon. Acta anat. **69**, 609–622 (1968).

Rousseau, J. P.: Contribution à l'étude de l'anatomie des glandes thyroides, parathyroides et du thymus chez la poule et le canard. Thèse méd. vet. Alfort, 1960.

Scheschin, J.: Beitrag zur Histologie der Vogelschilddrüse. Diss. med. vet. Wien, 1925.

Schneider, R.: Über die Beziehungen zwischen Epithelkörperchen und Glomus caroticum bei verschiedenen Vogelarten. Z. mikrosk.-anat. Forsch. **57**, 101–114 (1951).

Schulz, H.: Das Pankreas im Geschlechtszyklus der Taube. Endokr. **22**, 319–330 (1940).

Sharp, P. J., and B. K. Follett: The blood supply to the pituitary and basal hypothalamus in the Japanese quail (Coturnix coturnix japonica). J. Anat. **104**, 227–232 (1969).

Sivaram, S.: Struktur und Entwicklung der Nebenniere von Gallus domesticus. Canad. J. Zool. **43**, 1021–1031 (1965).

Smith, P. H.: Pancreatic islets of the Coturnix Quail. A light and electron microscope study with special reference to the islet organ of the splenic lobe. Anat. Rec. **178**, 567–586 (1974).

Stammer, A.: Untersuchungen über die Struktur und Innervation der Epiphyse bei Vögeln. Acta biol., Szeged. **7**, 65–75 (1961).

Svennevig, J. L.: Entwicklung des Inselorgans bei der Hausente, die Entstehung der dunklen und hellen Inseln. Z. mikrosk.-anat. Forsch. **76**, 568–584 (1967).

Terni, T.: Il corpo ultimobranchiale degli uccelli. Arch. ital. Anat. **24**, 407–531 (1927).

Tixier-Vidal, A., and B. K. Follett: The adenohypophysis. In: Farner, D. S., and J. R. King (eds.): Avian Biology. Vol. III. Academic Press, New York, London, 1973.

Ueck, M.: Fluoreszenzmikroskopische und elektronenmikroskopische Untersuchungen am Pinealorgan verschiedener Vogelarten. Z. Zellforsch. **137**, 37–62 (1963).

Watanabe, T., Y. K. Paik, and M. Yasuda: Fine struc-

ture of the pancreatic islets in domestic fowl with special reference to the cell type and secretion. Arch. histol. Jap. 38, 259–274 (1975).
WATZKA, M.: Vergleichende Untersuchungen über den ultimobranchialen Körper. Z. mikrosk.-anat. Forsch. 34, 485–533 (1933).
WEBER, W., und H. BACHMANN: Zur Entwicklung und Funktion des Zwischenhirn-Hypophysensystems bei Columba livia dom. Naturw. 51, 321 (1964).
WINGSTRAND, K. G.: The structure and development of the avian pituitary from a comparative and functional viewpoint. Gleerup, Lund, 1951.
WYBURN, A. VAN: Endocrinology and reproduction in birds. In: Sex and internal secretions (YOUNG, W. C., ed.), 1088–1169. Bailliere, Tyndall and Cox, London, 1961.
ZAWADOWSKY, B. M., und L. LIPTSCHINA: Weiterer Beitrag zur Frage der Wechselbeziehungen der Keim- und Schilddrüsen bei Hühnern. Roux Arch. f. Entw. Med. 113, 432–446 (1928).

Blut

AECKERLEIN, W.: Thrombozyten, eosinophile und basophile Granulozyten des klinisch gesunden Huhnes im Phasenkontrastmikroskop. Berl. Münch. Tierärztl. Wschr. 80, 315–317 (1967).
BECHINGER, A.: Blutuntersuchungen bei gesunden Tauben, Enten und Gänsen. Diss. med. vet. Hannover, 1914.
BIGLAND, C. H., and D. C. TRIANTAPHYLLOPOULOS: A re-evaluation of the clotting time of chicken blood. Nature 186, 644 (1960).
BITTNER, H.: Die Anatomie der zur Blutentnahme geeigneten Stellen beim Hausgeflügel. Berl. Tierärztl. Wschr. (1927).
BLOUNT, W. P.: The blood picture at birth in the chick. Vet. J. 95, 193–195 (1939).
–: Thrombocyte formation in the domestic hen. Vet. J. 95, 195–198 (1939).
BREUSCH, E.: Beiträge zur Blutmorphologie des Huhnes. Z. f. Infkrkh. parasit. Krkh. u. Hyg. d. Haust. 33, 219–237 (1928).
BURMESTER, B. R., J. M. SEVERENS, and E. ROBERTS: Blood cells in the bone marrow of the chick before and after hatching. Poultry Sci. 20, 391–394 (1963).
CLELAND, J. B., and T. H. JOHNSON: Relative dimensions of the red blood cells of vertebrates, especially of birds. Emu 11, 188–197 (1911).
COOK, S. F.: A Study of the blood picture of poultry and its diagnostic significance. Poultry Sci. 16, 291–296 (1937).
CRASS, G., and R. H. RIGDON: Histologic Study of the bone marrow in normal white Pekin ducks. A. M. A. Arch. Path. 58, 159–167 (1954).
DAWSON, A. B.: Some observations on the primitive and definitive erythrocytes of the developing chick. Z. Zellforsch. u. mikrosk. Anat. 24, 256–268 (1936).
DE EDS, F.: Normal blood counts in pigeons. Lab. and Clin. Med. 12, 437–438 (1927).
DIESEM, C. D.: A Study of avian blood cells. Thesis Ohio State Univ., 1956.
–, W. G. VENZKE, and E. N. MOORE: The hemograms of healthy chickens. Amer. J. Vet. Res. 19, 719–724 (1962).
DOMM, L. V., and E. TABER: Endocrine factors controlling erythrocyte concentration in the blood of the domestic fowl. Physiol. Zool. 19, 258–281 (1946).
EARL, H.: Die Zählung der Blutzellen des Geflügelblutes nach der Methode von NATT und HERRICK. Diss. med. vet. München, 1954.
FORKNER, C. E.: Blood and bone marrow cells of the domestic fowl. J. Exp. Med. 50, 121–142 (1929).
FRITSCH, G.: Untersuchungen des Kaninchen-, Hühner- und Taubenblutes. Pflüg. Arch. 181, 78–105 (1920).
GRAAM, D. G.: The length of the reticulocyte cycle in pigeons. Proc. Ind. Acad. Sci. 44, 224–277 (1935).
HADZIMITKOVIC, T.: Blutbild der Ente. Vet. Arch. (kroat.) 6, 113 (1936).
HAMRE, C. J.: Origin and differentiation of heterophil, eosinophil and basophil Leucocytes of chickens. Anat. Rec. 112, 339–340 (1952).
HANKA, J.: Beitrag zur Erkennung des Blutbildes beim Hausgeflügel. Zverolek Rozpr. 186, 196–204 (1930).
HEVESY, G., and J. OTTESEN: Live-cycle of the red corpuscles of the hen. Nature London 156, 534 (1945).
HEYN, G.: Die Blutveränderungen bei Hühnern während der Mauser mit Beiträgen zur normalen Hämatologie des Huhnes. Diss. med. vet. Leipzig, 1935.
HODGES, R. D.: The blood cells. In: KING, A. S., and J. MCLELLAND (eds.): Form and Function in Birds. Vol. I, 361–380. Academic Press, London, 1979.
HOFMEISTER, W.: Beiträge zum normalen und pathologischen Blutbild des Huhnes. Diss. med. vet. Berlin, 1934.
HUBER, F.: Blutbild des Huhnes. Diss. med. vet. Wien, 1936.
JORDAN, H. E.: Comparative hematology. In: DOWNE's Handbook of Hematology, 703–862. Hoeber Inc., New York, 1938.
KALETTE und BERNHARDT: Beitrag zur Hämatologie der Gans. Arch. Geflkd. 32, 84, 158 (1968).
KASARINOFF: Experimentelle Blutuntersuchungen bei Vögeln. Fol. Hämat. 10, (1910).
KENNEDY, W. P., and D. R. CLIMENCO: Studies on the blood of birds. I. The corpuscles of the pigeon. Quart. J. of exp. Physiol. 19 (1928).
KLIMES, B., und V. JURJADA: Das Blutbild der Puten. Berl. Münch. Tierärztl. Wschr. 76, 73 (1963).
KLINGLER: Ein Beitrag zur Blutuntersuchung gesunder Tauben. Diss. med. vet. Hannover, 1922.
KRÖMKER, F.: Ein Beitrag zum Blutbild gesunder und kranker Hühner unter besonderer Berücksichtigung der Erythrozyten und des Hämoglobingehaltes. Diss. med. vet. Berlin, 1937.
KYNES, R.: The physiological destruction of erythrocytes in birds. Int. Mschr. Anat. u. Physiol. 31, 543–551 (1915).
–: Normal leucocyte content of bird's blood. Anal. Rec. 43, 197–198 (1929).
LÖLIGER, H. CH.: Die diagnostische Verwertbarkeit des Geflügelblutbildes. Berl. Münch. Tierärztl. Wschr. 73, 6–10 (1960).
–: Kriterien zur Bestimmung des Blutbildes beim Huhn. Tierärztl. Umsch. 19, 63–69 (1964).
LUCAS, A. M.: A discussion of synonymy in avian and mammalian hematological nomenclature. Amer. J. Vet. Res. 20, 887–897 (1959).
LUCAS, A. M., and C. JAMORZ: Atlas of Avian Hematology. D. C. Gavt. Print. Off., Washington, 1961.
LÜDERS, H.: Über erbliche Unterschiede in der Blutmorphologie beim Huhn. Diss. med. vet. Berlin, 1959.
LUNDQUIST, C. W., und B. HEDLUNG: Über die Granulaformen der sogenannten pseudo-eosinophilen Leukozyten im Hühnerblut. Fol. haemat. 31, 253–264 (1925).
MACHENS, H.: Über die Erythrocytenzahl und den Hämoglobingehalt des Hühnerblutes. Diss. med. vet. Hannover, 1923.
MAGATH, T. B., and G. M. HIGGINS: The blood of the normal duck. Fol. hämat. 51, 230–241 (1934).
MALEWITZ, TH. D., and M. L. CALHOUN: The normal hematological picture of turkey poults and blood

alterations caused by enterohepatitis. Amer. J. vet. Res. **8**, 396–399 (1957).
McDonald, J. G.: Avian bone marrow with particular reference to red cell development. Amer. J. Anat. **65**, 291–307 (1939).
Mjassojedoff, S. W.: Die Zellformen des Bindegewebes u. des Blutes und die Blutbildung beim erwachsenen Huhn. Fol. haemat. **32**, 263–296 (1926).
Olson, C.: Avian hematology. In: Biester, and Schwarte, Diseases of Poultry. 2d ed. Iowa St. College Press. Ames, 1948.
Palmer, E. J., and J. Biely: Studies of total erythrocytes and leucocytes counts of fowls. I. Repeated erythrocyte counts. Fol. hämat. **53**, 143 (1935).
Rathsfeld, E. O.: Vergleichende haematologische Untersuchungen an Hühnern verschiedenen Alters nach dem Verfahren nach Natt und Herrick und dem Phasenkontrastverfahren. Diss. med. vet. Berlin, 1957.
Rhian, M., W. O. Wilson, and A. L. Moxon: Composition of blood of normal turkeys. Poultry Sci. **23**, 224–229 (1966).
Rybaltovskij, O. V., und N. G. Stadnikova: Blutentnahme bei Wassergeflügel. Pticevodstvo, Moskau **8**, 26 (1961).
Salomon, W.: Ein Beitrag zur Morphologie des normalen Hühnerblutes. Diss. med. vet. Gießen, 1920.
Sandreuter, A.: Vergleichende Untersuchungen über die Blutbildung in der Ontogenese von Haushuhn (Gallus gallus L.) und Star (Sturnus v. vulgaris L.). Acta anat., Suppl. **14**, 1–72 (1951).
Schermer, S.: Die Blutmorphologie der Laboratoriumstiere. II. Aufl. Ambrosius-Barth, Leipzig, 1958.
Schmekel, L.: Embryonale und frühe postembryonale Erythropoese in Leber, Milz, Dottersack und Knochenmark der Vögel. Rev. Suisse Zool. **69**, 559–615 (1962).
Schmidt, H.: Blutuntersuchungen bei gesunden und an Erythrose erkrankten Hühnern. Diss. med. vet. Gießen, 1936.
Schoger, A.: Beitrag zum Blutbild der Laboratoriumstiere unter besonderer Berücksichtigung des Blutplättchenbildes. Das Blutbild der Taube. Arch. Physiol. **242**, 494–503 (1939).
Schrader, W.: Untersuchungen über das Vogelblut in besonderer Berücksichtigung der Leukozyten und Spindelzellen. Diss. med. vet. Hannover, 1921.
Schütt, G.: Über das Vorkommen von Blutgruppen bei Hühnern. Diss. med. vet. Hannover, 1929.
Schulze, W.: Vergleichende Untersuchungen über die Zahl der Erythrocyten und den Hämoglobingehalt des Entenblutes. Diss. med. vet. Hannover, 1928.
Shaw, A. F. B.: The Leucocytes of the pigeon with special reference to a diurnal rhythm J. Path. and Bact. **37**, 411–430 (1933).
Soliman, M. K.: Vergleichende fluoreszenzmikroskopische Untersuchungen der eosinophilen und pseudoeosinophilen Leukozyten bei Kaninchen, Meerschweinchen, Gans, Ente, Huhn, Truthuhn, Perlhuhn und Taube. Diss. med. vet. Gießen, 1959.
Stein, E.: Die Leukozytenzahl des Tauben-, Hühner-, Enten- und Gänseblutes mit einer neuen Methode bestimmt. Diss. med. vet. Gießen, 1936.
Stix, H.: Blutgerinnungszeit und Blutungszeit beim Huhn. Diss. med. vet. Wien, 1942.
Sturkie, P. D.: Body Fluids. Blood: In: Avian Physiology (Sturkie, P. D., ed.), 102–129. Springer, New York, Heidelberg, Berlin, 1986.
Venzlaff, W.: Über Genesis und Morphologie der roten Blutkörperchen der Vögel. Arch. mikrosk. Anat. Abt. I, **77**, 377–432 (1911).
Weber, G.: Plasmakupfer und Plasmaeisen, Hämoglobinmenge und Erytrocytenzahlen bei gesunden Weißen Leghornhühnern. Diss. med. vet. Hannover, 1965.
Wels, A., und V. Horn: Beitrag zur Hämoglobinbestimmung im Blut des Geflügels. Zbl. Vet. Med. A **12**, 663–669 (1965).
Werner, H.: Vergleichende Blutuntersuchungen. Untersuchung des Ratten-, Enten- und Gänseblutes. Arch. Physiol. **248**, 426–435 (1944).
Wills, L.: Spontaneous fluctuations in the reticulocyte count in pigeon's blood. Brit. J. Exp. Path. **13**, 172–175 (1932).
Wirth, D.: Grundlagen einer klinischen Hämatologie der Haustiere. 2. Aufl., Urban & Schwarzenberg, Wien, Innsbruck, 1950.

Herz

Ábrahám, A.: Die intramurale Innervation des Vogelherzens. Z. mikrosk.-anat. Forsch. **69**, 195–216 (1962).
Adams, W.-E.: A contribution to the Anatomy of the Avian Heart as seen in the Kiwi (Apteryx australis) and the Yellow-crested Penguin (Megadyptes antipodum). Proc. Zool. Soc. Lond. Ser. B **107**, 417–441 (1937).
Akester, A. R.: The heart. In: Physiology and Biochemistry of the Domestic Fowl (Bell, D. J., and B. M. Freeman, eds.). Vol. 2. Academic Press, London, 1971.
–: Anatomy of the avian heart. In: Mehner, A., und W. Hartfiel (Hrsg.): Handbuch der Geflügelphysiologie. Teil 1. Karger, Basel, München, 1983.
Benninghoff, A.: Das Herz. In: Bolk, Göppert, Kallius, Lubosch, Handbuch der vergleichenden Anatomie der Wirbeltiere. Bd. VI, 467–556. Urban & Schwarzenberg, Berlin, Wien, 1933.
Bezuidenhout, A. J.: The valva atrioventricularis dextra of the Avian heart. Zbl. Vet. Med. C **12**, 104–108 (1983).
Bollinger, O.: Größe des Herzens bei Vögeln. Münch. med. Wschr. **11** (1893).
–: Über die Größenverhältnisse des Herzens bei Vögeln. S. B. der Ges. für Morphol. und Physiol. München, **IX**, 106 (1893).
Bordossy, L.: Das Reizleitungssystem des Vogelherzens. Közlemények az összehasonlito élet és kortan köréböl **29**, 181–288 (1941).
Castigli, G.: Osservazioni sul sistema di condizione nel cuore di uccelli domestici. La Nuova Veterinaria, Perugia **5**, 1–8 (1949).
Chiodi, V., e R. Bortolami: Osservazioni sopra le strutture profonde nel cuore di uccelli. Arch. Vet. Ital. **7**,. 5–23 (1956).
Davies, F.: The conducting system of the bird's heart. J. Anat. **64**, 129–144 (1930).
Drennan, M. R.: The auriculo-ventricular bundle in the bird's heart. Brit. Med. J. Part. **1**, 321 (1927).
Fank, A.: Das Reizleitungssystem im Herzen des Huhnes. Biologické Listi **11**, 4 (1925).
Gasch, F. R.: Beiträge zur vergleichenden Anatomie des Herzens der Vögel und Reptilien. Arch. Naturgesch. **54**, 119–152 (1888).
Gossrau, R.: Über das Reizleitungssystem der Vögel. Histochemische und elektronenmikroskopische Untersuchungen. Histochem. **13**, 111–159 (1968).
Hartmann, F. A.: Heart weight in birds. Condor **57**, 221–238 (1955).
Kern, A.: Das Vogelherz. Untersuchungen an Gallus domesticus, Briss. Diss. med. vet. Zürich, 1926. In: Morph. Jb. **56**, 264–315 (1926).
Kim, Y., and M. Yasuda: The Cardiac Conducting

System of the Fowl. Zbl. Vet. Med. C **8**, 138–150 (1979).
KONDRATJEW, N. S.: Zur Frage der intracardialen Innervation der Vögel. Z. Anat. Entwicklgesch. **79**, 753 (1936).
KÜLBS, W.: Über das Reizleitungssystem bei Amphibien, Reptilien und Vögeln. Z. exp. Path. Therap. **11**, 51–68 (1912).
LECHNER, W.: Herzspitze und Herzwirbel (vergl. Untersuchungen am Vogel- und Säugerherz). Anat. Anz. **92**, 249–283 (1942).
LINDSAY, F. E. T.: The cardiac veins of Gallus domesticus. J. Anat. **101**, 555–568 (1967).
–, and J. H. SMITH: Coronary arteries of Gallus domesticus. Amer. J. Anat. **116**, 301–314 (1965).
LÖER: Vergleichende Untersuchungen über die Maße und Proportionalgewichte des Vogelherzens. Arch. ges. Physiol. **140**, 298–324 (1911).
LORENZ, A.: Beitrag zur Kenntnis des Vogelherzens. Diss. med. vet. Hannover, 1921.
MALEWITZ, T. D., and M. L. CALHOUN: The gross and microscopic anatomy of the digesive tract, spleen, kidney, lungs and heart of the Turkey. Poultry Sci. **37**, 388–398 (1958).
MANGOLD, E., und T. KATO: Zur vergleichenden Physiologie des His'schen Bündels. III. Mitt.: Die atrioventrikulare Erregungsleitung im Vogelherzen. Arch. ges. Physiol. **160**, 91 (1914).
McKENZIE, J., and J. ROBERTSON: Recent researches of the anatomy of the bird's heart. Brit. med. J. **2**, 1161–1164 (1910).
McNALLY, E. H.: Heart rate of the domestic fowl. Poultry Sci. **20**, 266 (1941).
MOSTAFA, M. S. E.: A note on a case of four hearts in a hen. Vet. Rec. **46**, 624 (1952).
MYCZKOWSKI, K.: Morphology of the coronary arteries of fowl and some wild birds. Fol. morph. **11** (1960).
NICOLLE, CH., et CH. LEBAILLY: Technique de la récolte du sang chez les oiseaux de laboratoire par ponction du cœur. C. R. soc. biol. **82**, 533–535 (1919).
NITSCHKE, B.: Beziehungen zwischen Gestalt und Funktion des Hühnchenherzens. Verh. anat. Ges. **47**, 112–123 (1939).
OHMORI, D.: Artioventricularverbindungssystem des Vogelherzens. Jap. J. med. Sci., Anat. **2** (1930).
PATTEN, B. M., and M. M. MITCHELE: A structural basis for valvular action at the interatrial foramina of the chick heart. Anat. Rec. **26**, 388 (1924).
PETERDI, S.: Das Herz des Kanarienvogels (Serinus canaris L.). Diss. med. vet. Budapest, 1936.
PETREN, T.: Die Coronararterien des Vogelherzens. Morph. Jb. **56**, 239–249 (1926).
PISSKUNOFF, N. N.: Zur Frage nach den Ganglien in den Herzkammern von Vögeln. Anat. Anz. **38**, 394–395 (1911).
PREUSS, F.: Einheitliche Benennungen am Herzen der Tiere und des Menschen. Zbl. Vet. Med. **2**, 802–805 (1955).
–: Zur Nomenklatur am Herzen. Anat. Anz. **103**, 20–37 (1956).
QUIRING, D. P.: The development of the sino-atrial region of the chick heart. J. Morph. **55**, 81–118 (1933/34).
RIGDON, R. H., and J. FRÖHLICH: The heart of the duck. Zbl. Vet. Med. A **17**, 85–94 (1970).
SIEFEL, K.: Das Herz des melanotischen Seidenhuhns. Diss. med. vet. Zürich, 1926.
SIMONS, J. R.: The Blood-Vascular-System. In: Biology and Comparative Physiology of Birds. Ed. by MARSHALL, A. J. Vol. I. Academic Press, New York, London, 1960.
SMITH, R. B.: Observations on nerve cells in human, mammalian, and avian cardiac ventricles. Anat. Anz. **129**, 436–444 (1971).
SSINELNIKOW, R.: Das intramurale Nervensystem des Vogelherzens. Z. Anat. **86**, 563–578 (1928).
–: Die Herznerven der Vögel. Z. Anat. **86**, 540–562 (1928).
STURKIE, P. D.: Anatomy and conduction in the heart. In: Avian Physiology (STURKIE, P. D., ed.). Comstock, Ithaca, New York, 1954.
TAKAHASCHI, S.: Notes in the formation of the cardiac septa in the chick. J. Anat. London **57**, 168 (1923).
TANG, E. H.: Beiträge zum feineren Bau der PURKINJE'schen Fasern im Herzen der Vögel. Anat. Anz. **55**, 385 (1922).
TSUNODA, T., und J. KASAHARA: Nervenendigungen im Herzmuskel der Vögel. Z. f. Zellforsch. **7**, 177–186 (1928).
UCHIYAMA, T.: Zur Frage der Vv. cordis minimae THEBESII und der Sinusoide beim Hühnerherzen. Morph. Jb. **60**, 296–322 (1928).
WAGNER, E.: Untersuchungen über das absolute und relative Gewicht der Organe vom Haushuhn. Diss. med. vet. Leipzig, 1924.
WEST, N. H., B. LOWELL LANGILLE, and D. R. JONES: Cardiovascular system. In: KING, A. S., and J. McLELLAND (eds.): Form and Function in Birds. Vol. II, 235–340. Academic Press, London, 1981.

Blutgefäße

ABDALLA, M. A, and A. S. KING: The functional anatomy of the bronchial circulation of the domestic fowl. J. Anat. **121**, 537–550 (1975).
ABDEL-MAGIED, E. M.: An Ultrastructural Study of Nerve Cell Bodies in the Carotid Body and Common Carotid Artery of the Domestic Fowl. Anat. Histol. Embryol. **15**, 329–336 (1986).
AKESTER, A. R.: Renal portal shunts in the kidney of the domestic fowl. J. Anat. (London) **101**, 569–594 (1975).
ASSENMACHER, J.: La vascularization du complexe hypophysaire chez le canard domestique. Arch. Anat. Microsc. Morphol. Exp. **41**, 69–75 (1952).
–: Étude anatomique du Système artériel cervicocephalique chez l'oiseau. Arch Anat. Histol. Embryol. **35**, 181–202 (1953).
BALL, R. A., J. H. SAUTTER, and M. S. KATTER: Morphological characteristics of the anterior mesenteric artery of fowl. Anat. Rec. **145**, 251–255 (1963).
BARKOW, H. C. L.: Anatomisch-physiologische Untersuchungen, vorzüglich über das Schlagadersystem der Vögel. Meckels Arch. Anat. Physiol. (1829/30).
BAUER, F.: Disquisitiones circa nonnularum avium systema arteriosum. Diss. med. Berolini, 1825.
BAUMEL, J. J.: Asymmetry of encephalic arteries in the pigeon (Columba livia). Anat. Anz. **111**, 91–102 (1962).
–: Vertebral-dorsal carotid artery interrelationships in the pigeon and other birds. Anat. Anz. **114**, 113–130 (1964).
–, A. S. KING, A. M. LUCAS, J. E. BREAZILE, and H. E. EVANS: Nomina Anatomica Avium. Academic Press, London, New York, Toronto, Sydney, San Francisco, 1979.
–, and LE ROY GERCHMAN: The avian intercarotid anastomosis and its homologue in other vertebrates. Amer. J. Anat. **122**, 1–18 (1968).
BHADHURI, J. L.: A case of persistence of ductus caroticus in the blue rock-pigeon (Columba livia intermedia, STRICK). Anat. Anz. **88**, 178–182 (1939).
–, and B. BISWAS: The main cervical and thoracic arteries of birds. Series I. Coraciiformes. Part 1. Nat. Inst. Sci. India **11**, 236–245 (1945).

–, –: The main cervical and thoracic arteries of birds. (Columbiformes, Columbidae). Anat. Anz. **100**, 337–350 (1953/54).

–, –, and S. K. DAS: The arterial supply of the domestic pigeon (Columba livia Gmelin). Anat. Anz. **104**, 1–14 (1957).

BERENS V. RAUTENFELD, D., und E. M. HICKEL: Die parenterale Applikation beim Vogel. XXIV. Int. Symp. Erkr. Zoot. Veszprem. 235–242 (1982).

BITTNER, H.: Die Anatomie der zur Blutentnahme geeigneten Stellen beim Hausgeflügel. Berl. tierärztl. Wschr. **43**, 568 (1927).

BLIN, P. C.: Les spécifications anatomiques. L'aviculture françaises, Paris, 1988.

BODROSSY, L.: Das Venensystem der Hausvögel. Diss. med. vet. Budapest, 1938.

BOSCH, R., et E. ANGULO: Caractères histologiques particuliers des artères de l'appareil génital de Gallus domesticus. Rec. Med. Vet. **139**, 641–645 (1963).

BRÜCKNER, D.: Topographie der Blutgefäße von Kopf und Hals der Taube und deren Bedeutung bei der Injektion von Paramyxovirus-1-Impfstoffen. Verh. Vogelkrh., Beerse, Belgien, 5./6. März (1987).

CASTIGLI, G.: Osservazioni sul sistema di conduzione nel cuore di uccelli domestici. La Nuova Veterinaria **5** (1949).

CHOWDHARY, D. S.: The carotid and carotid sinus of the fowl. Ph. D. Univ. Edinburgh, 1953.

CLARA, M.: Die arteriovenösen Anastomosen der Vögel und Säugetiere. Erg. Anat. Entwicklgesch. **27** (1927).

COTOFAN, V., H. E. KÖNIG, şi I. COZARIUC: Sistemul coronarian la pasarile domestice. Lucr. Sti. Inst. Agr. Iasi T. **2**, 199–208 (1971).

CRAIGIE, E. H.: The area of distribution of the middle cerebral artery in certain birds. Trans. roy. Soc. Canad. **34**, 25–37 (1940).

CURA, P., şi H. E. KÖNIG: Vascularizatia regiunii cervicale la unele specii de pasarile domestice. Lucr. Sti., Inst. Agr. Iasi T. **2**, 165–170 (1970).

DANG, Q. D.: Contribution à l'anatomie des artères de la Poule domestique. Thèse Doct. Vét. Lyon, 1951.

DÉJEAN, A. L.: Anatomie du système porte hépatique des oiseaux domestiques. Diss. med. vet. Toulouse, 1969.

DUVERNOY, H., F. GAINET, et J. J. KORTHÉ: Sur la vascularisation de l'hypophyse des oiseaux. J. Neurol. Visc. Relat. **31**, 109–120 (1969).

FLEMING, R. E.: The origin of the vertebral and external carotid arteries in birds. Anat. Rec. **33**, 183–199 (1926).

FREEDMAN, S. L., and P. D. STURKIE: Blood vessels of the chicken's uterus (shell gland). Amer. J. Anat. **113** (1963).

FREUND, L.: Gefäßnetze in der Vogelhaut. Prager Arch. f. Tiermed. u. vergl. Pathol. **6**, 155–159 (1926).

FROUD, M. D.: Persistence of the left systemic aortic arch in the chick. J. Genet. **52**, 456–465 (1954).

FUKUTA, K., und T. NISHIDA: Vergleichende und topographische Anatomie des Huhnes. 56. Mitt. Das Blutgefäßsystem der Milz des Huhnes (Engl. Zfg.). Jap. J. vet. Sci. **31**, 179–185 (1969).

–, – und M. YASUDA: Vergleichende und topographische Anatomie des Huhnes. 63. Mitt. Struktur und Verteilung des feinkalibrigen Blutgefäßsystems in der Milz. (Engl. Zfg.). Jap. J. vet. Sci. **31**, 303–311 (1969).

GELDEREN, CH. VAN: Die Homologie der Sinus durae matris. 2. Teil. Die vergleichende Ontogenie der neurocraniellen Venen der Vögel und Säugetiere. Z. ges. Anat., Abt. 1 **74**, 432–508 (1924).

–: Venensystem, mit einem Anhang über den Dotter- und Placentarkreislauf. In: BOLK, GÖPPERT, KALLIUS, LUBOSCH, Handbuch der vergleichenden Anatomie der Wirbeltiere. Bd. 3, 685–742. Urban & Schwarzenberg, Berlin, Wien, 1933.

GEORGE, J. C., and R. M. NAIK: Some observations of the distribution of the blood capillaries in the pigeon breast muscle. Auk **77**, 224–226 (1960).

GERTNER, M.: Das Arteriensystem der Geschlechtsorgane bei der lebenden Gans. Ungar. Agrar-Rdsch. **1** (1971).

GHETIE, V., M. CALOIANU-IORDACHEL und A. PETRESCU-RAIANU: Die Arterien der Brust und der Vordergliedmaßen der Gans. Rev. Biol. **VII**, 419–429 (1963).

GLENNY, F. H.: A systematic study of the main arteries in the region of the heart-Aves. Anat. Rec. **76**, 371–380 (1940).

–: A systematic study of the main arteries in the region of the heart-Aves. Auk **60**, 235–239 (1943).

–: Modifications of pattern in the aortic arch system of birds and their phylogenetic significance. Proc. U.S. Natl. Mus. **104**, 525–621 (1955).

GRANT, R. T., and E. F. BLAND: Observations on arterio-venous anastomoses in human skin and in bird's foot with reference to reaction to cold. Heard **15**, 385 (1929/30).

GRAU, H.: Anatomie der Hausvögel. In: ELLENBERGER/BAUM, Handbuch der vergleichenden Anatomie der Haustiere. 18. Aufl., Springer, Berlin, 1943.

GREEN, J. D.: The comparative anatomy of the hypophysis with special reference to blood supply and innervation. Amer. J. Anat. **88**, 225–311 (1951).

GRIGORESCU, J., S. CHITESCU, and E. OLARIAN: Angioarchitectonica oviductului la găină (Gallus dom.). Inst. agronom Arad, Fac. Med. Vet. anu Lucrălilor Ştiint. 1956-57.

GRZIMEK, B.: Arteriensystem des Halses und Kopfes, der Vorder- und Hintergliedmaße von Gallus domesticus. Diss. med. vet. Berlin, 1933.

HAFFERL, A.: Zur Entwicklungsgeschichte der Kopfarterien beim Kiebitz (Vanellus cristatus). Anat. Hefte **59**, 261–277 (1921).

–: Das Arteriensystem. In: BOLK, GÖPPERT, KALLIUS, LUBOSCH, Handbuch der vergleichenden Anatomie der Wirbeltiere. Bd. 3, 563–679. Urban & Schwarzenberg, Berlin, Wien, 1933.

HARMS, D.: Über den Verschluß der Ductus arteriosi von Gallus domesticus. Z. Zellforsch mikrosk. Anat. **81**, 433–444 (1967).

HAIMOVICI, S., H. E. KÖNIG und P. POPESCU: Beitrag zum Studium der Arterien des Halses der Vögel. An. Sti. Univ. Iasi **18**, 309–313 (1972).

HASEGAVA, K.: On the vascular supply of hypophysis and hypothalamus in the domestic fowl. Fukuoka Acta Med. **47**, 89–101 (1956).

HASHIMOTO, Y., B. VOLLMERHAUS, H. ROOS, H. WAIBL und H. E. KÖNIG: Zur Entwicklung der Eierstocks- und Eileiterarterien Japanischer Wachteln. Anat. Histol. Embryol. **15**, 337–343 (1986).

HICKEL, E. M., und D. BERENS V. RAUTENFELD: Farbbildfolge parenteraler Applikationsstellen beim Vogel. Prakt. Tierarzt **10**, 903–906 (1982).

HYRTL, J.: Wundernetz und Geflechte bei Vögeln und Säugetieren. Denkschr. K. K. Akad. d. Wiss. Wien **21** (1863).

–: Neue Wundernetze und Geflechte bei Vögeln und Säugetieren. Denkschr. d. K. K. Akad. d. Wiss. Wien **22**, 113–152 (1864).

JANKOVICI, Z., S. POPOVIĆ und D. JOSIĆ: Arterien des Kopfes des Truthuhnes (Meleagris gallopavo). Acta vet. Beograd **19**, 123–137 (1969).

–, and D. POPOVIĆ: Arteries of the head of the goose (Anser domesticus). Acta vet. (Beograd) **23**, Suppl., 495–429 (1973).

JONES, D. R., and K. JOHANSEN: The blood vascular system of birds. In: FARNER, D. S., J. R. KING u. K. PARKES: Avian Biology, Vol. II. Academic Press,

New York, London, Paris, San Diego, Toronto, Montevideo, Tokio, 1972.
Kaku, K.: On the vascular supply of the brain in the domestic fowl. Fukuoka Acta Medica **50**, 4293–4306 (1959).
Ki Paik, Y., T. Nishida, und M. Yasuda: Vergleichende und topographische Anatomie des Huhnes, 57. Mitt. Das Blutgefäßsystem des Pankreas des Huhnes (Engl. Zfg.). Jap. J. vet. Sci. **31**, 241–251 (1969).
–, –, –: Vergleichende und topographische Anatomie des Huhnes. 62. Mitt. Verteilung des kleinkalibrigen Blutgefäßsystems im Pankreas (Engl. Zfg.). Jap. J. vet. Sci. **32**, 177–183 (1970).
Kitoh, J.: Vergleichende und topographische Anatomie des Huhnes. 12. Mitt. Beobachtungen an den Arterien und ihren Anastomosen des Gehirnes und seiner Umgebung beim Huhn. Jap. J. vet. Sci. **24** (1962).
–: Vergleichende und topographische Anatomie des Geflügels. 16. Mitt. Die arterielle Versorgung des Rückenmarkes. (Engl. Zfg.). Jap. J. vet. Sci. **26**, 169–175 (1964).
Koike, K., und M. Anahara: Über das Vorhandensein und die Entwicklung des Nebennierenpfortaderkreislaufes beim Haushuhn. Jap. J. med. Sci. Anat. **8**, 1–49 (1940).
Komarek, V., L. Malinovsky et L. Lemez: Anatomica Avium Domesticarum et Embryologia galli. Bd. II. Priroda, Bratislava, 1982.
Korbel, R.: Praxis der Injektions- und Blutentnahme am Vogelpatienten. Tierärztl. Praxis **18**, 601–611 (1990).
Krassing, M.: Von der Arteria vertebralis thoracica der Säuger und Vögel. Anat. Hefte **49**, 523–610 (1913).
Krölling, O., und H. Grau: Lehrbuch der Histologie und vergleichenden mikroskopischen Anatomie der Haustiere. 10. Aufl., Parey, Berlin, Hamburg, 1960.
Leipold R.: Injektionstechnik beim Vogelpatienten. Tierärztl. Praxis **15**, 377–380 (1987).
Lucas, A. M., and P. R. Stettenheim: Avian Anatomy. In: Biester/Schwarte (eds.), Diseases of Poultry. 2nd ed. Iowa State University Press, Ames, Iowa, 1967.
Malinovsky, L.: Venenversorgung des Magens der Haustaube (Columba domestica). Československ. Morfol. **9**, 238–251 (1961).
–, and M. Novotna: Branching of the coeliac artery in some domestic birds. III. A comparison of the pattern of the coeliac artery in three breeds of the domestic fowl (Gallus gallus f. domestica). Anat. Anz. **141**, 136–146 (1977).
–, and M. Visnanska: Branching of the coeliac artery in some domestic birds. II. The domestic goose. Folia morph **23**, 128–135 (1975).
Märk, W.: Über Arterienwülste bei den Vögeln. Z. Zellforsch. **37**, 1–55 (1952).
Markmann, S.: Das Venensystem der Hausente (Anas boschas domestica). Diss. med. vet. Berlin, 1968.
Mathew, A. P.: Ductus caroticus in the pigeon. Curr. Sci. **13**, 213–214 (1944).
McKibben, J., and G. C. Christensen: The venous return from the interventricular septum of the heart. A comparative study (u. a. bei Huhn und Pute). Amer. J. vet. Res. **25**, 512–517 (1964).
Minár, J.: Morphologie des intrahepatalen Arteriennetzes in der Kükenleber. Bratislavské lekárske Listy **52**, 418–425 (1969).
Moskoff, M.: Zur Topographie der Achselhöhle beim Haushuhn. Z. Anat. Entwgsch. **97** (1932).
Mouchette, R., et Y. Cuypers: Étude de la vascularisation du rein de coq. Arch. de Biol. **69**, 577–589 (1958).
Murrillo-Ferrol, N. L.: The development of the carotid body in Gallus domesticus. Acta anat. **68**, 102–126 (1967).
Neugebauer, L. A.: Systema venosum avium cum eo mammalium et imprimis hominis collatum. Nova Acta Acad. Leopoldino-Carolinae Naturae Curiosum **21**, 517–698 (1845).
Nishida, T.: Vergleichende und topographische Anatomie des Huhnes. 2. Mitt. Das Blutgefäßsystem der Brustgliedmaße beim Huhn. Die Arterien. (Engl. Zfg.). Jap. J. vet. Sci. **22**, 223–232 (1960).
–: Vergleichende und topographische Anatomie des Huhnes. 10. Mitt. Das Blutgefäßsystem der hinteren Gliedmaße des Huhnes. Die Arterien. (Engl. Zfg.). Jap. J. vet. Sci. **25**, 93–106 (1963).
–: Vergleichende und topographische Anatomie des Huhnes. 42. Mitt. Das Blutgefäßsystem der männlichen Geschlechtsorgane. (Engl. Zfg.). Jap. J. vet. Sci. **26** (1964).
–, Y. Ki Paik, und M. Yasuda: Vergleichende und topographische Anatomie des Huhnes. 58. Mitt. Blutversorgung des Drüsenmagens (Ventriculus glandularis) und des Muskelmagens (Ventriculus muscularis). (Engl. Zfg.). Jap. J. vet. Sci. **31**, 64–70 (1969).
Okamoto, T., B. Vollmerhaus, H. Roos, H. Waibl und H. E. König: Die Arterien der männlichen Geschlechtsorgane Japanischer Wachteln (Coturnix coturnix japonica) und ihre Entwicklung nach dem Schlupf. Anat. Histol. Embryol. **20** (1991).
Oliveira, A. de: Contribution to the anatomical study of the coeliac artery and its distribution in Gallus domesticus. Veterinária **12**, 1–22 (1958), Publ. d. Anat., Fac. Med. Univ. Minas Gerais, Belo Horizonte.
Osolin, P.: Über den mikroskopischen Aufbau der Blutgefäße bei den Vögeln. Z. mikrosk.-anat. Forsch. **21**, 157–182 (1930).
Pavaux, Cl., et A. Jolly: Note sur la structure vasculo-canaliculaire du foie des oiseaux domestiques. Rev. Med. vét. **31**, 445–466 (1968).
Petren, T.: Die Coronärarterien des Vogelherzens. Morph. Jb. **56**, 239–249 (1926).
Pintea, V., G. M. Constantinescu, and C. Radu: Vascular and nervous supply of bursa of Fabricius in the hen. Acta vet. Acad. Sci. hung. **17**, 163–168 (1967).
Pohlmeyer, K., und H. Wissdorf: Die Vaskularisation der Pectoralismuskulatur bei der Reisetaube (Columba livia, Gmelin 1789) im Hinblick auf die intramuskuläre Applikation von Medikamenten. Prakt. Tierarzt **2**, 71–74 (1976).
Radu, C., et L. Radu: Le dispositif vasculaire du poumon chez les oiseaux domestiques (coq, dindon, oie, canard). Rev. Med. Vet. **122**, 1219–1226 (1971).
Richards, S. A.: Anatomy of the arteries of the head in the domestic fowl. J. Zool. (London) **152**, 221–234 (1967).
–: Anatomy of the veins of the head in the domestic fowl. J. Zool. (London) **154**, 223–234 (1968).
Rickart-Müller, C. R.: Das Blutgefäßsystem der Niere des Haushuhnes, Gallus dom. Diss. med. vet. Gießen, 1968.
Sápy, B.: Das Arteriensystem der Hausvögel. Diss. med. vet. Budapest, 1940.
Schalkház, I., und G. Fehér: Blutentnahme aus der Vena metatarsea plantaris superficialis bei Hausvögeln. Anat. Histol. Embryol. **16**, 371–376 (1987).
Schumacher, S. v.: Arterio-venöse Anastomosen in den Zehen der Vögel. Arch. mikrosk. Anat. **87**, 309–340 (1915).
Shina, J., and D. Miyata: Studies on the avian brain arteries. Acta Anat. Japan. **5**, 13–28 (1932).
Siebrecht, A. H.: Mikroskopische Untersuchungen über den Bau der Blutgefäße beim Haushuhn. Diss. med. vet. Hannover, 1921.
Siller, W. G., and R. M. Hindle: The arterial blood

supply to the kidney of the fowl. J. Anat. **104**, 117–135 (1969).
SIMONS, J. R.: The blood-vascular system. In: Biology and comparative physiology of birds (MARSHALL, A. J., ed.). Vol. I, 345–362. Academic Press, New York, London, 1960.
SPANNER, R.: Der Pfortaderkreislauf in der Vogelniere. Ergzgheft Anat. Anz. **58**, 23–29 (1924).
–: Der Pfortaderkreislauf in der Vogelniere. Morphol. Jb. **54**, 560–632 (1925).
–: Die Drosselklappe und ihre Bedeutung für den Abkürzungskreislauf im porto-cavalen System des Vogels; zugleich ein Beitrag zur Kenntnis der epitheloiden Zellen. Z. Anat. **109**, 443–492 (1939).
SPERBER, J.: Investigations on the circulatory system of the avian kidney. Zool. Bidr., Uppsala **27**, 429–448 (1949).
STURKIE, P. D.: The reputed reservoir function of the spleen of the domestic fowl. Amer. J. of Physiol. **138** (1942/43).
–: Heart in Circulation: Anatomy, Hemodynamics, Blood Pressure, Blood Flow. In: STURKIE, P. D. (ed.): Avian Physiology. 4th ed., Springer, New York, 1983.
VOLLMERHAUS, B., und D. HEGNER: Korrosionsanatomische Untersuchungen am Blutgefäßsystem des Hühnerfußes. Morph. Jb. **105**, 139–184 (1963).
WACHENDÖRFER, G.: Hinweise zur Bestimmung des Chlortetrazyklin-Spiegels im Blut und Gewebe von Psittaciden und Futterproben sowie Technik der Blutentnahme. Dtsch. Tierärztl. Wschr. **77**, 558–561 (1970).
WESTPHAL, U.: Das Arteriensystem des Haushuhnes (Gallus domesticus). Wiss. Z. Humb. Univ. Berlin, Math.-Nat. Reihe 10, 93–124 (1961).
ZAMOJSKA, D.: Anatomical studies on the vascularization of the bursa of Fabricius and the uropygial gland in hens (Gallus domesticus L.); I–IV. Zool. Pol. **24**, 201–221; **24**, 455–476; **24**, 503–521; **25**, 35–58 (1975).

Lymphatisches System

ACKERMAN, G. A., and R. A. KNOUFF: Lymphocytopoiesis in the bursa of Fabricius. Am. J. Anat. **16**, 163–178 (1959).
BACHLEHNER, K.: Über Lage und Gestaltung der Thyreoidea, Parathyreoidea und des Thymus beim Hausgeflügel. Diss. med. vet. München, 1924.
BAUM, H.: Das Lymphgefäßsystem des Huhnes. Z. Anat. Entwgesch. **93**, 1–34 (1930).
–: Das Lymphgefäßsystem des Huhnes. Springer, Berlin, 1930.
–, und A. TRAUTMANN: Das Lymphgefäßsystem der Vögel. In: BOLK, GÖPPERT, KALLIUS, LUBOSCH, Handbuch der vergleichenden Anatomie der Wirbeltiere. Bd. 6, 843–854. Urban & Schwarzenberg, Berlin, Wien, 1933.
BEHRENS, K. H.: Beitrag zur Funktion der lymphoretikulären Bildungen des Darmkanals. Diss. med. vet. Hannover, 1933.
BERENS V. RAUTENFELD, D., K. D. BUDRAS, E. M. HIKKEL und R. LORENZ: Zur angewandten Anatomie des Lymphgefäßsystems der Vögel. Deutsche Vet. Med. Gesellschaft Gießen. Ber. II. Tg. Krankheiten der Vögel, 136–141 (1981).
–, –: The bursa cloacalis (Fabricius) of Struthioniformis in comparison with the bursa of other birds. J. Morph. **172**, 123–138 (1982).
–, –: Topography ultrastructure and phagocytic capacity of avian lymph nodes. Cell Tissue Res. **228**, 389–403 (1983).
–, und E. M. HICKEL: Die parenterale Applikation beim Vogel. 24. Intern. Symp. Erkrankg. Zootiere, Veszeprém, 233–242 (1982).
–, D. GERRIETS, B. I. WENZEL-HORA und A. BERGMANN: Möglichkeiten des Einsatzes einer neuen Lymphographietechnik bei Zootieren. Verh.-Bericht 26. Int. Symp. Zoot., Brno, 1984.
BIGGS, P. M.: The association of lymphoid tissue with the lymph vessels in the domestic chicken (Gallus domesticus). Acta anat. **29**, 36–47 (1957).
BISCHOF, B.: Das Lymphherz des Haushuhnes (Gallus domesticus) mit Berücksichtigung der Beckengliedmaße unter besonderer Beachtung der Lymphdrainage aus dem Kniegelenk. Diss. med. vet. FU Berlin, 1991.
BUDGE, M.: Über Lymphherzen bei Hühnerembryonen. Arch. Anat. (1882).
CORBES, G.: Le tissu lymphoide chez les galliformes. Diss. med. vet. Alfort, 1962.
COTOFAN, V., O. COTOFAN şi H. E. KÖNIG: Contributii la Studiul timusului la pasarile domestice. Lucr. Sti. Inst. Agr. Iasi T. **2**, 227–236 (1971).
ESSMEYER, H.: Das reticulo-endotheliale System des Huhnes. Diss. med. Bonn, 1939.
FIRTH, G. A.: The normal lymphatic system of the domestic fowl. Vet. Bull. **47**, 167–179 (1977).
FORBES, W. A.: On the bursa Fabricii in birds. Proc. zool. Soc. Lond. 1877, 304–318 (1877).
FÜRTHER, H.: Beiträge zur Kenntnis der Vogellymphknoten. Jen. Z. Naturw. **50**, 350–410 (1913).
–: Nachtrag zu meinen Beiträgen zur Kenntnis der Vogellymphknoten. Jen. Z. Naturw. **51**, 568–572 (1914).
GAMAUF: Die Lymphknoten des Huhnes. Diss. med. vet. Budapest, 1929.
GLICK, B.: Immunophysiology. In: STURKIE, P. D. (ed.): Avian Physiology. 4th ed., Springer, New York, 1983.
–: Bursa of Fabricius: Development, Growth, Modulation and Endocrine Function. Crit. Rev. Poultry Biol. **1**, Issue 2, 107–132 (1988).
GREENWOOD, A. W.: Some observations on the thymus gland in the fowl. Proc. Roy. Soc. Edinburgh **50**, 26–37 (1929).
HAFEZ, M.: Untersuchungen zur morphologischen Entwicklung und immunologischen Bedeutung der Bursa Fabricii der Puter (Meleagris gallopavo var. domesticus). Diss. med. vet. Gießen, 1981.
HÖHN, E. O.: Action of certain hormones on the thymus of the domestic hen. J. Endocr. **19**, 282–287 (1959).
HOFFMANN-FEZER, G.: Histologische Untersuchungen an lymphatischen Organen des Huhnes (Gallus domesticus) während des ersten Lebensjahres. Z. Zellforsch. **136**, 45–58 (1973).
–: Der Einfluß der hormonellen Bursektomie auf die embryonale Entwicklung der Follikel in der Bursa Fabricii des Huhnes. Avian Pathology **4**, 205–211 (1975).
–, R. HOFFMANN, H. FIEDLER, and U. LÖSCH (1977): Recovery of the Bursa of Fabricius in Chickens after Cyclophosphamide Treatment. Int. Arch. Allergy appl. Immun. **35**, 206–213 (1977).
–, und R. LADE: Postembryonale Entwicklung und Involution der Bursa Fabricii beim Haushuhn (Gallus domesticus). 406–418 (1972).
–, and U. LÖSCH: Distribution of IgM-, IgG-, and IgA-Positive Cells in Lymphatic Organs of Normo- and Dysgammaglobulinemic UM-B19 Chickens. Int. Arch. Allergy appl. Immun. **70**, 346–351 (1983).
–, H. RODT, D. GÖTZE, and S. THIERFELDER: Anatomical Distribution of T and B Lymphocytes Identified by Immunohistochemistry in the Chicken Spleen. Int. Arch. Allergy appl. Immun. **55**, 86–95 (1977).
JOLLY, J.: Sur les ganglions lymphatiques des oiseaux. C. r. Ass. Anat. 11. Réun. Nancy 1909.

–: Recherches sur les ganglions lymphatiques des oiseaux. Arch. d'anat. microsc. **11**, 179–290 (1910).

–: Sur les organes lympho-épithéliaux. Arch. d'anat. microsc. **74**, 540–543 (1913).

JORDAN, H. E.: The relation of lymphoid tissue to the process of blood production in avian bone marrow. Amer. J. Anat. **59**, 249–297 (1936).

–: The relation of lymphoid nodules to blood production in the bone marrow of the turkey. Anat. Rec. **68**, 253–259 (1937).

–, and M. ROBESON: The production of lymphoid nodules in the bone marrow of the domestic pigeon, following splenectomy. Amer. J. Anat. **71**, 181–205 (1942).

JOSIFOFF, J. M.: Das Lymphgefäßsystem der Hühner und Tauben. Anat. Anz. **69**, 213 (1931).

KING, A. S.: Aves, Lymphatic System. In: GETTY, R., (ed.), Sisson and Grossman's The Anatomy of the domestic Animals. Vol. II, 5th ed., Saunders, Philadelphia, 1975.

KONDO, M.: Die lymphatischen Gebilde im Lymphgefäßsystem des Huhnes. Folia Anat. Jap. **15**, 309–325 (1937).

LADE, R.: Die morphologische Entwicklung der lymphatischen Organe normaler und bursektomierter Hühner nach dem Schlupf. Diss. med. vet. Gießen, 1971.

LAUTH, E. A.: Mémoire sur les vaisseaux lymphatiques des oiseaux et sur la manière de les préparer. Ann. Sci. natur. **3** (1824).

LINDNER, D.: Zur Frage der mikroskopischen und makroskopischen Anatomie der Vogellymphknoten (gleichzeitig ein Beitrag zur vergleichenden Morphologie der Lymphknoten der Vögel und Säugetiere). Z. Humboldt-Univ. Berlin, Math.-Naturw. R. **12**, 2 (1961).

MAGENDIE: Mémoires sur les vaisseaux lymphatiques des oiseaux. J. Physiol. de Magendie **1** (1921).

MILIĆEVIĆ, Z., K. ISAKOVIĆ, D. VUJIĆ, M. MIĆIĆ, and N. M. MILIĆEVIĆ: Effects of Neonatal Gonadectomy on Structure of the Bursa Fabricius in the Chicken. Anat. Histol. Embryol. **16**, 103–113 (1987).

MILLER, A. M.: Hemophoric function of the thoracic duct in the chick. Science N. S. **37**, 879–880 (1913).

–: Histogenesis and morphogenesis of the thoracic duct in the chick; development of blood cells and their passage to the blood stream via the thoracic duct. Amer. J. Anat. **15**, 131–163 (1913).

MORITA, S., and S. NISHIDA: The postnatal histogenesis of the lymphnode in the domestic duck. (Anas platyrhynchos dom.). Jap. J. Zootech. Sci. **24**, 79 (1953), u. **25**, 79 (1954).

NAVÉZ, O.: Le système lymphatique des oiseaux domestiques. An. Med. vét., Belg. (1935).

PAYNE, L. N.: The lymphoid system. In: BELL, D. J., and B. M. FREEMAN (eds.): Physiology and Biochemistry of the domestic fowl. Academic Press, London, 1971.

PENSA, A.: Della structura e dello sviluppo dei gangli linfatici degli uccelli (Anser domesticus). Ricerche fatte nel labor. di anat. norm. della R. Univ. Roma, **12** (1912).

PINTEA, V., and W. RITKALLA: Lympho-epithelial and glomic structures in the upper wall of the cloaca in the hen. Acta vet. Acad. Sci. Hung. **17**, 249–255 (1967).

–, G. M. Constantinescu, and C. RADU: Vascular and nervous supply of bursa of Fabricius in the hen. Acta Vet. Acad. Sci. Hung. **17**, 263–268 (1967).

PLATE, L. H.: Über Drüsen und Lymphknoten in der Ohrfalte der Truthenne und des Auerhahns. Arch. mikr. Anat. **9**, 208–217 (1918).

PREUSS, F., und D. BERENS V. RAUTENFELD: Umstrittenes zur Anatomie der Bursa cloacae, der Papilla vaginalis und des Phallus femininus beim Huhn. Berl. Münch. Tierärztl. Wschr. **87**, 456–458 (1974).

RATCLIFFE, M. J.: The ontogeny and cloning of B cells in the bursa of Fabricius. Immunology Today **6**, 223–227 (1985).

ROSE, M. E.: Lymphatic system. In: KING, A. S., and J. MCLELLAND (eds.), Form and Function in Birds. Vol. II, 341–384. Academic Press, London, 1981.

SCALA, G., G. CAPUTO, G. PAINO, and G. V. PELAGALLI: The Vascularization of the Bursa cloacalis (of Fabricius) in the Duck. Anat. Histol. Embryol. **18**, 66–75 (1989).

–, M. CORONA, G. V. PELAGALLI et G. GERMANA: Sur l'Involution de la Bourse de Fabricius chez le Canard. Anat. Histol. Embryol. **17**, 97–106 (1988).

SINOWATZ, A.: Der Thymus und seine Entwicklung bei Gallus domesticus. Diss. med. vet. Wien, 1951.

SOVARI, T., R. SOVARI, P. RUOTSALAINEN, A. TOIVANEN, and P. TOIVANEN: Uptake of environmental antigens by the Bursa of Fabricius. Nature **253**, 217–219 (1975).

VARIĆAK, T.: Bemerkungen zum Problem der Lymphknoten bei den Vögeln. Vet. Arch. Zagreb **24**, 222–225 (1954).

WEIDENREICH, F., H. BAUM und A. TRAUTMANN: Lymphgefäßsystem. In: BOLK, GÖPPERT, KALLIUS, LUBOSCH, Handbuch der vergleichenden Anatomie der Wirbeltiere. Bd. VI, 745–854. Urban & Schwarzenberg, Berlin, Wien, 1933.

WOLF, H. R., S. A. SHERIDAN, N. M. BILSTAD, and M. A. JOHNSON: The growth of lymphoidal organs and the testes of chickens. Anat. Rec. **142**, 485–493 (1963).

ZIMMERMANN, A.: Das Lymphgefäßsystem, mit besonderer Berücksichtigung der Lymphknoten des Huhnes. Termézettudományi Közlöny, Budapest, 1929.

Zentralnervensystem

ARENDS, J. J. A., and H. P. ZEIGLER: Cerebellar connections of the trigeminal system in the pigeon (Columba livia). Brain Res. **487**, 69–78 (1989).

ARIENS KAPPERS, C. U.: Die vergleichende Anatomie des Nervensystems der Wirbeltiere und des Menschen. F. Bohn, Haarlem, Ned. (1921).

–: The ontogenetic development of the corpus striatum in birds and a comparison with mammals and man. Proc. Koninkl. Ned. Akad. Wetenschap **26**, 135ff. (1922).

–: Le développement ontogénétique du corps strié des oiseaux en comparaison avec celui des mammifères et de l'homme. Schweiz. Arch. Neurol. Psychiat. **13**, 348–370 (1923).

–: The lumbo-sacral sinus in the spinal cord of birds and its histological constituents. Psychiat. Neurol. Wschr. (Bladen) **28**, 405–415 (1924).

–: Feinerer Bau und Bahnverbindungen des Zentralnervensystems. In: BOLK, GÖPPERT, KALLIUS, LUBOSCH, Handbuch der vergleichenden Anatomie der Wirbeltiere. Bd. II/1, 319–478. Urban & Schwarzenberg, Berlin, Wien, 1934.

–, G. C. HUBER, and E. C. CROSBY: The comparative Anatomy of the Nervous System of Vertebrates, Including Man. Vol. I and II, 1–1845. Macmillan, New York, 1936.

AZCOITIA, I., J. FERNANDEZ-SORIANO, B. FERNANDEZ-RUIZ, and A. FERNANDEZ-LARIOS: Is the avian glycogen body a secretory organ? J. Hirnforsch. **26**, 651–657 (1985).

BADAWI, H.: Das Ventrikelsystem des Gehirnes von Huhn (Gallus domesticus), Taube (Columba livia) und Ente (Anas boschas domestica), dargestellt mit Hilfe des Plastoid-Korrosionsverfahrens. Zbl. Vet. Med. A **14**, 628–650 (1967).

BARTELS, M.: Über die Gegend des DEITERS- und BECHTEREWSKERNES der Vögel. Z. Anat. Entwgesch. 77, 726–784 (1925).

BAUMEL, J. J.: Aves nervous system. In: Sisson and Grossman's The anatomy of the domestic animals. 5th ed., Vol. 2. Saunders, Philadelphia, London, Toronto, 1975.

BLANK, M., und F. THEISSEN: Rasterelektronenmikroskopische Untersuchungen des Glykogenkörpers am Haushuhn. Verh. Anat. Ges. 81, 663–664 (1987).

BODEGA, G., I. SUAREZ, and B. FERNANDEZ: The possible secretory function of astrocytes in the marginal nuclei of the avian spinal cord. J. Anat. 165, 19–27 (1989).

BÖHME, G.: Vergleichende Untersuchungen am Gehirnventrikelsystem: Das Ventrikelsystem des Huhnes. Acta anat. 73, 116–126 (1969).

–: Lichtmikroskopische Untersuchungen über die Struktur der Leptomeninx encephali bei Gallus domesticus. Z. Anat. Entwgesch. 140, 215–230 (1973).

–: Untersuchungen an den Meningen des Huhnes (Granulationes leptomeningicae). Lichtmikroskopische Untersuchungen. Zbl. Vet. Med. C 3, 233–242 (1974).

BRADLEY, P., D. C. DAVIES, and G. HORN: Connections of the hyperstriatum ventrale of the domestic chick (Gallus domesticus). J. Anat. 140, 577–589 (1985).

BREAZILE, J. E., and H.-G. HARTWIG: Central nervous system. In: KING, A. S., and J. MCLELLAND (eds.),: Form and Function in Birds. Vol. IV, 485–566. Academic Press, London, 1989.

BRANDIS, F.: Untersuchungen über das Gehirn der Vögel. I. Theil: Übergangsgebiet vom Rückenmark zur Medulla oblongata. Arch. mikrosk. Anat. Entwmech. 41, 168–194 (1893 a).

–: Untersuchungen über das Gehirn der Vögel. II. Theil: Ursprung der Nerven der Medulla oblongata. Arch. mikrosk. Anat. Entwmech. 41, 623–649 (1893 b).

–: Untersuchungen über das Gehirn der Vögel. Das Kleinhirn der Vögel in seiner Beziehung zur Systematik. J. Ornithol. 44, 277 ff. (1894–96).

–: Untersuchungen über das Gehirn der Vögel. II. Theil: Ursprung der Nerven der Medulla oblongata. Arch. mikrosk. Anat. Entwmech. 43, 96–116 (1894 a).

–: Untersuchungen über das Gehirn der Vögel. II. Theil: Das Kleinhirn. Arch. mikrosk. Anat. Entwmech. 43, 787–813 (1894 b).

–: Untersuchungen über das Gehirn der Vögel. III. Der Ursprung des N. Trigeminus und der Augenmuskelnerven. Arch. mikrosk. Anat. u. Entwmech. 44, 534–555 (1895).

BRINKMAN, R., and A. H. MARTIN: A cytoarchitectonic study of the spinal cord of the domestic fowl Gallus gallus domesticus. I. Brachial region. Brain Research 56, 43–62 (1973).

BRODAL, A., K. KRISTIANSEN, and J. JANSEN: Experimental demonstration of a pontine homologue in birds. J. Comp. Neurol. 92, 23–69 (1950).

BROUWER, B.: Über das Kleinhirn der Vögel, nebst Bemerkungen über das Lokalisationsproblem im Kleinhirn. Folia Neurol.-biol. 7, 349–377 (1913).

CABRERA, B., R. PASARO, and J. M. DELGADO-GARCIA: Cytoarchitectonic organisation of the abducens nucleus in the pigeon (Columba livia). J. Anat. 166, 203–211 (1989).

CAPONNETTO, A.: Über das Vorkommen besonderer Divertikel des dritten Ventrikels bei den Vögeln. Monit. zool. ital. 53, 66–68 (1942).

CHOMIAK, M.: Studies on lumbar-trunk and sacraltrunk in the domesticated hen. Ann. Univ. Mariae Curie-Sklodowska, Lublin-Pol. 5, 29–45 (1949).

CLEMENTI, A.: Beitrag zum Studium der autonomen Funktionen des Rückenmarks. Experimentelle Untersuchungen über das Lendenmark der Vögel. Arch. ges. Physiol. 175, 13–71 (1919).

COBB, ST.: Observations on the comparative anatomy of the avian brain. Perspect. Biol. Med. 3, 383–408 (1960).

–, and T. EDINGER: The brain of the Emu (Dromaeus novae hollandiae Lath), Vol. I. Gross anatomy of the brain and pineal body. Breviora (Mus. comp. Zool.) 170, 1–18 (1962).

COHEN, H., and S. DAVIES: The development of the cerebrospinal fluid spaces and choroid plexuses in the chick. J. Anat. 72, 23–53 (1937/38).

CORDS, E.: Beiträge zur Lehre vom Kopfnervensystem der Vögel. Anat. H. 29, 49–100 (1904).

CRAGG, B. G., D. H. L. EVANS, and L. H. HAMLYN: The optic tectum of Gallus domesticus: a correlation of the electrical responses with the histological structures. J. Anat. 88, 292–306 (1954).

CRAIGIE, E. H.: Observations on the brain of the humming bird. J. Comp. Neurol. 45 (1928).

–: Studies on the brain of the Kiwi (Apteryx australis). J. comp. Neurol. 49, 2 (1930).

–: The cell structure of the cerebral hemisphere of the humming bird. J. comp. Neurol. 56, 135–168 (1932).

–: The cerebral cortex of the ostrich (Struthio). J. comp. Neurol. 64, 3 (1936).

DELLMANN, H. D.: Zur Struktur des Organon vasculosum Laminae terminalis des Huhnes. Anat. Anz. 115, 174–183 (1964).

DENNLER, G.: Zur Morphologie des Vorderhirnes der Vögel. Der Sagittalwulst. Folia Neurobiol. 12, 343–362 (1921).

–: Zur Morphologie des Vorderhirnes der Vögel. Der Sagittalwulst. Folia Neurobiol. 12, 343–362 (1922).

DINGLER, E. CH.: Einbau des Rückenmarks im Wirbelkanal bei Vögeln. Erg. H. Anat. Anz. 115, 71–84 (1965).

DRENHAUS, U., und M. DORKA: Über die KleinhirnFoliation bei Columba l. livia f. domestica. Verh. Anat. Ges. 80, 923–924 (1986).

DUVERNOY, H.: Die Gefäßversorgung der Lamina terminalis bei einigen Vögeln. Anat. Anz. Ergzg. H. 112, 391–404 (1963).

EDINGER, L., und A. WALLENBERG: Untersuchungen über das Gehirn der Tauben. Anat. Anz. 15, 245–271 (1899).

–, – und G. HOLMES: Untersuchungen über die vergleichende Anatomie des Gehirns. V. Das Vorderhirn der Vögel. Abh. Senckenberg. naturforsch. Ges. 20, 343–426 (1903).

ERULKAR, S. D.: Tactile and auditory areas in the brain of the pigeon. An experimental study by means of evoked potentials J. comp. Neurol. 103, 421–458 (1955).

FEIGE, R.: Makroskopische Anatomie und Situs einiger Vogelhirne. Wiss. Z. Humboldt-Univ. Berlin, Math.-nat. R. 10/1, 75–91 (1961).

FRENKEL, B.: Die Kleinhirnbahnen der Taube. Bull. intern. acad. sci. Cracovie 2, 123–147 (1909).

–: Ein Beitrag zur Kenntnis der im Tectum opticum der Vögel entstehenden Bahnen. Anat. Anz. 40, 199–204 (1911/12).

FRIEDLÄNDER, A.: Untersuchungen über das Rückenmark und das Kleinhirn der Vögel. Neurol. Zbl. 17, 351–359, 397–409 (1898).

FRITZ, W.: Vergleichende Studien über den Anteil von Striatumteilen am Hemisphärenvolumen des Vogelhirns. Rev. Suisse Zool. 56, 461–491 (1949).

FUNKE, K.: Spinal projections to the dorsal column nuclei in pigeons. Neurosci. Lett. 91, 295–300 (1988).

GANCHROW, D., J. R. GANCHROW, and M. J. GENTLE: Central afferent connections and origin of efferent projections of the facial nerve in the chicken (Gallus

gallus domesticus). J. Comp. Neurol. **248**, 455–463 (1986).
GOLLER, H.: Topographie des Hühnerrückenmarkes. Berl. Münch. Tierärztl. Wschr. **75**, 349–351 (1962).
–: Segmentaler Feinbau des Hühnerrückenmarkes. Zbl. Vet. Med. A **10**, 350–364 (1963).
–: Versorgungsgebiete und Zentren der Gehirnnerven vom Huhn (Gallus domesticus). Berl. Münch. Tierärztl. Wschr. **85**, 432–436 (1972).
GRAEF, W.: Zytoarchitektonik, Myeloarchitektonik und Zytologie des Mittelhirns beim Haushuhn (Gallus domesticus). Diss. med. vet. Rostock, 1968.
GROEBBELS, F.: Die Morphologie des Vogelhirns in ihren Beziehungen zur Biologie. Arch. ges. Physiol. **187**, 299–325 (1921).
–: Untersuchungen über den Thalamus und das Mittelhirn der Vögel. Anat. Anz. **57**, 385–415 (1924).
–: Der Hypoglossus der Vögel. Zool. Jb. Anat. **43**, 465–484 (1921/22).
–: Die untere Olive der Vögel. Anat. Anz. **56**, 296–301 (1923).
–: Untersuchungen über den Thalamus und das Mittelhirn der Vögel. Anat. Anz. **57**, 385–415 (1923/24).
GROSS, G. H., and R. W. OPPENHEIM: Novel sources of descending input to spinal cord of the hatchling chick. J. Comp. Neurol. **232**, 162–179 (1985).
GUZSAL, E., und M. A. NAGY: Über das Organon lumbosacrale des Huhnes. Magyar állatorvosok lapja **19**, 239–241 (1964).
HACKENTHAL, H.: Vergleichende Untersuchungen über den Einfluß von Lebensweise und Körpergröße auf die Gehirnform und die mikroskopische Anatomie des Mittelhirnes bei Vögeln. Wiss. Z. Univ. Leipzig, math. naturw. R. **8**, 163–182 (1958/59).
–: Morphologische Untersuchungen am Kleinhirn von Tauben (Columbidae) und Haustaubenrassen. Diss. rer. nat. Leipzig, 1963.
HALLER V. HALLERSTEIN, V.: Äußere Gliederung des Zentralnervensystems. In: BOLK, GÖPPERT, KALLIUS, LUBOSCH, Handbuch der vergleichenden Anatomie der Wirbeltiere. Bd. II/1, 1–309. Urban & Schwarzenberg, Berlin, Wien, 1934.
HAMDT, F. A., and D. WHITTERIDGE: The representation of the retina on the optic tectum of the pigeon. Quart. J. exp. Physiol. cognate med. Sci. **39**, 111–119 (1954).
HANSEN-PRUSS, O. C.: Meninges of birds with a consideration of the sinus rhomboidalis. J. comp. Neurol. **36**, 193–217 (1923).
HIRSCHBERGER, W.: Histologische Untersuchungen an den primären visuellen Zentren des Eulengehirnes und der retinalen Repräsentation in ihnen. J. Ornithol. **108**, 187–202 (1967).
HOLLYDAY, M.: Organization of motor pools in the chick lumbar lateral motor column. J. Comp. Neurol. **194**, 143–170 (1980).
HOMMA, S., H. SAKO, K. KOHNO, and N. OKADO: The pattern of distribution of serotoninergic fibers in the anterior horn of the chick spinal cord. Anat. Embryol. **179**, 25–31 (1988).
HUBER, J. F.: Nerve roots and nuclear groups in the spinal cord of the pigeon. J. comp. Neurol. **65**, 43–91 (1936).
IMHOF, G.: Anatomie und Entwicklungsgeschichte des Lumbalmarkes bei den Vögeln. Arch. mikrosk. Anat. Entwgesch. **65**, 498–610 (1905).
JAEGER, R.: Nervensysteme. In: MEHNER/HARTFIELD: Handbuch der Geflügelphysiologie. Bd. 1, 218–246. Fischer, Jena, 1983.
JAESCHKE, A.: Vergleichende Untersuchungen an Hirnen von Wild- und Hausenten. Diss. agr. Kiel, 1955.
JONES, H. C, and G. S. DOLMAN: The structure of the roof of the fourth ventricle in pigeon and chick brains by light and electron microsopy. J. Anat. **128**, 13–29 (1979).
JUNGHERR, E. L.: Certain nuclear groups of the avian mesencephalon. J. comp. Neurol. **82**, 55–75 (1945).
–: The neuroanatomy of the domestic fowl (Gallus domesticus). Avian diseases, special issue, University of Massachusetts (1969).
KAHLICH, K.: Das Organon sacrale. Diss. med. vet. Humboldt-Universität Berlin, 1961.
KISHIDA, R., J. L. BUBBELDAM, and R. C. GORIS: Primary sensora ganglion cells projecting to the principal trigeminal nucleus in the Mallard, Anas platyrhynchos. J. Comp. Neurol. **240**, 171–179 (1985).
KNECHT, G.: Untersuchung und Vergleich der motorischen Hirnnervenkerne bei einigen Vögeln. Morph. Jb. **93**, 364–399 (1954).
KOIKEGAMI, H.: Beitrag zur Kenntnis der Kerne der Augenmuskelnerven des Huhnes. Z. mikrosk.-anat. Forsch. **32**, 53–72 (1933).
KUBIE, L. S.: The cerebral circulation. Arch. Neurol. Psychiat., Chicago, **20**, 749–752 (1928).
KUHLENBECK, H.: Über die Grundbestandteile des Zwischenhirnbauplanes der Vögel. Morph. Jb. **77**, 61–109 (1936).
KÜHN, A und W. TRENDELENBURG: Die exogenen und endogenen Bahnen des Rückenmarkes der Taube. Arch. Anat. Physiol., Anat. Abt. (1911).
KÜNZI, W.: Versuch einer systematischen Morphologie des Gehirns der Vögel. Rev. Suisse zool. **26**, 17–111 (1918).
LAPICQUE, L.: Le poids de l'encéphale dans les différents groupes d'Oiseaux. Bull. Mus. Hist. Nat. **15**, 408–412 (1909).
LARSELL, O.: The development and subdivision of the cerebellum of birds. J. comp. Neurol. **89**, 123–189 (1948).
LATIMER, H.: The postnatal growth of the central nervous system of the chicken. J. comp. Neurol. **38**, 251–297 (1925).
LAWZEWITSCH, I. v: Die Darstellung des neurosekretorischen Zwischenhirn-Hypophysensystems des Hühnchens im Totalpräparat. Anat. Anz. **119**, 391–395 (1966).
LEONARD, R. B., and D. H. COHEN: A cytoarchitectonic analysis of the spinal cord of the pigeon (Columba livia). J. Comp. Neur. **163**, 159–180 (1975).
–, –: Spinal terminal fields of dorsal root fibers in the pigeon (Columba livia). J. Comp. Neur. **163**, 181–192 (1975).
LYSER, K. M.: The fine structure of the glycogen body of the chicken. Acta anat. **85**, 533–549 (1973).
MESTRES, P., K. RASCHER, and J. D. DELIUS: Scanning electron microscopy of the lateral ventricle of the pigeon brain. Scanning Electr. Microscopy **1**, 239–246 (1985).
MIKAMI, S., and M. ASARI: Ultrastructure of the subfornical organ of the Japanese quail, Coturnix coturnix. Cell Tiss. Res. **188**, 19–33 (1978).
NEUHUBER, W.: The central projections of visceral primary afferent neurons of the inferior mesenteric plexus and hypogastric nerve and the location of the related sensory and preganglionic sympathetic cell bodies in the rat. Anat. Embryol. **164**, 413–425 (1982).
OHMORI, Y., T. WATANABE, and T. FUJIOKA: Localization of the motoneurons innervating the forelimb muscles in the spinal cord of the domestic fowl. Zbl. Vet. Med. C **11**, 124–137 (1982).
–, –, –: Localization of the motoneurons innervating the hindlimb muscles in the spinal cord of the domestic fowl. Zbl. Vet. Med. C **13**, 141–155 (1984).
OSCARSSON, O., J. ROSÉN, and N. UDDENBERG: Organization of ascending tracts in the spinal cord of the

duck. Act. physiol. scand. **59**, 143–153 (1963).

Ovtscharoff, W., und R. Gossrau: Histochemie und Elektronenmikroskopie des Nucleus ruber des Huhnes (Gallus domesticus). Histochem. **30**, 73–81 (1972).

Paul, E.: Histologische und gerontitative Studien am lumbalen Glykogenkörper der Vögel. Z. Zellforsch. mikrosk. Anat. **145**, 89–101 (1973).

Pearson, R.: The avian brain. Academic Press, London, New York, 1972.

Pessacq-Asenjo, T. P.: The nerve endings of the glycogen body of the embryonic and adult avian spinal cord: On the existence of two different varieties of nerve fibers. Growth **48**, 385–390 (1984).

Petrovicky, P.: Reticula formation of the pigeon. Fol. Morphol. **14**, 334–352 (1966).

Pines, J. L, und M. Scheftel: Ist bei niederen Vertebraten ein Homologon des subfornikalen Organes der Säugetiere festzustellen? Anat. Anz. **67**, 203–216 (1929).

Portmann, A.: Etudes sur le cérébralisation chez les oiseaux. Alauda **14**, 2–20 (1946).

–: Etudes sur la cérébralisation chez les oiseaux. II. Les indices intracérébraux. Alauda **15**, 1–15 (1947 a).

–: Etudes sur la cérébralisation chez les oiseaux. III. Cérébralisation et mode ontogénétique. Alauda **15**, 161–171 (1947 b).

Rehkämpfer, G., K. Zilles, and A. Schleicher: A quantitative approach to cytoarchitectonics. X. The areal pattern of the neostriatum in the domestic pigeon, Columba livia f. d. A cyto- and myeloarchitectonical study. Anat. Embryol. **171**, 345–355 (1985).

Reichold, S.: Untersuchungen über die Morphologie des subfornikalen und des subkommissuralen Organes bei Säugetieren und Sauropsiden. Z. mikro.-anat. Forsch. **52**, 455–479 (1942).

Reiner, A., and H. J. Karten: The laminar source of efferent projections from the avian wulst. Brain Res. **275**, 349–354 (1983).

Reisinger, L.: Das Kleinhirn der Hausvögel. Zool. Anz. **47**, 189–198 (1916).

Rendahl, H.: Embryologische und morphologische Studien über das Zwischenhirn beim Huhn. Acta zool. Stockholm **5**, 241–344 (1924).

Renggli, F.: Vergleichende anatomische Untersuchungen übre die Kleinhirn- und Vestibulariskerne der Vögel. Diss. phil. Basel, 1967.

Romer, A. S.: Vergleichende Anatomie der Wirbeltiere. Parey, Hamburg, Berlin, 1966.

Rose, M.: Über die cytoarchitectonische Gliederung des Vorderhirns der Vögel J. Psychol. Neurol. **21**, 278–352 (1914).

Saigal, R. P., et al.: Eine anatomische Untersuchung des Rückenmarkes des adulten Huhnes. Ind. J. Anim. Sci. **5**, 386–391 (1971).

Sanders, E. B.: A consideration of certain bulbar, midbrain and cerebellar centers and fiber tracts in birds. J. comp. Neurol. **49**, 155–222 (1929).

Schneider, A., and R. Necker: Spinothalamic projections in the pigeon. Brain Res. **484**, 139–149 (1989).

Schrader, E.: Die Topographie der Kopfnerven vom Huhn. Diss. med. vet. Berlin, 1970.

Schroeder, K.: Der Faserverlauf im Vorderhirn des Huhnes, dargestellt auf Grund von entwicklungsgeschichtlichen (myelogenetischen) Untersuchungen, nebst Beobachtungen über die Bildungs- und Entwicklungsweise der Markscheiden. J. Psychol. Neurol. **18**, 115–173 (1914).

Schwartzkopff, J.: Aus Naturgeschichte Vögel, Bernd, R., und W. Meise. Franckh'sche Verlagshandlung, Stuttgart, 1959.

Senglaub, K.: Aufbau und mikroskopische Anatomie des zentralen Kleinhirngraus der Ente. Wiss. Z. Univ. Leipzig, math. naturw. R. **7**, 73–76 (1957/58).

–: Vergleichende metrische und morphologische Untersuchungen an Organen und am Kleinhirn von Wild-, Gefangenschafts- und Hausenten. Morph. Jb. **100**, 11–62 (1960).

–: Das Kopfhirn, insbesondere das Kleinhirn der Vögel in Beziehung zu phylogenetischer Stellung, Lebensweise und Körpergröße. Nebst Beiträgen zum Domestikationsproblem. Habil.-Schr. rer. nat. Leipzig, 1962.

Senn, D. G.: Über die Bedeutung der Hirnmorphologie für die Systematik. Eine Untersuchung mit Beispielen der Reptilien und Vögel. Verh. naturforsch. Ges. Basel **80**, 49–55 (1969).

Shimazono, J.: Das Kleinhirn der Vögel. Arch. mikrosk. Anat. Entwmech. **80**, 389–449 (1912).

Shimoda, K.: Ligamentum denticulatum der Vögel. Fol. anat. jap. **1**, (1922).

Shirasu, T.: Zum feineren Bau des Tectum opticum bei Vögeln. Acta Scholae med. Univ. Kioto, **303**, 279–332 (1953).

Sinn, R.: Beitrag zur Kenntnis der Medulla oblongata der Vögel. Mschr. Psychiat. Neurol. **33**, 1–30 (1913).

Sterba, G., Ch. Kiessig, W. Naumann, and H. Petter: The secretion of the subcommissural organ. A comparative immunocytochemical investigation. Cell Tiss. Res. **226**, 427–439 (1982).

Stingelin, W.: Eine neue morphologische Deutung des Vogelgehirns auf Grund neuer Forschungsergebnisse. Experientia **12**, 242–244 (1956 a).

–: Brain of birds. Science **124**, 479–480 (1956 b).

–: Vergleichend morphologische Untersuchungen am Vorderhirn der Vögel auf cytologischer und cytoarchitektonischer Grundlage. Helbing u. Lichtenhain, Basel, 1958.

–: Größenunterschiede des sensiblen Trigeminuskerns bei verschiedenen Vögeln. Rev. Suisse Zool. **68**, 247–251 (1961).

–: Qualitative und quantitative Untersuchungen an Kerngebieten der Medulla oblongata bei Vögeln. Bibl. Anat. Basel **6**, 116 (1965).

Takahashi, S.: Eine analytische Studie der markhaltigen Nerven in der weißen Substanz des Brust- und Lendenmarkes der Taube (Columba livia). Igaku Kenkyu, Acta med. **29**, 203–221 (1959).

Ten Cate, J.: Physiologie des Zentralnervensystems der Vögel. Ergeb. Biol. **13**, 93–173 (1936).

Terni, T.: Ricerche sulla cosidette sostanza gelatinosa (corpo glicogenico) del midullo-sacrale degli uccelli. Arch. ital. Anat. **21** (1924).

Tryhubczak, A.: Das Striatum der Taube (Columba domestica) und des Haussperlings (Passer domesticus). Acta biol. cracoviensia, Ser. Zool. **13**, 19–27 (1970).

Uehara, M., and T. Ueshima: Development of the glycogen body through the whole length of the chick spinal cord. Anat. Rec. **202**, 511–519 (1982).

Vaugien, L.: Sur le poids relatif de l'encéphale des oiseaux. C. r. Acad. Sci. (Paris) **228**, 711–713 (1949).

Vogt-Nilson, L.: Die untere Olive bei Vögeln. Eine vergleichende morphologische Studie. J. comp. Neurol. **101**, 447–481 (1954).

Völker, H.: Zur Topik des Zwischenhirnes und Zytoarchitektur diencephaler Nervenkerne beim Haushuhn (Gallus domesticus). Habil. Schr. Rostock, 1967.

–: Das Zwischenhirn-Hypophysensystem des Haushuhnes. Habil. Arb. (Abschlußber.) Rostock, 1968.

–: Horizontal- und Sagittalansichten der Zytoarchitektur vom Diencephalon des Haushuhnes (Gallus domesticus L.). Arch. exp. Vet.-med. **25**, 149–170 (1971).

–: Die Zytoarchitektur, Myeloarchitektur und Zytologie des dorsalen Thalamus vom Haushuhn (Gallus domesticus L.). Arch. exp. Vet.-med. **25,** 485–502 (1971).

–: Zytoarchitektonik, Myeloarchitektonik und Zytologie der di-mesencephalen Übergangsregion und des okzipitalen Diencephalon vom Haushuhn (Gallus domesticus L.). Anat. Anz **128,** 113–135 (1971).

–: Hypo- und Epithalamus des Haushuhnes (Gallus domesticus L.) — eine zyto- und myeloarchitektonische sowie zytologische Studie. Anat. Anz. **129,** 159–179 (1971).

–, und W. GRAEF: Topographische Untersuchungen am Zentralnervensystem vom Haushuhn (Gallus domesticus) unter besonderer Berücksichtigung des Zwischen- und Mittelhirns. J. Hirnforsch. **11,** 123–132 (1969).

WALLENBERG, A.: Neue Untersuchungen über den Hirnstamm der Taube. I. Fasciculus longitudinalis dorsalis sive posterior. Anat. Anz. **24,** 142–145 (1904 a).

–: Neue Untersuchungen über den Hirnstamm der Taube. II. Sekundäre sensible Bahnen in dem Hirnstamme der Taube. Anat. Anz. **24,** 357–369 (1904 b).

–: Neue Untersuchungen über den Hirnstamm der Taube. III. Die cerebrale Trigeminuswurzel. Anat. Anz. **24,** 526–528 (1904 c).

–: Die basalen Äste des Scheidewandbündels der Vögel (Rami basales tractus septo-mesencephalici). Anat. Anz. **28,** 394–400 (1906).

WATANABE, T.: A study of retrograde degeneration in the vagal nuclei of the fowl. Jap. J. Vet. Sci. **30,** 331–340 (1968).

–, N. IWATA, and M. YASUDA: Further studies on the hypoglossal nucleus in the fowl. Zbl. Vet. Med. C **4,** 323–333 (1975).

WELSCH, U., und K. WÄCHTLER: Zum Feinbau des Glykogenkörpers im Rückenmark der Taube. Z. Zellforsch. **97,** 160–168 (1969).

WILD, J. M.: Avian somatosensory system: II. Ascending projections of the dorsal column and external cuneate nuclei in the pigeon. J. Comp. Neurol. **287** 1–18 (1989).

–, J. J. A. ARENDS, and H. P. ZEIGLER: Telencephalic connections of the trigeminal system in the pigeon (Columba livia): A trigeminal sensorimotor circuit. J. Comp. Neurol. **234,** 441–464 (1985).

–, J. B. CABOT, D. H. COHEN, and H. J. KARTEN: Origin, course and termination of the rubrospinal tract in the pigeon (Columba livia). J. Comp. Neurol. **187,** 639–654 (1979).

WINGSTRAND, K. G.: The structure and development of the avian pituitary. Gleerup, Lund, Schweden, 1951.

WINTER, P.: Vergleichende qualitative und quantitative Untersuchungen an der Hörbahn von Vögeln. Z. Morph. ökol. Tiere **52,** 365–400 (1963).

WOLD, I. E.: The vestibular nuclei in the domestic hen (Gallus gallus). I. Normal anatomy. Anat. Embryol. **149,** 29–46 (1976).

YASUDA, M.: Studies on the nucleus magnocellularis praeopticus et supraopticus and nucleus magnocellularis parvoventricularis in fowls. Japan J. Zootech. Sci. **25,** 41–48 (1954).

–, S. TANAKA, T. WATANABE und Y. ISOMURA: Vergleichende und topographische Anatomie des Geflügels. 60. Mitt. Die Entwicklung und Morphologie des Kleinhirns beim Haushuhn und Sumpfhuhn. Jap. J. vet. Sci. **32,** 119–127 (1970).

YOSHIKAWA, T.: Atlas of the Brains of Domestic Animals. University of Pennsylvania Press. University Park, Pennsylvania, 1968.

YOSHIMURA, K.: Experimentelle und vergleichende anatomische Untersuchungen über die untere Olive der Vögel. Arb. neurol. Inst., Wien. Univ. **18,** 46–59 (1910).

ZEIER, H. J.: Connections of the anterior commissure in the pigeon (Columba livia). J. Comp. Neurol. **150,** 201–216 (1973).

–, and H. J. KARTEN: The archistriatum of the pigeon: Organization of afferent and efferent connections. Brain Res. **31,** 313–326 (1971).

ZEIGLER, H. P., and H. J. KARTEN: Brain mechanisms and feeding behavior in the pigeon (Columba livia). I. Quinto-frontal structures. J. Comp. Neurol. **152,** 59–82 (1973).

ZIEGELS, J.: The subcommissural organ of submammalian vertebrates: a histochemical study. J. Hirnforsch. **20,** 11–18 (1979).

Peripheres Nervensystem

BARNIKOL, H. A.: Über einige Gesetzmäßigkeiten im Aufbau der motorischen Trigeminusäste bei Vögeln. Anat. Anz. **98,** 217–223 (1951).

BAUMEL, J. J.: Aves nervous system. In: SISSON and GROSSMAN's The anatomy of the domestic animals. Ed. by R. Getty. Vol. 2, 5th ed., Saunders, Philadelphia, 1975.

–: Suspensory ligaments of the nerves: an adaptation for protection of the avian spinal cord. Anat. Histol. Embryol. **14,** 1–5 (1985).

BENNETT, T.: Peripheral and autonomic nervous system. In: FARNER, D. S., and J. R. KING (eds.): Avian biology. Vol. 4. Academic Press, New York, London, 1974.

BOAS, J. E. V.: Kreuzbein, Becken und Plexus lumbosacralis der Vögel. D. Kgl. Danske Vidensk. Selsk. Naturv. og Math. Afd. **9,** Raekke 5/1 (1933).

BORDOSSY, L., und J. DOSZA: Radialisneurektomie beim Geflügel. Berl. Münch. Tierärztl. Wschr. **40,** 605 (1939).

BREAZILE, J. E., and M. YASUDA: Systema nervosum peripheriale. In: Nomina Anatomica Avium. Ed. by J. J. Baumel. Academic Press, London, New York, Toronto, Sydney, San Francisco, 1979.

BUBIEN-WALUSZEWSKA, A.: Le groupe caudal des nerfs crâniens de la poule domestique (Gallus domesticus). Acta anat. **69,** 445–457 (1968).

–: The cranial nerves. In: KING, A. S., and J. MCLELLAND (eds.): Form and Function in Birds. Vol. II, 385–439. Academic Press, London, 1981.

BUCHHOLZ, V.: Beitrag zur makroskopischen Anatomie des Armgeflechtes und der Beckennerven beim Haushuhn (Gallus domesticus). Diss. med. vet. Humboldt-Universität Berlin, 1958.

CORDS, E.: Beitrag zur Lehre vom Kopfnervensystem der Vögel. Anat. H. **26,** 51–100 (1904).

COTTLE, M., K. WARREN, and J. W. PEARCE: Some observations on the nerve supply to the salt gland of the duck. Quart. J. exp. Physiol. cognate med. Sci. **55,** 207–212 (1970).

DOSZA, ST.: Das periphere Nervensystem der Hausvögel. Diss. med. vet. Budapest, 1939.

GRABATIN, O., und M. ABS: Zur efferenten Larynxinnervierung bei der Haustaube (Columba livia domestica L.). Anat. Anz. **162,** 101–108 (1986).

HALLER V. HALLERSTEIN, V.: Kranialnerven. In: BOLK, GÖPPERT, KALLIUS, LUBOSCH, Handbuch der vergleichenden Anatomie der Wirbeltiere. Bd. II/1, 541–683. Urban & Schwarzenberg, Berlin, Wien, 1934.

HORST, C. I. V. D.: Spinalnerven. In: BOLK, GÖPPERT, KALLIUS, LUBOSCH, Handbuch der vergleichenden Anatomie der Wirbeltiere. Bd. II/1, 505–540. Urban & Schwarzenberg, Berlin, Wien, 1934.

HUBER, J. F.: Nerve roots and nuclear groups in the spinal cord of the pigeon. J. Comp. Neurol. **65,** 43–91

(1936).
KIENY, M., M. P. PAUTOU, A. CHEVALLIER, and A. MAUGER: Spatial organization of the developing limb musculature in birds and mammals. Bibliotheca anat. **29**, 65–90 (1985).
MALINOVSKÝ, L., and R. ZEMÁNEK: Sensory innervation of the skin and mucosa of some parts of the head in the domestic fowl. Folia morph. Praha, **19**, 18–23 (1971).
MINDER-STÖCKLIN, B.: Die Topographie der Gehirnnerven I, V, VII, IX, X, XI, XII und des Ganglion cervicale craniale beim Truthuhn (Meleagris gallopavo). Diss. med. vet. Zürich, 1979.
MOSKOFF, M.: Plexus brachialis beim Hausgeflügel. Jb. d. Univ. Sofia, Vet. Med. Fak. **5**, 299–317 (1929).
–: Zur Topographie der Achselhöhle beim Haushuhn. Z. Anat. **97**, 1–8 (1932).
O'FLAHERTY, J. J.: The optic nerve of the mallard duck: Fiber diameter, frequency distribution and physiologic properties. J. Comp. Neurol. **143**, 17–24 (1971).
PORTMANN, A.: Système nerveux des oiseaux. In: Grassés Traité de Zool. **15**, Paris, 1950.
SCHARTAU, O.: Die periphere Innervation der Vogelhaut. Zoologica, Stuttgart, **35**, 1–17 (1938).
SCHRADER, E.: Die Topographie der Kopfnerven vom Huhn. Diss. med. vet. Berlin, 1970.
SHEHATA, H.: Innervation of avian striated muscles. Anat. Anz. Ergzg. Bd. **109**, 736–738 (1960).
STRAZNICKY, CH., and D. TAY: The localization of motoneurons pools innervating wing muscles in the chick. Anat. Embryol. **166**, 209–218 (1983).
WATANABE, T.: Vergleichende und topographische Anatomie des Huhnes. VIII. Mitt. Der Verlauf der Nerven des Halses beim Huhn (Engl. Zfg.). Jap. J. vet. Sci. **23**, 93 (1961).
–: Comparative and topographical anatomy of the fowl. VII. On the distribution of the nerves in the neck of the fowl. Jap. J. Vet. Sci. **23**, 85–94 (1961).
–: Comparative and topographical anatomy of the fowl. XVII. Peripheral courses of the hypoglossal, accessory and glossopharyngeal nerves. Jap. J. Vet. Sci. **26**, 249–258 (1964).
–, G. ISOMURA, und M. YASUDA: Verlgeichende und topographische Anatomie des Geflügels. 30. Mitt. Verteilung der Nerven in den Oculomotorius- und Ziliarmuskeln (Engl. Zfg.). Jap. J. vet. Sci. **29**, 151–158 (1967).
–, und M. YASUDA: Vergleichende und topographische Anatomie des Huhnes. 51. Mitt. Peripherer Verlauf des N. olfactorius beim Huhn. Jap. J. vet. Sci. **30**, 275–279 (1968).
–, –: Vergleichende und topographische Anatomie des Huhnes. 26. Mitt. Der periphere Verlauf des Nervus trigeminus. Jap. J. vet. Sci. **32**, 43–57 (1970).
WET, P. D. DE, M. R. FEDDE, and R. L. KITCHELL: Innervation of the respiratory muscles of Gallus domesticus. J. Morph. **123**, 17–34 (1967).
YASUDA, M.: Vergleichende und topographische Anatomie des Huhnes. III. Mitt. Die Innervation der Schultergliedmaße des Huhnes. Jap. J. vet. Sci. **22**, 99–101 (1960).
–: Vergleichende und topographische Anatomie des Huhnes. XI. Mitt. Die Innervation der Beckengliedmaße des Huhnes. Jap. J. vet. Sci. **23**, 145–155 (1961).
–: Vergleichende und topographische Anatomie des Huhnes. XXXIV. Mitt. Die Verteilung der Hautnerven beim Huhn. Jap. J. vet. Sci. **26**, 241–248 (1964).
ZENKER, W., und E. KRAMMER: Untersuchungen über Feinstruktur und Innervation der inneren Augenmuskulatur des Huhnes. Z. Zellforsch. mikrosk. Anat. **83**, 147–168 (1967).

Autonomes Nervensystem

ÁBRAHAM, A.: Über die Nerven in der Vogelkloake. I. Abt. Ungar. biol. Forsch.-Inst. **8**, 1–8 (1935/36).
–: Beiträge zur Kenntnis der Innervation des Vogeldarmes. Z. Zellforsch. **23**, 737–745 (1936).
AKESTER, A. R.: The autonomic nervous system. In: KING, A. S., and MCLELLAND (eds.): Form and Function in Birds. Vol. I, 381–441. Academic Press, London, 1979.
BAUMANN, A.: Sur l'innervation de l'ébauche pulmonaire au début du développement chez l'homme et le poulet. C. r. Soc. Biol. Paris **128**, 3–5 (1938).
BENNETT, T., and J. L. S. COBB: Studies on the avian gizzard: The development of the gizzard and its innervation. Z. Zellforsch. **98**, 599–621 (1969).
–, and T. MALMFORS: The adrenergic nervous system of the domestic fowl (Gallus gallus dom.). Z. Zellforsch. **106**, 22–50 (1970).
BRIZZEE, K. R.: Studies on the origin of the sympathetic trunk ganglia in the chick. Anat. Rec. **103**, 530 (1949).
BROWN, M. E.: The morphology of the neurons migrated from the ganglion nodosum of the vagus in birds. J. Comp. Neurol. **63**, 127–137 (1936).
BUBIEN-WALUSZEWSKA, A.: Somatic peripheral nerves. In: KING, A. S., and J. MCLELLAND (eds.): Form and Function in Birds. Vol. III, 149–194. Academic Press, London, 1985.
CAMPENHOUT, E. VAN: Further experiments on the origin of the enteric nervous system in the chick. Physiol. Zool. **5**, 333–353 (1932).
CARPENTER, F. W.: The ciliary ganglion of birds. Folia neuro-biol. Leipzig **5**, 738–754 (1911).
COUJARD, R.: Dispositif comparé du système ganglionnaire sympathique lombaire chez le mâle et la femelle des oiseaux. C. r. Ass. Anat. **38**, Réun., 316–327 (1951).
COULOUMA, P.: L'anastomose vagosympathique abdominale chez les oiseaux. C. r. Ass. Anat. 115–118 (1939).
–, et E. V. HERRATH: Recherches histologiques sur le plexus gastrique sous — séreux et les ganglions du nerf intestinal chez le poulet. Bull. Ass. Anat. 127–133 (1939).
DOYON, F.: Influence des nerfs sur la motricité de l'estomac chez l'oiseau. C. R. soc. biol. **93**, 578–580 (1925).
FORSSMANN, W. G., und M. REINECKE: Das funktionelle Konzept des autonomen Nervensystems unter dem Aspekt der modernen Neuropeptidforschung. Verh. Anat. Ges. **78**, 447–453 (1984).
FREEDMAN, S. L.: The innervation of the suprarenal gland of the fowl (Gallus domesticus). Acta anat. **69**, 18–25 (1968).
GHETIE, V.: Das neurovegetative System der Säugetiere und des Hausgeflügels. Ed. Acad. RPR 1962, Bukarest (1965 A 582).
GILBERT, A. B.: Innervation of the avian ovary. J. Physiol. London **196**, 4–5 (1968).
–: Innervation des Ovars vom Haushuhn. Quart. J. exp. Physiol. cognate. med. Sci. **54**, 404 (1969).
GOTTSCHALDT, K.-M.: Structure and function of avian somatosensory receptors. In: KING, A. S., and J. MCLELLAND (eds.): Form and Function in Birds. Vol. III, 375–462. Academic Press, London, 1985.
GRAHAME, T.: The sympathetic and parasympathetic nervous systems of the fowl. Brit. Vet. J. **109**, 481–482 (1953).
HAIDER, W.: Das sympathische Nervensystem des Haushuhnes (Gallus domesticus). Diss. med. vet. Humboldt-Universität Berlin, 1960.
HIRT, A.: Die vergleichende Anatomie des sympathischen Nervensystems. In: BOLK, GÖPPERT, KALLIUS,

Lubosch, Handbuch der vergleichenden Anatomie der Wirbeltiere. Bd. II/1, 685–770. Urban & Schwarzenberg, Berlin, Wien, 1934.

Hodgkiss, J. P.: The unmyelinated fibre spectrum of the main trunk and side branches of the intestinal nerve in the chicken (Gallus gallus var. domesticus). J. Anat. 148, 99–110 (1986).

Hsieh, T. M.: The sympathetic and parasympathetic nervous systems of the fowl. Thesis of Philos. Edinburgh, 1951.

Iwanow, I. F.: Die sympathische Innervation des Verdauungstraktes einiger Vogelarten (Columba livia L., Anser cinereus L. und Gallus domesticus). Z. mikrosk. anat. Forsch. 22, 469–492 (1930).

Jalowy, B.: Über die Innervation der Gaumendrüsen bei den Vögeln. Z. Zellforsch. 25, 165–172 (1936).

Jones, D. S.: The origin of cardiac and upper digestive tube ganglion cells in the chick. Anat. Rec. 79, 35 (1941).

–: The origin of the vagi and the parasympathetic ganglion cells of the viscera of the chick. Anat. Rec. 82, 185–197 (1942).

Juba, A.: Entwicklung des sympathischen Grenzstranges beim Hühnchen. Z. f. Zellforsch. 26, 396–406 (1937).

Keuning, F. J.: Histogenesis and origin of the autonomic nerve plexus in the upper digestive tube of the chick. Acta neerl. Morph. 6, 1–35 (1948).

Kinkel, H.: Der mikroskopische Aufbau der Vagusganglien bei den Vögeln. Z. Anat. 98, 375–379 (1932).

Kock, L. L. de: On the carotid body of certain birds. Acta anat. 35, 161–178 (1958).

Kostinowitsch, L. I.: Truncus collateralis thoracis bei Tauben. Anat. Anz. 82, 191–199 (1936).

Langley, J. N.: The thoracic vagus ganglion of the bird. Proc. of the physiol. soc. (1902).

–: On the sympathetic system of birds, and on the muscles which move the feathers. J. Physiol. London 30, 221–252 (1904).

Lenhossék, M. v.: Das Ganglion ciliare der Vögel. Arch. f. mikrosk. Anat. 76, 945–969 (1911).

Levi-Montalcini, R., e R. Amprino: Ricerche sperimentali sull' origine dei neuroni del ganglio ciliare nel pollo. Accad. naz. Lincei, 1, 439–442 (1946).

Lisi, L. de: Caratteri sessuali dei gangli sympatici perisurrenali degli uccelli. Monit. zool. ital. 35, 62–68 (1924).

Malinovský, L.: Contribution to the anatomy of the vegetative nervous system in the neck and thorax of the domestic pigeon. Acta anat. 50, 326–347 (1962).

–: The nerve supply of the stomach in the domestic pigeon (Columba domest.). Čsl. Morfol. 11, 16–27 (1963).

–: Mikroskopische Struktur des Nervengewebes im Muskelmagen der Haustaube (Columba domest.). Čsl. Morfol. 12, 30–39 (1964).

McLelland, J., and A. B. Abdalla: The gross anatomy of the nerve supply to the lungs of Gallus domesticus. Anat. Anz. 131, 448–453 (1972).

Metuzals, J.: Die Innervation der Drüsenzellen der Pars distalis der Hypophyse der Ente. Z. Zellforsch. 43, 319–334 (1955).

Müller, E., und S. Ingvar: Über den Ursprung des Sympathicus beim Hühnchen. Arch. mikrosk. Anat. Entwmech. 99, 650–671 (1923).

Nolf, P.: Influence du vague sur la motricité de l'estomac de l'oiseau. C. R. soc. biol. 93, 454–455 (1925).

–: Influence des nerfs sympathiques sur la motricité de l'estomac de l'oiseau. C. R. soc. biol. 93, 839 (1925).

–: L'innervation motorice du tube digestif de l'oiseau. Arch. int. physiol. 25, 290–341 (1925 d).

–: Du rôle des nerfs vague et sympathique dans l'innervation motorice de l'estomac de l'oiseau. Arch. int. physiol. 28, 309–428 (1927 a).

–: Les nerfs extrinsèques de l'intestin chez l'oiseau. Les nerfs vagues. Arch. int. Physiol. 39, 113–164 (1934).

–: Les nerfs extrinsèques de l'intestin chez l'oiseau. Les nerfs coeliaques et mésenteriques. Arch. int. Physiol. 39, 165–226 (1934).

Nonidez, J. F.: The presence of depressor nerves in the aorta and carotid of birds. Anat. Rec. 62, 47–74 (1935).

Pousstilnik, E.: Zum Problem der Innervation der Beckenorgane der Wirbeltiere (Vögel). Anat. Anz. 84, 106 (1937).

Róna, K. L.: Das sympathische Nervensystem der Hausvögel. Diss. med. vet. Budapest, 1938.

Seto, H.: Anatomisch-histologische Studien über das Ganglion ciliare der Vögel nebst seinen ein- und austretenden Nerven. I. Mitt. Bei den erwachsenen Hühnern. J. Ornithol. med. 15, 123–124 (1931). II. Mitt. Z. Anat. 5, 911–933 (1932).

Smith Jones, D.: The origin of the vagi and the parasympathetic ganglion cells of the viscera of the chick. Anat. Rec. 82, 185–197 (1942).

Stienmenz, M. J.: Anatomische Untersuchungen über die vago-sympathische Innervation der Baucheingeweide bei den Vertebraten. Verhandl. Koninkl. Ned. Akad. Wetenschap. Afdel. Natuurk. Sect. II. 33, 1–352 (1934).

Stresemann, E.: Über das vegetative Nervensystem der Vögel. In: Krumbach, V., Handbuch der Zoologie. Bd. VII, 101–114. de Gruyter, Berlin, Leipzig, 1934.

Sturkie, P. D., and S. L. Freedman: Effects of transsection of pelvic and lumbosacral nerves on ovulation and oviposition in the fowl. J. Reproduct. Fertility 4, 81–85 (1962).

Szantroch, Z.: Morphologie der Darmnerven beim Hühnchen. Bull. Acad. Polon., Sér. B 211–281 (1927).

–: Auerbachscher Plexus und Remaksche Darmnerven bei Vögeln. Z. Zellforsch. 20, 417–422 (1934).

Takino, M.: Über die Innervation der Blutgefäße der Lunge beim Vogel (Taube und Haushuhn), besonders über das Vorkommen der Ganglienzellen in oder an der Wand der Venae und Arteriae pulmonales, und über die Verbreitung der Blutgefäßnerven daselbst. II. Acta Scholae med. Kioto 15, 308–320 (1933).

Terni, T.: Rech. morphol. etc. Halssympathicus der Vögel. C. r. Ass. Anatomistes (1929).

Tixier-Durivault, A.: Contribution à l'étude de l'innervation du cœur chez les Oiseaux. L'Oiseau et Rev. Franc. Ornithol. 12 (1942).

Watanabe, T.: Vergleichende und topographische Anatomie des Huhnes. VII. Mitt. Peripherer Verlauf des Nervus vagus beim Huhn (Engl. Zfg.). Jap. J. vet. Sci. 22, 152–154 (1960).

–, and Y. K. Paik: Comparative and topographical anatomy of the fowl. LXIV. Sympathetic nervous system of the fowl. Plexus celiacus and Plexus mesentericus cranialis. Jap. J. Vet. Sci. 35, 389–401 (1973).

–, and M. Yasuda: Electron microscopy study on the innervation of the pancreas of the domestic fowl. Cell Tiss. Res. 180, 453–465 (1977).

Yasuda, M.: Comparative and topographical anatomy of the fowl. 64. Sympathetic nervous system of the fowl. Part 2. Nervus intestinalis. Jap. J. Vet. Sci. 34, 303–313 (1972).

Yntema, C. L., and W. S. Hammond: Experiments on the origin and developement of the sacral autonomic nerves in the chick embryo. J. of Exp. Zool. 129, 375–413 (1955).

Organe der Oberflächen- und Tiefensensibilität, Geschmacks- und Geruchsorgan

BAJANDUROW, B. J., and E. F. LARIN: Contributions to the physiology of the olfactory analysator in birds. Trudi Goverm. Med. Inst. Tomsk **2** (1925).

BANG, B. G.: The olfactory apparatus of tubenosed birds (Procellariiformes). Acta anat. **65**, 391–415 (1966).

–: Functional anatomy of the olfactory system in 23 orders of birds. Acta anat. **79**, Suppl. 1–76 (1971).

–, and B. M. WENZEL: Nasal cavity and olfactory system. In: KING, A. S., and J. MCLELLAND (eds.): Form and Function in Birds. Vol. III, 195–225. Academic Press, London, 1985.

BATH: Geschmacksorgane der Vögel. Diss. med. vet. Berlin, 1906.

BERKHOUDT, H.: Tastebuds in the bill of the Mallard (Anas platyrhynchos L.). Their morphology, distribution and functional significance. Netherl. J. Zool. **27**, 310–331 (1977).

–: Structure and function of avian taste receptors. In: KING, A. S., and J. MCLELLAND (eds.): Form and Function in Birds. Vol. III, 463–496. Academic Press, London, 1985.

BOEKE, J.: Niedere Sinnesorgane. 1. Freie Nervenendigungen und Endorgane sensibler Nerven. 3. Organe mit Endknospen und Endhügeln nebst eingesenkten Organen. In: BOLK, GÖPPERT, KALLIUS, LUBOSCH, Handbuch der vergleichenden Anatomie der Wirbeltiere. Bd. II/2, 855–878. Urban & Schwarzenberg, Berlin, Wien, 1934.

BOTEZAT, E.: Die sensiblen Nervenendapparate in den Hornpapillen der Vögel im Zusammenhang mit Studien zur vergleichenden Morphologie und Physiologie der Sinnesorgane. Anat. Anz. **34** (1904).

–: Geschmacksorgane und andere nervöse Endapparate im Schnabel der Vögel. Biol. Centrbl. **24**, 722–736 (1904).

–: Die Nervenendapparate in den Mundteilen der Vögel. Z. wiss. Zool. **84**, 205–360 (1906).

–: Morphologie, Physiologie und phylogenetische Bedeutung der Geschmacksorgane der Vögel. Anat. Anz. **36**, 428–461 (1910).

CALVIN, D., M. WILLIAMS, et al.: Olfactory sensitivity in the domestic pigeon. Amer. J. Physiol. **188**, 255–256 (1957).

CLARA, M.: Über den Bau des Schnabels der Waldschnepfe. Zugleich ein Beitrag zur Kenntnis der HERBSTschen Körperchen und zur Funktion der Lamellenkörperchen. Z. mikrosk.-anat. Forsch. **3**, 1–108 (1925).

DOGIEL, A. S.: Über die Nervenendigungen in den GRANDRYschen und HERBSTschen Körperchen im Zusammenhang mit der Frage der Neuronentheorie. Anat. Anz. **25** (1904).

DUCCESCHI, V.: Über die Anwesenheit der RUFFINIschen Körperchen in der Zunge der Vögel. 2. Über die Funktion der RUFFINISCHEN Körperchen. Folia neurobiol. Bd. **6**, 579 (1972).

DUNCAN, C. J.: The sense of taste in birds. Ann. appl. Biol. **48**, 409–414 (1960).

ENGELMANN, C.: Über den Geschmackssinn des Huhnes. Z. Tierpsychol. **7**, 84–121, 240–264 (1950).

FINK, E.: Geruchsorgan und Riechvermögen bei Vögeln. Zool. Jb. Abt. allg. Zool. Physiol. d. Tiere **71**, 429–450 (1965).

GANCHROW, J. R., D. GANCHROW, and M. OPPENHEIMER: Chorda tympani innervation of anterior mandibular taste buds in the chicken (Gallus gallus domesticus). Anat. Rec. **216**, 434–439 (1986).

GENTLE, M. J.: The lingual taste buds of Gallus domesticus L. Brit. Poultry Sci. **12**, 245–248 (1971).

–: Sensory functions of the Chorda tympani nerve in the chicken. Experientia **40**, 1253–1255 (1984).

GOTTSCHALDT, K.-M.: Mechanoreceptors in the beaks of birds. In: Mechanoreception (SCHWARTZKOPFF, J., ed.). Vol. 53, 109–113. Abh. Rhein.-Westf. Akad. Wiss., 1974.

–: The physiological basis of tactile sensibility in the beak of geese. J. comp. Physiol. **95**, 29–47 (1974).

–, and S. LAUSMANN: Mechanoreceptors and their properties in the beak skin of geese (Anser anser). Brain Res. **65**, 510–515 (1974).

–, –: The peripheral morphological basis of tactile sensibility in the beak of geese. Cell. Tiss. Res. **153**, 477–496 (1974).

HALATA, Z.: Ultrastructure of Grandry nerve endings in the beak skin of some aquatic birds. Folia morphol. **19**, 225–232 (1971).

–: Die Ultrastruktur der Lamellenkörperchen bei Wasservögeln (HERBSTsche Endigungen). Acta anat. **80**, 362–376 (1971).

KAN, S. VAN: Touch and taste in the pigeon (Columba livia domestica). Internal report. Zool. Lab. Leiden (1979).

KARE, M. R., R. BLACK, and E. G. ALLISON: The sense of taste in the fowl. Poultry Sci. **36**, 129–138 (1957).

KITCHELL, R. L., L. STRÖM, and Y. ZOTTERMAN: Electrophysiological studies of thermal and taste reception in chickens and pigeons. Acta physiol. scand. **46**, 133–151 (1959).

KLEIN, M.: Les corpuscules tactiles; problèmes morphologiques et physiologiques. Bull. histol. appl. **9** (1922).

–: Sur la différenciation d'éléments tactiles dans le névrone d'amputation des nerfs du bec de canard. Arch. Anat. Histol. Embryol. Strassbourg **14**, 267–300 (1931/32).

KROGIS, A.: On the topography of HERBST's and GRANDRY's corpuscules in the adult and embryonic duckbill. Acta Zool. Stockholm **12**, 241–263 (1931).

KROL, C. P. M., and J. L. DUBBELDAM: On the innervation of tastebuds by N. facialis in the mallard, Anas platyrhynchos L. Netherl. J. Zool. **29**, 267–274 (1979).

KUROSAWA, T., S. NIIMURA, S. KUSUHARA, and K. ISHIDA: Morphological studies of tastebuds in chickens. Jap. J. Zootech. Sci. **54**, 502–510 (1983).

LINDENMAIER, P., and M. R. KARE: The taste end-organs of the chicken. Poultry Sci. **38**, 545–550 (1959).

MACADAR, A. W., L. J. RANSCH, B. M. WENZEL, and L. V. HUTCHISON: Electrophysiology of the olfactory pathway in the pigeon. J. comp. Physiol. **137**, 39–46 (1980).

MATTHES, E.: Niedere Sinnesorgane. Geruchsorgan. In: BOLK, GÖPPERT, KALLIUS, LUBOSCH, Handbuch der vergleichenden Anatomie der Wirbeltiere. Bd. II/2, 879–943. Urban & Schwarzenberg, Berlin, Wien, 1934.

MERKEL, F.: Die Tastzellen der Ente. Arch. mikrosk. Anat. **15**, 415–427 (1878).

MICHELSEN, W. J.: Procedure for studying olfactory discrimination in pigeons. Science **130**, 630–631 (1959).

MOORE, C. A., and R. ELLIOTT: Numerical and regional distribution of taste buds on the tongue of the pigeon. Anat. Rec. **88**, 449 (1944).

–, –: Numerical and regional distribution of taste buds on the tongue of the bird. J. comp. Neurol. **84**, 119–131 (1946).

NOLTE: Zum Geruchsvermögen der Enten. Zool. Anz. **71**, 5–8 (1927).

NOWIK, N.: Zur Frage von dem Bau der Tastzellen in den GRANDRYschen Körperchen. Anat. Anz. **36** (1910).

PROOIJE, A. VAN: The distribution, morphology and functional significance of tastebuds in the chicken (Gallus domesticus L.). Internal report. Zool. Lab.

Leiden (1978).
Pumphrey, R. J.: The sense organs of birds. J. Exp. Biol. **90**, 171–190 (1948).
Rensch, B.: Experimentelle Untersuchungen über den Geschmackssinn der Vögel. J. Ornithol. **73**, 1–8 (1925).
Schartau, O.: Die periphere Innervation der Vogelhaut. Zoologica **95** (1938).
Schildmacher, H.: Untersuchungen über die Funktion der Herbstschen Körperchen. J. Ornithol. **79**, 374–415 (1931).
Schumacher, S. V.: Beiträge zur Kenntnis des Baues und der Funktion der Lamellenkörperchen. Arch. mikrosk. Anat. **77**, 157–193 (1911).
Shumake, S. A., J. C. Smith, and C. Tucker: Olfactory intensity-difference thresholds in the pigeon. J. comp. physiol. Psychol. **67**, 64–69 (1969).
Stattelman, A. J., R. B. Talbot, and D. B. Coulter: Olfactory threshold of pigeons (Columbia livia), quail (Colinus virginianus) and chickens (Gallus gallus). Comp. Biochem. Physiol. **50 A**, 807–809 (1975).
Strong, R. M.: On the olfactory organs and the sense of smell in birds. Morphol. **22**, 619–661 (1911).
Szymonowicz, W.: Tastkörperchen der Vögel. Z. Zellforsch. **22**, 195–206 (1935).
Tucker, D.: Electrophysiological evidence for olfactory function in birds. Nature **207**, 34–36 (1965).
Varićak, T.: Die rezeptorischen Lamellenkörperchen im Thymus einer Gans. Bull. Sci. Yougoslavie **2**, 13 (1954).
Wagner, H. O.: Untersuchungen über Geruchsreaktionen bei Vögeln. J. Ornithol. **87**, 1–9 (1939).
Walter, W. G.: Some experiments on the sense of smell in birds, studied by the method of conditioned reflexes. Arch. néerland. Physiol. Homme et Anim. **27** (1943).
Wild, J. M., A. Arends, and H. P. Zeigler: A trigeminal sensorimotor circuit for pecking, grasping and feeding in the pigeon (Columba livia). Brain Res. **300**, 146–151 (1984).
Zahn, W.: Über den Geruchssinn einiger Vögel. Z. vergl. Physiol. **19** (1933).
Zweers, G. A.: The feeding system of the pigeon (Columba livia L.). Adv. Anat. Embryol. Cell Biol. **73**, 1–108 (1982).

Gleichgewichts- und Gehörorgan

Amerlinck, A.: Nouvelles recherches sur l'histogénèse et la structure du Labyrinthe membraneux de l'oreille des oiseaux. Arch. Biol. **40**, 19–56 (1930).
Benjamins, C. E., und E. Huizinga: Untersuchungen über die Funktion des Vestibular-Apparates der Taube. Pflügers Arch. ges. Physiol. **217**, 105 (1927).
Boas, J. E. V.: Äußeres Ohr. In: Bolk, Göppert, Kallius, Lubosch, Handbuch der vergleichenden Anatomie der Wirbeltiere. Bd. II/2, 1433–1444. Urban & Schwarzenberg, Berlin, Wien, 1934.
Borovicka, J.: Über den äußeren Gehörgang einiger Hausvögel und seine Umgebung. Prager Arch. Tiermed. **7**, 229–249 (1927).
Burlet, H. M. de: Vergleichende Anatomie des statoakustischen Organs. In: Bolk, Göppert, Kallius, Lubosch, Handbuch der vergleichenden Anatomie der Wirbeltiere. Bd. II/2, 1433–1444. Urban & Schwarzenberg, Berlin, Wien, 1934.
Crompton, A. W.: The development of the chondrocranium of Spheniscus demersus with special reference to the Columella auris of birds. Acta Zool. **34**, 71–146 (1953).
Federici, F.: Über die peripherische Ausbreitung des VIII. Schädelnervenpaares bei den Vögeln u. über die Bedeutung der Lagena. Anat. Anz. **61**, 449–465 (1926).
–: Über die Innervation des von Vitali entdeckten Sinnesorgans im Mittelohr der Vögel (sog. paratympanisches Organ). Anat. Anz. **62** (1927).
Frank, G., and A. L. Smith: The morphogenesis of the avian columella auris with special reference to Struthio camelus. Zool. Africana **11**, 159–182 (1976).
Freund, L.: Äußeres Ohr der Sauropsiden. Zool. Anz. **66**, 319–325 (1926).
Freye, H.-A.: Das Gehörorgan der Vögel. Wiss. Z. Univ. Halle **2**, 267–297 (1953).
–, und H. Zumpfe: Befunde im Mittelohr der Vögel. Wiss. Z. Univ. Halle **2**, 445–461 (1953).
Gaudin, E. P.: On the middle ear of birds. Acta otolaryng. **65**, 316–326 (1968).
Giannessi, F.: On the presence of reciprocal synapses in the paratympanic organ of the chicken. Anat. Embryol. **180**, 175–178 (1989).
–, and L. Pera: The ultrastructure of the paratympanic organ in the domestic fowl (Gallus gallus domesticus). J. Anat. **147**, 191–199 (1986).
Glimstedt, G.: Über Morphogenese, Histogenese und Bau der Gehörgangsdrüsen bei einigen Vögeln. Lund, 1942.
Granit, O.: Beiträge zur Kenntnis des Gehörsinnes der Vögel. Ornis. Fennica **18**, 49–71 (1941).
Hadžiselimović, H., and L. J. Savcović: Appearance of semicircular canals in birds in relation to mode of life. Acta anat. **57**, 306–315 (1964).
Held, H.: Die Cochlea der Säuger u. der Vögel. Handb. der norm. u. pathol. Physiol. XI/1 (1926).
Ishiyama, E., and E. Keels: New morphological aspects of the horizontal crista in the pigeon. Acta anat. **79**, 1–14 (1971).
Jorgensen J. M.: On the structure of the Macula lagenae in birds with some notes on the avian Maculae utriculi and sacculi. Vidensk. Meddr. dansk naturh. Foren. **133**, 121–147 (1970).
Kimura, T.: Morphologische Untersuchungen über das membranöse Gehörorgan der Vögel. Folia anat. Jap. **9**, 91–142 (1931).
Knecht, S.: Über den Gehörsinn und die Musikalität der Vögel. Z. vergl. Physiol. **27**, 169–232 (1940).
Kolmer, W.: Über die Innervation des Tegmentum vasculosum des Vogellabyrinthes. Anat. Anz. **66**, 42–47 (1928).
Krause, R.: Mikroskopische Anatomie der Wirbeltiere. II. Vögel und Reptilien. de Gruyter, Berlin, Leipzig, 1921.
Kühne, R., and B. Lewis: External and middle ears. In: King, A. S., and J. McLelland (eds.). Form and Function in Birds. Vol. III, 227–272. Academic Press, London, New York, Toronto, Sydney, San Francisco, 1985.
Lavigne-Rebillard, M., H. Cousillas, and R. Pujol: The very distal part of the basilar papilla in the chicken: a morphological approach. J. Comp. Neurol. **138**, 340–347 (1985).
Lüdke, H., und H. Schölzel: Die Differenzierung des Sinnesepithels der Cristae ampullares beim Hühnchen. Zool. Jb., Abt. allg. Zool. Physiol. d. Tiere **73**, 212–226 (1967).
Maderson, P. F. A., and T. Jaskoll: A long-ignored sensory structure in the avian middle ear. The paratympanic organ. Americ. Zool. **16**, 200 (1976).
McLelland, J.: Aves sense organs and common integument. In: Sisson and Grossman's The anatomy of the domestic animals. 5th ed., Vol. 2. Saunders, Philadelphia, London, Toronto, 1975.
Necker, R.: Hearing, In: Abs, M.: Physiology and behaviour of the pigeon. Academic Press, London, New York, San Francisco, Sydney, Tokyo,

Toronto, 1983.
POHLMANN, A. G.: The position and functional interpretation of the elastic ligaments in the middle ear region of Gallus. J. Morph. **35** (1921).
PORTMANN, A.: Die Ontogenese der Vögel als Evolutionsproblem. Acta biotheor. **1**, 59–90 (1935).
–: Nesthocker und Nestflüchter als Entwicklungszustände verschiedener Wertigkeit bei Vögeln und Säugetieren. Rev. Suisse Zool. **46**, 385–390 (1939).
SAKAI, Y.: Über die periphere Ausbreitung des N. acusticus, besonders über die Innervation der Macula sacculi bei Huhn, Kaninchen u. Mensch. Hukuoka Acta med. **33/12**, 131–132 (1940).
SCHWARTZKOPFF, J.: Über Sitz und Leistung von Gehör und Vibrationssinn bei Vögeln. Z. vergl. Physiol. **31**, 529–608 (1949).
–: Schallsinnesorgane bei Vögeln. Acta XI. Congr. Int. Ornith. Basel 189/208 (1954/55).
–: On the hearing of birds. Auk **72**, 340–347 (1955).
–: Die Größenverhältnisse von Trommelfell, Columella-Fußplatte und Schnecke bei Vögeln verschiedenen Gewichts. Z. Morph. Ökol. Tiere **45**, 365–378 (1957).
–: Physiologie der höheren Sinne bei Säugern und Vögeln. J. Ornithol. **101**, 61–91 (1960).
–, und P. WINTER: Anatomie der Vogel-Cochlea unter natürlichen Bedingungen. Biol. Zbl. **79**, 607–625 (1960).
SELKE, B., und G. BOGUSCH: Zur Struktur des knöchernen Labyrinths des Haushuhns. Verh. Anat. Ges. **81**, 347–348 (1987).
SMITH, C. A.: Inner ear. In: KING, A. S., and McLELLAND (eds.): Form and Function in Birds. Vol. III, 273–310. Academic Press, London, 1985.
TANAKA, K., and C. A. SMITH: Structure of the chicken's inner ear: SEM and TEM study. Am. J. Anat. **153**, 251–272 (1978).
TURKEWITSCH, B. G.: Zur Anatomie des Gehörorganes der Vögel (Canales semicirculares). Z. Anat. Entwgesch. **103/5**, 551–608 (1935).
–: Ricerca morphologica sul labirinto osseo delli uccelli (vestibolo e chiocciola). Arch. ital. anat. e embriol. **34**, 135–183 (1935).
WERNER, C. F.: Funktionelle und vergleichende Anatomie der Otolithenapparate bei den Vögeln. Z. anat. Entwgesch. **108** (1938).
–: Die Otolithen im Labyrinth der Vögel, besonders beim Star und der Taube. J. Ornithol. **87**, 10–23 (1939).
–: Der Canaliculus (Aquaeductus) cochleae und seine Beziehungen zu den Kanälen des IX. und X. Hirnnerven bei den Vögeln. Zool. Jb. Abt. Anat. u. Ont. **77**, 1–8 (1958).

Sehorgan

ABELSDORFF: Über das Verhalten des Pecten bei der Akkommodation des Vogelauges. Arch. vergl. Ophth. **1** (1910).
AKESTER, A. R., and J. H. BRACKENBURY: The avian pecten and intra-ocular pressure responses to systemic drugs and arterial occlusion. J. Anat. **122**, 742–743 (1976).
ANDREAE, A.: Die inneren Irisschichten der Hausvögel. Diss. med. vet. Zürich, 1909.
BALLANTYNE, B., and J. FOURMAN: The histology of the HARDERIAN gland of the domestic duck. J. Anat. London **101**, 194 (1967).
BASSEWITZ, D. B. v., H. J. DIETERICH und C. E. DIETERICH: Ultrahistochemische Untersuchungen am Kapillarendothel des Pecten oculi. Verh. anat. Ges. (Jena) **69**, 631–633 (1975).
BATH, W.: Die Geschmacksorgane der Vögel und Krokodile. Arch. Biontol. **1**, 1–47 (1906).
BERND, A. H.: Die Entwicklung des Pecten im Auge des Hühnchens aus den Blättern der Augenblase. Diss. Bonn, 1905.
BERND, R., und W. MEISE: Naturgeschichte der Vögel. Franckh'sche Verlagshandlung, Stuttgart, 1959.
BETTMANN, H.: Untersuchungen mit Hilfe neuer Altersmerkmale an Ringeltauben. Z. Jagdwiss. **16**, 150–158 (1970).
BIELEK, E.: Zur Feinstruktur des „gefiederten" Epithels der Nickhaut der Taube. Verh. Anat. Ges. **70**, 977–985 (1976).
BOEKE, J.: On the structure and innervation of the musculus sphincter pupillae and the musculus ciliaris of the bird's eye. Akad. Wochensch. Amsterdam (1915).
BRACK, V.: The effect of intraocular ablation of the Pecten oculi of the chicken. Invest. Ophth. **14**, 166–168 (1975).
BRAVO, H., and O. INZUNZA: The oculomotor nucleus, not the abducent, innervates the muscles which advance the nictitating membrane in birds. Acta anat. **122**, 99–104 (1985).
BRINI, A.: L'origine du mélanoblaste choroïdien chez le poulet. Arch. Anat. microsc. **42**, 67–83 (1953).
BROBBY, G. W.: On the HARDERIAN gland of the domestic duck (Anas platyrhynchos). Morphological and histochemical investigations. Z. Zellforsch. **133**, 223–230 (1972).
BRÜCKNER, R.: Beiträge zur Biologie des Auges. 3. Mitt. über die streifenförmige Area der Vögel. Biol. Zbl. **80**, 257–260 (1961).
BURNASCHEWA, D. W.: Mikroskopische Nervenstrukturen der äußeren Augenmuskeln bei Vögeln. Anat. Anz. **112/3**, 230–242 (1963).
CHMIELEWSKI, C. E., M. E. DORADO, A. QUESADA, J. M. GENIZ-GALVEZ, and F. A. PRADA: Centrifugal fibers in the chick retina. A morphological study. Anat. Histol. Embryol. **17**, 319–327 (1988).
COWAN, W. M., and al.: An experimental study of the avian visual system. J. Anat. **95**, 545–563 (1961).
CROZIER, W. J, and E. WOLFF: Modifications of the flicker response contour and the significance of the avian pecten J. Gen. Physiol. **27**, 287–313 (1943 a).
–, –: Flicker response contours for the sparrow and the theory of the avian pecten. J. Gen. Physiol. **27**, 315–324 (1943 b).
DABELOW, A.: Der Scleralring der Sauropsiden, sein phylogenetischer Ursprung und seine ontogenetische Entwicklung. Z. Morph. Anthrop. **26**, 307–331 (1927).
DIETERICH, C. E., H. J. DIETERICH, M. A. SPYCHER, and M. PFAUTSCH: Fine structure observations of the pecten oculi capillaries of the chicken. Freeze-etching, scanning and transmission electron microscopic investigations. Z. Zellforsch. **146**, 473–489 (1973).
DIETERICH, H. J., und C. E. DIETERICH: Vergleichend-elektronenmikroskopische Untersuchungen am Pecten oculi der Vögel und Conus papillaris der Reptilien. Verh. Anat. Ges. **69**, 635–642 (1975).
–, –: Licht- und elektronenmikroskopische Untersuchungen am Pecten oculi verschiedener Vogelarten. Verh. Anat. Ges. **68**, 467–478 (1974).
–, K. A. ROSENBAUER und C. E. DIETERICH: Das Blutgefäßsystem des Pecten oculi beim Haussperling (Passer domesticus). Architektonik und Ultrastruktur nach licht-, transmissions- und rasterelektronenmikroskopischen Untersuchungen. Cytobiol. **13**, 57–73 (1976).
DORN, K.: Auge der Reisebrieftaube. Z. Brieftaubenkd. **51** (1936).
DUIJM, M.: On the position of a ribbon-like central area in the eyes of some birds. Arch. Néerl. Zool. **13**,

128–145 (1958).
EMMERTON, J.: Functional morphology of the visual system. In: ABS, M.: Physiology and behaviour of the pigeon. Academic Press London, New York, San Francisco, Sydney, Tokyo, Toronto, 1983.
ENGELMANN, C.: Versuche über den Gesichtskreis von Hühnern. J. Tierphysiol. **9**, 91–104 (1952).
–: Versuche über den Gesichtskreis von Enten. J. Tierphysiol. **11**, 436–441 (1954).
–: Versuche über den Gesichtskreis von Gänsen. J. Tierphysiol. **12**, 266–277 (1955).
–: Über das Sehen und den Gesichtskreis unseres Hausgeflügels. Tierzucht **10**, 312–315 (1956).
FISCHLSCHWEIGER, W., and R. O'RAHILY: The ultrastructure of the Pecten oculi in the chick. Acta anat. **65**, 561–578 (1966).
FRANZ, V.: Der Pecten im Vogelauge. Biol. Zbl. **28** (1908).
–: Das Vogelauge. Zool. Jb. **28**, 73–282 (1909).
–: Versuch einer biologischen Würdigung des Vogelauges. Verh. zool. Ges. Heidelberg, 1909.
–: Vergleichende Anatomie des Wirbeltierauges. In: BOLK, GÖPPERT, KALLIUS, LUBOSCH, Handbuch der vergleichenden Anatomie der Wirbeltiere. Bd. II/2, 989–1283. Urban & Schwarzenberg, Berlin, Wien, 1934.
FRITSCH, G.: Der Ort des deutlichsten Sehens in der Netzhaut der Vögel. Arch. mikrosk. Anat. **78** (1911).
GRAU, H., und P. WALTER: Grundriß der Histologie und vergleichenden mikroskopischen Anatomie der Haussäugetiere. Parey, Berlin, Hamburg, 1967.
HANZELY, L., W. E. SOUTHERN, and D. MOLSEN: Ultrastructure of the ring-billed gull eye pecten. Cytobios **12**, 191–201 (1975).
HUSEN: Zur Kenntnis der Pecten im Vogelauge. Zool. Jb. **36** (1913).
ISCHREYT: Zur vergleichenden Anatomie des Entenauges. Graefes Ar. Ophthal. **3** (1912).
ISOMURA, G.: A nerve originating from the superior cervical ganglion in the fowl. Anat. Anz. **133**, 82–89 (1973).
JASINSKI, A.: Fine structure of capillaries in the pecten oculi of the sparrow, Passer domesticus. Z. Zellforsch. **146**, 281–291 (1973).
KAJIKAVA, I.: Anatomie und Physiologie des Vogelauges. Graefes Arch. Ophthal. **112**, 260–346 (1923).
KAUTH und SOMMER: Über die Funktion des Pecten. Biol. Zbl. **72** (1953).
KRAUSE, R.: Mikroskopische Anatomie der Wirbeltiere. II. Vögel und Reptilien. de Gruyter, Berlin, Leipzig, 1921.
LEINER, M.: Über die Bedeutung des Pecten im Vogelauge. Verh. dtsch. zool. Ges., Zool. Anz., Suppl. **15**, 117–123 (1951).
LEMMRICH, W.: Der Skleralring der Vögel. Jena Z. Naturwiss. **65**, 513–586 (1931).
LEPLAT, G.: Recherches sur le développement et la structure de la membrane vasculaire de l'œil des oiseaux. Arch. biol. Liège, **27**, 408–524 (1912).
–: Contribution a l'étude de l'accommodation chez les oiseaux. d'Oculistique, Paris, 1912.
MAGGIORE: Vascularisation de l'iris et du corps ciliaire des Oiseaux. Ric. nel Labor d. Anat. norm. d. reale Univ., Roma, 1912/13.
MANN, I. C.: The pecten of Gallus domesticus. Quart. J. microsc. Sci. (N. S.) **68**, 413–442 (1951).
MARIANI, A. P.: Association amacrine cells could mediate directional selectivity in pigeon retina. Nature, Lond. **298**, 654–655 (1982).
MARTIN, G. R.: Eye. In: KING, A. S., and J. MCLELLAND (eds.): Form and Function in Birds. Vol. III, 311–374. Academic Press, London, 1985.

MELKICH: Zur Kenntnis des Ciliarkörpers und der Iris bei Vögeln. Anat. Anz. **10**, 28–35 (1895).
MENNER, E.: Die Bedeutung des Pecten im Auge des Vogels für die Wahrnehmung von Bewegungen. Zool. Jb. **58**, 481–538 (1938).
OEHME, H.: Vergleichende Untersuchungen über die Färbung der Vogeliris. Biol. Zbl. **87**, 1–35 (1968).
–: Der Bewegungsapparat der Vogeliris (Eine vergleichende morphologisch-funktionelle Untersuchung). Zool. Jb. Abt. Anat. **86**, 96–128 (1969).
PEIPONEN, V.: Farbsehen bei den Vögeln und die Zapfenölkugeln. Ornithol. fenn. **36**, 88–94 (1959).
PETERSON, R. T.: Birds-eye view. Audubon Mag. **57**, 6–52 (1955).
PIGNÈDE: Recherches histologiques sur la zonule de ZINN chez les oiseaux. Thèse, Lyon, 1913.
PORTMANN, A.: Die Ontogenese der Vögel als Evolutionsproblem. Acta biotheor. **1**, 59–90 (1935).
–: Nesthocker und Nestflüchter als Entwicklungszustände verschiedener Wertigkeit bei Vögeln und Säugetieren. Rev. Suisse Zool. **46**, 385–390 (1939).
QUESADA, A., C. CHMIELEWSKI, A. ESPINAR, J. AMBROSIANI, and F. A. PRADA: Pale and dark bipolar cells in the chicken retina. Acta anat. **132**, 256–259 (1988).
RAVIOLA, E., and G. RAVIOLA: A light and electron microscopic study of the pecten oculi of the pigeon eye. Am J. Anat. **120**, 427–461 (1967).
RIEHL, H. A.: Über den Bau des Augenlides beim Vogel. Diss. med. vet. Leipzig, 1908.
RITTER: Über den Ringwulst der Vogellinse. Arch. Augenheilk. XLI (1900).
ROCHON-DZIVIGNEAZID, A.: La situation des foveae simples et doubles dans la rétine des oiseaux et le problème de leur relation fonctionnelle. Arch. Anat. microsc. (1920).
–: La vision et l'œil des oiseaux. Bull. biol. France et Belg. **54**, 109 (1921).
–: Topographie et fonctions des fovées centrales et des fovées latérales chez les oiseaux pourvus de deux fovées retiniennes, lignes de vision binoculaire et de vision indépendante. Anat. d'Ocul. (1923).
–: La vision des oiseaux. Presse méd. **22**, 10 (1923).
RODIECK, R. W.: The Vertebrate Retina: Principles of Structure and Function. Freeman, San Francisco, 1973.
ROHEN, J.: Arterio-venöse Anastomosen in der Orbita bei Vögeln. Morph. Jb. **95**, 3/4, 364–383 (1955).
SCAPOLO, P. A., S. M. PEIRONE, G. FILOGAMO, and A. VEGGETTI: Histochemical, immunohistochemical, and ultrastructural observations on the iris muscles of Gallus gallus. Anat. Rec. **221**, 687–699 (1988).
SCHRAMM, U., und W. KÜHNEL: Untersuchungen über den Bau der Nickhaut der Taube. Anat. Anz. **161**, 167 (1986).
–, A. LUCAS, und W. KÜHNEL: Rasterelektronenmikroskopie der Nickhaut: das gefiederte Epithel. Verh. Anat. Ges. **80**, 465–466 (1986).
SEAMAN, A., and H. STORM: A correlated light and electron microscope study on the pecten oculi of the domestic fowl (Gallus domesticus). Exp. Eye Res. **2**, 163–172 (1963).
SIEBERT, E. O.: Beiträge zur Histologie der Nickhaut und zur Entwicklung ihres Innenepithels bei der Taube. Z. Zellforsch. mikrosk. Anat. **19**, 562–582 (1933).
SIMIĆ, V., und O. JABLAN-PANTIĆ: Morphologischer Beitrag über den Mechanismus des dritten Augenlids bei den Hausvögeln. Anat. Anz. **106**, 76–85 (1959).
SLONAKER, J. R.: A physiological study of the anatomy of the eye and its accessory parts of the English Sparrow (Passer domesticus). J. Morph. **31**, 351–459 (1918).
STIBBE: A comparative study of the nictitating mem-

brane of birds and mammals. J. of Anat. **62,** 159 (1928).
Szily, A. v.: Morphogenese des Sehnerveneintritts und des Pectens bei Vögeln. Ophthalm. Ges. Wien, 311 (1921).
–: Vergleichende Entwicklungsgeschichte der Papilla nervi optici und der sogenannten axialen Gebilde. 1. Morphogenese des Sehnerveneintritts und des Fächers beim Hühnchen als Beispiel für den Typus Vögel. Graefes Arch. Ophthal. **107,** 317 (1922).
Tanaka, A.: Electron microscopic study of the avian pecten. Zool. Mag. Tokyo **69,** 314–317 (1960).
Tiemeier, O. W.: A preliminary report on the os opticus of the bird's eye. Zool. (N. Y. Zool. Soc.) **24,** 333–338 (1939).
–: The os opticus of birds. J. Morph. **86,** 25–46 (1950).
Tucker, R.: The surface of the pecten oculi in the pigeon. Cell Tiss. Res. **157,** 457–465 (1975).
Vaugien, L.: Sur les poids relatifs de l'œil des oiseaux. Bull. Soc. Hist. nat. Toulouse **86,** 259–264 (1951).
Verrier, L.: Recherches sur la vision des Oiseaux. Bull. biol. France-Belgique **70** (1936).
Welsch, U.: Enzymhistochemische und feinstrukturelle Beobachtungen am Pecten oculi von Taube (Columba livia) und Lachmöve (Larus ridibundus). Z. Zellforsch. und mikrosk. Anat. **132,** 231–244 (1972).
Wingstrand, K. G., and O. Munk: The pecten oculi of the pigeon with particular regard to its function. Biol. Skrift. Kong. Danske Visenskab. Selsk. **14,** 1–64 (1965).
Wuth: Über das Ligamentum pectinatum im Vogelauge. Arch. vergl. Ophth. **3** (1912).
–: Über den Fontanaschen Raum im Vogelauge. Arch. vergl. Ophth. **4** (1914).
Wychgram, E.: Fontanascher Raum im Vogelauge. Arch. vergl. Ophth. **4** (1914).
Zenker, W., und E. Kramer: Untersuchungen über die Feinstruktur und Innervation der inneren Augenmuskulatur des Huhnes. Z. Zellforsch. **83,** 147–168 (1967).
Zietzschmann, O.: Das Sehorgan. In: Ellenberger's Handbuch der vergleichenden mikroskopischen Anatomie der Haustiere. Bd. I, 468 ff. Parey, Berlin, 1906.
–: Der Musculus dilatator pupillae des Vogels. Arch. vergl. Ophth. **1,** 9–19 (1909).

Erforschungsgeschichte

Berndt, R., und W. Meise: Naturgeschichte der Vögel. Ein Handbuch der allgemeinen und speziellen Vogelkunde. Franckh'sche Verlagshandlung, Stuttgart, 1959–1966.
Boessneck, J.: Die Tierwelt des Alten Ägypten. Beck, München, 1988.
Cutry, F.: Der Vogelflug. In: Leonardo da Vinci, Das Lebensbild eines Genies. 8. Aufl., Vollmer, Wiesbaden, Berlin, 1977.
Demoll, R.: Die Flugbewegungen bei großen und kleinen Vögeln. Zeitschr. Biol. **90,** 199–230, 1930.
Friedrich II.: Das Falkenbuch Kaiser Friedrich II. Vollständige Wiedergabe des Codex Ms. Pal. Lat. 1071 „De arte venandi cum avibus" der Biblioteca Apostolica Vaticana. Kommentar von C. A. Willemse. Die bibliophilen Taschenbücher Nr. 152, 6. Aufl. 1987. Harenberg Kommunikation, Dortmund 1980.
Fürbringer, M.: Untersuchungen zur Morphologie und Systematik der Vögel. Amsterdam, Jena, 1888.
Gadow, H.: Vögel. II. Systematischer Teil in Bronns Klassen und Ordnungen des Tierreichs. Leipzig, 1893.
–, und E. Selenka: Vögel. Anatom. Teil. In: Bronns Klassen u. Ordnungen des Thierreiches, Bd. VI/4 Leipzig, 1891.
Geus, A. (Bearb.): Johann Jakob Walther: Das Vogelbuch. Nach den Tafeln der Graphischen Sammlung Albertina in Wien. Harenberg Kommunikation, Dortmund, 1982.
Holst, E. v.: Untersuchungen über Flugbiophysik I. Biol. Zbl. **63,** 1943.
–: Über «künstliche Vögel» als Mittel zum Studium des Vogelfluges. J. Ornithol. **91,** 1943.
Lilienthal, G.: Die Biotechnik des Fliegens. Voigtländer, Leipzig, 1925.
Lilienthal, O.: Der Vogelflug als Grundlage der Fliegekunst. Oldenbourg, München, 1889, 1943.
Lindner, K. (Hrsg.): Johann Conrad Aitinger: Kurtzer Vnd Einfeltiger bericht Von Dem Vogelstellen. 2. Aufl. 1653. Monumenta ventoria, Faksimile-Drucke seltener Jagdbücher des 15. bis 18. Jahrhunderts. Parey, Hamburg, Berlin, 1972.
–: „Beizbüchlein", 1480. Monumenta ventoria, Faksimile-Drucke seltener Jagdbücher des 15. bis 18. Jahrhunderts. Parey, Hamburg, Berlin, 1972.
Lorenz, K.: Beobachtetes über das Fliegen der Vögel und über die Beziehungen der Flügel- und Steuerform zur Art des Fliegens. J. Ornithol. **81,** 1933. Neudruck: Der Vogelflug. Neske, Pfullingen, 1965.
Mayr, E., and D. Amadon: A classification of recent birds. Am. Mus. Novit. **1496,** 1–42 (1951).
Morony, J. J. Jr., W. J. Bock, and J. Jr. Farrand: Reference List of Birds of the World. Dept. Ornithol. American Museum of Natural History, New York, 1975.
Peters, J. L.: Check-list of birds of the world. Harvard Univ. Press, Cambridge/Mass., seit 1931, noch nicht abgeschlossen.
Piantanida, S.: Der „Codex über den Flug der Vögel". In: Leonardo da Vinci, Das Lebensbild eines Genies. 8. Aufl., Vollmer, Wiesbaden, Berlin, 1977.
Prandtl, L.: Ergebnisse der Aerodynamischen Versuchsanstalt Göttingen. Bd. I, II, III, IV. Oldenbourg, München, Berlin, 1920, 1923, 1926, 1932.
Stolpe, M., und K. Zimmer: Der Vogelflug. Akademie Verlag, Leipzig, 1939.
Stresemann, E.: Aves: In: Handbuch der Zoologie, Bd. 7, Berlin, 1934.
–: The status of avian systematics and its unsolved problems. Auk **76,** 269–280 (1959).
Wolters, H. E.: Die Vogelarten der Erde. Eine systematische Liste mit Verbreitungsangaben sowie deutschen und englischen Namen. Parey, Hamburg, Berlin (erscheint seit 1975).

Sachverzeichnis

Acetabulum 124
Adenohypophyse 265
–, Feinbau 267
Adergeflecht 345
Aderhaut 377
Adrenalin 279
Afterfeder 35
Ala 96
Ampullae osseae 370
Anastomosis intercarotica 301
– interiliaca 319, 320
– interjugularis 315
Anatomische Forschung 391
Angulare 65
Angulus iridocornealis 379
Ansa duodenalis 203
– nephroni 231
– supraduodenalis 204
Ansae ductus deferentis 245
– ileales 204
– jejunales 204
Antitrochanter 124
Anulus fibrosus atrioventricularis 292
Aorta 298
– ascendens 298
– descendens 298
Apertura sinus infraorbitalis 161
Apex pubis 126
Apparatus digestorius 176
– hyobranchialis [hyoideus] 184
– respiratorius 159
– urogenitalis 224
Appendices integumenti 22
Apteria 42
Aquaeductus mesencephali 342, 346
Arachnoidea encephali 347
Archaeopteryx 1
Archistriatum 343
Arcus aortae 298
– arteriosus profundus 312
Area centralis horizontalis 382
– – – rotunda 382
– cribrosa sclerae 376
– incubationis 20
– parahippocampalis 343
– praepiriformis 343
Armgeflecht 357
Arteria, Arteriae
A. adrenalis 309
– anastomotica 311
– axillaris 303
– basilaris 302
– bicipitalis 305
– brachialis 305
– carotis cerebralis 301
– – communis 299
– – externa 302
– – interna 300
– caudae lateralis 313
– – mediana 313
– cerebellaris dorsalis 302
– – ventralis caudalis 302

Arteria, Arteriae *(Fortsetzung)*
– – – rostralis 302
– cerebralis caudalis 302
– – media 301
– cerebroethmoidalis 302
– circumflexa femoris lateralis 312
– – humeri dorsalis 305
– clavicularis 303
– cloacalis 314
– coeliaca 306
– collateralis radialis 305, 306
– – ulnaris 305
– comes vagi 300
– coracoidea dorsalis 303
– coronaria dextra 293
– – sinistra 293
– coxae caudalis 311
– – cranialis 309
– cubitalis dorsalis 306
– cutanea abdominalis 314
– – cruralis caudalis 312
– – thoracoabdominalis 303
– duodenojejunalis 307, 308
– ethmoidalis 302
– facialis 302
– femoralis 309
– – cranialis 309
– – distocaudalis 312
– – medialis 309, 312
– – proximocaudalis 312
– fibularis 312
– gastrica sinistra 306
– – dextra 307
– – dorsalis 306
– – ventralis 306
– genicularis lateralis 312
– – medialis 312
– hepatica dextra 218, 307
– – sinistra 218
– ilea 308
– ileocaecalis 308
– iliaca externa 309
– – interna 313
– ingluvialis 300
– interhemispherica 302
– ischiadica 311
– laryngea 302
– lingualis 302
– mandibularis 302
– maxillaris 302
– mesenterica caudalis 308
– – cranialis 307
– metacarpalis dorsalis 306
– – interossea 306
– metatarsalis dorsalis communis 312
– – – lateralis 312
– – – plantaris 312
– obturatoria 311
– occipitalis profunda 302
– – superficialis 302
– oesophagealis ascendens 300
– – descendens 302

Arteria, Arteriae *(Fortsetzung)*
– oesophagotracheobronchalis 299
– ophthalmica externa 301
– – interna 301
– ophthalmotemporalis 301
– ovarica 309
– oviductalis caudalis 261, 314
– – cranialis 261, 309
– – – accessoria 309
– – media 261, 309, 311
– palatina 303
– – mediana 303
– pancreaticoduodenalis 307
– pectoralis caudalis 303
– – cranialis 303
– poplitea 311, 312
– profunda brachii 305
– proventricularis dorsalis 306
– – ventralis 306
– pterygopharyngealis 303
– pubica 309
– pudenda 309, 314
– pulmonalis dextra 297
– – sinistra 297
– radialis 305
– – profunda 306
– – recurrens 306
– – superficialis 306
– renalis caudalis 234, 311
– – cranialis 233, 309
– – media 234, 311
– sacralis mediana 308
– spinalis ventralis 314
– sternalis externa 303
– – interna 303
– sternoclavicularis 303
– subclavia 303
– sublingualis 302
– submandibularis profunda 303
– – superficialis 303
– subscapularis 303
– supracoracoidea 303
– suralis lateralis 312
– – medialis 312
– tecti mesencephali ventralis 301
– testicularis 309
– thoracica externa 303
– – interna 303
– thyreoidea caudalis 300
– – cranialis 300
– tibialis caudalis 312
– – cranialis 312
– – medialis 312
– trachealis descendens 302
– trochanterica 311
– ulnaris 306
– – profunda 306
– – superficialis 306
– vaginalis 314
– vertebralis ascendens 300
– – descendens 300
– vertebromedullaris 314

Arteria, Arteriae *(Fortsetzung)*
Aa. digitales 312
– hyobranchiales [hyoideae] 302
– infundibuli 309
– interosseae 306
– intersegmentales 314
– jejunales et ileae 308
– magni 309
– splenicae 327
– tecti mesencephali dorsales 302
– thyreoideae [thyroideae] 272
Articulare 65
Articulatio atlantooccipitalis 83
– carpo-carpometacarpalis 106
– coxae 132
– cubiti 105
– femorofibularis 133
– femoropatellaris 133
– femorotibialis 133
– genus 133
– humeri [humeralis seu coracoscapulo-humeralis] 104
– humeroradialis 105
– humeroulnaris 105
– intercarpalis 106
– intertarsalis 134
– radiocarpalis 106
– radioulnaris proximalis 105
– sternocoracoidea 103
– tibiofibularis 133
– ulnocarpalis 106
Articulationes alae 104
– atlantoaxiales 83
– carpi 106
– faciei 67
– interphalangeales 137
– intervertebrales [intercorporae] 84
– membri pelvini [pelvici] 132
– metacarpophalangeales et interphalangeales manus 107
– metatarsophalangeales 136
Atembewegungen 175
Atmungsapparat 159
Atria 171
Atrium dextrum 291
– sinistrum 292
Augapfel 374
Augenhöhle 62
Augenkammern 378
Augenlider 384
Augenmuskeln 386
Auricula cerebelli 340
– dextra 291
Auris externa 368
– interna 370
– media 369
Äußere Augenhaut 375
Äußeres Ohr 368
Autonomes Nervensystem 361

Ballen 27
Balzkropf 192
Bänder der Federn 108
Barba cervicalis 13, 24
Barbulae 33
Bart 24
Basis cranii 59
Basophile Granulozyten 287
Bauchluftsack 158, 173
Bauchspeicheldrüse 213
–, endokriner Teil 216
–, exkretorischer Teil 214

Bauchspeicheldrüse, Feinbau 214
Befiederung 43
Beize 390
Beizvögel 11
Bewegungsapparat 50
– der Beckengliedmaße 123
– der Zunge 184
– des Flügels 96
– des Kopfes 54
– des Stammes 72
Bindehautgewölbe 384
Blinddärme 209
Blut 283
Blutentnahmetechnik 321
Blutgefäße 296
– der Bauchspeicheldrüse 217
– der Haut 47
– der Niere 233
– der Vogellunge 172
– des Eileiters 261
Blutgefäßsystem 288
Blutzellen 283
B-Lymphozyten 286
Bogengänge 370, 372
Bogenstrahlen 33
Borstenfedern 42
Bronchi secundarii 168
Bronchus primarius 167
Brücke 336
Brückenkerne 339
Brustbein 80
Brustblasen 20
Brustluftsäcke 158, 173
Brustwirbel 75
Brutfleck 20
Bulbus oculi 374
Bulbus olfactorius 342, 343
Bulla syringis [syringealis] 166
Bursa cloacalis (Fabricii) 211, 323
– sterni 20
Bürzeldocht 21
Bürzeldrüse 20
Bürzeldrüsensekrete 21
Bürzelzitze 21

Caeca 209
Calamus 30
Calcar metatarsale 29
Caliculi gustatorii 366
Calvaria 59
Camera anterior bulbi 378
– posterior bulbi 378
– vitrea bulbi 384
Canales circulares ossei 58
– nervi hypoglossi 61
– semicirculares 370
Canaliculi biliferi 221
Canaliculus lacrimalis 386
Canalis alimentarius 188
– caroticus 55, 56
– centralis 333, 343, 347
– nervi abducentis 56
– – hypoglossi 55
– – maxillomandibularis 56
– olfactorius 58
– triosseus seu supracoracoideus 96
Capsula lentis 383
Carina sterni 80, 82
Carpometacarpus 101
Cartilagines bronchiales syringis 165
– laryngis [laryngeales] 162

Cartilagines *(Fortsetzung)*
– tracheales 164
– – syringis 165
Cartilago arytenoidea 162
– cricoidea 162
– extracolumellaris 369
– procricoidea 162
– tibialis 135
Carunculae cutaneae 24
Cava peritonaei hepatis 157
– pleurae 157
Cavitas nasalis 159
– oralis 176, 179
– pericardialis 289
– peritonealis intestinalis 157
– pharyngealis 179
– subarachnoidea 347, 371
– subpulmonalis 157
– syringealis 166
– thoracica 83
– tympanica 61, 369
– ventriculi dextri 292
– – sinistri 292
Cavitates peritoneales hepaticae 157
– pleurales 157
Cavum epidurale 347
– lentis 383
– nasi 159
– oris 176, 179
– pericardii 289
– peritonaei intestinalis 157
– pharyngis 179
– pulmonale 157
– subarachnoideale 347, 371
– subpulmonale 157
– syringis 166
– thoracis 83
– tympani 61, 369
Cerebellum 339
Ceroma 177
Chalazae, Chalazen 254, 263
Chiasma opticum 342
Choana 180
Choanenspalte 180
Chorioidea [Choroidea] 377
Circulus uropygialis 21
Cisterna subarachnoidealis [subarachnoidea] 347
Clavicula 98
Cloaca 210
Coccyx 78
Cochlea 58, 371
Collum bursae cloacalis 324
Columella 58, 369
Columna vertebralis 73
Commissura grisea 333
– pallii 343
– rostralis 343
Complexus basalis 377
– iuxtaglomerularis 233
– olivaris caudalis 339
Concha nasalis caudalis 160
– – media 160
– – rostralis 160
Conchae 160
Condylus occipitalis 55
Connexus interganglionici 362
Coprodaeum 211
Cor 288
Coracoideum 97
Cornea 376
Cornu dorsale 333
– rostrale 346

Cornu ventrale 333
Corona ciliaris 377
Corpora adiposa 18
Corpus centrale lentis 383
– cerebelli 340
– ciliare 377
– gelatinosum 333
– medullare 340
– vasculare paracloacale 247
– vitreum 383
Corpuscula renalia 226
– thymica 323
Corpusculum bicellulare 365
– lamellosum avium 365
– renis 230
Cortex cerebelli 340
– cerebri 343
– piriformis 343
– renalis 226
– thymicus 322
Costa sternalis 79
– vertebralis 79
Costae 79
Cranium 54
Crista carnosa 12, 22
– ossea 12, 25
– pennarum 12, 23
Cristae ampullares 372
Cupula ampullaris 372
Cuticula gastrica 199

Darm 200
Deckfedern 37
Dentale 65
Dermis 17
Diaphragma sellae 347
Diastataxie 45
Dickdarm 209
Diencephalon 342
Diverticulum vitellinum 204, 208
Divisio craniosacralis 364
– renalis caudalis 224
– – cranialis 224
– – media 224
– thoracolumbalis [-baris] 362
Dotter 262
Dotterbildung 251
Dotterhaut 262
Dritter Ventrikel 344
Drüsenmagen 193
Ductuli aberrantes 244
– biliferi 222
– conjugentes 244
– efferentes distales 244
– – proximales 244
– interlobulares 222
Ductus cochlearis 372, 373
– deferens 245
– endolymphaticus 371
– epididymidis 244
– hepaticus dexter 222
– – sinister 222
– hepatocysticus 222
– hepatoentericus communis 222
– dexter 222
– nasolacrimalis 161, 386
– pancreatis accessorius 214
– – dorsalis 214
– – ventralis 214
– perilymphaticus 371
– reuniens 372
– semicirculares 372
– utriculosaccularis 371, 372

Dunen 39
Duodenum 203
Dura mater encephali 347
– – spinalis 347
Dünndarm 203

Eibildung 262
Eierstock 248
Eigenapparat des Rückenmarks 334
Eiklar 262
Eileiter 253
Eileitergekröse 260
Eileiterwand, Bau 257
Eingeweidebauchfellsack 157
Eiweiß 262
Eizahn 177
Eizelle 251
Ejakulat 243
Ejakulation 248
Ekdysis 45
Ellbogengelenk 105
Elle 100
Eminentia mediana 342
– sagittalis 342
Encephalon 336
Endhirn 342
Endokrine Drüsen 265
Endraum 211
Eosinophile Granulozyten 287
Epidermis 17
Epididymis 244
Epiphyse 269
–, Feinbau 270
Epithalamus 342
Epitheliocytus tactus 365
Epithelkörperchen 274
–, Feinbau 275
Erforschungsgeschichte der Vögel 387
Erythrozyten 285

Fächer der Retina 382
Facies 55
Fadenfedern 39
Fasciculi proprii 335
Fasciculus cuneatus 335
– dorsalis des Plexus brachialis 358
– gracilis 335
– longitudinalis medialis 335
– ventralis des Plexus brachialis 358
Federarten 37
Federentwicklung 35
Federfahnen 30, 33
Federfluren 42
Federfollikel 35
Federgenerationen 29
Federkiel 30
Federkleid 16
Federn 29
–, Färbung 45
Federraine 42
Federschaft 30
Federspule 30
Federstrahlen 33
Federwechsel 45
Femur 127
Fenestra cochleae [cochlearis] 62, 370
– ischiopubica 123
– vestibuli [vestibularis] 62, 370
Fibrae zonulares 383
Fibula 129
Fila olfactoria 348

Filiplumae 39
Fingergelenke 107
Fissura interhemispherica 342
– longitudinalis cerebri 342
– mediana 333
Flugarten 121
Flugbiologie 391
Flughäute 14
Flugmuskeln 115
Flügel 96
Folia cerebelli 340
Folliculi lymphatici 324
Folliculus 35
Fonticulus occipitalis 55
Foramen ilioischiadicum 123
– interventriculare 346
– magnum 55
– musculi columellae 62
– nervi abducentis 61
– – glossopharyngealis 55
– – maxillomandibularis 61
– – oculomotorii 61
– – ophthalmici 61
– – trochlearis 60
– – vagi 55
– obturatum 123
– ophthalmicum internum 56
– opticum 60, 62
Formatio reticularis 339, 341
Fornix conjunctivae 384
Fossa auriculae cerebelli 61
– bulbi olfactorii 59, 60
– cerebelli 60
– cerebri 59
– cranii caudalis 55, 61
– – media 55, 60
– – rostralis 60
– ganglii trigemini 56, 61
– hypophysialis 56, 60
– rhomboidea 346
– tecti mesencephali 59
Fossulae spermaticae 260
Fovea ganglii vagoglossopharyngea 61
Fovea limbica 342
Funiculus dorsalis 333
– lateralis 333
– ventralis 333
Furcula 98
Fusus neuromuscularis 366
– neurotendineus 366
Fußskelett 129

Gabelbein 98
Gallenblase 221, 222
Gallengänge 221
Ganglia cloacalia 364
– paravertebralia 362
Ganglion cervicale craniale 362, 364
– ciliare 349, 364
– distale des N. glossopharyngeus 355
– – des N. vagus 355
– ethmoidale 352, 364
– geniculi [geniculatum] 354
– lagenare 355
– mandibulare 354, 364
– mesentericum craniale 364
– proximale des N. glossopharyngeus 355
– – des N. vagus 355
– pterygopalatinum dorsale 352, 364

Ganglion *(Fortsetzung)*
– – ventrale 353, 364
– sphenopalatinum 353, 364
– spirale [cochleare] 354
– trigeminale 349
– vestibulare 354
Gaster 192
Gastrointestinale endokrine Zellen 201
Gaumen 180
Gefieder 16
Gehirn 336
Gehirnnerven 348
Gehörgang 368
Gehörorgan 368
Gelenke der Beckengliedmaße 132
– der Rippen 83
– der Wirbelsäule 83
– des Flügels 104
– des Kopfes 66
– des Schultergürtels 103
Gemmae gustatoriae 183
Geruchsorgan 367
Geschlechtsapparat 224
Geschmacksknospen 183, 366
Geschmacksorgan 366
Gesichtsschädel 55
Glandula adrenalis 276
– lacrimalis 385
– nasalis 162
– palpebrae tertiae 385
– pinealis 269, 342
– pituitaria 265
– thyreoidea [thyroidea] 271
– ultimobranchialis 275
– uropygialis 20
Glandulae auriculares 21
– cutaneae 20
– endocrinae 265
– ingluviales 191
– intestinales 200
– isthmi 259
– labii venti 211
– magni 259
– oesophageales 190
– olfactoriae 367
– oris 187
– parathyreoideae [parathyroideae] 274
– pharyngis 187
– proctodaeales dorsales 211
– proventriculares profundae 194
– – superficiales 194
– pyloricales 199
– tubi infundibulares 259
– uterinae 260
– venti 21
– ventriculares 199
Glaskörper 383
Gleichgewichtsorgan 368
Glomerulum 231
Glomus caroticum 299
Grandry-Körperchen 49, 179, 365
Granulozyten 287
Grenzstrang 362
Grit 199
Großhirnrinde 343
Grundbündel 335

Haarzellen 372
Hagelschnüre 263
Hakenstrahlen 34
Halsluftsack 158, 173

Halsmuskeln 85
Halswirbel 74
Handwurzelgelenk 106
Hardersche Drüse 385
Harnapparat 224
Harnleiter 234
– Feinbau 234
Harnorgane 224
Harnraum 211
Harte Hirnhaut 347
Harte Rückenmarkshaut 347
Hassalsche Körperchen 323
Haube, Kopfschmuck 23
–, Mittelhirn 341
Hauptbronchus 167
Haus-Moschusente 8
Hausente 8
Hausgans 8
Haushühner 6
Hausperlhuhn 6
Haustaube 9
Haustruthuhn 7
Haut 16
–, Färbung 45
Hautdrüsen 20
Häutige Schnecke 372, 373
Häutiges Labyrinth 370, 371
Helicotrema 373
Helm 25
Helmbildung 69
Hemisphaeria cerebri 342
Hepar 217
Hepatozyten 221
Herbst-Körperchen 48, 179, 365
Herz 288
–, Bau 290
Herzbeutel 157, 289
Herzkammern 292
Herzvorkammern 291
Hilfsorgane des Phallus 247
Hilus pulmonis [pulmonalis] 167
Hintere Augenkammer 378
Hippocampus 343
Hirnhäute 347
Hirnkapsel 54
Hirnschädel 59
Hirnventrikel 343, 344
Höckerbildung 69
Höckergans 8
Hoden 235
–, Feinbau 236
Horizontales Septum 155
Hörtrompete 369
Hüftgelenk 132
Humerus 99
Humor aquosus 379
Hyperstriatum 343
Hypopenna 35
Hypophyse 265
Hypophysenpfortadersystem 266
Hypophysenvorderlappen 267
Hypophysis 265
Hypotarsus 130
Hypothalamus 342

Ileum 204
Ilium 124
Infundibula 171
Infundibularspalte 181, 369
Infundibulum 254
Ingluvies 191
Injektionstechnik 321
Innenohr 370

Innere Augenhaut 379
Innervation der Flügelmuskulatur 110
– der Muskulatur der Beckengliedmaße 137
Inselapparat, Inselorgan 216, 279
Insulae pancreaticae 216, 279
Integumentum commune 16
Intertarsalgelenk 134
Intestinum 200
– crassum 209
– tenue 203
Intumescentia cervicalis 332
– lumbosacralis 332
Iridozyten 379
Iris 378
–, Farbe 378
–, Pigmentzellen 378
Ischium 125
Isthmus, Eileiter 255
– gastris 196
Iuxtaglomerulärer Apparat 233

Jejunoileum 204
Jejunum 204
Juncturae alae 104
– capitis 66
– carpi 106
– cinguli membri pelvini [pelvici] 132
– – thoracici 103
– – – columnae vertebralis et costarum 83
– cubiti 105
– membri pelvini [pelvici] 132

Kalkschale 263
Kamm 22
Kamm der Retina 382
Kammerwasser 379
Kammformen 22
Karpalknochen 101
Karunkeln 24
Kehlkopf 162
Kehlkopfknorpel 162
Kehlkopfmuskeln 163
Kehlkopfwulst 187
Kehllappen 23
Kiefer-Gaumen-Apparat 66
Kiefergelenk 68
Kiefermuskeln 70
Kinnlappen 23
Kleinhirn 339
Kleinhirnblätter 340
Kleinhirnkern 340
Kleinhirnläppchen 340
Kleinhirnrinde 340
Kleinhirnstiel 336, 339
Kleinhirnzelt 347
Kloake 210
Kloakenmuskeln 212
Kniegelenk 133
Knochen der Beckengliedmaße 127
– des Beckengürtels 123
– des Flügels 99
– des Kopfes 54
– des Schultergürtels 96
– des Stammes 73
Knochenbau 50
Knöcherne Schnecke 371
Knöchernes Labyrinth 370
Konturfedern 37
Kopfgelenke 83

Kopfskelett 54
Kopulationsorgan 246
Korium 17
Körnerschicht 340
Körperhöhlen 155
Körperkreislauf, Arterien 298
–, Venen 314
Körperregionen 12
Kotraum 211
Krallen 28
Krallengelenke 137
Kreislaufapparat 283
Kreuzgeflecht 359
Kropf 191
Kropfkauen 192
Kropfmilch 191

Labyrinthus membranaceus 370, 371
– osseus 370
Lagebezeichnungen 12
Lagena 372, 373
Lamina suprachorioidea [-choroidea] 377
Laminae des Rückenmarks 333
Lange Leitungsbahnen 335
Langerhanssche Inseln 216
Larynx 162
Latebra 263
Laufen 153
Laufknochen 130
Leber 217
–, Feinbau 220
Leberbauchfellsäcke 157
Leberbänder 223
Lebergliederung 217
Leberpfortadersystem 319
Leberpforte 218
Lebersinusoide 220
Leberzellen 221
Legedarm 254
Lemniscus medialis 339
Lendengeflecht 359
Lens 383
Leptomeninx 348
Leukozyten 286
Lidbindehaut 384
Lidspalte 384
Lien 326
Ligamenta pennarum 108
Ligamentum denticulatum 348
– pectinatum 379
Lingua 181
Linse 383
Liquor cerebrospinalis 344, 347
Lobi thymici 322
Lobuli cerebelli 340
– hepatici 220
– thymici 322
Lobulus renalis 226
Lobus auricularis 13, 24
– hepatis dexter 217
– – sinister 217
– – pancreatis dorsalis 213
– – splenalis [lienalis] 213
– – ventralis 213
– renalis 226
Luftkapillaren 171
Luftröhre 164
Luftsäcke 158, 172
Lumbalwulst 333
Lunge 166
Lungenkreislauf 296

Lungenpfeifen 170
Lymphatisches System 283, 321
Lymphgefäße 322, 328
Lymphgewebe 321
Lymphherzen 322
Lymphknötchen 324
Lymphknoten 325
Lymphonoduli aggregati 202
– caecales 210
– oesophageales 190
– pharyngeales 181
Lymphorgane 321
Lymphozyten 286

Macula lagenae 372
– sacculi 372
– utriculi 372
Magen 192
Magnum 255
Mandibula 65
Männliche Geschlechtsorgane 234
Margo ciliaris 378
– pupillaris 378
Markkörper 340
Marksegel 340, 346
Mauser 45
Maxilla 64
Meatus acusticus externus 61, 368
– – internus 58
– nasi 161
Mechanorezeptoren 48
Meckelsches Divertikel 203, 204, 208
Medulla oblongata 336
– renalis 226
– spinalis 331
– thymica 322
Medullärer Knochen 51
Membrana basilaris 374
– nictitans 384
– tectoria 374
– tympani [tympanica] 368
– – – secundaria 370
– tympaniformis lateralis 166
– – medialis 166
Meninges 347
Merkelsche Tastzellen 365
Mesencephalon 341
Metapatagium 14
Milz 326
Mittelhirn 341
Mittelohr 369
Mittlere Augenhaut 377
Molekularschicht 340
Monozyten 287
Mons laryngealis 187
Mundhöhle 176, 179
Muskelfasertypen 52
Muskelmagen 196
Muskeln der Beckengliedmaße 137
– des Flügels 109
– des Kopfes 70
– des Schultergürtels 109, 112
– des Stammes 85
Muskelspindel 366
Musculus, Musculi
M. abductor alulae 120
– – digiti II 152
– – digiti IV 150
– – digiti majoris 120
– adductor alulae 118
– – digiti II 150
– – mandibulae caudalis 72

Musculus, Musculi *(Fortsetzung)*
– – – externus 71
– – rectricium 96
– ambiens 142
– biceps brachii 20, 119
– biventer cervicis 87
– brachialis 119
– branchiomandibularis 186
– bulbi rectricium 95
– caudofemoralis 94
– caudoiliofemoralis 144
– ceratoglossus 187
– cervicalis ascendens 90
– cleidotrachealis 165
– columellae 370
– complexus 87
– constrictor colli 18
– – glottidis 164
– coracobrachialis 114
– cornealis anterior 378
– – posterior 378
– costoseptalis 92
– costosternalis 92
– crassus caudodorsalis 198
– – cranioventralis 198
– cricohyoideus 164
– cucullaris capitis 18
– – cervicis 19
– deltoideus major 116
– – minor 116
– depressor caudae 94
– – mandibulae 72
– – palpebrae inferioris 384
– dilatator cloacae 212
– – glottidis 163
– – pupillae 378, 379
– entepicondylo-ulnaris 120
– expansor secundariorum 19, 117
– extensor brevis alulae 118
– – – digiti III 152
– – – digiti IV 152
– – – digiti majoris 118
– – digitorum communis 117
– – – longus 151
– – hallucis longus 152
– – longus alulae 118
– – – digiti majoris 118
– – metacarpi radialis 117
– – – ulnaris 117
– fibularis brevis 152
– – longus 152
– flexor alulae 120
– – carpi ulnaris 120
– – colli lateralis 89
– – – medialis 89
– – cruris lateralis 144
– – – medialis 144
– – digiti minoris 120
– – digitorum longus 149
– – – profundus 119
– – – superficialis 119
– – hallucis brevis 150
– – – longus 149
– – perforans et perforatus digiti II 145
– – – et perforatus digiti III 145
– – perforatus digiti II 148
– – – digiti III 148
– – – digiti IV 145
– – phalangis secundi digiti III 150
– gastrocnemius 148
– genioglossus 187
– hypoglossus obliquus 187

Musculus, Musculi *(Fortsetzung)*
- – rostralis 187
- iliocostalis et longissimus dorsi 89
- iliofemoralis externus 143
- – internus 143
- iliofibularis 143
- iliotibialis cranialis 138
- – lateralis 139
- iliotrochantericus caudalis 142
- – cranialis 142
- – medius 142
- interceratobranchialis 186
- intermandibularis dorsalis 186
- – ventralis 186
- interosseus dorsalis 118
- – ventralis 120
- ischiofemoralis 144
- lateralis caudae 94
- latissimus dorsi 20, 114
- levator caudae 94
- – cloacae 212
- – palpebrae 384
- longus colli dorsalis 88
- – – ventralis 89
- lumbricalis 150
- obliquus dorsalis 386
- – externus abdominis 92
- – internus abdominis 92
- – ventralis 386
- obturatorius lateralis 142
- – medialis 142
- orbicularis oculi 384
- pectoralis 20, 115
- plantaris 149
- popliteus 149
- pronator profundus 119
- – superficialis 119
- protractor pterygoidei et quadrati 72
- pseudotemporalis profundus 72
- – superficialis 71
- pterygoideus 72
- pubocaudalis externus 94
- – internus 94
- puboischiofemoralis 143
- pyramidalis 385
- quadratus 385
- rectus abdominis 92
- – capitis dorsalis 87
- – – lateralis 87
- – – ventralis 87
- – dorsalis bulbi 386
- – lateralis bulbi 386
- – medialis bulbi 386
- – ventralis bulbi 386
- retractor phalli 247
- scalenus 91
- scapulohumeralis 114
- septi obliqui 155
- serpihyoideus 186
- serratus superficialis 19
- sphincter caecalis 202, 210
- – cloacae 212
- – ilealis 202
- – pupillae 378, 379
- – vaginae 257
- splenius capitis 87
- sternocoracoideus 92
- sternohyoideus 165
- sternotrachealis 165
- stylohyoideus 186
- subcoracoideus 114

Musculus, Musculi *(Fortsetzung)*
- subscapularis 114
- supinator 117
- supracoracoideus 116
- tensor propatagialis 116
- tenuis caudoventralis 198
- – craniodorsalis 198
- thoracicus ascendens 90
- tibialis cranialis 150
- tracheolateralis 165
- transversus abdominis 93
- – cloacae 212
- triceps brachii 117
- ulnometacarpalis dorsalis 118
- – ventralis 119
Mm. apparatus hyobranchialis 185
- apteriales 17
- cloacales 211
- caudae 93
- colli 85
- costoseptales 155
- femorotibiales 140
- flexores perforantes et perforati 145
- – perforati 145
- inclusi 88
- intercostales externi 92
- – interni 92
- intercristales 88
- interspinales 96
- intertransversarii 88
- laryngeales 163
- levatores costarum 91
- mandibulae 70
- nonstriati dermatis 17
- papillares 292, 293
- pectinati 291, 292
- pennales 17
- rhomboidei 112
- serrati 113
- subcutanei 18
- syringeales 166
- tracheales 164
- trunci 90
Myelencephalon 336
Myologie 51

Nagel 176
Naris 159
Nasendrüse 162
Nasengänge 161
Nasenhöhle 159
Nasenloch 159
Nasenmuscheln 160
Nebenhoden 244
–, Feinbau 245
Nebenniere 276
–, Feinbau 277
Neoptile 29
Neopulmo 170
Neostriatum 343
Nephrone, kortikale 230
–, medulläre 230
Nerven der Haut 47
Nervensystem 331
Nervus, Nervi
N. abducens 354
- accessorius 356
- anconealis 358
- axillaris 358
- bicipitalis 358
- ciliaris longus 349
- cochlearis 354

Nervus, Nervi *(Fortsetzung)*
- coxalis caudalis 360
- – cranialis 360
- cutaneus antebrachialis dorsalis 358
- – – ventralis 358
- – axillaris 358
- – brachialis ventralis 358
- – cubiti 358
- – femoralis caudalis 360
- – – cranialis 360
- – – lateralis 359
- – – medialis 359
- – suralis 360
- depressor mandibularis 354
- ethmoidalis 352
- facialis 354
- femoralis 360
- fibularis 360
- – profundus 361
- – superficialis 361
- frontalis 352
- glossopharyngeus 355
- hypoglossus 356
- infraorbitalis 352
- infratrochlearis 352
- intermedius caudae 361
- intestinalis 363, 364
- intramandibularis 353
- iridociliaris 349
- ischiadicus 360
- lacrimalis 352
- lagenaris 354
- lateralis caudae 361
- mandibularis 353
- maxillaris 352
- medianus 358
- metatarseus [metatarsalis] dorsalis intermedius 361
- – – – lateralis 361
- – – – medialis 361
- – – plantaris 360
- nasopalatinus 352
- obturatorius 360
- oculomotorius 349
- oesophageus [oesophagealis] descendens 355
- olfactorius 348
- ophthalmicus 349
- opticus 348
- palatinus 354
- parafibularis 360
- petrosus major 354
- plantaris lateralis 360
- – medialis 360
- propatagialis dorsalis 358
- – ventralis 358
- pterygopalatinus 352
- pubicus 360
- pudendus 361
- radialis 358
- recurrens 355
- subcoracoscapularis 357
- suralis lateralis 360
- – medialis 360
- tibialis 360
- trigeminus 349
- trochlearis 349
- ulnaris 358
- vagus 355
- vestibulocochlearis 354
Nn. cardiaci 355
- caudales 357

Nervus, Nervi *(Fortsetzung)*
- cervicales 357
- choroidales 349
- ciliares breves 349
- craniales 348
- metacarpei [metacarpales] dorsales 358
- - - ventrales 358
- pectorales 358
- spinales 356
- synsacrales 357
- thoracici 357

Netzhaut 379
Neurohypophyse 265
-, Feinbau 269
Nickhaut 384
Nickhautdrüse 385
Nickhautmuskeln 385
Niere 224
-, Feinbau 228
-, Organisation 226
Nierenblutgefäße 233
Nierenkörperchen 226, 230
Nierenpfortadersystem 318
Nodi lymphatici 325
Noduli lymphatici aggregati 325
- - murales 325
- - solitarii 324
Nodus atrioventricularis 295
- lymphaticus cervicothoracicus 325
- - lumbalis [lumbaris] 325
- sinuatrialis 295
- truncobulbaris 296
Noradrenalin 279
Notarium 76
Nozizeptoren 49
Nuclei cochleares 339
- marginales 333
- pontis 339
- vestibulares 339
Nucleus cerebellaris intermedius 340
- - lateralis 340
- - medialis 340
- cuneatus 339
- gracilis 339
- isthmo-opticus 341
- mesencephalicus lateralis 341
- mesencephalicus n. trigemini 341
- ruber 335, 341
- tractus spinalis n. trigemini 339

Oberarmbein 99
Oberflächensensibilität 365
Oberschenkelbein 127
Oesophagus 189
Ohrlappen 24
Olivenkomplex 339
Oogenese 251
Operculum nasale 160
Orbita 62, 375
Organa genitalia feminina 248
- - masculina 234
- sensuum [sensoria] 365
- urinaria 224
Organum gustus [gustatorium] 366
- olfactus [olfactorium] 367
- paratympanicum 370
- subcommissurale 346
- subfornicale 346
- vestibulocochleare 368
- visus 374

Ornithologie 387
Os basibranchiale caudale 185
- - rostrale 185
- basioccipitale 55
- basisphenoidale 55
- carpi radiale 101
- - ulnare 101
- ceratobranchiale 185
- coxae 123
- dorsale 76
- ectethmoidale 58
- entoglossum 184
- epibranchiale 185
- exoccipitale 55
- femoris 127
- frontale 58
- ilium 124
- innominatum 123
- ischii 125
- jugale 64
- lacrimale 58
- lateroethmoidale 58
- lumbosacrale 78
- maxillare 64
- mesethmoidale 58
- metatarsale I 131
- nasale 62
- orbitosphenoidale 56
- palatinum 64
- parasphenoidale 56
- parietale 58
- praefrontale 58
- praemaxillare 63
- pterygoideum 64
- pubis 126
- quadratojugale 64
- quadratum 64
- squamosum 58
- supraoccipitale 55
- temporale 58
Ossa alae 99
- antebrachii 100
- carpi 101
- cinguli membri pelvini [pelvici] 123
- - - thoracici 96
- cranii 55
- cruris 128
- digitorum manus 102
- - pedis 131
- faciei 62
- manus 101
- membri pelvini [pelvici] 127
- - thoracici 99
- otica 58
- pedis 129
Ossifikation 50
Osteologie 50
Ostium canaliculi lacrimalis 386
- tympanicum 369
Ovarium 248
Oviductus 253
Ovulation 253
Ovum 253

Pachymeninx 348
Palaeopulmo 168
Palatum 180
Palea 13, 23
Paleostriatum 343
Palpebra inferior 384
- superior 384
- tertia 384

Pancreas, Pankreas 213
Pankreas, endokriner Anteil 279
Pankreasinseln 279
Papilla basilaris 374
- ductus deferentis 211, 245
- duodenalis 203
- neglecta 372
- oviductus sinistri 211
- uropygialis 21
Parabronchi 170
Parasympathicus, Parasympathikus 364
Pars caeca retinae 379
- ciliaris retinae 380
- glandularis des Magens 193
- iridica retinae 380
- muscularis des Magens 196
- optica retinae 379, 380
Patagia 14
Patagium alulare 14
- cervicale 14
Paukenhöhle 369
Pecten oculi 382
Pedunculus cerebellaris caudalis 336, 339
- - rostralis 339
Pennae 29
Pericardium 289
Peripheres Nervensystem 348
Pessulus 165
Peyersche Platten 202
Phalanx 102
Phallus 211, 246
- nonprotrudens 246
- protrudens 246, 247
Pharynx 176
Pia mater encephali 348
- - spinalis 348
Pigmentfarben 46
Planum anastomoticum 170
Plexus brachialis 357
- accessorius 357
- - chorioideus [choroideus] 342, 345
- - - ventriculi quarti 346
- lumbalis [lumbaris] 359
- lumbosacralis 359
- pudendus 359, 361
- sacralis 359, 360
Plica marginalis 385
- tentorialis 347
Plicae bursales 324
- ciliares 377
Plumae 39
Pneumocapillares 171
Pons 336
Porta hepatis 218
Porus acusticus externus 368
Postpatagium 14
Praearticulare 65
Processus frontalis 24
- supraorbitalis 58
Proctodaeum 211
Propatagium 14
Proventriculus 193
Pseudoeosinophile (heterophile) Granulozyten 287
Pterylae 42
Pterylosis 43
Pubis 126
Puderfedern 39
Pulmo 166
Pulpa lienis [splenica] alba 327

Pulpa lienis [splenica] rubra 327
Pulvini 27
– digitales 27
Pulvinus anularis lentis 383
– metatarsalis 27
Pulviplumae 39
Punctum lacrimale 386
Pupilla 378
Purkinje-Zellen 340
Pygostyl 78

Quadratum 64

Rabenschnabelbein 97
Rachis 30
Radii 33
Radius 101
Ramus, Rami
R. bursocloacalis 309
Rr. alulares 306
– digitales 306
– epididymales 309
– interganglionares 362
– rectales 309
– ureterici 226
– ureterodeferentiales 309
Rautengrube 346
Receptaculum ductus deferentis 245
Recessus infundibuli 346
– suprapinealis 346
Rectrices 38
Rectum 210
Regenbogenhaut 378
Regio olfactoria 367
Regionen der Beckengliedmaße 15
– der Schultergliedmaße 14
– des Kopfes 12
– des Rumpfes 13
Regiones 12
Reizbildungs- und Erregungslei-
  tungssystem des Herzens 295
Rektum 210
Remiges 37
Ren 224
Rete mirabile ophthalmicum 301,
  316
– testis 244
– tibiotarsale 312
Retina 379
Reusenapparat 182
Rhachis 30
Rhamphotheca 176
Richtungsbezeichnungen 12
Riechschleimhaut 367
Riechzellen 367
Rima infundibuli 181
– palpebrarum 384
Rippen 79
Rostrum 176
– sterni 80
Rumpfmuskeln 90
Rückenmark 331
Rückenmarkshäute 347
Rückenmarksnerven 356

Sacci pneumatici 172
Sacculus 372
Saccus abdominalis 173
– cervicalis 173
– clavicularis 173
– endolymphaticus 371
– thoracicus caudalis 173
– – cranialis 173

Samen 243
Samenleiter 245
–, Feinbau 245
Samenrinne 247
Scala tympani 373
– vestibuli 373
Scapula 97
Scapus 30
– pubis 126
Schädel 54
Schalenhaut 263
Schamgeflecht 359
Schichten der Cornea 376
– der Pars optica retinae 380
Schild 160, 177
Schilddrüse 271
–, Feinbau 272
Schilddrüsenhormone 274
Schilddrüsenkolloid 273
Schillerfarben 47
Schlundkopf 176, 179
Schlüsselbein 98
Schlüsselbeinluftsack 158, 173
Schmerzrezeptoren 49
Schnabel 176
Schnabelspitzenorgan 178
Schräges Septum 155
Schreckmauser 45
Schulterblatt 97
Schultergelenk 104
Schuppen 25
Schwanzmuskeln 93
Schwanzwirbel 78
Schwimmen 153, 154
Schwimmhäute 26
Schwungfedern 37
Sclera 375
Scuta 25
Scutella 25
Sehhügel 341
Sehloch 378
Sehnenspindel 366
Sehorgan 374
Seitenventrikel 344
Sekundärbronchien 168
Septum horizontale 155
– interorbitale 57, 58, 62
– medianum dorsale 333
– obliquum 155
Setae 42
Sinnesorgane 365
Sinus cavernosus 315, 316, 347
– durae matris 316, 347
– foraminis magni 316
– infraorbitalis 161
– occipitalis 315, 316, 347
– olfactorius 316, 347
– sagittalis dorsalis 347
– – olfactorius 316, 347
– – transversus 316, 347
– venosus sclerae 316
– – vertebralis internus 315, 347
– vertebralis internus 316
Skeleton antebrachii 100
– cruris 128
– manus 101
– pedis 129
Skleralring 376
Sohlenballen 27
Spanner der Flughäute 116
Spannhäute 26
Speiche 101
Speicheldrüsen 188

Speiseröhre 189
Spermiogenese 236
Spermium 240
Spinnwebenhaut 347
Splen 326
Spleniale 65
Sporn 29
Stehen 153
Sternum 80
Steuerfedern 38
Stimmkopf 165
Stirnzapfen 24
Strahlenkörper 377
Stratum nervosum retinae 380
– pigmentosum retinae 380
Strukturfarben 46
Subfornikalorgan 346
Subkommissuralorgan 346
Subkutis 18
Substantia alba 333
– grisea 333
Sulci costales 166
Sulcus medianus 333
– nervi ophthalmici 56
– olfactorius 58, 62
– phalli 247
Supraangulare 65
Sympathicus, Sympathikus 362
Symphysis coracoscapularis 103
Syndesmosis intermetatarsalis hal-
  lucis 135
– radioulnaris distalis 106
– tibiofibularis 134
Synostoses intermetatarsales 135
Synostosis tarsometatarsalis 135
Synsacrum, Synsakrum 78
Syrinx 165
Systema conducens cardiacum 295
– digestorium 176
– lymphaticum 321
– nervosum 331
– – autonomicum 361
– – centrale 331
– – periphericum 348
– portale hepaticum 319
– – renale 318
– respiratorium 159
– urogenitale 224

Tapetum lucidum iridicum 379
Tarsometatarsus 129, 130
Tauchen 154
Tectrices 37
Tectum mesencephali 341
Tegmentum mesencephali 341
– vasculosum 374
Teilmauser 45
Telae interdigitales 26
Telencephalon 342
Teleoptile 30
Tendines ossificantes 137
Tentorium cerebelli 347
Testis 235
Thalamus 342
Thermorezeptoren 49
Thrombozyten 285
Thymozyten 323
Thymus 322
Tibiotarsus 128, 129
Tiefensensibilität 365
T-Lymphozyten 286
Tonsilla caecalis 202, 210, 325
– oesophagealis 190

Tonsillae pharyngeales 181
Tori intercostales 166
Totalmauser 45
Trachea 164
Tractus cerebellobulbaris 339
– dentato-rubro-thalamicus 341
– hypothalamospinalis 335
– olivocerebellaris 339
– rubrospinalis 335, 341
– septomesencephalicus 341
– spinocerebellaris dorsalis 335
– – ventralis 335
– spinoreticularis 335
– spinotectalis 335
– spinothalamicus 335
– tectospinalis 341
– vestibulocerebellaris 339
Tränendrüse 385
Trichterlappen 268
Trommelfell 368
Truncus brachiocephalicus 299
– paravertebralis 362
– – cervicalis 362
– pectoralis 303
– pulmonalis 296, 297
– subvertebralis 363
– thoracoabdominalis 328
– vertebralis 299
Tuba auditiva 369
Tuber cinereum 342
Tubuli colligentes 226
– recti 244
– seminiferi contorti 236
Tubulusapparat 231
Tunica conjunctiva bulbi 384
– – palpebrarum 384
– fibrosa bulbi 375
– interna bulbi 379
– vasculosa bulbi 377

Ulna 100
Ultimobranchialer Körper 275
– –, Feinbau 276
Ungues 28
Unguis maxillaris 176
Unterkiefer 65
Ureter 234
Urodaeum 211
Urvogel 1
Uterovaginaldrüsen 260
Uterus 255
Utriculus 372

Vagina 257
Vallecula telencephali 342
Valva aortae 293
– atrioventricularis dextra 292
– – sinistra 292
– portalis renalis 318
– sinuatrialis 291
– trunci pulmonalis 292
Valvae ileorectales 209
Vas lymphaticum cardiacum communis 329
– – coeliacum [celiacum] 328
– – iliacum externum 328
– – – internum 328
– – ischiadicum 328
– – mesentericum caudale 328
– – – craniale 328
– – ovaricum 328

Vas *(Fortsetzung)*
– – proventriculare 329
– – pudendum 328
– – pulmonale commune 329
– – subclavium 329
– – thoracicum internum 329
Vasa lymphatica 322, 328
– – adrenalia 328
– – renalia 328
– – testicularia 328
Velum medullare caudale 340, 346
– – rostrale 340, 346
Vena, Venae
V. adrenalis 317
– axillaris 317
– basilica 317
– bursocloacalis 319
– carotica cerebralis 315
– caudae lateralis 319
– cava caudalis 314, 317
– – cranialis dextra 314
– – – sinistra 314
– cephalica caudalis 315, 316
– – rostralis 315, 316
– cerebralis interna 316
– collateralis radialis 317
– coracoidea dorsalis 317
– facialis 316
– femoralis 319
– gastrica dextra 320
– – sinistra 320
– – ventralis 320
– hepatica dextra 317
– – sinistra 317
– iliaca communis dextra 317
– – – sinistra 317
– – externa 318, 319
– – interna 318, 319
– – ischiadica 318, 319
– jugularis dextra 314
– lingualis 316
– mandibularis 316
– maxillaris 316
– mesenterica caudalis 318, 320
– – communis 320
– – cranialis 320
– metatarsalis plantaris superficialis 319
– occipitalis interna 315, 316
– ophthalmica 316
– – externa 315
– oviductalis caudalis 319
– – cranialis 318
– – media 318
– pancreaticoduodenalis 320
– pectoralis caudalis 317
– – cranialis 317
– – media 317
– poplitea 319
– portalis hepatica dextra 220, 320
– – – sinistra 220, 320
– – renalis caudalis 318, 320
– profunda branchii 317
– proventricularis 320
– pubica 319
– pudenda 319
– pulmonalis dextra 297
– – sinistra 297
– renalis caudalis 318
– sternoclavicularis 317
– subclavia 317

Vena, Venae *(Fortsetzung)*
– subcutanea thoracoabdominalis 317
– thoracica externa 317
– – interna 317
– tibialis caudalis 319
– ulnaris 317
– vaginalis 319
– vertebralis ascendens 315
Vv. brachiales 317
– cardiacae 294
– cavae craniales 315
– hepaticae 220
– hepaticae mediae 317
– intersegmentales 315
– – caudales 319
– jugulares 315
– occipitocollicae 315
– ovaricae 317
– portalis hepaticae propriae 320
– renales craniales 318
– testiculares 317
– ureterodeferentiales caudales 319
– uterinae 319
Venenpunktion 317, 319
Venöse Blutleiter 347
Ventriculi cerebri 343, 344
Ventriculus 196
– cerebelli 340
– dexter (cordis) 292
– lateralis 344
– olfactorius 346
– quartus 336, 345, 346
– sinister (cordis) 292
– tecti mesencephali 342, 346
– tertius 344
Ventus 211
Verdauungsapparat 176
Verlängertes Mark 336
Vertebrae caudales 78
– cervicales 74
– thoracicae 75
Vesica fellea 222
Vesicula lentis 383
Vestibularapparat 372
Vestibulum 58
– aortae 293
Vexilla 30, 33
Vierter Ventrikel 345
Villi intestinales 200
Vitalisches Organ 370
Vitellogenese 251
Vogelei 261
Vogelfang 390
Vogelflug 121
Vomer 64
Vordere Augenkammer 378
Vorhofbläschen 372
Vorkammern 291, 292
Vormagendrüsen 194

Wachshaut 177
Wangenlappen 24
Weibliche Geschlechtsorgane 248
Weiche Hirnhaut 348
Wirbelblutleiter 347
Wirbelsäule 73

Zehenballen 27
Zehengelenke 136
Zehengrundgelenke 136

Zehenknochen 131
Zehenzwischengelenke 137
Zentralkanal 343
– des Rückenmarks 333, 347
Zentralnervensystem 331

Ziliarmuskel 378
Zirbeldrüse 269, 342
–, Feinbau 270
Zonae elasticae ossium faciei 66
Zonula ciliaris 383

Zuchtwachtel 7
Zunge 181
Zungenmuskeln 185
Zwangsmauser 45
Zwischenhirn 342

Lehrbuch der Anatomie der Haustiere

Von Prof. Dr. R. Nickel, Prof. Dr. A. Schummer, Prof. Dr. Dr. h.c. E. Seiferle

Band I:

Bewegungsapparat

Bearb. von Prof. Dr. R. Nickel, Prof. Dr. A. Schummer, Prof. Dr. Dr. h. c. E. Seiferle. Prof. Dr. J. Frewein, Zürich, Prof. Dr. H. Wilkens, Hannover, und Akad. Oberrat Dr. K.-H. Wille, Gießen. 5., überarb. Aufl. 1984. 542 S. mit 11 Farb- und 3 Cellophantaf., insgesamt 517 teils farb. Abb.
Gebunden DM 168,–   ISBN 3-489-67416-2

Band II:

Eingeweide

Bearb. von Prof. Dr. Dr. K.-H. Habermehl, Gießen, Prof. Dr. B. Vollmerhaus, München, und Prof. Dr. H. Wilkens, Hannover. 6., neubearb. Aufl. 1987. 474 S. mit 560 Abb., davon 39 mehrfarb.
Gebunden DM 168,–   ISBN 3-489-50316-3

Band III:

Kreislaufsystem, Haut und Hautorgane

Bearb. von Prof. Dr. H. Wilkens, Hannover, Prof. Dr. B. Vollmerhaus, München, Prof. Dr. K.-H. Habermehl, Gießen, und Dr. W. Münster, Hannover. 2., überarb. Aufl. 1984. 660 S. mit 429 Abb., davon 173 mehrfarb.
Gebunden DM 196,–   ISBN 3-489-65916-3

Band IV:

Nervensystem, Sinnesorgane, Endokrine Drüsen

Bearb. von Prof. Dr. G. Böhme, Berlin. 3., völlig neubearb. Aufl. 1991. 564 S. mit 265 Abb. in 547 Einzeldarst., davon 114 mehrfarb.
Gebunden DM 198,–   ISBN 3-489-58216-0

The Anatomy of the Domestic Animals

Vol. 1: **The Locomotor System of the Domestic Mammals**
By Prof. Dr. R. Nickel, Prof. Dr. A. Schummer, Prof. Dr. Dr. E. Seiferle, Prof. Dr. J. Frewein, Zurich, Dr. K.-H. Wille, Giessen, and Prof. Dr. H. Wilkens, Hanover. Translated by Dr. W. G. Siller and Dr. W. Stockoe, both Edinburgh. First English edition, 1986. 515 pp. 517 figs., partly coloured in text and on tabs.
Bound DM 188,–   ISBN 3-489-56018-3

Vol. 2: **The Viscera of the Domestic Mammals**
By Prof. Dr. A. Schummer and Prof. Dr. R. Nickel. Second English edition, translated and revised from the German by Prof. Dr. W. O. Sack, Ithaca, USA 1979. 416 pp. with 559 figs., some in colour.
Bound DM 140,–   ISBN 3-489-55818-9

Vol. 3: **The Circulatory System, the Skin, and the Cutaneous Organs of the Domestic Mammals**
By Prof. Dr. A. Schummer, Prof. Dr. H. Wilkens, Hanover, Prof. Dr. B. Vollmerhaus, Munich, and Prof. Dr. K.-H. Habermehl, Giessen. First English edition, translated from the German by Dr. W. G. Siller and Dr. P. A. L. Wight, both Edinburgh. 1981. 630 pp. with 439 illus., 173 in colour.
Bound DM 186,–   ISBN 3-489-55618-6

Vol. 5: **Anatomy of the Domestic Birds**
By Prof. Dr. A. Schummer, Giessen. First English edition, translated from the German by Dr. W. G. Siller and Dr. P. A. L. Wight, both Edinburgh. 1977. 214 pp. with 141 figs., some in colour.
Bound DM 96,–   ISBN 3-489-55418-3

Preise: Stand 1. 1. 1992

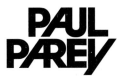

Berlin und Hamburg

Für Studium und Praxis

Lehrbuch der Veterinär-Physiologie
Begründet von A. Scheunert und A. Trautmann. Herausgegeben von Prof. Dr. G. Wittke, Inst. für Veterinär-Physiologie, -Biochemie, -Pharmakologie und -Toxikologie der Freien Universität Berlin. Unter Mitarbeit zahlr. Wissenschaftler. 7., völlig neubearb. Aufl. 1987. 739 S. mit 418 Abb., davon 2 farb. auf 2 Taf. sowie 116 Tab.
Geb. DM 212,–   ISBN 3-489-66216-4

Zytologie, Histologie und mikroskopische Anatomie der Haussäugetiere
Herausgegeben von Prof. Dr. W. Mosimann, Bern, Prof. Dr. T. Kohler, Bern. Unter Mitarbeit zahlreicher Wissenschaftler. 1990. 400 S. mit 290 Abb., davon 1 farbig, und 13 Tab.
Geb. DM 148,–   ISBN 3-489-51616-8

Krankheiten des Pferdes
Ein Leitfaden für Studium und Praxis
Hrsg. von Prof. Dr. H.-J. Wintzer, Berlin. Unter Mitarb. zahlreicher Wissenschaftler. 1982. 572 S. mit 345 Abb., davon 150 farb., 24 Taf. und 15 Tab.
Geb. DM 196,–   ISBN 3-489-60416-4

Praktikum der Hundeklinik
Von Prof. Dr. P. F. Suter, Zürich, und Dr. H. G. Niemand, Mannheim. Unter Mitarb. zahlr. Wissenschaftler und Fachleute. 6., völlig neubearb. Aufl. 1989. 825 S. mit 375 Abb., davon 49 in Farbe, und 97 Tab.
Geb. DM 198,–   ISBN 3-489-50816-5

Kompendium der Pharmakotherapie in der Veterinärmedizin
Von Prof. Dr. med. vet. W. Löscher, Hannover, Prof. Dr. vet. med. Dr. habil. F. R. Ungemach, Berlin, und Prof. Dr. med. vet. Dr. habil. R. Kroker, Berlin. 1991. 392 S. mit 59 Abb. und 89 Tab. Kart. DM 89,–   ISBN 3-489-57416-8

Operationen an Hund und Katze
Von Prof. Dr. H. Schebitz, München, und Prof. Dr. W. Brass, Hannover. Unter Mitw. von zahlr. Wissenschaftlern. 1985. 292 S. mit 606 Abb. Geb. DM 148,–   ISBN 3-489-67516-9

Nahtverfahren bei tierärztlichen Operationen
Von Prof. Dr. Dr. h. c. K. Ammann, Zollikon, und Dr. M. H. Becker, Zürich. 3., völlig überarb. Aufl. 1985. 84 S. mit 118 Einzeldarst. in 66 Abb. Kart. DM 16,80 ISBN 3-489-69616-6

Lehrbuch der Embryologie der Haustiere
Von Prof. Dr. I. Rüsse, München, und Prof. Dr. Dr. F. Sinowatz, München sowie unter Mitarb. v. Prof. Dr. med. vet. A. von den Driesch, München. 478 S., 318 Abb. mit 710 Einzeldarst., davon 83 farb. sowie 39 Tab.
Geb. DM 178,–   ISBN 3-489-57716-7

Lehrbuch der Schweinekrankheiten
Von Prof. Dr. H. Plonait, Berlin, und Prof. Dr. K. Bickhardt, Hannover. 1988. 399 S. mit 192 Abb., davon 42 farbig auf 4 Taf., und 57 Tab. Kart. DM 108,–   ISBN 3-489-57816-3

Die klinische Untersuchung des Rindes
Begründet von Dr. Dr. h. c. mult. G. Rosenberger. 3., neubearb. und erw. Aufl. Herausgegeben von Prof. Dr. Dr. h. c. G. Dirksen, München, Prof. Dr. H.-D. Gründer, Gießen, Prof. Dr. DDr. h. c. M. Stöber, Hannover. Unter Mitarbeit v. Dr. Dr. h. c. E. Grunert, Hannover, u. Prof. Dr. D. Krause, Hannover. 1990. 744 S. mit 676 Abb. im Text und auf 21 Farbtaf. u. 76 Übers. Geb. DM 198,–   ISBN 3-489-56516-9

Krankheiten des Rindes
Hrsg. von Prof. Dr. Dr. h. c. mult. G. Rosenberger, unter Mitarb. von Prof. Dr. G. Dirksen, München, Prof. Dr. H.-D. Gründer, Gießen, und Prof. Dr. M. Stöber, Hannover. 2., unveränd. Aufl. mit Neufassung des Therapeutischen Index. 1978. 1440 S. mit 747 Abb. im Text und auf 28 Farbtaf.
Geb. DM 390,–   ISBN 3-489-61717-7

Dictionary for Veterinary Science and Biosciences
German-English / English-German Deutsch-Englisch / Englisch-Deutsch. Trilingual Index (Latin / German / English). By R. Mack, Weybridge/England. 1988. 321 pp.
Soft cover DM 49,80   ISBN 3-489-50516-6

Veterinärmedizinische Parasitologie
Begr. von Prof. Dr. Dr. h. c. J. Boch, München, und Prof. Dr. R. Supperer, Wien. 4., vollst. neubearb. und wesentlich erweit. Aufl. von Prof. Dr. J. Eckert, Zürich, Prof. Dr. E. Kutzer, Wien, Prof. Dr. M. Rommel, Hannover, Prof. Dr. H.-J. Bürger, Gießen sowie Prof. Dr. W. Körting, Hannover. 1991. 920 S. mit 254 Abb. u. 68 Tab.
Geb. DM 158,–   ISBN 3-489-52916-2

Atlas of Radiographic Anatomy and Diagnosis of Cage Birds
Atlas zur Röntgenanatomie und Röntgendiagnostik der Ziervögel
Von Dr. M.-E. Krautwald, Gießen, Dr. B. Tellhelm, Gießen, Prof. Dr. G. H. Hummel, Gießen, Dr. V. M. Kostka, Gießen, Prof. Dr. E. F. Kaleta, Gießen. Ins Engl. übertr. von Dr. W. G. Siller und A. G. Burnie, beide Edinburgh. 1991. 320 S. mit 120 Röntgenbildern, 150 Röntgen- und Lagerungsskizzen und 2 Tab. Zweisprachig: Englisch und Deutsch.
Geb. DM 228,–   ISBN 3-489-52716-X

Preise: Stand 1. 1. 1992

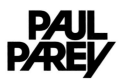

Berlin und Hamburg